现代临床常见病

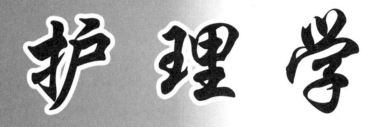

李美娟　主编

云南出版集团公司

云南科技出版社

图书在版编目（CIP）数据

现代临床常见病护理学 / 李美娟主编. -- 昆明：
云南科技出版社，2018.4
ISBN 978-7-5587-1290-6

Ⅰ. ①现… Ⅱ. ①李… Ⅲ. ①常见病－护理学 Ⅳ.
①R47

中国版本图书馆CIP数据核字(2018)第079804号

现代临床常见病护理学

李美娟　主编

责任编辑：王建明　蒋朋美
责任校对：张舒园
责任印制：蒋丽芬
装帧设计：庞甜甜

书　　号：978-7-5587-1290-6
印　　刷：廊坊市海涛印刷有限公司
开　　本：889mm×1194mm　　1/16
印　　张：56.5
字　　数：1800千字
版　　次：2020年7月第1版　2020年7月第1次印刷
定　　价：228.00元

出版发行：云南出版集团公司云南科技出版社
地址：昆明市环城西路609号
网址：http://www.ynkjph.com/
电话：0871-64190889

前　　言

在医疗行业快速发展的形势下,护理模式也在不断发生转变,对护理人员的专业能力及服务质量的要求也随之提高。为了能够为病人提供优质的护理服务,在临床工作中需要护理人员具有良好的专业知识和技术水平。

本书分为八篇,对现代临床常见疾病的护理进行讲述。第一篇为基础篇,介绍了基础护理及检查技术、手术室护理、护理管理及临床常见症状护理等知识;后七篇以眼耳鼻喉科、内科、外科、妇产科、儿科、康复科及其他常见临床疾病为纲,以具体疾病为线索,详细讲述了临床常见病的概况和护理措施。本书由具有资深护理学专业知识和丰富的临床经验的护理人员编写,贴近临床,有较强的实用性、科学性。

由于本书编写人员较多,内容较广,侧重不一,加之编写人员水平、时间有限,书中若有不足之处,恳请广大读者批评指正。

目　　录

第一篇　基础篇

第二篇　临床眼耳鼻喉科常见疾病

第三篇　临床内科常见病护理

第五篇 临床妇产科常见病护理

第六篇 临床儿科常见病护理

第七篇　临床康复科常见病护理

第八篇　临床其他常见疾病护理

第一篇　基础篇

第一章　基础护理及检查技术

第一节　铺床法

床单位要保持整洁,床上用物需定期更换。病床铺好以后要求舒适、平整、紧扎、安全、实用。常用的铺床法有备用床、暂空床和麻醉床。

一、备用床

【评估】

病人有无进行治疗和护理或进餐,检查病床有无损坏,床单、被套符合床及被子的尺寸要求并适合季节需要。

备用床是为了:①布置一整齐清洁之病床备用;②维持病室的整洁。

【计划】

1.工作人员准备:工作服,工作帽,白色软底鞋,口罩,取下手表,洗净双手。

2.用物准备:大单,被套,棉被或毛毯,枕套,枕芯,床,刷套,护理车。

3.依使用之先后次序将床单排列整齐放于治疗车上。

4.将备好的用物携至病床。

【实施步骤】

见表1-1。

步骤	要点与说明
1.①护理车推至床尾	可供铺床者通过为原则
②移开床旁桌约20厘米	
③将凳移至床尾侧	
④固定床轮	避免铺床时床位移动
⑤若为升降床,则将床调至适当高度	保护背部及保存体力,避免不必要的疲劳
2.①将床褥从头至尾湿扫干净	
②卷放于床边凳上	
③翻转床垫	
④上缘紧靠床头	
⑤再将床褥翻转铺上	

步骤	要点与说明
3.铺大单 ①取大单正面向上,将其中线对准床垫之中线,头尾端各余出相等的长度 ②先铺床头,后铺床尾 ③将角铺成 45°斜角塞入床垫下 ④再将床沿中段部分拉紧塞入床垫 ⑤同法铺好对侧床单	大单正面向上可保护病人的皮肤免受刺激及维持床铺的整齐美观 铺床时需保持良好的姿势,脊柱维持平直,可弯曲髋关节及膝关节以适应工作高度,站立重心应落在两脚,站时两脚间距离与肩同宽或前后放置 用肘部而非肩部力量工作 拉紧大单不易产生皱褶,可减轻病人的不适与所受的压力
4.套被套:被套正面在外,中线与大单中线对齐,依序打开平铺于床上,将棉絮按竖三折、横扇形三折置于被套开口处,拉被上边至被套封口处,拉开铺平,系好各带	
5.铺成被筒:被头距床头 15 厘米,两面被沿向内折叠与床沿平齐,尾端塞入床垫下	
6.于床尾或车上套好枕套,开口端背门,平置于床头,桌椅归还原处,整理好用物	

【评价】

1.手法正确,动作轻稳,操作熟练,符合节力原则。

2.各层床单均中线对齐。

3.四角折叠方正。

4.床铺得平、紧,无皱褶、整齐、舒适、美观。

5.将护理车搬回并洗净双手。

6.规定操作时间为 7 分钟。

二、暂空床

【评估】

铺床前应明确护理目标,若为新入院病人之用,应准备用物。还应了解病人病情,以明确病人可否离床活动。

铺暂空床是为了:①保持病室整洁;②供新入院或暂离床活动的病员使用。

【计划】

1.工作人员准备:同备用床。

2.用物准备:同备用床,另加橡皮中单、布中单。

3.依使用之先后次序将床单排列整齐放于治疗车上。

4.将备好的用物携至病床。

【实施步骤】

见表 1-2。

步骤	要点与说明
1.将护理车推至床尾	
2.将床褥从头至尾湿扫干净;卷放于床边凳上;翻转床垫;上缘紧靠床头;将床褥翻转铺上	
3.铺大单:大单对好中线,依序打开;先铺床头后铺床尾;将角铺成斜角,塞入床垫下;再将床沿中段拉紧塞入床垫下;将橡胶中单与大单中线对齐;上端距床头 45～50cm 铺平;依法将中单铺于橡胶单上,床缘部分与橡胶单一并塞入床垫下;依法铺好对侧各单	橡皮中单不易散热,而且很容易使皮肤起皱褶,故极需要时才铺 橡皮中单必须完全被布中单盖住,以免接触病人皮肤,增加不适
4.套被套:被套正面在外;中线与大单中线对齐;依序打开平铺于床上;将棉絮按竖三折、横扇形三折置于被套开口处;拉被上边至被套封口处;拉开铺平;系好各带	
5.铺成被筒:被头距床头 15 厘米;两面被沿向内折叠与床沿平齐;尾端塞入床垫下;将盖被四折于床尾	
6.于床尾或车上套好枕头;开口端背门平置于床头	
7.桌椅归还原处;整理用物	
8.将治疗车推回并洗净双手	

【评价】

1.手法正确,动作轻稳,操作熟练。

2.符合节力原则。

3.各层床单均中线对齐。

4.四角折叠方正。

5.床铺得平、紧,无皱褶、整齐、舒适、美观。

6.操作规定时间为 8 分钟。

附:由备用床改为暂空床

1.洗手及准备用物。

2.携物至病人单位,置于床旁椅上。

3.移开床旁桌椅。

4.将被头扇形折叠至床尾。

5.若病人需要中单,取橡皮中单铺于垫单上,对准中线拉平。

6.将布中单铺于橡皮中单上,对准中线。

7.将橡皮中单及布中单垂下的侧边一并塞于床垫下。

8.将床旁桌及床旁椅搬回原处。

9.回护士站并洗净双手。

三、卧床病人更换床单法

【评估】

长期卧床的病人,因疾病限制不能离床而只能在床上活动。病人由于体位改变、出汗、大小便,会使床单皱褶、潮湿和污染。为了使病人舒适和预防褥疮,必须为卧床病人更换床单。

其目的是:①更换卧床病人的床单,使病人获得舒适,并维持病室整洁;②借机观察病人;③预防褥疮。

【计划】

(一)工作人员准备

同暂空床。

(二)用物准备

护理车上:50%酒精,弯盘,被套,大单,中单,枕套,床刷,刷套,洗手消毒液,便盆及便盆布。

(三)环境准备

1.关好门窗。

2.调节室温。

3.遮挡病人。

4.询问病人是否需用便盆。

【实施步骤】

见表1-3。

步骤	要点与说明
1.推车至床旁;对床号、姓名;向病人解释;移床旁桌约 20cm;放平床尾床头支架;松开床尾盖被	
2.按摩:助病人侧卧(背向护士);用酒精按摩骨突处(脊柱、肩胛、肩峰、髂嵴、骶尾)	盖被需拉向远侧,避免暴露病人 病人侧睡时,观察其背部皮肤受压状况
3.换大、中单:松开近侧大、中单;将中单卷起塞入病人身下;用床刷扫净橡胶单;将橡胶单搭于病人身上;将大单卷起塞入病人身下;扫净褥上渣屑;将清洁大单中线对齐;对侧一半平卷好塞入病人身下;近侧一半依大单法铺好;放平橡胶单;铺中单于橡胶单上;将对侧中单的半幅卷起塞入病人身下;近侧半幅橡胶单和中单一并塞入床垫下;助病人侧卧或平卧于铺好的一边;转至对侧松开底层各单;将污中单卷放床尾;扫净橡胶单;将橡胶单搭于病人身上;将污大单卷至床尾;与污中单一并放于治疗车下(或污衣袋内);扫净褥上渣屑;依序将大单、橡胶单、中单各层铺好;助病人仰卧	
4.换被套:解开污染被套;将棉胎在污被套内竖三折再按扇形横三折叠于床尾或车上;将清洁被套正面向外铺于盖被上;然后将棉胎套入清洁被套内;对好上端两角;整理床头盖被;将清洁被套往下拉平;将盖被上缘压在枕下或由病人双手握住;从床头至床尾将污被套撤出放于车下;系好被套带子;叠成被筒;为病员盖好;尾端塞入垫下	
5.换枕套:一手托起病人头颈部;一手取出枕头;更换枕套;置于病人头下;清理用物;整理单位;桌椅归位	
6.将换下的污染布类置于污衣袋中,送污物室;洗净双手	

【评价】

1.操作中病人感到温暖、舒适。

2.病人无病情变化,无意外损伤的发生。

四、麻醉床

【评估】

铺床前应先了解病人的手术种类、部位及麻醉种类。

铺麻醉床是为了：①便于接受和护理麻醉手术后的病员；②使病员安全、舒适及预防并发症；③保护被褥不被血液或呕吐物污染。

【计划】

1.工作人员准备：同暂空床。

2.用物准备：大单，被套，棉被或毛毯，枕套、枕芯，床刷，刷套，橡胶单两个，中单两个，治疗盘内血压计，弯盘，听诊器，护理记录单，开口器，舌钳，压舌板，卫生纸，笔，必要时备热水袋。

3.按使用操作原则折叠好各被单。

4.按使用先后次序摆放整齐。

【实施步骤】

见表1-4。

步骤	要点与说明
1.护理车推至床尾，查对床号、姓名，撤去原被单，移开床旁桌约20cm，凳移至床尾侧	
2.将床褥从头至尾湿扫干净，卷放床边凳上，翻转床垫，上缘紧靠床头，再将床垫翻转铺上	
3.铺床单：大单对好中线，依序打开，先铺床头，后铺床尾，将角铺成斜角，塞入床垫下，床沿中段拉紧塞入床垫下，铺床中部橡胶单，中线与大单中线对齐，上端距床头45～50cm铺平，依法将中单铺手橡胶单上，床沿部分与橡胶单一并塞入垫下，再铺床头橡胶单及中单，上端与床头齐，下端压在中段橡胶单上，床沿部分一并塞入床垫下，转至对侧，同法铺好各单	
4.套好被套：被套正面在外；中线与大单中线对齐；依序打开平铺于床上；将棉絮按竖三折、横扇形三折置于被套开口处；拉被上边至被套封口处；拉开铺平；系好各带；棉被上端距床头15cm，铺成被筒；尾端向内折叠和床尾齐；然后将盖被三折叠于距门远侧床边；如天冷则被中放热水袋	便于接受病人入床
5.于床尾或护理车上套好枕套；开口端背门；横立于床头；用别针固定	保护病人头部以免撞伤 若医嘱为病人可睡枕头，则在枕头上再铺一条橡皮中单及布中单，以免枕头受病人呕吐物污染
6.桌凳归还原处；摆放好急救盘等物品	
7.将护理车推回并洗净双手	

【评价】

1.手法正确，动作轻稳，操作熟练，符合节力原则。

2.各层床单均中线对齐，四角折叠方正，床铺得平、紧，无皱褶、整齐、舒适、美观。

3.铺橡胶单与中单时，要求第二块必须压在第一块上，中单必须遮盖住橡胶单，不能外露。

4.操作规定时间为10分钟。

（梁红霞）

第二节 生命体征评估

一、体温、脉搏、呼吸、血压的测量

【评估】

了解病人体温、脉搏、呼吸、血压变化以评估病人的健康状况,为临床作出诊断、治疗和制定护理措施提供依据。

(一)体温评估

1.体温过高   在一昼夜体温波动在正常平均值1℃以上。

2.体温过低   体温低于正常值。

(二)脉搏评估

1.脉率异常的评估

(1)心动过速:成人脉率每分钟超过100次。

(2)心动过缓:成人脉率每分钟少于60次。

2.节律异常的评估

(1)间歇脉:在一系列正常规则的脉搏中,出现一次提前而较弱的脉搏,其后有一较正常延长的间隙。

(2)脉搏短促:在单位时间内脉率少于心率。

(3)强弱异常:①洪脉(脉搏强大有力);②细脉(脉搏细弱无力,扪之如细丝)。

(4)动脉壁异常:动脉壁变硬,失去弹性,诊脉时如按在琴弦上。

(三)呼吸评估

1.呼吸频率异常

(1)呼吸增快:成人呼吸每分钟超过24次。

(2)呼吸减慢:成人呼吸每分钟少于10次。

2.呼吸节律异常   主要见于:

(1)潮式呼吸:是一种呼吸浅慢逐渐变为深快,然后再由深快转为浅慢,再经一段呼吸暂停(5～20秒)后,又开始重复以上的周期性变化,其形态如潮水起伏。

(2)间断呼吸:表现为有规律的呼吸几次后,突然停止呼吸,间隔一个短时间后又开始呼吸,如此反复交替。

3.呼吸深度异常

(1)深度呼吸:是一种深而规则的呼吸。

(2)浅快呼吸:是一种浅表而不规则的呼吸。

4.呼吸声音异常   主要是蝉鸣样呼吸,表现为吸气时产生一种很高的似蝉鸣样音响。

5.呼吸困难   是指呼吸频率、节律和深浅度异常。

通常可见到的有:

(1)吸气性呼吸困难:吸气显著困难,吸气时间延长,有明显三凹征。

(2)呼气性呼吸困难:呼气费力,呼气时间延长。

(3)混合性呼吸困难:吸气、呼气均感费力,呼吸频率增加。

(四)血压的评估

血压的评估涉及血压的具体值的改变。

1.高血压 收缩压＞21.3kPa(160mmHg)和舒张压＞12.7kPa(95mmHg)。

2.临界高血压 血压值介于正常血压与高血压之间,即收缩压高于18.6kPa(140mmHg)而低于21.3kPa(160mmHg)或舒张压高于12kPa(90mmHg)而低于12.7kPa(95mmHg)。

3.低血压 血压低于10.7/6.67kPa(80/50mmHg)。

4.脉压的变化 主要有:

(1)脉压增大:常见于主动脉硬化,主动脉瓣关闭不全,甲状腺功能亢进。

(2)脉压减少:常见于心包积液,缩窄性心包炎,末梢循环衰竭。

【计划(用物准备)】

有秒表的表;记录本;笔;干棉球或卫生纸;酒精棉球;弯盘;体温表;血压计;听诊器;石蜡油。

【实施步骤】

见表1-5。

	步骤	要点与说明
准备	1.洗手 2.备齐用物于治疗盘或治疗车上,带至病人单位	
操作	测量体温:	
	1.对床号、姓名,向病人解释测温的目的和步骤	识别病人,并取得合作 如病人有抽烟、进食、喝冷热饮料、运动等,应于30分钟后再测,以免测量不准确
	2.协助病人采用舒适姿势	
	3.体温表使用前的处理	
	①将体温表的水银柱甩至35℃以下	
	②取一酒精棉球由水银端向干端螺旋擦拭	待酒精挥发后,再测量
	4.量腋温	腋下若有出汗者,先予擦干,保持干燥
	①将体温表置于病人腋下,并请病人夹紧,勿任意移动	
	②十分钟后将腋下体温表取出	防体温表摔破或不准确
	5.量完体温后	
	①转动体温表,看水银柱的度数并将结果告知病人或家属	
	②将水银柱甩至35℃以下	
	③取酒精棉球由干端向水银端螺旋擦拭,将污棉球弃于弯盘	
	④将体温表归放原处	
	6.将结果记录于体温本上	
	测量脉搏:	
	1.助病人坐或卧,手臂轻松放在床上或桌面	运动后,需休息15～30分钟
	2.以食指、中指、无名指指端轻按桡动脉	不可用拇指诊脉,易与病人的脉搏相混淆

步骤	要点与说明
	为偏瘫病人测脉,应选择健侧肢体
	若不宜测桡动脉,可改测颞动脉、股动脉等,或用听诊器测量心率
3.测脉搏30秒,再乘以2	若脉搏跳动不规则,则应测1分钟
4.记录结果于体温本上	
测量呼吸:	
	在量完脉搏后,手指仍触按在病人的桡动脉上,作诊脉手势,继续测量病人呼吸
	运动后,需休息15～30分钟。
观察病人胸部或腹部的一起一伏为一次呼吸,测量30秒再乘以2	注意病人呼吸的深浅、形态及有无声音、特殊气味等
	在测量呼吸时尽量不让病人觉察,以免失去准确性
准备　测量血压	
1.备齐用物带到病人单位	若有运动、抽烟、情绪激动等应休息30分钟后再测量
2.对床号、姓名,向病人解释目的和步骤	
操作　1.协助病人采取坐位或仰卧,手臂平放于桌和或床上	
2.卷一边衣袖至上臂	必要时脱衣袖以免袖口太紧而影响血流
3.将血压计置于手臂旁,打开盒盖垂直放妥	
4.将血压计水银开关打开,注意水银归零并与心脏在同一水平线	
5.将压脉带平整包缠在上臂	袖带下缘应距肘窝2～3cm,松紧以放一指为宜
6.调整自己的姿势,使视线与血压计的刻度平行	
7.戴上听诊器,将其膜面置于病人肱动脉上,并稍加固定	听诊器膜面不可塞在袖带下
8.一手关紧气球活塞,将空气打入压脉带内至肱动脉音消失后,再升高2.5～4.0kPa(20～30mmHg)后停止	
9.双眼平视血压计上水银柱的度数,缓慢放开气球活塞,同时仔细听诊,听到清晰的第一音时,水银柱所指的刻度为收缩压	水银柱下降速度为每秒0.5kPa(4mmHg)
10.继续放气,即可听到更清晰、强大之声,当此声突然变弱或消失,此时水银柱所指的刻度为舒张压	
11.必要时需隔2分钟后可重复5～10步骤	证实无误
12.测量后,取下压脉带,排尽袖带内余气,关闭气门	
13.将病人衣袖放下,整平	
整理　1.关闭水银槽开关,排尽袖带内余气,整理放入盒内	避免水银柱受损,水银溢出
2.将用物归还原处,并洗手	
记录　记录血压值	

【评价】

(一)体温的评价

1.体温表的准确性鉴定　　定期检查及校对体温表,确保准确性。方法是:将所有体温计的汞柱甩至35℃以下,同时放入40℃以下的温水中,3分钟后取出检视。如读数相差0.21以上或汞柱有裂隙的体温计,则不能再使用。

2.测得体温的可靠性　　刚进食或面颊部热敷后,应间隔30分钟后方可测量;坐浴或灌肠者需待30分钟后才可测直肠温度。口温应将口表水银端放于舌下热窝(舌下热窝在舌系带两侧)处,闭嘴3分钟后取出检视读数;肛温应将肛表水银端轻插入肛门3~4cm,3分钟后取出检视读数。

3.发现体温与病情不相符合　　应在旁监测,必要时作肛温与口温对照复查。腋温就应将温度计汞端放于腋窝深处并紧贴皮肤,病人屈臂过胸夹紧体温计,10分钟后取出检视读数。

(二)脉搏评价

1.测量脉搏的可靠性　　诊脉前病人须保持安静,如剧烈活动后应休息20分钟后再测;不可用拇指诊脉。

2.正确选择测量肢体　　为偏瘫病人测脉,应选择健侧肢体。

(三)呼吸评价

测得呼吸的可靠性,测呼吸时仍保持诊脉手势,以分散病人的注意力;成人与儿童计数30秒,所得值乘以2。

(四)血压评价

血压测量的准确性受诸多因素影响,为了获得准确的测量结果,在测量过程的各个环节中应注意评价:

1.血压计的准确性　　定期检查及校对血压计,确保其准确性。方法是:关闭压力活门,充气。如水银柱不能上升至顶部,表示水银量不足或漏气,则血压计不能再使用。

2.测得血压的可靠性　　密切观察血压者应做到四定:定时间、定部位、定体位、定血压计。有助于测定血压的准确性和对照的可比性。

3.正确选择测量肢体　　上肢偏瘫者,应选择健侧手臂或下肢测量。一侧肢体正在输液或施行过手术,应选择对侧肢体测量。避免因血液循环障碍影响血压测量值。

4.血压听不清或异常　　应重测。重测时,待水银柱降至"0"点,稍等片刻后再测量。必要时,作双侧对照。

5.保持血压测量的正确性　　防止产生误差,引起血压测量误差的原因有:

(1)设备方面:袖带宽度太窄,可产生血压值假性偏高。而袖带宽度太宽,听诊器太小、太大,管道过长,水银量不足,可引起数值偏低。血压计未定期校对,可使读数偏高或偏低。

(2)病人方面:手臂位置低于心脏、吸烟、进食、膀胱充盈等可使数值偏高,手臂位置高于心脏水平,测得血压值偏低;手臂位置低于心脏水平,测得血压值偏高。

【体温单的填写方法】

(一)评估

评估病人的体温、脉搏、呼吸、血压等生命体征及其他情况。如出入院、手术、分娩、转科、死亡时间、大小便、出入量、体重等。

(二)计划(用物准备)

红、蓝钢笔;红、蓝铅笔;体温单(三测单)。

(三)填写方法

体温单用于记录病人体温、脉搏、呼吸曲线及其他情况,如出入院、手术、分娩、转科或死亡时间、大便、小便、出入量、血压、体重等。住院期间排列在病历最前面。

1.眉栏各项　(姓名、科别、病室、床号、住院号)及日期、住院日数、手术(分娩)后日数用蓝钢笔写。

2.填写"日期"栏时　每页第一日应填写年、月、日,其余六天只写日。如在六天中遇到新的年度或月份开始,则应填年、月、日或月、日。

3."住院日数"　从入院后第一天开始写,直至出院。

4.填写"手术(分娩)后日数"时　以手术(分娩)次日为第一日,依次填写至十四天为止。若在十四天内行第二次手术,则将第一次手术日数作为分母,第二次手术日数作为分子填写。

5.入院、转入、手术、分娩、出院、死亡时间　用红钢笔纵行在 $40\sim42$ ℃间相应的时间格内填写,注意时间应使用 24 小时时间制　转入时间由转入病房填写,如"转入于二十点三十分"。

6.呼吸曲线以下各栏　(包括页码)用蓝钢笔记录,以阿拉伯字计数,可免记计量单位。

(1)大便次数:每 24 小时记一次,记前一日的大便次数,如未解大便记"0"。大便失禁以"※"表示。灌肠符号以"E"表示,1/E 表示灌肠后大便一次,0/E 表示灌肠后无大便排出;11/E 表示自行排便一次,灌肠后又排便一次。

(2)尿量:记前一日的总量。

(3)出入量:记前一日的出、入总量,分子为出量、分母为入量。

(4)体重:以公斤计算填入。一般新入院的病人记录体重,住院病人每周应记录体重一次。

(5)血压:以 kPa 计算填入。新入院的病人记录,住院病人每周至少应有一次血压记录。一日内连续测量血压,则上午写在前半格内,下午写在后半格内,术前血压写在前面,术后血压写在后面。

(6)"其他"栏作为机动,根据病情需要填写,如特别用药、腹围等。

7.体温曲线的绘制

(1)体温符号:口温为蓝"·",腋温为蓝"×",肛温为蓝"O"。

(2)每小格为 0.1℃,按实际测量度数用蓝笔绘制于体温单的 35~40℃之间,相邻的温度用蓝线相连,同在一平行线上可不连接。

(3)如体温不升,则于 35℃线处用蓝笔划一蓝",",并在蓝点处向下划箭头"↓",长度不超过两小格,并与相邻温度相连。

(4)物理降温半小时后测量的体温以红"O"表示,划在物理降温前温度的同一纵格内,并用虚线与降温前的温度相连,下次测得的温度仍与降温前的体温相连。

(5)体温若与上次温度差异较大或与病情不符时,应重复测试,无误者在原体温符号上方用蓝笔写上一英文小写字母"v"(verified,核实)。

(6)需每两小时测体温时,应记录在 q2h 体温专用单上。

8.脉搏曲线的绘制

(1)以红"·"表示,每小格为 2 次/分,相邻脉搏以红线相连,在同一平行线上时可不连线。

(2)脉搏与体温重叠时,先划体温符号,再用红笔在外划"O",表示为"⊙"。

(3)脉搏短绌时,心率以红"O"表示,相邻心率用红线相连,在脉搏与心率两曲线间用红笔划线填满。

9.呼吸曲线的绘制

(1)呼吸以蓝"·"表示,每小格为 1 次/分,相邻的呼吸用蓝线相连,在同一平行线上时可不连线。

(2)呼吸与脉搏重叠时,先划呼吸符号"·",再用红笔在其外划红圈"O",表示为"⊙"。

（3）呼吸每分钟少于 10 次时，在呼吸 10 次处写实际次数，并与相邻呼吸相连。

（四）评价

1.体温单的记录　是否及时、准确、整齐、清洁。

2.绘制的图表　是否点圆线直，点线分明。

二、意识状态的评估

【评估】

评估病人的意识状态、生命功能、瞳孔变化及局部神经病征，为治疗提供依据。

【计划（环境及用物准备）】

1.安静环境。

2.葛氏昏迷量表记录单。

3.聚光小手电筒。

4.瞳孔尺。

5.血压计。

6.听诊器。

7.笔。

【实施步骤】

见表 1-6。

步骤	要点与说明
准备　1.洗手	
2.备齐用物至病人单位	
操作　1.G.C.S 量表测量共分三项：分数 3～15 分，各项分数记录如下	
2.最佳睁眼反应	测试病人眼睛睁开的反应
4 分：能自动睁眼张望四周	若双眼浮肿紧闭无法测量者以"C"表示
3 分：须叫唤病人才能睁眼	
2 分：给予疼痛刺激时，才能睁眼	可用笔刺激病人指甲床，用手指下压眼眶上角及胸骨突、耳后乳突。用手在乳头附近用力捏扭
1 分：完全无反应	对任何刺激，病人均不睁眼
3.最佳语言反应	若病人因气管插管或气管切开而无法言语者，以"T"表示
5 分：有定向力	能回答问话，正确说出人、时、地
4 分：能针对问题回答，但是偶尔会答错	
3 分：自言自语，答非所问，发出之言是单字或句子	
2 分：发出无法理解的声音	给予问话、呼唤病人时，病人只能发出声音，但无法理解其意义
1 分：完全无反应	给予问话，病人毫无反应
4.最佳运动反应	以测试健肢为原则

步骤	要点与说明
6分:能遵指示行动	如告诉病人将右手举起或握紧你的手,能正确执行
5分:能针对疼痛的部位排除疼痛来源	如用双手拨开病人的眼睛时,病人能用手正确、成功地去除刺激
4分:对疼痛有反应,但无法排除疼痛来源	
3分:给予疼痛刺激后,有屈曲反应	上肢呈现肩内收、肘屈、腕内转,为去皮质、僵直姿势
2分:给予疼痛刺激后有伸张反应	上肢关节处内收、内旋、肘部伸直,为去大脑僵直姿势
1分:完全无反应	病人对刺激无任何反应。
5.测量瞳孔大小	一正常瞳孔直径约为 2.5～4mm
(1)在正常的光线下,使病人正视前方,使用瞳孔尺测量每一侧瞳孔的大小	中度昏迷病人或无法自行睁眼者,可用拇指及食指分开上、下眼睑
(2)观察两侧瞳孔大小是否对等、形状是否呈圆形或其他形状、边缘是否整齐	
(3)观察瞳孔位置是否在正中线或偏于眼侧	
6.观察瞳孔反应	
(1)用屏风或窗帘遮挡	使光线柔和
(2)站在病人前方	以测试健肢为原则
(3)以聚光小手电筒由眼外侧 8 寸处照向瞳孔	由于神经呈交叉原因,故单侧瞳孔受光刺激,两侧瞳孔均会缩小,直接受光刺激的瞳孔称直接反射,另一侧瞳孔称交感性光反射
(4)观察一侧瞳孔对光的直接反射	
(5)观察另一侧瞳孔对光的交感性光反射	
(6)用(3)～(5)的方法再测量另一只眼睛	每次测量不宜连续重复或持续照射
(7)结果记录如下: P(Prcmpt):反应良好 S(Shgglish):反应欠佳 C(Close):眼睛紧闭 —:对光无反应	
7.肢体活动度(Limb Movement)的评估	
(1)上肢反应程度如下:	
正常强度(有力)	若左右肢反应有差异时,须注明 R(右)及 L(左)
轻微无力	
严重无力	
痉挛性屈曲	
伸张	
无反应	

步骤	要点与说明
（2）下肢反应程度如下： 　正常强度（有力） 　轻微无力 　严重无力 　伸张 　无反应 8.测量病人的血压及 TPR 9.整理病人单位	
记录　将上述测量的各项结果记录于 G.C.S 评估单上，并填写好日期、时间及病人姓名	G.C.S,最高分为"15"分,最低为"3"分。若"8～12"分时,病情变化较大,应密切观察,出现紧急情况时,护士应马上通知医师,并立即采取急救措施
整理　1.清理用物 　　　2.用物清洁消毒后备用 　　　3.洗手	

（梁红霞）

第三节　口腔护理

一、评估

护士要对于高热、昏迷、危重、禁食等不能自理的病人进行特殊口腔护理,每日 2 次,根据病情也可增加次数。

1.为较严重而不能自己刷牙的病人保持口腔清洁。

2.预防口疮及口内病灶的形成。

3.清除口臭,增进食欲,增加口腔舒适及美观。

4.按摩齿龈,促进血液循环,增加牙齿健康。

5.观察口腔黏膜、舌苔的变化及特殊的口腔气味,提供病情的动态信息。

二、计划

1.工作人员准备　衣帽鞋整洁,戴好口罩,洗净双手。

2.用物准备　治疗盘内盛治疗碗,漱口液,棉球,弯血管钳二把,弯盘二个,压舌板,吸水管,石蜡油,棉签,甲紫或冰硼散,毛巾,开口器,手电筒。

3.漱口液应选择适当

（1）清洁口腔,预防感染:等渗盐水;2%～3%硼酸液;0.02%呋喃西林液。

（2）轻度口腔感染:朵贝氏溶液。

（3）口腔感染、口臭:1％～3％过氧化氢液。

（4）霉菌感染:1％～4％碳酸氢钠液。

（5）绿脓杆菌感染:0.1％醋酸溶液。

三、实施步骤

见表1-7。

步骤	要点与说明
1.将用物带至病人床旁;对床号、姓名,助病人侧卧(或头偏向一侧);面向护士;颌下围干毛巾;弯盘置于口角旁	适宜的头部姿势,可防吸入漱口液 预防污水弄湿床单
2.取下活动性假牙;用冷开水冲刷干净;暂不用的浸于清水中	
3.观察口腔有无出血、溃疡;擦净口唇,用压舌板轻轻撑左侧颊部;用弯血管钳夹棉球蘸漱口水;擦洗左侧牙冠颊面、唇面;沿牙冠纵向擦洗;由牙冠颊面洗向唇面;以弧形擦洗左侧颊部;同法洗右侧;嘱病人张口(昏迷病人用开口器从白齿处放入);擦洗牙冠左上舌面、左上咬颌面、左下舌面、左下咬颌面;同法擦洗右侧;擦洗舌背及舌下、硬腭部	以评估需何种特别的口腔护理,若光线不足可使用手电筒;若病人舌苔多,则以包纱布端的压舌板蘸水清洁
4.擦洗完毕,助病人用吸水管吸漱口液漱口	以除去漱口剂,须慎防病人吸入
5.为昏迷病人作口腔护理:棉球要夹紧;一次一个棉球;棉球不可过湿;禁忌漱口	
6.口腔黏膜有溃疡者可涂2％甲紫或冰硼散;口唇干燥者涂石蜡油;取下毛巾;擦干面部;协助病人恢复原来的卧姿,使其舒适	对发热及口唇干燥的病人更需要
7.清理用物;清洁消毒后备用;洗手;记录	

四、评价

1.操作细致,动作轻巧。

2.压舌板、开口器的使用方法正确。

3.病人清洁、舒适,未湿衣服、被单。

4.操作规定时间为8分钟。

（梁红霞）

第四节　晨晚间护理

一、晨间护理

(一)目的

1.增进病人舒适。

2.维持病人床位清洁。

（二）内容

包括病房整理、物品摆设、病人清洁、床褥整理。

（三）操作要点与说明

1.护理人员应以和悦关怀的心情为病人作晨间护理，勿以命令式口吻对待病人。

2.在整理病房时同时观察病人是否服用药物、早餐是否吃完，或是吃了哪些禁忌食物，注意病人是否堆存口服药。

3.对于能离床活动的、病情较轻的病人，应鼓励其自行洗漱，包括刷牙、漱口、洗脸、梳头。通过完成这些活动，一方面可促其离床活动，锻炼全身肌肉、关节；另一方面可使其增强疾病康复的信心。护士可用消毒毛巾湿式扫床，根据清洁程度更换床单，整理好床单位。

4.对于病情较重、不能离床活动的病人，如危重、高热、昏迷、瘫痪、大手术后或年老体弱者，应协助其完成晨间护理，其内容包括：

（1）协助病人排便，帮助其刷牙、漱口，严重者给予口腔护理。洗脸，洗手，梳头，协助翻身并检查全身皮肤有无受压变红，用湿热毛巾擦洗背部，并用50％乙醇按摩骨隆突处。

（2）按需要更换衣服和床单，整理好床铺。

5.物品摆设以方便病人取用为主。

6.晨间护理可以说是与家属、病人沟通及建立关系的一种桥梁。与病人交谈，了解一夜的睡眠情况及有无病情变化，鼓励病人早日康复，给予必要的健康指导。

7.根据室温适当开窗通风，保持病房内空气新鲜。

8.将病人当日所安排接受治疗的时间再次告知病人，并确知是否准备妥当。

二、晚间护理

（一）目的

创造良好的睡眠环境和条件，让病人有一个安全舒适的夜晚。

（二）内容

包括增进病人舒适、围床栏杆、调整空调及灯光。

（三）操作要点与说明

1.协助病人刷牙、漱口，较重病人给予口腔护理，洗脸，洗手，擦洗背部、臀部，用热水泡脚，但防止造成烫伤。女病人给予会阴冲洗。检查全身受压情况，观察有无压疮早期表现，按摩背部及骨隆突部位，根据情况更换衣服和床单，整理好床铺。协助排便。

2.观察病人睡前是否已服用药物，如有静脉大量点滴注射，应调整适当滴数并注意剩余量及更换下一瓶的时间。

3.保持病室安静，空气流通，保持适当的温度、湿度，减少噪音，调节光亮，避免光线直射病人脸部，根据情况增减盖被。

4.若病人有失眠情形，可评估其状况，给予背部护理或喝温牛奶等有助于入眠的方法。

5.为病人围上床栏杆，维护其安全。

（梁红霞）

第五节　标本采集

一、血标本采集法

（一）静脉采血法

【护理评估】

1.了解静脉采血的目的。

2.检查血液的血细胞、血清、血型、抗原、抗体及血中各种化学成分的变化,作为疾病诊断、治疗、预防的依据或参考。

3.检查血清中的药物浓度,作为用药参考。

4.评估病人配合操作的能力,了解病人的诊断。

【计划】

1.工作人员准备　衣帽鞋整洁,戴好口罩、帽子,洗手。

2.用物准备　治疗盘内放皮肤消毒液、无菌棉签、止血带、弯盘,根据抽血量备空针(一次性)。试管贴标签,填写床号、姓名。核对化验单并填妥病人床号、姓名、住院号、标本名称。

【操作程序】

1.备齐用物至床旁。

2.核对病人,并解释原因及操作目的。

3.协助病人取合适体位,暴露采血部位。

4.按静脉注射法扎止血带及消毒穿刺部位。

5.持无菌注射器,针头斜面朝上,与采血管呈 $15\sim30°$ 夹角穿刺,见回血后,回抽至所需血量。

6.放松止血带,以棉签压住针孔并拔出注射器,继续压迫针孔 $1\sim2$ 分钟。

7.将血液沿试管壁缓缓注入,以免血细胞破坏而渗血。

8.若为抗凝标本,须轻轻摇动,使血液与抗凝剂充分混合;若为血清标本,则不可摇动,以防溶血。

9.整理用物,尽快将标本送检。

10.必要时记录抽血时间、抽血量。

【评价】

1.作生化检查,事先通知病人空腹采血,避免因进食而影响检验结果。

2.能准确地选择标本容器,计算采血量,一般血培养取血 5ml,亚急性细菌性心内膜炎病人采血量为 $10\sim15\mathrm{ml}$ 。

3.不要在输液、输血针头处抽取标本,以免影响检验结果,在对侧肢体采取。

4.同时抽取几个血标本,首先将血标本注入培养瓶,再注入抗凝管,最后注入干燥试管,动作准确。

（二）血培养标本采集法

【目的】

1.检查血液中是否有细菌存在,作为治疗依据。

2.作药敏试验,供指导用药。

【计划】

1.工作人员准备　衣帽整洁,戴好口罩、帽子,洗手。

2.用物准备

(1)血液培养瓶(贴标签、床号、姓名)。

(2)治疗盘内置10ml无菌注射器及针头、无菌棉签、皮肤消毒液、压脉带。

(3)化验单。

【操作步骤】

1.核对医嘱、化验单。

2.备齐用物至床旁。

3.核对床号、姓名,解释操作目的。

4.协助病人取舒适体位。

5.选择血管,按静脉注射法扎止血带,消毒皮肤。

6.抽取静脉血10ml,松止血带,拔针。

7.如果培养瓶瓶口是橡胶塞外加铝盖,应先去除铝盖,用2%碘酊和70%乙醇消毒瓶盖,更换针头将所抽血液注入瓶内。

8.如果培养瓶瓶口以棉塞子和纸严密包封,使用时先去除纸盖,抽完血后将棉塞取出,并迅速在酒精灯火焰上消毒瓶口。将血液注入培养瓶中,轻轻摇匀,然后将棉塞在酒精灯上迅速消毒,盖好,扎紧纸盖,送检,夜间抽血则置37℃保温箱内。

9.整理病人及用物。

二、尿标本采集法

(一)尿培养标本收集法

【护理评估】

1.了解病人的理解合作能力。

2.了解病人的检查名称,明确收集尿标本的种类和目的。

【中段尿液收集法用物准备】

皮肤消毒液;贴好、填好的标签;无菌棉签;治疗盘;无菌标本瓶。

【操作步骤】

1.备齐用物至病床旁。

2.核对床号、姓名,并解释操作目的。

3.嘱病人自己(或协助)清洗会阴。

4.指导病人进行会阴消毒。

(1)男病人:将包皮往上推,用棉签蘸皮肤消毒液由内向外环形擦拭尿道口,勿重复擦拭。

(2)女病人:食指、拇指分开大阴唇,再用棉签蘸皮肤消毒液由前向后擦拭1～2次。

5.消毒后,嘱病人小便,前段尿去除,留取中段尿10ml于无菌标本瓶中,盖好无菌瓶塞,注意不要污染尿液。

6.整理用物。将标本迅速送检,并记录。

（二）尿液常现标本收集法

【护理评估】

1.了解病人的临床诊断及病人需作的检查名称,以明确收集尿标本的种类和目的;对病人的合作能力进行评估。

2.常规标本常用于检查尿液的色泽、透明度、比重、蛋白、糖、细胞和管型等。

【用物准备】

容量为100ml的清洁尿杯,并标明病人的科室、床号、姓名,化验单。

【操作步骤】

1.核对医嘱。

2.在尿杯上标明床号、姓名。

3.备齐用物至床旁。

4.核对床号、姓名,并解释操作目的及方法。

5.一般病人嘱其自留中段尿,留尿量为1/3杯。

6.对于行动不便者给予协助。

7.小孩或尿失禁者可使用尿套或尿袋协助收集。

8.整理用物,并记录

9.尽快送检标本(30分钟内),以免久置。

【评价】

1.病人能良好配合,且留取标本的方法正确得当。

2.女病人月经期不宜留取尿标本。标本及时送检。

三、痰标本采集法

【护理评估】

1.检查病人痰液的颜色、数量、分层、气味、粘稠度等。

2.检查是否有病菌或突变细胞,以协助诊断。

【用物准备】

痰盒1个,标明床号、姓名及标本名称,必要时备吸痰设备1个。

【操作步骤】

（一）常规痰液标本收集法

1.将贴好标签的痰盒带至床旁。

2.核对姓名,解释操作目的。

3.告知病人清晨先漱口,再深吸气后咳痰于盒内。避免食物残渣混入痰内。

4.对于体质极度虚弱等无法自咳者,应协助病人排痰,如给予拍背或体位引流等,或用无菌吸痰装置抽吸痰液。

5.记录痰的性状、颜色,盖好痰盒,迅速送检。

6.整理用物。

（二）24小时痰液检查

1.备清洁广口玻璃瓶一个,标明床号、姓名、检查目的和起止时间。

2.指导病人正确的留痰方法。(1)从早上醒来(7Am)未进食前漱口后第一口痰开始留取。(2)24 小时内每次咳出的痰均留取。(3)次日清晨(7Am)咳最后一口痰,作为结束。(4)不宜混入唾液、鼻涕、漱口水、呕吐物,以免影响检查结果。

3.尽快将标本送检,记录痰的外观、性质及总量。

四、粪标本采集法

【护理评估】

留取标本前应了解病人的临床诊断;了解检查的项目以明确收集标本的种类,做到提前告知病人留取标本的注意点;了解病人的合作能力。

留取粪标本观察大便物理性状,作细菌培养、寄生虫及虫卵检查、大便隐血检查等。

【用物准备】

1.干净便盆 1 个。

2.常规检查备集便盒 1 个(内附棉签 2 支)。

3.粪便培养备培养皿 1 个。

4.寄生虫检查备寄生虫检便盒 1 个。

【操作步骤】

1.备好注明床号、姓名的集便盒或培养皿至病人床旁。

2.核对床号、姓名,解释操作目的。

3.告知正确的留取办法

(1)解大便于清洁便盆之中。

(2)用棉签取较中央的粪便或脓血粘液部分少许于集便盒内。

(3)若为收集培养标本,解大便前最好用消毒液冲洗肛门。用无菌棉签取大便置培养皿中,盖好盖子。

(4)查寄生虫。若查阿米巴原虫,便盆需要先加温,因阿米巴原虫遇冷易死亡;查绦虫有时需多次收集大便,查找绦虫头;查虫卵则取大便的粘液脓血部分;查蛲虫虫卵,需在病人起床前用特制的肛门拭子轻擦肛周皱襞处。

(5)若留取的标本是作隐血试验,则嘱病人在检查前三天禁食肉类、肝、血、含大量绿叶素的食物和含铁剂的药物。

五、其他协助操作方法

(一)协助伤口细菌培养法

【目的】

收集伤口分泌物,作细菌培养和药敏试验。

【用物准备】

换药车上备换药用品(包括络合碘棉球、生理盐水棉球、纱布)、需氧菌培养盒、厌氧菌培养皿(均标明床号、姓名、送检目的)、污物桶,必要时备屏风。

【操作步骤】

1.洗手,备齐用物至病床旁。

2.核对床号、姓名并解释,必要时予屏风遮挡。

3.用无菌换药方法除去患处敷料,并观察局部情况。

4.用无菌棉签蘸取伤口分泌物置培养皿中,厌氧菌培养应取伤口深处的分泌物。

5.以无菌换药方法更换伤口敷料。

6.整理用物,立即送检标本。

7.洗手,记录伤口、分泌物的情况。

(二)协助腰椎穿刺

【护理评估】

脑脊液有自身的理化特性,在病理情况下,脉络丛的通透性发生异常,血-脑脊液屏障受到破坏,或自病变组织产生病理产物进入脑脊液,使脑脊液的组成发生改变。脑脊液检查对中枢神经系统病变有重要诊断价值。脑脊液多经腰椎穿刺而取得。

腰椎穿刺常用于:

1.腰椎麻醉的需要。

2.治疗用注射药物。

3.协助诊断脑脊液压力测定,脑脊液培养、化学分析等。

【用物准备】

1.工作人员准备:衣帽鞋整洁,戴好口罩、帽子,洗手。

2.腰椎穿刺包一个(内有腰椎穿刺针 1 套、2 毫升注射器及针头、无菌测压管 1 套、洞巾 1 块、纱布若干),无菌手套,络合碘,棉签,消毒试管或培养管(标明床号、姓名),1%普鲁卡因 1 支,屏风。

【操作步骤】

见表 1-8。

步骤	要点与说明
1.了解病人病情,填好同意书	穿刺部位皮肤有感染、腰椎畸形、颅内压明显增高及不合作者,禁作腰椎穿刺
2.备齐用物至床旁,核对床号、姓名,解释操作目的,取得病人合作	
3.病人侧卧于硬板床上,背部与床板垂直,头向前胸部屈曲,两手抱膝,使膝紧贴腹部使脊柱尽量后突,以增宽脊椎间隙,便于进针	
4.确定穿刺点,一般为髂后上棘连线与后正中线的交会处最适宜	为 $L_3 \sim L_4$ 棘突间隙,有时也可在上一或下一腰椎间隙进行
5.打开穿刺包,协助医师消毒皮肤	
6.固定洞巾,协助医师在穿刺部位局部麻醉和穿刺	进针深度成人为 4~6cm,小儿约为 2~4cm
7.见有脑脊液流出即接压力管测压力,并记录	正常压力为 0.69~1.75kPa(70~180mmHg)或 1 分钟 40~60 滴
8.若要了解蛛网膜下腔有无阻塞,可作动力试验(奎克氏试验),分别压迫左、右颈静脉 10 秒钟,如脑脊液压力明显增高为正常现象	解除压力 10~20 秒后液柱恢复原来水平
9.移去测压器,用贴有标签的无菌试管收集脑脊液 2~5ml 送检,或者注射药物治疗	
10.拔针后,以纱布覆盖穿刺处并妥善固定	
11.整理用物,立即将标本送检	术后病人去枕平卧 6~8 小时,以防引起术后头痛

【评价】

1.严格无菌操作,掌握适应证。

2.穿刺要准确、轻巧,穿刺针斜面应朝上。

3.放脑脊液不宜过多,一般约2～5ml,保持脑压在80mmHg左右。

4.操作时及操作后注意观察病人生命体征变化、穿刺局部是否疼痛、水肿或血肿等,并记录。

5.操作后嘱病人去枕平卧6～8小时,多饮水以恢复颅内压。

(三)协助腹腔穿刺

【护理评估】

腹腔穿刺常用于检查腹腔积液的性质(常规化验、细菌培养、脱落细胞检查),以协助明确病因或腹腔内给药。当大量腹水引起呼吸困难或腹部胀痛时,可穿刺放液,以减轻症状。此操作常用于:

1.确定诊断　诊断性试验穿刺,分析腹水性质,寻找病原菌。

2.治疗　抽腹水以减轻腹压或穿刺注入药液。

【用物准备】

治疗盘内盛无菌腹腔穿刺包(粗橡皮管1根,2毫升和50毫升注射器各1副,针头,洞巾,纱布);多头腹带,无菌手套;无菌试管、培养管(均标明床号、姓名),治疗碗;1%普鲁卡因1支,络合碘,棉签,宽胶布,屏风。

【操作步骤】

1.评估病人,事前应填妥同意书。各种腹膜炎有粘连时不可穿刺,以免刺破内脏器官;有多房性棘球蚴病可能者不宜穿刺,以防引起过敏性休克。癌肿引起的血性腹水及有肝性脑病先兆者不宜放腹水。

2.备齐用物至病人床旁。

3.核对床号、姓名,解释穿刺目的及方法,嘱病人排空膀胱,以屏风遮挡病人。

4.协助病人取卧位,能下床者取坐位,病重者取半坐卧位或平卧位。

5.暴露穿刺部位,注意保暖,测量腹围并记录。

6.协助医师皮肤消毒,打开腹穿包,戴无菌手套,铺无菌孔巾并固定。

7.协助医师作局部麻醉及施行穿刺术。

8.协助收集标本。

9.若放腹水量多时,则接上无菌引流袋,首次放液量不应超过1000ml。

10.放液完毕拔出穿刺针,先用纱布加压,再将穿刺口消毒后覆盖纱布,固定胶布,重测腹围,并用多头腹带包扎腹部。

11.协助病人取舒适体位。

12.嘱病人摄取高蛋白饮食。

13.整理用物,立即送检标本。

14.记录引流液的量、色及病人的反应。

【评价】

1.严格无菌操作,避免腹腔内感染。

2.放液速度不宜过快,放液量不宜过多,以免腹压突然降低而引起休克。

3.放液过程中应密切观察病人的脉搏、呼吸、血压及腹水颜色,如出现脉细速、呼吸急促、血压下降、血性腹水,则应停止放液。

4.放腹水后应观察穿刺处有无漏水现象,如有漏水应及时更换敷料,避免感染。

（四）协助胸腔穿刺

【护理评估】

此操作前应了解病情,细心解释,消除顾虑;同时了解病人的合作能力。

此操作常用于:

1.协助诊断　抽取胸腔积液化验、检查;诊断性试验穿刺。

2.辅助治疗　抽取液体或气体,减轻压迫症状,向胸腔内注射药物。

【用物准备】

治疗盘内盛无菌胸腔穿刺包(内有胸腔穿刺针头、2ml 和 50ml 空针各 1 副、血管钳 1 把、带有橡皮管的玻璃接头和针、孔巾 1 个、纱布 2 块),无菌手套 1 副,弯盘或治疗碗 1 个,胶布,1%普鲁卡因 1 支,络合碘,棉签,床上小桌,屏风,无菌试管数支且标明床号、姓名。

【操作步骤】

1.备齐用物至床旁。

2.核对床号、姓名,解释穿刺目的及步骤,消除顾虑,争取病人合作,事先填好同意书。

3.以屏风遮挡病人,令病人解小便。

4.协助病人取穿刺姿势;病情允许者,让病人取坐位,面朝椅背;不能下床者,可在床上放一小桌,桌上放软枕,让病人俯卧于桌上;病重不能坐者,取半坐卧位,手臂上举。

5.注意给病人保暖。

6.协助医师消毒穿刺处皮肤。

7.协助医师戴无菌手套,铺洞巾,并固定好。

8.协助医师抽取 1%普鲁卡因药液,进行局部麻醉。

9.打开胸腔穿刺包,在穿刺点沿肋骨上缘进行穿刺。

10.接上 50ml 空针,松开血管钳,进行抽液或抽气。如需持续引流,则连接无菌胸腔闭式引流瓶。

11.抽吸结束后拔除针头,先以纱布加压穿刺部位,再以络合碘、棉球擦拭穿刺针眼,纱布覆盖,胶布固定。

12.遵医嘱收集引流液作细菌培养、细胞学检查等。

13.协助病人采取舒适体位,嘱其卧床休息。

14.整理用物,送检标本。

15.记录引流液的颜色、量、性状等。

【评价】

1.穿刺时应让病人取舒适体位,不能随意改变。

2.穿刺时嘱病人屏气,不要咳嗽,护士应随时观察病情变化,若病人有脸色苍白、头晕、出汗、心悸、胸部剧痛、气促时,应立即通知医师,停止抽液。

3.若抽出胸液为新鲜血性液体,应立即停止抽液,并测血压。

（五）协助骨髓穿刺

【护理评估】

骨髓穿刺适用于:

1.协助诊断　了解血液病病人骨髓象的形态、分类。

2.治疗　某些造血功能不全的患者可输入少量骨髓,以刺激骨髓的造血功能。

【用物准备】

治疗盘内盛无菌骨髓穿刺包(内有骨髓穿刺针头一套、2ml 和 20ml 空针各 1 副、孔巾、纱布、棉签),无菌手套 1 副,络合碘,胶布,清洁玻片 8～10 块,推玻片 1 块,1％普鲁卡因 1 支,必要时备培养基,注射用具,屏风。

【操作步骤】

1.将用物携至病人床旁。

2.核对床号、姓名,向病人解释穿刺目的,消除顾虑,取得病人合作,事先应填妥同意书。

3.以屏风遮挡病人。

4.协助病人取舒适体位,确定穿刺部位。

(1)胸骨:仰卧位,肩下垫枕头,第 1～2 肋间隙位置。

(2)髂前上棘:仰卧位。

(3)胫骨:仰卧位。

5.打开穿刺包。

6.协助医师戴无菌手套,消毒皮肤,铺孔巾并妥善固定。

7.协助局部麻醉。

8.穿刺抽取骨髓后或治疗后拔除穿刺针,以纱布加压穿刺部位,再用络合碘擦拭伤口,纱布覆盖,胶布加压固定。

9.所抽骨髓(0.2ml)迅速涂片 5～6 张送检,若留作骨髓培养,需再抽 1～2ml 注入培养基内,且迅速送检。

10.整理用物。

11.记录骨髓的量、色、性状。

【评价】

1.有凝血机制障碍及白血病患者禁作骨髓穿刺。

2.穿刺动作应轻巧,不宜过深,进针长度胸骨穿刺为 1cm,髂骨穿刺约为 1.5cm。

3.骨髓极易凝固,故涂片及化验均需敏捷、熟练。

4.穿刺部位必须准确,以免发生意外。

(梁红霞)

第六节 肌肉注射

肌内注射是将少量药液注入肌肉组织内的方法。

一、评估

1.根据病人的病情、给药目的和药物性能,评估给药途径的选择是否恰当。有疑问时应及时向医生提出,以确定是否需要作适当修正。

2.评估并选择合适的注射部位,避免损伤神经和血管。不能在局部皮肤肌肉有损伤、炎症、硬结、瘢痕或皮肤疾患处进针。

3.评估病人对药物注射的认识及态度,是否有知识缺乏、焦虑或恐惧等问题。

二、计划

（一）用物准备

同一般注射给药法，另备 2ml 或 5ml 注射器、5 或 6 $\frac{1}{2}$ 号针头；如注射用药为油剂或混悬液，则需备较粗的针头。

（二）病人准备

1.选择注射部位　应选择肌肉较丰厚，与大血管、神经距离相对较远的部位。其中以臀大肌最为常用，其次为臀中肌、臀小肌、股外侧肌及上臂三角肌。

（1）臀大肌注射定位：臀大肌起自髂后上棘与尾骨尖之间，肌纤维平行向外下方至股骨上部。注射时应避免损伤坐骨神经。坐骨神经起自骶丛神经，自梨状肌下孔出骨盆至臀部，被盖在臀大肌的深处，约在坐骨结节与大转子之间中点处下降至股部。注射时注意坐骨神经的体表投影：自大转子尖至坐骨结节中点向下至腘窝。定位方法有两种：

1）十字法：从臀裂顶点向左右或作一水平线，然后从髂嵴最高点作一垂直线，将一侧臀部分为 4 个象限，其外上象限为注射部位，注意避开内角。

2）联线法：取髂前上棘与尾骨联线的外 1/3 处为注射部位。

（2）臀中肌、臀小肌注射定位：该处血管、神经分布较少，且脂肪组织较薄，目前使用渐趋广泛，定位方法有两种：

1）以食指尖和中指尖分别置于髂前上棘和髂嵴，食指、中指之间构成一个三角形区域。注射部位在食指和中指构成的角内。

2）髂前上棘外侧三横指处，病儿应以其手指的宽度为标准。

（3）股外侧肌注射定位：位置为大腿中段外侧。一般成人可取髋关节下 10cm 至膝下 10cm 的一段范围，该处大血管、神经干很少通过，且部位较广，可供多次注射。

（4）上臂三角肌注射定位：取上臂外侧、肩峰下 2～3 横指处，此处肌肉较臀部肌肉薄，只能作小剂量注射。

2.体位的准备　可取卧位或坐位。

（1）卧位：臀部肌内注射时，为使局部肌肉放松、减轻疼痛与不适，可采用以下姿势：

1）侧卧位：上腿伸直，放松，下腿稍弯曲。

2）俯卧位：足尖相对，足跟分开，头偏向一侧。

3）仰卧位：常用于危重病人及不能翻身的病人，采用臀中肌、臀小肌注射法较为方便。

（2）坐位：为门诊病人接受注射时常用的体位。可供上臂三角肌或臀部肌内注射，如为后者，坐位要稍高一些，以方便操作。

三、实施步骤

见表1-9。

步骤	要点与说明
准备　1.核对药物及注射单	
2.检查药品质量	药物有无变质、异物或过期
3.洗手	
4.铺无菌盘	
5.自密封瓶抽药法	
(1)撬开密封瓶上的铅片	
(2)若药物为粉剂,则需以指定的溶液稀释	
(3)用络合碘棉签擦拭装有稀释液的安瓿颈部及小砂轮	
(4)用小砂轮磨其安瓿颈部,再以络合碘棉签拭之	
(5)用无菌纱布包好安瓿颈部并予以折断	
(6)打开无菌注射器,针头套紧	选择6～7号针头
(7)以左手食指与中指夹住安瓿,使其口向内	
(8)右手拿注射器,将针头插入安瓿,以左手其余各指固定注射器,将稀释液抽出,直到所需的量为止	
(9)将安瓿弃于废纸篓内	
(10)用络合碘棉球消毒密封瓶上的橡皮塞	
(11)将稀释液打入瓶内,并抽出空气	
(12)拔出针头,左右轻摇药瓶	稀释液与药液应混合均匀
(13)抽出与所需剂量等量的空气,以左手食指及中指夹住药瓶,将针头插入消毒过的橡皮塞中	
(14)把注射器内的空气推入,将药瓶颠倒,使针头保持在药液内,以右手反抽针心,将药液抽至所需药量的刻度为止,再拔出针头	
(15)弃药瓶于废纸袋	
6.安瓿抽药法则采用密封瓶抽药法(7～8)的步骤	
7.固定针栓,排出注射器内的空气	
8.抽吸好药液后,针头套上安瓿放入无菌盘内	
操作　1.将用物带至病人床前	
2.对床号、姓名,向病人做好解释	取得病人合作
3.协助病人处于正确姿势	见体位的准备
4.准备正确的注射部位	
5.用络合碘棉签消毒皮肤(由进针部位用外螺旋式涂擦,直径小于5cm),待干	消毒部位不留间隙 勿用口吹干消毒区

步骤	要点与说明
6.再次排尽注射器内的空气	
7.查对安瓿或密封瓶	在操作中查对
8.左手错开并绷紧皮肤,右手持针如握笔姿势,右手中指固定针栓,针头与皮肤成90°角,迅速刺入,进针约 2.5～3cm(消瘦者及病儿酌减)	进针要快
9.左手抽回血,右手固定针头,无回血则以左手缓慢注入药液	推药要慢,注意观察病人有无注射部位及全身反应
10.注射毕,用无菌干棉签轻压针刺处,快速拔针	拔针要快
11.再次查对安瓿或密封瓶	操作后查对
12.将针头套好,置于废纸篓内	
整理 1.整理用物	
2.回护士站,洗手	
记录 若为临时医嘱,应在临时医嘱单上打红勾并签名	

四、评价

1.评价是否做到了"五个准确",即病人、药物、剂量、途径、时间准确。

2.回抽时无回血后,开始注入药物。

3.观察并评价用药效果及不良反应多次肌内注射后,局部可能出现硬结,可采用热水袋或热湿敷处置。

(梁红霞)

第七节　皮下注射

皮下注射是将少量药液注入皮下组织内的方法。

一、评估

1.根据病人的病情、给药目的和药物性能,评估给药途径的选择是否恰当。有疑问时应及时向医生提出,以确定是否需要作适当修正。

2.评估并选择合适的注射部位,避免损伤神经和血管。不能在局部皮肤肌肉有损伤、炎症、硬结、瘢痕或皮肤疾患处进针。

3.评估病人对药物注射的认识及态度,是否有知识缺乏、焦虑或恐惧等问题。

二、计划

1.用物准备　注射盘,2ml 注射器,5$\frac{1}{2}$ 或 6 号针头,遵医嘱用药。

2.病人准备　取坐位或卧位;注射部位可在上臂三角肌下缘、大腿前侧与外侧或两侧腹壁;需长期反复皮下注射者(如糖尿病病人需长期注射胰岛素),要有计划地经常更换注射部位。

三、实施步骤

见表 1-10。

步骤	要点与说明
准备　1.核对药物及注射单	
2.检查药品质量	药物有无变质、异物或过期
3.洗手	
4.铺无菌盘	
5.抽取药液同肌内注射步骤(5~8)	
操作　1.将用物带至病人床旁	
2.对床号、姓名,向病人做好解释	取得病人合作
3.协助病人准备正确的注射部位	见病人准备
4.按常规消毒皮肤,同肌内注射步骤(5~6),待干	
5.排尽注射器内的空气	
6.查对安瓿	操作中查对
7.左手绷紧皮肤,右手持注射器,右手食指固定针栓,针尖斜面向上和皮肤成 30°~40°角,迅速刺入针头的 2/3,放开左手,抽吸无回血,缓慢推注药液	进针时要快,推药要慢。注意观察病人注射部位及全身的反应,并给予心理支持
8.注射毕,用无菌干棉签轻压针刺处,快速拔针	拔针要快
9.再次查对安瓿	操作后查对
10.将针头套好,置于废纸篓内	
整理　1.整理用物	
2.回护士站,洗手	
记录　若为临时医嘱,在临时医嘱单上打红勾并签名	

四、评价

1.评价是否达到了“五个准确”。

2.观察并评价用药疗效与不良反应。

(梁红霞)

第八节　皮内注射

皮内注射是将少量药液注入表皮和真皮之间的方法。

一、评估

1.根据病人的病情、给药目的和药物性能,评估给药途径的选择是否恰当。有疑问时应及时向医生提出,以确定是否需要作适当修正。

2.评估并选择合适的注射部位,避免损伤神经和血管。不能在局部皮肤肌肉有损伤、炎症、硬结、瘢痕或皮肤疾患处进针。

3.评估病人对药物注射的认识及态度,是否有知识缺乏、焦虑或恐惧等问题。

二、计划

1.用物准备　注射盘,1ml 注射器,$4\frac{1}{2}$ 或 5 号针头(供皮内注射用)以及所需药液。预防接种偶可发生严重的过敏反应,故不论药物过敏试验或预防接种,均需准备急救药物与用品。

2.病人准备　了解病人的用药史及有无过敏史。

3.操作者准备　洗手,戴口罩。

三、实施步骤

见表 1-11。

步骤	要点与说明
准备　1.核对药物及注射单	
2.检查药品质量	药物有无变质、异物或过期
3.备急救药品及用物	
4.洗手	
5.铺无菌盘	
6.抽取药液同肌内注射步骤(5～8)	
操作　1.将用物带至病人床旁	
2.对床号、姓名,向病人做好解释,询问三史	了解病人的用药史,有无过敏史及家族史
3.选定注射部位	
1)药物过敏试验:在前臂掌侧下 1/3 处	
2)预防接种:在上臂三角肌外侧	
3)如作局部麻醉的起始步骤,则视手术切口部位、麻醉的范围而定	

步骤	要点与说明
4.用70%乙醇消毒局部皮肤,待干	勿用口吹干消毒部位
5.排尽注射器内的空气	
6.左手绷紧前臂掌侧的皮肤,右手持注射器,针头斜面向上与皮肤几乎平行地刺入皮内,待针头斜面完全进入皮内后,放平注射器,用左手拇指固定针栓,右手轻轻推注药液,注入 0.1ml,使局部隆起呈半球状皮丘,隆起的皮肤变白并显露毛孔后随即拔出针头	不要揉注射部位,并嘱病人勿以手抓注射部位
7.嘱病人留观 20 分钟后看结果注射后需观察病人的不良反应,不可离去,如有恶心、呕吐、腹泻、红疹、呼吸困难等现象,应立即通知医师处理;若红肿超过 1cm 则为(＋),小于 1cm 则为(一)	
整理　整理用物	
记录　1.记录看结果的时间,签名	
2.将青霉素试验结果记录于临时医嘱单上	

四、评价

1.进针深度以针头斜面全部进入皮内即可,如进针过深可影响局部反应结果的观察和判断。

2.注射试液的剂量是否准确,并一次注射成功。

3.按时观察试验结果,作出判断并记录。

(梁红霞)

第九节　静脉注射

静脉注射即自静脉注入药液的方法。

一、评估

1.根据病人的病情、给药目的和药物性能,评估给药途径的选择是否恰当。有疑问时应及时向医生提出,以确定是否需要作适当修正。

2.评估并选择合适的注射部位,避免损伤神经和血管。不能在局部皮肤肌肉有损伤、炎症、硬结、瘢痕或皮肤疾患处进针。

3.评估病人对药物注射的认识及态度,是否有知识缺乏、焦虑或恐惧等问题。

二、计划

1.用物准备　同一般注射前准备,另备止血带、小垫枕、7～8号针头(或同型号的头皮针)及所需注射的药物。

2.病人准备　取坐位或卧位,对长期静脉给药者,为保护血管,应有计划地自远心端到近心端选择血管进行注射。

3.其他准备　同一般注射法。

三、实施步骤

见表1-12。

步骤	要点与说明
准备 1.核对药物及注射单	
2.检查药品质量及配伍禁忌	药物有无变质、异物或过期
3.洗手	
4.铺无菌盘	
5.抽取药液同肌内注射步骤(5~8)	
操作 1.将用物带至病人床旁	
2.对床号、姓名,向病人解释	
3.协助病人取正确的姿势	
4.选择合适的静脉,在其下放置小枕及止血带	
5.在穿刺部位上方6cm处上止血带	嘱病人握拳,使静脉充盈
6.用2%碘酊消毒皮肤,待干;再用70%乙醇脱碘,待干	
7.再次排气	防止空气栓塞
8.用左手拇指绷紧下方皮肤,并使静脉固定,右手持注射器,食指扶持针栓,使针尖斜面朝上,针头与皮肤成20°角,由静脉走向潜行刺入;如见回血可再顺静脉推进少许	表明针头已进入静脉
9.松开止血带,同时嘱病人松拳,以一手固定针头,另一手缓缓推注药液	如为头皮针,则先用胶布将针头小心固定好 注意观察病情
10.注射毕,用无菌干棉签放于穿刺点处并迅速拔针,再按压穿刺点处片刻	制止局部渗血
整理 1.整理用物	
2.回护士站,洗手	
记录 若为临时医嘱,在临时医嘱单上打红勾并签名	

四、评价

1.严格核查是否做到了"五个准确"。

2.注射过程中密切观察并评估病人对药物的反应,控制药物注入的速度,某些药如硫酸镁、洋地黄类强心药物,注射速度要慢且均匀。

3.如注药过程中病人诉疼痛或局部隆起,回抽不见回血,表明针头已滑出血管或穿透血管壁。应立即拔出针头,更换部位,另换无菌针头重新注射。

(梁红霞)

第十节　静脉输液

静脉输液是将大量灭菌药液直接滴入静脉内的方法。

一、静脉输液的原理

静脉输液是利用液体静压原理使液体滴入静脉管中。同时当液体瓶具有一定高度、针尖部的压强大于静脉压时,液体就输入到人体静脉内。因此静脉输液应具备以下条件:①液体瓶必须有一定的高度(具有一定的水柱压);②液面上方必须与大气压相通或使用液体软包装袋,使液面受大气压的作用,当大气压强大于静脉压时,液体向压力低的方向流;③输液管道通畅,不得扭曲、受压,针头不得堵塞,并确保针头在静脉管腔内。

二、常用液体的种类与作用

临床常用液体的种类较多,根据病情的需要选择不同种类的液体。常用的液体有:

(一)晶体溶液

晶体溶液分子小,在血管内存留时间短,对维持细胞内外水分的相对平衡起着重要作用,有纠正体内电解质失调的显著效果。常用的晶体溶液有生理盐水(0.9%氯化钠)、5%～10%葡萄糖溶液、复方氯化钠、4%碳酸氢钠、11.2%乳酸钠。

(二)胶体溶液

胶体溶液分子大,在血管中存留时间长,对维持血浆胶体渗透压、增加血容量及提高血压有显著效果。常用的胶体溶液有:

1.706 代血浆　为浓缩蛋白,可补充机体的蛋白质,减轻组织水肿。多用于失血性休克、严重烧伤和低蛋白血症。

2.水解蛋白　为酪蛋白水解后制成,含有机体合成代谢所必需的氨基酸,供应机体能源和促进组织修复。多用于营养不良和低蛋白血症。

3.右旋糖酐　可代血浆使用,有两种:

(1)中分子右旋糖酐:平均分子量为 7 万～8 万。

(2)低分子右旋糖酐:平均分子量为 2 万～3 万。除前述功能外,还可减低血液粘稠度,改善微循环,回升血压。

4.白蛋白　可为正常人血清补充蛋白质,用于治疗失血性休克、严重烧伤、低蛋白血症。

(三)脱水利尿剂

1.50%葡萄糖　静脉注入 50%葡萄糖 50～100ml,可在血管内形成一时性的高渗透压,并产生利尿作用。由于 50%葡萄糖在体内迅速被氧化,因而会影响其效果,故很少单独使用,一般与其他脱水剂配合使用。

2.20%甘露醇　为高渗溶液。注射后能使组织间液大量转移到血管内,同时药液在肾小管管腔中形成高渗透压,携带大量水分自肾脏排出而引起利尿。

三、临床补液原则

1.先胶后晶，先盐后糖　　由于胶体溶液分子量大，不易透过血管壁，比普通电解质溶液的扩容作用持久；糖溶液中的糖经体内代谢后成为低渗液，扩容作用相对减小。为此一般补液按先胶后晶、先盐后糖的原则顺序给液。

2.先快后慢　　为及时初步纠正体液失衡，早期阶段输液宜快，待病情基本稳定后逐步减慢，形成"快-较快-慢"三个输液速度。中、重度失水，一般在开始4～8小时内输入补液总量的1/2～1/3，余量在24～48小时内补足。并根据病情轻重、年龄、心肺肾功能调整速度。

3.宁少勿多　　无论何种类型的水、电解质和酸碱平衡失调，都不可能在一次准确补足。一般先初步纠正丢失量，然后在1～2天内继续补液直至完全纠正。计算每小时尿量及测量尿比重，可作为估计补液量是否足够的指标之一。每小时尿量在30～40ml、比重在1.018，一般表示补液量恰当。

4.补钾四不宜　　静脉补钾时应遵照四不宜原则：不宜过早，见尿补钾；不宜过浓，不超过0.3%；不宜过快，成人每分钟30～40滴（小儿酌减）；不宜过多，成人每日不应超过5g，小儿0.1～0.3g/kg·d，并应稀释为0.1%～0.3%浓度。

四、评估

(一)身体方面

1.由消化道大量丢失水分　　如剧烈呕吐、腹泻而引起脱水者，病人常感口渴、烦躁不安，精神不集中，软弱无力，皮肤、黏膜干燥；心率增快，直立性低血压；尿量减少，重者可出现休克。

2.大面积烧伤　　成人烧伤面积大于20%，小儿超过10%者，会导致丢失大量体液。

3.各种原因的出血引起血容量不足　　病人出现心率增快、血压下降者，须输液纠正血容量不足，以维持血压及微循环灌注量。

4.各种原因引起的中毒　　病人可出现恶心、呕吐、腹泻、少尿；由于缺氧可引起发绀、瞳孔大小的改变，重者抽搐、昏迷；呼吸频率改变、心律失常等。

5.严重感染、高热在39℃以上者。

6.脑或其他组织水肿、需经静脉输入药物者。

7.慢性消耗性疾病　　如癌症、大手术后供给营养物质，达到增加体重、促进组织修复及伤口早日愈合的目的。对不能经口进食、吞咽困难以及胃肠吸收障碍的病人，也可暂时经静脉输液供给营养。

(二)辅助检查

护士除需详细了解病史、症状与体征外，还须结合必要的实验室检查结果，来确定水、电解质丢失的程度及酸碱平衡失常的类型。

检查项目包括：血Na^+、K^+、Cl^-、CO_2结合力、pH、碱过剩、血气分析、尿素氮，还须测尿量、尿比重、尿pH。以上结果应作为基础指标来参考，再结合病史及体征综合判断。

(三)心理社会方面

确定输液之后，应了解病人与家属的心理状态，有的放矢地做好他们的心理工作。向他们解释输液的目的、方法与如何配合，发现不适及时与护士取得联系。减轻思想顾虑与负担，并能积极配合输液治疗工作。

（四）穿刺静脉方面

在静脉输液前首先要看病人、选静脉，对穿刺静脉作出评估，这对能否及时、准确地进行穿刺以及保证输液治疗的顺利完成有着直接关系，尤其对于长期需要输液者，更应注意选择与保护静脉。

1.根据病情、输液量、病人年龄及合作情况，选择输液进针静脉。如婴儿多采用头皮静脉，易固定；成人多选用手背静脉、前臂头静脉、贵要静脉或肘正中静脉；急需输液时多采用肘部静脉。

2.对于长时间需输液的病人，应先从四肢远心端静脉开始使用，逐渐向近心端移动，做到有计划地使用静脉。同时要珍惜、爱护病人的每一支静脉，必要时（有条件）使用静脉留置针，减少静脉穿刺的次数，避免破坏太多的静脉，给病人带来痛苦和损失。

3.病人有周围循环衰竭、四肢静脉不易穿刺者，可采用颈外静脉、锁骨下静脉穿刺输液。这两根静脉的优点是管径粗大，不易塌陷，硅胶管插入后可保留较长时间。

五、计划

（一）用物准备

1.无菌物品 输液器（根据需要准备密闭式输液器或开放式输液器），备用针头，纱布罐（内放纱布或医用纸），无菌小药杯一只。

2.其他用物 注射盘，小垫枕，止血带，胶布，输液架。必要时备小夹板、绷带，冬季备防护架。

3.输液溶液 遵医嘱准备药液。

（二）常用部位

四肢浅静脉（又称周围静脉），小儿头皮静脉，颈外静脉，锁骨下静脉。

六、实施步骤

1.颈外静脉插管输液法 颈外静脉属于颈部最大的浅静脉，位于颈外侧皮下，因其表浅且较易固定，故可用来输液，但不可多次穿刺。选取医用人体硅胶管插入静脉内，该管具有质软、光滑、无毒、不易老化等优点，对组织刺激性小，并有短期抗凝作用。如使用得当，能在大静脉内存留较长时间，这样既可减少反复穿刺给病人带来的痛苦，又可避免发生静脉炎与栓塞的危险。

（1）目的

1）长期输液周围静脉不易穿刺者。

2）长期静脉内滴注高浓度或有刺激性的药物，或行静脉内高营养疗法。

3）周围循环衰竭的危重病人，用来测量中心静脉压。

（2）计划（用物准备）：注射盘，1％普鲁卡因注射液 2ml，无菌手套，宽胶布（2cm×3cm），火柴，酒精灯。无菌穿刺包内有 20 号穿刺针两个、硅胶管 2 条、8～9 号平针头 2 个、10ml 与 5ml 注射器各一只（10ml 注射器内吸满生理盐水并排尽空气）、6 号针头 2 个、镊子、棉球数个、纱布、孔巾、弯盘。输液架，输液器，遵照医嘱准备药液。

（3）部位：颈外静脉。

（4）护理

1）隔日用 70％乙醇消毒穿刺点周围皮肤，用 0.5％过氧乙酸溶液擦拭硅胶管，同时更换硅胶管外的纱布。再次输液时，以 70％乙醇消毒针孔周围，打开小塞，接上输液装置即可。每次需更换无菌小塞。

2）拔管时动作须轻柔,避免折断硅胶管。拔管后应在穿刺点加压数分钟,以防空气进入静脉或出血,最后消毒穿刺点并覆盖纱布。

2.锁骨下静脉插管输液法　锁骨下静脉位于锁骨后下方,其后上方有锁骨下动脉伴行。锁骨下静脉是腋静脉的直接延续。由第一肋骨外缘向内经过前斜角肌前方,至胸锁关节后方与颈内静脉汇合成无名静脉,左右无名静脉汇合成上腔静脉入右心房。此静脉较浅表、粗大,成人的锁骨下静脉直径可达 1～2cm,全长约 3～4cm。常处于充盈状态,周围有结缔组织固定,血管不易塌陷,硅胶管插入后可保留较长时间。另外锁骨下静脉距离右心房较近,当输入大量高浓度溶液或刺激性较强的药物时,由于管腔较粗、血量较多,药液随即被稀释,因而对血管壁的刺激较小。

（1）目的

1）对长期不能进食者或丢失大量液体者,如食管手术后的病人、危重病人等,用来补充大量高热量、高营养液体及电解质。

2）对各种原因所致的大出血迅速输入大量液体,以纠正血容量不足,提高血压。

3）用于癌症患者进行化疗时,注入刺激性较强的抗癌药物。

4）紧急放置心内起搏器导管。

5）测定中心静脉压。

（2）计划（用物准备）：注射盘,0.4％枸橼酸钠生理盐水,1％普鲁卡因 2ml,棉签,1％甲紫,宽胶布,无菌手套。无菌穿刺包内有 20 号穿刺针 2 个、硅胶管 2 条、射管水枪、5ml 注射器、8～9 号平针头 2 个、镊子、纱布、洞巾、结扎线（做成瓶口结套在试管壁外面）2 根、弯盘。输液架,输液器,遵医嘱准备药液。

（3）部位：锁骨下静脉。

（4）注意事项

1）术中严格无菌操作,预防感染。

2）术前叩诊两侧背部肺下界,并听诊两侧呼吸音,以便在术后不适时作为对照。

3）在体表标明进针点与方向,以避免覆盖洞巾后不易找到原来确定的位置,而影响穿刺成功率,并避免发生气胸。

4）射管时推注水枪活塞应迅速,使水枪内压力猛增,如缓慢推注虽水枪内的液体注完,但仍不能射出硅胶管。

5）射管时应压住水枪圆孔处及硅胶管末端,以免将硅胶管全部射入静脉内。

6）体外硅胶管内如有回血,须及时用 0.4％枸橼酸钠生理盐水冲注,以免硅胶管被血块堵塞。如输液不畅需注意下列情况：①硅胶管弯曲或滑出血管外；②固定硅胶管的线结扎过紧。

7）硅胶管外的敷料应隔日更换一次,消毒方法同颈外静脉插管输液法。

3.静脉留置针　适用于需长期输液者。此项操作危险性大,要求技术性强,易造成合并症,因此临床上比较少用。

（1）优点

1）静脉留置针材料柔软,不会对所留置的血管造成伤害。

2）保护血管,减少病人因反复穿刺而造成的血管损伤以及精神上的痛苦。

3）为抢救提供有效的治疗通道。

（2）缺点

1）不能放置过久,抢救期一过,建立其他静脉通道后即可拔除,以防血栓形成阻塞下腔静脉,甚至引起肺栓塞。

2)如因处理不当发生插管切口感染时,可能成为细菌进入机体的途径,甚至可诱发败血症。

(3)计划(用物准备)

1)注射盘,小垫枕,止血带,宽胶布,胶条,无菌纱布(小包装)。

2)静脉留置针,静脉帽:静脉留置针内径自粗→细可分为 16、18、20、22、24 五个型号。16、18 号可供成人大量快速输血、输液;24 号适用于新生儿、小儿和微小静脉穿刺;20、22 号适用于成人常规输液使用。

3)输液架,输液器,遵医嘱备药液。

4)封闭液准备:①无菌生理盐水:每次用量为 5～10ml,停止输液后每隔 6～8 小时重复冲管一次;②肝素盐水溶液:每毫升生理盐水内含 10～100 单位肝素,每次用量为 2～5ml,抗凝作用可持续 12 小时以上。

(4)注意事项

1)使用静脉留置针时应严格无菌技术操作。

2)固定要牢固,避免过松与过紧。

3)注意保护有留置针的肢体。在不进行输液时,也尽量避免肢体下垂姿势,以免由于重力作用造成回血堵塞导管(对能下地活动的病人,避免在下肢留置)。

4)每次输液前、后,均应检查穿刺部位及静脉走行有无红、肿,并询问病人有无疼痛、不适。如有异常情况,可及时拔除导管进行局部处理。对仍需输液者应更换肢体,另行穿刺。

七、评价

输液工作前、中、后的评价:静脉输液属于有创伤性的治疗,在操作的前、中、后应注意从以下几个方面进行评价。

1.是否严格执行无菌技术操作,严格执行三查七对制度,避免给病人造成不应有的损失。

2.对长期输液的病人,要注意保护和合理使用静脉。

3.注意对所添加药物的配伍禁忌,添加药物后应使之混匀,检查药液的清晰度,并在瓶签上注明所加药物的名称、剂量及添加时间。

4.加强巡视,发现问题及时处理

(1)输液过程中液体滴注是否通畅,各连接部位有无漏水现象,输液导管有无扭曲、受压。

(2)检查进针部位有无皮下肿胀,并询问病人有无疼痛。对小儿、老年人、昏迷等不合作者更应倍加巡视。

(3)液体不要滴空,严防空气进入血管内形成气栓。应及时更换液体瓶或添加药液,输液完毕及时拔针或进行封管处理。

(4)要观察病人的全身反应,有无心慌、发冷、发抖等情况,并经常询问病人的感觉如何,发现问题及时处理。

八、输液故障的排除

(一)液体不滴

可能发生在以下几种情况:

1.针头滑出血管外　液体注入皮下组织,局部肿胀并有疼痛,应另选血管重新穿刺。

2.针头斜面紧贴血管壁　妨碍液体下滴,应调整针头位置或适当变换肢体位置,直到点滴通畅为止。

3.针头阻塞　用一手捏住滴管下端输液管,另一手轻轻挤压靠近针头的输液管,若感觉有阻力,松手后又无回血,则表示针头已阻塞,应更换针头另选静脉穿刺。

4.压力过低　由于病人周围循环不良或输液瓶位置过低所致,可适当抬高输液瓶的位置。

5.静脉痉挛　由于穿刺肢体暴露在冷的环境中时间过长,或输入的液体温度过低所致。局部热敷可缓解痉挛。

(二)滴管内液面过高

1.滴管侧壁有调节孔时　可夹住滴管上端的输液管,打开调节孔,待滴管内液体降至露出液面、见到点滴时,再关闭调节孔,松开滴管上端的输液管即可。

2.滴管侧壁无调节孔时　可将输液瓶取下,倾斜输液瓶,使瓶针露出液面,滴管内液体缓缓下流直至露出液面,再将输液瓶挂回输液架上继续点滴。

(三)滴管液面过低

1.滴管侧壁有调节孔者　先夹住滴管下端的输液管,打开调节孔,当滴管内液面升至 $1/3\sim1/2$ 高度时,关闭调节孔,松开滴管下端输液管即可。

2.滴管侧壁无调节孔者　可夹住滴管下端输液管,用手挤压滴管,迫使液体下流至滴管内,当液面升至 $1/3\sim1/2$ 高度时,停止挤压,松开滴管下端的输液管即可。

(四)液面自行下降

输液过程中,如果滴管内液面自行下降,则应检查滴管上端输液管与滴管的衔接是否松动、滴管有无漏气或裂隙,必要时予以更换。

九、输液点滴速度与时间的计算

1.已知每分钟滴数,计算输完总液量所需用的时间。

$$输液时间(分)=\frac{液体总量(ml)\times15}{每分钟滴数}$$

2.已知液体总量与计划需用的时间,计算每分钟需调节的滴数。

$$每分钟滴数(滴)=\frac{液体总量(ml)\times15}{输液时间(分)}$$

十、输液微粒污染

(一)概念

1.输液微粒　是指输入液体中的非代谢性颗粒杂质,其直径在 $1\sim15\mu m$ 者占多数,少数可在 $50\sim300\mu m$。

2.输液微粒污染　指在输液过程中将输液微粒带入人体,对人体造成严重危害的过程。

(二)输液微粒污染对人体的危害

主要取决于微粒的大小、形状、化学性质以及堵塞入体血管的部位、血运阻断的程度和人体对微粒的反应而定。其危害如下:

1.液体中微粒过多,可直接堵塞血管,造成局部血管阻塞、供血不足、组织缺血缺氧甚至坏死。

2.由于红细胞聚集在微粒上,形成血栓,引起血管栓塞和静脉炎。

3.微粒本身是抗原,可引起过敏反应及出现血小板减少症。

4.微粒作为异物进入肺毛细血管,可引起巨噬细胞增殖,包围微粒,造成肺内肉芽肿。最易受微粒阻塞损害的脏器有肺、脑、肝、肾等部位。

(三)微粒污染的来源

主要来源于药液生产的环境,生产过程中的各环节、包装容器、输液器具、配液与输液技术欠缺、环境不洁等。

1.在药液制作过程中混入异物与微粒,如水、空气、工艺过程中的污染。

2.盛药液的容器不洁净。

3.输液容器与注射器具不洁净。

4.在输液前准备工作中的污染,如切割安瓿、开瓶塞、反复穿刺溶液瓶、橡胶塞及输液环境不洁净等。

(四)防止和消除微粒污染的措施

1.制剂方面　生产药厂要改善车间的环境卫生条件,安装空气净化装置,防止空气中的悬浮尘粒与细菌污染;直接生产药品车间的工作人员要穿工作服、工作鞋,戴口罩,必要时戴手套;选用优质溶质与注射用水;采用先进工艺、先进技术,提高检验技术,确保药液质量。

2.输液操作方面

(1)采用密闭式一次性医用塑料输液(血)器,减少污染的机会。

(2)输液工作中的空气净化:医院是病人集中的地方,该处空气中的尘埃、微生物的数量和密度较高,将空气经过净化装置可减少输液污染的机会和程度。

1)操作室空气净化:采用超净工作台较为理想,在超净工作台内进行输液前的配液及添加药物。

2)在通气针头或通气管内放置无菌棉花或滤膜,可阻止空气中的微粒进入液体中。

3)对监护病房、手术室、产房、婴儿室应定期进行空气消毒,或安装空气净化装置,有条件的医院在一般病室内也应安装空气净化装置,以减少病原微生物和尘埃的数量,使输液环境洁净。

(3)严格无菌技术操作,输液过程中的每一步骤都应按操作规程执行,杜绝因图省事而对工作不负责任的态度。

(4)认真检查输入液体的质量和澄明度、溶液瓶有无裂痕、瓶盖有无松动、瓶签字迹清晰及有效期等。

(5)输入药液最好现用现配,避免污染。

十一、输液反应与防治

(一)发热反应

1.原因　发热反应是输液中常见的一种反应,常因输入致热物质(致热原、死菌、游离菌体蛋白、蛋白质和非蛋白的有机或无机物质)而引起。多由于输液瓶清洁灭菌不完善或又被污染、输入的溶液或药物制品不纯、消毒保存不良等原因所致。

2.症状　表现为发冷、寒战和发热,轻者发热常在38℃左右,于停止输液数小时内体温可恢复正常。严重者初起寒战,继之高热达41℃,并伴有头痛、恶心、呕吐等症状。

3.防治方法

(1)输液器需做好去热原处理。

(2)反应轻者可减慢点滴速度,注意保暖,同时针刺合谷、内关,配合输液肢体对侧耳针神门、肾上腺穴,可自行恢复。

(3)高浓度给氧可使肺泡内压力增高,减少肺泡内毛细血管漏出液的产生。最好使用经50%～70%乙醇湿化后的氧气,因酒精能减低泡沫表面张力,使泡沫破裂消散,从而改善肺部气体交换,迅速减轻缺氧症状。

(4)必要时进行四肢轮扎,用橡胶止血带或血压计袖带作适当加压,以阻断静脉血流,但动脉血仍可通过。每5~10分钟轮流放松一个肢体上的止血带,可有效地减少静脉回心血量。发作停止后,应逐渐解除止血带。

(二)静脉炎

1.原因　由于长期输注浓度较高、刺激性较强的药液,或静脉内放置刺激性大的塑料管时间太长,而引起的化学性或机械性局部炎症;也可因在输液过程中无菌操作不严格而引起局部静脉感染。

2.症状　沿静脉走向出现条索状红线,局部组织发红、肿胀、灼热、疼痛,有时伴有畏寒、发热等全身症状。

3.治疗

(1)停止在此静脉输液并将患肢抬高、制动。

(2)局部热敷:用50%硫酸镁溶液行热湿敷,每日2次,每次20分钟。

(3)超短波理疗:每日一次,每次15~20分钟。

(4)中药如意金黄散外敷:用醋将如意金黄散调成糊状,局部外敷,每日2次。本方有清热、除湿、疏通气血、止痛、消肿等作用。外敷后病人有清凉、舒适的感觉,可起到止痛、消炎的作用。

(5)如合并全身感染症状,可适当给予抗生素治疗。

4.预防　以避免感染、减少对血管壁的刺激为原则。严格执行无菌技术操作,对血管有刺激性的药物如肾上腺素、氢化可的松等,应稀释后应用,并防止药物溢出血管外。同时,护士要有计划地更换输液部位,以保护静脉。

(三)空气栓塞

1.原因　由于输液导管内空气未排尽,导管连接不紧、有漏缝,或在加压输液、输血时无人在旁护理,液体输完未及时拔针或在更换药液等情况下,空气进入静脉,有发生气栓的危险。进入静脉的空气形成栓子,首先被带到右心房,再进入右心室,如空气较少,则被右心室压入肺动脉,并分散到肺小动脉内,最后到达毛细血管而发生堵塞,危害较小;如空气量大,则在右心室内阻塞肺动脉的入口,使血液不能进入肺内,引起严重缺氧而立即死亡。

2.症状　病人有突发性胸闷、胸骨后疼痛、眩晕、血压降低,随即呼吸困难、严重发绀,病人有濒死感。听诊心脏有杂音。

3.治疗　立即使病人取左侧卧位,该体位有利于气体浮向右心室尖部,避免阻塞肺动脉入口,随着心脏舒缩将空气混成泡沫,分次小量进入肺动脉内,以免发生阻塞。

4.预防

(1)输液前护士一定要检查输液器各连接部是否衔接紧密、不易滑脱。

(2)穿刺前必须将输液管内的空气排尽。输液过程中按时更换或添加药液,液体将要输完时应及时拔除针头。

(3)如需加压输液时,护士应严密观察,不得离开病人。

(梁红霞)

第十一节　输血

输血是将全血或某些成分血通过静脉或动脉输入体内的方法。

近年来,我国输血事业已有很大进展,例如在输血器材的研究、血液的保存、血液成分的分离、对献血者的检验以及血型自动化检测等各方面都取得了很大成效,为安全输血提供了保证。

一、血型与交叉相容配血试验

(一)血型

1.血型　依据红细胞所含的凝集素把人类的血液区分为若干类型,称为血型。

由于相继发现的血型较多,又把多种血型分别归类为血型系统。在人类已发现有十几个血型系统,临床主要应用的有 ABO 血型系统,Rh 血型系统次之。

(1)ABO 血型系统:ABO 血型是一种染色体特征遗传性血型,它有 A、B、AB、O 四型(表 1-13)。

表 1-13　ABO 血型系统

血型	红细胞内抗原	血清中抗体
A	A	抗 B
B	B	抗 A
AB	AB	无
O	无	抗 AB

(2)Rh 系统:Rh 系统在临床上的重要性仅次于 ABO 血型系统,通常是以 D 抗原的存在与否来表示 Rh 阳性或阴性,即某人红细胞上有 D 抗原者称为 Rh 阳性,反之称为 Rh 阴性。汉族中 99％的人为 Rh 阳性,Rh 阴性者不足 1％,在我国一些少数民族中 Rh 阴性者占 1％～7％不等。白种人更高。Rh 阴性的人输入 Rh 阳性血,或由于 Rh 阳性胎儿的红细胞从胎盘流入母体,就会产生 Rh 抗体。当母体再输入 Rh 阳性血液后,便会出现一定程度的溶血性输血反应。

2.血型鉴定　鉴别和确定献血者或受血者血型的检查方法,称为血型鉴定。血型鉴定一般是由血库保存的受血者末梢或静脉血作标本进行的一种实验操作。把受检者红细胞放在含有抗 A、抗 B 血清的试剂内,检测受检者的红细胞抗原,再将受检者血清放于已知 A 型、B 型、O 型红细胞试剂内,检测受检者的血清内抗体,两者相符时才可定血型。

(二)交叉相容配血试验

1.概念　检查受血者和献血者之间有无不相合抗体的方法。输血前,虽已验明供血者和受血者的 ABO 血型相同,为防止输血后发生输血反应,故在确定输血前仍需再作交叉相容配血试验,以检查受血者血清中有无破坏供血者红细胞的抗体。

2.方法　交叉相容配血试验包括直接、间接交叉配血。

(1)直接交叉相容配血试验:用受血者血清和供血者红细胞交叉配合,用来检查受血者血清中有无破坏供血者红细胞的抗体,其结果绝对不可有凝集或溶血现象。

(2)间接交叉相容配血试验:用供血者血清和受血者红细胞交叉配合,用来检查输入血液的血浆中有无能破坏受血者红细胞的抗体。

ABO 血型系统中,同型血的人之间才可以互相输血;AB 型的人可以接受其他各型的血;O 型人的血可以输给其他血型的受血者。这是因为输血时主要考虑供血者的红细胞不被受血者的血清所凝集,但在临床工作中仍以输同型血为原则。用 O 型血液输给其他血型的受血者,也有发生凝集反应的可能,造成不必要的损失。只有在紧急情况下,经过交叉相容配血试验才采用 O 型血输给其他血型的患者,而且在输血时量不宜太多,速度不宜太快。

二、护理评估

输血前应了解输血的目的和适应证。一般输血应用于下列状况:

1.出血　成年人一次出血量在 500ml 以内不需输血;大量出血超过 1000ml 者应及时输血,补充血容量,增加心脏排出量,促进血液循环,提高血压,保证机体重要脏器的供血。同时血液中的纤维蛋白原及凝血因子能促进凝血与促进血小板的产生;输入的电解质可促进钙的正常代谢,神经系统兴奋可使血管壁的紧张性增加,从而达到止血目的。

2.贫血、低蛋白血症　成人男子的血红蛋白如低于 12.5g/dl,成人女子的血红蛋白低于 11.0g/dl,且伴以无力,皮肤、黏膜、指甲苍白,活动后气促、心悸,下肢浮肿,有明显缺氧症状者(成人血红蛋白在 6.0g/dl 以上者,一般可以不首先考虑输血)。手术前有贫血、血红蛋白过低者,应予以纠正,以提高手术的耐受力。

3.严重感染　严重烧伤、感染性休克者,通过输血可以补充抗体、补体,增强抗感染的能力;通过中和、吸附和吞噬等作用可降低毒素的浓度,具有解毒作用。

4.凝血异常　有凝血功能障碍者手术时常易渗血,输入新鲜血可以补充各种凝血因子,有助于止血。

三、输入血液的种类及特点

(一)全血

1.新鲜血　保存血液中原有的成分,可补充各种凝血因子及血小板,对血液病病人尤为适用。

2.库存血　在 4℃冰箱内冷藏,可保存 2～3 周。虽含有血液的各种成分,但随着保存时间的延长,血液内某些成分的损失也增多,因此使其酸性增高、钾离子浓度上升。在大量输注库存血时,应警惕酸中毒与高钾血症。库存血适用于各种原因引起的大出血。

(二)血浆

是血液中的液体部分,主要为血浆蛋白。因它不含血细胞,无凝集素,单独输注时不必验血型。保存期长,可发挥与全血相似的作用,适用于低蛋白血症。

(三)成分血

将血液内各种成分加以分离提纯,按病情需要补充有关的成分。

使用成分血的优点是:一血多用,节约血源,针对性强,副作用少,经济方便,是目前临床常用的方法。成分血可分为有形成分和血浆成分。

1.有形成分

(1)红细胞类:①压积红细胞;②冰冻红细胞;③洗涤红细胞;④少白细胞红细胞。

(2)白细胞类:①转移因子;②干扰素;③白细胞浓缩液。

(3)血小板类:①冰冻血小板;②血小板浓缩液;③富血小板血浆。

2.血浆成分

(1)新鲜液体血浆。

(2)冷冻血浆。

(3)干燥血浆。

(4)白蛋白制剂:①人血白蛋白;②稳定血浆蛋白溶液。

四、输血前准备

1.输血前根据医嘱备血　抽取病人血标本 2ml,与已填完整的输血申请单、血型交叉配血检验单一起送交血库,作血型鉴定和交叉配血试验。

2.根据输血医嘱,凭提血单取血　护士应与血库人员共同认真查对病人的床号、姓名、住院号、血型,交叉配血试验结果、血量及采血日期。同时须注意检查血液质量,确定无误后方可提取。

正常库存血分为两层:上层为血浆,呈淡黄色、半透明;下层为红细胞,呈均匀暗红色,两者界限清楚,且无凝块。如血浆变红或混浊,有泡沫,血细胞呈紫玫瑰色,两者界限不清,或有较明显的血凝块等,均说明血液可能变质,不能输入。若血容器封口不严、破裂,标签模糊不清或脱落,也不可应用。如有可疑,应请血库人员解释清楚,不可轻易接受。

3.核对　回病区后,须与另一护士一同按上述要求核对两次,确定无误后方可输入。

4.在输血前后及两瓶之间,应滴注无菌生理盐水　前者可避免浪费血液,后者可防止两个供血者的血液发生凝集反应,并须避免与其他溶液相混,如复方氯化钠溶液内含钙剂,可致血液凝固。若 pH 不同或渗透压不同,也会使血液变质。

5.输血前 30 分钟注射(肌内)抗过敏药物,如地塞米松、苯海拉明。

五、输血途径、方式

1.途径　有静脉输血和动脉输血,前者最为常用。

2.方式　直接输血法与间接输血法。

六、计划

(一)静脉输血

1.直接输血法　用物准备:治疗盘内备 3.8％枸橼酸钠溶液、50ml 注射器针包数具(按输入血量而定)、注射盘、无菌纱布罐、胶布、血压计、止血带、小垫枕。

工作人员准备:操作时需三人配合。

2.间接输血法

(1)密闭式输血法:用物准备如注射盘、小垫枕、止血带、胶布、无菌纱布(小包装)、输液架、生理盐水、按医嘱备血液(已经两名护士核实)、"Y"形连接管、瓶针、调节器、密闭式输血器(滴管内带滤网)。

(2)开放式输血法:用物准备如注射盘、小垫枕、止血带、胶布、无菌纱布(小包装)、输液架、生理盐水、按医嘱备血液(已经两名护士核实)、开放式输液器、无菌漏斗、无菌罐、调节器。

(二)动脉输血

1.用物准备　除静脉输血用物外,另有两种器具可供选择使用:

（1）橡皮球压气法：须备无菌带有玻璃插管的橡皮塞、血压计。

（2）动脉输血推注法：须备无菌动脉输血注射器（代替三通法中的三通乳胶管与 20ml 注射器）。灌注的血以室温或 37℃ 为好，过低可致动脉痉挛。

2.常用部位　肱动脉，股动脉；切开插管时多选用桡动脉，一般应用左侧，以免动脉损伤影响右手功能。

七、评价

输血是一项操作方法精细、难度较大、步骤比较复杂、无菌技术要求极严格的护理技术之一，它存在着一定的危险性，因此护士在输血工作中应以高度的责任心认真对待。评价内容包括：

1.严格遵守无菌技术原则和技术操作规程，操作时专心。

2.严格执行查对制度，确保输血治疗准确无误。取血时和输血前必须由两名专业技术人员按要求逐项查对，不得遗漏与省略；并检查血液质量。

3.注意调节输血速度，开始 10 分钟内速度宜慢，每分钟 20 滴，观察 15 分钟后，如病人无不适，可根据年龄与病情调快滴速。一般成人每分钟 40～60 滴，儿童酌减。对年老、体弱、心肺疾患的输血者更应谨慎，速度宜慢。

4.密切观察病人的输血部位有无异常、输血管道是否通畅以及有无输血反应的发生，做到早期发现，及时处理。如发现严重的输血反应，须保留余血连同贮血瓶一并送检，以备检查分析原因。

八、输血反应与防治措施

输血有一定的危险性，在输血工作的全过程中，护士要密切观察病人，还须明了各种输血反应的表现，并能熟练掌握、运用其处理原则与方法。常见的输血反应如下：

（一）发热反应

是输血中最常见的反应。

1.原因

（1）系由于血液、贮血器或输血器被致热原污染所致，常见的致热原有死菌或细菌产物。

（2）操作时违反无菌原则，造成输血各环节不同程度的污染。

（3）经多次输血后，在受血者血液中产生了白细胞凝集素和血小板凝集素，当再次输血时，对所输入的白细胞和血小板发生作用，产生凝集，并在单核-巨噬细胞系统内被破坏（主要在脾脏），即可引起发热反应。

2.症状　症状可出现在输血过程中或输血后 1～2 小时。表现为发冷、发热、寒战，体温突然升高至 38～41℃，发热持续时间不等，并伴有头痛、恶心、呕吐。轻者症状持续 1～2 小时即可缓解，体温逐渐下降至正常。

3.防治方法

（1）反应轻者减慢输血速度，症状可自行缓解；若症状继续发展，应立即停止输血，将输血器、剩余血连同贮血瓶一同送往化验室进行检验。

（2）对症处理：有畏寒、发冷时应保暖，给予热饮料，超过 39.5℃ 时应给予物理降温。

（3）抗过敏药物的应用：如异丙嗪、肾上腺皮质激素等。

（4）去除致热原：严格按照无菌技术操作规程进行输血，并尽量使用一次性输血器，采用密闭式输血方法，以减少污染的机会。

(二)过敏反应

是输血中较常见的反应。

1.原因

(1)输入的血液中含有对病人致敏的物质,如献血者在献血前服用过可致敏的食物或药物。

(2)献血者的变态反应性抗体随血液传给受血者,一旦与相应抗原接触,即可发生过敏反应。

(3)多次输血者体内产生了过敏性抗体,再次输血时,抗原、抗体相结合而发生过敏反应。

2.症状 大多数病人在输血将要完毕时出现症状。其表现轻重不一,往往症状出现得越早,反应表现的越严重。

(1)轻度反应:较常见,输血后出现皮肤瘙痒、荨麻疹。

(2)中度反应:出现血管神经性水肿,多见于颜面,表现以眼睑、口唇高度水肿为甚,还可发生喉头水肿、呼吸困难,支气管痉挛,双肺可闻及哮鸣音,大小便失禁。

(3)严重反应:可发生过敏性休克。

3.防治方法

(1)立即停止输血,皮下注射1:1000肾上腺素0.5~1ml,在危急情况下可作静脉注射。

(2)按反应程度给予对症处理,轻者给予抗过敏药物如苯海拉明40mg、异丙嗪25mg、氢化可的松或地塞米松之后,症状可缓解;呼吸困难者吸氧;严重喉头水肿者行气管切开;循环衰竭者应给予抗休克治疗。

(3)勿选用有过敏史的献血者。

(4)献血者在采血前4小时应禁食。

(5)输血前对有过敏史的受血者应注射抗过敏药物,并在输血过程中和输血后注意观察有无异常症状与表现。

(三)溶血反应

可分为血管内溶血和血管外溶血。

1.血管内溶血反应 是最严重的输血反应。在受血者循环系统内输入的红细胞被破坏,释放出游离血红蛋白到血浆中而导致机体发生一系列反应。

(1)原因

1)输入异型血:多由ABO血型不相容所引起,献血者和受血者的血型不符而造成。

2)输入变质血:输血前红细胞已变质溶解,如血液贮存过久、血温过高、输血前将血加热或震荡过剧、血液染菌等均可造成。

3)血中加入高渗或低渗溶液或能影响血液pH变化的药物,使红细胞大量遭破坏所致。

(2)典型的症状是在输血10~20ml后出现,以后随着输入血量的增加而加重。开始由于红细胞凝集成团,阻塞部分小血管,从而引起头部胀痛、面部潮红、恶心、呕吐、心前区压迫感、四肢麻木、腰背剧痛。继而,由于凝集的红细胞溶解,大量血红蛋白进入血浆中,以致出现黄疸和血红蛋白尿(尿呈酱油色),同时伴以寒战、高热、呼吸困难、血压下降。最后,由于大量溶解的血红蛋白从血浆进入肾小管,遇酸性物质而变成晶体,致使肾小管阻塞;另外由于抗原、抗体的相互作用,引起肾小管内皮缺血、缺氧而坏死脱落,也可阻塞肾小管,病人会出现急性肾衰竭,表现为少尿或无尿,尿内出现管型和蛋白,尿素氮滞留,高钾血症和酸中毒,严重者可致死亡。

(3)防治方法

1)立即停止输血:给病人吸氧,通知医生,将剩余血送检,重作血型鉴定与交叉配血试验,查找原因。

2)建立静脉补液通道:以备抢救时静脉给药。严密观察病人的生命体征,每15分钟测P、R、Bp一次,以防发生休克。随时注意病人的皮肤有无黄染。

3）保护肾脏：为解除肾血管痉挛，可用双侧腰封或肾区热敷。准确记录每小时尿量，注意尿色，测定尿血红蛋白量。

4）碱化尿液：可口服或静脉注射碳酸氢钠，增加血红蛋白在尿液中的溶解度，减少沉积，避免肾小管阻塞。

5）对尿少、尿闭者可按急性肾衰竭处理：严格控制水分摄入量，纠正水、电解质紊乱，防止血钾升高，必要时行透析疗法。

2.血管外溶血反应　多由 Rh 系统内的抗体抗-D、抗-C 和抗-E 所造成。临床平时所见 Rh 系统血型反应中，绝大多数是由 D 抗原与其相应抗体所致，释放出的游离血红蛋白转化为胆红素，循环至肝脏后迅速分解，通过消化道排出体外。血管外溶血反应一般在输血后一周或更长时间出现，体征较轻，有轻度发热伴乏力、血胆红素升高。对此种病人应查明原因，确诊后尽量避免再次输血。

（四）与大量快速输血有关的反应

1.心脏负荷过重　多发生在年老、小儿及心功能不健全的病人，在大量快速输血过程中易出现该反应。症状表现为胸部有紧迫感、呼吸急促、静脉压增高、颈静脉怒张、脉搏增速、血压下降，随即出现发绀和肺水肿。一旦发生心力衰竭，应立即停止输血，通知医生，协同抢救。用去乙酰毛花甙丙 0.4mg 加入 25％葡萄糖溶液 20ml 中缓慢静注；呋塞米 20mg 静注，有助于利尿和肺水肿的消散。高浓度氧气吸入，必要时给予50％～70％乙醇湿化氧气吸入，有利于减少泡沫痰的产生。

2.出血倾向　大量快速输入库血常可引起出血倾向，因库存血中的血小板、凝血因子 V、Ⅶ的存活率较低。由于血小板减少、凝血因子减少、血钙降低，纤溶酶易被激活，易引起手术区域异常渗血、静脉穿刺点出血、皮肤出血点、牙龈出血，严重者出现血尿。输血后引起出血倾向的原因比较复杂，也可由于随着大量输血而输入过多的枸橼酸钠溶液到人体而引起凝血障碍。因此在大量输血的同时要注意钙的补充（可按输血 1000ml 补钙 1g 计算，要通过另一静脉注射）。如已输入 4000ml 血后，应考虑输入一定量的血浆代替全血。需大量输血时，最好应用新鲜血液或有计划地穿插输入新鲜血液，有利于防止出血倾向。

3.枸橼酸中毒、低血钙　正常情况下缓慢输血不致引起枸橼酸中毒，因为枸橼酸在肝脏内很快代谢为碳酸氢钠。但在肝肾功能不良、机体代谢障碍、低温、休克情况下或大量快速输血时（每分钟输入 100ml 以上者），可造成枸橼酸的积聚，同时它与钙结合而导致血钙下降。病人表现为低血钙、手足抽搐、血压下降、血循环受抑制、脉压小、心电图出现 Q-T 间期延长。因此对大量快速输血者如广泛创伤、体外循环、换血者，都应注意及时给予钙的补充或输入新鲜血。

4.酸碱失衡　枸橼酸钠库存血的保存时间越长，血液成分的变化越大，血钾升高，pH 值变低，酸性增加。需大量输血者常是因休克伴代谢性酸中毒的病人，经大量输入保存时间较长的库存血可加重酸血症。因此，每输血 500ml，应给予 5％碳酸氢钠 30～70ml，从另一静脉注入。如能按血液的酸碱度补充碱剂，则更为理想。

5.体温过低　大量输入库存冷血，可使体温下降至 30℃以下。冷血可引起心室颤动、心排出量减少甚至心脏骤停；冷血能使血管收缩，降低组织灌注；低温又能干扰枸橼酸及乳酸代谢，可使凝血功能障碍、渗血增加，故大量输入库存冷血引起的低温对病人不利。一般主张冬季提前 30 分钟从血库取血，在室温下自然升温后再输入。

（五）其他反应

1.空气栓塞　由于操作不当或在加压输血时易出现，症状表现与防治同静脉输液反应。

2.微血管栓塞　血液久存后，由血小板、白细胞、细胞碎屑在血内形成小的凝集块。库存时间越长，凝集物越多,有的凝集块直径约为 $50\mu m$,可通过一般的输血滤网而进入人体。如果有大量凝集物输入人体,可广泛地堵塞毛细血管,造成局部血管阻塞、供血不足、组织缺血缺氧。进入肺毛细血管可造成肺栓塞。

3.输血传播的疾病　远期观察还可以有因输血传染的疾病。

(1)乙型肝炎:通过输血传染的肝炎主要是乙型肝炎,它的潜伏期较长,输血后 2～3 个月发病,有乙型肝炎的临床表现,肝功能试验异常,HBsAg 阳性,则可诊断为输血后乙型病毒肝炎。

(2)疟疾:在输血后 1～2 周内发生,多为间日疟,疟疾发作的症状与由疟蚊传播者相类似。

(3)梅毒、艾滋病:均可通过输血传播。

对于通过输血传播疾病的预防措施为:严格选择供血者,详细询问病史。凡有黄疸史、肝功能检查异常、半年内接受过血液制品的人、近期患过疟疾或有梅毒、艾滋病可疑者均不能被选用,并严格禁止此类人员献血。

静脉输液与输血是护理治疗中的一项重要内容,护士必须在科学的理论知识指导下,以高度认真负责的精神,严格执行无菌操作技术与查对制度,细心完成治疗任务。避免由于技术误差或操作不当而造成不应有的差错事故。在输液或输血过程中要密切观察病人的情况,保证病人的安全,并使治疗取得良好的效果。

（梁红霞）

第十二节　排尿的评估与护理

一、对尿液的评估

(一)正常尿液的评估

正常情况下,排尿受意识支配,无痛,无障碍,可自主随意进行。成人白天排尿 3～5 次,夜间 0～1 次,每次尿量约 200～400ml,一昼夜尿量约 1000～2000ml。饮水量、气候、个人习惯、运动及肾外排泄(如出汗)等因素均可影响尿量。

正常尿液呈淡黄色,澄清,透明,比重为 1.015～1.025,pH 值为 5～7,呈弱酸性。正常尿液的气味来自尿内的挥发性酸,静置一段时间后因尿素分解而产生氨,故有氨味。

(二)异常尿液的评估

1.次数和量　尿的次数和量都可发生改变。

(1)尿频:排尿次数增多。

(2)多尿:24 小时尿量超过 2500ml,见于糖尿病、尿崩症病人。

(3)少尿:24 小时尿量少于 400ml 或每小时尿量少于 17ml,见于心肾疾病、休克病人等。

(4)无尿:24 小时尿量少于 100ml,见于严重心肾疾病、休克病人等。

2.颜色　肉眼血尿呈红色或棕色,血红蛋白尿呈酱油色或浓红茶色,胆红素尿呈黄褐色,脓尿呈白色混浊状,乳糜尿呈乳白色。

3.透明度　尿中有脓细胞、红细胞以及大量上皮细胞、粘液、管型等,可出现尿液混浊。

4.气味　新鲜尿即有氨臭味,提示泌尿道感染;糖尿病酮症酸中毒时,因尿中有丙酮,会有烂苹果样气味。

5.膀胱刺激征　表现为每次尿量少,伴有尿频、尿急、尿痛。

二、泌尿系统排泄功能异常病人的护理

(一)尿失禁病人的护理

尿失禁是指尿道括约肌不能控制膀胱排尿,分为完全性尿失禁、部分性尿失禁和压力性尿失禁。

完全性尿失禁是指膀胱完全不能贮存尿液,几乎持续滴尿,使膀胱完全排空。

部分性尿失禁是指膀胱不能完全排空,当尿液不断积聚时,膀胱受到一定压力即排出尿液;当膀胱压力减轻时,排尿即停止,而膀胱仍呈胀满状态,故又称为相对性尿失禁。

压力性尿失禁是指当咳嗽、喷嚏、大笑时,腹肌收缩,腹压升高,出现不自觉地排尿。

护理内容包括:

1.心理护理　病人由于心理压力大,常感到自卑和忧郁,期望得到理解和帮助。护士应尽量安慰病人,使之树立信心,配合治疗和护理,以恢复排尿功能的控制。

2.皮肤护理　尿失禁除了造成困窘外,还会造成病人皮肤的刺激和破损。经常潮湿会使病人的皮肤变软,若待尿液分解出氨,这种刺激可引起皮疹,有明显疼痛,易形成压疮。因此,为避免皮肤受刺激,应保持皮肤的清洁和干燥,及时用清水清洗或暴露于空气中,采取措施保持床褥干燥,以除去异味。

3.外部引流　外部引流可防止漏尿。男性病人可用带胶管的避孕套接尿;女性病人可用紧贴外阴的乳胶制品连接胶管接尿,但必须封紧贴牢,以防漏尿。但这些方法都要注意每日至少取下一次,使局部暴露于空气中,并评估有无发红、水肿和破损。

4.帮助病人有意识地控制或引起排尿　指导病人每日作阴部肌肉收缩和放松锻炼,以增强尿道括约肌的作用。并观察病人的排尿反应,及时提供便器。对尿床的病人,应掌握尿床的时间,在病人尿床前半小时提供便器。对于慢性病病人或老年人,每 2～3 小时提供一次便器,并逐渐延长间隔时间,刺激排尿反射,试行排尿,以恢复对排尿功能的控制。若病情允许,可采取坐位排尿,并作缓慢而有节律的前倾动作以压迫膀胱。也可以指导病人自己用手轻压膀胱并向尿道方向压迫,协助排空膀胱,每次试行排尿时间以15～20 分钟为宜。

5.以上措施无效时,可采用留置导尿管。

(二)尿潴留病人的护理

尿潴留是指膀胱胀满而不能自动排出尿液,膀胱的容积可增至 3000～4000ml,高达脐部水平,使腹部呈膨隆状,可扪及囊样包块,叩诊呈实音。

尿潴留是由于尿道机械性梗阻(如产后、前列腺肥大等)、大手术后膀胱过胀、回缩无力、饮水过少、膀胱的输入或输出减少、情绪焦虑和肌肉紧张等因素所造成。

当病人为非尿道梗阻所致的尿潴留,需及时采取有效措施帮助病人排尿,以减轻痛苦。

1.心理护理　针对病人的痛苦施以安慰和解释,以缓解窘迫及焦虑。

2.提供排尿的环境　可利用屏风遮挡,以达到视觉隐蔽;适当调整治疗时间,使病人安心排尿。

3.体位和姿势　卧床病人可抬高上身或扶助病人坐起,尽量安排习惯的姿势排尿。对不能起床的病人,在事前先要有计划地训练床上排尿。

4.按摩法　在情况较好时可采用按摩法协助排尿。操作时护士位于病人一侧,将手置于下腹部膀胱膨隆处,向左右轻轻按摩 10～20 次,以促进腹肌松弛。然后一手掌自病人膀胱底部向下推移轻压,另一手以全掌按压关元、中极两穴位,以促进排尿。用力要求均匀,由轻而重,逐渐加大压力,切忌用力过猛,防止损

伤膀胱。按摩持续时间为1～3分钟,尿液即可排出。在排尿时不能停止按摩,否则排尿即会中断,直至排尿完毕后再缓缓松手。若按压一次未见尿液排出,应该再按上法的顺序反复操作,不可强力按压,特别是年老体弱有高血压病史的病人更应慎用。热敷可以放松肌肉,促进排尿。

5.利用条件反射诱尿　让病人听流水声或用温开水冲洗会阴部,可以引起排尿反射。

6.遵医嘱给予药物治疗或用针灸治疗　一般可穴中极、曲骨、三阴交等。

7.上述处理无效时,根据医嘱可行导尿术。

三、导尿术

导尿术是在严格无菌操作下,用导尿管经尿道插入膀胱引出尿液的方法。

(一)护理评估

了解病情及诊断;估计病人的合作程度;了解病人导尿的目的。

导尿术常于下列情况下运用:收集无菌尿标本,作细菌培养;协助诊断;为尿潴留病人放出尿液,减轻痛苦;测量膀胱容量、压力及检查残余尿,进行尿道或膀胱造影等;为膀胱肿瘤病人进行膀胱腔内化疗。

(二)计划(准备用物)

1.治疗盘内备　无菌导尿包(内装8号和10号导尿管各1根,血管钳2把,小药杯内置棉球、液状石蜡棉球瓶、洞巾、弯盘2只,有盖标本瓶或试管),无菌持物钳,无菌手套,新洁尔灭溶液,治疗碗(内盛0.1%新洁尔灭溶液棉球数只、血管钳一把),消毒手套1只或指套2只,弯盘,小橡胶单及治疗巾(或一次性尿垫)。

2.绒毯,便盆及便巾,屏风。

3.男病人导尿时增加纱布2块。

(三)评价

1.动作轻柔,未损伤尿道黏膜。

2.外阴消毒方法、顺序不混淆,方法正确,动作准确。

3.无菌观念强,无感染发生。

4.按要求导出了尿液。

5.为膀胱高度膨胀、病情严重的病人导尿,第一次放出的尿量不应超过1000ml。放出尿液过多,腹压突然降低会引起虚脱,或因膀胱内压力突然降低而引起膀胱黏膜急剧充血,导致血尿。

四、导尿管留置法

导尿管留置法是在导尿后将导尿管保留在膀胱内引流出尿液的方法。

(一)护理评估

下列情况均需留置导尿管:

1.抢救危重、休克病人时正确记录尿量,测尿比重,借以观察病情。

2.盆腔内器官手术前要引流尿液,排空膀胱,避免术中误伤。

3.某些泌尿系统疾病手术后留置导尿管,可便于持续引流和冲洗,并可减轻手术切口的张力,有利于愈合。

4.昏迷、截瘫或会阴部有伤口者保留导尿管,以保持会阴部清洁、干燥。

(二)计划

用物准备同导尿术。为防止导尿管脱落,以选择硅橡胶带气囊的导尿管(16～18号)为宜,另外,准备引流袋(或称集尿袋)、胶布、橡皮圈及别针。

(三)评价

1.无菌操作,无污染,无感染。

2.固定效果好,无导尿管脱落。

3.固定后的集尿容器位置适当,无尿液反流。

4.胶布固定方法正确。

五、膀胱冲洗

(一)护理评估

当病人留置的导尿管发生堵塞时,或引流尿液混浊出现沉淀或结晶时,常需冲洗膀胱,以减轻异物刺激所致的疼痛,并保持尿道通畅。

(二)计划(用物准备)

无菌大注射器,选择适合病情的冲洗溶液等渗液,生理盐水,化疗药,中药等。

持续膀胱冲洗时,备专用等渗液及配有一次性冲洗管,一次性冲洗管上段连接冲洗液体或药物,下端连接三通导尿管。

(三)评价

1.无菌操作,无污染。

2.冲洗溶液用量正确,冲洗方法无误。3.及时处理病人的不适。

(陈　梅)

第十三节　胃活动的评估与护理

胃是肌性器官,能消化食物,将食物的质地改变成半液体状混合物,也可将食物慢慢排入小肠内,胃还能吸收部分营养等。幽门括约肌能控制食物自胃排入小肠内。

一、恶心、呕吐的评估

恶心是发生在上腹部及咽喉部的异常感觉。其特征为食物产生的厌恶不适感,恶心常发生在呕吐之前或呕吐时。

呕吐是因横膈及腹肌共同强烈收缩,使胃内容物经食管、口腔反射性排出体外的现象。呕吐是一种具有保护意义的防御反射,它可以把胃内的有害物质排出。但长期剧烈的呕吐会影响进食和导致消化液丢失,伴随水分和电解质紊乱而引起脱水和营养不良。不慎吸入呕吐物可导致窒息和吸入性肺炎。

(一)呕吐的种类、原因及机制

1.中枢性呕吐　是直接刺激中枢而引起的呕吐。

(1)精神、心理的刺激:感情变化如生气、紧张、悲哀等,但个体差异较大。

(2)化学物质引起的刺激:药物中毒(洋地黄、吗啡),细菌毒素,体内产生的毒素(酸中毒、妊娠中毒症、尿毒症等),氧气不足(高山病、贫血等),放射性影响。

（3）颅内压升高的刺激：如脑肿瘤、脑膜炎、脑出血等。这类呕吐的特征是不常有恶心，呕吐呈喷射性，脑肿瘤及脑出血伴有头痛，脑炎及脑膜炎伴有头痛发热。

2.反射性呕吐　是刺激脏器神经末梢而引起的呕吐。

（1）迷路刺激的呕吐：是晕船、晕车等对迷路过度刺激及前庭受刺激所致。中耳炎、梅尼埃病急性发作旋转性眩晕等均为受刺激或前庭功能障碍，以周期性呕吐为特征。

（2）机械刺激的呕吐：是刺激舌根、咽喉等部位而引起的呕吐。

（3）化学刺激的呕吐：有机磷等毒物、细菌、催吐剂等，刺激胃黏膜迷走神经及交感神经末梢而引起呕吐。

（4）消化道疾病：因消化道黏膜本身对刺激敏感或因胃内压升高而扩张及贲门松弛，也可因肠疾病而引起呕吐。肝胆疾病在代谢异常时造成有害物停滞在血液中，刺激呕吐中枢而引起呕吐。

3.其他　妊娠和手术时的急性刺激亦会引起呕吐。

（二）对病人呕吐物的观察

1.性状　含有消化液及食物，颅内压增高时呕吐物呈喷射状。偶尔可见寄生虫。

2.量　成人约为300ml，若其量超过胃容量，应考虑有幽门梗阻或其他情况。

3.色　鲜红色是急性大出血，血液未来得及与胃内容物发生反应。呕吐物为咖啡色时说明出血时间相对缓慢，血液与胃酸及胃内容物发生反应。胆汁反流入胃时呕吐物为黄绿色。呕吐物呈暗灰色，可能是胃内容物有腐败性改变而又长期潴留在胃内所致。

4.气味　一般为酸味，碱味为胃内出血，苦味为胆汁反流；腐败味为幽门梗阻；粪臭味为肠梗阻。

（三）护理目标

1.减少恶心、呕吐症状。

2.减轻伴随症状及其程度。

3.避免因恶心、呕吐而导致的机体其他并发症和影响。

（四）护理措施

1.评估　呕吐物的性状、量、颜色、气味、次数等。

2.观察　密切观察病人的伴随症状及其程度，严格执行治疗措施。

3.做好环境护理　及时清理呕吐物，开门窗通风以去除异味。协助病人用温水漱口，污染的衣、被应及时更换。

4.做好心理护理　避免心理因素引起的条件反射，减少精神、心理刺激，限制谈话和会客，保持乐观态度，正视疾病的演变，克服心理障碍。

5.必要时协助医生洗胃及抽胃内容物。

6.做好宣教工作　呕吐时应防止呕吐物吸入，保证病人的安全。向病人及家属讲解补充水分的重要性，并及时给予易消化的饮食及含钾高的食物，避免刺激性食物，减少对胃黏膜的刺激。

二、洗胃法

（一）护理评估

1.适应证　常用于非腐蚀性毒物中毒，如有机磷、安眠药、生物碱中毒。

2.禁忌证　强腐蚀性毒物（强酸、强碱）中毒，肝硬化伴有食管静脉曲张，近期内有上消化道出血及胃穿孔等。

此外,还要详细评估毒物的种类、性质,密切观察病情变化,以及口腔、头部有无腐蚀现象,并配合医生抢救病人。

(二)计划

根据洗胃目的及毒物性质采取不同的洗胃法,采取的用物有所区别。

1.漏斗胃管洗胃法　漏斗洗胃器,量杯,橡胶单及治疗巾,弯盘,石蜡油,棉签,纱布,胶布,污物桶,压舌板,开口器。洗胃液根据洗胃目的和毒物性质来选择。

2.电动吸引器洗胃法　电动吸引器一台,胃管,开放性静脉输液器,Y形管,夹子2个,5000ml以上贮液瓶一个,瓶盖上有两根玻璃管及连接橡皮管。其他同漏斗胃管洗胃法。

(三)评价

1.毒物不明的病人应选用温开水或等渗盐水洗胃,毒物明确者可采用对抗剂洗胃。

2.为腐蚀性毒物中毒者洗胃时,按医嘱给予物理性对抗剂,如牛奶、豆浆、蛋清、米汤等,以保护胃黏膜。

3.洗胃过程中应密切观察病情。病人有腹痛或吸出血性液体或有血压下降时,应立即采取有效措施,停止洗胃,通知医生紧急处理,配合抢救,并做好记录。

4.为昏迷病人洗胃应谨慎、细致,取去枕平卧位,头偏向一侧,防止分泌物或液体吸入气管而窒息。

5.每次灌入量为300～500ml。灌入量太大可引起胃扩张,使胃内压上升,加速毒物的吸收。胃扩张又能兴奋迷走神经,引起反射性心脏骤停。

6.幽门梗阻病人洗胃应注意在饭后4～6小时后进行,并记录胃内潴留量。

7.电动吸引器洗胃负压保持在－16.0kPa(－120mmHg),注意不要损伤胃黏膜。

(梁红霞)

第十四节　肠活动的评估与护理

大肠的运动少而缓慢,对刺激的反应也较迟缓。

当粪便进入直肠后,刺激肠壁感受器,冲动经盆神经和腹下神经传导至脊髓腰骶段的初级排便中枢,同时向上传导到大脑皮质,引起便意和排便反射。这时,盆神经传出冲动,使降结肠、乙状结肠和直肠收缩,肛门内括约肌舒张,同时,阴部神经的冲动减少,肛门外括约肌舒张,使粪便排出。另外,通过使膈肌和膈收缩,增加腹压促进粪便排出。

正常人的直肠对粪便的压力刺激具有一定的阈值,当达到此阈值时即可产生便意。但是,当经常对排便的感觉予以遏制,则直肠逐渐对粪便的压力刺激失去正常的敏感性;若粪便在大肠内停留时间过久,水分被吸收而变得干硬,从而引起排便困难,这是便秘最常见的原因之一。

一、对大肠排泄活动的评估

(一)影响排便的因素评估

1.心理影响　主要是情绪与排便型态有关联。精神抑郁可导致身体活动减少、变缓,从而导致便秘,而情绪激动时可导致腹泻。腹泻、胀气、溃疡性结肠炎均明显地与心理因素有关。

2.文化教育　涉及一个人的排便习惯。因为排便是一件个人隐私的事,有的人对排便问题会寻求医务人员的帮助,由于文化教育不同,有的人会焦急、困窘;有的当问题很严重时仍不愿求医,则会导致溃疡甚至癌症的发生。

3.排便习惯　儿童时期的排便训练对正向行为的正强化作用可导致日后健康的排便型态;反之,儿童时期的不良排便习惯或受惩罚,会形成潜在的罪恶和焦虑感,并可能下意识地转移到成人期。个人排便习惯可以在一定的条件下逐渐养成,形成具有规则性的排便习惯。但破坏了个人的日常规律时,会导致便秘或腹泻。

4.饮食　饮食对排便的影响很大。纤维素及无法消化的饮食残渣能形成粪团并刺激肠蠕动,从而增加了排便反射的刺激。而低纤维、高碳水化合物的食物则会减少排便反射;摄入的食物减少,则直接减少了粪团的形成;产气食物会使肠道膨胀而刺激肠蠕动。

5.运动和感觉　运动和感觉障碍会影响排便。如脊髓损伤、卒中、头部外伤、神经系统疾病等不能活动的疾病,都会使肠蠕动减弱。长期不能活动有碍病人对便意的反应,可压抑便意或使大便失禁。

药物作用、手术等的影响,都可使肠活动受到影响,并可改变排便习惯。

(二)对粪便的评估

1.排便次数　一般成人是每天1～3次,或每周1～3次。婴儿排便次数为每天3～5次,每周少于1次或每日多于3次应视为排便异常。

2.量　与摄食饮食的量、种类、液体摄入量有关。正常成人一般为100～300g,进食粗粮和大量蔬菜,粪便量大;进食细粮及肉食类,粪便量少且细腻。当胃、肠、胰腺有炎症或功能紊乱时,粪便量增多。

3.颜色和性状　正常人的粪便呈黄褐色,成形,软便。稀糊状或稀汁样便见于感染性和非感染性腹泻,如急性胃肠炎时。大量黄绿色稀汁样便且含有膜状物时,可能为假膜性肠炎。艾滋病病人伴有肠道隐孢子虫感染时,可排出大量稀水样粪便。

(1)米泔样:便色为淘米水样,内有粘液片块,量多,见于霍乱、副霍乱病人。

(2)粘液便:肉眼可见粘液,见于肠道炎症。小肠炎症的粘液均匀混于粪便之中;大肠炎症因粪便已成形,使粘液不易与粪便混匀;而直肠的黏膜则附着于硬性粪便的表面。

(3)胨状便:过敏性结肠炎常于腹部绞痛后排出粘胨状、膜状或纽带状物,某些慢性菌痢也可排出类似粪便。

(4)脓血便:常见于痢疾、溃疡性结肠炎、结肠或直肠癌。脓血的多少取决于炎症的类型及程度,阿米巴痢疾时以血为主,呈暗红色稀果酱样便;细菌性痢疾则以粘液及脓为主。

(5)鲜血便:粪便因痔疮或肛裂出血而呈鲜红色。痔疮的血于排便之后,肛裂的鲜血则附着于秘结粪便的表面。

(6)柏油样便:暗褐色或黑色,质软富有光泽宛如柏油。这是由于上消化道出血,红细胞被肠液消化破坏后变为正铁血红素、卟啉及硫化铁,而后者刺激小肠分泌过多粘液所致。服用活性炭、铋、铁剂等之后也可排黑色便,但没有光泽且隐血试验为阴性。一般上消化道出血50～75ml即可使粪便呈暗褐色,且隐血试验为强阳性反应。

(7)陶土样便:是由于胆汁缺如或减少,使粪胆素相应减少所致,见于阻塞性黄疸。

4.气味　正常粪便因含有靛基质及粪臭素而有臭味。肉食者味重,素食者味轻。在患有慢性肠炎、胰腺疾病,特别是直肠癌继发感染时有恶臭。

二、肠道功能改变时的护理

(一)简易通便法

便秘是指排出的粪便过于干硬,常伴有排便困难。常用的护理方法为缓泻剂及肛门栓剂。缓泻剂常用于某些活动受限或饮食受限的便秘病人。缓泄剂包括：①通过化学刺激引起肠蠕动的药物，如蓖麻油、酚酞等；②增加对肠道机械性刺激的药物，如硫酸镁等；③使粪块软化而易于排出的药物，如植物油、石蜡油等。但长期应用缓泻剂会使肠道失去自行排便的功能，常成为导致慢性便秘的主要原因，故应注意使用其他方法使病人养成正常的排便习惯。

肛门栓剂是一种圆形或椭圆形制剂，插入肛门后在体腔温度下溶化，刺激肠蠕动而排便。一般15～30分钟内见效。其作用主要是软化粪便，或直接作用于黏膜神经末梢，刺激肠蠕动。

使用肛门栓剂时，用手垫纱布或戴指套，捏住栓剂底部，轻轻插入肛门直肠内，抵住肛门处轻轻按揉，嘱病人忍耐5～10分钟后再排便。

甘油栓适用于儿童及老人、体弱者的排便治疗。

开塞露是甘油或山梨醇制成。用时剪去或剪开尖端，先挤出少许药液起润滑作用，然后插入肛门，将药液全部挤入直肠内。

中药蕃泻叶用于治疗便秘，或用于特殊检查前及手术前代替灌肠清洁肠道。常用量为3～9g，浸泡于100～200ml沸水中，代茶饮用。一般老年体弱者服用100ml左右；体质较好及习惯性便秘者可服用150ml左右。在服药后4～10小时开始排便，可排便2～5次。

手法按摩可促进排便，由护士操作或指导病人自己进行。方法是用双手食、中、无名指重叠，在腹部依结肠行走方向，由结肠向横结肠、降结肠至乙状结肠作环形按摩，可刺激肠蠕动，帮助排便。

针刺也有利于肠蠕动增加和排便，常用的穴位是大肠俞、天枢、足三里、关元等。

便秘继续发展将导致肠石。对肠石的病人，可先作油类保留灌肠，2～3小时后再行清洁灌肠，必要时每日进行2次。若灌肠失败，应戴手套为病人从直肠内取出肠石。

（二）灌肠法

灌肠法是将一定量的液体用肛管由肛门经直肠灌入结肠，协助病人排便和排气的方法。也可借以灌入药物，达到确定诊断及治疗的目的。一般有大量不保留灌肠、小量不保留灌肠、清洁灌肠和保留灌肠。

1.护理评估　大量不保留灌肠用于：①刺激肠蠕动，软化和清除粪便，排除肠胀气，减轻腹胀；②清洁肠道，为手术检查或分娩前作准备；③稀释和清洁肠道内的有害物质，减轻中毒；④灌入低温溶液为高热病人降温。

小量不保留灌肠的作用是软化粪便，排除肠道积存气体，减轻腹胀，适用于腹部及盆腔手术后的肠胀气，以及为保胎孕妇解除便秘等。

清洁灌肠能彻底清除滞留在结肠中的粪便，协助排除体内毒素。用于结肠、直肠检查前的准备或脏器造影、摄片及手术前的准备，以清洁肠道，便于检查，并防止手术部位的感染。

保留灌肠主要是供给药物治疗肠道疾病或给予镇静剂。

2.计划　各种灌肠法在用物准备上要做好安排。

（1）大量不保留灌肠：灌肠筒一套，肛管，弯盘，夹子（或血管钳），润滑剂，卫生纸，橡胶单，治疗巾，便盆，输液架，水温计等。

溶液为39～42℃清水，0.9%盐水，0.5%～1%肥皂水。

温度不可过高，以免损伤肠黏膜；温度过低可导致肠痉挛（降温病人除外）。降温时可用28～32℃，中暑病人用4℃ 0.9%盐水，成人用量为500～1000ml，小儿用量为200～500ml。

（2）小量不保留灌肠：治疗盘内备注洗器，药杯或量杯盛医嘱指定的溶液，肛管用14～16号，温开水5～10ml，弯盘，卫生纸，橡胶单及治疗巾，润滑剂，夹子（或血管钳），便盆。

常用溶液："1、2、3"溶液，即50%硫酸镁30ml，甘油60ml，温开水90ml；甘油和水各60～90ml；各种植物油 120～180ml,溶液温度为 38℃。

（3）清洁灌肠:用物同大量不保留灌肠,还应准备"Y"形管、引流管、夹子及污水桶。

（4）保留灌肠:按医嘱备药液,用物与小量不保留灌肠相同,肛管要选择更细的肛管,药量不超过200ml,药液温度为 39～41℃。

3.评价

（1）大量不保留灌肠

1）灌肠过程中病人如有腹胀或便意时,嘱病人作深呼吸,或减慢灌肠速度,从而减轻病人的不适。

2）灌肠中没过多暴露病人身体,准确掌握了灌肠液的温度、浓度、流速、压力和量。

3）给伤寒病人灌肠时,注意压力要低,液面不要超过肛门 30cm,量少于 500ml。为高热病人灌肠,用28～32℃等渗盐水或 4℃等渗盐水,并保留 30 分钟再排出,且半小时后再测体温并作记录。

4）为肝性脑病病人灌肠不要用肥皂水,因明确知道肥皂水可增加氨的产生和吸收,从而加重肝性脑病。

5）灌肠过程中随时观察病情变化,发现脉速、面色苍白、出冷汗、剧烈腹痛、心慌气促等症状,应立即停止灌肠并及时与医生联系,采取急救措施。

6）准确无误地了解灌肠的禁忌证:妊娠,急腹症,消化道出血等。

（2）保留灌肠

1）在作灌肠前了解病情及病变部位,按病变部位采取合适的卧位,且插管深度正确。

2）注意保留灌肠不适合肛门、直肠、结肠等手术后的病人及排便失禁的病人。

（胡　伟）

第十五节　心电监护

心电监护是指持续或间断地监测心肌电活动指标,反映心电功能,是危重症患者常规监测项目。

一、心电监护的目的

1.及时发现致命性心律失常　这是心电监测的主要目的。通过动态观察心律失常的发展趋势和规律,可预示致命性心律失常的发生。如某些急性器质性心脏病患者出现进行性增加的高危险性室性早搏,随后即可能出现致命性的心律失常。

2.及时发现心肌损害　动态观察 ST 段改变和 Q 波等改变可及时发现患者有无心肌缺血性改变、有无心肌梗死的发生等。

3.监测电解质紊乱情况　危重症患者由于原发疾病或应激反应,会出现神经内分泌的改变,并导致水、电解质及酸碱失衡,进而影响心脏电生理活动,出现心电图的改变,甚至发生心律失常。

4.指导抗心律失常治疗　通过心电监护不仅可及时发现心律失常,还能有效评价各种治疗措施的疗效和不良反应。

5.术中监护　有许多手术,特别是心血管手术的术前、术中、术后及各种特殊检查和治疗过程中,多需要实行心电监护,以及时发现术中可能出现的并发症并迅速采取救治措施。

6.指导其他可能影响心电活动的治疗　当其他非抗心律失常治疗措施有可能影响到患者的心电活动

时,也应进行心电监护以指导治疗。

二、心电监护仪的基本功能与结构

(一)基本功能

1.显示、记录和打印心电图波形和心率数字。

2.图像冻结功能。

3.数小时的心电图趋势显示和记录。

4.异常心律报警功能。

除上述基本功能外,新型的监护仪还可提供心律失常分析,如室性早搏次数报警和记录、ST 段分析等。有些心电监护仪还可连续测定呼吸、血压、氧饱和度和体温等方面的监护。

(二)基本结构

1.信号输入装置　分有线和无线两种。有线信号输入是通过导线直接将贴在患者身上的电极与监护仪连接起来,进行心电信号的传递。此方式的优点是干扰少,信号失真度小,但患者必须卧床。无线信号输入是先将心电信号通过电极引入一小型便携式无线信号发射装置,再通过无线电波将心电信号传到心电监护仪或中心监护站的接收器,通过解码、放大,再还原为心电波。该方式的优点是可观察到患者动态活动时的心电图改变,适合于可起床活动的患者,但容易受到外界电波干扰。

2.显示器　多为存贮显示器,其特点是可以处理并贮存信息。心电图波形规则滑动,直接观察心电信号,并可根据需要冻结心电图,增强捕获异常心电信号的机会。

3.记录器　多数监护仪带有记录装置,可进行实时记录和延时记录。实时记录可记录患者即刻的心电图,延时记录可记录实时记录前 5～15s 的心电图形,有的监护仪还有记忆磁带,通过回放系统了解几个小时前的心电情况。

4.报警装置　可通过发声、指示灯和屏幕符号指示等报警,最初的心电监护仪报警仅限于心率,近年来随着电脑技术的推广应用,已经能对某些心律失常进行报警,并能自动将心律失常进行分类,将心电波形冻结、贮存和记录。

5.其他附属装置　包括测定呼吸波、血氧饱和度、血压等指标的装置,因监护仪功能的不同而不同。

当多个危重患者同时需要监护时,为提高工作效率,减轻护理人员工作强度,可将各患者床旁监护仪的信号传输到一台监护仪上,形成中心监护仪。床旁监护仪和中心监护仪共同组成了基本的心电监测系统。

三、心电监护导联

心电监测的实质是动态阅读长时间记录的常规体表心电图。为便于操作,多采用简化的心电图导联来代替标准体表心电图导联,其连接方式不同于常规心电图的 12 导联。监护导联多为 3 个电极,即正电极、负电极和接地电极,且标有不同的颜色加以区分。

1.综合Ⅰ导联　正极放置于左锁骨中点的下缘,负极放置于右锁骨中点的下缘,接地电极放置于右侧胸大肌的下方。其心电图波形类似于标准Ⅰ导联。此种连接方法优点是电极很少脱落,不影响常规心电图的描记,但 QRS 波振幅较小(图 1-1)。

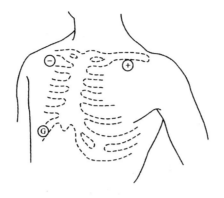

图 1-1　综合Ⅰ导联放置方法

2.综合Ⅱ导联　正极放置于左腋前线第 4～6 肋间,负极放置于右锁骨中点的下缘,接地电极放置于右侧胸大肌的下方。其心电图波形类似于 V5 导联。此种连接方法的优点是波幅较大,电极脱落机会较多(图 1-2)。

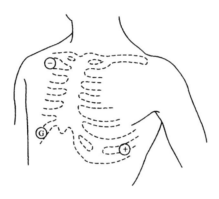

图 1-2　综合Ⅱ导联放置方法

3.综合Ⅲ导联　正极放置于左锁骨中线肋弓上缘第 4～6 肋间,负极放置于左锁骨中点的外下方,接地电极放置于右侧胸大肌的下方。其心电图波形类似于标准Ⅲ导联(图 1-3)。

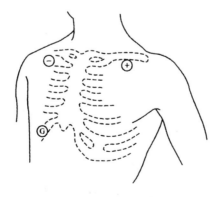

图 1-3　综合Ⅲ导联放置方法

4.改良监护胸导联(MCL₁)　正极放置于胸骨右缘第 4 肋间,负极放置于左锁骨中点的外下方,接地电极放置于右侧胸大肌的下方或右肩。其优点是 P 波清楚,缺点是电极易脱落(图 1-4)。

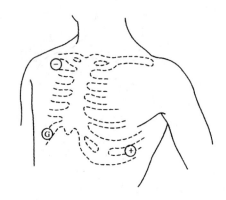

图 1-4 MCL₁ 电极放置方法

四、监测操作的基本步骤

1.准备好物品　主要包括:①监护系统中心台一部,床边台若干部。②监测导线 3～4 根,电极 3～4 个。③导电膏或电极胶(已少用)。④乙醇棉球等。

2.解释说明　向患者说明监测的意义,消除患者的顾虑,取得合作。

3.连接电源　床边监测要先接好地线,再接电源线,然后打开监护仪电源开关。

4.选好电极安放位置　略。

5.清洁皮肤　有胸毛者应剃除,再用乙醇棉球清洁皮肤,以尽可能降低皮肤电阻抗,保证心电波形的记录质量。

6.安放电极　将电极粘贴固定于选定的导联位置上,注意有的电极须涂上电极胶或电极膏再行固定。调好心电监测基线角度及振幅后即可监测。

操作过程中要注意患者的保暖,监护时间超过 72h 要更换电极位置,以防皮肤过久刺激而发生损伤。

五、造成心电监测偏差的原因

1.交流电干扰　病房内各类电器可能对心电监测造成干扰,在有电极脱落、导线断裂及导电糊干涸等情况时则更易发生。

2.肌电干扰　各种肌肉震颤可引起细小而不规则的波动,掺杂在心电图波形内,可被误认为心房颤动。患者精神紧张、输液反应或低温疗法时寒战,也可发生肌肉震颤,影响观察和记录。

3.线路连接不良　电极与皮肤接触不好及导线连接松动或断裂,可使基线不稳,大幅度漂移,或产生杂波。

4.电极放置位置不当　正负电极距离太近,或两个电极之一正好放在心肌梗死部位的体表投影区,会导致 QPLS 波振幅减低。

六、使用胸前心电监测电极的注意事项

1.力求获得清晰的心电波形　若存在规则的心房活动,则应选择 P 波显示较好的导联。QRS 波振幅

应大于 0.5mV,以触发心率计数。

2.暴露心前区　为了便于除颤时放置电极板,应留出易于暴露的心前区部位。

3.心电监护不能代替常规心电图检查　必须牢记心电监护只是为了监测心率、心律的变化,不能用以分析 ST 段异常或诊断心脏器质性病变,如需更详细地分析心电变化,应及时做 12 导联心电图以助分析诊断。

（姜汝萍）

第十六节　血氧监护

血氧是反映组织的供氧量与耗氧量的重要指标,常用的血氧指标有:氧分压、氧容量、氧饱和度和动静脉氧分压差等。全面监测血氧情况需要进行动静脉血气分析,而近年来无创监测技术也有了长足进步,因其很大程度上减少了采血次数,且具有快速、动态、能连续监测的特点,因而临床应用日渐广泛。

一、脉搏血氧饱和度（SpO_2）监测

（一）监测原理

1.氧合血红蛋白（O_2Hb）和还原血红蛋白（Hb）的分子可吸收不同波长的光线　O_2Hb 吸收可见红光,波长为 660nm,而 Hb 吸收红外线,波长为 940nm。运用分光光度计比色原理,测定这两种光的吸收情况,即可分别测得 O_2Hb 与 Hb 浓度,从而计算出动脉氧饱和度。

2.动脉血管床的搏动使其光吸收作用产生脉冲信号　当一定量的光线射入光经过手指或耳垂时传到分光光度计探头,除动脉血血红蛋白可吸收光外,其他组织（如皮肤、软组织、静脉血和毛细血管血液）也可吸收光,但是动脉血吸收的光强度会随着动脉搏动而有所改变,而其他组织吸收的光强度不随搏动和时间而改变,且保持相对稳定。动脉床搏动性膨胀,使光传导路程增大,因而光吸收作用增强,此时光电感应器测得的光强度较小。

利用可测知穿过手指或耳郭的透过光强度,在搏动时与每两次搏动之间测得的光强度比较,其减少的数值就是搏动性动脉血所吸收的光强度。据此,就可计算出在两个波长中的光吸收比率 R,R 值与 SpO_2 呈负相关,在标准曲线上可得出相应的 SpO_2 值。当 R 为 1 时,SpO_2 值大约为 85%。

（二）优点

1.能够敏感地反映患者即刻的血液氧合情况。

2.可同时计数脉搏。

3.能够连续监测,及时诊断低氧血症。

4.监测为无创性,患者无痛苦。

5.操作简便,开机即可测定。

6.适用范围广,可用于多个科患者的监护。便携型脉搏血氧饱和度监测仪还用于院前急救、转院、转科或从手术室回病房途中的监测。

（三）影响因素

1.血中碳氧血红蛋白（COHb）含量病理性增高　COHb 在波长 660nm 时的光吸收作用与氧合血红蛋白相似,而在波长 940nm 时的光吸收作用很弱,当血液中有较多的 COHb 存在时,波长 660nm 的入射光吸

收增加,透过减少,吸收比率(R 值)增高,SpO_2 测定值假性降低。动物试验研究表明,碳氧血红蛋白血症时 SpO_2 与血红蛋白含量的关系为:

$$SpO_2 = \frac{O_2Hb + COHb \times 0.9}{总血红蛋白} \times 100\%$$

2.血中正铁血红蛋白(MetHb)含量病理性增高　在波长 660nm 时 MetHb 的光吸收作用与还原血红蛋白几乎相等,在波长 940nm 时 MetHb 的光吸收作用比其他几种血红蛋白都强,因此在两个波长上都引起一个大的光吸收脉冲,使吸收比率(R)的分子分母均增大。随着血中 MetHb 的含量增高,R 值趋向于 1,SpO_2 趋向于 85%,而且变得与实际的动脉氧饱和度几乎没有关系,而不能反映患者真实的氧合情况。

3.静脉内注射染料　动物实验表明,静脉注射亚甲蓝实验、吲哚花青绿等可使 SpO_2 出现假性降低。

4.肢端循环不良　休克或其他原因引起肢端血液循环不良时,由于脉搏幅度减小,SpO_2 信号将消失或精确度降低。而且此时 SpO_2 仪对外光源(如室内荧光灯)呈敏感状态,由此可影响 SpO_2 值。

5.测定部位表皮增厚(如灰指甲)或痂壳(如严重烧伤后结痂)　局部组织的病变可能会影响光的透过与吸收,并进而影响 SpO_2 读数的准确性。

6.静脉搏动　SpO_2 监测仪是以动脉血流搏动的光吸收率为依据,但静脉血流的光吸收也有搏动成分,由此可影响 SpO_2 值,在静脉充血时 SpO_2 读数往往偏低。

7.感应器未戴好　如果传感器没有正确放在手指或耳垂上,传感器的光束通过组织就会擦边而过,可产生"半影效应",信号减少,影响 SpO_2 的准确性,并由此可产生误导。婴幼儿因手指(或足趾)短而细,感应器常不易戴稳或够不着光源。如用指夹式感应器,可夹住两个手指(示指和中指或中指和环指),并将末节手指对准光源;如用指套式感应器,可将指套反方向套在拇指上,以使末节拇指对准光源,方能进行监测。

二、经皮氧分压($PtcO_2$)监测

(一)基本原理

$PtcO_2$ 测定是一种监测与动脉化毛细血管平衡后的组织氧张力的无创技术。研究表明:角质层是 O_2 经皮肤扩散的有效屏障。皮肤加热超过 41℃时,角质层由晶状结构转化为杂乱结构,气体通过角质层的扩散速度增加 100~1000 倍,从而有效地消除角质层的屏障作用。皮肤加热还可使真皮毛细血管襻顶端的氧分压增加。因此,皮肤加热能使 $PtcO_2$ 传感器迅速地反映皮肤组织氧分压。

(二)监测方法

本法是将加热的氧电极直接置于患者胸骨旁 2、3 肋间正常皮肤上来测定氧分压,其优点在于无创性的连续监测组织氧合情况。

(三)临床意义

组织血液灌注量正常时,$PtcO_2$ 与 PaO_2 具有良好相关性。而当机体血流动力学发生改变,组织血液灌注不良时,$PtcO_2$ 的变化与心排血量的变化密切相关,能在心排血量减少的早期即起报警作用。临床和动物实验表明:血流充足时,$PtcO_2$ 随 PaO_2 的趋势而变化;休克时 $PtcO_2$ 下降并随心排血量变化。将 $PtcO_2/PaO_2$ 作为 $PtcO_2$ 指数,可用来估计外周血流是否充足,$PtcO_2$ 指数高说明血流灌注好。

(四)注意事项

1.必须注意 $PtcO_2$ 本身的实际意义,它能无创显示组织氧供的倾向,但是并不能精确估计低氧血症、休

克或组织缺氧的严重程度。如需要进行更精确的判断,则要借助血气分析、脉搏氧饱和度等手段进行监测。

2.必须注意影响 $PtcO_2$ 与 PaO_2 相关性的因素。首先必须考虑不同年龄人群皮肤的特点,新生儿皮肤表面几乎没有什么角化层且皮肤毛细血管较稠密,故 $PtcO_2$ 监测的准确程度优于年龄大者。随着年龄增长,表皮角化层增厚,氧弥散梯度加大,$PtcO_2$ 与 PaO_2 的相关性减小。其他影响因素还包括低血压、低温和某些药物等,故临床应用时须综合分析。

3.O_2 的适宜温度范围为 $43\sim45℃$(早产儿常用 $43℃$,成人常用 $45℃$),电极放置部位应无毛、无油,每2h 变换一次。

4.要经常检查电极有无偏移并加以校正。

5.要确保电极和皮肤的正确接触,既要避免压迫电极,又要防止电极脱离。

(姜汝萍)

第十七节　心肺脑复苏术

心脏、呼吸骤停是最紧急的临床情况。心肺复苏术(CPR)是针对心跳、呼吸骤停采取的抢救措施,即胸外按压形成暂时的人工循环、迅速电除颤终止心室颤动,促使心脏恢复自主搏动。通过人工呼吸纠正缺氧,并努力恢复自主呼吸。同时,恢复大脑血供、保护脑功能。此逆转临床死亡的全过程统称为心肺脑复苏术(CPCR)。各种原因导致的心脏、呼吸骤停,如果未能迅速、正确实施抢救,患者会因重要脏器严重、不可逆缺氧,从临床死亡进入生物学死亡。国外资料表明,院外发生的心搏骤停只有 $10\%\sim20\%$ 的患者能恢复自主循环,生存出院的患者仅占 6%。国内资料提示,院外 CPR 成功率为 2.58%,1 周存活率仅 0.72%。抢救心脏、呼吸骤停的黄金时间为发病后 4min 内。护士应具备熟练的抢救技术,能及时准确地完成紧急状态下的各项治疗、护理工作,密切配合医生,对提高 CPCR 的成功率有重要作用。

一、心脏、呼吸骤停的病因

1.80% 由于心电异常,20% 为机械收缩功能丧失。也可因循环衰竭或通气障碍引起明显的呼吸性酸中毒(心肺骤停)而致。

2.原发性呼吸停止是由气道梗阻、呼吸中枢功能减退或呼吸肌无力引起的;继发性呼吸停止为循环功能不全所致,如溺水、气道异物阻塞、吸入烟雾、药物过量、电击伤、窒息、创伤、各种原因的昏迷等。

二、心脏、呼吸骤停的临床表现和判断

1.突然意识丧失,可伴有抽搐,对刺激无反应,多发生在心脏停跳后 10s 内。

2.大动脉如颈动脉、股动脉搏动消失,血压测不出。

3.呼吸停止,胸壁无起伏,口鼻无气流,发生在心脏停跳后 30s 内。

4.心音消失,面色发绀、苍白。

5.瞳孔散大,对光反射消失,多在心脏停搏后 $40\sim60s$ 后出现。

三、心肺脑复苏中的护理配合

（一）护理目标

1.挽救生命。

2.促进脑复苏，减少并发症。

（二）护理配合

有效复苏的时间窗短暂，"时间就是生命"是CPCR护理配合中最重要的要求。患者能否存活主要取决于2个条件：一是原发病；二是抢救时间和正确的抢救方法，后者与护理配合的质量密切相关。正常室温下心搏骤停10s，脑组织氧储备耗尽，开始无氧代谢；20s后发生心源性脑缺血综合征（阿-斯综合征），表现为抽搐、意识丧失和脑电活动消失；4min后脑组织内葡萄糖耗尽，无氧代谢停止；10min后脑细胞基本死亡。心搏骤停4min、4～6min、6～10min内正确复苏者，成功率分别是＞50%、10%、4%。超过10min，患者生存的可能性很小。因此，快速、有效的CPR直接关系到患者能否存活和神经系统能否恢复。

1.作为专业人员　护士要在5～10s内对心脏、呼吸骤停作出临床判断，并开始实施或帮助实施CPR。医护人员在实行心肺复苏前可检查意识和大动脉搏动，据此即可诊断心搏骤停，并立即开始基础生命支持（BLS）和进一步生命支持（ALS）。切忌因为反复测血压、听心音、做心电图检查等贻误抢救。

2.在医疗机构内　护士最先发现心搏、呼吸骤停患者可能性大。遭遇此类事件，必须做到条理清晰，慌乱会延误以秒计算的CPR时间窗，影响抢救效果。①单个护士目击到任何年龄患者发生突然虚脱、心搏骤停，在证实患者无反应后，求助离自己最近的人呼叫医生，同时立即取来除颤器，开始CPR和除颤，优先护理措施不是做心电图、测血压或者建立静脉通道。②当判断无反应患者可能的原因为窒息时，单个护士在离开患者去取抢救器械物品前，先做5个周期的CPR（一个周期包括30次胸外按压和2次人工呼吸），约需1.5～3.0min。如果是未目击到的、已经发生的心搏骤停，在检查心律和电除颤前，也应先实施5个周期的CPR。此程序能提高早期复苏成功率和一年生存率。

3.保持气道通畅的护理配合　发现心脏、呼吸骤停时，一名护士迅速使患者去枕、头后仰，使下颌角与耳垂的连线与身体长轴呈直角，清除呼吸道分泌物异物，解除舌后坠，为医生气管插管做好准备，并立即开始胸外按压。另一名护士准备好插管用物，包括牙垫、固定用品、呼吸气囊、氧气设备、呼吸机。待医生到场后协助插管。第三位护士尽快建立静脉通道，为下一步抢救赢得时间，并做好抢救记录，准确记录开始实施抢救的时间。

4.人工呼吸护理配合　根据《2005年指南》，按压与人工呼吸比例为15∶1或30∶2，强调减少因进行人工呼吸使胸外按压间断、不连续，后者影响生存率。

院内抢救多采用高级人工气道（如气管插管、联合插管、喉面罩气道）。在复苏的最初几分钟或气管插管耽搁及插管不成功时，面罩通气特别有用，新指南要求护士必须会正确使用面罩通气，其要点是：抬高患者下颌充分打开气道，使面部和下颌紧贴面罩，调节潮气量6～7ml/kg或500～600ml/次；疑有头、颈部外伤者，不应抬颈，以免造成脊髓损伤。

任何方式均应1s完成1次通气，并应看到胸廓起伏。在BLS过程中，为改善缺氧，尽快给患者吸入100%的纯氧。吸入高浓度氧能最大限度地增加动脉血氧饱和度和氧含量。短期纯氧治疗不会造成氧中毒。

医生进行气管插管时，护士打开氧气装置、启动呼吸机（参数应遵医嘱预设置），一旦插管成功立即连接气囊或呼吸机，并做好固定，听诊双侧肺野呼吸音是否清晰对称，观察胸廓起伏，有无腹胀。通气频率

8～10次/min,避免过快导致CPR过程中静脉回流受阻和心输出量下降,冠脉和脑再灌注降低。

气管插管过程中尽量减少中断胸部按压,只有当插管者看到声门和进行插管动作时按压者才暂时中断按压,一旦导管通过声门,立即恢复按压。必须中断时不能超过10s,如果需要多次插管,2次操作间给予充分的通气和供氧。必须转运患者时,途中随时观察导管位置,到达目的地后应立即证实导管是否在位。

5.建立人工循环的护理配合　早期电除颤和CPR的有机结合为患者获得最大的生存机会。在发生心脏、呼吸骤停事件后立即实施CPR,尤其在心搏骤停后4min内电除颤,患者存活率高且无神经功能损害。主要原因是:心搏骤停最常见的初始心律失常为心室纤颤(以下简称室颤)。美国Framingham研究显示,在全部猝死患者中心脏性猝死占75%,其中心律失常型(主要是室性心动过速和室颤)占80%～90%,室颤有在数分钟内转化为心室停搏的倾向。最有效的治疗措施是电除颤,但是其成功率随实施除颤时间的延搁而锐减,连续CPR可提供少量血流维持脑、心的氧供应,延长可除颤的时间窗。单独实施CPR不能终止室颤、恢复灌注心律。护士配合电除颤和胸外按压时注意以下事项。

(1)发现心搏骤停事件,且现场有除颤器时尽快实施电除颤。电除颤在室颤发生2min内进行效果最好,每延迟1min,复苏成功率下降7%～10%。现场有1名以上护士和急救人员时,一位开始CPR,另一位打开除颤器和贴颤电极,在仪器分析心律前,继续CPR。电击时,不能接触患者及病床,以免触电。

(2)《2005年指南》推荐一次电击后,立即继续CPR,取代《2000年指南》推荐的连续3次电除颤的方法。存在室颤或无脉性室速时,第一次电除颤后立即继续CPR,在5个CPR循环(约2min)后再分析心律和试图再次电除颤。使用单相波除颤器,初始电击能量为360J,如果室颤仍存在,二次及随后的电击能量仍为360J。双相波除颤器最佳除颤电量尚未确定。

(3)使用电极板除颤时,2个电极板之间要分开,并压紧皮肤。凝胶或导电糊勿涂在2个电极板之间的皮肤上。不要使用导电性差的导电糊和超声凝胶,以免造成电流从体表通过而错过心脏。自黏式监测/除颤电极使用也较方便。

(4)尽量减少在富含氧气的环境下电除颤,此时如果电极板未压紧,产生电流弧会造成火灾,虽然罕见,护士应警惕。预防:应用自黏性电极片可以减少电流弧的危险;电极板贴紧胸壁,避免与心电图导联接触;男性胸壁多毛时,电极容易接触不良,必要时迅速剪去应放置电极板位置的胸毛。

(5)在室颤性心搏骤停的最初几分钟内,胸部按压较人工呼吸更重要,因为此时心、脑等组织的供氧,似乎更依赖于血流而不是动脉血氧含量。胸外按压的要求是用力、快速,频率100次/min,每次按压后使胸廓充分弹性复位。协调好建立人工气道、电除颤、检查心律等过程,尽可能减少中断胸外按压。护士必须确保除颤器处于备用状态,一旦按压者的手从患者胸部移开,应立即开始电除颤。2人以上急救时不需要"周期性"CPR(即为了通气而中断按压),相反按压者应不间断地以100次/min的频率按压,每2min替换按压者1次,以防因疲劳使按压质量和频率受影响。

(6)准确记录心跳恢复的时间,停止复苏措施必须有医嘱。

6.用药的护理配合　在BLS的基础上给药可促进心脏复跳和循环、呼吸建立。心肺脑复苏过程用药繁多、复杂,护士要掌握基本抢救药品的剂量、用法、配制,熟悉其作用、副作用、用药注意事项。①给药途径静脉给药最常用,首选肘部静脉,药物到达大动脉高峰时间为1.5～3min。如果用20ml液体稀释后注射,效果与中心静脉给药相似。中心静脉给药可获得快速的药效和高峰浓度,在胸外心脏按压时最好在膈肌以上的中心静脉(颈静脉、锁骨下静脉)给药;其他替代途径包括经骨途径。如果静脉穿刺不成功,经骨给药可以达到足够的血浆药浓度;气管内给药吸收程度差别大,血浆药浓度低于静脉和经骨途径;心内注射现已不主张使用。②常用药物包括肾上腺素、血管加压素、利多卡因、胺碘酮、阿托品、去甲肾上腺素、升压药、呼吸兴奋剂,碳酸氢钠、呋塞米(速尿)、甲泼尼龙(甲基强的松龙)等;心肺复苏时液体选用0.9%氯化钠注射液(生理盐水),可使浓缩的血液稀释,有利于循环重建,不宜用葡萄糖注射液,因为在缺氧条件下葡萄糖代谢为乳酸,加重酸中毒。

7.脑复苏中的护理配合 脑功能能否恢复是衡量复苏成败的关键,脑复苏的基本措施包括维持血压和有效通气、低温、脱水疗法,激素应用及高压氧等。

(1)治疗性低温中的护理配合体温每下降1℃,颅内压和脑代谢分别下降5.5%和6.7%,当体温降至32℃时,脑代谢降低50%左右,起到脑保护的作用。恢复自主循环但意识不清的患者治疗性低温,体温要求为32~34℃,维持12~24h。降温中为防止寒战,减少耗氧,使用小剂量肌肉松弛剂及镇静剂。

护士要准备好冰帽、冰袋、冰毯。低温过程中,定时测量肛温,保持低温状态稳定,避免忽高忽低;注意防止冻伤,可在皮肤和冰块之间加上纱布垫、毛巾保护局部皮肤;保持适当的室内温度;注意低温可能导致肺炎、心律失常等并发症。

心搏骤停后体温过低时不需立即升温,发热患者应尽早降温治疗,体温超过37℃增加死亡率和降低脑复苏的概率,因此发现患者发热,立即通知医生处理。

(2)脱水治疗的护理配合:心脏、呼吸骤停者毫无例外地发生脑水肿。复苏成功后,应在限水的基础上立即进行脱水治疗,前提是血压≥80mmHg/50mmHg、肾功能正常。护士要建立脱水剂专用静脉通道,避免妨碍其他用药。常用脱水剂有20%甘露醇,每4~6h 1次,每次125~250ml。对于严重脑水肿或伴有心功能不全、肺水肿者加用速尿40~80mg,每天1~3次。伴有血容量不足或低蛋白血症者选用白蛋白或血浆。

(3)高压氧:高压氧对急性脑缺血、缺氧的治疗有明确作用,应在复苏后尽早进行。3个大气压下吸纯氧,血氧分压较吸空气可提高21倍,从而改善脑组织缺氧,使脑血管收缩、脑体积缩小,提高氧弥散能力。患者进行高压氧治疗时,需护士陪同前往,开始治疗前测量生命体征并记录。

8.复苏后护理 复苏后短时间内,患者各项生命体征不稳定,变化大,护士要密切监护,及早发现异常,及早提示医疗干预,避免错失抢救时机。

(1)心电监护:复苏后最常见的心律失常是无脉搏室速及室颤、无脉搏性电活动、心室停搏、心动过缓(包括房室传导阻滞)、血流动力学稳定型心动过速、血流动力学不稳定型心动过速。护士应密切监护心电、血压变化,维持血流动力学稳定,必要时配合医生实施有创血流动力学监测,定时复查心电图及心肌酶。

(2)呼吸监护:复苏后有不同程度的呼吸功能不全,可能仍需机械通气支持。应密切监护呼吸频率、形态,有无发绀、呼吸困难,监测无创血氧饱和度、动脉血气分析结果,观察肺部体征。注意有无急性肺损伤或急性呼吸窘迫综合征的征象,发现异常及时报告医生。应用机械通气时,严格无菌操作技术,注意病人呼吸道的护理及呼吸机管路的管理,每次吸痰均应更换吸痰管,吸引负压不宜过大,避免损伤气道黏膜。根据病情调整呼吸机参数。

(3)消化系统:心脏、呼吸骤停者常并发应激性溃疡、消化道出血,注意观察患者有无腹部不适,恶心、呕吐,观察肠鸣音,有无呕血、黑粪等。必要时留置胃管。

(4)神经系统:意识恢复是脑复苏的重要标志。观察患者意识水平,经常呼叫病人的名字,注意其反应;观察瞳孔,若瞳孔对光反射出现,表示中脑功能开始恢复;听觉恢复则为大脑皮质功能恢复的先兆,病人即将清醒;注意瞳孔大小,发现脑疝的早期征象;注意肢体活动情况。

(5)留置导尿,严格记录每小时尿量和24h出入量。如果尿量<30ml/h,提示器官有效灌注不良,应报告医生做相应处理。

(6)加强基础护理,防止继发感染。留置导尿的病人定期更换导尿管和引流袋,每日2次消毒尿道外口及会阴部,防止泌尿系感染;意识不清和需要绝对卧床者,协助病人至少每2h翻身1次,按摩受压部位,必要时使用气垫床,预防压疮;定时拍背,清醒者督促其深呼吸,帮助排痰,预防肺部感染;口腔护理每日3次;病情许可可帮助被动活动肢体,预防深静脉血栓形成。

(7)保证热量供给,必要时胃肠外营养,待胃肠功能恢复后可鼻饲饮食。

四、急诊室护士接诊心搏骤停病人的要点

1.接到心搏骤停急救电话立即做好接诊准备,抢救地点预留出足够空间,除颤器打开备用。同时通知医生及麻醉科。

2.立即将病人送入抢救室,按CPR步骤进行抢救。按预先的分工,每名护士各负其责,做到急中有稳,忙而不乱。抢救小组至少3名护士按严格要求组合,一般由一名年资高、经验丰富的护士负责整个抢救现场的协调,密切观察病情变化;一名技术熟练、精于各种抢救监护仪器使用的护士,负责监护室工作,患者如果复苏成功,有能力负责患者后续治疗护理工作;第三位护士做记录和周边工作,一般由年资低、资历经验较少的护士担任。

3.在进行心肺复苏同时,询问"120"急救人员当时病人发病情况及发病时间,采取过何种急救措施及所用药物。

4.抢救过程中所用药物及病人病情变化要严格记录,注明用药时间、病情发生变化时间,并签名。

5.抢救中所用急救药物,使用前必须复述并得到确认后方可用于病人。熟练掌握各种抢救药物剂量,各种药物不同浓度、剂量的准确配制方法,以最快的速度用于病人。根据医嘱及时调整药物剂量。

6.一名护士负责将患者家属引导到家属等待区,做好安抚、解释、沟通工作,向患者家属了解发病时的具体情况,准备好需签订的协议并负责收回家属签字的治疗同意书、病危通知书等。

7.抢救过程中要严密观察连接于病人的各种仪器是否正常运行,发现故障及时排除。

(陈 俊)

第十八节 洗胃术

洗胃术是将洗胃管由口腔或普通胃管由鼻腔插入胃内,利用重力、虹吸或负压吸引等作用原理,将一定量的溶液灌入胃腔反复冲洗,以达到清除毒物、减轻胃黏膜水肿、胃肠清洗等的目的,也包括清醒而能合作的病人口服大量洗胃液后引吐。

一、洗胃的目的、操作要点及注意事项

1.目的

(1)解毒:清除胃内毒物或刺激物,避免毒物吸收,还可利用不同灌洗液进行中和解毒,从而减少毒物吸收入血。用于抢救急性中毒病人。

(2)减轻胃黏膜水肿:幽门梗阻病人,通过洗胃能将胃内滞留食物洗出,同时给予温生理盐水冲洗,可减轻胃黏膜水肿与炎症。

(3)手术或某些检查前的准备:主要是胃部手术或检查,通过洗胃,可利于检查,防止或减少术后感染。

2.洗胃液的选择   洗胃液一般可用温开水。如已知毒物的种类，也可选用相应的洗胃液。常用洗胃液有：

(1)清水或生理盐水：适用于各种有机磷中毒或不明性质的毒物中毒。

(2)1∶5000高锰酸钾溶液：适用于除外"1605"的各种有机磷中毒,因为高锰酸钾可使"1605"氧化为毒性更大的"1600"。

(3)2%碳酸氢钠溶液：适用于各种有机磷中毒。除外敌百虫，因为碱性溶液可使敌百虫分解成毒性更强的敌敌畏。

(4)牛奶或鸡蛋清：适用于砷、汞等重金属腐蚀性毒物中毒，可以沉淀毒物，保护黏膜。

(5)2%～5%硫酸镁或硫酸钠：适用于铅、钡中毒，可以沉淀毒物。

3.操作要点

(1)胃管的选择：大口径且有一定硬度，头端多孔，以免堵塞或负压回吸导致管壁塌陷，引流不畅。

(2)病人的体位：洗胃时应使病人呈左侧卧位，头稍低。

(3)胃管置入：①插入深度鼻尖-耳垂-剑突，约50～55cm。②判断插入是否成功用注射器抽吸有胃液抽出；注入50ml空气后，剑突下听气过水声；胃管外端浸没于水瓶中观察有无气泡逸出。

(4)洗胃液的温度：应控制在35℃左右，不可过热或过冷。过热可能促进局部血液循环，加快毒物吸收；而过冷可加速胃蠕动，从而促进毒物排入肠腔或造成寒战、胃痉挛等。

(5)洗胃的原则：即先出后入(先抽出胃内容物，再将洗胃液注入)、快进快出、出入基本平衡。每次注入洗胃液以300～400ml为宜(过少不易抽吸干净，过多则可致胃腔压力增高，驱使毒物进入肠道)，反复进行，抽吸时应经常转动病人身体，以消灭冲洗盲区。首次抽吸液应留取标本做毒物鉴定。

(6)洗胃机的抽吸和注入压力：以<300mmHg为宜，抽吸平衡，一次量不宜过大；防止空洗、空吸。有出血、窒息、抽搐及胃管堵塞时应立即停止洗胃，并查找原因。

(7)洗胃彻底(停止洗胃)的标准：一般至洗出液澄清无味或高锰酸钾液不变色为止，洗胃液总量至少2～5L。

4.注意事项

(1)洗胃前应了解病人病情，评估病人状态，避免盲目洗胃。

评估内容包括：①病情：病人因何中毒，中毒时间，目前一般情况，如病人病情危重，应首先进行维持呼吸、循环的抢救，而后再洗胃。②心理状态：有无焦虑、紧张，严重程度如何，是否自服毒物，合作程度等；对自服毒物者应耐心有效地劝导，并给予针对性的心理护理，减轻病人心理负担。③相关知识：既往有无插胃管及洗胃的相关知识。④毒物性质：了解中毒物性质。

(2)急性中毒病例、清醒并且配合者应从速采用"口服催吐法"，必要时进行洗胃，以减少毒物的吸收。插管时，动作要轻柔、迅速，切勿损伤食管黏膜或误入气管。一般服毒后6h内洗胃最有效。

(3)当中毒物质不明时，洗胃溶液可选用温开水或生理盐水。待毒物性质明确后，再采用对抗剂洗胃。

(4)在洗胃过程中，应随时观察病人面色、脉搏、呼吸和血压变化，如病人感到腹痛，灌洗出的液体呈血性或出现休克现象，应立即停止，与医生联系，采取相应的急救措施。可能出现的并发症：脑水肿、肺水肿、急性胃扩张、胃黏膜撕裂出血、窒息、心搏骤停、水及电解质紊乱。

(5)吞服强酸、强碱等腐蚀性药物，禁忌洗胃，以免造成穿孔。因为强酸、强碱腐蚀消化道管壁，一旦洗胃，压力增高，极易穿孔。可按医嘱给予药物或迅速给予物理对抗剂，如牛奶、豆浆、蛋清、米汤等以保护胃黏膜。

(6)为幽门梗阻病人洗胃时，需记录灌洗液出入量，以了解梗阻情况，供临床输液参考。同时洗胃宜在饭后 4～6h 或空腹进行。

(7)消化道溃疡、食管阻塞、食管静脉曲张、胃癌等一般不洗胃,昏迷病人洗胃应谨慎。

(8)每次灌洗液量不超过 500ml,否则可能出现以下情况:呕吐物误吸入气管引起窒息;急性胃扩张;胃内压上升,毒物进入肠道,增加毒物吸收;突然胃扩张,迷走神经兴奋,反射性心搏骤停;水、电解质紊乱。

(9)吸引器洗胃压力不可过大,防止损伤胃黏膜,一般在用 100～120mmHg。

二、洗胃方法

1.口服催吐法　适用于清醒而能合作的病人。

2.胃管洗胃法　是将胃管由鼻腔或口腔插入胃内,用大量溶液进行冲洗的方法。根据使用动力不同,胃管洗胃法又可分为 4 种:漏斗胃管洗胃法(虹吸原理)、电动吸引洗胃法(负压原理)、自动洗胃机洗胃法、注洗器洗胃法。

(一)口服催吐法

1.用物　治疗车上置治疗盘,内备量杯(按需要准备 10～20L 洗胃溶液,温度为 25～38℃)、茶杯、压舌板、毛巾、塑料围裙、水温计。治疗车下置盛水桶。

2.步骤

(1)备齐用物,携至床边,向病人解释,以取得合作。

(2)病人取坐位,戴好塑料围裙,盛水桶置病人座位前。

(3)嘱病,人自饮大量灌洗液后引吐,不易吐出时,可用压舌板压其舌根引起呕吐,如此反复进行,直至吐出的灌洗液澄清、无气味为止。

(4)协助病人漱口、擦脸,必要时更换衣服,卧床休息。

(5)整理床单位,清理用物。

(6)观察病人一般情况,记录灌洗液名称、液量以及呕吐物的颜色、气味、性质、液量等,必要时留取标本送检。

(二)漏斗胃管洗胃法

1.用物　治疗盘,治疗碗内放镊子、止血钳、纱布,塑料围裙,液状石蜡,棉签,弯盘,大水罐,按需要备灌洗液 10～20L,温度 25～38℃,量杯,听诊器。必要时备压舌板、张口器。治疗车下置盛水桶。漏斗洗胃管或普通胃管(胃管头端侧面开有 2 个长凹孔,防止胃管被堵塞和由管内的负压形成对胃壁的损伤)。

2.步骤

(1)测定病人生命体征、观察一般情况并记录。

(2)洗手,戴口罩,备齐用物至床边,向病人解释。

(3)病人取坐位或半坐位,中毒较重的取左侧卧位(以减少毒物向肠内流入)。检查口腔,取下义齿,塑料围裙围于胸前,弯盘置于口角,污水桶放床头下方。

(4)插胃管。

(5)先将漏斗放置低于胃部的位置,挤压橡胶球,抽尽胃内容物,必要时留取标本送验。

(6)举漏斗高过头部约 30～50cm,将灌洗液缓慢倒入漏斗约 300～500ml,当漏斗内尚余少量溶液时,迅速将漏斗降至低于胃的位置,倒置于盛水桶内,利用虹吸作用引出胃内灌洗液。若引流不畅时,可挤压橡胶球,再高举漏斗注入溶液。如此反复灌洗,直至流出液呈澄清、无气味为止。

(7)洗胃完毕,反折胃管,迅速拔出。

（8）协助病人漱口、擦脸,整理床单位,清理用物。

（9）观察、记录。

（三）电动吸引洗胃法

在抢救急性中毒时,能迅速而有效地清除胃内毒物。

1.用物　电动吸引器、输液瓶、"Y"型三通管、贮液瓶、鼻饲包一副,余同"漏斗胃管洗胃法"。另备输液架。灌洗管的安装:①输液瓶连接橡胶管。②下接三通管的主干。③洗胃管和三通管的一端相接。④三通管的另一端和贮液瓶的橡胶管相接。⑤吸引器上连接可容 5000ml 以上的贮液瓶。

2.步骤

（1）备齐用物至病人床边,向病人解释以取得合作。病人准备。

（2）接上电源,检查吸引器功能。安装灌洗管,灌洗溶液倒入输液瓶内,然后挂于输液架上,夹闭输液瓶上的橡胶管。

（3）插胃管。

（4）开动吸引器,将胃内容物吸出。当中毒物质不明时,应将吸出物送验。吸尽胃内容物后,将吸引器关闭。夹住引流管,开放输液管,使溶液流入胃内约 300ml。夹住输液管,开放引流管,开动吸引器,吸出灌入的液体。如此反复灌洗,直至吸出的液体呈澄清、无气味为止。

（5）拔管,清理用物,安置病人。

（6）观察,记录。

（四）自动洗胃机洗胃法

1.用物

（1）自动洗胃机,塑料桶 2 只(一只盛灌洗液,另一只盛污水),胃管(28 号,胃管头端侧面开有 2 个凹陷的长孔,防止胃管被堵塞和由管内的负压形成对胃壁的损伤),其他用物同"电动吸引洗胃法"。

（2）装置洗胃机的操作面有调节药量的开关,以及停机、手吸、手冲、自动、清洗键和冲、洗时电源指示装置。机正面有接药管、胃管和污管的 3 个孔。机内有滤清器,以防止食物残渣堵塞管道。

2.步骤

（1）备齐用物,向病人解释,病人准备。

（2）接上电源,插胃管。将配好的胃灌洗液放入塑料桶内。将 3 根橡胶管分别和机器的药管、胃管和污水管口连接。将药管的另一端放入灌洗液桶内(管口必须在液面以下),污水管的另一端放入空塑料桶内,胃管的一端和病人洗胃管相连接。调节药量流速。接通电源后按"手吸"键,吸出胃内容物,再按"自动"键。机器开始对胃进行自动冲洗。冲洗时"冲"红灯亮,吸引时"吸"红灯亮。待冲洗干净后。按"停机"键,机器停止工作。洗胃过程中,如发现有食物堵塞管道,水流减慢,不流或发生故障,即可交替按"手冲"和"手吸"两键,重复冲吸数次,直到管路通畅后,再将胃内存留液体吸出,按"自动"键,自动洗胃即继续进行。

（3）洗毕,拔出胃管,帮助病人漱口、擦脸,整理用物。观察,记录。

（4）机器处理:将药管、胃管和污水管同时放入清水中,手按"清洗"键,机器自动清洗各管腔,待清洗完毕,将胃管、药管和污水管同时提出水面,待机器内的水完全排净后,按"停机"键,关机。

（五）注洗器洗胃法

用胃管经鼻腔插入胃内,用注洗器冲洗的方法。由于冲洗速度慢,不适用于急性中毒病人。适用于幽门梗阻和胃术前准备。

插管方法同上,不同的洗胃过程是用 50ml 注洗器,反复注入灌洗液(200ml 左右),抽吸,直至洗净为止。

（陈　俊）

第十九节　结肠造口的护理

直肠癌是消化系统常见的恶性肿瘤,50％～60％的直肠癌患者需做结肠造口手术,即通过手术将结肠的一部分由腹部带出,缝合在腹部的一个开口上,用做排泄粪便的开口。结肠造口常见原因有低位直肠癌、肠梗阻、肠管外伤、便失禁。

一、结肠造口的类型及特点

结肠造口常见类型有升结肠造口、横结肠造口、降结肠造口和乙状结肠造口。

(一)升结肠造口

1.位置　右上腹部。

2.排泄物性质　升结肠造口将影响粪便的滞留时间及混合,因此升结肠造口的排泄物量大,排泄次数多,呈液体状或糊状。排泄物含有消化酶,容易对皮肤造成损伤。

(二)横结肠造口

1.位置　右上腹部。横结肠造口又分为袢式造口和双腔造口,以袢式造口常见。

2.排泄物性质　横结肠造口一般术后3～5天恢复肠道功能,开始排泄。其排泄物减少,呈米糊状或半固体状直至软便。

(三)降结肠造口和乙状结肠造口

1.位置　左下腹部,乙状结肠造口是最常见的造口。

2.排泄物性质　降结肠与乙状结肠造口肠道功能恢复较慢,一般需要5天时间。其排泄物均与正常粪便一样,柔软且成形。两种造口的排泄物不含消化酶,对皮肤损伤小,每日排泄次数一般为1～3次。

二、术后护理

(一)结肠造口术后评估

1.造口的大小　正确测量是使用造口卡尺测量造口基底部,圆形造口可以直接测量直径,不规则形造口可使用图形来记录,椭圆形造口则测量最宽部和最窄部,根据尺寸进行剪裁。结肠造口较回肠造口大。

2.造口的形状　圆形、椭圆形、不规则形、蘑菇形。

3.造口的高度　结肠造口的高度为高于皮肤2～2.5cm。

4.造口的位置　结肠造口的位置在左下腹部。

5.造口的血运情况　造口正常的颜色是粉红色、淡红色,表面光滑、湿润。手术初期造口水肿,颜色发亮属于正常现象,术后4～6周水肿消退。当造口颜色苍白时,提示患者血红蛋白水平过低;造口颜色青紫、发黑提示造口可能缺血,应及时通知医生。

6.皮肤黏膜缝线的评估　是否存在造口皮肤黏膜分离、感染或是缝线反应等情况。

7.造口的支架管　横结肠造口常有支架管,术后7天拔除。留置支架管期间观察支架管是否有松脱或太紧压伤黏膜及皮肤。

8.造口周围皮肤　正常情况下造口周围皮肤应完整、平坦、与对侧皮肤一致。若观察造口周围皮肤出现发红、刺痛、皮疹或破溃等,应及时对症处理。

9.造口的排泄物 结肠造口肠道功能恢复一般 3～5 天,排除气体,随之会排出水样排泄物。术后早期造口未排气的情况下避免使用含有碳片的造口袋,不利于观察排气。

10.造口功能评估 造口没有神经支配,不存在疼痛感,早期指导患者触摸造口,减轻患者的焦虑、恐惧等心理。

(二)结肠造口的护理

1.结肠造口造口袋的选择 根据不同类型的结肠造口特点,选择不同的造口袋。

(1)升结肠造口、横结肠造口:一件式、二件式开口造口袋,尤其横结肠造口宜选用底盘大的造口袋。

(2)降结肠造口、乙状结肠造口:一件式开口袋、闭口袋均可;二件式开口袋、闭口袋均可;排气良好的患者可以使用含碳片的造口袋。

2.结肠造口开口式造口袋清洗技巧

(1)排出造口袋内排泄物后,将造口袋尾端放在水龙头下冲洗或用清洗壶将水倒入造口袋内清洗。

(2)用纸巾抹干造口袋尾端。

(3)夹回尾夹,洗手。

3.结肠造口常见护理问题

(1)气体:造口有气体排出时,造口袋会胀起。气体排出量因患者进食的食物及个体差异而不同。术后及出院患者、肠道功能恢复良好的患者可以使用有碳片的造口袋,解决此问题带来的影响。但是横结肠造口患者因排泄物为稀便,碳片受潮后容易失去功效,不推荐使用。

(2)气味:结肠造口患者排除的粪便因最接近生理结构,臭气严重。患者只有更换造口袋或者造口袋渗漏时才会出现臭气。如果持续出现臭味,要注意检查造口底盘是否出现渗漏。造口袋内的粪便要及时排出,避免造口底盘的渗漏;同时患者应该避免或减少食用容易产生臭气的食物,如洋葱、鸡蛋、花椰菜、咖喱等。

(3)腹泻:造成患者腹泻的原因很多:进食刺激性的食物、过于油腻的食物或食物被污染等原因。嘱患者多进食香蕉、奶油、花生酱、燕麦卷等可溶性纤维食物,使粪便成形。患者出现腹泻严重,排泄物呈水样,应及时就医。

(4)便秘:降结肠造口、乙状结肠造口也会有便秘的情况发生。指导患者进食高纤维食物、绿色蔬菜、水果及粗纤维食物,嘱患者多饮水,伴有糖尿病患者可进食蜂蜜水,并配合进行适当的运动,有便意感即刻如厕,也可以手部按摩的方法刺激肠蠕动,严重便秘的患者在医生指导下服用轻泻药。

(5)康复期膳食指导

1)少进食容易产气的食物:造口袋内积聚过多气体会使造口袋胀袋,影响患者自我形象引发尴尬。同时患者腹部胀气会引发患者身体不适的症状。因此应避免易产气的食物:豆类、洋葱、萝卜、碳酸饮料、啤酒、芥菜、黄瓜、青椒、韭菜、豌豆、巧克力、口香糖等;同时进食时减少说话,以免气体进入消化道增加产气。

2)少进食易产生异味的食物:不良气味的产生来自于脂肪痢或肠道细菌将某些特殊的食物发酵,产生酸性且令人不适的气味。因此减少食用容易产生气味的食品,如玉米、鱼类、鸡蛋、葱蒜类、芦笋、花椰菜、香辛类等调味品;嘱患者可进食去脂奶或酸奶、新鲜的绿叶蔬菜等。经济条件允许可以使用含有除臭功能的造口袋。

3)适量进食粗纤维食物:对于便秘的造口患者,多进食含粗纤维的食物可以促进排便。外出或旅游的造口患者应该适当减少粗纤维饮食,避免过多排泄物造成不便。造口狭窄的患者由于出口狭小,应减少粗纤维饮食的摄入,可以避免排泄物增多引起的出口梗阻等不适症状。指导患者进食粗纤维食物时应进食大量水分,促进排泄物的排出。含粗纤维多的食物包括玉米、红薯、卷心菜、南瓜、莴笋、绿豆芽、叶类蔬菜等。

(6)出院后延续护理:肠造口患者由肛门排便突然变成腹壁造口排便,多存在较大心理障碍,面对陌生的排便方式,造口护理知识极度匮乏,住院期间接受的护理知识毕竟有限,导致造口患者自我管理能力低下,使得院外延续护理尤为重要。应开展多种形式的院外护理,满足肠造口患者的需求。关于健康教育的形式,患者最希望的形式为阅读图书和手册、集体授课以及一对一专人指导。因此,应根据不同的患者采取有针对性的健康教育形式,配合运用多种健康教育方法。研究表明,出院回访可提高直肠癌结肠造口患者的自护能力和遵医行为,并可促进直肠癌结肠造口患者的心理康复和社会适应力。研究显示,造口访问、参加造口联谊会是一种树立患者生活信心、提高患者生活质量的有效方法。定期开展造口联谊会、造口患者电话随访、造口人士阳光讲堂、多家医院联合举办的造口人士义诊活动、造口人士教育、造口门诊等延伸护理可以有效地解决患者在造口护理中的困惑或难点,能够及时帮助患者渡过难关,并能够预防、处理造口并发症。其中,同伴教育是社会支持的一种形式,是指具有相同年龄、性别、生活环境和经历、文化和社会地位,或由于某些原因使具有共同语言的人在一起分享信息、观念或行为技能的教育形式。它具有文化适宜性(即能够提供某一人群文化特征的信息)、可接受性(即同伴间容易沟通,交流更为自然)、经济性(即花费少、效果好)等优点。程芳的研究显示同伴教育对于患者出院后的延续性护理可以提供有效的辅助作用。同伴电话干预有助于永久性结肠造口患者术后早期从各方面适应造口后的生活,在临床实施是可行且有效的。在实施的过程中,需要采取有效措施确保干预的效果。这样的平台可以帮助患者与医师、造口治疗师之间加强沟通,增加患者的自信心,满足患者的需要,提高患者社会适应能力及自我护理能力,促使患者早日回归社会。

(陈秋菊)

第二十节 PICC 置管及护理

PICC(PICC)是经外周静脉插入的中心静脉导管,其导管尖端位于上腔静脉下 1/3 处或上腔静脉和右心房连接处,用于为病人提供中期至长期的静脉治疗。

【PICC 特点】

1.减少频繁静脉穿刺的痛苦,保护外周静脉。

2.保留时间长,导管最长可留置 1 年,适合中、长期输液患者。

3.避免药物外渗,液体流速不受病人体位影响。

4.感染发生率低,较锁骨下静脉置管(CVC)<3%。

【PICC 适应证】

1.需输注刺激性药物,高渗性或黏稠性液体,如化疗药、全胃肠外营养(TPN)等。

2.大面积烧伤、危重病人,连续用药及大手术的患者。

3.需要长期静脉治疗的患者,如补液或疼痛治疗时。

4.其他,如家庭病床患者等。

5.同样适用儿童、早产儿。

【PICC 禁忌证】

1.缺乏合适穿刺血管。

2.病人躁动不安。

3.插管途径有血栓形成史、外伤史、血管外科手术史、感染源、放疗史等。

4.乳腺癌根治术后腋下淋巴结清扫的患侧。

5.上腔静脉压迫综合征患者。

【PICC 置管要点】

1.置管前　要与患者及家属签署知情同意书。

2.血管及穿刺点选择

(1)血管选择:首选静脉为贵要静脉,因其管径粗、结构直、位置较深;次选静脉为肘正中静脉;末选静脉为头静脉,因其表浅、暴露良好、但存在管径细、有分支、静脉瓣相对较多等。

(2)穿刺点选择:肘下两横指最佳。

3.导管选择

(1)导管种类:按尖端分为尖端开口式 PICC 导管、三向瓣膜式 PICC 导管;按压力分为耐高压式 PICC 导管、普通压力 PICC 导管。

(2)导管型号:亚洲成年人通常选择 4Fr,儿童 3Fr,婴幼儿 1.9Fr。

4.导管长度测量　病人臂与身体呈 90°,测量自穿刺点至右胸锁关节,然后向下至第 3 肋间,导管长度左臂应长于右臂,头静脉应长于贵要静脉。注意:体外测量永远不可能与体内的静脉解剖完全一致。

5.臂围测量　用皮尺测量肘正中上方 10cm 处臂围。

6.穿刺部位消毒

(1)消毒范围:以穿刺点为中心,上下直径 20cm,两侧至臂缘。

(2)消毒剂:可以用乙醇+碘伏消毒(先乙醇,后碘伏),或用碘酊+乙醇消毒(先碘酊,后乙醇脱碘),也可用氯己定消毒。

7.穿刺置管及注意事项

(1)尽量建立大的无菌区。

(2)无菌手套接触导管前用生理盐水冲洗干净。

(3)预冲导管时将导管充分浸泡在生理盐水中增加其润滑度。

(4)以 15°～30°进行静脉穿刺,见回血后降低穿刺角度,再进针 0.5～1mm,保持针芯位置送套管鞘,松开止血带,嘱患者松拳,操作者中指按压鞘尖端处的静脉防止出血。

(5)送 PICC 导管自鞘内缓慢、匀速的推进。

(6)送管至 15～20cm 时,嘱病人头转向静脉穿刺侧,下颌抵住锁骨以防止导管误入颈静脉。

(7)若是后修剪导管体外留 5～6cm,注意修剪导管时不能剪出斜面,垂直剪断多余的导管。

(8)抽回血,用生理盐水 10～20ml 脉冲式冲管并正压封管。

(9)固定导管:使用 10cm×12cm 以上透明敷料固定,将体外导管呈弯曲放置,以降低导管张力,避免导管在体内、外移动。无张力后放置无菌透明敷料,先用手按压导管边缘透明敷料,再将透明敷料贴紧四周皮肤,严格无菌操作,手不能触及透明敷料覆盖区域内皮肤。

8.向患者及家属交待注意事项。

9.摄 X 线胸片确定导管尖端位置。

【PICC 置管维护要点】

1.维护内容　更换正压接头、冲洗导管、更换无菌透明敷料。

2.维护时间　正常情况每 7 日维护 1 次。

3.操作步骤

(1)洗手、戴口罩,查对医嘱并打铅笔勾。

(2)查对姓名,向病人解释操作目的,测量臂围。

(3)更换正压接头,冲洗导管:用10～20ml生理盐水脉冲式冲洗导管。

(4)正压封管:三向瓣膜式PICC导管用生理盐水封管即可,尖端开口式PICC导管需再用肝素盐水3～5ml正压封管。

(5)更换透明敷料:以平拉或180°的方式松开透明敷料,并自下而上去除原有透明敷料。

(6)观察穿刺点有无异常及导管外露长度,戴无菌手套。

(7)消毒:从里向外环形消毒,面积大于透明敷料面积。消毒剂使用同穿刺消毒,待消毒液自然干燥后贴新的无菌透明敷料。

(8)标注更换日期并签名。

(9)整理用物及床单位,向病人交待注意事项。

(10)在医嘱单上签名及时间,填写PICC维护记录单。

4.注意事项

(1)禁止使用<10ml的注射器冲管、给药,防止损坏导管。

(2)脉冲式冲管,防止药液、黏性物质残留管壁,阻塞导管。

(3)正压封管,防止血液反流进入导管,阻塞导管。

(4)可以使用输液泵给药,不能用于高压注射泵推注造影剂,如CT加强给药。

(5)输注血液、人血白蛋白、脂肪乳等黏滞性液体后应立即脉冲式冲洗导管,再连接其他液体。

(6)自下而上去除敷料,切忌将导管带出体外。

(7)将体外导管放置呈弯曲形,以降低导管张力,避免导管移动。

(8)体外导管须完全被覆盖在透明敷料下,手不能触摸透明敷料区域内皮肤,以免引起感染。

(9)疑有污染、出汗、贴膜卷边等特殊情况,应及时更换。

(10)告知病人每次维护导管时随身携带PICC置管维护登记表记录。

【PICC置管并发症的预防及处理】

1.送管不到位

(1)穿刺时与病人保持良好交流,降低患者紧张程度,防止血管痉挛。

(2)尽量选择粗、直、静脉瓣少的的贵要静脉。

(3)确保穿刺鞘在血管中。

(4)对于静脉瓣丰富的血管可以采取一边推注生理盐水一边送管。

2.送管异位

(1)置管时穿刺上臂与身体保持90°。

(2)送管时嘱病人头转向静脉穿刺侧,下颌抵住锁骨,防止导管误入颈静脉,必要时挤压颈内、颈外静脉。

(3)送管动作轻柔、匀速、缓慢,防止粗暴操作。

(4)置管后立即摄胸部X线片,确认导管位置。

3.心律失常

(1)正确测量导管长度,避免送管过长。

(2)认真听取病人主诉,若出现心律失常,可根据胸部X线片拔出导管至上腔静脉下1/3处。

4.局部出血、血肿

(1)弹力绷带加压止血。

(2)同一侧胳膊再次穿刺时正确压迫被穿刺处。

(3)24h内冷敷,24h后热敷和涂抹静脉炎膏及给予理疗促进血肿吸收。

5.误伤动脉或神经

(1)避免穿刺过深,以15°～30°行静脉穿刺。

(2)误穿动脉拔针时延长按压时间或加压包扎。

(3)避免在静脉瓣处进针,防止刺激瓣膜神经,若损伤神经可行理疗恢复。

【PICC 留置期间并发症预防及处理】

1.机械性静脉炎(常见)

(1)穿刺中保持与患者的良好交流,降低其紧张程度,防止因血管痉挛导致导管与血管内膜的摩擦。

(2)接触导管前冲洗干净手套上的滑石粉,防止其微粒对血管内膜的刺激。

(3)将导管充分浸泡在生理盐水中,增加润滑度,降低导管对血管的摩擦。

(4)正确选择导管型号,送管中动作轻柔、匀速,防止损害血管内膜。

(5)机械性静脉炎预防:置管后第1天开始,用毛巾干热敷置管上臂皮肤10min,然后使用静脉炎膏沿走行导管静脉涂抹术肢上臂皮肤,每日3次,连用10d。嘱病人密切观察置管血管的情况,若有不适及时报告,做到早发现、早报告、早处理。

(6)机械性静脉炎处理:用紫外线治疗仪照射,距离皮肤15cm,治疗强度为4～5个生物剂量,第1天5s,第2天10s、第3天15s,皮肤变红即可起到治疗作用。或在肿胀部位热敷30min后,使用新癀片、如意金黄散拌甘油或蜂蜜湿敷,每日1～2次,必要时遵医嘱静脉滴注抗生素。

(7)发生静脉炎3d经积极处理未见好转或加重者,应拔管。

2.导管堵塞 导管堵塞分为血凝堵塞和非血凝堵塞。

(1)血凝堵塞:①正确维护导管,保持导管尖端位置在上腔静脉;②使用正压接头并配合正确的脉冲式正压封管手法;③严格遵守规定的冲管液(生理盐水、肝素盐水)、冲管容量(10～20ml)、冲管频率(使用期间每日冲管,间歇期每7日冲管1次);④尽量减少可能导致胸腔内压力增加的活动;⑤尖端开口式导管可使用肝素盐水封管,浓度为10～100U/ml;⑥尖端开口式导管堵塞可用力持续回抽;⑦堵塞导管再通,使用负压注射技术,注射的浓度为每毫升5000U;⑧导管堵塞不可暴力推注,处理无效应拔管。

(2)非血凝堵塞:①严禁输注有配伍禁忌的药物;②输注血液、血液制品或脂肪乳等黏滞性药物必须立即行脉冲式冲管后,再连接其他液体;③给予充分、正确的导管冲洗(用10～20ml生理盐水脉冲式冲管);④行胸部X线片检查,确认导管有无打折、盘绕导致导管堵塞;⑤解除导管堵塞药物的选择应根据堵塞导管物质决定,易溶于碱性药物的沉积可考虑碳酸氢钠等。

3.血栓形成(危害大)

(1)根据血管粗细,选择合适规格的导管(成年人4Fr、儿童3Fr)。

(2)穿刺过程中尽量减少对血管内膜的损伤。

(3)保持导管尖端在上腔静脉。

(4)对高凝状态患者可预防性使用抗凝血药物,如低分子肝素。

(5)发现术肢肿胀,皮肤变色立即行血管超声检查。

(6)血栓形成后,应在患肢小静脉输注肝素进行抗凝血治疗,或泵入尿激酶溶栓治疗。

(7)若导管脱出至40cm处,应将其拔至35cm处,防止锁骨下静脉血栓形成,因为40cm处锁骨下静脉处于平坦部位,当液体进入时易形成涡流,造成此处血栓形成。

4.细菌性静脉炎及导管相关性感染

(1)严格无菌操作,按时更换透明敷料,体外导管需完全覆盖在透明敷料下。

(2)使用固定翼固定导管,防止导管自由出入人体。

(3)患者体温>38℃时,不做置管计划。

(4)做好自我护理宣教。

(5)导管相关性感染多为球菌感染,选择对球菌敏感的抗生素静脉滴注,再通过血培养选择敏感抗生素。

(6)患者体温升高时拔除导管做细菌培养并记录。

5.化学性静脉炎

(1)使用乙醇消毒时,避开穿刺点直径1cm,防止乙醇进入穿刺点。

(2)出现化学性静脉炎时,可在肿胀部位涂抹静脉炎膏,每日3~4次。

6.穿刺点感染

(1)严格执行无菌操作,确保透明敷料下皮肤无污染。

(2)使用固定翼固定导管,防止导管自由出入人体。

(3)若有脓性分泌物,可取分泌物做细菌培养并遵医嘱敷用抗生素,如庆大霉素,每日换药1次。

(4)若有肉芽组织生成,消毒时可采用2%碘酊停留在肉芽组织上30~60s,每周换药2次。

7.穿刺点渗血

(1)选择肘下两横指位置穿刺,在皮下走一段后再进血管最佳。

(2)置管后立即用纱球压迫穿刺点,弹力绷带加压包扎24h,注意弹力绷带不能太紧,防止影响血液回流。

(3)置管后1周内减少屈肘运动,防止导管随意出入。

(4)一旦穿刺点渗血,立即按压穿刺点10~15min,更换无菌透明敷料后再用弹力绷带加压包扎。

8.穿刺点渗液

(1)多为纤维蛋白鞘形成,遵医嘱在患肢小静脉输注尿激酶溶解纤维蛋白鞘,病人低蛋白血症患者应补充人血白蛋白,可行局部紫外线照射,并遵医嘱静脉使用抗生素。

(2)渗液也见于穿刺点内导管发生破损,可拔出少许导管,在破损处剪断重新固定导管。

9.导管内自发返血

(1)执行正确的脉冲式正压封管手法。

(2)使用正压接头,并运用肝素生理盐水封管。

(3)固定导管防止导管移位造成自发返血。

(4)尽量减少可能导致胸腔内压力增加的活动。

(5)在发现返血的第一时间,用20ml生理盐水脉冲式冲洗导管。

10.导管脱出移位

(1)固定导管,更换透明敷料时切忌将导管带出体外。

(2)穿刺时尽量避开肘窝,选择贵要静脉。

(3)置管后不能过度活动。

(4)体外导管须完全覆盖透明敷料下。

11.导管断裂

(1)应使用 10ml 以上注射器脉冲式封管,导管不能用于加强 CT 检查时用高压注射泵推注造影剂。

(2)导管上不能用缝合线或胶带缠绕,避免锐器损伤导管。

(3)后修剪式导管,修剪导管时不能剪出斜面,导管最后的 1cm 一定要剪掉。

(4)导管体外部分断裂,可修复导管或拔管;体内部分断裂,应快速处理,立即用止血带扎于上臂,如导管尖端已漂移心室,应制动患者,在胸部 X 线片下确定导管位置,可行介入手术取出导管。

12.单纯的穿刺侧肢肢体肿胀

(1)抬高患肢,但不宜过头。

(2)热敷患肢,促进血液回流。

(3)患肢手掌做握拳运动。

13.接触性皮炎

(1)使用通透性强的透明敷料或无纺敷料。

(2)皮肤特别敏感的患者,在透明贴膜前使用皮肤保护剂。

(饶井芬)

第二十一节　化疗泵使用及护理

目前临床使用的化疗泵为两大类:一类为硅胶储药囊的弹性收缩式化疗泵,是由外部一个硬塑外筒像奶瓶大小,内有一个弹性储药囊,泵体借微粒滤器与外连接管相连,顶端有一外填充口。主要是采用弹性储药囊输注药液,由无菌保护装置、过滤器、弹性储液囊、外壳及连接管组成,每个可容纳液体 250～300ml,一次性使用不可重复。另一类为一次性使用电子注药泵,即全自动注射式化疗泵,由驱动装置和输液装置两部分组成。驱动装置为重复使用,输液装置为一次性使用耗材,可容纳液体 150～300ml。

【化疗泵的工作原理】

弹性收缩式化疗泵是一种便携式输入泵,利用化疗泵内储药囊的弹性收缩作用控制药物的输出速度,以持续弹性压力推动液体输入;全自动注药式化疗泵采用蠕动泵的工作原理,由一组多个阀片,按照一定的顺序和规律积压软性管道,达到将液体输送到预定位置的目的。

【化疗泵的优点】

化疗泵能有效控制用药的浓度、速度、剂量和时间。适以小剂量长时间静脉给药,而一次治疗量常需要 48～120h 持续静脉滴注。使高浓度的化疗药物在病人体内保持恒定的血药浓度,使药物在体内停留时间长,从而增强抗癌细胞活性,降低化疗药物的毒性及不良反应。如果采用普通闭式静脉输液,将会给病人带来诸多不方便。使用化疗泵持续化疗,患者可携带活动,解决了传统输液患者长时间卧床的不便。采用化疗泵持续泵入化疗药物患者在化疗期间的胃肠道反应明显比传统的输液化疗轻。

【操作方法】

1.配药方法　根据化疗泵的容量,预计输注时间(h)×设定流速(ml/h),计算出所需加入的药液量,稀释液一般为生理盐水或 5% 的葡萄糖注射液。

2.药物注入方法

(1)弹性收缩式化疗泵:无菌操作下取下化疗泵顶端填充口的盖子,用 50ml 注射器抽吸药液,排净空气后将药液注入泵内,注药完毕,将化疗泵顶端填充口的盖子旋上,打开延长管远端的翼状帽,让药液自动将延长管内的空气排出,直到有一滴药液流出后与患者输液端连接并持续给药。

(2)全自动注药式化疗泵:无菌操作下取下化疗泵注药口盖子,用 50ml 注射器抽吸药液,排净空气后将药液注入泵内;注药完毕,将少量的空气注入泵内,轻轻振荡储液囊,使微小气泡融合成较大气泡后,保持开口向上用注射器抽净泵内空气。连接储液囊与电子驱动装置,开机后设定总量、每小时流量及最大给药量,按出水端指示箭头连接延长管,长按排气键直至有一滴药液流出。排气完毕,与患者输液端连接并持续给药。

【护理】

1.选择合适的给药途径　由于持续输注给药时间较长,为减少化疗药物对血管壁的刺激和预防药物外渗,建议患者留置中心静脉或 PICC 导管输注药物。不宜留置中心静脉和 PICC 导管的患者,应在前臂选择粗、直、弹性好的血管留置套管针持续输注化疗药。

2.严格执行加药程序　打开化疗泵外包装前,检查装置的有效期,看包装是否完整无破损,组成部件是否齐全,流速是否合适;认真核对药物和溶液;加药步骤严格按照加药流程进行,加药过程中严格无菌操作,严禁气体进入囊内,动作轻柔,抽吸药液时不能带入玻璃碎屑;加药后在化疗泵外贴上标签,标明患者姓名、加入药液的名称和剂量,以便于核对。

3.用药前对患者进行宣教和指导　化疗前护士应向患者讲解静脉持续输注化疗药物的目的、优点、预期输注时间,以及携带化疗泵期间的注意事项,以减少患者的焦虑和担忧。

【常见问题处理】

1.弹性收缩式化疗泵弹性储药囊没有变化或流速过慢　取下化疗泵在不加旋翼帽的情况下,看是否有药液流出,如果没有考虑微粒堵塞出口,计算余量重新配置。如果有药液流出且流速无异常,应检查静脉管路:是否留置针型号过细,中心静脉导管有无折曲或堵塞。另外,因为化疗泵的限速器感受温度在31.1～33.3℃时,该装置以表示流速输注给药,因此过慢的情况下还应检查限速器是否未紧贴皮肤固定或接触了冷源。

2.弹性收缩式化疗泵流速过快　首先检查各接头是否漏液;核对储药囊内灌注药物的容量是否不足;储药囊的位置是否高于限速器的位置;储药囊和限速器是否接触了热源;患者有无体温过高的情况存在。这些都是导致流速过快的因素。

3.全自动注药泵输注过程中出现报警　一般由于患者静脉输液通路曲折,电子显示屏会显示堵塞,此时纠正曲折状况即可;有微小气泡通过储液囊与驱动装置连接的橡皮软管,电子显示屏会显示有气泡产生,此时停止持续泵入,取下储液囊,轻弹储液囊外包装盒,使气泡聚于储液囊上端,取注射器回抽直至抽出气泡后重新连接继续输入即可。

化疗泵的使用不仅能够保证药物持续、匀速输注,而且操作简单便于携带,不影响活动,明显提高了患者在化疗期间的生活质量。

(饶井芬)

第二十二节　CT 检查

CT 是一种功能齐全的病情探测仪器,它是电子计算机 X 线断层扫描技术的简称。CT 检查有 3 种方法:一是平扫,即普通扫描,为常规检查;二是增强扫描;三是造影扫描。

【适应证与禁忌证】

1.适应证　CT 检查基本上可用于全身各个部位,尤其对密度差异大的器质性占位病变都能检查出来并做出定性诊断。

2.禁忌证　CT 检查没有绝对的禁忌证。CT 增强扫描禁用于:严重心、肝、肾功能不全者,对含碘对比剂过敏者,病情严重难以配合者。

【检查注意事项】

1.检查前须将详细病史及各种检查结果告知 CT 医生,如有自己保存的 X 线片、磁共振片和以前的 CT 片等资料需交给 CT 医生以供参考。

2.病人接受检查前需去除检查部位所佩戴的金属物品,包括带有金属物质的内衣、头饰、发夹、耳环、项链、玉佩、钱币、皮带和钥匙等,以防止伪影的产生。

3.需要做增强扫描时,要了解病人以往有无药物过敏史及有无严重的不宜使用造影剂的身心疾病等,并需要病人或家属签署知情告知同意书。

4.需增强者,检查前禁食 4h。

5.腹部扫描者,在检查前 1 周内不能做钡剂造影;前 3d 内不能做其他各种腹部脏器的造影(如静脉肾盂造影等);前 2 日内不服泻药,少食水果、蔬菜、豆制品等多渣、易产气的食物。

6.CT 增强扫描如用离子型造影剂,需做静脉注射造影剂碘过敏试验,20min 后无反应,方可进行检查。

7.对做 CT 增强扫描的儿童、神志不清者,需有家人陪同。

8.CT 机属于放射线检查机器,所以有一定的放射线损伤,但人体所受的 X 线很少,每次检查所受的放射线仅比一般 X 线检查略高一点,一般不会引起损伤,但盲目的多次做 CT 检查是不好的。

9.怀孕期间,做腹部 CT 检查要慎重;做其他部位检查时,也应对腹部采取一定的保护措施,以免 X 线对胎儿造成影响。

10.检查时听从技术人员的指导,保持体位不动,配合检查进行平静呼吸、屏气,不吞口水、不眨眼睛等。

11.增强 CT 检查后,嘱患者多饮水,加速造影剂的排泄。注意观察有无恶心、打喷嚏、面部潮红、荨麻疹、胸闷气急、头晕头痛、轻度喉头水肿、心搏加快、血压下降等造影剂过敏反应,及时给予对症处理。

12.增强 CT 检查后,观察局部血管有无外渗。动态增强时,由于在狭窄的扫描床上要将造影剂稳、快、准地注射到患者血管内,穿刺难度大,稍有不慎,药液就会外渗,产生局部炎症、疼痛、水肿,一旦出现这种情况,应先停止注药,局部给予硫酸镁不间断外敷,并抬高患肢。

(杨会见)

第二十三节　PET-CT 检查

PET(PET)的全称为正电子发射计算机断层扫描。它是一种最先进的医学影像技术,PET 技术是目前唯一的用解剖形态方式进行功能、代谢和受体显像的技术,具有无创伤性的特点,也是目前临床上用以诊断和指导治疗肿瘤最佳手段之一。

【适应证与禁忌证】

1.适应证　肿瘤诊疗;心血管疾病、冠心病诊断,心肌梗死病灶心肌活性的评估;PTCA 或冠状动脉旁路移植术后疗效观察;神经系统疾病;高级健康体检。

2.禁忌证　PET-CT 无明显禁忌证,由于检查需平躺约 20min,病情严重或疼痛不能保持静卧者不能检查;糖尿病患者需控制血糖。

【注意事项】

1.检查前签署 PET-CT 检查知情同意书。

2.检查当日请携带本人近期的病历资料,包括临床病历、CT、MR 等影像胶片,血液化验结果,病理报告以及放疗、化疗治疗摘要等。

3.检查当日受检者禁食、禁饮含糖饮料 4~6h,可饮水。心肌 PET、PET-CT 检查根据需要由医生安排饮用含糖饮料。检查前 24h 内避免剧烈运动。

4.检查当日不要穿着带有金属拉链、纽扣、金属装饰品的衣物,如穿着应在检查前更换为病号服或去除所有佩戴的金属物品以及饰品,女士还应去除带有金属垫圈的胸罩。

5.扫描前应排空小便(必要时导尿),避免尿液污染体表、衣裤及鞋套等,以免影响图像质量,若被污染,立即去除被污染的衣裤或鞋套并洗手。

6.受检者或家属应主动向接诊医务人员说明实际病情以及治疗情况,如近期内进行过消化道钡剂、胃肠镜等造影检查需特别说明,以便合理安排检查时间。

7.扫描前让受检者饮入 1 杯白开水,避免因空腹影响胃部显影。

8.PET-CT 检查使用的是诊断剂量的放射性药物,对受检查本人以及其周边人群无健康方面的影响,但受检者如果是妊娠或哺乳期女性,需提前告知检查科室,以便得到合理的检查指导。

9.检查后的护理。嘱脱下鞋套,丢入铅桶内,带检查者至候诊区静候,待医生通知后方可离开;嘱大量饮水加速药物的排泄;建议检查结束半小时内不要离开医院,以便医生根据需要安排延迟或增强扫描。

(杨会见)

第二十四节　泌尿外科检查

一、膀胱镜检查

【概述】

膀胱镜检查是将膀胱镜经尿道插入膀胱以直接观察膀胱和尿道内病变的检查方法。也可向输尿管口插入输尿管导管分别收集双侧肾盂尿和进行逆行性泌尿系统造影,使肾盂和输尿管的影像更为清晰。通过膀胱镜还可进行肿瘤切除、碎石和前列腺增生切除术。

【适应证】

经过各种检查不能确诊的肾脏、输尿管、膀胱及后尿道的疾病;查找血尿来源及原因;需观察膀胱内部病变或活体组织检查;需行两侧肾功能测定、肾盂尿检查及逆行肾盂造影者;需经膀胱镜进行某种治疗措施者,如向肾盂内注入药剂,钳取输尿管结石,膀胱肿瘤的切除、电切,膀胱异物取出,碎石取石术,输尿管口狭窄剪开或扩张,膀胱内出血点电灼止血等。

【禁忌证】

泌尿生殖系感染的急性期,晚期泌尿生殖系结核,膀胱容量过小在 50ml 以下者;包茎、尿道狭窄或尿道内结石嵌顿等无法插入膀胱镜者;妊娠 3 个月以上或月经期女性;肾功能严重减退、高血压而且心功能不全者;距前一次膀胱镜检查不足 1 周者;全身出血性疾病及感染性疾病;骨关节畸形不能采取截石体位者;病情危重、恶性高血压、严重心脏疾病患者。

【检查前准备】

1.患者告知　向患者讲解膀胱镜检查的基本过程,检查中可能的不适如疼痛,检查后可能的并发症如泌尿系感染等,以取得患者的配合。

2.物品准备　无菌器械车1台,无菌膀胱镜及操作附件1套。10~20ml注射器各1副,注射盘1套,输液器1副,纱球20个,手术衣、裤套单各1套,无菌手套2副,纱布若干;女患者备无菌棉签1包。

3.患者准备

(1)患者检查前应做妇科检查或直肠检查,判定尿管及膀胱的解剖变化,以便掌握插入膀胱镜的方向及观察膀胱时参考。

(2)检查前排空膀胱,用肥皂水及清水洗净外生殖器及会阴部。

(3)拟行逆行肾盂造影者应于检查当日灌肠1次并禁食。

(4)按麻醉要求给予麻醉前用药。

(5)取截石位。

【检查配合】

1.膀胱镜插入后,测残余尿量,按需要留膀胱尿做细菌培养。检查时操作应轻巧,特别是对前列腺肥大及结核性膀胱炎患者,时间不宜过长。

2.灌入冲洗液后,先做膀胱内普遍检查,然后重点检查病变部位,再行输尿管插管及逆行肾盂造影或其他处理。

3.左、右输尿管导管应有明确的标志,导出左、右肾盂尿也应标明,并立即送检。

4.经输尿管导管注药或造影时,须注意无菌操作。

5.膀胱内如浑浊不清应反复冲洗。

6.测定分肾功能试验时输尿管导管插入深度要适当,注射的试剂剂量要准确,收集尿标本的时间须严格按规定执行。

7.做逆行造影时,注药压力不可过大,造影剂量不宜超过10ml,以免引起反流及术后反应,对肾积水者可酌情增加药量。

【护理】

1.观察患者血尿情况,如无血尿,可在检查后2h下地活动。同时注意是否有尿闭的发生。必要时给予导尿处理。

2.检查后部分患者有尿道疼痛不适,尤其在排尿时明显,出现轻微血尿或尿道口少量出血,一般1~3d逐渐消失,不需做任何特殊治疗,应向患者解释清楚。如疼痛明显,给予解痉镇痛药以缓解患者的疼痛。

3.检查后嘱患者多饮水,以利尿道冲洗。保持外阴部清洁,监测患者体温的变化,出现高热症状,可遵医嘱给予患者降温药物及抗感染药物。

4.呕吐频繁不能进水者,可静脉输液。

5.检查后禁止性生活2周。

【注意事项】

1.插入膀胱镜时,如遇阻力,切忌盲目用力,强行进入,以免损伤尿道或形成假道;特别是遇有尿道狭窄、前列腺增生或尿道梗阻患者更应注意。

2.观察患者检查中的反应,冲洗液的温度勿过低或过热,以免引起患者腹痛或膀胱黏膜充血。检查完毕,嘱患者多饮水,注意血尿和疼痛等情况。

3.患者检查后有轻度的肉眼血尿、腰痛或仅有镜下血尿者,应嘱患者多饮水,无需特殊处理。如血尿及腰痛加重,可及时报告医生处理。

4.术后常规应用抗生素3d。

二、静脉肾盂造影

【概述】

静脉肾盂造影(IVP)又称排泄性尿路造影,由静脉注入含碘造影剂,造影剂主要通过肾脏排泄,经过肾小球滤过,肾小管浓缩后,自肾集合管排出后而显影。含有造影剂的尿自肾盏排到肾盂、输尿管及膀胱时,均可显影。不但能测定肾脏排泄功能,而且可以观察尿路器质性病变,因其操作简便易行,诊断价值高,目前为泌尿系统检查中应用最广泛的一种造影方法。

【适应证】

患有泌尿系肿瘤、结石、结核、梗阻、畸形和排尿困难等病变者;置入膀胱镜或逆行插管有困难者;原因不明的血尿。

【禁忌证】

对碘过敏的患者;肝功能严重受损者;患严重心血管疾病,全身极度衰竭者;肾衰竭者:造影剂可能对肾脏产生毒性作用,导致肾功能恶化;孕妇。

【检查前准备】

1.物品准备　2ml 注射器一个,20ml 注射器两个,止血带,治疗巾,消毒棉签,头皮针,胶贴。

2.药品准备　碘海醇注射液 50ml 一瓶,肾上腺素注射液 1mg 一支。

3.患者准备　造影前,必须做碘过敏试验,阴性者,上午 8 时口服 50％硫酸镁溶液 30ml 后 30min 内饮水 1500ml 水做肠道准备。中午禁食、水。下午行静脉肾盂造影。

【检查】

造影前核对床号、姓名、诊断。患者仰卧于检查台上,上臂放平,摆好体位,压迫器压迫双侧输尿管,从静脉内快速注入泛影葡胺,过敏时选用碘海醇注射液 50ml。注射完毕,分别在 5min、10min、15min 各拍摄双侧肾 X 线片 1 张,在注射药物后 30min 左右,去掉压迫器,拍摄包括双侧肾脏、输尿管及膀胱在内的全尿路造影 1 张,必要时需加摄片。

【护理】

1.检查前护理　造影前护士应了解患者全身各方面的健康状况及心理状态,做好心理护理,消除患者的顾虑和紧张情绪,避免造影时患者因过度紧张而发生虚脱,保证造影的顺利进行,详细询问患者有无碘过敏史,做碘过敏试验,造影时应备齐有关抢救药品和器材。为患者做好肠道清洁准备。

2.检查中护理　注射过程中防止药液外漏;同时还应密切观察患者情况,如有恶心、呕吐、口唇麻木、胸闷、心悸、出冷汗等应立即停止造影,及时按过敏反应处理。给予盐酸肾上腺素注射液 1mg 肌注。对急性过敏性休克,要及时进行抢救。

3.检查后护理　嘱患者在候诊室休息 20min,观察无不良反应后方可离开。并告之患者如有皮疹、喉头发痒、呼吸不畅等症状应及时找医生就诊,以免发生意外。嘱患者多饮水以促进造影剂的排泄。

三、尿动力学检查

【概述】

尿动力学是现代泌尿外科领域下重要的组成部分。它主要是根据流体力学原理,采用电生理学方法及传感器技术,来研究贮尿和排尿的生理过程及其功能障碍。包括正常排尿生理学、泌尿系梗阻性疾病、神经性膀胱、非神经源性膀胱尿道功能障碍、遗尿症和尿失禁等尿动力学检查方法分为上尿路尿动力学及下尿路尿动力学。通过检查,结合临床所见,对排尿功能障碍性疾病的临床诊治有重要的意义。

【适应证】

下尿路功能紊乱:尿失禁、膀胱出口梗阻、神经性膀胱、儿童排尿功能紊乱及尿失禁;有泌尿系感染者宜推迟检查。

【禁忌证】

近期内接受膀胱镜检查者不应行尿动力学检查。

【检查前准备及注意事项】

1.尿动力学检查前,须将检查方法及意义告知患者,以获得合作。尽管尿动力学检查无损伤,但毕竟是侵入性检查,必要时应履行签字手续。

2.多种药物可影响逼尿肌、括约肌功能,检查前应停用2~4d,并将此类药物使用史加以记录。

3.预防性口服抗生素(检查前1d晚上、当日早上)。

4.自主神经反射亢进是一种威胁生命的紧急情况,多见于患者 T_6 以上病变致神经性膀胱者,如检查中发现突发性高血压、大汗淋漓等情况,检查应立即停止,迅即排空膀胱.并给予硝苯地平或肼屈嗪类降压药物。有直立性低血压病史者检查中不要行酚妥拉明尿道压力分布试验,如检查中发现诱发直立性低血压,应即予平卧、口服或静注高渗葡萄糖,并观察血压变化,正常后方可离开检查室。

【各项检查适应证及患者配合】

1.尿流率测定术

(1)适应证:尿流率测定属无创伤性检查,尿流率测定结果反映排尿动力及阻力的相对平衡状态,临床上多用作神经性或梗阻性病变引起排尿障碍患者的筛选性检查,并用于随诊下尿路药物或手术治疗效果。尿流率差可以是各种膀胱出口梗阻的结果,也可由于逼尿肌收缩无力所致,须进一步加以区别。

(2)患者配合:①测定前2h饮水400~600ml,待有尿急迫感再做检查,尿量过少会影响结果。②尿流率开关,调零及定标正确后嘱患者排尿,男患者立位,女患者坐位,环境应宁静及隐蔽,使患者尽量放松,使检查能正确反映其真实排尿状况。排尿时仪器即记录其排尿曲线,排尿毕关闭尿流率计。

2.膀胱压力容积测定术

(1)适应证:膀胱压力容积测定反映贮尿期逼尿期功能状态,适用于各种类型的尿失禁及遗尿症、非尿路感染性尿频尿急者、神经系统疾患及精神心理障碍(如脑血管意外、多发性硬化、脑脊髓膜膨出、帕金森病、脑脊髓损伤、肿瘤、糖尿病等)等引起的膀胱尿道功能障碍、各种伴有膀胱排空障碍的非神经源性疾病(膀胱出口梗阻、前列腺增生症、前列腺癌、膀胱颈梗阻、女性尿道综合征等)、各类盆腔脊柱手术(前列腺、结肠、直肠、子宫、腰骶椎手术)后引起的膀胱排空障碍。

(2)患者配合

1)开启总开关,准备消毒包及各种导管,膀胱灌注介质用生理盐水或0.05%呋喃西林溶液、灌注速度10~100ml/min,安装泵管、测压管、灌注管及肌电接收装置。

2)测压前行尿流率测定,嘱患者尽量排空膀胱。受检者取截石位或坐位,无菌技术及良好润滑下行导尿术,插入F9~F10导管2根或双腔管1根,放置肛门导管及肌电图电极,并连结相应的测压管、灌注管及肌电接收电缆,注意排空气泡,记录剩余尿量。

3)启动测压仪,开始膀胱灌注,仪器即自动记录膀胱压、腹腔压、逼尿肌压及肌电图曲线,记录患者出现的初尿感、强烈排尿感及急迫排尿感,做好事件标记,注意逼尿肌与外括约肌的协调性。前者收缩后者松弛谓之协调,两者皆收缩谓之不协调。

4)灌注中嘱患者咳嗽、大笑等,以诱发逼尿肌无抑制性收缩,并加标记,出现急迫排尿感时停止灌注。嘱患者收缩逼尿肌排尿,有尿液排出时的逼尿肌最大收缩力为等压性或等张性逼尿肌收缩压,排尿时以带小气囊的导尿管阻塞膀胱出口或嘱患者停止排尿后的逼尿肌最大收缩压为等容性逼尿肌收缩压(Piso)。前者示逼尿肌克服出口阻力用的力,后者示逼尿肌收缩功能,正常参考值 $50\sim100cmH_2O$,高者为收缩功能亢进,低者为收缩无力。

5)在仰卧位、坐位或立位引发逼尿肌收缩排尿的发生率分别为 66%,90%和 80%,必要时须改变体位以利排尿。测定结束,记录剩余尿量、不同时间时膀胱容量、逼尿肌压、顺应性,无或有无抑制性逼尿肌收缩,及逼尿肌外括约肌协调状况。

6)准备行排尿期压力流率测定术。

膀胱压力容积测定术的影响因素有膀胱出口功能不全、膀胱输尿管反流、灌注速度过快及患者欠合作。前者多见于脊柱裂小儿及压力性尿失禁之女性,灌注后易于漏尿,用带有气囊之导尿管堵塞膀胱内口后方能完成检查。膀胱输尿管反流可由影像尿动力学检查显示。

3.尿道压力分布测定术

(1)适应证:此检查适用于膀胱出口器质性或功能性梗阻、各种类型尿失禁、神经性膀胱、尿道功能测定、尿道及盆腔脏器交感神经兴奋性测定、作用于尿道的药物、抗失禁手术、人工尿道括约肌手术的效果测定等。

(2)患者配合

1)如压力流率测定未成功,先开放导尿管,排空膀胱,或保留约 150ml,患者在检查台上取截石位或平卧位。

2)无菌操作下经尿道口插入 F10 双腔尿道测压管至膀胱内,此管膀胱支开口于导管头部用于膀胱测压,尿道支开口于距头部 5cm 处,通过三通管(Y 形管)行尿道灌注及测压,分别联结相应导管,注意排空气泡,将测压管固定在自动牵拉器上。

3)以生理盐水行膀胱尿道灌注(2～10ml/min)并以匀速(0.5～2mm/s)牵拉导尿管,记录仪或显示器上出现尿道压(Pura)、膀胱压(Pves)及尿道闭合压之曲线。牵拉过程中嘱患者咳嗽,试验测压是否正确及是否出现尿道闭合压负压、有无溢液,尿道口有液体溢出时停止测压,重复测定 2～3 次,记录最大尿道闭合压(MUCP)、功能性尿道长度(FPL),及是否出现负压。

4)对 MUCP 高于正常者(男性＞$90cmH_2O$,女性＞$80cmH_2O$),可行酚妥拉明试验,即静脉注射酚妥拉明 0.1mg/kg,3min 后复查尿道压力分布测定术,MUCP 降低 30%以上为阳性。对阳性者可快速灌注生理盐水致患者膀胱尿意急迫,拔除导尿管,复查尿流率及剩余尿,可见尿流率改善、剩余尿减少,此即改良酚妥拉明 UPP 试验。试验阳性显示由肾上腺素能神经功能亢进、内括约肌痉挛所致尿道功能性梗阻,用阻滞药后内括约肌痉挛解除、膀胱颈有效开放、尿流改善、剩余尿减少。

4.漏尿点压力测定术

(1)适应证:用于尿失禁的定性诊断,膀胱出口梗阻者,压力性尿失禁者。

(2)患者配合

1)逼尿肌漏尿点压力测定可结合同步膀胱压力容积测定及肌电图测定进行,在会阴部消毒后经尿道口插入双腔测压导管后,测定剩余尿量,行膀胱灌注至患者日常尿量 200～300ml,速度成年人 50～60ml/min,儿童 20ml/min,观察尿道外口漏尿情况。灌注至患者最大膀胱容量,或逼尿肌压力升至 $40cmH_2O$,出现不稳定性收缩或低顺应性并漏尿,则灌注停止,记录漏尿点压力、顺应性及膀胱容量。漏尿点压力＞$40cmH_2O$,在非神经性膀胱患者即为梗阻,在神经性膀胱,则须结合肌电图结果,如无外括约肌痉挛或协同失调,方可判断为梗阻。在神经性膀胱如脊髓损伤患者漏尿点压力 $40cmH_2O$ 为安全上限,一般掌握在 $30\sim35cmH_2O$ 为妥。

2)腹肌漏尿点压力测定用于尿失禁且盆腔内脏位置无异常(无子宫脱垂等病症)、膀胱顺应性正常、逼尿肌稳定的患者,以判断尿道关闭功能。插管方式同上,以 $50\sim60ml/min$ 灌注生理盐水至 $200\sim300ml$,令患者直立,做屏气动作,或检查者缓压其膀胱区,以增加腹腔压,至观察到漏尿发生。重复 $2\sim3$ 次,得出平均腹肌漏尿点压力。腹肌漏尿点压力 $<65cmH_2O$ 表示内源性尿道括约肌功能不全,尿道关闭不良,腹肌漏尿点压力 $>100cmH_2O$ 表示尿道过度活动,介于 $65\sim100cmH_2O$ 者表示上述两者混合性原因。如膀胱压升至 $120\sim130cmH_2O$ 仍无漏尿,用力咳嗽亦不漏尿,则继续灌注至 $300ml$,腹部加压使膀胱压升至 $150cmH_2O$ 仍无漏尿,则尿失禁症结不在尿道。SLPP 的影响因素有内脏脱垂、逼尿肌不稳定性收缩及括约肌收缩的干扰。

5.电图测定术

(1)适应证:诊断下尿路神经性病变以及鉴别膀胱尿道功能性障碍。

(2)患者配合

1)患者取结石位。

2)通常于肛门一侧距肛缘 $0.5\sim1.0cm$ 处刺入 $0.5\sim1.0cm$ 至肛门括约肌浅部内,反映尿道外括约肌及肛门括约肌之生物电活动,特殊情况下(如多发性硬化症患者)可直接刺入尿道膜部外括约肌内。

6.影像尿动力学检查术

(1)适应证:采用以上简单方法不能明确诊断的下尿路功能障碍性疾病。

(2)患者配合:①采用 X 线同步透视显像及数字式同步储存的尿动力学检查仪及带有特殊座椅的 X 线膀胱镜检查台。患者取坐位或立位,右斜 $45°$,以便显示尿道。②灌注液为含 15% 泛影葡胺及庆大霉素的生理盐水,灌注速度为 $50\sim100ml/min$。膀胱测压导管为 F7.5 双腔导管,直肠测压导管为气囊导管。③放置肛门外括约肌肌电图检测装置及各种灌注测压装置,行膀胱压力容积、压力流率及肌电图同步测定,同时进行动态 X 线透视,其图像在显示屏上同步显示。④影像结果判断有无膀胱出口梗阻。注意充盈期有无膀胱输尿管反流,膀胱压水平是高压反流还是低压反流,膀胱底部是否抬高,关闭是否良好,有无漏尿;注意排尿期起步压的大小,尿流率接近最大时后尿道开放情况,开放不良在膀胱颈部、近侧还是远侧后尿道。

【护理】

1.观察患者血尿情况,并嘱其多饮水,同时注意是否有尿闭的发生。必要时给予导尿处理。

2.测体温变化,对于发热患者,报告医生,给予对症处理。

3.系感染易感者检查后应用抗生素 $24\sim48h$。

四、前列腺穿刺活检

【概述】

怀疑前列腺癌时,为确定诊断可行前列腺活检,在 TRUS 指导下系统地对数个部位进行活检,特别是触不到的硬结,而 PSA 增高时对前列腺整体进行活检。前列腺穿刺活检可获得前列腺组织,是确诊前列腺癌的重要手段,当直肠指检发现前列腺可疑硬结时,就可以在 B 超引导下行前列腺穿刺活检,以便早期诊断前列腺癌。

【适应证】

确定前列腺肿物的性质;确定前列腺肿瘤的组织学类型,以便决定治疗方案;判断前列腺癌治疗后的效果;对血清 PSA、PAP 升高的患者,临床症状和直肠指检疑属前列腺癌。

【禁忌证】

使用抗凝治疗服用阿司匹林患者;肝功能严重受损者,患严重心血管疾病,全身极度衰竭者;全身出血性疾病及感染性疾病;骨关节畸性不能采取截石位或侧卧位者。

【检查前准备】

接受抗凝治疗服用阿司匹林患者应停止使用数天后在穿刺活检。穿刺前使用抗生素,术前晚 12:00以后禁食、水,术晨清洁灌肠。

【前列腺穿刺活检】

前列腺穿刺活检有两种途径,一为经会阴,一为经直肠,其中经会阴途径在临床上应用较多,但其取材往往不够准确,而经直肠途径取材较精确,如在直肠超声引导下,其准确性更高,虽其比经会阴途径更易感染,但由于其活检阳性率高,故目前应用不断增加。前列腺穿刺针的发展使前列腺穿刺活检变得更安全、可靠,术后并发症更少。其主要步骤如下。

1.患者取膀胱截石位或侧卧位。

2.常规消毒并进行会阴部浸润麻醉。

3.在会阴中心至肛门中点处偏外 0.5cm 进针,左手示指插入直肠内,引导穿刺针进入包膜内。

4.将穿刺针穿至病变部位,扣动穿刺枪扳机,然后把穿刺针拔出,推出针芯后即见前列腺组织。

(1)直肠指检发现结节,任何 PSA 值。

(2)PSA>10ng/ml,任何 f/t PSA 和 PSAD 值。

(3)PSA 4~10ng/ml,f/t PSA 异常或 PSAD 值异常。

(4)PSA 4~10ng/ml,flt PSA 和 PSAD 值正常,B 超发现前列腺低回声结节和(或)MRI 发现异常信号。

注:PSA 4~10ng/ml,如 f/t PSA、PSAD 值、影像学正常,应严密随访。

【护理】

1.**检查前护理** 心理护理:向患者讲清楚恐惧紧张的精神状态对手术不利,会影响预后,耐心说明手术的必要性和重要性,并向患者和家属介绍,穿刺损伤小、出血少、安全性高、无疼痛等,使患者有心理准备,消除顾虑,保持情绪稳定,使者能积极配合治疗及护理。

2.**检查后护理**

(1)密切观察病情变化:术后注意观察患者有无烦躁不安、恶心、呕吐、血压升高、呼吸困难等情况,应及时准备好抢救物品,并立即报告医生,给予相应处理。血尿一般较轻,嘱患者多饮水,3d 左右血尿消失。直肠出血 2d 前后缓解,如果出血是活动性,经直肠指压前列腺及直肠填塞止血。

(2)预防并发症

1)预防出血:出血常在术后 24h 内出现。

2)预防尿路感染:用 0.5%聚维酮碘消毒尿道口 2/d,并保持床铺整洁,保持腹部、臀部、会阴部皮肤清洁干燥。

(3)预防肺病感染:患者术后卧床,活动量小,有的伴有吸烟史及患心肺疾病,易发生肺部感染,要协助翻身拍背,鼓励有效咳嗽,如痰多不易咳出可给予超声雾化吸入。要注意保暖。

(4)预防压疮:为防止术后出血,要求患者避免用力翻身,因此,护士要协助患者翻身,1/4h,翻身时动作要轻柔,避免拖、拉、推动作,以减少对皮肤的摩擦,背部及骨突部可垫软枕,及时更换脏、湿的床单、衣裤,保持皮肤清洁,预防压疮的发生。

（5）预防便秘：为预防便秘，防止术后用力大便而导致出血，常于术后给予流质及半流质饮食，并指导患者多饮水，适当床上活动，多吃粗纤维丰富的食物，吃一些香蕉及甘薯等润滑肠道，以保持大便通畅，必要时按医嘱给予软化大便及轻泻的药物，如麻仁润肠丸等。

（6）预防静脉血栓形成：因患者均为高龄，加上手术创伤、术后卧床、术中术后应用止血药等，可使血液黏稠，血流滞缓及高凝状态，易致静脉血栓形成。为防止静脉血栓形成，术后需加强下肢功能锻炼，未下床前在床上每天定时按摩双下肢，做距小腿关节的伸屈活动，多做深呼吸及咳嗽动作。避免在下肢建立静脉通道，尤其是左下肢，注意维护血管内壁的完整性。

（陈　梅）

第二十五节　神经外科手术区域备皮

神经外科手术开展初期，为了减少术中感染的概率，强调术前备皮要剔除整个头部毛发、甚至眉毛，这一传统持续至今。当神经外科术前病人头发被完全剔除时，对病人尤其是年轻女性病人心理带来的恐惧甚至超过了手术本身。随着 CT、MRI 等先进诊断工具的应用，颅内病变的定位诊断越来越准确，择期手术病人术前可以精确地确定手术切口。

方法

（一）术前备皮

对于择期手术病人术前 1d 清洗头发，最好采用脱脂性较好的洗发剂，对于头发较脏的可采用 4% 洗必泰溶液漂洗 2 遍并吹干。手术医生预先按手术切口用油性画线笔画出切口。专业护士用备皮刀将切口线两侧各 2cm 范围的头发剃净；然后将切口两边头发分组梳理成 7 股小辫，使头发齐整以免手术中进入手术野。

（二）手术时消毒铺巾的方法

病人麻醉生效后手术时如果采用头架固定，先将置头钉处用强力碘消毒后安装头架，调整好头位后固定头架。先戴无菌手套，将 20cm×30cm 贴膜粘贴整个手术切口及头发，尤其将切口备皮处皮肤粘贴紧密；再用剪刀离切口线周围头发 2mm 处剪去贴膜，仅显露手术切口宽度约 2cm。消毒后晾干消毒液后再次铺 30cm×40cm 无菌手术贴膜，仍然强调贴膜与手术切口周围粘帖紧密，铺完手术巾后再贴一层有引流袋的手术贴膜，以利于保证手术野洁净。手术后如果需放置引流管，手术医生将引流管从切口引出。

（三）手术后切口的观察及处理

术后无菌敷料覆盖创面，弹力帽固定。术后如果放置引流管，观察引流液的性质及引流量。观察切口周围头发内有无血液渗出，保证切口的清洁。术后 48h 拔出引流管，观察有无渗出。术后 5d 可使切口暴露，专业护士用 75% 的酒精棉球给予擦拭切口及周围头发，以缓解病人头部瘙痒症状。术后 7～9d 拆线。手术切口拆线后，叮嘱病人不要用手去接触切口。手术切口拆线 1 周后，专业护士协助病人将头发轻柔洗净，用软木梳子将头发梳理整齐。

小范围备头皮的目的是在顺利完成神经外科手术的同时，减轻病人的心理压力，尽快恢复术后病人的正常生活和工作。急性颅脑损伤病人头发无清洁准备，并且常因外伤使头发内有大量泥沙，同时急性颅脑损伤病人手术切口会根据病情术中给予调整,因此不宜采用。保证小范围备皮方法安全的重点在于术前头皮及头发的清洁以及手术中特有的消毒铺巾方法。这需要通过手术医生和专业护士的紧密协作。在术前清洁头皮,将切口周围 1.5cm 头发剃净,梳成小辫,使头发整齐避免进入手术范围,术中采用手术贴膜是保证手术野不被污染的一个重要环节。第一层贴膜的作用是固定头发并保证有头发的头皮与手术部位的头皮隔离;剪去切口两侧约 2cm 范围的贴膜,是为了形成消毒后无菌的手术区域。术后常规使用抗生素 4～9d。小范围备头皮在神经外科手术中的应用是安全的,与国外采用不剃头进行手术方法效果相同。在术前向病人说明该方法在手术时应用情况。通过制订出系统的术前、术中和术后头发及头皮准备的护理对策,既能够保证手术顺利地进行,又能避免感染的发生。该方法的应用,术前能明显减轻病人的心理压力,拆线后又能恢复术前的外貌。尤其是对于头发浓密的女性病人效果尤佳。针对以往全部备头皮的病人出院购买假发也减轻了经济负担。

(王 蓓)

第二章 手术室护理

第一节 手术室无菌技术

护理学的创始人英国人南丁格尔(1820～1910)在克里米亚战争中(1854～1856),率领38名护士到前线为伤病员服务。当时由于得不到清洁环境和消毒无菌操作的正确处理,许多伤病员并不是因创伤而死亡,而是由于创伤感染化脓,病死率高达60%。经过南丁格尔和同道们的努力,改进了医院的消毒、隔离和伤口包扎等,使病死率一度下降到42%,最终降到2.2%,充分说明手术消毒隔离和无菌技术操作的重要性。无菌技术操作是在执行医疗、护理技术操作过程中,使已灭菌的物品保持无菌状态不再受污染,防止任何微生物进入机体的一种方法。

一、无菌间无菌物品的管理及使用原则

(一)无菌间无菌物品的使用及管理

1.无菌间内只允许存放无菌物品,室内的温度为22～25℃,相对湿度为50%～60%。

2.无菌间内要配备空气消毒装置和温、湿度计,且有专人负责管理、检查,室内应保持清洁。

3.无菌间内的无菌物品应存放在敷料架上,敷料架应低于天花板50cm,高于地面20～25cm,距墙壁5cm以上。

4.存放无菌物品的敷料架上要有显示远近日期的箭头标识,并有各种无菌物品名称的标识;无菌物品的包装上应有灭菌及失效日期。

5.敷料架上无菌物品的存放顺序应由近及远,拿取顺序亦由近及远。

6.无菌间内存放的无菌敷料包有效期为7～14d;当室内温度超过25℃时,敷料包的有效期应缩短为7d。

7.无菌包一经打开,必须在6h内使用,铺好的无菌器械桌可保留8～12h,过时应重新灭菌后方可使用。

8.打开后未用完的无菌包,不得再送回无菌间;盛放无菌小敷料的容器应每天消毒;手术间盛消毒液的容器,应每周消毒2次。

(二)无菌持物钳的使用原则

1.取送无菌器械及物品,均需使用无菌持物钳。无菌持物钳应干燥保存于无菌量杯内。容器及持物钳应每4h更换1次。

2.使用无菌持物钳时,广口无菌容器内可放2把无菌持物钳;小口无菌容器内只能放1把持物钳。

3.取放无菌持物钳时应注意勿碰杯口,操作时要在视野范围之内,不可高过肩部或低于腰部。

4.无菌持物钳应保持无菌,不可与已开始手术的手术器械及物品接触,更不可拿无菌持物钳越过走廊到其他房间取物。

二、手术室无菌技术操作

(一)无菌技术原则

1.进行无菌操作时,环境要清洁,操作区要宽阔,关门;严禁在人员走动频繁或尘土飞扬的环境中进行操作。

理由:避免灰尘落入无菌区及无菌物品上和操作时碰触污染物,尽量降低室内气流流动,以减少空气中微生物的含量。

2.医护人员在进行无菌操作前,要戴好帽子口罩,认真洗手、刷手,衣袖要卷至肘关节以上。

理由:避免头发上的灰尘及微生物落入无菌区,预防交叉感染。

3.无菌物品必须放在无菌容器、无菌包或无菌区中。平时应遮盖,保持干燥,无菌包等一经潮湿后即不能再认为是无菌。

理由:避免空气微生物污染用物,潮湿后微生物可渗入无菌包。

4.进行操作时未经消毒的手臂不可跨过无菌区。

理由:手臂跨过无菌区时,由于地心引力作用,及手臂的甩动,微生物可落入无菌区。

5.无菌物品要用无菌持物钳取,无菌物品一经取出后,即不得再放回无菌容器内。

理由:取出的物品应认为是相对无菌的,如果再放回无菌容器内,可能污染其他无菌物品。

6.持取无菌物品时要面向无菌区,手臂必须保持在自己腰部水平,或桌面以上,不可过低。

理由:在视线以外或以下的无菌物品碰脏时,不易被察觉,其无菌程序不可靠。

7.不可面向无菌区大声谈笑、咳嗽、打喷嚏,不能控制时,应扭转头位。

理由:防止强力喷出的飞沫,通过口罩落入无菌区。

(二)无菌技术操作方法

以剖腹包为例,介绍无菌包打开法。

1.打无菌包的原则:先清洁手臂,再进行无菌操作。

2.准备物品,选择清洁、宽敞的无菌环境内进行无菌操作。

3.检查敷料包的名称、灭菌日期、灭菌效果及包布的干燥性、完整性。

4.将包放在清洁、干燥的器械车上,撕掉胶带。进行操作时,用拇指和示指按顺序揭开无菌包的外层包布:外侧→左侧→右侧→内侧,注意手不可触及包布的内面。

5.已打开外层包布的无菌包移至器械车的右侧,按外侧→内侧的顺序展开无菌包。由双手拇指、示指及中指,持包布左下角的外面,伸展右臂,揭开无菌包的盖布、扇形折叠在无菌包的右侧,铺成无菌区;注意未消毒的手臂不可横跨无菌区。

6.打开小件无菌包时,可将检查合格后的包托在手上打开:一手托包,另一手将外包布的四角抓住,稳妥地将包内物品放入已铺成的无菌区域内;或将包放在操作台上:由外侧→左侧→右侧→内侧打开外层包布,用无菌持物钳夹持包内的物品放入无菌区内。

7.由双手拇指、示指及中指持扇形折叠的盖布的外面,伸展右臂向左侧覆盖无菌包。置无菌区备用。

(三)无菌手术衣穿、脱法

1.穿无菌手术衣

(1)双手消毒后,取无菌手术衣一件,选择较宽敞的空间,将衣领提住,双手将折叠的无菌手术衣轻轻抖开。

(2)将无菌手术衣提至远离胸前,向空中轻轻抛开,双手立即迅速顺序伸入袖内。

(3)由巡回护士或他人从背后协助牵拉衣领,术者将手臂由袖口伸出,双手交叉,将垂于腰前衣服上的带子向身两旁递出,由巡回护士拉出打结。术者注意不得用未戴手套的手拉衣袖或接触其他处,避免污染。手术进行中参加手术人员如要互换位置,须背对背地转动,以免污染无菌区。

2.连台手术无菌手术衣脱法

(1)第1台手术结束后,洗净手套上的血迹,先脱去手术衣,再脱去手套。脱手术衣时,由他人解开背部带子,将手术衣自背部向前反折脱下(将衣袖自腕部向手的方向翻转脱下),使手套自然由腕部翻转于手上。

(2)用尚戴着手套的右手指、插入手套的翻折处脱去左手套至手掌部(勿触及左手的皮肤),再用左手拇指伸入右手套掌部之下,并用其余四指协助提起右手套的反折部,将右手手套脱下。

(3)用流水冲洗掉手上的滑石粉,取消毒巾擦干手及手臂,重新消毒手及手臂。

(4)如果手套已破裂或在脱手术衣时,手臂不慎被污染,须重新刷洗、消毒手臂。

(四)戴无菌手套法

1.戴无菌手套的方法

(1)取出无菌手套包内的滑石粉袋,用滑石粉涂撒在双手手指及指间。

(2)取出包内的手套,捏住手套的反折处,因手套的腕部向掌部反翻转,一般先戴入右手,对准手套五指。然后换右手插入左手手套的反折部里,提手套戴入左手。

(3)将手套反折部分翻回套压住手术衣袖上,拉好手指部分使手套紧贴腕部。用无菌盐水冲洗净手套外面的滑石粉,勿使其落入伤口。

(4)戴湿手套时,手套内盛放适量无菌水使手套撑开,便于手指、手伸入。戴好手套后将手腕部向上举起,使水顺前臂沿肘流下,再穿手术衣。

(5)无接触式戴手套法:①双手臂消毒,穿好无菌衣后,双手暂不伸出衣袖;②右侧手在衣袖内,伸进对应的无菌手套内,左侧手在衣袖内协助右手戴好手套;③左侧手用同样方法戴无菌手套。

2.戴无菌手套的要求　双手不直接接触无菌手套。

(五)外科洗手法

手和手臂消毒:手术时,手直接接触手术器械和患者手术野,但人体皮肤上常有大量的微生物存在。据统计,每平方厘米的手部皮肤通常会有1万个左右的微生物,在皮肤光滑处少一些,在皮肤皱褶处及指甲、甲沟缘处更多些(表2-1)。因此,手和手臂的消毒非常重要。

表 2-1　某院病区工作人员手指带菌测定情况

对象	调查人次	手指带菌总数(个)
医师	50	14915
护士	49	40286
工友	45	39710

消毒的范围包括手、前臂及肘关节以上7cm。目前国内使用的新型消毒剂如碘伏、无敌消毒液等擦拭

手臂的方法已较广泛应用,但是,传统的常规洗手法因其消毒效果好,价格低廉,仍在沿用。常用手臂消毒法如下。

1.肥皂刷洗手臂法

(1)用普通肥皂和清水先洗双手及手臂1遍,至肘关节上7cm左右。

(2)取消毒洗手刷蘸消毒肥皂刷手,由指尖开始沿甲缘、指甲、指间、手掌、手背、腕部、前臂、肘部,直至肘上7cm处,双手轮换,顺序刷洗,再用流水冲净。共刷洗3遍,时间10min以上。刷洗时应稍用力,并特别注意指甲、指间、手背、手掌等处。用流水冲洗时,双肘弯曲,手指向上,使水由手指处向肘部流下,不得回流。

(3)取消毒巾擦干手和手臂时,将消毒毛巾对折,底口向肘部,以另一只手拉消毒巾对角,逐步向左右移动,然后将毛巾对折处翻转,以另一面如上法擦干另一手臂。注意擦至肘部7cm以下。

(4)将手浸入75%乙醇中,双手臂在桶内用小毛巾轻轻揉擦,注意勿碰到乙醇桶的边缘,浸泡5min。举起双手,在胸前悬空待干后穿无菌手术衣,戴无菌手套。

此法效果可靠,价格低廉、使用方便,但消毒时间偏长。

2.碘伏快速擦手法(PAP-1)

(1)用普通肥皂与清水搓洗双手及手臂1遍。

(2)取无菌纱布或海绵1块,蘸含有0.1%～0.2%碘伏溶液3～4ml,顺序擦拭手和手臂2～3次,特别注意指尖、指间、指缝等处。2～3min后任其自干(碘色消失),即可穿无菌手术衣、戴手套进行手术。

近年来国内已生产出专供手术洗手的碘伏特别容器及设备,优点是可以节约刷手时间,争取了手术时机,在抢救手术方面有较大优势,并且使用方便,值得推广使用。

3.美逸柔™消毒擦手液洗手法　美逸柔™类洗手消毒液是一种应用于临床外科的快速清洗、消毒手臂的新型消毒液,它的杀菌谱较广,且有一定的润肤和保湿作用。

(1)构成成分:美逸柔™类洗手消毒液由4%氯己定外科洗手液和消毒擦手液两种溶液配套使用。①美逸柔™4%氯己定外科洗手液的主要成分:含4%氯己定和少量的滋润剂及保湿剂。②美逸柔™消毒擦手液的主要成分:由0.5%葡萄糖酸盐、70%乙醇及滋润保湿成分构成。

(2)刷洗手臂的方法:①取美逸柔™4%外科洗手液3～5ml于双手及前臂,刷洗3min(应注意指甲和指缝等处),充分冲洗干净。②用无菌毛巾擦干手臂。③取美逸柔™消毒擦手液3～5ml擦于双手和前臂,揉搓至晾干,即可穿无菌手术衣、戴手套进行手术。

4.无敌消毒液洗手法　无敌消毒液是我国研制成功的一种新型含碘消毒剂,具有迅速、较强的杀菌力,泡沫少、黏度低、稳定性好,无色,使用安全,对皮肤、黏膜无刺激、无过敏、无腐蚀性等。能杀灭细菌、真菌、甲型肝炎病毒、乙型肝炎病毒、艾滋病病毒等特点,值得推广使用。

(1)洗手浸泡法:用流水清洗双手及臂,擦干后用0.5%无敌消毒液浸泡2min。

(2)涂擦法:用流水清洗双手及臂后,用无菌纱布或小毛巾蘸取无敌消毒液3～5ml,擦搓手及臂部,晾干2min后,即可穿手术衣、戴手套进行手术。

(六)手术野皮肤消毒法

皮肤表面常有各种微生物积存,尤其是毛囊区,常为术后伤口感染的因素。因此,术前皮肤的消毒处理十分重要。

1.手术前皮肤的准备　通常于术前短暂时间内或术前1d将手术区毛发剃净,先用肥皂、清水清洗,乙醇擦拭,再用无菌纱布覆盖。剃毛时注意勿损伤皮肤。用脱毛剂去毛较剃毛为好,可减少术后感染。开颅手术时应将头发剃净,并用肥皂擦净头皮上油脂。耳部手术,如乳突手术应将耳后头发剃去5cm以上。内镜、口腔及唇部手术时剃去胡须。鼻部手术应剪去鼻毛，并在术前数日滴氯霉素滴鼻液。口腔手术前每日含漱，减少术后感染机会。眼部手术前 3d 应做结膜囊冲洗，并滴用抗生素液。子宫切除及阴道手术前 1d，外阴及阴道用消毒肥皂水及灭菌水冲洗。植皮区剃毛后（不剃毫毛）先用肥皂擦拭，去除污物，再用乙醇擦拭 2 次，用无菌单覆盖。

2.手术中皮肤及黏膜的消毒　头-颈、胸、腹、四肢等手术及植皮区先用肥皂水擦拭 1 次，再用 2.5％碘酊擦拭，最后用 75％乙醇擦拭脱碘 1～2 次。擦拭时应稍用力。口周及颌面部不能用碘酊，可用 0.5％碘伏或 0.5％洗必泰擦拭 1～2 次。黏膜消毒用 0.5％碘伏擦拭 1～2 次。阴道及膀胱冲洗可用 0.2％的碘伏溶液。

3.各种手术区皮肤的消毒范围　皮肤消毒范围应比手术区更大，以避免手术区外皮肤污染手术区，常见手术的消毒范围。

4.手术区皮肤消毒注意事项

(1)消毒前应检查手术范围皮肤的术前准备工作是否达到要求，用消毒剂时均应适当用力涂擦。

(2)消毒清洁手术切口时，应由手术区之中央部位开始，向周围皮肤均匀涂擦，已经接触边缘的消毒纱布，不应再返回中央涂擦，消毒范围要大于手术切口部分。

(3)对于感染或污染的手术区，不宜用强烈刺激性消毒液消毒皮肤，消毒顺序应从无感染区向感染区进行消毒。

（罗　洁）

第二节　手术室常用穿刺技术

一、外周静脉穿刺置管技术

外周静脉穿刺置管技术是应用特制静脉置管针（套管针）穿刺浅静脉，使塑料管进入静脉，供临床输液、输血及静脉采血用，其特点是置入静脉的塑料管可保留 7d，既可减轻患者反复穿刺的痛苦，又可减轻护理人员的工作负担；而且可较长时间维持静脉通道的通畅，更方便用药及抢救。

1.适应证

(1)各种疾病需输液治疗，纠正水、电解质失调。

(2)手术治疗需建立输液、输血、给药通道。

(3)外周静脉充盈度好，便于穿刺置管。

2.用物准备　棉签、皮肤消毒剂（安尔碘）、套管针（不同型号）、输液贴膜、三通管、一次性输液器、止血带、液体。

3.操作步骤

(1)严格无菌操作及查对制度，按常规进行输液排气，连接好三通管。

(2)选择血管及套管针型号：一般选择上肢浅静脉，常用 20 号套管针；也可根据血管静脉局部条件、输液的目的（手术大小）、患者年龄等需要，进行型号选择。

(3)绑好止血带、消毒穿刺部位皮肤；消毒范围以穿刺点为中心，环形消毒直径为 8cm。

(4)检查产品的有效灭菌日期及完整性，打开套管针包装，驱除针套及输液贴包装。

(5)旋转松动外套管,以避免套管与针芯的粘连,影响送管。

(6)左手绷紧皮肤,右手拇指与示指握住套管针回血腔两侧(直型)稳定穿刺手势。

(7)以15°~30°角进针,直刺静脉,进针速度要慢,以免刺破静脉后壁,同时注意观察回血。

(8)见回血后,降低穿刺角度,将穿刺针顺静脉走行继续推进1~2mm,以保证外套管在静脉内。

(9)右手固定针芯,以针芯为支撑,将外套管全部送入静脉。

(10)左手松开止血带,以左手拇指压住套管前端静脉,防止溢血;取出针芯,连接输液器。

(11)用输液贴固定留置针及护翼,调节滴速。

(12)记录穿刺日期、开始时间及穿刺者姓名。

(13)整理用物,注意针芯不可乱放,应置于硬质容器做无害化处理。

4.注意事项

(1)操作者应戴手套,尤其是给有传染性疾病(乙型肝炎等)患者穿刺时,以防交叉感染。

(2)选择静脉,应选择触诊柔软、富有弹性且走行较直的静脉,避免在上方有静脉瓣的静脉穿刺。

(3)禁止在手术同侧肢体及患侧肢体穿刺静脉。

(4)提高进针角度(<45°),直刺静脉,缓慢进针及送管,可有效提高穿刺成功率。

(5)遇静脉暴露不明显(肥胖、恶病质、长期输液、病情垂危等),穿刺困难,需触摸血管引导穿刺时,必须严格消毒触摸手指,避免感染。

二、颈外静脉穿刺置管技术

1.适应证　特别适用于小儿、外周静脉无法穿刺者。

2.禁忌证

(1)有心肺疾患、缺氧症状,病情危重及出血倾向者禁用。

(2)惊厥、低钙抽搐者慎用。

(3)头、颈部手术者禁用。

3.解剖特点　颈外静脉收集面部和耳周围静脉血流,在颈根部回流到锁骨下静脉,容易穿刺插管。

4.用物准备　与"外周静脉穿刺置管技术"相同。

5.操作步骤

(1)患者仰卧,垂头位,头转向穿刺对侧,选择颈外静脉暴露明显的一侧穿刺。

(2)常规消毒。

(3)左手拇指将静脉隆起处皮肤绷紧,其余四指压迫颈根部,使颈外静脉充盈。

(4)右手持套管针(小儿用22G)直刺充盈静脉,针与皮肤呈30°角,见回血后,退针芯,置入套管。

(5)连接输液器,固定。

6.注意事项

(1)选择进针点应适当,可先用穿刺针测试角度,再穿刺,避免因进针角度难以调整,造成穿刺失败。

(2)穿刺成功后勿拔出针芯,应采用针芯及套管一起送入静脉的方法。

(3)连接输液器时,勿直接与三通管相连,以免影响患者头颈部活动;或头重脚轻,套管被坠出。

三、颈内静脉穿刺置管技术

经体表穿刺至相应的静脉,插入各种导管至大血管腔内或心腔,利用其测定各种生理学参数,同时也可为各种治疗提供直接便利通路,是重症病房、大手术抢救治疗危重患者不可缺少的手段。

1.适应证

(1)外周静脉穿刺困难。

(2)长期输液治疗。

(3)大量、快速扩容通道的建立。

(4)危重患者抢救和大手术期行中心静脉压监测。

(5)用有刺激性或毒性的药物治疗。

(6)血液透析,血浆置换术。

2.禁忌证

(1)广泛上腔静脉系统血栓形成。

(2)穿刺局部有感染、损伤、肿瘤或血管炎等。

(3)凝血功能障碍。

(4)不合作,躁动不安患者。

3.解剖特点　颈内静脉从颅底颈静脉孔内穿出,颈内静脉、颈动脉与迷走神经包裹在颈动脉鞘内,与颈内和颈总动脉伴行。

(1)上段位于颈内动脉后侧,胸锁乳突肌胸骨头内侧。

(2)中段位于颈内与颈总动脉的外侧,胸锁乳突肌两个头的后方。

(3)下段位于颈总动脉前外方,胸锁乳突肌胸骨头与锁骨头之间的三角间隙内。

(4)末端后方是锁骨下动脉、膈神经、迷走神经和胸膜顶,在该处颈内静脉和锁骨下静脉汇合,汇合后右侧进入右头臂静脉,左侧进入左头臂静脉。

(5)右胸膜圆顶较左侧低,右侧颈内静脉与右头臂静脉和上腔静脉几乎成一直线,容易穿刺,而且右侧无胸导管,是优先选择的穿刺部位。

4.用物准备

(1)静脉穿刺包1个,包括套管针(成人16G、小儿18G)、穿刺针、扩张器、导引钢丝、深静脉导管1根(双腔或三腔)、消毒用海绵刷、注射器(5ml、10ml各1副),洞巾、无菌手套、持针器、缝合针(三角)、4号丝线、无菌输液贴(透明)。

(2)药品:消毒剂(安尔典等)、生理盐水、肝素生理盐水(500ml生理盐水加肝素1支配制)、1%普鲁卡因或2%利多卡因。

5.穿刺路径的选择

(1)前路法:于颈动脉三角处触及颈总动脉,旁开0.5~1.0cm处进针,针杆与皮肤冠状面呈30°~45°,针尖指向同侧胸锁乳突肌中段(即喉结/甲状软骨上缘水平)后面进入颈内静脉。

(2)中路法:于距锁骨上缘2~3横指颈总动脉前外侧进针,针杆与皮肤冠状面呈30°,紧靠胸锁乳突肌锁骨头内侧缘直指同侧乳头进入颈内静脉。

(3)后路法:于距锁骨上缘2~3横指进针,针杆置水平位,在胸锁乳突肌的深部,指向胸骨柄上窝,进入颈内静脉。

6.操作步骤

(1)去枕、平卧、头后仰,头转向穿刺对侧,必要时肩背部垫高,头低位呈15°~30°。

(2)常规消毒铺洞巾。消毒范围以穿刺点为中心,直径为20cm。

(3)穿刺点用1%普鲁卡因或2%利多卡因作局部浸润麻醉。

（4）试穿,用套管针穿刺探明位置、方向和深度,确定进针方法。

（5）穿刺血管:常选用中路法,将肝素生理盐水的注射器接上穿刺针,左手示指定点,右手持针,进针方向与胸锁乳突肌锁骨头内侧缘平行穿刺,针尖对准乳头。

（6）边进针边抽回血,进入静脉有突破感,回血通畅,呈暗红色,固定好穿刺针位置,不可移动。

（7）旋转取下注射器及穿刺针针芯,压迫穿刺点,防止血液由穿刺针流出。

（8）将导引钢丝插入套管针至静脉,退出套管针外套管。

（9）插入静脉扩张器扩张皮下或静脉。

（10）将导管套在导引钢丝外面,送入静脉后,边退钢丝,边插导管,直到右心房开口处（一般成人从穿刺点到上腔静脉右心房开口处约10cm）,退出钢丝。

（11）再次回抽血液,用肝素生理盐水冲洗后,连接中心静脉压测压装置及输液管道。

（12）固定导管,用4号丝线皮下缝合固定,再用输液贴覆盖。

7.注意事项

（1）严格无菌操作。皮肤消毒范围应符合要求,操作者必须戴无菌手套。

（2）正确掌握进针深度。进针深度与颈部长短和胖瘦有关,一般1.5～3.0cm,肥胖者2～4cm。以针尖不超出锁骨为度,太深易损伤胸膜或穿破其他血管。

（3）插入导引钢丝时不能遇到阻力,若有阻力应调整穿刺针位置,包括角度、针尖斜面的方向和深浅等;或再接上注射器回抽血液直至通畅为止。

（4）送入导管,注意导管尖端接近穿刺点时,导引钢丝必须伸出导管尾端,用手拿住,右手将导管与钢丝一同部分插入,待导管进入颈内静脉后,再边退钢丝,边插导管。

（5）准确掌握置管的长度,一般男性插入13～15cm;女性12～14cm;小儿5～8cm;若置管过深,易发生心包填塞。

（6）操作中,始终用手指堵住针尾,避免空气进入血管造成空气栓塞,尤其是深吸气进针时,中心静脉压低,很容易造成空气栓塞。

（7）有回血,送导管困难,不要急于拔管,可考虑顶于对侧血管壁,调整方向后再进。

（8）注意患者体位和局部解剖标志,避免一种进路反复多次穿刺。

8.并发症的处理

（1）误穿动脉:若穿刺针进入血管时,回血压力高,血呈鲜红色,应考虑为误穿动脉,常见于颈动脉及锁骨下动脉。处理应立即拔针,指压穿刺部位5～10min。

（2）气胸:大多发生经锁骨下穿刺的患者。发生原因多为操作不熟练,患者不配合、烦躁不安,患者有胸廓畸形、胸膜有粘连等。患者表现为呼吸困难,同侧呼吸音减低,胸透可以确诊,治疗可以采用胸膜腔穿刺。

（3）空气栓塞:少见,但可致命。穿刺置管过程中,只要按操作常规进行,发生的可能性极小;导管接头脱开,占气栓发生率的71%～98%。患者表现突发呼吸困难,右室流出道阻塞,缺血、缺氧。处理应立即左侧头低位,通过导管抽吸空气;经皮行右室穿刺抽气,或急诊行体外循环。

（4）心包填塞:不常见。主要因心脏原有病理改变或置管过深,导管质地较硬,不光滑,钝圆而诱发。常表现为突然发绀,颈静脉怒张,恶心,胸骨后疼痛,呼吸困难,血压低,脉压变窄,奇脉,心音低远。处理应立即中止经深静脉导管输液,并将中心静脉输注器的高度降到低于患者心脏水平。

（5）感染:常因无菌操作不严,患者全身情况差,抵抗力低,导管留置时间过长（不宜超过4周）,局部组织损伤、血肿、感染灶等原因引起。患者出现不能解释的寒战、发热,局部有压痛和炎症反应,查血白细胞数增高。血培养可确诊。处理应立即拔除导管,并作细菌培养,指导治疗。

(6)神经和淋巴管损伤:颈内静脉穿刺进针太偏外侧,损伤臂丛神经。患者表现上臂有触电样麻木感或酸胀感或上臂抽动。处理应立即退出穿刺针,调整后重新穿刺或重选穿刺部位。淋巴管损伤,在左侧穿刺置管时才会误损伤。

四、锁骨下静脉穿刺置管技术

1.适应证

(1)与"颈内静脉穿刺置管技术"相同。

(2)颈内静脉穿刺困难者。

2.禁忌证　与"颈内静脉穿刺置管技术"相同。

3.解剖特点

(1)锁骨下静脉是腋静脉的延续,起于第1肋骨外侧缘,于前斜角肌的前方、跨过第1肋骨,成人长3～4cm,直径1～2cm。

(2)静脉在锁骨下内1/3及第1肋骨上行走,在前斜角肌内缘与胸锁关节后方,与颈内静脉汇合,分别形成左、右头臂静脉。

(3)锁骨下静脉的后侧有胸膜顶。

(4)锁骨下静脉正位时最高点在锁骨中点偏内,侧位时位于锁骨下动脉的前下方,其间有前斜角肌分隔,成人厚达1.0～1.5cm。

4.用物准备　与"颈内静脉穿刺置管技术"相同。

5.穿刺路径的选择

(1)锁骨下径路:在锁骨中,内1/3交界处下方1cm处进针。针尖向内偏向头端,针杆与平面呈25°～30°,进针3～5cm。

(2)锁骨上径路:在胸锁乳突肌和锁骨头外侧缘,锁骨上约1.0cm进针,针尖与锁骨或矢状切面呈45°角,在冠状面针杆呈水平或略前偏15°,朝向胸锁关节,进针1.5～2.0cm。

6.操作步骤

(1)体位:选择锁骨下径路,上肢垂于体侧并略外展,头位高15°,肩后垫小枕(背屈),使锁肋间隙张开,头转向对侧;选择锁骨上径路,肩部垫小枕即可。

(2)常规消毒铺巾及局部浸润麻醉。

(3)锁骨下法最常用。右手持连接注射器之穿刺针,保持针与额面平行,左手示指放在胸骨上凹处定位,穿刺针指向内侧稍上方,紧贴在锁骨后,对准胸骨柄上切迹进针,一般进针3～5cm,即可抽到回血。

(4)抽到回血后,旋转针头,斜面朝向尾侧,固定外套管。

(5)拔除针芯,插入导引钢丝及导管等,以后操作步骤同"颈内静脉穿刺置管技术"。

7.注意事项

(1)因解剖位置的缘故,操作时易穿破胸膜,故应准确掌握进针位置及深度。

(2)因本方法并发症较多,出血和血肿不易压迫止血,建议尽量少选用此方法穿刺置管,而在其他静脉穿刺困难时选用。

五、股静脉穿刺置管技术

1.适应证

(1)基本与"颈内静脉穿刺置管技术"相同。

(2)颈部、胸部手术者。

2.禁忌证

(1)下肢、腹部、会阴部手术者。

(2)穿刺局部有感染、损伤者。

3.解剖特点

(1)股静脉为下肢最大静脉,是腘静脉的延续,在大腿根部腹股沟韧带下方与股动脉同行于股血管鞘内,位于动脉的内侧,外侧为股神经。

(2)在腹股沟韧带下 1.5～2.0cm 处有大隐静脉汇入,即使是股动脉搏动微弱或摸不到的情况下,也易穿刺成功。

4.用物准备　与"颈内静脉穿刺置管技术"相同。

5.穿刺路径的选择

(1)以腹股沟韧带下方 3～4cm,股动脉搏动的内侧作为穿刺进针点,穿刺针杆与腿纵轴平行,与皮肤夹角为 30°～45°,针尖指向剑突,进针 2～4cm。

(2)在休克、心跳呼吸骤停等情况下,股动脉搏动扪不清,可将髂前上棘与耻骨结节之间的连线分为三等份,股动脉位于中内 1/3 段交界处,股静脉位于股动脉内侧 1.0～1.5cm 处,可在此点下方 3cm 处进针试穿。

6.穿刺步骤

(1)患者平卧,穿刺侧大腿外展,外旋 30°～45°,自然屈膝或不屈膝,不能平卧者可取半卧位。

(2)常规消毒、铺巾及局部麻醉。

(3)以右侧股静脉穿刺为例,操作者位于患者右侧,用左手示指、中指尖触及股动脉搏动,指示股动脉走向,右手持穿刺针靠近股动脉搏动的内侧进针穿刺股静脉。

(4)抽到回血,固定外套管,退出针芯。

(5)插入导引钢丝及导管等,以后步骤同"颈内静脉穿刺置管技术"。

7.注意事项

(1)穿刺前应清洁会阴部、穿刺点及周围皮肤。

(2)穿刺点用透气性无菌薄膜敷贴密封,接头处消毒后用无菌敷料包裹。

(3)注意保持穿刺部位干燥,避免污染。

(4)留置导管时间不宜过长,建议不要超过 72h。

六、桡动脉穿刺置管技术

1.适应证

(1)各类大手术,需监测动脉压及做血气分析者。

(2)严重创伤和重危患者手术、救治时。

（3）低温麻醉和控制性降压。

2.解剖特点　腕部桡动脉位于桡侧屈腕肌腱和桡骨下端之间的纵沟内。桡动脉构成掌深弓、尺动脉构成掌浅弓。两弓之间存在侧支循环,掌浅弓的血液99％来自尺动脉。

3.用物准备

（1）动脉穿刺针（套管针）:成人用20G,小儿用22G,测压装置1套（包括压力换能器的圆盖、三通开关、延长管及输液器和加压袋（或输液泵）。

（2）50ml注射器或输液袋,内配有肝素生理盐水（肝素1～2U/ml）,常规消毒皮肤、用物常规使用局部麻醉药物等。

（3）托手板及垫高手腕部用的垫子、绷带、输液贴。

4.操作步骤

（1）患者平卧,上臂外展（常选用左手）,固定托手板上,腕下放垫子,背屈或抬高60°。

（2）操作者左手中指摸及桡动脉搏动,示指在其远端轻轻牵拉,确定穿刺点（在搏动最明显处的远端约0.5cm）。

（3）常规消毒铺巾及局部麻醉,操作者戴无菌手套。

（4）穿刺桡动脉,套管针与皮肤呈30°角,对准中指摸到的桡动脉搏动方向,直刺入动脉,观察回血。

（5）抽出针芯,如有血喷出,可顺势推进套管,血外流通畅表示穿刺置管成功。

（6）如无血流出,可将套管压低呈15°角,并后退套管,直至尾端有血畅流为止,然后再将导管沿动脉平行方向推进。

（7）连接测压系统,用输液贴固定。

（8）取出腕下垫子,用肝素盐水冲洗1次,即可测压。

5.注意事项

（1）穿刺成功后,固定要牢靠,以防套管滑出。

（2）若穿刺失败,须换另一侧,必须将腕部进行加压包扎,以防溢血而引起皮下血肿。

（罗　洁）

第三节　麻醉方法及麻醉并发症的处理

现代麻醉包括临床麻醉、急救和复苏、重症监测治疗和疼痛治疗等。

临床麻醉的目的是消除患者手术时的疼痛与不适,清除或减轻手术不良反应,保障患者术中安全,为手术顺利进行创造良好的条件。

麻醉中监护工作十分重要。护理人员不仅在麻醉前、中、后有大量护理工作要做,而且也是麻醉恢复室、重症监护病房的基础力量;不仅要掌握各种护理技术,还要掌握临床麻醉基础知识及各种现代化监护技术,甚至直接参加麻醉配合工作,因此,必须对麻醉有一个全面的了解。

一、麻醉前准备

麻醉前准备的目的在于消除或减轻患者对麻醉与手术产生的恐惧与紧张心理,以减少麻醉的并发症,利于麻醉的诱导与维持,减少麻醉意外。

（一）麻醉前访视

手术前 1d,麻醉医师到病房探访患者,向患者解释麻醉的有关事宜,减少患者的恐惧;查阅病历了解患者的全身状况;同时征求患者对麻醉的同意,根据病情及患者要求酌情处理,并拟定麻醉方案,选择麻醉前用药和麻醉药。

访视患者后做好术前麻醉记录,建立麻醉前讨论制度,由经管麻醉医师向全科汇报患者一般情况、存在并发症、术前准备是否完善以及拟采用的麻醉方法等,由大家讨论确定麻醉方法,让患者及家属签署麻醉同意书。

（二）患者准备

1.术前做好解释工作,使患者了解麻醉方法及麻醉后的反应,以取得合作,并消除对麻醉的恐惧与不安心理。

2.麻醉前应尽可能改善患者的全身体状况,如术前休克患者应予抗休克治疗;高血压患者应将血压控制在较满意水平;有冠心病及心律失常者,应给予心肌营养和抗心律药物治疗;严重贫血者,应先输血,以改善贫血状况。

3.成人麻醉前 12h 内禁食,4h 内禁饮;婴儿和儿童在手术前 6h 禁食。

（三）麻醉前用药

1.目的　使患者情绪稳定,缓解和解除术前的疼痛,以减少麻醉意外;降低基础代谢,减少麻醉药用量;减少呼吸道分泌物,利于麻醉进行。

2.常用药物　一般术前 30~60min,可选用下列药物之一作皮下或肌内注射。

(1)镇静药:地西泮(安定)、咪达唑仑、劳拉西泮(氯羟去甲安定)、氟哌利多或氟哌利多醇、异丙嗪、奋乃静(羟哌氯丙嗪)等。

(2)催眠药:苯巴比妥、戊巴比妥和司可巴比妥等。

(3)镇痛药:吗啡、哌替啶和芬太尼等。

(4)抗胆碱药:阿托品和东莨菪碱。

(5)特殊用药:对于易误吸的患者,予 H_2 受体拮抗药,如西咪替丁和雷尼替丁等。

（四）麻醉药品及器械准备

1.药品准备　根据患者情况和麻醉方法,确定用药的种类和剂量。

2.器械准备　根据不同的麻醉方法准备所需器械物品;同时术前应准备好吸引器、开口器、咽导管、气管插管、喉镜、供氧设备、麻醉呼吸机、生命体征监测仪等急救设备,以保证患者的安全。

二、全身麻醉

全身麻醉指用全身麻醉药使产生中枢神经系统抑制,进入神志消失的麻醉状态,这种抑制是可逆的或可控的,手术完毕患者逐渐清醒,不留任何后遗症。麻醉过程包括麻醉诱导、麻醉维持和麻醉苏醒 3 个阶段,临床上常用的麻醉方法有吸入麻醉、静脉麻醉、复合麻醉。

（一）吸入麻醉

吸入麻醉药经呼吸道吸入,在血液中达到一定浓度,产生麻醉,称为吸入麻醉。

1.常用吸入麻醉药

(1)氧化亚氮(笑气):为无色、无味、无刺激性的惰性气体麻醉药,具有较好的镇痛作用,在不缺氧的情况下,对生理功能影响小;但有弥散性缺氧和体内气体容积增大等不良反应。多在复合麻醉中用,麻醉的同时,吸入氧浓度不应低于 30%。

(2)氟烷:为一碳氢卤族化合物,无色透明液体,带有苹果香味,不燃不爆,麻醉效能强,咽喉反射消失快,不易诱发喉痉挛及支气管痉挛。加深麻醉即血压下降,血压下降程度与吸入浓度成正比。麻醉后心率多减慢,使用阿托品可预防。易发生心律失常,因此禁止同时使用肾上腺素类药物,能抑制子宫收缩,难产、剖宫产等禁用,以免增加产后出血。注意其对肝脏功能的损害。

(3)恩氟烷、异氟烷:是目前最常用的吸入麻醉药,麻醉效能强,诱导迅速,苏醒快而平稳,无燃无爆的危险,对气道无刺激性,不增多分泌物,肌肉松弛作用好,对肝、肾毒副作用小,对循环系统抑制轻微。

2.吸入麻醉方法　吸入麻醉是通过麻醉机和专用挥发罐实施,吸入方法分为开放式、半开放式、半紧闭式和紧闭式,开放式和半开放式吸入法较安全。

(二)静脉麻醉

将麻醉药注入静脉而产生全身麻醉作用称静脉麻醉。常用的药物如下。

1.硫喷妥钠　硫喷妥钠为超短效的巴比妥类药。易通过血-脑脊液屏障,静脉注射后 1min、肌内注射后 2~5min 即入睡,静脉诱导快而平顺。但对循环和呼吸有明显的抑制作用(与用药剂量、注射速度有关),因此呼吸道有梗阻、危重病患者及循环代偿功能差的患者应慎用或禁用。此药还能抑制交感神经,兴奋副交感神经,诱发喉痉挛和支气管痉挛,因此哮喘患者禁用。

(1)适应证:硫喷妥钠适用于全麻诱导、小儿基础麻醉、复合麻醉的辅助药。亦可用于小手术,如脓肿切开、人工流产等的镇痛。

(2)给药方法

1)静脉注射:麻醉诱导用 4~6mg/kg,小手术可分次少量用药。当患者神志消失、眼睑反射消失、眼球固定、针刺或划皮无反应时即可手术。一次总量不超过 1g。

2)肌内注射:配制硫喷妥钠浓度为 2%~2.5%,以 15~25mg/kg 肌内注射作为小儿基础麻醉,一次最大剂量不超过 0.5g,45~60min 后可追加原剂量的 1/2。硫喷妥钠基础麻醉仅为药物睡眠,止痛必须靠局部麻醉或其他麻醉方法方能完成手术。

(3)护理措施

1)硫喷妥钠溶液应现配现用,若粉末不易溶解而有沉淀或溶液带颜色,示为变质,不宜再用。

2)硫喷妥钠为强碱性药物,不能与酸性药物混合。

3)静注时应避免漏到皮下或注入动脉,以免引起组织或肢体坏死。

4)肌注时应达肌层,以防注入皮下使脂肪组织发生皂化。

2.氯胺酮　氯胺酮可选择性地抑制丘脑—新皮质系统及大脑联络径路,而延脑及边缘系统则呈兴奋状态。注射后表现为意识与感觉分离,外观似浅麻醉或浅睡眠状态,或清醒而表情淡漠。眼睑或睁或闭,眼球水平震颤,但有深度镇痛作用,这种选择性的抑制与兴奋作用被称为分离麻醉。该药清醒过程可出现幻觉与噩梦,辅用安定类药有一定预防作用。氯胺酮对循环系统有兴奋作用,可增高颅内压、眼压和肺动脉压,因此有上述情况者禁用。

(1)适应证:小儿基础麻醉、复合麻醉辅助药、烧伤切痂植皮术及表浅手术麻醉。

(2)应用方法

1)静脉注射:1~2mg/kg,1min 起效,维持 10~15min,以后根据手术需要每 10~15min 追加首次剂量的 1/2,或配制成 0.1%氯胺酮溶液静脉点滴维持。

2)肌内注射:适用于小儿,3~6mg/kg,注射后 3~5min 起效,维持 30~40min,以后追加首次剂量的 1/2。

3.羟丁酸钠　为中枢递质γ-氨基丁酸的中间代谢产物,毒性低,镇静催眠作用强。用药后产生类似自然睡眠的麻醉状态,副交感神经系统功能亢进,可出现心动过缓,阿托品可预防。该药用后可促使钾离子进入细胞内,使血清钾降低,故低血钾患者禁用。

(1)适应证:此药适用于小儿基础麻醉,麻醉诱导及其他麻醉辅助用药。

(2)应用方法:静脉注射 50～100mg/kg,缓慢推注,维持时间 45～60min。

4.丙泊酚(异丙酚)　丙泊酚是超短效静脉麻醉药,静脉注射后 1min 之内睑反射消失,4～5min 即可恢复,苏醒快而完善,无兴奋现象。丙泊酚只有轻度镇痛作用,常需与芬太尼等药物配伍,对心血管影响与硫喷妥钠相似,但对呼吸抑制强于硫喷妥钠。缺点是注射部位疼痛和血压下降。

(1)适应证:此药适应于门诊小手术的全身麻醉。

(2)应用方法:成人静脉注射 2～2.5mg/kg。

(三)静脉复合麻醉

给两种以上静脉麻醉药物,产生催眠、镇痛和肌松等作用的全身麻醉,称静脉复合麻醉。

1.普鲁卡因静脉复合麻醉　普鲁卡因能较快进入神经组织,静注后可抑制中枢神经系统的活动,表现为镇痛和神志模糊。中毒量的普鲁卡因可引起阵挛性惊厥。普鲁卡因仅用于全麻的维持,由于镇痛不全,亦无肌肉松弛作用,因此需辅助用药才能完成麻醉。

(1)应用方法:先用硫喷妥钠诱导麻醉后,再用 1%～2%普鲁卡因加 0.4%的琥珀胆碱静脉点滴维持。第 1 小时的静滴速度为 1mg/(kg·min),以后酌情减量。术中根据手术刺激的强度辅用止痛药,如哌替啶、芬太尼、氯胺酮或间断吸入麻醉。术毕前 10～15min 停药,一般都能很快清醒。

(2)麻醉深度的判断:一般根据血压、脉搏、眼部反射、肌张力、肢体活动度等综合因素,调整静滴速度,控制麻醉深度。

2.芬太尼静脉复合麻醉　芬太尼为主的复合麻醉,常与地西泮或咪达唑仑和肌松药复合,为心血管手术首选麻醉方法,它不仅镇痛作用强,而且毒性低,对循环系统影响轻微。

(1)适应证:常用于各种先天性心脏病,如房间隔、室间隔缺损修补术及动脉导管未闭结扎术等。

(2)应用方法:首先计算芬太尼的用量,为估计麻醉手术时间(min),除以 10,乘以体重(kg);然后静脉注射总量的 1/2 量,地西泮或咪达唑仑 10～20mg,琥珀胆碱静注后气管插管,机械肺通气。手术开始前将剩余的半量芬太尼静注,以维持麻醉,必要时追加地西泮。

3.神经安定镇痛麻醉　神经安定镇痛麻醉是以神经安定药丁酰苯类氟哌利多和强效镇痛药如芬太尼(50∶1)为主的一种静脉复合麻醉方法。临床表现为患者安静不动,对环境漠不关心,闭目嗜睡,唤之能应。此方法对心血管功能和肝肾功能影响较轻微,术后苏醒较快。

(1)适应证:适用于神经外科及腹腔内较大手术患者的麻醉。

(2)应用方法:氟哌利多 5mg 和芬太尼 0.1mg 为 1U,诱导按 0.5U/kg,用琥珀胆碱或其他肌松药辅助完成;麻醉维持按 1U/h 追加,但以维持循环系统作为用药的指征之一,总量应小于 5U。

(四)气管插管术

气管插管术是保持呼吸道通畅,便于麻醉过程中管理呼吸道的最好方法。不仅广泛应用麻醉实施,而且在危重病患者呼吸循环抢救复苏过程中也发挥了重要作用。

1.插管用具

(1)喉镜:根据患者情况、气道不同的解剖特点及操作的习惯选择大小合适的弯形或直形镜片。

(2)气管导管:应根据插管途径、患者的年龄、性别和身材选择导管,导管的粗细以法制(F)为标准,一般成年女性用 F32～F38,成年男性用 F34～F40,小儿用导管的粗细＝年龄＋F18。

(3)牙垫:与气管导管并联固定于口中,防止麻醉减浅时咬瘪导管。

(4)插管钳:用于夹住导管送入声门。

(5)滑润剂:涂于气管导管上,以免损伤喉黏膜。

(6)喷雾器:内装表面麻醉药,用于喉黏膜表面麻醉。

2.插管步骤

(1)放入喉镜:患者张口,麻醉者右手提起下颌,左手持喉镜,自患者右侧口角置入,镜片将舌体挡向左侧后移至正中。此时可见悬雍垂。右手推头使头尽量后仰。继续伸入镜片,见会厌后将镜片远端伸入舌根与会厌面间的厌谷再上提喉镜,此时声门显露于视野中。

(2)插入气管导管:右手握笔状持气管导管,将斜口端对准声门裂插入声门下 3～5cm。

(3)插入牙垫:将牙垫插入上下齿之间,退出喉镜,用胶布固定导管及牙垫,以防导管深入或滑出。

3.气管插管注意事项

(1)动作轻柔,避免使用暴力,以免损伤咽喉组织而致血肿、出血、水肿。

(2)正确使用喉镜,防止门牙脱落,或老年人牙残根脱掉坠入气道。

(3)插管完成后,及时判断是否有误插入食管的可能,并核对导管插入深度,防止导管插入过深,致单肺通气而缺氧。

(4)有分泌物及时吸引,防止气道阻塞。

三、椎管内麻醉

椎管内麻醉包括蛛网膜下腔麻醉、硬脊膜外腔麻醉及骶管麻醉。椎管内麻醉为我国常用的麻醉方法,其中硬脊膜外腔麻醉应用尤为广泛,约占麻醉总数的 50％以上。

(一)蛛网膜下腔麻醉

蛛网膜下腔麻醉简称腰麻。是将局部麻醉药自腰椎棘突间隙注入蛛网膜下腔脑脊液中,使一定范围内的脊神经根、脊神经节及脊髓表面部分产生不同程度的阻滞,暂时失去传导功能,从而产生麻醉效果。麻醉平面在胸 10 以上平面称为高位腰麻,胸 10 以下平面称为低位腰麻,仅限于肛门会阴部者称为鞍麻。

1.操作与管理

(1)穿刺时体位:腰麻取侧卧位,鞍麻取坐位。尽量使腰部屈曲,棘突间隙张开,便于穿刺。

(2)穿刺点定位:成人应选第 2 腰椎以下间隙,小儿应选第 3 腰椎间隙以下穿刺,以免损伤脊髓。

(3)腰椎穿刺术:必须在严格的无菌技术下进行。在预定穿刺点做皮内、皮下和棘间韧带逐层浸润。穿刺针在棘突间隙中点进针,与背部皮肤垂直方向逐层进入,并仔细体会针尖处的阻力变化。当针尖穿过黄韧带时,有阻力突然消失的"落空"感觉。继续推进时常有第 2 个"落空"感,提示已穿破硬脊膜而进入蛛网膜下隙,此时脑脊液流出,示穿刺成功。

(4)注射:将预先准备好的麻醉药注入蛛网膜下腔,注药前后均应轻轻回吸脑脊液,确保药液全部注入蛛网膜下腔。

(5)麻醉平面的调节与控制:根据手术时间及部位,在麻醉药的剂量、注药时的体位,药液比重,注药的速度等方面控制与调节麻醉平面在预定范围。

2.适应证与禁忌证 本方法适于腰部以下手术。严重心血管、呼吸系统的疾患,中枢神经系统疾病,脊柱畸形,穿刺点局部有感染,精神病,严重神经官能症,凝血功能异常的患者等禁忌。

3.并发症及防治

(1)头痛:系脑脊液漏至硬脊膜外间隙,使颅内压下降所致,常于术后 24～72h 患者开始活动时发生,典型的症状为直立位时头痛加重,而平卧后好转,一般 3～7d 可自愈。

用 24～26G 细针穿刺,减少硬膜裂口,可预防其发生;术后去枕平卧 6～12h,术中、术后给予足量补液,亦为预防措施。有头痛者适当给予镇静止痛药,亦可于硬脊膜外隙注入中分子右旋糖酐 30～40ml。

(2)尿潴留:局部麻醉药在骶区浓度高,消失晚,因此骶神经功能恢复慢,或因会阴区疼痛,影响排尿。可用针刺治疗或诱导小便,必要时行导尿。

(二)硬脊膜外间隙阻滞麻醉

将局部麻醉药注入硬脊膜外间隙,阻滞脊神经根,使其支配的区域产生暂时性麻痹,称硬膜外间隙阻滞麻醉,简称为硬膜外阻滞。是我国目前应用最广泛的麻醉方法。

1.分类　根据脊神经阻滞的部位不同,临床上分为以下几类。

(1)高位硬脊膜外阻滞麻醉(颈或上胸段):适用于颈部、上肢和胸壁手术,穿刺点在颈 5 与胸 6 之间。

(2)低位硬脊膜外阻滞麻醉(中或下胸段):适用于腹部手术,穿刺点在胸 6 与胸 12 之间。

(3)低位硬脊膜外阻滞麻醉(腰段):常用于下肢和盆腔手术,穿刺部位在腰椎各间隙。

(4)骶管阻滞麻醉:经骶裂孔穿刺,适用于会阴区的手术,小儿可根据局部麻醉药的容积和浓度阻滞下腹部或下肢。

2.方法与步骤

(1)体位:与腰麻相同,低位硬脊膜外隙阻滞亦可采用坐位。

(2)穿刺点的选择:以手术切口为中心选择。

(3)穿刺法:采用直入穿刺法或旁正中穿刺法进入硬脊膜外腔,穿刺针到达黄韧带后,根据阻力的突然消失、负压的出现以及无脑脊液流出等现象,即可判断穿刺针是否已进入硬膜外间隙。

(4)导管插入:当确定针尖已进入硬脊膜外间隙后,插入硬膜外导管,导管再进入硬脊膜外间隙 3～5cm,拔去穿刺针,用胶布固定于患者背部。接上注射器,便于连续用局部麻醉药,称连续硬脊膜外隙阻滞法,此法安全,麻醉时间不受限制。也有一次注药后拔除导管者,但此法不如前者安全,且麻醉效果缺乏可控性,如麻醉药剂量不足,麻醉效果欠佳,将无法弥补。

3.注意事项

(1)必须先注入试验剂量的局部麻醉药,即注入 2％利多卡因 3～5ml,观察 5min 确定无腰麻征才可继续用药。如针尖已误入蛛网膜下腔,试验剂量即可引起腰麻体征。

(2)硬脊膜外阻滞麻醉的管理同腰麻,但其适应证较腰麻广,几乎用于颈部以下尤其是胸部以下的手术,而在上胸部麻醉时,由于肋间肌的麻痹,呼吸管理尤为重要。

(3)硬脊膜外阻滞麻醉的严重问题是全脊髓麻醉和神经损伤,前者可引起呼吸心脏骤停,后者会留下永久性瘫痪。预防与治疗的重点是穿刺时轻柔细致,以防穿破硬膜或损伤神经,用药后密切观察,以便及早发现问题及时处理。

四、局部麻醉

局部麻醉(简称局麻)可使身体一定部位的感觉神经传导功能暂时性阻断,失去痛觉,以利手术施行。

(一)常用局部麻醉方法

1.表面麻醉　局部麻醉药透过黏膜表面,使浅表神经末梢产生的无痛状态。适用于眼、耳、鼻、咽喉、气管、食管、尿道等手术或内镜检查。

2.局部浸润麻醉 将局部麻醉药液注射在手术区组织内,以阻滞组织中的神经末梢。因用药量大,一般应用最低有效浓度。

3.区域阻滞麻醉 在手术野周围及其基底部注入局部麻醉药,阻滞进入手术野的神经干和神经末梢。适用于囊肿切除、活检等小手术。

4.神经干(节、丛)阻滞麻醉 在神经干(节、丛)周围注入局部麻醉药,阻滞其传导,使其支配的区域无痛。临床常用的有颈丛神经阻滞、臂丛神经阻滞、肋间神经阻滞等。

(二)常用局部麻醉药

按化学结构可将局部麻醉药分为脂类与酰胺类,前者有普鲁卡因、丁卡因;后者有利多卡因、布比卡因。

(三)局部麻醉药中毒

由于局部麻醉药进入血循环,使血中浓度超过机体耐受阈所致。

1.原因

(1)一次用药量超过最大限量。

(2)局部麻醉药误入血管或在血管丰富区吸收快。

(3)由于局部麻醉药的个体耐受性差异很大,有的患者用小剂量局部麻醉药或低于常用量,也出现毒性反应,这种情况称为高敏反应。

2.症状及体征 根据中枢神经系统症状及体征可分为轻、中、重3度。

(1)轻度:以精神异常为特征,患者失去理智,一般出现多言、烦躁不安或沉默、嗜睡等。

(2)中度:以面部小肌肉震颤为特征,可出现恶心、呕吐等症状。

(3)重度:出现全身抽搐和惊厥,患者可因抽搐缺氧而死亡。

呼吸循环系统早期表现为兴奋,以后转为抑制,严重者呈现昏迷,肌肉松弛,面色苍白,皮肤湿冷,血压下降,脉快而弱,呼吸浅慢。如抢救不及时,可因呼吸循环衰竭而死亡。

3.预防

(1)一次用药不超过最大限量。

(2)局部麻醉药中加入1/20万～1/50万的肾上腺素,以减缓局部麻醉药吸收。但指(趾)、神经阻滞麻醉及高血压患者等禁用。

(3)缓慢注药,注药前先回抽,以免误入血管内。

4.处理

(1)症状轻者停药观察,并做好进一步抢救准备。

(2)静脉输液,促进排泄。

(3)抗惊厥。

1)地西泮:10～20mg 或 0.1～0.2mg/kg。

2)硫喷妥钠:2%～2.5%硫喷妥钠 3～5ml 缓慢静脉注射。

3)肌肉松弛药:应在气管插管或人工呼吸装备下进行。

(4)给氧:自鼻导管或面罩均可,如呼吸抑制或停止,则行气管插管。

(5)支持循环功能:根据不同情况应用升压药或强心药等。

(6)心跳停搏:应立即进行心、肺、脑复苏。

五、低温麻醉

控制性降温,可降低组织代谢,提高机体对缺氧的耐受能力,从而保护大脑及其他代谢率较高的器官免受局部缺血或缺氧的损害。体温每下降 $1℃$,基础代谢率下降 6.7% ,若体温降至 $28℃$ 时,新陈代谢可降至正常的一半。

(一)适应证

1.心血管外科手术　如较为复杂的心内畸形矫正术。在深低温停循环时,对婴幼儿可阻断循环 1h;若体表温度降至 $28\sim30℃$,可阻断循环 $8\sim10min$ 。

2.神经外科手术　主要应用于需要部分或全部阻断脑血供的手术,体温若降至 $30℃$,可有效地控制颅内高压及预防脑缺血、缺氧。

3.其他疾病治疗　如甲状腺危象,恶性高热等高代谢疾病的治疗。

(二)实施方法

1.实施低温麻醉的原则

(1)避免应用易引起心律失常的药物(如氟烷)。

(2)术前麻醉诱导后应用具有预防寒战、扩张末梢血管的药物(如吩噻嗪类药)。

(3)待麻醉维持至一定深度时,方可开始体表降温。

(4)深低温麻醉,可给大剂量肾上腺皮质激素,以减少缺氧对脑细胞的损害。

2.降温的方法

(1)在手术床上放置与人体大小相仿的冰槽,待麻醉维持到一定深度时连接好各种监测导线,并向冰槽内注入加有碎冰块的 $0\sim4℃$ 水(成人),小儿一般用 $2\sim4℃$ 水即可。

(2)浸泡 15min,测直肠或食管下段温度达 $33℃$ 时,可放出冰水。一般出水后,中心温度还可以继续降至 $30℃\pm1℃$ 。

3.复温方法

(1)电热毯法:术前将电热毯铺于手术床上,当手术已不需要低温,即可接通电源加热,温度控制在 $45℃$ 以下。

(2)血液转流法:体外循环下血液复温多用于体外循环降温法,是利用复温器血液加温($40℃$)后转流。

(3)体表复温法:手术即将结束,用热水袋($40\sim45℃$),分别置于患者腹股沟、颈部、躯体两侧;注意水温不可超过 $50℃$,避免发生烫伤。

(三)监测

1.体温监测　一般常用鼻咽、食管及直肠温度监测。

2.心电图监测　降温过程中最危险的并发症为心室纤颤。

3.血压监测　一般采用无创血压监测,但深低温时,因寒冷反应致血管收缩,故常用有创动脉压监测。

4.中心静脉压监测　可作为患者输血、输液的参考指标。

5.血气和电解质监测　因降温过程中可发生酸碱平衡失调和电解质紊乱。

6.尿量监测　有助于掌握肾功能及肾血流灌注情况。

六、控制性低血压

在血液丰富的组织和大血管部位施行手术时,因出血较多且难以控制,为了减少手术中的渗血,在麻醉过程中,采用一定的方法,将收缩压降低至 80～90mmHg,或者将平均动脉压降至 50～65mmHg,不致有重要器官的缺血缺氧性损害,并根据具体情况控制降压的程度和持续时间,称为控制性低血压或控制性降压。

(一)适应证

1.复杂大手术、出血较多而止血困难的手术,如巨大脑膜瘤、先天性颅内动脉瘤、鼻咽部血管瘤等手术。

2.大血管手术如主动脉缩窄或动脉瘤切除手术、动脉导管结扎或切断术。

3.其他手术,如嗜铬细胞瘤手术,眼压很高的青光眼,血源紧缺及不适宜输血的患者。

(二)禁忌证

1.绝对禁忌证

(1)重要脏器实质性病变者,脑血管病,心功能不全,肾功能不全,肝功能不全,冠心病,严重高血压,动脉硬化者,脑血管病变患者,特别是急性心血管疾病的患者。

(2)血管病变患者,外周血管性破裂,器官灌注不良。

(3)循环功能不全患者,如严重贫血或低血容量休克者。

(4)麻醉设备条件不足及技术不过关者。

2.相对禁忌证

(1)高龄或幼儿。

(2)缺血性周围血管病及有静脉炎或血栓史。

(3)慢性缺氧,闭角性青光眼。

(三)监测

1.控制性低血压应监测心电图、体温、中心静脉压、失血量、尿量,并定时做电解质分析,动脉血气分析,血红蛋白及血细胞比容测定。若尿量减少提示肾血灌注不足,需提高血压;若动静脉血氧合正常,pH 正常,而心电图 ST 段发生变化,血压也应做相应调整。

2.血压控制的限度,一般平均动脉压不应低于 6.7kPa(50mmHg)若必须降至 6.7kPa 时,持续时间不应超过 30min。肱动脉或桡动脉压不低于 8.0～9.3kPa(60～70mmHg),老人不低于 10.7kPa(80mmHg)为准。有临床资料证实,当收缩压维持在 8kPa(60mmHg)以上时,对于健全的器官不会造成缺血性损害。

(四)方法

1.轻度降压且时间短的手术:选用氟烷、恩氟烷、异氟烷吸入或单次静脉注射三磷腺苷。

2.以减少渗血为目的,需长时间降压的手术,多采用硝普钠、硝酸甘油或米噻芬静脉滴注。

3.为了降低血管壁张力,防止大出血的手术,常用硝普钠、三磷腺苷或维拉帕米静脉滴注。

七、麻醉期间监测

(一)常用监测指标及临床意义

1.心率　正常成人心率为 60～100/min,心率慢于 50/min 或快于 100/min,心排血量即减少。

2.动脉血压　测压方法有间接法和直接法两种,可酌情选用。

(1)间接法

1)袖带法:上肢测肱动脉压,下肢测股动脉压,通过袖带充气、放气,经听诊获得,为使压力读数准确,应根据肢体的外径,用宽窄适宜的袖带。

2)超声波法:用多普勒监测仪进行监测,准确性较袖带法高,受干扰少。

（2）直接法:常用桡动脉或足背动脉穿刺,直接接到测压器或压力换能器、电子放大器显示并记录。

3.中心静脉压　常用右颈内静脉或右锁骨下静脉穿刺,连接于压力计上。主要反映右心室前负荷。正常值 $0.392\sim1.177kPa(4\sim12cmH_2O)$。

4.肺毛细血管楔压　将 Swan-Ganz 漂浮导管经右颈内或左肘部贵要静脉插入右心房,使其尖端达到肺动脉小分支处,即可测得。反映左心室前负荷。正常值为 $0.8\sim2.0kPa(6\sim15mmHg)$。漂浮导管除可测量上述压力外,还可用温度或染料稀释法测量心排血量以及采取右心房或肺动脉混合静脉血。

5.心排血量　用漂浮导管测量。成人正常值为 $4.5\sim6.0L/min$,用于危重病患者或大手术时。

6.失血量及血容量　可根据手术时吸出的血量,称吸血后纱布的重量,检查血细胞比容及测定中心静脉压等推算。

7.动脉血气分析　抽动脉血检查,了解患者有无缺氧、二氧化碳蓄积及酸碱平衡紊乱。抽动脉血注意应使动脉搏动推动注射器内管,勿用力抽吸,以防气泡混入;抽血毕即用橡皮帽堵住针头,轻轻摇动空针,使注射器管壁之肝素与血液充分混合,以防凝血;立即送血气室检查。

8.尿量　放留置导尿管,监测术中、术后尿量变化,可直接了解肾灌注情况,并间接反映内脏器官灌注情况。

9.潮气量和分钟通气量　现代麻醉机都装备有呼吸容计,很容易读出数据。正常人潮气量为 $400\sim500ml(8\sim10ml/kg)$,分钟通气量为 $6\sim8L$,低于 $3L$ 为通气不足,超过 $10L$ 为通气过度。

10.心电图　可及时发现心律失常,心肌缺血及某些电解质紊乱等。

11.脑电图　可了解麻醉药对大脑皮质的抑制程度及有无脑缺氧等情况。

12.肌肉松弛度　用周围神经刺激器,监测肌肉松弛状况,使麻醉时合理、精确应用肌肉松弛药。

13.体温　可将测温器电极置入食管、鼻腔、鼓膜旁或直肠,连续监测体温变化。

14.其他　血生化、血糖及其他特殊监测等,根据病情决定。

（二）创伤性监测的护理措施

上述中心静脉压的测量与动脉压的穿刺测量是创伤性的,应采取一定的护理措施。

1.中心静脉压监测的护理

（1）用具准备:消毒包、输液器、三通连接管、测压管、肝素生理盐水、冲洗液、套管针等。

（2）穿刺时采用头低位。连接管要牢固可靠,预防脱落并发空气栓塞。

（3）要严格无菌操作,每天更换输液器与敷料。并每天用肝素生理盐水冲洗导管,抽血后也应冲洗,以保证管道畅通。

2.桡动脉或足背动脉穿刺测压的护理

（1）用具准备:消毒包,固定腕部用的木板和垫高腕部的纱布卷,简易测压器或压力换能器,电子放大器显示或记录仪。肝素冲洗液可用生理盐水配制,如瓶装生理盐水可用长针头接气球加压,袋装生理盐水可用气袋加压。

（2）严格无菌操作,固定好导管位置,避免移动。

（3）注意观察和及时处理并发症,如血栓形成、表面皮肤坏死等。

八、术后镇痛

术后镇痛是应用阿片类药或局部麻醉药减轻疼痛,并防止围手术期并发症,促进患者康复的一种治疗方法。传统的镇痛方法是患者感觉到疼痛时,由护士遵医嘱,肌注镇痛类药物。这种用药方法的缺点是镇痛不及时,药物浓度波动性大,无个体差异,重复肌注引起注射部位疼痛,镇痛效果差等,目前较好的方法是硬脊膜外隙镇痛和患者自控镇痛(PCA)。

(一)硬脊膜外间隙镇痛

术后留置硬脊膜外隙导管,将阿片类药物或局部麻醉药注入硬脊膜外间隙进行镇痛,已广泛地用于术后镇痛治疗。

1.常用镇痛药

(1)阿片类药物:一般推注后 30min 起效,持续时间为 6～12h 不等。

1)芬太尼:单次给药剂量按 0.001～0.002mg/kg 计算;输注浓度为 0.0025～0.0100mg/ml,注入速度为 2～4ml/h。

2)吗啡:单次给药剂量按 0.03～0.06mg/kg 计算,输注浓度为 0.05～0.10mg/ml,输注速度 1～5ml/h。

3)哌替啶:单次给药剂量按 0.35～0.7mg/kg 计算,输注浓度 1.0～2.5mg/ml,输注速度 4～10ml/h。

④氢吗啡酮:单次给药剂量按 0.01～0.02mg/kg 计算,输注浓度 0.05～0.10ml,输注速度 1～5ml/h。

(2)局部麻醉药

1)罗哌卡因:持续输注,给药剂量按 3ml/h 计算,输注浓度为 0.002mg/ml。

2)布比卡因:既可单次给药,又可持续输注。给药剂量按 3ml/h 计算,输注浓度 0.00125mg/ml。

2.镇痛监测及护理

(1)建立监测制度,准备好镇痛监测设备、急救药物及急救设备,最好将纳洛酮和注射器放置于床旁。

(2)硬膜外镇痛患者应监测呼吸频率及深度,每 1～2h 监测 1 次。

(3)持续输注局部麻醉药的患者应监测生命体征,感觉平面及运动阻滞情况,1 次/4h。

(4)腰段及下胸段硬膜外镇痛的患者应卧床休息,防止硬膜外导管脱落。

(5)注意观察置管局部有无红、肿、疼痛,以防感染。

3.阿片类药物硬膜外镇痛的并发症处理

(1)恶心、呕吐:小剂量(0.1～0.4mg)纳洛酮静脉注射及甲氧氯普胺(胃复胺)10mg 肌内注射,可缓解。

(2)皮肤瘙痒和尿潴留:导尿,静脉注射纳洛酮 0.1～0.4mg,也可给抗组胺药。

(3)呼吸抑制:最多见于老年患者,使用镇痛药胸段硬膜外镇痛及较衰弱的患者,处理方法可静脉注射纳洛酮 0.04～0.40mg。

(4)血压低、运动神经阻滞及相应节段的皮肤感觉缺失:常见于硬膜外局部麻醉药浓度偏高所致,应加强观察。

(5)硬脊膜刺破:因导管太硬,置管时间太长引起。

(二)患者静脉自控镇痛(PCA)

患者自控镇痛是由患者自行控制给予镇痛药的装置,即 PCA 仪,主要组成部分为:注药泵、自控装置、输注管道和防止反流的活瓣。使用前可预先设定维持剂量、给药间隔时间和最大安全剂量,患者不会出现药物过量,并具有高的自主性和个体化。

PCA 应用时,应预先设定维持剂量、间隔时间及装载剂量等。

1.维持给药剂量　是指设定 PCA 泵参数持续给药,患者间歇按压手柄或机身上的按钮,实现追加给药以维持满意镇痛水平。

2.间隔时间　为降低药物的不良反应,可以设定患者在前一次剂量完全起效之后再次追加药量,间隔时间的设定应考虑到药物起效的速度及达到有效浓度所需时间,同时和维持剂量大小也有关。一般吗啡、哌替啶间隔时间为 8～12min;芬太尼、苏芬太尼间隔 5～8min;氢吗啡酮间隔 6～10min。

3.监测及护理

(1)监测评估镇痛、镇静程度,4h 1次。

(2)监测患者呼吸频率,2h 1次。

(3)监测评估疼痛程度,可提示是否需要改变 PCA 方案。

(4)术前宣教,告知患者及陪护人员适时按 PCA 按钮,不要等待剧烈疼痛时再按,确保将疼痛降至最低;在活动或呼吸练习等可能引起疼痛的行为之前使用 PCA;若出现不良反应应立即告知护理人员。

4.并发症　阿片类药物最严重的并发症是呼吸抑制。若出现呼吸抑制,应立即停止阿片类药物的使用,吸氧,使用纳洛酮拮抗,其余并发症与硬膜外镇痛相同。

(罗　洁)

第四节　麻醉恢复期间的护理

麻醉恢复是指患者从麻醉状态逐渐苏醒的过程。在此过程中,只有在技术熟练医护人员的精心观察和护理下,才能防止患者出现意外情况。医院建立麻醉恢复室就是为患者提供良好的苏醒条件,可有效地减少麻醉后并发症,提高麻醉的质量与安全性。

一、麻醉恢复室的设计与装备

(一)建筑设计

麻醉恢复室应设置在手术室的非限制区,这样既便于麻醉与外科医师能及时到达抢救现场,遇有必要时可将患者迅速返回手术室接受进一步的抢救乃至再手术。恢复室的床位数与手术台的比例为 1:2;若全麻手术较少的中小医院可按 1:(3~4)的比例;也可按 24h 内每 4 例手术设 1 张床计算更符合实际。一般应以放置 3~6 张床为宜,对有传染病或创口感染的患者可另设单独的隔离间。恢复室要求光线充足,湿、温度可调控,每张床位均设置有中心供氧、压缩空气、负压吸引和多孔电源插座等接口,墙上放置监护仪。门要高大宽敞,以便接送患者。房顶设输液轨道。

(二)基本设备

1.放置带轮多功能病床或用接送平车,床旁有升降扶栏,可调节患者体位。每张床位应有多功能监护仪,可行心电图、脉搏血氧饱和度及无创血压监测;还应配备直接测量动脉压和中心静脉压的装置,呼吸末 CO_2 浓度测定仪、肌松监测仪、热电偶温度计和呼吸容量计等监测设备。

2.放置急救必备的器材及物品,如喉镜、气管导管、气管切开包、呼吸机、除颤器、起搏器等心肺复苏装置。床旁备有无菌吸痰管,导尿管,吸氧导管或吸氧面罩,口咽或鼻咽通气管,胸腔闭式引流瓶,尿液引流袋,胃肠减压装置,无菌手套,注射器,记录单等。

(三)常备药品

1.升压药　肾上腺素,去甲肾上腺素,去氧肾上腺素,麻黄碱,间羟胺,甲氧明,异丙肾上腺素,多巴胺,多巴酚丁胺,美芬丁胺等。

2.降压药(抗高血压药)　酚妥拉明,硝酸甘油,硝普钠,尼卡地平,亚宁定等。

3.强心及抗心律失常药　地高辛,毛花苷 C(西地兰),利多卡因,普萘洛尔,普鲁卡因胺,苯妥英钠,氯化钾,维拉帕米(异搏定)等。

4.抗胆碱药　阿托品,东莨菪碱等。

5.抗胆碱酯酶药　毒扁豆碱,新斯的明,依酚氯铵等。

6.利尿脱水药　呋塞米,甘露醇等。

7.中枢兴奋药及平喘药　尼可刹米,洛贝林(山梗菜碱),氨茶碱等。

8.镇静、镇痛药及拮抗药　地西泮(安定),咪达唑仑,硫喷妥钠,丙泊酚(异丙酚),氯丙嗪,哌替啶,芬太尼,吗啡,可待因,纳洛酮,氟马西尼等。

9.肌松药　氯琥珀胆碱,维库溴铵,阿曲库铵(阿曲可宁)等。

10.凝血药及抗凝药　巴曲酶(立止血),抑肽酶,维生素 K,凝血酶,酚磺乙胺(止血敏);去纤酶(纤维蛋白酶),氨基己酸,氨甲苯酸(对羟基苄胺),肝素钠等。

11.激素　地塞米松,氢化可的松等。

12.子宫收缩药物　垂体后叶素,缩宫素等。

13.抗组胺药　苯海拉明,异丙嗪,氯苯那敏(扑尔敏)等。

14.其他　50%葡萄糖液,10%氯化钠,碳酸氢钠,10%氯化钙或葡萄糖酸钙等。

二、麻醉恢复室的作用及工作常规

(一)麻醉恢复室的作用

麻醉恢复室主要用于术后一般情况较好的全麻未清醒的患者进行短时间监测,清醒后立即返回病房。但随着手术范围的扩大,患者情况的复杂化,也收容手术后需呼吸、循环支持的患者。恢复室的作用如下。

1.便于及时观察处理麻醉并发症　因在手术后的数小时内,麻醉药、镇痛药的作用逐渐消失,患者会发生呼吸道梗阻,通气不足,呕吐误吸和循环功能不稳定等并发症。为保障患者安全,应将患者留置恢复室进行观察和处理,防止转运途中发生意外。

2.利于观察、处理手术并发症　手术后的数小时内应密切观察生命体征变化,可利用恢复室的先进设备对患者进行仔细全面的监护,有利于及早发现并发症和处理手术并发症。

3.利于正确评判麻醉质量和术中护理质量　麻醉医师和护士通过对术后患者的监护,观察麻醉恢复情况,了解术中有无护理缺陷(如皮肤、肢体有无压伤灼伤等),可系统正确评价麻醉质量及术中护理质量。

(二)麻醉恢复室的工作常规

1.入室交接　手术结束后,待恢复的麻醉患者,由手术医师、麻醉医师及巡回护士共同护送到麻醉恢复室,并向恢复室医护人员介绍患者的基本情况,包括患者的姓名、性别、年龄、术前诊断、所施手术、麻醉方法、手术中生命体征情况、液体出入量、麻醉中的并发症、有无传染病(如肝炎、结核)等,患者入室后仍需重点监测和检查的项目,护士应做好入室记录。

2.监测和护理　患者入室后由麻醉医师下达医嘱,护士执行。其内容包括:

(1)监测项目:包括心电图、心率、血压、呼吸、脉搏、血氧饱和度、体温及出入量等,并每 15min 监测记录 1 次。

(2)吸氧:包括给氧方法(面罩、鼻导管)、氧流量及浓度。

(3)气管插管:气管切开及各种引流管等的护理。

(4)每 10～15min 观测 1 次患者的神志、瞳孔及肢体的运动、反射等情况。

(5)治疗用药:包括输血输液、对症治疗药物等。

(6)麻醉清醒后,鼓励患者进行咳痰或做深呼吸动作。

（7）发现下列情况时,护士应立即通知麻醉医师：①血压波动明显；②呼吸减弱或停止；③严重恶心和呕吐；④明显心肌缺血和心律失常；⑤呼吸道梗阻；⑥严重躁动不安。

（8）出现下列情况,还应同时通知手术医师：①呼吸、心跳停搏；②伤口明显渗血或引流血量明显增加；③病情严重恶化；④神经外科手术患者神志清醒后再度出现昏迷者,或出现瞳孔散大,两侧不对称,对光反射减弱或消失,或出现癫痫大发作等。

3.离室及离室标准　术后患者经恢复治疗,确认清醒和肌力恢复,达到离室标准者(表 2-2)经麻醉医师核准后即可离室。对病情仍不稳定甚至恶化或出现严重并发症,如不能维持自主呼吸或较长时间不能脱机,循环功能不稳定者,由恢复室护士提出,手术医师和麻醉医师讨论后,转入 ICU 病房。

表 2-2　离开麻醉恢复室标准

项目	标准
意识	清醒、合作
呼吸	自主、无缺氧
血压、呼吸、心率监测指标	正常稳定
并发症	无手术并发症(如血肿、高颅压、出血等)
咳嗽和吞咽反射	灵敏
肢体活动	自主或有目的性,肌力较好
各种反射	对刺激反应灵敏
胃肠道反应	无明显的恶心、呕吐
疼痛反应	术后疼痛控制良好
精神状态	精神状态良好、无嗜睡

三、麻醉恢复期患者的护理

（一）全身麻醉患者

1.护理评估

（1）了解患者的基本情况：包括术前的健康状况及有无传染病。

（2）详细了解术前诊断、患者的麻醉方式、术中所用药物及所施手术及麻醉中的并发症,有无用药过敏史等。

（3）生命体征：了解手术过程中生命体征是否平稳,术中输血、输液的出入量等情况。

（4）入恢复室后仍应监测实验室检查的项目。

2.护理目标

（1）意识清醒,呼之能正确回答。

（2）保持呼吸道通畅,无误吸及窒息的发生。

（3）体温恢复正常范围。

（4）脉搏、血压平稳。

（5）无意外损伤发生。

3.护理措施

(1)一般护理

1)患者入室前,护士应准备好各种器材设备,包括监护仪器、负压吸引、心电除颤器等,并调节好室内温度,对深低温麻醉后患者,应准备复温毯或保暖设备。

2)与手术医师、麻醉师和巡回护士进行术中病情及用药情况交接,了解输血输液量及尿量。根据生命体征等观察结果,综合评定患者的麻醉恢复情况,做出护理诊断,给予及时处理。

3)接收患者后,立即测血压、脉搏、呼吸、体温1次,然后每10~15min监测1次,并做好记录。

4)密切观察意识状态,对未清醒的患者,应注意其瞳孔、眼睑反射及对呼唤的反应程度,正确判断麻醉恢复期患者的意识状态(表2-3)。

表 2-3　意识状态分级

1级	问有所答,而且能合作
2级	问有所答,但模糊不清
3级	呼之应答,但只能回答简单语言
4级	呼之不答,可见睁眼及手等活动
5级	呼之无反应,但有疼痛及刺激反应
6级	刺激无疼痛反应

5)根据监测指标(中心静脉压、动脉压或血压)调整控制输血输液的速度。同时注意观察伤口有无渗血或出血现象。

6)在患者处于苏醒前兴奋状态时,对插有导尿管、气管插管、监测管及其他引流管者,应防止脱落;并观察引流液的颜色和量,同时防止伤口敷料的脱落。

7)防止坠床,监护床两边加护栏,对苏醒期有躁动的患者,应有专人看护。

8)观察有无口唇发绀和肢体末梢冰冷潮湿(潮冷),判断是否存在内出血、换气不足或休克。若有内出血、休克者应立即通知手术及麻醉医师。

9)对苏醒较慢的患者,注意有无肝、肾功能损害造成的意识障碍或低血糖、低钠血症以及脑缺氧等。注意变换体位,使患者肢体保持良好位置。

(2)呼吸功能的维持:主要是预防和及时解除呼吸道梗阻,防止窒息发生。

1)防止舌根后坠:使患者颈部呈过伸状态。若有鼾音时,患者可取侧卧位,托起下颌,使下颌切牙咬合于上颌切牙之前,鼾音即能消失,必要时可插入口咽导管。

2)防止误吸:麻醉前禁食4~6h,若为急诊手术未禁食患者,在全麻苏醒前应特别注意。若患者出现呕吐先兆(频繁吞咽),应立即将其头偏向一侧,摇低床头,使呕吐物容易排出,并用干纱布或吸引器消除口鼻腔内的食物残渣。必要时立即进行气管插管,并反复吸引气管内的异物,直至呼吸正常。

3)喉痉挛的处理:清除咽喉部异物,加压给氧;对不能缓解者,可静脉或舌下注射氯琥珀胆碱,必要时气管内插管。

4)呼吸道分泌物过多的处理:用吸引器吸除咽喉部或口腔内的分泌物。必要时遵医嘱给药。

5)喉头水肿的处理:抬高头部,湿化吸氧及雾化吸入肾上腺素0.5~1.0ml加生理盐水2~3ml混合液。遵医嘱静脉注射地塞米松。

6)伤口血肿压迫的处理:此症状常见于颈部手术后。一旦发生立即通知手术医师准备减压手术,并面罩加压给氧。

7)呼吸抑制的处理:应立即面罩加压给氧,必要时进行气管插管和人工呼吸。

(3)循环功能的维持

1)血压异常:如血压偏低,应考虑出血或补血补液量不足,可调整输液速度及量;若收缩压<80mmHg或>180mmHg时,应报告医师处理。

2)心律失常:低血容量,缺氧和二氧化碳蓄积可引起心动过速;体温过低等可引起心动过缓;若心率<60/min或>100/min并伴心律失常时,应立即向医师报告,及时处理。

3)维持水、电解质平衡:准确记录输血输液及排液量,注意术后患者有无少尿或无尿现象,严格遵医嘱输血输液。

4)休克的防治:密切观察病情变化,早发现,早处理。

5)心脏骤停:立即实施心脏按压、人工呼吸,并向医师紧急报告。

4.健康教育

(1)麻醉清醒后,告知患者由于气管插管,可刺激咽喉部黏膜,待拔除气管内插管后,患者会感觉咽喉部不适(如发干、发痒、轻微疼痛等),但做雾化吸入可使症状慢慢消失。

(2)告知患者深呼吸,可帮助肺扩张,促进肺部气体交换。咳嗽、咳痰或助翻身、叩背,可及时将痰液排出体外,防止肺不张及肺炎。因此,应嘱患者每15min做深呼吸1次;有痰要及时咳出,但要注意保护好伤口。

(3)向普通病区护士交代患者的麻醉恢复情况,以及需重点观察的生命体征等。

(二)椎管内麻醉患者

1.护理评估

(1)了解麻醉平面的高低位置及麻醉穿刺的情况,观察患者是否出现胸闷、呼吸困难及药物毒性反应。

(2)观察循环系统的回心血量,患者是否出现血压下降、脉搏无力、心率减慢或心动过缓等。

(3)观察患者的神经系统,是否出现感觉异常及肢体运动障碍。

(4)观察患者的泌尿系统,是否感觉有排尿困难,出现尿潴留现象。

(5)观察患者的消化系统,是否有恶心、呕吐等症状。

2.护理目标

(1)保持呼吸道通畅,促进正常呼吸功能的恢复。

(2)调整低血压,使血压恢复正常。

(3)恢复肢体功能。

(4)促进自主排尿,解除尿潴留。

3.护理措施

(1)患者入室,立即测量血压、脉搏、呼吸,并注意其麻醉平面的消退及意识情况,以后酌情每15～30min测量1次,并做好记录。

(2)术中应用挥发性麻醉药及保留自主呼吸者。

4.表现症状

(1)发冷。

(2)肌肉或全身组织明显抖动。

5.处理原则

(1)非药物治疗:给氧、红外线照射保暖或使用保温毯等。

(2)药物治疗:①哌替啶能有效消除寒战,可用哌替啶25mg静注,或芬太尼1.5～2μg/kg静注,使用时,注意对呼吸功能的抑制;②呼吸兴奋剂多沙普仑 1～1.5mg/kg 静注,可加快大脑皮质从麻醉药抑制中恢复;③曲马朵 1～2mg/kg 静注,安全性高,有镇痛和镇静作用,适用于心肺功能较差的患者;④应用机械性呼吸治疗的患者,也可应用肌松药控制寒战,如维库溴铵 0.1mg/kg 静注后,再以 1.0μg/(kg·min) 的速度静滴。

(三)术后躁动

1.发生原因

(1)术后躁动多见于儿童和年轻人,术前脑功能障碍患者是术后发生谵妄、躁动的危险因素。

(2)对器官、肢体切除术引起的剧烈情感反应,患者也可出现躁动不安。

(3)有呼吸道梗阻、通气不足致缺氧的患者,常剧烈挣扎,力图坐起成半卧位。

(4)苏醒时,患者无法活动身体或肢体可导致剧烈挣扎,想摆脱固定带的约束或医务人员的限制。

(5)药物的不良反应。术前用东莨菪碱可致术后定向障碍及躁动不安,肌松药残留可导致患者焦虑和躁动。

(6)出现呼吸、循环功能障碍及代谢紊乱的患者也可躁动不安。

(7)有不适感,如疼痛、尿潴留、胃膨胀、气管插管或各种置管、引流管等引起的身体不适。

2.术后躁动的并发症

(1)因躁动患者往往会出现心动过速、血压升高,从而增加循环系统并发症,易发生内出血。

(2)躁动易引起各种置管或引流管的脱落,而且还可造成伤口裂开,出血、窒息等意外或手术失败。

(3)躁动易引起意外损伤,包括自伤和对他人的伤害,如挫伤、骨折、扭伤及角膜擦伤等;严重躁动可坠床摔伤。

3.预防和处理

(1)预防:维持良好的术后镇痛,保持呼吸、循环功能稳定,避免不良刺激及身体不适感,均可明显减少或避免术后躁动。

(2)处理:尽早查明引起躁动的原因,立即予以清除。对可能原因除去后躁动仍持续者,若无呼吸循环功能紊乱和低氧血症时,可适当应用起效快、作用时间短的镇静催眠药物,如丙泊酚。谵妄躁动可用氟哌利多醇。

(四)恶心、呕吐

恶心、呕吐是致吐因素作用于呕吐中枢,引起的保护性生理反射。恶心、呕吐可造成患者不适,其自主神经反应,如血压升高、心跳加快,或并发脑出血、心血管意外、伤口裂开等。

1.发生原因

(1)麻醉药物:阿片类受体激动药,如芬太尼、吗啡。

(2)麻醉未完全恢复时进行口咽部操作,如吸痰和放置口咽导管。

(3)麻醉诱导时加压给氧使胃内胀气。

(4)术后低血压、缺氧和二氧化碳蓄积。

(5)急诊患者术前未做胃肠道准备,术后胃肠蠕动减弱,发生胃潴留。

(6)术后患者咳嗽和挣扎,颅内压增高(颅脑疾病患者)。

2.处理原则

(1)预防

1)术前做好胃肠道准备,术后减少口咽部刺激。

2)维持呼吸、循环功能的稳定,纠正低血压、缺氧及二氧化碳蓄积。

3)尽量减少患者的移动,避免使用有严重胃肠刺激的药物。

4)应用 5-HT$_3$ 拮抗药,如昂丹司琼(枢复宁)等。

(2)处理:遵医嘱给镇吐药物。

1)吩噻嗪类药物有镇吐特性,常用氟哌利多(氟哌啶)1.25～2.5mg 或异丙嗪 12.5～25mg,静注或肌注。

2)甲氧氯普胺(胃复安)10mg 肌注,可抑制外周因素对呕吐中枢的刺激并增强胃肠蠕动,从而达到镇吐目的。

(五)尿潴留

尿潴留在腰麻和肛门、直肠手术后比较常见。尿潴留是指膀胱内充满尿液而不能排出,但必须与因少尿或尿闭而不能排尿作鉴别。尿潴留的主要表现为膀胱膨胀,患者有尿意但不能排出。一般在手术后 8h 内尚未排尿者,即可确定有尿潴留。

1.发生原因

(1)麻醉药物的不良反应,影响膀胱收缩功能。

(2)盆腔广泛手术后由于骶丛神经损伤,影响膀胱收缩功能。

(3)患者本身有隐性前列腺肥大。

(4)患者自我保护意识太强,怕伤口疼痛等。

(5)对改变排尿体位不适应。

2.处理原则

(1)无器质性原因,可给予鼓励和安慰,解除顾虑,增强其自行排尿的信心。

(2)诱导排尿:利用条件反射如听流水声,或温水缓缓冲洗外阴,轻轻按摩下腹部,并放置热水袋进行热敷等。

(3)对因体位造成尿潴留者,若病情允许可协助患者跪在床上或站立床旁排尿。

(4)经以上措施仍不能排尿者,可予导尿。导尿时应注意严格无菌操作;排放尿液时注意排放量及速度,以防膀胱内压迅速减低而出血。

(六)苏醒延迟

全麻结束后超过 24h 意识仍不恢复者,为麻醉苏醒延迟。

1.发生原因

(1)麻醉药、镇痛镇静药,肌松药的残留作用,常见于用药剂量过大或不当。如将半衰期为 30～45min 的芬太尼与半衰期为 4～6h 的氟哌利多混合在一起使用,手术结束时,氟哌利多的作用仍在持续。

(2)呼吸功能不全,缺氧、二氧化碳蓄积,影响残留药物的排放和神经功能的恢复。

(3)循环功能不稳定,麻醉中低血压和低氧血症,使脑血流灌注不足。

(4)代谢功能紊乱:血糖过高、过低、术中过分利尿、脱水,使水、电解质及酸碱失衡,导致内环境紊乱。

(5)体温降低可使麻醉药物代谢减慢和体内蓄积增加,从而导致麻醉后恢复延迟。

(6)术中血流动力学改变引起神经系统损伤如脑出血、脑梗死等。

2.处理原则

(1)加强呼吸、循环功能的管理,纠正缺氧及低氧血症,维持正常血压,促进麻醉药物的排出。

(2)查找苏醒延迟的原因,在实验室检查指导下,维持内环境稳定,纠正水、电解质及酸碱失衡,促进药物代谢,恢复全身脏器功能。

（3）适当使用拮抗药

1）因镇痛药所致的苏醒延迟,可遵医嘱使用烯丙吗啡或纳洛酮进行特异性拮抗。

2）应用氨茶碱 $1\sim2mg/kg$ 缓慢静注。

3）对于因麻醉药、镇静药和麻醉性镇痛药引起的呼吸抑制及苏醒延迟,可使用多沙普仑拮抗,而且不影响药物的镇痛作用。

4）使用拮抗药时,必须在改善通气、维持循环功能时使用。

（4）对伴有灶性脑损伤如感觉、运动功能障碍,精神意识异常者,应立即报告医师,请专科会诊处理。

（罗　洁）

第三章　护理管理

第一节　概述

一、管理的基本理论与概念

（一）管理的概念与基本特性

【管理的概念】

"管理"作为一种社会活动,普遍存在于各个领域的各项工作之中。单就字面上讲,管理是"管辖""处理"的意思;从更广义上来说,不同的管理理论学派对管理均有不同的定义,如"管理就是决策";"管理是人类的一种有意义的、有目的的行动";"管理就是计划、组织、指挥、协调和控制";"管理就是对整个系统运动、发展和变化的有目的、有意义的控制行为"等等。

国内外管理学术界目前对管理的含义公认的观点是:管理是一个过程,也就是管理者让被管理者与自己共同去实现既定目标的活动过程,它是一切有组织活动的不可缺少的要素。

在管理过程中,管理者必须合理分配和利用组织资源,通过计划、组织、人员配备、指导与领导以及控制五项基本职能,发挥、提高组织管理功效,使组织为实现既定目标而努力。

【管理的基本特性】

1.管理的普遍性　管理普遍存在于社会各个领域的各项工作之中,涉及人类每个社会角落,它与人们的社会活动、家庭活动以及各种组织活动等密切相关。

2.管理的目的性　管理是人类一种有意义、有目的的活动,任何一项管理活动都是为实现特定的管理目标而进行的。管理目标既是管理的出发点和归宿点,也是指导和评价管理的依据。

3.管理的科学性和艺术性　管理有特殊的研究领域、特殊的客观规律,它的科学性表现在管理活动的过程可以通过管理活动的结果来衡量,同时它可通过应用行之有效的研究方法和研究步骤分析问题、解决问题。管理又是一门艺术,因管理工作中有一些是难以测量的,科学方法只能处理那些可以预测和可以衡量的内容,如果超越这个界限,则需要艺术。管理的艺术性表现在管理的实践上,通过实践积累经验,变换方法,在实践中发挥管理人员的创造性,并因地制宜地采取措施,为有效地进行管理创造条件。管理的科学性和艺术性相辅相成。

4.管理的双重特性　管理具有自然属性和社会属性。管理的自然属性是指管理具有组织指挥和协调的特性。它是为组织共同劳动而产生的,反映了社会化大生产中协作劳动本身的要求,是一系列生活经验和科学方法的总结。管理的社会属性是指管理所具有的监督劳动、维护生产关系的特征。它反映了一定社会形态中生产资料占有者的意志,受一定社会制度和生产关系的影响和制约,为一定的经济基础服务。

5.管理或管理人员任务的共同性　管理和管理人员的基本职能是共同的,其基本职能包括计划、组织、人员配备、指导与领导以及控制。管理的主要任务就是设计和维持一种系统,使在这一系统中共同工作的人们,能用尽可能少的支出来实现他们的预定目标。虽然管理人员所处的层次不同,在执行这些职能时各有侧重,但他们都在为集体创造一种环境,完成他们共同的任务,实现预定的目标。

(二)管理学的概念、研究对象、研究内容

【管理学的概念】

管理学是一门系统研究管理过程的普遍规律、基本原理和一般方法的科学,它是在自然科学和社会科学基础之上的一门交叉科学。管理活动有一定的基本规律,包括一般原理、理论、方法和技术,构成了一般管理学。

【管理学的研究对象】

根据管理的二重性,可以把管理学的研究对象从理论上概括为生产力、生产关系和上层建筑三方面。

1.对生产力的研究　主要研究生产力诸要素相互间的关系,即如何合理组织生产力,如何合理分配人、财、物并使之相互协调,使其发挥作用;如何根据组织目标的要求和社会需求,合理使用各种资源,以求得最佳的经济效益和社会效益。

2.对生产关系的研究　研究如何处理组织中的人际关系,建立和完善组织结构以及各种管理体制,从而最大限度地调动各方面的积极性和创造性来实现组织目标。

3.对上层建筑的研究　主要研究如何使组织内部环境与组织外部环境相适应;研究如何使组织中各项规章制度、劳动纪律与社会的政治、经济、法律、道德等上层建筑保持一致,从而维持正常的生产关系,促进生产力的发展。

【管理学研究的内容与范围】

管理学研究的内容比较广泛。从管理要素来分,包括管理手段的结构、法和人三个要素;从管理内容来分,有人、财、物、信息和时间五个要素。从管理的职能来分,有计划、组织、人员配备、指导与领导和控制五项职能。

(三)管理思想和理论的形成与发展

【中国管理思想的形成与发展】

中国是有悠久历史的文明古国,中国管理思想的形成与发展经历了一个漫长的历史过程。中国管理思想的形成到发展至今,有专家认为大致可分为以下六个阶段。

1.先秦时期的管理思想　自远古至公元前221年秦始皇统一中国的历史时期,主要是春秋战国诸子百家的管理思想,成为古代管理思想的初步形成和奠基阶段。本阶段是我国社会大变革的时期,有代表性的如管仲、孔孟儒家、墨子、商韩法家、荀子以及范蠡、白圭等经济管理思想,内容十分丰富。当时已将"人本主义"作为管理科学的出发点和重要内容,提出了一些对人的管理原则,如"人为国本思想"、"人性思想""人和思想"等等。当时的管理思想与现代行为科学的理论和思想相类似。

2.秦汉时期的管理思想　自公元前221年秦始皇统一中国,创造了历史上中央集权制的封建国家开始,至西汉和东汉王朝。此阶段是古代管理思想的发展时期,表现为管理模式多样化,管理思想实践化、理论化。

3.魏晋南北朝隋唐五代时期的管理思想　从公元220年至960年,是政治经济发展的繁荣时期,国家由分裂重新走向统一。加强对经济的统治思想并作为治国之本是此时期管理思想的特点。当时主张用法制、经济、行政的手段加强国家的统治,提出在保证政府对经济控制权的条件下,调动经营管理的官吏以及

商人、雇佣人员的积极性,重视工商业的发展。

4.宋元明清时期的管理思想　自公元 960 年至 1840 年,是封建社会发展繁荣昌盛逐渐转入衰落的时期,出现了资本主义生产关系的萌芽。当时的管理模式基本上是与封建集权相适应的高度集权型,后期有些政治家提出在集权型管理模式中吸取和渗透经济放任思想。

5.近代管理思想　自 1840 年鸦片战争以来,从封建社会转变为半殖民地半封建社会;商品经济及民族资本主义开始发展,各种经济关系及社会矛盾复杂。当时主张用国家资本主义限制私人资本主义,对利用外资进行经济建设及人口管理方面提出了明确的管理原则,引进了西方科学管理理论和方法,讲究经营策略和重视人的因素,使西方的科学管理与传统的道德教育相结合,成为中国近代企业对"人"管理上的重要发展。

6.社会主义管理思想　此时期分为四个发展阶段,即"国民经济恢复时期、社会主义改造和第一个五年计划时期、国民经济调整时期和开创社会主义现代化建设新局面时期"。社会主义的管理思想是在马列主义经济管理理论的基础上结合中国的管理实践不断发展起来的。主要有:关于计划管理、经济管理体制的改革问题、思想政治工作是一切经济工作的生命线、人口理论、国民经济综合平衡的基本方法、经济效益是社会主义建设的核心问题以及加快改革步伐、建立社会主义市场经济等理论。这些管理思想是随着社会主义建设的不断深入逐步加深认识和发展起来的。

【外国管理思想和理论的形成与发展】

外国管理思想和理论的形成与发展大致分为四个阶段:萌芽阶段,科学管理阶段,行为科学管理阶段和现代管理阶段。

1.萌芽阶段　从远古到 19 世纪末 20 世纪初。人类为了生存、发展,便分工协作,共同劳动,即开始有了管理工作。古代社会由于生产力水平低下,人们不可能将管理活动当作自觉的意识行为。但古巴比伦、古埃及、古希腊及古罗马等国家在许多方面有丰富的管理实践活动和管理思想。到中世纪,随着管理实践的发展,管理思想进一步深化,多包含在统治阶级思想家的政治思想主张之中。至 19 世纪末 20 世纪初,管理思想有了质的飞跃,系统的管理理论开始形成。

2.科学管理阶段　19 世纪末 20 世纪初至 20～30 年代,随着生产力的发展、生产规模的扩大和科学技术的飞跃进步,管理理论开始蓬勃发展起来。以泰罗的科学管理理论、法约尔的管理过程理论以及韦伯的行政组织理论等为代表。

(1)泰罗的科学管理理论:泰罗(Taylor F.W.,1856～1915 年),美国人,开始时他在钢铁厂当工人,后成为技工长与工程师。在工作中,他进行了"金属切削试验",研究每个金属切削工人工作日的合适工作量。1898 年,泰罗在伯利恒钢铁公司担任咨询工作期间,又进行了著名的"铁锹试验",对铁锹的动作标准、铁锹负载、铁锹规格、铁锹工作环境进行了研究',出色地提高了生产效率。1911 年泰罗在出版的著作《科学管理原理》一书中阐述了他的管理原则:①制定科学的、系统的作业方法以完成任务;②使用刺激性差别工资制度增加产量;③精心选择人才,并根据岗位和能力培训人才;④培养工人与管理者的合作以协调集体活动。

(2)法约尔的管理过程理论:法约尔(Henri Fayol,1841～1925 年),法国人,担任采矿冶金公司经理,他从更广泛的角度研究可普遍适用于较高层次管理工作的原则,曾将濒临破产的公司改变为成功的企业。他提出在公司管理中有 14 项组织经营原则:①合理分工,有效使用劳动力;②权利和责任相一致;③严格纪律;④统一指挥;⑤统一领导;⑥个人利益服从集体利益;⑦个人报酬公平合理;⑧集权与分权相适用;⑨有等级制;⑩良好的工作秩序;⑪公平公正的领导方法;⑫人事稳定;⑬鼓励员工的创新精神;⑭保持团体合作和协作精神。

(3)韦伯的行政组织理论:韦伯(Max Webber,1864～1920年),德国社会学家,在管理理论上提出了"理想的行政组织体系理论",他认为行政组织是"对人群进行控制的最理性的手段",只有高度结构的、正式的、理性化的理想行政组织体系,才是对员工进行强制性管理的最合理手段;行政组织是达到目标、提高劳动效率最有效的形式,且在精确性、稳定性、纪律性和可靠性等方面优于其他组织形式。"理想的行政体系"包括以下特点:①明确的职位分工;②自上而下的权利等级系统;③对雇员正式考评和教育;④严格遵守制度和纪律;⑤建立理性化的行动准则,工作中人与人之间只有职位关系,不受个人情感和喜好的影响;⑥建立管理人员职业化制度,使之具有固定的薪金和明文规定的晋升制度。

3.行为科学管理阶段　行为科学管理阶段是自20世纪20～30年代开始的。此阶段应用了心理学、社会学、人类学及其他相关学科,发现人类行为产生的原因及人的行为动机的发展规律,让管理者认识到:人不仅是"经济人",而且是"社会人"。行为科学理论着重组织中人的行为规律,注重人的因素,研究改善组织中人与人的关系和激励人的积极性,以提高劳动生产率。

(1)梅奥及人际关系学说:梅奥(George EltonMayo,1880～1949年),曾担任美国哈佛大学工商管理教研室副教授,领导了著名的"霍桑试验"。此实验经过了四个阶段,即照明实验阶段,继电器装备小组实验阶段,大规模访谈阶段以及接线板工作室实验阶段。经过实验,梅奥等人认为决定工人工作效率最重要的不是工作条件和奖励性计件工资,而是职工在集体中的融洽性(人际关系)和安全感,得出了如下结论:①人不只是"经济的"人,而且是"社会的"人,受社会和心理因素的影响;②生产效率主要取决于员工的积极性,取决于员工的家庭和社会生活,以及组织内部人与人之间的关系;③员工中存在着各种非正式的小团体,这种无形的组织具有它的感情倾向,左右着其他成员的行为活动;④新型的有效领导应该去提高员工的满足感,善于倾听和沟通员工的意见。

(2)人类需要层次理论:亚伯拉罕·马斯洛(Abraham H. Maslow,1908～1970年)提出了人有五种需要,按重要性和发生的先后次序排成五个层次:①生理的需要;②安全的需要;③社会交往(爱和所属)的需要;④自尊的需要;⑤自我实现的需要。马斯洛认为,人们一般按照这个层次来追求各项需求的满足,以此用来解释人类行为。但也有人认为,不同的人在不同的时期,其需要的层次不同。

在马斯洛的人类需要层次论的基础上,以后又产生了许多学说,如奥尔德弗的《生存、关系、生长论》、赫茨伯格的《激励-保健双因素论》、麦克利兰的《成就需要论》、费鲁姆的《期望几率模式理论》等等。

(3)人性管理理论:在行为科学范畴,许多科学家提出了关于人的特性问题,代表理论为美国行为学家麦格雷戈(Douglass Mc Gregor,1906～1964年)在1960年提出的X-Y理论。他把传统的管理假设概括为"X"理论,把与X相对应的理论统称为"Y"理论,两种观点决定了领导者的领导行为和方式。"X"理论的内容是:①人们往往不愿工作;②人们的进取心少;③人们往往不愿负责任;④人们往往是被动的,不愿动脑子,愿意接受别人的指挥,管理者应该严格指挥管制下属,并用报酬来刺激生产;⑤人们工作的主要原因是解决最基本的安全和生理需要。

麦格雷戈反对X理论而提出了Y理论,认为:①一般人喜欢工作,不是先天厌恶工作,都是勤奋的;②人们愿意负责任,在适当条件下,一般人不仅会接受某种职责,而且还会主动寻求职责;③人们在执行任务中能够自我指导和自我控制,所以控制和惩罚不是实现组织目标的唯一手段;④大多数人都能发挥出高度民主的想像力、聪明才智和创造性;⑤大多数人在解决组织问题时,都能发挥出较高的想像力、聪明才智以及创造力;⑥在现代社会中,人们的潜力没有得到充分地发挥。

X理论和Y理论对人的特性的认识持不同的态度,X理论强调外部控制;Y理论则认为员工能自我激励,强调启发内因,强调主观能动性和自我表现控制,因此各自采取的领导和激励方式不同。

(4)群体行为理论:库尔特·卢因(Kurt Lewin,1890～1947),德国心理学家,于1944年提出"群体力学"概念,重点研究组织中的群体行为。其主要观点为:①群体是一种非正式组织,是由活动、相互影响以及情绪三个相互关联的要素组成的;②群体的存在和发展有自己的目标;③群体的内聚力可能会高于正式组织的内聚力;④群体有自己的规范;⑤群体的结构包括群体领袖、正式成员、非正式成员以及孤立者;⑥群体领导方式有三种:专制式、民主式和自由放任式;⑦群体的规模一般较小,以利于内部沟通;⑧群体领导是自然形成的,他要创造条件促使他人为群体出力;⑨群体中的行为包括团结、消除紧张、同意、提出建议、确定方向、征求意见、不同意、制造紧张、对立等行为。另外,卢因对群体内聚力的测定、影响团体内聚力的因素、内聚力与群体士气和生产率的关系等,都进行了有效的实验研究。

4.现代管理阶段　现代西方管理理论学派较多,从不同的角度阐明现代管理的有关问题。

(1)社会系统学派:此学派的管理思想核心是把群体关系及行为看成是人们在意见、力量、愿望和思想等方面广泛协作的社会系统,并以此为基点论述组织内部平衡和对外界环境相适应的管理。广泛协作的社会系统的正式组织必须有协作的意愿、共同的目标和信息的联系三个要素。

(2)权变理论管理学派:此学派提出因地制宜理论。权变理论的基本思想是在组织管理中不存在一成不变、普遍适用、最好的理论和管理方法,组织管理必须随着组织所处的内外条件变化而随机应变。这一理论强调随机应变,灵活应用过去各派的特色,选择适当的管理方法。

(3)行为科学管理学派:该学派以人与人之间的关系为中心来研究管理的问题,注重人性问题。其基本思想是认为管理经由他人达到组织目标,管理中最重要的因素是对人的管理,所以要研究人、尊重人、关心人、满足人的需要以调动人的积极性,并创造出一种能使下级充分发挥潜力的工作环境,在此基础上指导他们的工作。

(4)管理科学学派:管理科学学派又称数理学派,主张广泛应用计算机技术,依靠建立一套决策程序和数学模型以增加决策的科学性,强调管理的合理性,实现定量分析,准确衡量。

现代管理还有其他理论学派,如"决策理论学派"、"管理过程学派"等,近年来又产生了"七S管理分子图理论"、"组织文化理论"、"K理论"、"组织的生命周期理论"、"形势管理理论"等等。

(四)管理的基本原理和职能

【现代管理的基本原理】

管理的基本原理,是对管理工作的本质及基本规律的科学分析和概括。管理原则是根据对管理原理的认识和理解而引申出的在管理活动中必须遵循的行为规范。由于管理是一种动态的活动过程,管理的基本原理所包含的内容不是一成不变的,它随着管理思想和管理理论的发展而发展,随着管理环境的变化而变化。同时管理的实践特性决定了管理原理和原则应以大量的管理实践为基础,其正确性必须接受管理实践的检验。研究管理的基本原理和原则,对于护理管理工作有着普遍的指导意义。现代管理的基本原理包括系统原理、人本原理、动态原理和效益原理,现分述如下。

1.系统原理　系统原理就是运用系统论的基本思想和分析方法来指导管理实践活动,解决和处理管理的实际问题。系统是由两个或两个以上相互作用、相互依赖的要素所组合而成的,具有特定功能并处于一定环境中的有机整体。系统性具有两个含义:一是指管理过程本身具有系统性,管理过程有统一的整体的目的,是由管理的各要素相互联系、相互作用构成的整体,它是一个大系统,而各要素则是它的子系统,并有信息的反馈系统;管理系统性的第二个含义是讲管理中应具有系统分析方法和观点,即一个组织就是一个系统,同时又是另一个更大系统中的子系统,为了达到最优化的管理,避免受局部的影响和防止片面性,必须从整体角度来认识问题。

系统具有整体性、相关性、层次性、动态平衡性、目的性和环境适应性等特征,系统思想强调整体性、统一性、有序性。系统原理是管理中的重要指导思想,所以,一般管理学也称为系统工程。

2.人本原理　人本原理就是指管理活动要重视人的因素,一切管理均应以调动人的积极性、做好人的工作为本。人本原理要求管理者要将组织内人际关系的处理放在重要地位,把管理工作的重点放在激化被管理者的积极性和创造性上,要做好管理工作,管理好财、物、时间、信息,必须使全体人员明确整体目标,明确个人的职责,正确处理相互关系,能主动、积极、有创造性地完成自己的任务。

人本原理把人的因素放在第一位,它的思想基础是人是具有多种需要的复杂的"社会人",是生产力发展最活跃的因素。人本原理要求在管理活动中个人与组织利益协调、适度分权和授权、责权对等、员工参与管理等等,综合应用了行为科学、社会学、心理学等多种学科。所以,人本原理是现代管理中一个重要的原理。

随着现代护理的发展和护理模式的转变,护理管理越来越强调发挥护理人员的积极性、自觉性和创造性,这是现代管理发展趋势的要求及护理工作的需要,护理人员主观能动性的发挥程度越高,护理管理的效应越大。

3.动态原理　管理的动态原理是指管理主体、管理对象、管理手段和方法处于动态变化中,同时,组织的目标以至管理的目标也处于动态的变化之中,因此,有效的管理是一种随机应变、视情况而调整的管理。动态管理原理要求管理者不断更新观念,避免僵化、一成不变的思想和方法,不能凭主观臆断行事。

随着现代护理模式的转变与发展,随着新政策的制定、管理制度的运作和新方法的应用,随着护理队伍的思想观念、行为方式、知识结构的不断变化,随着护理服务对象和范围的扩大,也随着医学的迅猛发展,都对护理工作不断提出新的要求。护理管理者必须适应以上变化,重视收集信息,及时反馈,对管理目标及管理方式随时进行调整,保持充分弹性,有效地进行动态管理,以实现整体目标。

4.效益原理　管理的效益原理是指在管理中要讲究实际效益,以最小的消耗和代价,换取最佳的社会效益和经济效益。

管理工作的根本目的在于创造更多更好的、有形可见的社会效益和经济效益。效益原理要求管理者不能作一个只讲动机不讲效果的"原则领导者"或忙忙碌碌的"事务工作者"。护理管理中各项任务的完成都要为实现更有效地提供高质量的服务为最终目的,即以社会效益为最高准则,同时也要讲究经济效益。

【管理的基本职能】

管理的职能是管理或管理人员所应发挥的作用或承担的任务,是管理过程中各项活动的基本功能,又称为管理的要素。管理的职能是管理原则和管理方法的具体体现。管理职能的划分有许多学派,现代多数学者倾向于将管理职能分为五项:计划、组织、人员配备、指导与领导和控制。

1.计划　计划是管理职能中最基本的一个职能,是为实现组织既定目标而对未来的行动进行规划和安排的工作过程。计划工作包括组织目标的选择和确立,实现组织目标的方法的确定和抉择,计划原则的确立,计划的编制以及计划的实施。计划是一项科学性极强的管理活动,也是其他管理职能的条件。

2.组织　为了实现管理目标和计划,必须设计和维持合理的职务结构,在这个结构里,把为达到目标所必需的各种业务活动进行组合分类,把管理每一类业务活动所必需的职权授予主管这类工作的人员,并规定各种协调关系,以有效实现目标。还必须不断对这个结构进行调整,这一过程称之为组织。组织为管理工作提供了结构保证,它是进行人员配备、指导和领导、控制的前提。

3.人员配备　人员配备是管理系统中的一个子系统,是对组织结构所规定的不同岗位的各种人员进行恰当而有效地选择、考评以及培养和使用,其目的是为了配备合适的人员去充实组织机构规定的各项职务,以保证组织活动的正常进行,而实现组织目标。人员配备与管理的其他四个职能有密切关系,直接影响着组织目标能否实现。

4.领导与指导　领导与指导就是对组织内全体成员进行引导和施加影响,使之自觉地和有信心地为实现组织目标而努力奋斗的过程。领导与指导涉及的是主管人员和下属之间的相互关系,这将与管理者的素质、领导的行为与艺术、人际关系与沟通技巧、激励与处理冲突等方面密切相关。领导与指导工作是一种行为活动,已成为管理科学的一个新分支。

5.控制　控制是管理者按规定的目标和规定的标准对各项活动进行监督检查,发现偏差,采取措施,使工作能按原定计划进行,或适当调整计划以达到预期目的。控制工作是一个延续不断的反复发生的过程,其目的在于保证组织的实际活动及其成果同预期目标相一致。

管理工作的各项职能是一个统一的有机整体,每个职能之间是相互联系的、相互影响的。它们能循序完成,并形成周而复始的循环往复过程。

二、护理管理的基本理论与概念

(一)护理管理学的概念与任务

【护理管理学的概念】

护理管理学是管理科学在护理事业上的具体应用。世界卫生组织(WHO)认为护理管理是为了提高人们的健康水平,系统地利用护士的潜在能力和有关的其他人员的作用,或者运用设备、环境及社会活动的过程。美国护理管理专家 Gillies 认为,护理管理是使护理人员为病人提供照顾、关怀和舒适的工作过程。

(二)护理管理的特点

【护理管理学要适应护理学科的特点】

1.护理管理学要适应护理学作为独立学科的要求　护理是"诊断和处理人类现存的或潜在的健康问题的反应"的一门独立学科,它综合应用了自然科学、社会科学、人类科学方面的知识,帮助指导、照顾人们保持或重新获得身体内外环境的相对平衡,以达到身心健康。随着护理专业的发展,护理工作更具有独立性、规律性的特点,例如,在医院护理工作中如何协调完成好护理病人和辅助医生诊治的双重任务;护理管理体制和管理方法;如何适应整体护理实施的需要;如何培养和保持护士的良好素质,以适应护理工作的特殊要求;管理工作如何加强职能,以保证护理工作的科学性、连续性和服务性的统一等。

2.要适应专业对护士素质修养的特殊要求　护理工作的服务对象是病人,由此对护士的素质与修养提出了特殊要求,培养和保持护士的良好素质修养是护理管理建设的重要内容之一。护士应具备的良好素质修养包括:①安心本职,树立革命的人道主义精神;②要有高度的责任感和认真细致的工作作风;③业务技术上要精益求精,严格操作规程和严谨的科学态度;④仪表整洁,举止大方,语言亲切,行为得体,让病人感到信赖与安全。

3.要适应护理工作的科学性和服务性的要求　现代护理理论和护理临床实践的发展,新知识、新技术的引入,体现了护理工作的科学性。同时护理工作的对象是人,护理工作具有很强的服务性,所以护理管理要适应护理工作的科学性和服务性的要求。

4.要适应护理人员人际沟通广泛性的要求　护理与相关部门联系广泛,如与医生、后勤人员、病人及家属、检验技术人员和社区人员等等,搞好与相关部门的协调工作也是护理管理工作的特点。

5.要适应护理工作的连续性和性别的要求　护理工作具有连续性强、夜班多、操作技术多、责任重大、工作紧张劳累、生活不规律且护理人员中妇女占绝大多数等特点,决定了护理管理工作还应着眼于处理这些由于工作特性和职业特性带给护理人员的各种问题和困难,以保证她们能安心顺利地工作。

【护理管理的综合性和实践性的特点】

护理管理学以管理学作为基础,还综合应用了多种学科的研究成果,如经济学、社会学、心理学、行为学、系统工程学、电子计算机等。在护理规律中，来自系统的内外影响因素也是十分复杂多变的，如政策、法律、环境设备、技术水平、组织结构、目标、人员状况等，护理管理需要综合考虑多方面的因素，综合利用各方面的知识和理论，

护理管理的实践性就是指具有可行性。护理管理的理论能够运用于实践，才能真正发挥这一学科的作用。其可行性标准是通过社会效益和经济效益进行衡量的。因此，护理管理在研究、学习和实践中，应结合我国的经济和实际情况，建立符合我国国情的护理管理学。

【护理管理的广泛性的特点】

护理管理的广泛性涉及两方面，一是管理的内容和范围广泛，另一方面是参与管理的人员广泛。护理管理的内容和范围包括组织管理、人员管理、业务管理、质量管理、病房管理、门诊管理、经济管理、物质管理、科研管理、教学管理、信息管理等等。由于管理内容与范围广泛，要求管理人员应具有相关的管理理论和较广泛的知识。

在护理工作中，参与护理管理的人员也很广泛。医院内护理管理人员可分为几个层次。上层主管人员是护理副院长，护理部正、副主任，其职责是建立全院性的护理工作目标、任务和有关标准，组织和指导全院性的护理工作，控制护理服务质量等。中层主管人员是指科护士长，其主要职责是组织、贯彻、执行上级制定的政策，指导和管理本部门下层护理管理人员的工作。基层管理人员是指护士长或病室组长，主要是管理和指导护士工作。护士所担任的工作中也有参与管理病人、管理病房、管理物品的职责，进行一定的管理活动。由于护理工作的以上特性，要求护理管理知识的普及性和广泛性。

（三）护理管理的发展趋势和面临的挑战

【护理管理的发展趋势】

随着现代护理学和管理学的发展与进步，护理管理学的发展趋势为：

1.管理人性化　护理管理注重以人为本的原理，充分发挥护士的自主权，调动其积极性和参与意识。

2.经营管理企业化　护理管理中实行企业化管理制度和独立核算制度，将成为护理管理发展的一种趋势。

3.经济效益合理化　护理服务成本效益的计算和分配将向进一步合理化的方向发展。

4.工作分工分权　随着护理专业分支的发展，护理工作的分工将进一步完善，同时，责任的承担将向逐步分权的方向发展。

5.工作成组化　护理工作的成组协作性已成为专业的一大特性，因此，护理管理也将向成组化的方向发展。

6.决策科学化　科学的决策程序是现代管理的必要保证。

7.护理质量的提高　不断提高护理质量是现代护理管理的目标。

8.办公自动化　实现办公自动化是提高护理管理工作效益的途径。

9.信息传递迅速化　随着计算机技术的广泛应用和信息管理技术的发展，护理信息管理将朝着广泛的信息网、使信息获取和传递现代化的方向发展。

10.人员专业化　随着护理专业分工的发展，护理管理人员也将成为一支专门的队伍，活跃在护理队伍的第一线。

【面临的挑战】

1.护理人才的开发与管理　随着社会的发展，人们的健康意识增强，社会对护理人力的需求也会增强，未来不仅在量的方面需要增加，质的提高也是大众所求，在护理人力的质和量上兼顾是我们未来的一大考虑和使命。另外，如何尽其所能，让每位护理人员在自己的岗位上发挥潜能、得到成就和满足，也是未来护

理人才开发的重点。

2.提高护理服务质量　要提高护理服务质量,首先要了解护理在做什么? 护理能做什么? 护理该做什么以及患者需要什么? 对目前所提供的护理服务,患者的满意程度到底如何? 要正确评估以上问题,准确判断患者的需求和提供高质量的护理服务,培养高素质的护理专业人员十分重要,同时服务态度的训练与培养也是刻不容缓。因此,如何培养各领域的护理专业人才、一塑造护理专业形象是提高护理服务质量的一大重点,是未来护理管理中面临的一大挑战。

3.迈向电脑化、自动化的新纪元　随着医疗科技的发展、疾病诊断和治疗技术的提高与进步,现代护理工作也随之发展。为了让护理专业与其他医疗科技同进,唯有依靠快速的、正确的电脑系统来协助。如何节省护理人力、如何快速获得病人的医疗和护理信息,唯有依靠电脑化和自动化。但在现有的人力资源、计算机知识之下,如何尽早实现自动化、信息传递迅速化的理想将成为护理管理中的另一挑战。

(胡　伟)

第二节　计　划

一、计划的基本概念和特征

(一)计划的基本概念

计划是为实现组织目标而对未来的行动规划进行的工作安排。计划有狭义和广义之分。狭义上的计划是指制订计划的活动过程,要根据实际情况通过科学预测,权衡客观的需要,提出在未来一定时间内要达到的目标以及实现目标的途径。广义上的计划是指制订计划、实施计划以及检查评价计划三阶段的工作过程。制订计划实质上是决策过程,美国护理管理学家吉利斯认为,组织的计划工作是由一系列步骤组成的行动过程,包括社会环境的调查评估、组织系统及主要子系统结构图的勾勒、组织宗旨和任务的制定、组织目标的建立、组织资源和自身能力的评估、可能的行动方案的确定、所有备选方案优劣势的分析、行动方案的抉择以及执行计划的合适人员的挑选。

计划需要回答下面几个问题:即通常所说的"5W1H"问题。(What)预先决定要做些什么? 明确计划工作的具体任务和要求。(Why)论证为什么要这样做? 明确计划工作的宗旨、目标战略。(When)什么时间开始做,规定计划中各项工作的开始和完成的进度,以便有效的控制。(Where)在什么地方做? 规定计划的实施地点或场所。掌握计划实施的环境条件和控制。(Who)由何人来做? 指由何人监督、执行。(How)如何制定实施计划的措施、相应的政策和规则。

(二)计划的特征

1.计划的目标性　任何组织和个人计划都是为了有效地达到某种目标,但是在计划工作开始之前,这种目标可能不十分具体,计划就是起始于这种不具体的目标。在计划工作的最初阶段,制定具体、明确的目标是其首要任务,其后的所有工作都是围绕目标进行的。

计划工作要使今后的行动集中于目标,要预测哪些行动有利于达到目标,哪些行动不利于达到目标或与目标无关,从而指导今后的行动朝着目标的方向迈进。

2.计划的首要性　计划工作在管理中处于首要地位,这主要是由于管理过程中的其他职能都是为了支持、保证目标的实现。因此这些职能只有在计划工作确定了目标之后才能进行。

一位管理者只有在明确目标之后才能确定合适的组织结构、下属的任务和权利、伴随权利的责任以及怎样控制企业和个人的行为不偏离计划等。所有这些组织、领导、控制职能都是依计划而转移的。

3.计划的普遍性　计划是各级管理人员的一个共同职能。高层管理者不可能也不必要对自己组织内的一切活动做出确切的说明,这是有效管理者所必须遵循的一条原则,高层管理人员仅对企业活动制定结构性计划。换句话说,高层管理人员只负责制定战略性计划,而那些具体的计划由下属完成。现代组织中的工作是如此繁杂,即使是最聪明最能干的领导人,也不可能包揽全部计划工作。因此,授予下属某些制定计划的权利,有助于调动下属的积极性,挖掘下属的潜在能力。这无疑对贯彻执行计划,高效地完成组织目标大有好处。

4.计划的效率性　计划的经济效益可用计划的效率来衡量。

计划的效率＝所得利益/所有耗损＝所有产出/所有投入

如果一个计划能够达到目标,但它需要的代价太大,这个计划的效率就很低,因此不是一份好计划。在制定计划时要时时考虑计划的效率,不仅要考虑经济方面的利益和耗损,还要考虑非经济方面的利益和耗损。

5.计划的预见性　计划是对未来的活动进行安排,计划不能消除变化,但应能预见未来的变化,预测变化对组织的影响,并具备对策,这样才能保证计划的可行性。所以说计划是对未来的管理。

二、计划的种类

计划的种类很多,可按不同的标准分类。通常,计划是根据它的形式、广度、时间跨度和约束程度进行分类的。

(一)按计划的形式分类

按不同的表现形式,可以将计划分为宗旨、目标、战略、政策、程序、规则、规划和与预算等类型。

1.宗旨　宗旨是组织或系统对其信仰和价值观的表述,宗旨回答一个组织是干什么的,应该于什么。护理工作的宗旨应该包括护理活动、病人、护士三个方面,其中"护理活动"包括对护理理论、护理教育、护理实践、护理科研、护理行政、护理管理以及护理在整个组织中的地位等问题的认识和观点。

2.目标　目标是在任务的指导下,整个组织活动要达到的最终的、可测量的具体成果。目标不仅是计划工作的终点,也是组织工作、人员管理、领导和指导以及控制工作等活动所要达到的结果。目标必须具备具体、可测量和可评价的特性。如:本年度使全院护士护理技术操作考试合格率达 90%、两年内使 40%以上的护士参加大专学历的学习。

3.战略　战略是为实现组织的长远目标所选择的发展方向、所确定的行动路线以及资源分配方案的一个总纲。战略是指导全局和长远发展的方针。凡存在竞争且竞争获胜取决于长期准备和持续努力的场合,都需要制定战略。对一家组织来说,制定战略的根本目的,是使组织有效地比竞争对手占有持久的优势。因此,组织战略就是以最有效的方式,努力提高组织相对于竞争对手的实力。除了长期竞争需要战略外,那些涉及长远发展、全局部署的管理活动也需要制定战略。

4.政策　政策是组织为达到目标而制定的一种限定活动范围的计划。具体地说,它规定了组织成员行动的方向和界限。政策一般比较稳定,政策由组织最高管理层确定,政策赋予目标实际意义,因此它对于目标来说更具体,操作性更强。组织制定的政策有三个基本作用:①为组织成员指出行动方向;②保证组织成员活动协调一致;③树立和维护组织尊严。如护士的晋升政策、医院奖金分配政策和工资浮动政策等。

5.程序 程序是根据时间顺序而确定的一系列相互关联的活动。因此它规定了处理问题的例行方法、步骤，是执行政策的具体实施方法。如护理程序规定了处理护理问题的步骤、各种护理技术操作方法等。

6.规则 规则是根据具体情况对是否采取某种特定行为所做出的规定。规则也可以理解为规章制度、操作规则。规则的优势在于约束执行者的行为，避免错误。规则可被作为要求员工为实现计划而努力的行为规范。规则与政策的区别在于规则在应用中不具有自由处置权，例如护理技术操作常规。而规则与程序的区别在于规则不规定时间顺序，如在医院中挂"禁止吸烟"的规则，则与程序无关。

7.规划 规划是为实施既定方针所采取的目标、政策、程序、规则、资源分配的复合体。它是计划过程的综合产物，例如"十一五"规划的战略重点和主要任务：一是建设社会主义新农村；二是加快推进经济结构调整和增长方式转变；三是促进区域协调发展等。一个主要规划可能要求有许多派生计划。例如护理部制定的护士继续教育三年发展规划中各层次的护理人员不同的培训计划、培训目标、相关政策、培训方法、时间安排、经费等。

8.预算 预算是用数字表示预期结果的一种数字化的计划。预算是文字计划实施的支持及保障，它使计划更加精确和科学。管理人员通过预算可控制业务指导工作，明确本部门与整个组织目标之间的关系。例如护理部关于护士继续教育的经费预算、某医院扩建工程经费预算等。

（二）按时间跨度分类

1.长期计划 长期计划一般指 5 年以上的计划，长期计划由高层管理者制定。对组织具有战略性、纲领性的指导意义。多为重大的方针、策略。长期计划要建立在对未来发展趋势充分预测、论证和研究的基础上，以科学的态度、正确的步骤进行。如 A 医院创建三级甲等医院达标计划。

2.中期计划 中期计划一般指 1～5 年的计划。中期计划一般由中层管理者制定。具有战役性特点，要求根据组织的总体目标，抓住主要矛盾和关键问题以保证总体目标的实现。中期计划的制定要注意与长期计划、短期计划的衔接。如创建三级甲等医院达标计划中的人员配备、培养计划。

3.短期计划 短期计划一般指 1 年或 1 年以下的计划。由基层管理者制定。指对未来较短时间内的工作安排及一些短期内需完成的具体工作部署。具有战术性特点。如病房护理的年度计划、月计划。如创建三级甲等医院达标计划中人员培养计划的护理人员新知识新技术的学习计划。

（三）按计划的广度分类

1.战略性计划 战略性计划指整个组织的目标和发展方向的计划。战略性计划一旦确定，则不易更改。战略性计划一般是长期计划，包括目标及达到目标的基本方法、资源的分配等，例如卫生部门修建新的健康保健机构的计划。

2.战术性计划 战术性计划指针对具体工作问题，在较小范围内和较短时间内实施的计划。战术性计划具有灵活性的特征，是某些战略性计划的一部分。例如护士排班计划、病房预算计划、病人入院计划、设备维护计划等。

（四）按计划约束程度分类

1.指令性计划 指令性计划由主管部门制定，以指令的形式下达给执行单位，规定计划的方法和步骤，要求严格遵照执行的具有强制性的计划。如政策、法规。

2.指导性计划 指导性计划上层管理阶层下达各执行单位，需要以宣传教育以及经济调节等手段来引导其执行的计划。指导性计划一般只规定完成任务的方向、目标及指标，对完成任务的方法不做硬性规定。例如各科室业务学习计划。

三、计划的步骤

计划是管理的一项最基本的职能,是一种连续不断的程序,经过此程序,组织可预测其发展方向,建立其整体目标,发展行动方案以达到组织目标。计划工作一定要体现目的性、纲领性、普遍性、效率性和前瞻性的特点。

计划的步骤大致可分为以下八个阶段:分析形势、确定目标、评估资源、拟定备选方案、比较方案、选定方案、制定辅助计划、编制预算,如图 3-1 所示。

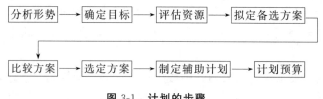

图 3-1 计划的步骤

1.分析形势   对系统或组织现存形势的分析和估量是计划工作的第一步,通过社会调查,预测、分析掌握组织的现状以及未来发展获取一定的背景材料,调查的目的是全面掌握整体情况,使计划建立在充分了解情况的基础上。在调查时管理人员应深入实际,对组织计划内历史及现状进行完整的了解并进行相应的评估。调查分析的内容包括:①社会需求,社会环境,社会对组织的影响因素;②组织的资源情况;③组织内部的实力,现状、政策,包括人力资源的利用;④服务对象的需求。例如医院护理部门计划开设家庭护理服务项目,第一步应该评估社会对家庭护理的需求;医院所处社区对家庭护理的需求;医院的地理位置;开展家庭护理服务的人力、物力资源状况;其他医院开展家庭护理的有关信息资料。

2.确定目标   计划工作的第二步是在分析形势的基础上为组织或个人制定目标。通常在确定组织的总目标后,组织中各部门按照总目标拟定各部门的分目标,而各部门的分目标又控制其基层下属单位的目标。如此层层控制,可有效地把握全体员工努力的方向。制定目标要有时间安排,内容要清晰准确,操作性强。例如国家提出了"十一五"时期经济社会发展的主要目标。一是今后五年国内生产总值年均增长 7. 5%。这个目标是建立在优化结构、提高效益和降低消耗基础上的。二是提出了"十一五"期间单位国内生产总值能源消耗降低 20%左右、主要污染物排放总量减少 10%等目标。这是针对资源环境压力日益加大的突出问题提出来的,具有明确的政策导向。

3.评估资源   评估资源就是确定有利于计划实施的前提条件和期望环境。前提条件了解得越细致透彻并应用于制定计划中,则计划的可行性就越强。护理管理者必须对其部门及所属下级部门进行彻底地评估,勾勒出该组织的一幅完整而精确的图形。前提条件包括外部条件和内部条件。外部条件指社会大系统的经济、技术、人口、政策、法令、设备等;内部条件指内部的人力、政策、技术力量、物资、经费等。也可以归纳为 SWOT 分析,其中 S 指组织内部的优势,W 指组织内部的劣势,O 指来源于组织外部可能存在的机遇,T 指来源于组织外部可能的威胁或不利影响。例如:某医院护理部计划开设家庭护理服务项目,经评估,S——人力资源可得到保证,有一批有志于此业的经验丰富的护理人员;W——建立家庭护理中心的场所难于落实;O——可向上级部门申请一定的经费支持;T——医院所处社区已有开展家庭护理的机构。

4.拟定备选方案   根据资源评估和调查,根据目标提出备选方案。一个计划往往同时有几个备选方案,应在分析的基础上,从备选方案中选择出最有成功希望的一个或几个方案,这样可使计划同时具有合理性和创造性。拟定备选方案应考虑到:①方案与组织目标的相关程度;②可预测的投入与效益之比;③公众的接受程度;④下属的接受程度;⑤时间因素等。例如护理部的目标是提高护理人员的业务素质,则可行的备选方案是聘请护理专家进行专题讲课、招聘一定数量大学毕业的护理人员、加强护士在职培训、加强护士学历教育等。

5.比较方案　计划工作的特点是变化和不确定性。一般情况下可将几个备选方案的可变因素和限定条件并列排列,论证每一个方案,论证的内容包括计划的可靠性、科学性、可行性、经费预算的合理性、效益的显著性。例如在职护士培养计划,方案 1:可将护士送到本市三级甲等医院学习进修,其优点是易联系、路程近、费用低、学费少等;缺点是学习效果比外地差。方案 2:可将护士送到北京三级甲等医院学习进修,其优点是学习效果好;缺点是不易联系、路程远、费用高、学费多等。

6.选定方案　这一步是计划工作的关键,对备选方案按上述步骤进行分析、比较、排列优先次序后,舍去不合理或者不可行的方案,选择出适当的方案。确定有可行性、满意度高低投入和高产出的方案。选择方案通常是在经验、实验和研究分析的基础上进行的。

7.制订辅助计划　选定方案后,一般要有派生计划以辅助和扶持该方案的落实,即总计划下的分计划,例如,建立家庭护理服务的总计划有设备添置计划、资金使用计划等辅助计划。

8.编制预算　预算是数字化了的计划。通过分析、比较、选定方案后,将计划转化为预算的形式,使之数字化。编制预算实质上是资源的分配计划,包括人员、设备、经费、时间等方面的内容。通过编制预算,组织对各类计划进行汇总和综合平衡,控制计划的完成进度,才能保证计划目标的实现。

（胡　伟）

第三节　组织

一、组织的概念及基本要素

（一）组织的概念

组织是随着人类社会的出现而出现的。人在与自然界的抗争中,只有依靠集体的力量才能生存和发展,才能实现自己的目标,满足自己的愿望。这样,人们为了生存的目标,建立了各种生产组织。而作为社会的人,还有自己的社会需求,为了实现各种社会目标,又产生了各种社会组织。无论是生产组织还是社会组织,都说明组织是人们为实现某种目标而形成的群体或集合。

对于组织的含义,有许多不同的表述。在我国古代,组织一词的含义是编织,即将麻织成布帛。唐代著名学者孔颖达首先把组织这个词引申到社会管理中,认为组织就是把事物的构成部分组合为整体。我国《辞海》把组织定义为:"按照一定的目的、任务和形式加以编制。"在西方,英文中的组织一词来源于医学中的"器官",因为器官是自成系统的、具有特定功能的细胞结构。《牛津大辞典》中的组织一词被定义为:"为特定目的所做的、有系统的安排。"

从管理学角度,组织是人们为实现某一特定目标经由分工和合作,形成不同层次的权利和责任制度,从而构成人群的集合。组织有一个特定的目标,由一群人组成,有一个系统化的结构。

具体来说,组织主要包含以下几个方面含义:

1.组织指各种各样的社会组织　包括企业、政府、军队、医院、学校等一切社会组织结构。这里说的组织,既有一定的组织结构,同时又具有一定的规模、历史、空间位置、技术、发展战略、业务种类、物质设备及人员构成等特性。

2.组织是一种部署、安排、活动、功能,如管理职能中的组织就是这种含义　如将这层含义衍生开来,组织就是指经过一定的安排和部署所形成的一种时间和空间状态,如医院中的工会组织等。

3.管理组织　这是指在管理过程中所形成的权责结构。这种权责结构会相应地表现为一定的决策结构、领导结构、控制结构和信息结构。如医院管理结构中,院领导为顶层,职能科室(如护理部、医务部等)为中层,各业务科室为底层。

4.有机的系统整体　如医院既是工作关系的技术系统,又是各种人际关系的社会系统。

(二)组织的基本要素

组织作为一个有机整体,由一些基本要素构成。这些要素可以分为有形要素和无形要素两种类型。

1.构成组织的有形要素

(1)人员:这是组织构成的核心要素,只有人才能使组织运转起来,并充满生机和活力。

(2)职务:组织中的人员必须从事一定的工作,承担一定的义务,人员从事的工作和承担的义务必须是实现组织目标所必需的。

(3)职位:同一种工作或业务由一个人完成是不可能的,需要设置多个从事相同或相关的工作或业务的岗位,即职位。

(4)关系:担任不同职务、处于不同职位、承担不同职责的人员之间必然存在某种联系,这就是关系。

(5)生存条件:一个组织要生存和发展,必须要有一定的社会条件,主要是物质条件,如组织运行所必需的资金、工作场所等。

2.构成组织的无形要素主要指道义及精神层面

(1)共同目标:组织如果没有目标,就不会有所发展。这种目标是组织运营和协调所必需的,也是为组织成员所理解和接受的,同时又能根据组织环境变化而不断调整。

(2)协作意愿:指组织成员对组织共同目标做出贡献。若组织内无协作意愿,不但目标无法达到,而且组织必将趋于散乱。对组织成员来说,其协作意愿的强弱主要取决于组织成员对于自己在组织中所做的贡献与所取得的报酬之间的比较。如果所得报酬大于贡献,则会刺激继续做贡献的热情,反之趋于消极,甚至使协作意愿消失,导致组织关系失衡。

(3)信息沟通:信息沟通是组织内一切活动的基础。组织的共同目标和成员的协作意愿只有通过信息沟通将二者联系和统一起来,才具有意义和效果。如果缺少信息沟通,组织将无法统一协调,并不能为实现目标而采取合理的行为。

对于任何一个正式组织来说,有形要素和无形要素都是其存在的必要条件,尤其是无形要素,如果缺少任何一个,组织都将趋于解体。

二、组织类型

(一)按组织的性质分类

1.经济组织　经济组织是人类社会最基本、最普遍的社会组织,它担负着为人们提供物质生活资料的任务,履行社会的经济职能。经济组织分为生产组织、商业组织、金融组织等。

2.政治组织　它与阶级和政权密切相连,代表着本阶级的利益和意志的政党,为本阶级提出奋斗目标,制定方针政策。包括政党组织和国家政权组织。国家政权组织是国家用以管理社会的重要组织形式。

3.文化组织　这类组织以满足人们的文化需要为目标,以文化活动为基本活动内容。文化组织包括学校、图书馆、文艺团体等。

4.**群众组织**　是指社会各阶层、各领域的人民群众为更有效地开展活动而形成的社会团体。例如工会、共青团等。

5.**宗教组织**　是以某种宗教信仰为宗旨而形成的组织,它代表宗教界的合法利益,组织正常的宗教活动。

(二)按组织的形式分类

1.**正式组织**　是指为有效实现组织目标,而明确规定组织成员之间职责、任务和相互关系的一种结构,其组织制度和规范对成员具有正式的约束力。巴纳德认为,如果有两个或两个以上的人,按照某一既定目标而有意识地协调他们的活动时,就可以看出是正式组织。孔茨认为,正式组织是通过对角色职务结构的刻意设计而产生的,主要表现在指挥链、职权和责任关系及功能作用。组织工作就是把管理的职权授予管理者,规定组织结构中的职权关系、责任关系和利益关系,要设计一个良好的结构,从而为组织成员提供一个能有效地为组织目标做出贡献的环境。同时,正式组织还必须具有灵活性,能尊重组织成员的喜好并充分发挥其才能。由此可见,正式组织是经过刻意设计的,为达成组织共同目标而按一定程序建立的,具有严密的组织结构和明确的职责关系与协作关系的群体。

2.**非正式组织**　非正式组织是指人们在共同工作或活动中,由于具有共同的兴趣或爱好,以共同的利益和需要为基础而自发形成的团体。巴纳德认为,任何没有自觉的共同目的的共同个人活动,即使是有助于共同的结果,也是非正式组织。非正式组织没有自觉的共同目标,也没有正式的组织结构,它是基于共同感情而建立起来的。正式组织因为有共同的感情基础,所以具有较强的凝聚力,同时还往往有一套约定俗成的行为规范。在任何一个组织中,都会产生一些非正式组织,这是组织成员在满足特定需要的心理引导下,比较自然地形成的团体,其中蕴藏着浓厚的感情因素。非正式组织的最大特性是感情的联系和快速的信息沟通。因而,非正式组织可以表述为:"并不是由正式组织所建立或所需要的,而是由于人们互相联系而自发形成的个人和社会关系的网络。"

(三)按组织的社会功能分类

美国著名社会学家帕森斯认为,应按组织的社会功能和社会效益将组织分为:

1.**以经济活动为导向的组织**　这类组织以经济活动为核心,其任务包括生产物质产品和提供劳务,范围非常广泛,包括公司、工厂、银行等。

2.**以政治为导向的组织**　这类组织的社会功能在于实现某种政治目的,因此其重点在于权利的架构和分配,如政府部门等。

3.**整合组织**　这类组织的社会功能在于协调各种冲突,引导人们向某种固定的目标发展,以保持一定的社会秩序,如法院,政党等。

4.**模型维持组织**　这类组织的功能在于维持特定的社会形势,以确保社会的平衡发展,如学校、社团、教会等。

(四)按组织内人员的控制管理方式分类

以组织内人员的控制管理方式为标准对组织进行分类,可将其分为:

1.**强制性组织**　这类组织用高压或威胁等强制手段控制成员,如监狱、精神病院等。

2.**功利性组织**　这种组织以金钱或物质媒介为手段控制其成员,如各工商组织等。

3.**正规组织**　这类组织主要以荣誉、鼓励的方式管理成员,且组织的运作比较规范,属于这类组织的有政党、机关、学校等。

三、组织的管理原则

任何社会活动都应是有组织的活动,任何组织都有一个与其功能和目标相适应的组织机构及设置原则。尽管由于客观条件和所承担任务的不同,不同层次的组织其具体的社会职能有所侧重和差异,但组织设置得科学、合理与否,直接关系着组织的功能能否有效发挥,组织管理一般应遵循以下原则:

(一)任务目标原则

任何组织都有特定的任务和目标,每个组织及其组成部分都应与这一目标相关联;组织的调整、增加、合并或取消,都应该以能否实现目标为标准,做到分工合理,职责明确。各部门及成员的工作范围、相互关系、协作方法、权利责任等,都应有明确规定。

(二)因人设岗与因事设岗辩证使用的原则

从管理学理论上讲,因事设岗是正确的,而因人设岗是不科学的。但在实践中,中国的很多组织都在采用因人设岗的原则。一些咨询公司为客户按照因事设岗原则设计的组织结构遭到了失败,而一些组织灵活运用"因人设岗"却取得了成功。比如医院为了引进高水平专业技术人才,就会为人才破格设立专门的岗位,出现因人设岗现象。灵活、辩证运用因人设岗和因事设岗原则,需要注意以下几个方面:

1.对于高层岗位要采用因人设岗原则。因为高层管理人员属于稀缺资源,组织能够找到完全适合自己的人才是非常困难的。如果一个单位无法招聘到合适的管理者,咨询公司提供的科学规范的因事设岗方案就无法推行下去。

2.为了留住核心竞争力人才(一般是高级技术人才或高级专业人才),可以采用因人设岗原则。

3.一旦组织的高层人员老化,为了及时培养接班人可以采用因人设岗原则。

4.对于普通岗位来说,可选择的余地很大,因事设岗、因人设岗均可灵活运用。

(三)集权和分权相结合的原则

集权与分权的关系是辩证统一的,一般表现为统一领导、分级管理。集权到什么程度,应该以不妨碍下级积极性为限;分权到什么程度,应该以上级不失去对下级的有效控制为限。分权要使结果可控,必须有控制系统辅助,可以使授权的上级放心分权,做到"用人不疑",也可以防止受权者不滥用权利,保证分权能够达到预期效果。特别是地域范围很广的驻外机构,一定要在总部设立控制系统,才不会出现管理失控现象。

(四)命令统一的原则

从管理的常识来看,组织要做到统一指挥。实质上也就是要进行统一领导,消除多头领导和无人负责现象。当然在特殊情况、特殊部门和特殊岗位,有时则要采用双重领导机制。遵循命令统一原则要注意:

1.在确定管理层次时,保证上下级之间形成一条连续的、上下级的职责、权利和联系方式明确的级链。

2.只能一个人负责一级组织,实行首长负责制。

3.正职领导副职,副职对正职负责。

4.下级组织只接受一个上级组织的命令和指挥,个人只对一个上级汇报工作的原则贯彻得越彻底,在上级指示中发生矛盾的问题就越少,个人对最终成果的责任感也就越大。一人同时接受两位以上主管管理,将使其产生无所适从的感觉。

5.下级只能向直接上级请示工作,下级必须服从上级的命令和指挥,如有不同意见,可以越级上诉;上级不能越级指挥下级,但可以越级检查工作。

6.职能管理部门一般只做同级直线指挥系统的参谋,无权对下级直线领导者下达命令和指挥。

（五）管理幅度与管理层级适度的原则

管理幅度（或称管理宽度、管理跨距、控制界限、管理跨度）指平均每位干部管理下属员工的数量配备。管理层级指最高管理者到最基层员工之间设了几层机构。

管理幅度与管理层级是对应的关系：管理幅度越大，管理层级就越少；管理幅度越小，管理层级就越多。管理者由于精力有限，有效管理幅度要受到一定限制。管理幅度过小，造成越级指挥、多头指挥、越权指挥；管理幅度越宽，对干部素质要求越高，虽可降低管理中间层次，但管理幅度超过一定范围，势必导致管理人员负担过重，无法对下属人员给予必要的监督和有效的指导，从而影响工作效率。

1.最适当的管理幅度　最适当的管理幅度设计并无一定的法则，一般是 3～15 人。

(1)高阶层管理幅度 3～6 人。

(2)中阶层管理幅度 5～9 人。

(3)低阶层管理幅度 7～15 人。

2.设定管理幅度要考虑的要素

(1)人员素质：主管或部属能力强、学历高、经验丰富者，可以加大控制。

(2)沟通渠道：组织目标、决策制度、命令可迅速而有效地传达者，主管可加大控制。

(3)职务内容：工作性质单纯、标准化者，可加大控制层面。

(4)幕僚运用：利用幕僚机构作为沟通协调者，可扩大控制层面。

(5)追踪控制：设有良好、彻底、客观追踪执行工具、机构或人员者，可扩大控制层。

(6)组织文化：具有追根究底风气与良好的制度、文化背景的公司可加大控制。

(7)所辖地域：地域近可多管，地域远则少管。

（六）责权利相对应的原则

要求职务要实在、责任要明确、权利要恰当、利益要合理。职权或职责不清将使工作发生重复或遗漏、推诿现象，易使员工产生挫折感。有权无责或权大责小就很容易产生瞎指挥、滥用权利的官僚主义；有责无权或责大权小则会束缚管理人员的积极性、主动性和创造性，使组织缺乏活力。

（七）精干高效的原则

机构精简，队伍精干，是组织联系和运转的要求。精干高效原则包括精简机构、减少层次和精简人员、实行合理定员两个方面。精干不等于人员和层次越少越好，而是不多不少，一层顶一层，一个顶一个，保证需要最好。组织层次并非越多越好。

1.层次多使管理费用增多，导致管理费用或所谓的"一般行政费用"增加而不是直接成本的增加。

2.部门的多层次使部门间的交流复杂化，影响组织的运作。

3.层次是信息的"过滤器"，当信息由上往下传达或由下往上传递时，信息会在层次间的流动中被遗漏、歪曲及逐渐减少，造成"阳奉阴违"等贯彻不力的局面，影响组织任务的完成和目标的实现。

4.众多的层次会使计划与控制工作难于开展，容易使计划失去协调和明确性，对管理人员的控制也将更加困难。

（八）稳定性与适应性相结合的原则

组织的变动，涉及人员、分工、职责、协调等各方面的调整，对人员的情绪、工作方法、工作习惯会产生各种影响，因此组织机构应当保持相对的稳定性。此外，组织机构还是实现经营战略的重要工具，而经营战略是随着内外环境变化而发展的，所建立的组织结构越灵活，就越能充分地实现其目的。这一原则更证明，组织结构的设计必须考虑到可能的环境因素的变化、对变化做出的各种战略以及技术等。稳定性与灵活性既是矛盾对立的，也是辩证统一的。原则上是应该在考虑稳定的基础上考虑其灵活性。这就要求我们在设计组织结构时,既要考虑当前的情况,又要考虑未来可能产生的各种变化。

组织机构设置模式是长期实践的经验总结,有其一定的合理性、实用性和内在规律性。随着事业的发展,社会需求的变化,组织机构也将随之改变,以适应新形势下功能的变化需要。因此,组织机构的设置,既要有一定的稳定性和继承性,又要在充分论证的基础上审慎进行,切忌凭主观臆断和采取短期行为,以免造成工作上的混乱和人心不稳定。组织机构从今后发展的趋势看,业务机构向专业化精细分工与多学科综合协作相结合的方向发展,而管理职能机构将更体现多职能、少而精、高效率的设置原则。

(九)执行和监督分设的原则

监督要公正、客观,必须不直接参与执行,对执行的结果不承担责任。执行与监督合二为一,等同于自我监督,导致监督的功能消失。只有执行机构和监督机构分开设置,监督机构才能真正起到监督作用,才更有利于暴露问题和解决矛盾。如医院的财务部门与审计部门分离;质量管理部门与质量生成部门的分离等。

四、组织结构

(一)概念

组织结构是由任务、工作和责任关系,以及连接组织各部门的沟通渠道所构成的系统模式。它是描述组织的框架体系,组织也是由结构来决定其形状的。组织结构的完善程度在很大程度上决定了组织能否达到其目标,以及能否发挥其最大效用。组织结构可以被分解为三种成分:复杂性、正规化和集权化。

复杂性指的是组织分化的程度。

正规化是指组织依靠规则和程序引导员工行为的程度。

集权化考虑决策制定权利的分布。在一些组织中,决策是高度集中的;而在另外的一些组织中,决策权利被授予下层人员,这被称作分权。

(二)组织结构的基本类型

组织结构有五种基本的类型,即直线型、职能型、直线-职能参谋型、矩阵式以及委员会组织。自20世纪80年代开始,为了适应不断发展变化的形势、加强组织的竞争力和运行效率、增强灵活性和工作的主动性,一些组织的主管人员开始设计新型的组织结构,如团队结构、虚拟组织、无边界组织、女性化组织等。权威管理学家称传统意义上的组织结构为机械式组织,意为坚持统一指挥下的正式职权层级结构,高度劳动分工、高层管理主要使用规划条例,工作常规化、标准化、专业化、部门化。对新型的组织结构称为有机式组织;这类组织是一种松散、灵活、具有高度适应性能,其特点为低复杂性、低正规化和分权化的组织。

1.直线型　直线型组织又称单线型组织,是最简单的一种组织类型。设立这种直线权利的主要目的是维持组织的正常运转,实现组织目标。这种结构的特点是组织的各层次管理负责行使该层次的全部管理工作。直线权利给管理人员提供了指挥他人、要求下属行为与组织目标保持一致的权利。直线组织结构使各级管理人员能明确知道他们在组织内向谁发布指令,同时应该执行谁的命令。直线组织结构的优点在于组织关系简明,各部门目标清晰,为评价各部门或个人对组织目标的贡献提供方便。直线组织结构的局限性在于组织结构较简单,不适用于较大规模、业务复杂的组织。另外,直线结构权利高度集中于最高领导人,有造成掌权者主观专断、滥用权利的倾向。

2.职能型　职能部门或岗位是为分管某项业务而设立的单位,有一定的职权。各职能部门在分管业务范围内直接指挥下属。优点是管理分工较细,能充分发挥职能机构专业管理作用,减轻上层管理者的负担。缺点是多头领导,不利于组织统一指挥;职能机构横向联系差;当环境变化时适应性差。实际工作中,纯粹的此类结构较少。

3.直线-职能参谋型 此类型特点是下层成员除接受一位上级的命令外,又可以接受职能参谋人员的指导。直线指挥人员在分管的职责范围内具有一定职权;职能参谋人员可提建议与业务指导,在特殊的情况时可指挥下属,并对直线主管负责。

4.矩阵式 矩阵式是按组织目标管理与专业分工管理相结合的组织。在此种组织中,命令路线有纵横两个方面。直线部门管理者有纵向指挥权,按职能分工的管理者有横向指挥权。在一个矩阵式护理组织中,按目标负责的护理部副主任与护理行政、质量、教学、科研等职能的副主任共同负责各护理单位工作。部门管理者对工作任务的完成负全面职责,职能部门的管理者拥有分管职能的重要领导作用。

5.委员会 委员会组织常与上述组织机构相结合,主要起咨询、合作、协调作用,由来自不同单位的专业人员和相关人员组成,研究各种管理问题。

委员会组成要考虑的因素有:①成员应具有高度的个人意愿。即所谓的使命感、时间及精力等;②应由具有不同工作经验及教育背景的成员组成,如护理职称评定委员会应由护理专家、护理行政领导者等组成。

委员会的优点是可以集思广益;防止权利过分集中;利于沟通;能够代表集体利益;具有一定的权威性,易获得群众的信任;促进管理人员的成长。缺点是费时间;职责分离,有些参与讨论的人不负责执行决议或责任少,对落实组织决定不利。

五、组织的变革与发展

(一)组织的生命周期

组织像任何有机体一样有其生命周期。一个组织的生命周期大致可以分为创业、聚合、规范化、成熟、再发展或衰退五个阶段。在每个阶段,组织的结构、领导方式、管理体制和员工心态都不同,每个阶段的发展后期都会遇到管理难题、导致组织发展危机,都需要进行组织变革来解决这些危机,以达到组织不断发展的目的。

1.创业阶段 这是组织的创业初期。在这个时期,组织的规模较小,组织关系较为单纯,多采用家长式的集中领导方式。组织的一切活动均由创业者去决策、指挥、组织,效率非常高。但是,随着组织的发展,管理问题日益复杂,创业者受个人知识、能力所限,越来越难以有效地进行决策指挥,组织内部管理问题层出不穷,从而产生"领导危机"。

2.聚合阶段 这是组织快速发展时期。在经历了创业阶段并成功地克服了领导危机之后,组织的生命力非常旺盛,组织人员迅速增长,规模不断扩大,员工士气高涨,对组织有较强的归属感。创业者经过磨炼成为具有管理技能的决策指挥者或者聘请引进了有经验的专门管理人才。这时,为了明确在创业阶段尚不清晰的组织目标,往往以集权的管理方式统一意志,集中管理。在这种管理方式下,组织中下层管理人员往往由于缺乏自主性而感到不满,而高层主管已经习惯于集权管理,一时难以改变,就会产生"自主性危机"。

3.规范化阶段 这是组织发展相对稳定的时期。这时组织已具有一定规模,增加了许多部门和下属单位,甚至形成了跨区域经营和多元化发展。这时,组织要谋求进一步的发展,就必须适当分权,采用分权式组织结构,使组织中各级管理者拥有较多的决策权。但是日久又使高层主管感到由于采取过分分权及自主管理,各部门、单位各自为政,本位主义盛行,相互协调及监控困难,使整个组织产生了"失控危机"。

4.成熟阶段 为了应付"失控危机",组织又适度回收权利,将许多原属中下层管理者的决策权重新收回至组织高层。但是,由于分权的好处已为大多数中下层管理者所感受和认同,重新回到高度集权的管理方式已不再可能。于是,往往采用加强规划,建立信息系统,注重横向协调和配合等措施来解决管理中出现的问题,以保证组织的正常运行。在组织形式上,成立委员会或采用矩阵式组织,既发挥部门的积极性,又有利于组织运行的监控。这样一来,组织就必须拟订更多的规章制度。这些规章制度随着组织的进一步发展往往又成了妨碍效率的官样文章,从而产生"官僚主义危机"。

5.再发展或衰退的阶段　这一阶段的组织,其发展前景既可以通过组织变革获得再发展,趋向更稳定和成熟,还可能由于不适应内外环境的变化而走向衰亡。这时,组织必须注重文化的培养,强调合作精神,增加组织的弹性,不断采取新的变革措施以适应组织发展的需要。

当然,组织的发展并不一定都按上述的阶段顺序发展,但却说明了组织在不同发展时期应采用不同的管理方式,任何组织要生存和发展都需要变革,只有变革才有新的发展。

(二)组织变革的动因

组织变革的主要动因可以归纳为两个方面:

1.组织外部环境的变化　作为社会大环境系统的一个子系统,对于外部环境的变化,组织无力控制而只能主动适应。对于组织而言,只有针对外部环境的变化进行相应的自身变革,才能更好地生存和发展。

在外部环境的变化中,主要有以下几方面会导致组织的变革:①科学技术的进步;②国家有关法律、法规的颁布和修订;③国家宏观经济调控手段的改变;④国家产业政策的调整与产业结构的优化;⑤国际经济形势的变化;⑥国内经济形势及政治制度的变化;⑦国际外交形势及本国外交形势的变化;⑧国际、国内市场需求的变化及市场竞争激烈程度的加剧。

2.组织内部条件的变化　①管理技术条件的变化;②管理人员的调整与管理水平的提高;③组织运行政策与目标的改变;④组织规模的扩张与规模的发展;⑤组织内部运行机制的优化;⑥组织员工对工作的期望与个人价值观念的变化;⑦当前的组织无效率,主要表现为决策效率低下,信息沟通受阻,职能部门失误频繁,对外部环境缺乏适应性等。

上述因素均会影响到组织目标,为实现目标所需的组织结构及权利配置系统等的调整和修订,从而引起组织的变革。比如,随着组织内管理人员管理水平的提高,其有效的管理幅度就会相应增大,此时就可以减少管理层次,精简管理机构和管理人员,并重新进行专业化分工,重新划分职责范围,很显然组织管理水平的提高和管理人员的调整导致了一场全方位、多层次的组织变革。

3.组织成员的期望与实际情况的差异也会形成促使组织变革的驱动力　管理学家华尔顿认为成员的期望与组织的实际情况之间存在着六点差异:

(1)成员希望得到富有挑战性、能充分发挥个人潜能并促进个人成长的工作,但组织为提高单个工作的效率仍然倾向于基于专业化分工的工作简化,因而限制了成员的成长与全面发展。

(2)成员逐渐倾向于参与式的民主管理模式,他们希望得到公平,但组织仍然倾向于采取以等级层次、地位差别和垂直式的等级链为特性的集权管理模式。

(3)成员对组织的忠诚程度和投入程度,逐渐取决于工作本身所能产生的内在利益,包括员工所获得的人性的尊严与成就感以及员工在组织中所能产生的归属感,而实际上组织仍在强调物质报酬、成员安全,忽略了成员更高层次的需求。

(4)成员希望从组织的职位中获得的是目前即刻的满足,但组织当前所设计的职位阶层及职位升迁系统,仍然是假设成员是如同从前一样,期望获得事后的满足。

(5)成员更加关注组织生活中的情感因素,如个人的自尊、人际间的坦诚等,然而组织仍过度强调理性,较少注重组织成员的情感需要。

（6）成员正逐渐厌倦同事之间过度的竞争，期望代之以相互间的合作和协调，但管理人员却仍然以过去高度竞争的方法来设计职位、组织工作以及制定报酬制度。

（三）组织变革的方式

组织针对所面临的各种变化以及组织内部存在的各种组织无效现象，应根据所选定的组织变革方向目标和变革所涉及的内容，采取适当的方式对现有组织进行切实的变革。组织变革的方式，可以有不同的划分方法。在选择变革方式时，组织必须根据所处的具体形式和条件采用的相应的组织变革方式。

1.量变式与质变式　按照一次变革的程度大小，可以将变革分为量变式与质变式两种。

（1）量变式：量变式是以改变组织局部结构和增减人员数量为主要内容的一种变革方式。其变革相对比较简单，适于在组织中的横纵关系结构、权责体制和行为规范等方面都基本适宜的情况下，用以解决机构臃肿、人员过多、管理费用开支过大等较为单一的问题，并对强化或弱化某一管理职能也有一定的效果。这种变革只涉及组织中的表层问题，可以看作一种以控制管理组织的规模为目的的变革。

（2）质变式：质变式是以解决组织的深层次问题为重点，能使组织效能和内部原有各种关系发生根本变化的一种变革方式。根据质变的广度区分，质变式变革既可以是局部式的，也可以是全局式的。组织内某部门的组织形态发生质变，一定会使整个组织也发生质变。部分质变对全局性质变的影响程度既取决于该部门在整个组织中所处地位的重要性，同时还取决于它和其他部门联系的密切程度，一个部门在组织中所处地位越靠近中心，与其他部门的联系越紧密，那么它对整个组织变革的影响程度就越大。比如承担关键职能的部门的组织形式的变革，一般而言将会引发整个组织的质变。再从质变的深度看，质变可以发生于组织较浅的层次，也可能发生于较深的层次。越是深层次变革，越是要涉及对于原有基本价值观念和制度体系的改变。

2.主动思变式和被动应变式　根据变革的力量来源不同，可以将变革划分为主动思变式和被动应变式。

（1）主动思变式：这种变革方式的动力来源于组织内部，并且在预先预见的基础上做出变革的决策。由于组织变革一般需较长的时间才能生效，如果组织能在问题产生或危机来临之前就开始进行组织变革，就可以避免在绩效迅速恶化或者生死存亡之际，仓促进行组织变革所引发的各种问题。

（2）被动应变式：这种变革方式的动力其实来源于外部的压力，如市场状况不佳产生的压力以及宏观经济政治环境产生的压力等，这种变革是被动的而不是主动的，是应变的而不是思变的。

3.自下而上式、自上而下式和上下结合式　按照首先进行变革的组织层次及扩展趋势，变革可以区分为自下而上式、自上而下式和上下结合式。

（1）自下而上式：就是先从基层组织的变革入手，再考虑中上层组织的变革。这种方式便于在组织内分部门分层次进行变革，待收到局部效果后再扩及整个组织，但由于组织作为一个整体系统，其中的许多问题往往相互牵连，所以这种变革方式会拖延变革的进程。

（2）自上而下式：就是从变革中、上层管理组织入手，再扩展到整个组织。这种变革方式便于对总体组织做出调整，但因涉及范围广，需要进行周密的计划，而且从减少阻力方面考虑宜限于较浅层次的变革。

（3）上下结合式：这种变革方式对组织的上下各层同时进行变革。即在组织变革推行过程中将上下各方面结合起来，进行统筹安排。

上述对变革方式所做的各种区分是相对的，实际应用中往往可以相互融合。组织应根据实际情况综合地运用以上各种变革方式，充分发挥它们各自的功效，取得整体最佳的变革效果。

（四）组织发展的趋势

在当今全球化、市场化和信息化的三大时代大潮的背景下，组织环境呈现出更加复杂多变的趋势。为了适应环境的变化,组织变革的速度越来越快,组织结构形式也呈现多样化的趋势。总的来说,组织结构变化的趋势是扁平化、柔性化、网络化和分立化。

1.扁平化　组织结构的扁平化是为了适应组织环境的日益复杂化所提出的挑战,其目的就是要精简机构,提高效率,增强组织的适应能力。这需要具备两个重要条件:一是现代信息处理和传输技术的巨大进步。先进的信息处理和传输技术能够对大量繁杂的信息进行快捷而准确的处理,大大缩减了原有的中间管理层次。二是组织成员具有较高的素质,有着很强的独立工作能力。在扁平化的组织中,员工承担着较大的责任,他们享有与责任同等的权力,必须具备较强的自主管理能力。

2.柔性化　组织结构柔性化的目的是增强组织对环境变化的适应能力,充分利用组织资源。表现为集权与分权的统一、稳定和变革的统一。

(1)集权和分权的统一:尽管组织发展的趋势是分权,但并不是一味强调分权,而是为了避免过度分权带来的消极影响,在分权的同时实行必要的集权。

(2)稳定和变革的统一:组织结构中存在这样两种组织机构:一是为了完成组织经常性工作而常设的组织机构,如医院的医务部、护理部等。这些组织机构基本长期保持稳定。二是为了完成临时性工作任务而成立的临时机构,如抗击非典指挥部等。这些组织机构在任务完成后就会取消,属于变革中的组织机构。

3.网络化　在组织精简机构的时候,为了提高竞争力,会重新设计小型的、自主的单元,构成以横向一体化为主要特征的网络化组织形式。网络化组织形式中的每个经营单元,都可以独立地以各种方式借用外部资源,进行重新组合,创造出巨大的竞争优势。

4.分立化　分立化就是从一个组织中分离出几个相对独立的小的组织,这些小组织和原组织有着密切的业务关系,比如目前许多医院设立分院。分立的形式有两种,①横向分立,这种分立是按组织中若干业务种类进行分立的,这样可以最大限度地提高每个单元组织的自主权,以便形成竞争优势。②纵向分立,这种分立是按某种业务的不同阶段进行分立,也就是按照某种业务上下游关系进行分立,这样可以进一步集中力量,提高企业的专业化经营水平。

(胡　伟)

第四节　领导

领导职能是关于组织中人的问题的基本职能。它是一门非常奥妙的艺术,所谓管理的艺术性主要体现在该职能中,它贯穿在整个管理活动中。

一、领导和领导者的概念

领导是指管理者通过影响下属达到实现组织和集体目标的行为过程。此定义说明了领导的三个属性:①领导是一种过程,而不是某一个体;②领导的本质是人际影响,即领导者拥有影响被领导者的能力或力量;③领导的目的是群体或组织目标的实现。领导职能的内容就是管理者通过自己的指令和行为,使下属心甘情愿地为组织目标而奋斗。领导是一种人际交往的过程,因此领导者在引导下属实现组织目标的同时,要注意满足下属的需要,并为他们提供施展才华的机会,这也是有效领导的关键之一。领导者是一种社会角色,特指领导活动的行为主体,即能实现领导过程的人。

管理学大师彼得·德鲁克在为《未来领导者》一书所写的序言中,把对领导及领导者的看法归纳为以下几点:

1.领导者的唯一定义是:一个拥有跟随者的人。有些人是思想家,有些人是预言家。两种人都重要,都为社会所急需。但是,如果没有跟随者,就不可能成为领导者。

2.有效的领导者并不一定是一个深受爱戴的人。他或她是一个拥有能正确做事的跟随者的人。受欢迎程度并不代表领导力。

3.领导者经常露面。他们因此树立榜样。

4.领导不是等级、特权、名誉或金钱。它是一种责任。

二、领导与管理

人们往往把领导和管理看作一回事,看起来似乎的确如此,即最有效的管理者几乎肯定是一位有效的领导者,同时领导工作也是管理者的根本任务,但实质上两者是有区别的。

从本质上说,管理是建立在合法的、有报酬的和强制性权利基础上的对下属命令的行为,下属必须遵循管理者的命令。领导则不同,领导作为一种影响别人的能力,虽然是来自于职位赋予领导者的合法权利,但更多的是来自于个人影响力。这是与个人的品质和专长有关而与职位无关的。

管理和领导构成同一过程中既相互区别又相互补充的两个体系,它们各自有自身的功能和特点,同时又是组织取得成功必不可缺少的组成部分。

三、领导者与管理者

从事管理性工作的人就是管理者,从事领导性工作的人就是领导者。一个人可能既是管理者,又是领导者,但有的管理者不一定是个领导者,有的领导者也不一定是个管理者。

领导的本质就是被领导者的追随和服从,它不是由组织赋予的职位和权利所决定的,而是取决于追随者的意愿。因此,那些没有部下追随的管理者,也就不是真正意义上的领导者。

因此,领导者不一定是管理者,但每一位管理者都应努力把自己塑造成为一个有效的领导者。

四、领导的作用

领导在指挥、带领、引导、鼓励和影响组织中个体和群体,为实现组织目标而努力的过程中,发挥以下几种作用。

1.指挥　指挥是组织中领导者的一项基本工作。实现正确指挥,领导者必须用好手中的权力。要大胆谨慎,坚持原则;要善于学习,建立威信,创出成绩,使指挥有权威;在指挥过程中要敢于争取、敢于取胜,使指挥有魄力;要善于听取他人意见,多谋善断,使指挥正确。

2.协调　领导者在引导组织成员达到共同目标的过程中,把组织内人员的利益融合在一起,使组织内部建立合作的人际环境。协调需要遵守的原则有:及时性原则,即发现问题和矛盾及时解决;关键性原则,即抓住重大和根本问题,标本兼治;激励性原则,即合理使用激励手段,预防问题发生;沟通和信息传递原则,即及时准确全面地传递信息,促使沟通建立。

3.沟通　有效的领导可以促使员工积极交流思想和信息,使员工的分歧趋于一致,增强组织的凝聚力,提高组织工作效率。

4.激励　领导的一个职能就是领导者充分了解员工的需要,有针对性地为他们解决困难,满足他们的需要,激发和鼓舞员工的工作热情,调动工作积极性。

五、领导者的权利和影响力

领导者重要的任务是"影响"个体或群体的行为。所谓影响力是指一个人在与他人交往中,影响和改变他人心理行为的能力。影响力的基础是指挥下级的权和促使下级服从的力,其来源主要有两个方面:一是来自职位的权利,这种权利因领导者处于组织中的某一管理层次,而由上级和组织赋予,并随着职位的变动而变动,人在职位则有此权力,不在职位则无此权利。一般出于压力和习惯,人们不得不服从这种职位权利。二是来自个人的权利。这种权利是因自身的某些特殊条件才具有的。

(一)领导者的权利

1.职位权利　职位权利是指由于工作职位带来的权利。包括以下三类:

(1)合法权利:是根据个人在组织中所处的职位而被正式授予的权利,其内容包括任命权、罢免权等。其形式具有非人格性、制度性特征。合法权通常具有明确的隶属关系,从而形成组织内部的权利等级关系。

(2)奖赏权利:是对依照其命令行事的作用对象拥有分配价值资源的权利。奖赏权的实施方式包括物质性奖赏和非物质性奖赏,主要包括提薪、发奖、晋级、表扬等。

(3)强制权利:是建立在惧怕基础上的,对不服从要求或命令的人进行惩罚的权利。组织中强制权的实施手段主要有批评、训斥、分配不称心工作、降薪、解聘等。

2.个人权利　个人权利是指源于个人特征的权利,包括以下两类:

(1)专家权利:是指由于具有他人承认的知识、技能而产生的权利。下属听从有专家权利的上级的意见是因为他确信这些意见将有助于更好地完成任务。

(2)参照权利:又称模范权,是指由于具有他人喜欢、仰慕的人格特征而产生的力量。下属听从有参照权的上级的指示是因为对领导者高度的认可,愿意学习、模仿他的言行,借以满足个人的需要。

(二)领导者影响力

领导者的影响力根据其性质可以分为权利性影响力和非权利性影响力。与职位权利有关的影响力属于权利性影响力,与个人权利有关的影响力属于非权利性影响力。

1.权利性影响力　权利性影响力是指领导者运用上级授予的权利强制下属服从的一种能力。这种由外界赋予领导者的影响力对被领导者具有强迫性和不可抗拒性。如护士长安排某护士临时顶替他人值夜班,尽管该护士内心极不情愿,但行动上也只能服从安排,这是由权利性影响力的强迫性和不可抗拒性决定的。这种影响力主要由以下三种因素构成:

(1)职位因素:处于某一职位的领导者由于组织授权,使其具有强制下级的力量。领导者的职位越高,权利越大,下属对他的敬畏感就越强,其影响力也越大。如护理部主任的影响力要比科护士长的影响力大,科护士长的影响力要比护士长的影响力大。由职位因素而获得的影响力是组织赋予领导者的力量,任何人只要处于领导职位,都能获得相应的影响力。

(2)传统因素:指长期以来人们对领导者所形成的一种历史观念,认为领导者不同于普通人,他们有权、有才干,比普通人强,从而使人们产生了对他们的服从感。这些观念逐步成为某种社会规范,不同程度地影响着人们的思想和行为。这种影响力在领导者还没有确定之前就已经存在了,只要成为一个领导者就自然地获得了这种影响力。

(3)资历因素:资历指领导者的资格和经历。资历的深浅在一定程度上决定着领导者的影响力。如一位有多年工作经验的护士长在一线管理职位上资历较深,往往使人产生一种敬重感,他的言行容易使下属从心理上信服,其影响力也比新任护士长的要大。

这三种因素构成的权利性影响力,其核心是权利的拥有。其特点是:对他人的影响带有强制性,以外推力的形式发挥作用。在这种影响力作用下,被影响者的心理与行为主要表现为被动服从。因此,权利性影响力对下属的心理和行为的影响是一种外在的因素,其影响程度是有限的。

2.非权利性影响力　非权利性影响力是指由领导者自身素质和现实行为形成的自然性影响力。它既没有正式规定,也没有合法权利形式的命令与服从的约束力。在它的作用下,被影响者更多地表现为顺从和依赖。这种影响力由以下四种因素构成:

(1)品格因素:一个人的品德主要包括道德、品行、修养、个性特征、工作生活作风等方面。领导者的品格反映在他的一切言行中。高尚的道德品质会使领导者有较大的感召力和吸引力,使下属产生敬爱感。通常说的"榜样的力量是无穷的",其中的道理就在于此。有经验的护士长往往也会注意,要求护士做到一分,自己就要做到十分。无论职位多高,如果道德品质得不到下属的认可,其影响力的大小将会大打折扣。因此,各级护理领导者要注重自身道德品格方面的修养。

(2)能力因素:领导者的能力主要反映在工作成效和解决实际问题的有效性方面。一个才能出众的领导者,不仅为成功达到组织目标提供了重要保证,还能增强下属达到目标的信心,使下属产生敬佩感,从而自觉接受领导者的影响。

(3)知识因素:知识就是力量。丰富的知识、扎实而先进的技术为实现组织目标提供了保证。一个人掌握的知识越丰富,对下属产生的影响力就越大,更容易使下属产生信赖感。例如,一位护士长在病房的护理管理活动中,会遇到许多问题,有行政管理方面的,也有业务技术方面的,有病房内部的,也有病房外部的。如果她拥有丰富的业务知识和正确处理问题的能力,使下属基本满意或十分满意,那么她在下属中就具有较强的影响力。这种影响力赋予了护士长一种威信,依靠这种威信,在行使护士长职权时就有协同作用,大大提高工作效能。所以,提高业务知识和能力是提高医院中护理领导者影响力的有效途径。相反,知识面狭窄的领导者工作上缺少与人交流的平台,其影响力也会大大降低。

(4)感情因素:感情是指人们对外界事物的心理反应。如果领导者和蔼可亲、平易近人,体贴关心下属,与下属的关系融洽,就能使下属产生亲切感,与其心心相印,甘愿与之一起为组织目标而奋斗。与下属有良好感情关系的领导者,其影响力不是来自强制因素,而是来自下属一种发自内心的服从和接受。相反,如果领导者与下属的关系紧张,就会拉大双方的心理距离,降低领导者的影响力。

非权利性影响力具有以下特征:对他人的影响不带有强制性,无约束力。这种影响力以内在感染的形式潜在地发挥作用。被影响者的心理和行为表现为主动随从和自觉服从。

在领导者的影响力中,非权利性影响力占主导地位,起决定性作用。非权利性影响力制约着权利性影响力。当领导者的非权利性影响力较大,他的权利性影响力也会随之增强。因此,提高领导者影响力的关键在于不断提高其非权利性影响力。

(胡　伟)

第五节 护理质量管理

一、护理质量概述

（一）护理质量管理的概念

【护理质量】

护理质量是指护理工作为护理对象提供护理专业技术和生活护理的优劣程度,即护理效果的高低。护理质量不是以物质形式来反映其作用和效果,而是集中地反映在护理服务的成效方面。护理质量不仅是护理工作本质的集中表现,而且也是衡量护理人员素质、护理领导管理水平、护理业务技术和工作效果的重要标志。

随着护理模式的转变,护理质量的内涵也在不断拓宽,护理工作的对象从单纯地为病人扩大到社会全人类;护理工作的性质从针对疾病的护理延伸到病人身心的整体护理;护理工作的范围从临床护理发展到康复护理和健康保健。这一切只有通过质量控制,才能保证护理质量,所以护理质量的实质就是护理工作的全面质量管理。

【护理质量管理的概念】

护理质量管理是指按照护理质量形成的过程和规律,对构成护理质量的各要素进行计划、组织、协调和控制,以保证护理服务达到规定的标准,满足和超越服务对象需要的活动过程。在这一过程中,首先应确定护理质量标准,然后按照该标准组织、协调各项护理工作,进行质量控制。质量控制是质量管理的核心,通过质量控制,阻断和改变某些不良状态,使护理质量能始终处于对工作、对病人有利,并符合质量标准要求的状态。在护理质量管理过程中,各个环节互相制约、互相促进、不断循环、周而复始,质量逐步提高,形成一套质量管理体系和技术方法,以最佳的技术、最短的时间、最低的成本来达到最优质的护理服务效果。

【护理质量管理的特点】

护理质量管理作为医院质量管理的一个重要组成部分,有其自身的特点。

1.广泛性与综合性 护理质量管理具有技术质量、心理护理质量、生活服务质量及环境管理、生活管理、协调管理等各类管理质量的综合性,其质量管理的范围是相当广泛的。

在整个医院的服务质量管理中,几乎处处都存在护理质量的问题,事事都离不开护理质量管理。随着医学模式的转变,医疗护理服务的内涵在扩展,护理服务范围在不断拓宽,护理服务已从医院扩展到社区,使护理质量管理范围更为广泛。

2.协调性与独立性 护理工作与各级医师的诊断、治疗、手术、抢救等医疗工作密不可分;同时与各医技科室、后勤服务部门的工作也有密切的联系。

护理人员要与其他部门协调配合,才能提高护理工作效率。但是,护理质量不只是辅助性的质量问题,还有其相对的独立性,护理质量必须形成一个独立的质量管理体系。

3.程序性与联系性 护理工作是整个医院工作中的一个大的环节。

在这个大环节中,又有若干工作程序。例如,执行医嘱是诊疗工作中的一道程序;手术病人的术前护理和术前准备工作是手术工作的一道工作程序。工作程序质量的管理特点,就是在质量管理中承上启下,其基本要求就是为确保每一道工作程序的质量并对其进行质量把关。不论护理部门各道护理工作程序之间或是护理部门与其他部门之间是否都有工作程序质量的连续性，都必须加强连续的、全过程的质量管理。

（二）护理质量管理的原则

【以病人为中心原则】

病人是医院医疗护理服务的中心，是医院赖以生存和发展的基础。护理人员要具备良好的护理职业道德、熟练的技能和全面的专业知识，为病人提供安全、舒适、满意的服务。护理管理者必须时刻关注病人现存和潜在的需求，以及对现有服务的满意程度，以此持续改进护理质量，最终达到满足并超越病人的期望，取得病人的信任。

【预防为主原则】

预防为主就是对质量进行前馈控制，把质量控制在质量形成以前，抓好工作质量的基本环节。在护理工作中注意寻找薄弱环节，善于发现问题，并及时采取切实可行的措施解决问题，防患于未然。所以护理管理的重点也应从原来的"终末管理"转移到"程序管理"，如加强各项规章制度的落实，尤其是护理工作中的查对制度、交接班制度、护理人员岗位责任制、安全管理制度等，重点抓新职工、进修生、实习生的岗前培训，加强质量意识的教育，在总结护理工作正反两方面的经验或教训的基础上，制定标准和实施管理。

【系统管理原则】

系统化管理是运动系统论的基本思想和方法，并指导管理实践活动，按照系统的整体性、相关性、动态性、适应性等特征以及系统原理相应原则，解决和处理管理的实际问题。

医院是一个系统，由不同的部门和诸多的过程组成，它们是相互关联、相互影响的。"ISO9000标准"强调系统作用，强调从医院整体上考虑问题。在护理质量管理中采用系统方法，就是要把护理质量管理体系作为一个大系统，对组成护理质量管理体系的各个过程加以识别、理解和管理，才能达到实现质量方针和质量标准的要求。

【标准化原则】

护理质量标准是衡量质量的准则，是质量管理的依据。护理标准化管理就是在护理管理中，以标准的制定和贯彻形式来进行，包括各类护理工作质量标准，各项规章制度，各种操作常规及质量检查标准等。同时要求管理过程应始于标准又终于标准，从制定标准开始，经过贯彻标准，发现问题，进一步修改标准，使护理质量在管理循环中不断上升。

【数据化管理原则】

没有数据就没有准确的质量概念。现代质量管理要求用科学的态度和方法制定出各种定性和定量标准，如分级护理合格率、护理技术操作合格率等。只有依靠数据，才能对现象的本质进行科学的统计分析、判断和预测。

【实事求是原则】

质量管理要从护理实际工作出发，遵循护理工作规律，反映事物的本质，质量管理要循序渐进，不要急于求成。只有以严谨求实的态度抓好质量管理，才能不断提高护理质量和工作效率。

【分级管理原则】

护理质量管理组织网络是由不同层次的护理人员组成，各层次职责有所侧重。护理部管理工作应着重于设定护理质量标准，拟定质量标准，制订质量控制计划、管理制度，实施质量检测评定等。各科护士长侧重抓质量标准的落实，贯彻各项规章制度及操作常规，在护理工作中督促护理人员实施自我控制，同级控制及逐级控制，调动所有护理人员的积极性，实现护理目标。

【持续改进原则】

持续改进是指在现有水平上不断提高服务质量、服务有效性和效率的循环活动。为了能有效开展持续改进，首先，在出现护理问题时，不是仅仅简单处理这个问题，而是采用PDCA循环模式，循序渐进，调查分析原因，采取纠正措施，并检验措施效果，总结经验并形成规范，杜绝类似问题再次出现，以实现持续质量改进。其次，要强化各层次护理人员，特别是管理层人员追求卓越的质量意识，以追求更高的效率和目标，主动寻求改进机会，确定改进项目，而不是等出现问题再考虑改进。

(三)护理质量缺陷

护理质量缺陷指由于各种原因导致的一切不符合护理质量标准的现象和结果。这种现象或结果使患者产生不满意或给患者造成损害，分为患者不满意、医疗纠纷和医疗事故三种。

【患者不满意】

不满意是患者感知服务绩效小于期望的恰当服务且超出容忍区时所形成的一种心理状态。当患者对医疗服务质量产生不满意的感觉时，一般有两种反应：一种是不抱怨，继续接受服务，但容忍区域变窄，期望值提高，或直接退出服务；另一种是抱怨，有私下和公开之分，如果问题得到迅速而有效的解决，就会维持或提高患者原有满意度，否则，就会发生纠纷。

【医疗纠纷】

医疗纠纷是指患者或家属就对医疗服务的过程、内容、结果、收费或态度不满而发生争执，或对同一医疗事件医患双方对其前因后果、处理方式或轻重程度产生分歧发生的争议。

【医疗事故】

医疗事故是指医疗机构及其医务人员在医疗活动中，违反医疗卫生管理法律、行政法规、部门规章和诊疗护理规范、常规，由于过失造成患者人身损害的事故。

1.医疗事故构成要件

(1)发生医疗事故的主体：发生"医疗事故"的主体是医疗机构及其医务人员。这里说的"医疗机构"是指按照国务院1994年2月发布的《医疗机构管理条例》取得《医疗机构执业许可证》的机构。这里所说的"医务人员"是指依法取得执业资格的医疗专业技术人员，他们必须在医疗机构执业。

(2)行为的违法性："医疗事故"是医疗机构及其医务人员因违反医疗卫生管理法律、行政法规、部门规章和诊疗护理规范、常规而发生的事件。

(3)过失造成患者人身损害："过失"造成的患者人身损害即是医务人员的过失行为，而不是有伤害患者的主观故意；对患者要有"人身损害"后果。这是判断是否是医疗事故至关重要的一点。

(4)过失行为和后果之间存在因果关系：这是判定是否是医疗事故的一个重要方面。虽然存在过失行为，但是并没有给患者造成损害后果，这种情况不应该被视为医疗事故；而虽然存在损害后果，但是医疗机构和医务人员并没有过失行为，也不能判定为医疗事故。

2.不属于医疗事故的情形

(1)在紧急情况下为抢救垂危者生命而采取紧急医学措施造成不良后果的。

(2)在医疗活动中由于患者病情异常或者患者体质特殊而发生医疗意外的。

(3)在现有医学科学技术条件下，发生无法预料或者不能防范的不良后果的。

(4)无过错输血感染造成不良后果的。

(5)因患方原因延误诊疗导致不良后果的。

(6)因不可抗力造成不良后果的。

二、护理质量管理的基本方法

（一）PDCA 循环管理

PDCA 循环管理是美国休哈顿质量管理专家爱德华·戴明（W.Edwards Deming）提出的，被称为"戴明环"。PDCA 是英语 Plan（计划）、Do（执行）、Check（检查）和 Action（处理）四个词的缩写，它是在全面质量管理中反映质量管理客观规律和运用反馈原理的系统工程方法。

【PDCA 循环基本工作程序】

每一次 PDCA 循环都要经过四个阶段、八个步骤。

1.计划阶段　第一步分析质量现状，找出存在的质量问题；第二步分析产生质量问题的原因或影响因素；第三步找出影响质量的主要因素；第四步针对影响质量的主要原因研究对策，制定相应的管理或技术措施，提出改进行动计划，并预测实际效果。措施应具体而明确，回答 5 个 w 和 1 个 H 的内容：为什么要这样做（why）？ 做什么（what）？ 谁来做（who）？ 什么时间做（When）？ 在什么地方做（Where）？ 怎样做（How）？

2.实施阶段　按照预定的质量计划、目标、措施及分工要求付诸实际行动。此为 PDCA 循环第五步。

3.检查阶段　根据计划要求，对实际执行情况进行检查，将实际效果与预计目标作对比分析，寻找和发现计划执行中的问题并进行改进。此为 PDCA 循环第六步。

4.处置阶段　对检查结果进行分析、评价和总结。具体分为两个步骤进行：第七步把成果和经验纳入有关标准和规范之中，巩固已取得的成绩，防止不良结果再次发生；第八步把没有解决的质量问题或新发现的质量问题转入下一个 PDCA 循环，为制订下一轮循环计划提供资料。

【PDCA 循环的特点】

1.完整性、统一性、连续性　PDCA 循环作为科学的工作程序，其四个阶段的工作具有完整性、统一性和连续性的特点。在实际应用中，缺少任何一个环节都不可能取得预期效果，只能在低水平上重复。比如计划不周，给实施造成困难；有布置无检查，结果不了了之；不注意将未解决的问题转入下一个 PDCA 循环，工作质量就难以提高。

2.大环套小环，小环保大环，相互联系，相互促进　作为一种科学的管理方法，PDCA 循环适应于各项管理工作和管理的各个环节。整个医院质量体系是一个大的 PDCA 循环，大循环套着的层层小循环即各部门、各科室及病区质量体系的动态管理。护理质量管理体系是整个医院质量体系中的一个小的 PDCA 循环，而各护理单元的质量控制小组又是护理质量管理体系中的小循环。整个医院运转的绩效，取决于各部门、各环节的工作质量，而各部门、各环节必须围绕医院的方针目标协调行动。因此，大循环是小循环的依据，小循环是大循环的基础。

3.不断循环，不断提高　PDCA 循环不是一种简单的周而复始，也不是同一水平上的循环，而是每次循环，都要有新的目标，都能解决一些问题，这样就会使质量提高一步，接着又制订新的计划，开始在较高基础上的新循环。

【PDCA 循环基本要求】

1.PDCA 循环周期制度化循环管理必须达到制度化要求：一是明确规定循环周期，周期时间不宜过长，也不能很短，一般以月周期为宜；二是必须按循环周期作管理制度运转，不可随意搁置、停顿。

2.实行 PDCA 循环管理责任制：PDCA 循环能否有成效地转动起来，关键在于责任到人，首先是确定循环管理的主持人；其次还要组织有关人员参加。

3.制定循环管理的有关标准,定期进行循环管理成绩考核。

4.实现 PDCA 循环运作的程序化。

(二)QUACERS 模式

QUACERS 模式即质量保证、成本效益、危机管理和员工需要模式,该模式重视护理质量管理的四个方向,并确保均衡发展:①作好病人照顾的质量保证;②有效掌握医疗护理照顾的成本效益;③作好病人和工作人员的安全措施;④满足工作人员的需求,如晋升、提薪、学习与发展等。这个模式指出了护理管理的四个重要目标,有很大的使用价值,值得在实践中推广运用。

(三)以单位为基础之护理品质保证模式

1984 年史罗德(P.S.Schroeder)、美国护士协会及梅尔(M.G.Mayer)提出以单位为基础的护理质量保证模式。

(四)美国 JCAHOIYJtensteps 品质管理模式

"十步"(Tens Teps)质量管理模式是美国医疗机构评鉴联合委员会(JCAHO)建议医疗机构采用的用十个步骤拟定质量管理计划,落实质量管理工作的模式。这十个步骤如下:

1.审视机构的理念、目标、目的及管理模式,以界定质量管理的责任。

2.在照顾患者、工作人员绩效、成本效益三个监测管理系统责任区内,明确主要功能及措施。

3.确定主要服务范围及相关活动。须从患者种类、检查治疗的方法以及基本临床护理活动来考虑,并以该活动是否与高危、多量、易引发问题及高成本等相关,作为选择重要质量管理监测项目的依据。

4.建立衡量的标准,并选择测量指标。

5.建立阈值,即确定指标的正常与异常的界限。

6.收集及组织资料,注意资料收集的频数、样本数及方法。

7.分析、评价其变异因素并与常态做比较。

8.选择及执行行动,对优异表现者应予鼓励,有问题时,应寻求解决、改变与修正的方案,并注意追踪调查。

9.追踪评价的结果,并妥善记录。

10.汇总质量管理的成效,结果可以是正面的或负面的,并提出总结与建议。

三、护理质量标准与标准化管理

(一)护理质量标准的基本概念

【标准】

标准是为在一定范围内获得最佳秩序,对活动或其结果规定共同的和重复使用的规则、导则或特性的文件。它以科学技术和实践经验为基础,经有关方面协商同意,由公认的机构批准,以特定形式发布,具有一定的权威性。标准是判定事物的准则,是技术工作与管理工作的依据。

【标准化】

标准化是为在一定范围内获得最佳秩序,对实际的或潜在的问题制定共同的和重复使用的规则的活动。这种活动包括制定、发布、实施和改进标准四个过程。这种过程不是一次完结,而是不断循环螺旋式上升的,每完成一次循环,标准水平就提高一步。标准化的基本形式包括:简化、统一化、系列化、通用化和组合化。

【标准化管理】

标准化管理是现代科学管理的一种重要手段或方法。它以标准化原理为指导,把标准化贯穿于管理全过程,以增进系统整体效能为宗旨,以提高工作质量与工作效率为根本目的。它是职能部门人员,对系统工作项目按照标准进行计划、组织、协调、控制等管理活动的过程。也是对标准的制定、实施、监督、修订的反复螺旋上升的过程。

【护理质量标准】

护理质量标准,是指在护理质量管理过程中,以标准化的形式,根据护理工作内容及特点、流程、管理要求、护理人员及服务对象的特点,以病人满意为最高标准,制定护理人员必须严格遵循和掌握的护理工作准则、规定、程序和方法。《中华人民共和国护士管理办法》、卫生部于1989年颁发的《综合医院分级管理标准(试行草案)》及2005年颁发的《医院管理评价指南(试行)》均是正式颁布的国家标准。

(二)护理质量标准的分类

【根据适用范围分类】

护理质量标准包括护理管理质量标准、护理技术操作质量标准、护理文件书写质量标准及临床护理质量标准。

【根据管理期望分类】

护理质量标准分为两类,即规范式标准和经验式标准。

【根据使用的目的分类】

护理质量标准分为方法性标准和衡量性标准。

【根据标准的制定权限、适应领域分类】

护理质量标准体系纵向可包括国际标准、国家标准、卫生部部颁标准、医院标准等不同层次的标准。

【根据管理过程结构分类】

护理质量标准分为结构要素质量标准、环节质量标准、终末质量标准。

1.要素质量　是指提供护理工作的基础条件(或称背景)质量,是构成提供护理服务的基本要素。内容包括:人员配备质量(编制人数及职称、学历等构成)、技术质量(业务功能,可开展的业务服务项目及合理程度)、仪器设备质量(装备水平和设备管理情况)、药品物资质量(药品、器材、器械等配备情况)、环境质量(建筑设施、医疗护理活动空间、环境管理)、时限质量(排班、值班、传呼系统等)、基础管理(规章制度等)质量等。这些是提供护理服务的保证条件。

2.环节质量　是指各种要素通过组织管理形成的各项工作能力、服务项目及其工作程序或工序质量,属于护理活动过程质量。既包括管理工作,也包括护理业务技术活动过程,还包括护理人员与医师、医技人员及后勤人员等协同工作。这是整体质量的重要组成部分,其项目繁多,如执行医嘱、观察病情及治疗结果的反应、病人管理、护理文件书写、执行护理程序、技术操作、心理护理、健康教育,以及与其他部门和人员的交往、协调情况等。

3.终末质量　标准护理工作的终末质量是指病人所得到的护理效果的综合质量。它是通过某种质量评价方法形成的质量指标体系。这类指标包括技术操作合格率、差错发生率、患者及社会对医疗护理工作满意率等。要素质量、环节质量和终末质量标准是不可分割的。

(三)常用护理质量标准

【护理技术操作质量标准】

护理技术操作质量标准包括基础护理技术操作和专科护理技术操作。

总标准:严格三查八对;正确、及时、确保安全、省力、省物;严格执行无菌操作原则及操作程序,操作熟练。

每一项护理技术操作的质量标准可以分为三个部分,即准备质量标准(包括病人和工作人员的准备、物品和环境的准备)、过程质量标准(包括操作过程中的各个环节)、终末质量标准(即操作完毕时所达到的效果)。

计算公式:护理技术操作合格率＝(考核护理技术操作合格人次数/考核护理技术操作总人数)×100％。

【护理管理的质量标准】

病房、门诊、急诊室、手术室、产房等是护理部门的基本单位,这些部门的质量直接关系到全院的护理质量,因此对全院各个基本单位及各级护理人员都应有质量标准要求,以达到组织管理科学化、工作制度化、操作规范化、布局规范合理化。参照医院分级管理评审条例中护理管理标准:

1.护理部工作质量标准　主要针对护理管理人员的职责提出要求。标准包括:①护理质量管理;②人力资源管理;③信息管理;④环境管理;⑤教学及科研管理;⑥专业发展管理(标准具体内容见有关资料)。

2.病室管理质量标准　标准包括:①护理人员的管理;②环境管理;③质量管理;④物资管理(标准具体内容见有关资料)。

3.各部门管理质量标准　主要针对特殊科室如手术室、供应室、产房、婴儿房、门诊、急诊室等部门制定的管理标准。标准包括:①护理人员管理;②环境管理;③质量管理;④物资管理;⑤专科特殊质量管理要求(标准具体内容见有关资料)。

【护理文件书写的质量标准】

护理文件书写是反映护理工作质量、护理人员的工作素质及专业水平的重要标志之一,随着医疗卫生管理法律、法规和规章逐渐完善,护理表格被列入具有法律效力的病历资料之内。护理文件的主要内容包括:医嘱本、体温单、医嘱单、一般护理记录、危重患者护理记录、手术记录单及各专科护理记录单等。

总标准:能有客观、动态、真实反映病人病情变化的各种护理记录,字迹清晰,无错别字,无涂改;护理记录及时、可靠、病情描述确切;重点突出,层次分明;运用医学术语,并能体现上一级护士的指导。

计算公式:护理文件书写合格率＝(书写合格份数/抽查护理文件份数)×100％。

【临床护理的质量标准】

1.整体护理质量标准　以病人为中心,护理人员在护理过程中运用医学、护理、心理、社会等学科的知识,观察分析病人的全面健康情况,进行有计划的、系统的护理,从而提高护理质量与护理人员的素质。

(1)整体护理质量标准:①责任护士应做到八知道:即知道病人床号、姓名、诊断、症状、体征、治疗、护理、心理需要。②实施护理程序,给病人以身心整体护理。③有完整的护理病历,包括护理措施有效果评价及护士长签字。

(2)计算公式:开展率＝(开展整体护理单元/全院护理单元总数)×100％。

2.特级护理、一级护理质量标准

(1)特级护理标准:①设专人24小时护理,备齐急救药品、器材,以备急用。②制定并执行护理计划,密切观察病情。③正确、及时地做好各项治疗与护理,建立特护记录。④做好各项基础护理及专科护理,无护理并发症发生。

(2)一级护理质量标准:①按病情需要准备急救用品,以备必要时应用。②制定并执行护理计划。③按病情需要每15～30分钟巡视病人一次,密切观察病情变化,并做好记录。④做好晨晚间护理,保护皮肤清洁,无褥疮等并发症。

(3)计算公式:特护、一级护理合格率＝(特护、一级护理病人合格人数/特护、一级护理病人总数)×100％。

3.基础护理质量标准　基础护理是一项非常细致的工作,是病人日常不可缺少的护理。它也反映护理质量的高低。基础护理包括晨晚间护理、口腔护理、皮肤护理、分级护理和出入院护理等。

(1)基础护理质量标准:清洁、整齐、舒适、安全、安静、无并发症。

(2)计算公式:基础护理合格率=(基础护理合格人数/抽查基础护理人数)×100%。

4.急救物品管理质量标准

(1)急救物品管理质量标准:①急救用品、药品完整无缺,处于备用状态。②两及时:及时检查维修,及时领取补充。③四固定:定人保管、定时核对、定点放置、定量供应灭菌物品。

(2)计算公式:急救物品完好率=(急救物品完好数/检查急救物品总数)×100%。

5.压疮发生率

(1)标准:压疮是长期卧床病人及危重病人常见的并发症,应加强基础护理,防止压疮的发生。除特殊病人因病情不允许定时翻身做皮肤护理外,其余病人一律不得生压疮,入院时带来的褥疮不准扩大。

(2)计算公式:压疮发生率=(发生压疮人数/卧床生活不能自理的病人总数)×100%。

6.消毒隔离合格率标准

(1)标准:有消毒隔离的健全组织机构,有预防院内感染的制度与措施,有监测消毒、灭菌效果的手段。

(2)计算公式:消毒隔离合格率=(检查项目合格率/检查总项目数)×100%。

7.护理差错发生率

(1)管理要求:①严格执行各项查对制度,做到三查八对。严格遵守操作规程。②建立差错、事故登记报告制度。对所发生的差错,定期组织讨论分析,以吸取教训。③发生严重差错、事故后,应立即组织抢救,以减少或消除由于差错或事故造成的不良影响。

(2)计算公式:护理差错发生率=(护理差错次数/治疗、处置总次数)×100%。

(四)护理质量标准化管理

护理质量标准化管理,就是制(修)定护理质量标准、执行护理质量标准,并不断进行护理标准化建设的工作过程。

【制定护理质量标准的原则】

1.可衡量性原则　　没有数据就没有质量的概念,因此在制定护理质量标准时,要尽量用数据来表达,对一些定性标准也尽量将其转化为可计量的指标。

2.科学性原则　　制定护理质量标准不仅要符合法律法规和规章制度要求,而且要能够满足病人的需要,有利于规范护士行为,有利于提高护理质量,有利于提高医院管理水平,有利于护理人才队伍的培养,促进护理学科的发展。

3.先进性原则　　因为护理工作的对象是病人,任何疏忽、失误或处理不当,都会给病人造成不良影响或严重后果。因此,要总结国内外护理工作正反两方面的经验和教训,在充分循环的基础上,按照质量标准形成的规律制定标准。

4.实用性原则　　从客观实际出发,掌握医院目前护理质量水平与国内外护理质量水平的差距,根据现有人员、技术、设备、物资、时间、任务等条件,定出质量标准和具体指标,制定标准值时应基于事实,且略高于事实,即标准应是经过努力才能达到的。

5.贯彻预防为主原则　　护理服务的对象是人,所以要按照质量标准形成的规律进行管理。在制定标准和实施管理时,要认真总结护理工作正反两方面的经验和教训,防患于未然,预见性地防止护理过失行为发生。

6.严肃性和相对稳定性原则　　在制定各项质量标准时要有科学的依据和群众基础,一经审定,必须严肃认真地执行,凡强制性、指令性标准应真正成为质量管理法规;其他规范性标准,也应发挥其规范指导作用。

【制定护理标准的方法】

制定护理标准的方法和过程可以分为三个步骤：

1.调查研究,收集资料　即调查国内外有关标准资料、所要制定的标准对象的历史与现状、有关科研成果、实践经验和技术数据、统计资料及有关的意见和要求等。资料收集后应进行汇总、分类。

2.拟定标准,讨论验证　在调查研究的基础上,对各种资料、数据进行统计分析和全面综合研究,然后着手编写关于标准的初稿。可以是具体的质量标准和指标,也可以通过规章制度、技术操作和规程、岗位说明书等形式加以反映。初稿完成后交有关人员讨论、修改,然后试行或实验验证,在试行的基础上再加以补充、修订。

3.报批审定,公布实行　将拟定的标准交决策机构审定批准,然后颁布在一定范围内并实行。

（胡　伟）

第四章　临床常见症状护理

第一节　发热

一、定义、机制

（一）定义

大多数有机体能生存的体温不超过 45℃,而人体温度又常被调控于此体温以下,即 35～42℃之间,体温上升也常限于 42℃以下,很少突破。这是由于在进化过程中形成和发展了比较完善的体温调节机构,其对维持内环境的相对稳定起着重要的保证作用。

发热是机体对致病因子的一种防御反应,它是机体在致热原的作用下使体温调节中枢的调定点上移而引起的调节性体温升高。一般而言,腋下温度在 37℃以上,口腔温度在 37.3℃以上,直肠温度在 37.6℃以上,一昼夜体温波动在 1℃以上,可称为发热。过热可因机体产热过多、散热过少或因体温调节中枢受损和体温调节功能障碍所致,由于此种体温升高既无致热原的作用,亦无体温调定点水平的上移,因而与发热有本质的区别。另外,生理因素引起的体温升高,不能称为发热。

（二）机制

发热激活物是指外致热原和体内某些产物能够激活内生致热原细胞,而使其产生并释放白细胞致热原。其中外致热原细胞包括细菌、病毒、抗原-抗体复合物、类固醇物质等。内生致热原是由产内生致热原细胞被发热激活物激活后,产生并释放的致热物质。许多实验资料表明,传染源和致炎物质的主要作用就是激活产内生致热原细胞(如单核细胞、血管内皮细胞以及其他细胞)产生和释放内生致热原。现在已知的内生致热原有干扰素、肿瘤坏死因子、第一介的质、第六介的质等。当这些内生致热原经由血液循环到达下丘脑时,可使该细胞释放前列腺素,这时,体温调节中枢通过外周介质的介导作用,使体温调定点上移。于是患者便会感到目前体温"太低",因此,一方面通过交感神经系统活性加强,使血管收缩、血流量减少而造成肢端发冷、起鸡皮疙瘩,汗腺分泌功能降低,出汗减少,甚至停止,此时,患者会盖大棉被而使散热减少;另一方面通过运动神经作用,引起骨骼肌紧张或寒战,使产热增加,肾上腺素分泌增加,致代谢增加,也使产热增多,结果,产热大于散热,如此一来,体温便上升了。

二、原因及类型

（一）原因

发热是由于各种原因引起的机体散热减少或产热增多或者说伴体温调节中枢功能障碍所致。临床上引起发热的原因很多,大致可以分为感染性和非感染性两大类,其中以感染性最为常见。

1.感染性因素　包括细菌感染,如伤寒、结核、细菌性痢疾、丹毒、肺炎、败血症、亚急性感染性心内膜炎、肝脓肿、肺脓肿等;病毒感染,如流感、肠道病毒感染、脊髓前角灰白质炎、Ⅰ型脑炎、急性传染性肝炎、麻疹等;原虫感染,如疟疾、阿米巴病;霉菌,如霉浆菌;立克次体等。

2.非感染性因素　恶性肿瘤,由于组织坏死等原因常释放出内生性致热原而出现发热现象,或因一些恶性肿瘤免疫力降低而造成感染致发热;结缔组织病,也可称自体免疫疾病,由于自己的免疫系统攻击自己的身体组织,造成炎性反应,释放出许多内生致热原而致发热;遗传及代谢疾病,如先天性肾上腺功能不足、甲状腺功能亢进、肾上腺髓质肿瘤等;体温调节中枢失常,如脑瘤、脑出血、脑炎等;化学物质,如药物进入血液后所致的输液、输血反应;血肿块、心肌梗死的组织坏死等。

(二)类型

按发热的程度可分为微热,即腋温为 37.1～38℃,多见于结核、风湿;中等发热,即腋温为 38～38.9℃,多见于一般感染性疾病;高热,即腋温为 39～40℃,见于急性感染;过高热,即腋温为 40℃ 以上,见于中暑等。

按体温波动规律不一,临床上常将发热分为如下类型:

1.稽留热　指高热持续不退,体温维持在 39～40℃ 上下,达数日或数周之久,昼夜体温差消失或缩小(不超过 1℃)。多见于大叶性肺炎、沙门氏菌感染的伤寒、立克次体感染的伤寒、恙虫病及急性传染病的极期等。

2.弛张热　指体温高低不等,昼夜体温差仍存在且波动范围超过 1℃ 以上,但最低体温仍高于正常。常见于粟粒结核、败血症、脓毒血症、肝脓肿及一些非感染性疾病等。

3.波状热　指体温上升可达中等热或高热,持续数日,又逐渐降至微热或正常水平,后又逐渐上升,如此周而复始,体温曲线呈波浪状,常见于布氏杆菌病、恶性淋巴瘤等。

4.间歇热　指体温突然升高达高热,持续数小时后又恢复正常,间隔数小时或数日,体温又突然上升,如此反复发作,常见于疟疾、急性肾盂肾炎等。

5.双峰热　指高热曲线在 24 小时内有两次小波动,形成双峰,可见于黑热病、恶性疟疾、大肠杆菌败血症、绿脓杆菌败血症等。

6.不规则热　指发热持续时间不定,变化无规律,见于流感、支气管肺炎、渗出性胸膜炎、亚急性感染性心内膜炎等。

此外,必须强调,婴儿、老年人及有慢性肾衰竭的病人在感染的情况下可能并不表现发热,甚至以体温过低来表现体温的异常,故应谨慎。

三、身心反应

(一)机体代谢的反应

首先,发热会造成分解代谢的增强,尤其是糖、脂肪、蛋白质,从而可出现消瘦、血糖升高、糖尿、负氮平衡致组织修复力减弱等。体温平均每升高 1℃,新陈代谢率增加 13%,再次造成水、维生素代谢的异常。在体温升高和高热期,患者尿、汗均减少,水、钠、氯在体内潴留;而在退热期,水分蒸发增加和出汗增多,从而增加脱水及电解质不平衡的可能。

(二)各系统的反应

1.循环系统反应　发热时,交感-肾上腺髓质系统的兴奋性增高,体温升高,刺激心脏窦房结,使心率增快,一般体温每升高1℃,成人心率增加10次/分钟左右,儿童增加15次/分钟。但有些疾病可出现相对缓脉,即心率不随体温升高而增快,如伤寒、脑干损伤、颅内压增高等。另外,体温上升致血管收缩,血压可升高,退热时,血管扩张和大量出汗,出现血压下降,甚至休克。

2.消化系统反应　发热时,交感神经兴奋,消化液分泌减少,胃肠蠕动减弱,出现食欲不振、舌苔、口干、呃逆、便秘、消化不良等现象。

3.呼吸系统反应　发热时,体温升高及酸性代谢产物堆积刺激呼吸中枢,使其兴奋性增高,表现为呼吸加深加快,有助于机体散热,但通气过度又可引起呼吸性碱中毒,且持续高热,大脑皮质及呼吸中枢又可被抑制,出现浅慢或不规则呼吸等。

4.中枢神经系统反应　发热时,中枢神经系统兴奋性升高,可致头痛、头晕、烦躁不安、痉挛等表现,而持续高热,中枢神经系统又可由兴奋转为抑制,如表情淡漠、嗜睡甚至昏迷。尤其以婴幼儿期的"热惊厥"更为常见,主要表现为全身或局部肌肉抽搐,可伴短暂意识丧失,而老年人及有肝肾功能衰竭的病人,高热也可造成痉挛。

5.泌尿系统反应　发热期,尿量减少,尿色变深,尿比重增高,持续高热者还可出现蛋白尿、管型尿等。

(三)心理反应

发热时,患者由于突然出现寒战、面色苍白、体温上升现象而产生恐惧、紧张、不安等心理反应。高热持续期,由于各种原因造成患者口干、虚弱无力、头痛、头晕等现象而使其烦躁、不安、焦虑。退热期,由于大量出汗、排尿,可出现虚弱、不适感等。高热持续不退者,更是担心自己的病情、机体的康复能力及诊疗带来的痛苦等。

四、检查与治疗

(一)检查

1.病史探询　询问发热的规律及伴随症状,患者所处环境的温度等。

2.体格检查　定时测量并记录体温、脉搏、呼吸和血压,必要时随时测量。测量体温时,应选择同一测定部位。测腋温时位置应准确,测口温时也要注意不要在刚喝过过热或过冷的液体及抽烟后测量。此外,还应注意皮肤、淋巴结、眼睛、指甲、心血管系统、胸腹、肌肉、骨骼系统、神经系统等的变化。

3.实验室检查

(1)临床病理学检查:血常规,如红细胞、白细胞、血红蛋白、血小板、血细胞沉降率等;尿常规,有无血尿、脓尿、蛋白尿等;大便常规,有无便血、白细胞过高、寄生虫或虫卵等;血液检查,如电解质、血糖、肌酐、尿素氮、肝功能等,如疑有血液疾病,如血癌,则要作骨髓穿刺或活体组织切片检查;如疑有自体免疫疾病,如红斑狼疮,则应作免疫学检查、抗核抗体、补体等;如体内有不正常的液体积蓄,如腹水、胸腔积液、关节液等,也要考虑抽出作各种相关检查等。

(2)微生物学检查:血液培养,脑脊液培养,喉头、尿道、肛门、阴道、子宫颈抹片及细菌或病毒培养。

(3)放射线检查:胸部 X 光检查对确定有无肺炎等尤为重要。

(二)治疗

一般来说,对发热病人在未确诊其原因前不应轻易使用退热药,以免掩盖其原有热型或其他临床表现,造成诊断和治疗上的困难。

1.中等度及其以下发热,即低于 39℃ 的发热对身体并无太大的不良影响,甚至反而会有一些好处。另一方面,退热药不能消除发热的病因,有些药物,如类固醇还会降低患者的免疫力,再者,当被病毒感染的病儿使用阿司匹林时,还会有引起雷氏综合征(一种肝衰竭合并严重脑病变的病症)的危险。因此,对非高热患者不宜随意过多地应用退热药,而主要采用物理降温,如冷敷、减少衣物、调低室温等。

2.对高热患者,应针对病因进行治疗,必要时亦先进行物理降温,在下列情况下可考虑用退热药:①婴幼儿高热者;②高热伴头痛、失眠、精神兴奋等神经症状者;③长期发热或高热,如急性血吸虫病、结核病、布氏杆菌病及癌性发热等患者,物理降温无效时,可用退热药。

在应用退热药时,应注意:

(1)应熟悉各种解热镇痛药的禁忌证和配伍禁忌,了解复方解热镇痛药的成分,以免发生过敏反应及不良反应。

(2)用量不宜过大,以免引起大量出汗、体温骤降、血压下降甚至虚脱,尤其是对年老体弱、不满三个月的婴儿和体温过高的病人更应注意。

(3)退热药一般不得连续使用一周,风湿热和风湿性关节炎除外。

临床常用的解热镇痛药可分为类固醇类及非类固醇类,其主要作用机制是抑制脑内前列腺素 E_2 的合成。类固醇类还可抑制周边免疫细胞的炎性反应。

3.对中枢性高热患者还可采用静滴低温液体(0~10℃)的降温疗法。

4.补充液体,可由饮食或由静脉给予,以防脱水,促进毒素和代谢产物的排出。

五、护 理

(一)护理评估

1.倾听患者的主诉,询问发热开始的时间、程度、持续时间及其规律性,评估热型。

2.发热的临床表现

(1)发热的一般伴随症状:如不适的皮肤温度、头痛、抽搐、全身肌肉酸痛、昏睡、虚弱、食欲不振、口渴、口唇干裂、皮肤干燥、颜面潮红、出汗增加或冒汗、寒战、皮肤起鸡皮疙瘩、尿量减少且色浓、脉搏快、呼吸急促等。

(2)生命体征:包括目前的体温、脉搏、呼吸、血压、心率及其变化的规律性。

(3)精神状态:如躁动不安、昏昏欲睡、意识混乱的程度。

(4)皮肤与血液循环状态:如皮肤的完整性,皮肤有无疹子,皮肤的弹性、湿度、温度、颜色等。

3.发热的相关因素

(1)最近有无过度疲劳的情况。

(2)最近有无接近传染病患者。

(3)最近有无过度暴露于太阳、热与湿度下。

(4)是否接受放射线治疗或化学治疗。

(5)最近所处环境的卫生、温度、空气如何。

(6)是否服用某些药物,如抗肿瘤药、免疫抑制剂、抗生素、利尿剂、中枢神经抑制剂、抗抑郁药、血管收缩剂等,以及服药的间隔时间和最近的服药时间。

(7)老年人由于生理变化的特殊性及各种疾病的影响,体温更易变化,因此,需评估他们的室内温度、居住环境、活动程度、对天气冷热的反应及疾病史,以判断他们是否体温调节失常。

(8)有无创伤,如外伤感染、手术。

(9)最近的饮食清洁度。

(10)既往有无白细胞减少。

(11)最近是否喝过烈酒或咖啡样饮料。

(二)护理计划

1.护理目标

(1)体温下降,最终维持正常体温。

(2)高热伴随症状减轻或消失,病人舒适感增加。

(3)患者及家属了解发热的基本知识,并能积极主动配合治疗。

2.护理措施

(1)饮食与液体的摄取

1)向病人解释发热是一种消耗性疾病,一方面代谢增加,使各种营养素大量消耗,如糖、脂肪、蛋白质、维生素等;另一方面由于交感神经兴奋,胃肠蠕动减弱,消化液分泌减少,影响食物消化吸收,因此,宜给予高热量、高蛋白、高维生素饮食,并注意进食易消化的流质或半流质。

2)病人因消化不良,食欲不振,故应依其饮食爱好提供美味可口的饮食,并嘱其少量多餐,以增进食欲。

3)指导患者了解摄取充足液体的重要性。除非有肾脏疾病或心脏疾病的限制,否则应保证每日入水量在3000ml左右,防止脱水并促进毒素和代谢产物的排出。同时,向患者解释不要等到口渴时才喝水的原因。对不能进食者,应给予静脉输液或鼻饲。

4)指导病人在天热或运动后增加液体的摄取,防止中暑。

5)若病人有脱水现象,应监测出入水量,并维持出入量的平衡。

(2)观察发热的症状和体温的变化

1)让病人了解发热的早期现象,如皮肤发红、头痛、疲劳、缺乏食欲等。

2)监测生命体征,定时测体温,一般每日4次,高热时每4小时一次。行降温处理,半小时后再测一次,直至退热后3天,同时注意呼吸、脉搏、血压的变化。

3)测量患者的摄入量和出量,如尿量、体重,了解体液平衡情况。

4)监测病人血、尿检验报告值,如白细胞计数、电解质等。

(3)穿着与舒适方面

1)评估病人是否穿着过多或被盖过于暖和,指导其正确穿衣或盖被,以利散热。

2)病人寒战时宜给予保暖,预防感冒。

3)注意调节室温和环境:适宜的室温可防止不必要的能量消耗。体温上升期,由于寒战,室温应稍高些,环境应舒适、安静,避免噪音、直射光线、污染空气与知觉的刺激。

4)注意休息:发热时由于代谢增加,消耗多、进食少,故体质虚弱,休息可使代谢维持在最低水平。高热者应绝对卧床休息,低热者可酌情减少活动。

5)口腔护理:发热病人唾液分泌减少,口腔黏膜干燥,口腔内食物残渣利于细菌繁殖,同时由于维生素的缺乏和机体抵抗力下降,易引起口腔炎和溃疡,故应协助病人晨起、餐后、睡前漱口,保持口腔清洁,并减轻口唇干裂、口干、口臭及舌苔等现象。

6)皮肤护理:高热病人在退热时往往大量出汗,故应随时擦汗,更换汗湿的衣物、被套、床单,防止受凉,保持皮肤清洁、干燥。对长期卧床者,还应协助翻身,防止并发症的产生。

7)及时给予病人降温:一般保温超过39℃以上时才给予物理降温,包括局部冷敷(前额、腋下、腹股沟处等)、全身冷疗(25%～35%酒精擦浴,32～34℃温水擦浴,4℃冰盐水灌肠等)。物理降温无效时,还可采用药物降温法,并应严格掌握药物的适应证及注意事项。

(4)特殊人群发热的护理

1)一般小儿发热的护理:肛温在 38～38.5℃,则减少被盖,多喝开水,使用冰枕;肛温在 38.6～39.5℃,则给予解热镇痛剂,较小幼儿给栓剂;肛温在 39.5℃以上,则给予温水擦浴,对 3～4 岁孩童效果最佳。

2)一般老年人发热的护理:使用冰袋快速降温,向病人宣教保健知识,如注意保暖、避免受凉、预防感冒;天热时不过度活动;穿淡色、质料通风的衣服;吃高碳水化合物、低蛋白饮食;补充液体;热时使用冷气或电扇;居住环境应通风良好;同时,应让病人了解发热的危险性、症状、预防及处理方法等。

(姜芳芳)

第二节　休克

休克是机体在各种有害因素侵袭下引起的以有效循环血容量骤减,致组织灌注不足,细胞代谢紊乱、受损,微循环障碍为特点的病理过程,休克发病急,进展快,若未能及时发现及治疗,则可发展至不可逆阶段引起死亡。

一、病因与分类

根据病因,休克可分为低血容量性、感染性、心源性、神经性和过敏性休克五类。其中低血容量性和感染性休克在外科休克中最为常见。低血容量性休克包括创伤性和失血性休克两类。创伤性休克常见于严重损伤,如骨折、挤压综合征等;失血性休克常由于有效循环血量锐减引起,如消化道大出血、肝脾破裂出血等;感染性休克主要是由于细菌及毒素作用所引起,常见于严重胆道感染、急性化脓性腹膜炎、绞窄性肠梗阻和败血症等。

二、病理生理

各类休克的共同病理生理基础是有效循环血量锐减和组织灌注不足及由此导致的微循环、代谢改变和内脏器官继发性损害,多系统器官功能障碍或衰竭等,是休克病人死亡的主要因素。

三、临床表现和诊断

根据休克的发病过程,将休克分为代偿期和抑制期。

1.休克代偿期　当循环血量的减少低于 20% 时,由于机体的代偿作用,交感-肾上腺轴兴奋,病人表现为神志清醒,精神紧张,兴奋或烦躁不安,口渴,面色苍白,手足湿冷,心率和呼吸增快,尿量正常或减少。舒张压可升高,脉压差减小。此时若处理得当,休克可很快得到纠正,否则将发展并进入抑制期。

2.休克抑制期　病人表现为神情淡漠,反应迟钝,甚至出现意识模糊或昏迷,皮肤和黏膜发绀,四肢厥冷,脉搏细数或摸不清,血压下降,脉压差缩小;尿量减少甚至无尿。若皮肤黏膜出现紫斑或消化道出血,则表示病情发展至弥散性血管内凝血阶段。若出现进行性呼吸困难、烦躁、发绀,虽给予吸氧仍不能改善者,当警惕并发呼吸窘迫综合征。至此期病人常继发多器官功能衰竭而死亡。

四、处理原则

关键是尽早去除病因,迅速恢复有效循环血量,纠正微循环障碍,增强心肌功能,恢复人体正常代谢。

1.一般紧急措施　控制大出血,如加压包扎、扎止血带、上血管钳等,必要时可使用抗休克裤(MAST);保持呼吸道通畅,呼吸困难严重者,可行气管插管或气管切开术;采取休克体位,以增加回心血量及减轻呼吸困难;另外,还应注意保暖,尽量减少搬动,骨折处临时固定,必要时应用止痛剂。

2.补充血容量　补充血容量是纠正组织低灌注和缺氧的关键。输液的种类主要有2种:晶体液和胶体液。一般先快速输入扩容作用迅速的晶体液,再输入扩容作用持久的胶体液。研究发现,3.0%～7.5%的高渗盐溶液在抗休克治疗中有良好的作用。

3.积极处理原发病　由外科疾病引起的休克,如内脏大出血、消化道穿孔、肠绞窄坏死或梗阻性化脓性胆管炎等,在恢复有效循环血量后,需手术治疗原发病。有时则需在抗休克的同时施行手术,才能有效治疗休克。

4.纠正酸碱平衡失调　休克病人由于组织缺氧,常有不同程度的酸中毒。休克早期轻度酸中毒者无需应用碱性药物。休克严重、酸中毒明显、扩容治疗效果不佳时,需应用碱性药物纠正,常用的碱性药物为5%碳酸氢钠溶液。

5.应用血管活性药物　主要包括血管收缩剂、扩张剂及强心药物。临床常用的血管收缩剂有去甲肾上腺素、间羟胺和多巴胺等。当血容量已基本补足而病人发绀、四肢厥冷、毛细血管充盈不良等循环状态无好转表现时,考虑使用血管扩张剂。常用的血管扩张剂有酚妥拉明、酚苄明、阿托品、山莨菪碱等。休克发展到一定程度都伴有不同程度的心肌损害,应用强心药可增强心肌收缩力,减慢心率。常用多巴胺、多巴酚丁胺等。

6.改善微循环　休克发展至弥散性血管内凝血阶段,需应用肝素抗凝治疗。弥散性血管内凝血晚期,纤维蛋白溶解系统亢进,可使用抗纤维蛋白溶解药和抗血小板药物。

7.皮质激素和其他药物的应用　对于严重休克及感染性休克病人可使用皮质激素。其他药物包括纳洛酮、依前列醇(PGI_2)等也有助于休克的治疗。

五、护理

(一)护理目标

1.恢复有效循环血量,生命体征平稳,挽救生命。

2.呼吸道通畅,呼吸困难减轻。

3.预防感染等并发症。

4.动态监测病情,预防多器官功能损伤或衰竭。

5.尽量维护病人身心舒适。

6.预防病人发生意外损伤。

(二)护理措施

休克病人病情严重,应置于重症监护室,专人护理。

1.补充血容量,恢复有效循环血量

(1)建立静脉通道:迅速建立1～2条静脉输液通道,并连接三通接头。如周围血管萎陷或肥胖病人静脉穿刺困难时,应立即行中心静脉插管,可同时监测中心静脉压。

（2）补液护理：一般先快速输入晶体液,如生理盐水、平衡盐溶液、葡萄糖溶液,以增加回心血量和心搏出量,后输胶体液,如全血、血浆、白蛋白等,避免或减少晶体液渗入血管外第三间隙。根据血压及血流动力学监测情况调整输液速度。血压及中心静脉压低时,应加快补液；高于正常值时,应减慢速度,限制补液,以防肺水肿及心功能衰竭。中心静脉压和肺动脉楔压超过正常值,说明补液过多,应限制输液,以避免肺水肿的发生。反之低于正常值,说明容量不足,可以继续补液。

失血性休克病情危重,必须迅速补充血容量,静脉输血是最快捷、简便、有效的方法。应建立 2～3 条静脉通道,最好选用 12 号粗针头,静脉穿刺困难时,及早选择颈静脉套管针穿刺或静脉切开术,确保在短时间内快速输入所需血液。少量失血（失血 1000ml 左右）、休克较轻的患者,每小时需输血 500ml 左右,每分钟滴速控制在 100 滴左右。中度失血（失血在 1000～2000ml）、休克较重的患者,每小时需输血 1000ml左右,每分钟滴速保证在 200 滴以上。大量失血（失血在 2000ml 以上）、重度休克的病人,除了快速输入全血外,最好再输入浓集的红细胞。如果速度无法达到要求,可使用加压输血器进行加压输血。但要注意,压力不能超过 2kPa,以免对血液的有形成分造成破坏。

快速大量输血时,要严密观察患者的反应,如出现胸部紧迫感、呼吸急促,要警惕心脏负荷过重发生心力衰竭。如伤口处异常渗血、静脉穿刺处出血,要警惕有出血倾向。如体温降低、四肢冰冷,注意是否过快输入了冷库血。要及时发现问题,方能避免因快速输血给患者带来的不良后果。

（3）记录出入量：输液时,尤其在抢救过程中,应有专人准确记录输入液体的种类、数量、时间、速度等,并详细记录 24h 出入量以作为后续治疗的依据。

2.改善病人组织灌注　①休克体位将病人的头和躯干抬高 20°～30°,下肢抬高 15°～20°,可防止膈肌及腹腔脏器上移而影响心肺功能,并可增加回心血量及改善脑血流。若随时有呼吸骤停的可能,一般取去枕平卧位,这样易于进行心肺复苏。②使用抗休克裤抗休克裤充气后在腹部与腿部加压,使血液回穿入心脏,改善组织灌注,同时可以控制腹部和下肢出血。当休克纠正后,由腹部开始缓慢放气,每 15s 测量血压1 次,若血压下降超过 5mmHg,应停止放气,并重新注气。③应用血管活性药物的护理应用血管活性药物过程中,监测血压的变化,及时调整用药速度。应用扩血管药物预防血压骤降引起的不良后果,使用时从低浓度、慢速度开始,每 5～10min 测 1 次血压。血压平稳后每 15～30min 测 1 次,并按药物浓度严格控制滴速。严防药物外渗。若注射部位出现红肿、疼痛,应立即更换滴注部位,患处用 0.25％普鲁卡因封闭,以免发生皮下组织坏死。血压平稳后,遵医嘱停药,经逐渐降低药物浓度、减慢速度后撤除,以防突然停药引起不良反应。④增强心肌功能：对于有心功能不全的病人,应遵医嘱准确给予增强心肌功能的药物。用药过程中,注意观察心律、心率、血压变化及药物的副作用。

3.动态病情监测

（1）基础监护：严密观察病情变化和休克的转归,持续动态监护生命体征、意识、表情、瞳孔、周围循环、指趾端体温、皮肤颜色和干湿度、尿量的改变,详细的动态变化记录是十分重要的治疗依据。每 15～30min测体温、脉搏、呼吸、血压 1 次并记录。

在休克早期,血容量下降时,机体的调节作用使血液重新分配,脉搏的变化往往先于血压的波动,表现为心率增快；而当脉细弱如丝时又多为休克的晚期指标；血压在休克时是伴随有效循环血量的缺失而同步下降的；尿量是反映生命重要脏器血流灌注状态的最敏感指标之一,尿量同时可间接反应血压的变化,观察每小时尿量是危重病人的常规监测手段。每小时尿量＜30ml,提示血容量不足或心肌收缩无力。当尿量极少或无尿,收缩压常＜60mmHg,肾动脉极度痉挛,尿量增加至＞30ml/h,提示休克好转；病人从烦躁转为平静,淡漠迟钝转为清醒、对答自如,唇色红,肢体转暖,也提示休克改善。

（2）特殊监测项目：①中心静脉压（CVP）是反应血容量、回心血量及右心功能的指标。对指导休克扩容治疗，是一个简便而准确的指标。②肺毛细血管楔压（PCWP）是反应左心功能及其前负荷的可靠指标，正常值为 $6\sim15mmHg$，PCWP 低于正常值反映血容量不足（较 CVP 敏感）；PCWP 增高常见于肺循环阻力增高，例如肺水肿时。因此，临床上当发现 PCWP 增高时，即使 CVP 尚属正常，也应限制输液量以免发生或加重肺水肿。③心排血量降低往往是循环血量不足或心功能抑制的可靠指标，但在感染性休克时，心排血量往往增高。临床用其与肺毛细血管楔压构成的心功能曲线用来分析心功能状态。④氧输送通过气囊漂浮导管采集肺动脉的混合静脉血，测定肺泡氧分压和动脉氧分压，判断肺毛细血管与组织之间的氧供情况。⑤动脉血气分析及血清离子测定血气分析是判断肺功能状态的最基本指标。在休克治疗中，根据其分析值应积极纠正酸中毒和低氧血症，当动脉血氧分压$<60mmHg$，顽固低血氧难以纠正时，提示呼吸窘迫综合征的存在，应予机械通气治疗。在通气良好时，二氧化碳分压上升至 $50mmHg$ 以上，提示严重肺功能不全。⑥红细胞比容和血红蛋白为扩容治疗及选择液体成分的主要指标之一，红细胞比容升高提示血液浓缩，血浆丢失多于血细胞；红细胞比容下降 $3\%\sim4\%$，失血量约为 500ml 左右。血红蛋白下降 1g，失血量在 400ml 左右。⑦纤维蛋白原、血小板及其他凝血因子数值明显降低，凝血时间延长，提示弥散性血管内凝血的发生。

4.保持呼吸道通畅，维护良好的气体交换　①观察呼吸形态，监测动脉血气，了解缺氧程度。病情许可时，鼓励病人做深、慢呼吸及有效咳嗽。协助病人做双上肢运动，促进肺的扩张，改善缺氧状况。遵医嘱给予吸氧，鼻导管给氧时用 $40\%\sim50\%$ 氧浓度，每分钟 $6\sim8L$ 的流量，以提高肺静脉血氧浓度。严重呼吸困难者，可行气管插管或气管切开术，并尽早使用呼吸机辅助呼吸。②避免误吸、窒息：昏迷病人头应偏向一侧或置入通气管，以免舌后坠或呕吐物误吸。有气道分泌物时及时清除。

5.预防感染休克时机体免疫功能下降，容易继发感染，应通过护理干预进行预防　①护理中严格执行无菌技术操作规程。遵医嘱全身应用有效抗生素。②协助病人咳嗽、咳痰，防止误吸、呛咳，痰液及分泌物堵塞呼吸道时，及时予以清除。必要时做雾化吸入，每日 4 次，有利痰液稀释和排出，预防肺部感染的发生。③保持床单清洁、平整、干燥。病情许可时，每 2h 翻身、拍背 1 次，按摩受压部位皮肤，以预防皮肤压疮。隔日 1 次床上擦浴。④每日 3 次口腔护理，昏迷者做好眼部护理。

6.体温护理调节体温，使病人体温维持在有利于休克恢复的水平　①密切观察体温变化，每小时测体温 1 次。②保暖：休克时体温降低，应予以保暖。可采用盖棉被、毛毯等措施，也可通过调节病室内温度升高体温，一般室内温度以 20℃ 左右为宜。切忌应用热水袋、电热毯等进行体表加温，以防烫伤及皮肤血管扩张，后者使心、肺、脑、肾等重要脏器的血流灌注进一步减少。此外，加热可增加局部组织耗氧量，加重缺氧，不利于休克的纠正。③输血、输液的复温快速输入低温保存的血液制品和液体，易使病人体温降低。输入前应将其加热至室温后再输入。④降温感染性休克高热时，应予物理降温。可将冰帽或冰袋置于头部、腋下、腹股沟等处降温，也可用 4℃ 等渗盐水 100ml 灌肠，必要时药物降温。病室内定时通风以调节室内温度。

7.预防意外损伤对于烦躁或神志不清的病人，应加床旁护栏以防坠床，必要时，四肢以约束带固定于床旁。周围静脉输液肢体用夹板固定。

（陈　俊）

第三节　水肿

一、水肿的形成机制

人体组织细胞间隙内液体积聚过多称为水肿,在体腔内有液体积聚时则称为积水。水肿是临床常见的症状之一。

水肿液的成分除蛋白含量不同外,其晶体成分与血浆完全相同。一般因炎症引起的水肿,水肿液中蛋白含量较高,比重也高,可达 1.018 以上,这种水肿液称为渗出液。非炎症性水肿,水肿液中蛋白含量较低,比重常在 1.015 以下,称为漏出液。

正常情况下,组织间隙液体的量是保持相对恒定的。这种恒定的维持,有赖于血管内外液体交换的平衡和体内外液体交换的平衡。水肿就是由于这两方面的因素发生障碍所造成的。

(一)血管内外液体交换障碍

在生理情况下,组织间隙的液体与血液之间保持着动态平衡。这种动态平衡由两个方面的力量所决定:一种是促使液体滤出毛细血管的力量,即毛细血管血压和组织液的胶体渗透压;另一种是促使液体回流入毛细血管的力量,即血浆的胶体渗透压和组织液静水压。这两种力量的对比决定着液体滤出或回流的方向和速度。当前者的力量增大时,组织间液生成增多;当后者的力量减小时,组织液回流减少,此两种情况均会引起组织间隙液体增多而造成水肿。引起组织液生成大于回流的因素主要有:

1.毛细血管血压增高　由于毛细血管血压增高,使液体从毛细血管滤出到组织间隙增多,而又阻碍液体从组织间隙进入毛细血管,这样就造成了组织间隙中的液体积聚过多,当其超过代偿限度(淋巴回流)时,就可能出现水肿。造成毛细血管血压增高最常见的原因是全身或局部淤血。如心力衰竭时引起的全身性水肿、肝硬化时引起的腹水以及局部静脉受阻时引起的局部水肿等,其基本原因之一就是毛细血管血压增高所致。

2.血浆胶体渗透压降低　血浆胶体渗透压是使组织液回流到毛细血管的一种力量,因此当血浆胶体渗透压降低时,组织液生成增多,回流减少,组织间隙液体积聚过多形成水肿。这种水肿常为全身性,其水肿液含蛋白量一般很低,约为 0.1~0.3 克%。血浆胶体渗透压的高低取决于血浆蛋白的含量,尤其是白蛋白的含量,因为白蛋白含量多,分子小,吸水性强,对渗透压的影响最大。当血浆蛋白总量低于 50 克%(正常为 60~80 克%)或白蛋白含量低于 25 克%,即可发生水肿。血浆白蛋白浓度降低的原因很多,可由于蛋白质摄入不足、消化道疾病时的消化吸收障碍、肝功能不全时的蛋白合成减少、肾病综合征时蛋白丧失过多等引起。此外,由于大量水钠潴留使血液稀释,也可引起血浆蛋白浓度降低。

3.毛细血管壁通透性增加　正常的毛细血管壁和微静脉壁一般仅允许水分、晶体物质(如钠离子、葡萄糖等)和少量白蛋白通过。但在病理情况下,其通透性增加,就会使大量蛋白质也漏出到组织间隙中。结果是一方面使血管内胶体渗透压降低,另一方面则使组织间液胶体渗透压升高,于是就会有较多的液体从血管内漏到组织间隙,发生水肿。因毛细血管壁通透性增加引起的水肿,其水肿液中含有较多的蛋白质,如炎症引起的水肿,可含 4~6 克%蛋白质,并且含有纤维蛋白原,表明毛细血管壁通透性明显增加。

引起毛细血管壁通透性增加的因素有:①组织缺氧,代谢紊乱,酸性代谢物增多,氢离子浓度增加等,均可使基底膜发生变性、液化,引起毛细血管壁通透性增加;②某些细菌代谢产物或蛇毒含有透明质酸酶,可分解毛细血管壁上的透明质酸,造成毛细血管壁通透性增加;③体内产生的某些血管活性物质(如组胺、5-羟色胺、缓激肽等)也能增强毛细血管壁的通透性。临床所见的炎性水肿、中毒性水肿、变态反应性水肿等的形成机制,均主要是由于血管壁通透性增加所致。

4.淋巴回流受阻　组织液除了从毛细血管静脉端回流外,一部分还从淋巴管回流入血。当淋巴回流受阻时,就可使含蛋白的淋巴液在组织间隙中积聚而引起水肿,称为淋巴水肿。引起淋巴回流受阻最常见的原因是恶性肿瘤细胞侵入并堵塞淋巴管,或临床进行淋巴结的广泛手术摘除(如乳腺癌根治术时广泛摘除腋部淋巴结引起该侧上肢水肿);引起淋巴管道阻塞的另一疾病是丝虫病,可引起下肢和阴囊的慢性水肿。腹腔或胸腔的主要淋巴管道阻塞可引起腹腔或胸腔大量积液,这种水肿液常呈乳糜样,称乳糜腹(胸)水。淋巴水肿的主要特点是蛋白含量较高,可达 4～5 克％,这是由于蛋白质不能由淋巴管运走,组织液中的水和晶体物质不断回吸收到血管内,以致蛋白浓缩所致,故从形成过程看,它和渗出液是不同的。

(二)体内外液体交换障碍

正常人体主要通过肾脏的滤过和重吸收功能来调节水和钠盐的摄入量与排出量,从而保证体液总量和组织间液量的相对恒定。当肾脏的这些功能紊乱时,可使水、钠过多地潴留于体内,造成细胞外液总量增多。由于组织间液是细胞外液的一个主要部分,细胞外液总量增多时组织间液也必然增多,过多的组织间液不能清除而积聚到一定程度时,就出现水肿。

正常机体通过肾小球滤过的水、钠,约99％以上被肾小管重吸收,只有约1％从尿中排出。若肾小球滤过率和肾小管重吸收率保持这个比例,就不致发生水、钠潴留,称为肾小球、肾小管平衡。但是,任何原因使肾小球滤过率减少而肾小管重吸收并未相应减少,或肾小球滤过率没有明显变化而肾小管重吸收却明显增强,或肾小球滤过率减少和肾小管重吸收增强同时出现时,都会发生肾小球、肾小管平衡障碍,引起水、钠潴留。引起水、钠潴留的机制,主要有以下几个因素。

1.肾小球滤过率下降　造成肾小球滤过率下降的原因是:①广泛的肾小球病变:如急性肾小球肾炎,肾小球因内皮细胞肿胀和炎性渗出物堆集而阻碍过滤;慢性肾炎,因肾单位破坏严重,使滤过面积减少,均可导致肾小球滤过率下降;②有效循环血量减少:如心力衰竭、肾病综合征和肝硬化等,均可使有效循环血量减少。由于有效循环血量减少,通过颈动脉窦和主动脉弓压力感受器反射性地引起肾脏小血管收缩,造成肾小球滤过率下降。

2.肾小管重吸收增强　不论肾小球滤过率是否下降,只要肾小管对水、钠重吸收增强,都会引起明显的肾小球、肾小管平衡障碍,而造成水、钠潴留。

上面分别阐述了水肿发病机制中的一些基本因素。在全身性水肿的发病中,血管内外液体交换障碍和体内外液体交换障碍常常是互相促进、互相影响的。由于血管内外液体交换障碍使血液中液体漏出血管外,造成有效循环血量减少,从而导致肾脏排水排钠减少,使水、钠在体内潴留。水、钠潴留又使血容量增加,致毛细血管内压力升高,同时血浆蛋白被稀释,使血浆胶体渗透压降低,这些均可造成毛细血管有效滤过压增高,从而促使液体由血管漏出,进一步加重水肿。此外,在各种水肿的发生和发展中,常常是多种因素先后或同时发挥作用。同一因素在某一种水肿的发生中可能起主要作用,而在另一种水肿时则可能起次要作用,甚至在不同病人,由于其他条件不同,同一因素所起的作用大小也不是千篇一律的。因而,在临床治疗实践中必须善于针对不同类型水肿的特点,进行具体分析和判断。

二、水肿的病因及分类

临床上常见的水肿往往是合并多种因素造成的。

（一）心源性水肿

心源性水肿的形成原因为心脏功能衰退而使心搏出量不足。心力衰竭大体上可分为左心衰竭及右心衰竭，右心衰竭时上下腔静脉回流受到影响，而产生肝脏肿大、下肢浮肿等现象；左心衰竭时，主动脉的心搏出量不足，使肺静脉回流受阻，肺内的血液蓄积、肺水肿，病人会有呼吸困难、咳嗽、端坐呼吸等现象。不过大多数心力衰竭多半是全心衰竭。总之，心力衰竭使得心搏出量不足及上下腔静脉回流受阻，后者会使微血管静脉端的液体压力大增，这自然阻碍组织间隙液回流入微血管，上下腔静脉压力增高还会造成淋巴管压力增大，所以淋巴回流也会受阻碍而造成水肿。

心搏出量不足会导致有效循环血量减少，肾脏有效血液循环量下降，肾小球滤过率（GFR）降低，使肾脏"感觉"体内的体液量不足，于是会启动肾素-血管紧张素-醛固酮系统，保留更多的水分及盐类在体内，因此更加重了水肿。

（二）肾性水肿

1.急性肾小球肾炎　肾功能失常，使得原应由肾脏排出的水及盐类仍潴留在体内，在体液总量大幅增加的情况下，管内液容积大增，血管内压自然也跟着增加，于是液体渗入组织间隙，反之回渗的组织间隙液减少，组织间隙液自然过多。

2.肾病综合征　由于肾小球基底膜受破坏，白蛋白大量从尿中丢失，使得管内液的渗透压大大降低，于是管内液大量渗入组织间隙而无法回渗。如此不但使组织间隙液增加，并使得有效血浆容量不足，因而启动肾脏的肾素-血管紧张素-醛固酮系统，将更多的水及盐类留在体内，加重水肿的形成。急性肾小球肾炎所引起的水肿属体液存留过多；而肾病综合征可能是体液留存过多及血浆渗透压过低两种机制同时存在。

（三）肝性水肿

肝脏是合成血浆内各种蛋白质的最大器官，肝性水肿是由于肝衰竭时合成白蛋白的能力降低，使得血中的白蛋白不足，血浆胶体渗透压下降，组织间隙液增加而形成水肿。

此外，由于肝衰竭时通常有肝硬化存在，因此使门静脉压增高，导致腹腔内的血浆及淋巴液外渗入组织间隙而形成腹水。腹腔内的大量腹水会压迫下腔静脉，使下肢静脉回流变差，加重下肢的水肿。

因饥饿、慢性腹泻或胃肠道长期吸收不良而造成的营养不良，引起肝脏无法合成足够的白蛋白，也会使血中的胶体渗透压降低而造成水肿。

（四）内分泌性水肿

内分泌异常而引起的水肿，如甲状腺功能低下会形成粘液水肿，粘液水肿系因组织间的粘多糖蛋白增多吸收水分所致，在按压水肿处时不会形成压凹，故称为非凹陷性水肿。

（五）孕期水肿

怀孕时形成的水肿其原因较多，怀孕时雌激素、黄体素在血中浓度大幅提高，同时肾素-血管紧张素-醛固酮系统也被活化，都有促使水分及盐类滞留在体内的作用。再者怀孕时随着子宫的增大，压迫下腔静脉循环也会加重水肿，故水肿最常出现在下肢。

（六）特发性水肿

特发性水肿的原因不明，可能与内分泌失调、毛细血管通透性增加有关，发生于育龄妇女，常出现于颜面或下肢，而且呈周期性发作，体重可有1～2公斤或更多的差距。

三、身心反应

1.情绪的改变　患者因水肿的原发疾病及水肿对机体造成的影响而食欲不振、入睡差等，易产生焦虑的情绪。

2.皮肤的改变 当皮下组织有过多液体积聚时,皮肤肿胀皱纹变浅,平滑而松软,按之可见压痕。由于水肿液大量积聚,使组织间隙扩大,细胞与毛细血管的距离延长,增加了营养物向细胞弥散的距离,急速发展的重度水肿可因毛细血管受压而使其营养血流减少;慢性水肿促进水肿区纤维化,对血管也有压迫作用,致使水肿处局部血液循环不良,局部营养不良,抵抗力降低,继发感染伤口难以修复。

3.体重增加 全身性水肿时,体重能敏感地反映细胞外液量的变化,体重增加1000g相当于滞留水1000g。

4.呼吸困难,活动受限 患者可因大量胸腔积液、腹水致行走困难,严重肢体水肿时可引起四肢屈曲受限、手指活动不灵等运动障碍。

5.消化道症状 有大量腹水的患者可出现腹胀、恶心、呕吐、食欲不振,甚至胃肠蠕动不良、便秘、腹痛等。

6.尿量减少。

四、检查、鉴别诊断及治疗

(一)一般检查

1.询问病史 询问水肿的部位、程度、发展速度、水肿与活动及体位的关系、饮食情况及每天的尿量。

2.体格检查 测呼吸、脉搏、血压、体重,检查全身皮肤情况。

3.实验室检查 血常规,红细胞比积,尿常规,尿比重,肝、肾功能,血清电解质,T_3、T_4等。

4.其他检查 心电图,心脏超声波,磁共振,胸腹部的X线检查等。

(二)鉴别诊断

首先要区分水肿是局部还是全身,根据水肿出现的部位来判断疾病的病因。如属全身性的水肿,则多由于心脏、肾脏、肝脏功能衰竭或者营养不良而引起;而局部的水肿则多由炎症、过敏、栓塞性静脉炎、慢性淋巴炎、局部淋巴结切除、丝虫病等引起。如果水肿只出现在单手或者单脚,则多半由于淋巴管或静脉阻塞,不过一些脑卒中病人的瘫痪侧,也可因局部小动脉因中枢神经系统控制异常而较为放松,造成一侧的水肿。

如果是因白蛋白过低所造成的水肿,则属于全身性分布,尤其是软组织较多的地方,如眼窝周围,且早上刚睡醒时会最明显,而日间起身运动后会稍微减轻,但是水肿会向下肢移动。

心力衰竭患者往往在心前区可听到奔马律,肺底可听到湿性啰音,胸部X光可看到扩大的心脏,腹部触诊可发现肝脾肿大,下肢可有水肿。

肾病综合征引起的水肿患者,则可发现除了有颜面水肿(尤其是眼睑,本来有双眼皮的看不到双眼皮了)、腹水及下肢的凹陷性水肿外,血中胆固醇、脂蛋白的浓度升高,白蛋白下降。如为急性肾小球肾炎,血中白蛋白会略为下降,而胆固醇、脂蛋白一般不会升高,但是其血压多半会上升。

如为肝衰竭引起的水肿,则可见严重腹水,血中白蛋白下降,且血中的胆固醇、脂蛋白也会因肝脏合成不足而下降。

(三)一般治疗

适当限制水分、钠盐及蛋白质的摄入或给予利尿剂。如有心力衰竭要绝对卧床休息并给予强心剂,如洋地黄等;如有高血压则应控制血压。局部行放水治疗,如肋膜积水、腹水、心包膜积水等。透析治疗包括腹膜透析、血液透析。可针对各种病因进行治疗。

五、护理

(一)护理评估

1.水肿发生的部位　为局部或是全身性,如果是局部则见于眼睑、颜面、上肢、下肢、腹部、会阴部等。

2.水肿的严重程度　区分凹陷性水肿或是非凹陷性水肿。凹陷性水肿表示为系统性因素引起的水肿,如肾脏疾病或心脏疾病所造成的水肿,经常发生在腿部、骶尾部及阴囊等,呈对称性。评估时,用手指压水肿部位 5 秒钟,然后放开,以测量凹陷深度来衡量水肿的程度。

1+:轻微压陷到几乎测量不到;

2+:压下深度小于 5mm;

3+:压下深度介于 5～10mm 之间;

4+:压下深度大于 10mm。

3.水肿皮肤的状况　包括颜色、表面亮度、皮肤是否紧绷、温度。

4.有无因水肿所致的其他身心反应及其程度　水肿处肿胀疼痛,皮肤变厚、溃疡,运动障碍,全身倦怠无力,腹胀、恶心、呕吐、便秘、腹泻、食欲不振,胸痛、呼吸困难、端坐呼吸、呼吸衰竭等。

5.评估水肿的诱因　如感染、过劳、大出血、食物中含盐过多、情绪激动。

6.评估生命体征、体重、腹围、体位、发绀程度、尿量　心脏病患者评估心脏的大小、心率、节律、杂音、颈静脉怒张、肝-颈静脉回流征、肺部啰音等。肝性水肿病人应注意疸、腹壁静脉曲张、肝脾大小、腹水征等。

(二)护理计划

1.护理目标

(1)病人水肿程度减轻,尿量增加,体重下降至正常。

(2)水肿的伴随症状减轻或消失。

(3)病人的皮肤保持完整,不发生继发性损害及感染。

(4)病人或家属能了解水肿的原因及自我照顾的方法。

(5)病人的呼吸状态改善,胸部 X 片正常且动脉血气分析值恢复到正常范围。

2.护理措施

(1)病情观察:观察病人的水肿凹陷程度、水肿部位、范围大小及水肿的伴随症状。观察病人的生命体征及中心静脉压的变化。每日详细准确地计算和记录出入水量,每日测体重一次,因为体重的变化是观察水肿消长的重要指标,并且通过测量体重也可了解治疗效果。每次测量体重时应注意,时间、衣着、排泄及饮食等情况均应一致。观察药物的疗效及毒副作用。

(2)饮食护理:限制钠盐及水分的摄入量,轻度水肿病人钠盐的摄入量一般限制在 5g 以下,重度水肿者应限制在 1g 以下。除了低盐饮食外还要限制含钠量高的食物及饮料,如香肠、罐头食品、啤酒、汽水、味精、面包、豆腐干、松花蛋等。低盐饮食的味道较差,应经常变化烹饪方法,并可使用一些调味品,如醋、蒜、辣椒等,以改善低盐饮食的味道;也可在烹调时不用盐,而每日另外给盐 1～2g,让病人在进餐时随意加在菜上,则食物咸味较明显,滋味较为适口,以增加食欲。水肿消失后,宜维持含钠较低的饮食,即每日钠盐摄入量限制在 5～7g。

因血浆蛋白减少而使水肿加重,应加强补充蛋白质,但是在急性肾炎所致的水肿及尿毒症前驱症状出现之前,则应限制蛋白质的摄取;给予病人高热量的食物,以避免身体蛋白被破坏而增加蛋白质的代谢。

(3)皮肤护理:给患者穿着质地柔软、能吸汗的棉质衣服,保持皮肤清洁干燥,特别注意口腔、眼睑、会阴等部位的清洁,预防感染。

将病人常用的物品放置在随手可取之处,以免发生皮肤擦伤及外伤。另外,心源性水肿病人常长时间采取半坐位或坐位,使骶尾部受压,因此应定时协助病人翻身或使用气垫床。在骨隆突处涂红花酒精并加以适当按摩,以促进局部血液循环,防止发生皮肤破溃或形成褥疮。

(4)提供病人良好的环境与舒适的卧位:腹水、肺水肿的患者取坐位或半坐位,但仍以病人舒适为前提;若有下肢水肿,则应抬高下肢,以利静脉回流。

(5)在病人进行胸穿、腹穿、腹腔灌洗或透析治疗时,除了给病人身体上的照顾外,还要给病人精神上的鼓励与支持,以减少病人的不安,使其配合治疗。

(6)为病人及家属提供有关水肿的知识:卫生宣教的知识内容包括:造成水肿的原因,休息与活动,饮食控制,皮肤护理,如何预防水肿复发及自我照顾的方法。对于慢性患者应指导其如何服用药物及服药的注意事项。

(陈　梅)

第四节　恶心、呕吐

一、定义及机制

(一)定义

恶心是上腹部的一种特殊不适的感觉,指的是一种试图在喉咙及会厌将胃内容物吐出的强烈欲望。严重的恶心常伴有自主神经功能紊乱的表现,如头晕、出汗、流涎、心率改变。呕吐则指膈肌、肋间肌及腹部肌肉的收缩,呼吸运动停止,胃内容物或部分小肠内容物不自主地经贲门食管逆流出口腔。一般而言,恶心通常发生于呕吐之前。干呕指的是在呕吐之前呼吸肌及腹部肌肉的规则收缩,在呕吐前除干呕现象外,常见的还有因唾液分泌增加而流口水的动作。

(二)发病机制

在延髓中有两个功能不同的呕吐控制中枢:一个是呕吐中枢,位于延髓外侧网状结构背外侧缘,接受各种神经的传入冲动,引起协调的呕吐反射动作;另一个是化学感受器触发区(CTZ),位于呕吐中枢附近的第四脑室底,其本身不能直接引起呕吐动作,但可接受引起呕吐的各种化学物质或内生代谢产物的刺激,然后由此发出神经冲动传至呕吐中枢,引起呕吐。因此,化学感受器触发区实际上是具有特殊感受器的传入冲动发生区,可以触发呕吐。

呕吐中枢接受的神经冲动来自以下三个方面:

1.中枢神经刺激　系来自大脑皮层的神经冲动,可由这些部位的肿瘤、炎症、血管性病变引起,也可由精神因素引起。

2.末梢神经刺激　系来自心脏、消化系统、泌尿系统等器官的病变,冲动可反射性地通过迷走与交感神经的内脏传入神经,将末梢神经刺激传入呕吐中枢,也可由视、嗅、味等神经反射引起。

3.由化学感受器触发区形成的传入冲动　有些物质如吗啡、强心甙;某些代谢障碍,如酮中毒、尿毒症,这些都是有效的化学刺激物,均可兴奋化学感受器触发区,然后发出冲动传入呕吐中枢。各种冲动刺激呕吐中枢达到一定强度,由呕吐中枢发出冲动,再由支配咽、喉部的迷走神经、支配食管及胃的内脏神经、支配膈肌的膈神经、支配肋间肌及腹肌的脊神经这些神经及肌肉的协调动作完成呕吐的全过程。

恶心的发生机制与呕吐基本相同，二者的区别仅在于呕吐中枢接受冲动的强度不同。若胃逆蠕动较弱或贲门不开放，胃内容物无从排出，患者即有欲吐的感觉，则为恶心。

二、原因及鉴别诊断

（一）原因

1.腹部疾病　　主要为胃肠道、肝胆道、胰腺及泌尿道等问题。比如一些可能需要外科处理的急腹症，如急性阑尾炎、急性胆囊炎、肠梗阻、恶性肿瘤、疝气、肠扭转等所引起的肠道阻塞及急性腹膜炎。还有一些患者因手术切除控制胃蠕动的迷走神经，造成蠕动不协调、胃幽门梗阻，胃内容物无法顺利进入十二指肠而导致呕吐。另一些查不出原因的胃肠道功能失调性疾病还有肝炎、胆结石、胆囊炎、胰腺炎等，经由交感神经传导路径将信息传至呕吐中心而引起呕吐。

常见的幼儿病毒感染除上呼吸道症状（如发热、咳嗽、流鼻水）外，常侵犯胃肠道而造成恶心、呕吐并常合并腹泻。此外，如误食有细菌外毒素或腐败不洁的食物或刺激胃肠道的物质也会引起恶心、呕吐。泌尿道疾病如尿路结石、肾绞痛发作时也会刺激肾表面的肾囊感觉神经（经由迷走神经传入呕吐中枢），有时亦可出现恶心、呕吐等症状。宫外孕破裂时可发生恶心、呕吐，但主要为腹痛。

2.颅内中枢神经系统疾病　　脑内肿瘤、脑炎、脑膜炎、脑外伤、脑梗死、高血压脑病、颅内出血等，通常会造成颅内压升高而引起呕吐，此种呕吐的特征为喷射性。多不伴有恶心，但可伴有剧烈头痛及不同程度的意识障碍，呕吐与饮食无关。另外，在低血压造成昏厥时也会有恶心、呕吐的症状。

3.迷路的刺激　　内耳迷路系统本来是负责人体平衡的感觉接受器，但是当它受到过多或不当的刺激时，信号经前庭神经传入呕吐中心，患者会有眩晕，感觉天旋地转而导致呕吐；另外乘飞机、船、汽车而造成的晕机、晕船、晕车，也是因为内耳平衡系统过度受刺激所致。梅尼埃病是一般常见的因迷路疾病而导致恶心、呕吐的疾病。这些病症常合并自主神经兴奋，如出冷汗、流口水、头痛等。

4.喉头、咽、会厌受到刺激　　如上呼吸道感染、咽喉肿痛、严重的咳嗽或用外物伸入咽喉，可经舌咽神经将信息传入呕吐中心，而造成恶心、呕吐。

5.化学感受器触发区受刺激　　抗癌药物、吗啡、洋地黄、组胺、抗生素、氯喹等，可经血液刺激CTZ，然后将信息传至呕吐中心，造成呕吐。其他催吐物质多半由此效应而来，不过这些催吐物多少也有直接作用于胃肠道，使其直接将信息传至呕吐中心的作用。

6.心脏及内分泌异常　　因心脏疾病造成右心衰竭时，使肝肿大、胃肠道淤血、水肿而造成腹部不适及恶心、呕吐，最常发生于心肌梗死及淤血性心力衰竭。此外，妊娠、尿毒症、酮症酸中毒、代谢性酸中毒、甲状旁腺功能亢进或不足、甲状腺危象、肾上腺皮质功能不足或危象等，均可引起恶心、呕吐。其刺激信息有来自中枢神经系统，也有来自周边的信息。

7.精神、心理上的刺激　　条件反射所引起的呕吐，如看到某些（恶心）画面、听到某些声音或闻到某些难闻的味道而造成恶心、呕吐。通常这些信息都是对情绪有重大冲击的，由视神经、听神经、嗅神经至大脑皮质而后至呕吐中枢所造成的恶心、呕吐。

8.其他　　手术麻醉苏醒时的恶心、呕吐则可能由多方面的原因所造成，包括药物、心理情绪反应、气管插管碰触咽喉而导致的呕吐等。闭角型青光眼由于眼压升高，经三叉神经反射作用也可引起恶心、呕吐。

（二）鉴别诊断

恶心、呕吐首先应和食管反流区分开来，后者是指在无恶心及腹肌、膈肌收缩的状况下，胃内容物经食管由口中吐出。造成食管反流的主要原因是胃和食管交界处的括约肌功能失常；此外食管憩室、胃蠕动无力、胃溃疡、幽门痉挛等，有时也可造成这种症状。

另一个必须鉴别的症状是呃逆，呃逆是指吸气肌肉的突然收缩因喉部关闭而发出的声音。同样也无腹肌及膈肌的动作，可因胃胀、抽烟、外界温度的突然改变、喝酒、高声谈笑或咽下大量的空气而引起。持续的呃逆则要考虑是否有中枢神经系统疾病、横膈附近的肿瘤、发炎、代谢异常、血管异常、腹内疾病及其他身体疾病等。

确认恶心、呕吐后便要留意呕吐发生的时间，例如妊娠及尿毒症患者的呕吐常在早上发生；酗酒引起的酒精性胃炎，其呕吐常在清晨；进食后马上呕吐，则可能是心理因素或溃疡引起的幽门痉挛；若进食后4～6小时才吐，并且有很多未消化的食物残渣，则表示胃内停留时间过长，有可能是幽门梗阻、胃蠕动无力或某些食管疾病，如食管松弛扩张或食管憩室等。

与恶心、呕吐同时存在的症状和呕吐的内容物也是重要的线索，例如眩晕、耳鸣则表示内耳系统可能有问题，如梅尼埃病等。如果虽有持续的恶心、呕吐症状，但是却无明显的体重减轻或儿童生长迟缓的现象时，便要考虑心理因素的可能性。如呕吐过后不适的症状减轻或消失，则可能是由溃疡性疾病导致的消化道阻塞；如为化学药物造成的呕吐，即使胃已掏空仍会有恶心及呕吐。呕吐物呈腐败物的气味则表示有胃潴留，呈粪臭味则表示有低位性肠梗阻。如其内含大量的氯化氢，则表示有高胃酸造成的溃疡症，若无氯化氢则要小心是否有胃部恶性肿瘤，或是患有腹膜炎、大肠胃瘘管等。有胆道蛔虫时，呕吐物中可能有蛔虫，呕吐物中有胆汁并不意味着消化道阻塞的位置在十二指肠乏特壶腹以下，但是如持续出现大量胆汁则要考虑此种可能性。

三、身心反应

恶心、呕吐对机体的影响取决于其产生的原因和程度，对重要脏器的原发病变和是否产生并发症也表现不一。轻微的恶心、呕吐对机体影响不大，但严重、频繁、长时期的呕吐会引起一系列的严重后果，若不及时纠正，甚至可威胁生命。

（一）心理影响

严重频繁的恶心、呕吐可影响病人的情绪，产生精神不振、烦躁不安、不愿进食、紧张等心理反应，害怕进食后会呕吐而加重原发疾病，加之胃的逆蠕动造成上腹部不适，呕吐物的气味刺激产生痛苦表情，不愿与别人接触，少言语。

（二）低钾血症

呕吐使大量钾离子从胃液中丢失，引起低钾血症。失钾的快慢和症状的严重程度成正比，缺钾产生的细胞功能障碍与细胞内钠离子浓度和酸碱度改变有关。低钾血症对机体的影响很大，临床上要加以重视。

（三）低血容量性休克

大量呕吐引起体液丧失、脱水、低血容量休克。患者往往在早期出现疲乏、无力、口渴、眩晕等，随着病情发展出现静脉塌陷、血压降低、脉搏细速、四肢厥冷、尿少、氮质血症，严重时可出现神志模糊、腹痛、腹泻、心律不齐、抽搐、昏迷等电解质紊乱的一系列表现。另外在患者昏迷时，呕吐物可能呛入肺中而造成吸入性肺炎。

四、检查与治疗

(一)一般检查

1.详细询问病史,寻找造成恶心、呕吐的原因。

2.呕吐物检查,对那些可疑情况应进行毒物检查,以便提供法律依据。

3.血液、电解质、二便的检查,如血常规、肝肾功能检查、电解质检查及尿液、大便的常规检查。

4.原发病灶的检查,如中枢神经系统、消化系统、内分泌系统的检查。

(二)一般治疗

1.加强对原发疾病的治疗及心理治疗。

2.根据具体情况及时补充水、电解质及营养,调整血液酸碱度。

3.饮食治疗:例如给予高热量、高蛋白的温和饮食,避免过于刺激性的食物(如辛辣、酸、芥末等)。

4.止吐药物的使用,视病人的病因而异。例如抗组胺药物对内耳功能障碍所致的恶心、呕吐有效;抗胆碱药物对晕动病有效。

五、护理

(一)护理评估

1.询问呕吐发生的时间、缓急、持续时间,呕吐次数;呕吐物的量、颜色、气味及混合物(如胆汁、血液、粪便等),呕吐前是否伴有恶心;呕吐与饮食的关系及既往有无高血压、脑外伤、溃疡病、肾脏疾病、糖尿病等。

2.呕吐的伴随症状:如有无头痛、神志障碍、眩晕、胸痛、腹痛等及由呕吐引起的情绪反应。

3.询问食欲及体重变化的情况,以评估患者有无营养障碍。

4.询问有无精神因素,并注意询问月经史及用药史。

5.呕吐发生后采取的应对措施及效果。

6.身体评估:评估生命体征,特别注意是否有深大呼吸、呼吸次数及呼出气体的气味,精神状态,皮肤弹性,眼震及瞳孔大小,腹部评估应注意腹部是否膨隆、肌紧张、压痛、反跳痛、胃肠型、蠕动波、肠鸣音等,有无脑膜刺激征。

(二)护理计划

1.护理目标

(1)针对呕吐的原因予以处理,以预防或减轻呕吐的症状。

(2)恶心、呕吐及伴随症状减轻或消失,维持患者的清洁舒适。

(3)维持呼吸道通畅,预防吸入性肺炎。

(4)能配合治疗,在治疗期间不出现因频繁呕吐而产生的不良后果,如营养不良、水电解质失衡、低血容量性休克等。

2.护理措施

(1)针对呕吐的原因予以处理,以预防或减轻呕吐的症状。

1)腹部疾病:

①胃溃疡:充分休息及稳定情绪,保持心情愉快。避免进食刺激性食物,如辛辣、酸、胡椒、咖啡及可乐等。可进食温和性饮食,如多喝牛奶以中和胃酸、保护胃黏膜。避免暴饮暴食,养成定时定量的习惯。必

要时可遵医嘱予以药物治疗。

②胃切除后的倾倒综合征：少量多餐（每日吃 6 餐），进食时采取半坐卧位，细嚼慢咽，饭后卧床休息 15 分钟。避免摄取高纤维、甜点心、咖啡、烟、酒、茶及太冷、太热的食物。进食高蛋白、高脂肪、低糖的干性食物，并补充维生素 B_{12}。

③急性机械性肠梗阻：禁食，插鼻胃管以抽吸和引流胃液进行胃肠减压。必要时遵医嘱给予肛管排气、灌肠或给予轻泻剂、软便剂。每周至少两次适度的运动，补充 2500ml 液体，禁食期间给予口腔护理。

④急性阑尾炎和腹膜炎：禁食，插鼻胃管胃肠减压，禁食期间给予口腔护理 3～4 次。手术前可遵医嘱于下腹部使用冰敷，以减轻疼痛（禁用热敷）。待手术后肠蠕动恢复正常才可进食流质，情况稳定才可逐渐改为普通饮食，饮食宜清淡，低盐、高热量，但勿进食过甜的饮食及牛奶，以免引起腹胀。

2）食管、咽、喉受到刺激：去除引起刺激的因素，依医嘱给予药物以减轻咽喉肿胀的情形。

3）心脏方面（心绞痛、心肌梗死）：胸痛时即刻卧床休息，协助采取舒适省力的卧位，视病情需要抬高床头。遵医嘱舌下含服硝酸甘油酯（NTG），有效含 1～2 分钟会感到舌尖烧灼感或刺痛感；若无效可每隔 5 分钟含一颗 NTG，连续三颗无效即应告知医师。必要时由鼻导管给予低流量氧气吸入 1～2 升/分。进食高纤维、低钠、低胆固醇的饮食，禁止抽烟、饮酒。

4）内分泌及代谢异常：

①怀孕：增加葡萄糖的摄入，如床边放一些饼干，起床前先吃一些饼干。摄取酸性食物，如柠檬汁、酸梅及各类水果等。早餐分量应比较少，或延至 10～11 点再吃早餐。吃饭时避免喝流质食品。不要闻味道强烈或油质的食物，少量多餐。控制体重，于最初 3 个月大约每周增加 1～2 公斤，在后面分个月则每周增加 0.4 公斤。

②糖尿病酮症酸中毒：遵医嘱给予胰岛素治疗，在使用胰岛素的过程中应严密观察病情，及早发现低血糖反应；给予 0.9％NaCl 静脉注射，如果尿量超过每小时 40ml，表示脱水已好转；若仍少于 20ml 则表示疗效不佳；若低血钾则由静脉滴注 KCl，如果病人已清醒则可口服含钾高的食物；当血液 pH 值为 7.0 或更低时，遵医嘱由静脉注射给予重碳酸氢钠（NaHCO₃）。

③甲状腺功能亢进：遵医嘱给予抗甲状腺药物（在服用 Lugol's solution 时应用吸管，以防牙齿染色）；遵医嘱给予口服¹³¹I（服药的前晚午夜后禁食），水溶性¹³¹I 应放在玻璃杯与塑胶杯内，服药后 2 小时勿吃固体食物，以防呕吐，鼓励喝水，2000～3000ml/天，服药后 1～2 天内其排泄物应及时冲洗，并避免接触婴儿、小孩及孕妇，单独睡觉至少两天；进食含高碳水化合物、高蛋白、高热量（4000 大卡/日）、高维生素，尤其是复合维生素 B 及矿物质的均衡饮食。甲状腺切除术后第一天若无恶心可给予冷饮，第二天则可视病情给予含蛋白质及维生素 B 的软质食物。

④原发性肾上腺功能不足：监测钠、钾离子，是否有高血钾、低血钠的情形？含钾高的食物如香蕉、梅干、南瓜、甜瓜等应避免食用。病人改变姿势时应动作缓慢，以防直立性低血压。鼓励多喝水，进食高糖、高蛋白质饮食。教导病人正确使用类固醇药物，若有恶心、呕吐应改为深部肌内注射。

⑤甲状旁腺功能亢进：术前采用低钙饮食，限制牛奶及乳制品。根据医嘱给予磷酸盐制剂。切除甲状旁腺肿瘤术后则应摄取含钙丰富的食物。每天喝 3000ml 的水蔓越莓果汁和梅汁等酸性食物，以防肾结石。

5）血液中的化学物质：在进行化学治疗和放射性治疗前 30～60 分钟，先由静脉注射给予止吐剂。进食清淡饮食。进食后做好口腔护理，可用温水、柠檬水、甲硝唑、漱口水漱口，以预防口腔感染。教导病人听轻音乐以分散注意力。

6）毒蛇咬伤：使病人冷静并以清水、肥皂或消毒液清洗伤口，挤压或吸出伤口内的毒素（如施救者口腔有破损,则勿用嘴吸)。咬伤部位应置于心脏水平面以下,并在伤口近心端处扎压脉带,以阻断静脉回流延缓毒素的吸收,同时立即送医院抢救。根据医嘱给予抗毒素和氧气吸入,如呕吐则应将头偏向一侧,根据病情给予负压吸引和清洁口腔,注意保暖。

7)热伤害:将病人置于阴凉及通风良好的地方。用温毛巾擦脖子、耳后、腋下、肘关节、腕关节、膝关节及腹股沟等大血管通过的部位。意识清醒者可口服糖水及电解质溶液,若意识不清楚,则由静脉注射补充液体。

8)精神、心理上的刺激:避免接触那些会引起恶心、呕吐的声音、气味、环境、图片等。并请精神心理医师会诊,分析这些物品引起病人恶心、呕吐的原因及意义。

(2)病情观察:应密切观察病人的呕吐时间、呕吐次数、呕吐物的量和性状;记录每日出入量,观察有无脱水及电解质紊乱的表现;定期测量体重,了解饮食情况及化验指标的变化。如有烦躁不安、大量呕血等情况,应立即准备抢救药物及器械,配合医生进行抢救。

(3)维持患者的清洁舒适

1)呕吐后应将口腔、鼻腔内的呕吐物清理干净,协助病人用温开水或生理盐水漱口,对于小儿及年老体弱病人应做好口腔护理。清理口腔时避免用有特殊气味的漱口液,并防止刺激舌根及咽后壁而激发呕吐。

2)给以热水洗脸,及时更换脏污的衣服、被褥,迅速将呕吐物容器及一切脏污物品拿出室外。开窗促进病室内通风,也可喷洒一些空气清新剂,以减轻呕吐物的气味。因呕吐物气味及污浊环境的刺激可通过嗅、视、味觉等末梢神经传入呕吐中枢,引起呕吐反射,诱发恶心、呕吐。

3)对胸腹部有伤口者应协助其按压保护伤口,以减轻疼痛及避免伤口裂开或导致伤口出血。

(4)维持呼吸道通畅:病情轻、体力尚可者,可取坐位;病情重、体力差者,应采取侧卧位或仰卧位,头偏向一侧,并用容器接取呕吐物,还应尽量避免容易引发呕吐的姿势。发生呕吐时护理人员应在床旁陪伴,特别是小儿及年老病人,应密切观察面色、呛咳等,保持呼吸道通畅。如有少量呕吐物呛入气管,可以轻拍背部,以助将呕吐物咳出,量多时则应迅速进行负压吸引。当病人有恶心、呕吐时,应指导病人进行缓慢深呼吸,可有效地减轻或控制呕吐。因恶心时声门闭锁,空气进入胃内刺激胃而诱发呕吐,深呼吸可使声门开放,进入胃内的空气减少,从而减轻或控制恶心、呕吐,减少不适感。随时注意 T、P、R 及 Bp,并观察肤色的变化。

(5)维持适当的营养,维持体液和水电解质平衡:呕吐停止后,应给病人少量清淡、易消化的食物,并注意色、香、味的调配,以刺激病人食欲。鼓励病人少量多餐,细嚼慢咽,逐渐增加食量。严重呕吐不能进食者,应及时与医生联系,给予静脉输液。护理人员应密切、细致地观察,随时调整补液计划,选择合适的治疗时间,如在傍晚或饭后进行,这样可有效地减轻化疗药引起的胃肠道反应,避免进食受影响。定期检查血中各电解质的浓度是否在正常范围内,根据不同情况给予不同的饮食或按医嘱进行调整。

1)低血钾者:由饮食中补充含钾高的食物,如奶粉、鲜奶、豆类、蛋、鱼、虾、肉类、肉松、猪肝、火腿、蕃石榴、香蕉、桶柑、葡萄干、龙眼干、橄榄、菠菜、空心菜、海带、干木耳、笋干、米、面、麦、巧克力、花生、芝麻、胡桃、瓜子、莲子、新鲜酵母等;或口服 KCl,5~8 克/天,服药时要大量饮水,以免刺激肠胃道;或遵医嘱将 KCl 溶于 500ml 5% 葡萄糖溶液中,由静脉慢慢滴注,每小时不可超过 20mEq,注入浓度不超过 40mEq/L,以防心跳停止及对静脉的刺激性。

2)高血钾者:首先除去导致高血钾的原因。若因组织伤害所造成,可由静脉注射钙、葡萄糖、胰岛素、碳酸盐,使钾离子转移到细胞内;若肾功能正常,则以大量饮水及口服利尿剂协助排钾;若肾衰竭则以血液透析及腹膜透析来排钾;提供足够热量,以减少组织的消耗。

3)低血镁者:由饮食中补充含镁高的食物,如绿色蔬菜、水果、胡桃、香蕉、柳橙、花生、牛奶、巧克力等。或遵医嘱由静脉或肌内注射硫酸镁,注射速度不可太快,并注意病人是否有皮肤发红、发热、血压下降、嗜睡、腱反射减弱或消失。

4)低血磷者:补充含磷食物,如汽水、乳酪、马铃薯片、布丁、沙拉等,或遵医嘱静脉注射磷酸钾或磷酸钠。

5)高血钠者:补充水分,若因急救使用大量重碳酸氢钠而造成血钠过高,则给予 5％葡萄糖水,再静注利尿剂把多余的钠和水分排除,以避免心脏衰竭。血钠太高至 170～180mEq/L 时,可作血液透析治疗。

6)低血钠者:遵医嘱补充钠离子,若病情严重,则给予高渗性食盐水,直到血清钠＞120mEq/L 和中枢神经症状消失为止。

(6)心理护理:护理人员应对恶心、呕吐病人给予同情、安慰及提供热情的帮助,不应流露出嫌脏、怕臭、厌恶病人的态度及表情,以减轻病人紧张、烦躁的心理压力,使病人保持镇静,有利于减轻恶心、呕吐的症状。对使用化疗药物治疗的病人,护士应向病人解释恶心、呕吐是化疗药常见的副作用,使病人能确认其原因,并说明停用化疗药后症状会逐渐缓解,以增强病人治疗的决心及信心。

(7)利用穴位指压治疗晕车、晕船

1)鸠尾穴:位置在身体前方正中线上、剑突下方,进行深呼吸指压此处 6 秒钟,连续重复 10 次。

2)厉兑穴:位置在脚的第二趾右侧趾甲下缘 2 毫米处。指压方法:只用拇指和食指,一边吐气一边揉约 6 秒钟,并重复 10 次。

(8)利用穴位指压治疗宿醉

1)酒醉头痛则打击百会穴及天柱穴,可缓解疼痛。位置:百会穴在头顶,左石耳尖向上连接线的中心;天柱穴在后颈发根边,二根粗大筋肉外侧的凹处。

2)肝俞穴:第 9、10 胸椎之间左右 1.5 寸处,以指压或握拳拍打可恢复肠胃功能。

3)如果胃闷、情绪不佳时,可用力按压肚脐上下左右 3 厘米处 6 秒钟,并重复 10 次。

(姜芳芳)

第五节　腹泻

腹泻是指排便次数明显超过平日习惯的频率,粪质稀薄,水分增加,常伴有排便急迫感及腹部不适或失禁等症状。正常成人中每日排成形粪便 1～3 次,重量为 150～200g;少部分人每 2～3 日排便 1 次。临床上常以每日粪便重量超过 200g 作为腹泻的客观指标。

腹泻按病程分急性和慢性两类。急性腹泻发病急,病程在 2～3 周之内;慢性腹泻病程至少 4 周以上,或间歇期在 2～4 周的复发性腹泻。

【常见原因及临床表现】

腹泻可分为感染性与非感染性腹泻。

1.感染性腹泻　是由病原微生物及其产物或寄生虫所引起的以腹泻为主的一组肠道传染病,感染因素以肠道内感染为主。细菌及其代谢产物、病毒等损害和刺激肠黏膜致其糜烂、溃疡,造成肠黏膜吸收障碍或分泌亢进而发生腹泻。

2.非感染性腹泻　饮食不当、食物过敏、食物中毒、炎性肠病、胃肠切除、胰腺疾病、胆囊或胆道疾病、肠黏膜水肿等原因引起腹泻。

【护理】

1.评估病人的一般情况:包括年龄、原发疾病、全身情况。急性严重腹泻时,应观察病人的生命体征、神志,尿量、皮肤弹性等,注意有无水、电解质紊乱,酸碱失衡,血容量减少;慢性腹泻时应注意病人的营养状况,有无消瘦、贫血的体征。

2.注意腹泻发生的时间,起病原因、诱因、病程长短;粪便的性状、次数、量、气味和颜色;有无腹痛及疼痛的部位,有无里急后重、恶心呕吐、发热等伴随症状;有无口渴、疲乏无力等失水表现;有无精神紧张、焦虑不安等心理因素。

3.腹部触诊有无包块,有无腹痛,肠鸣音是否每分钟多于5次。

4.肛周皮肤:有无因排便频繁及粪便刺激,引起肛周皮肤糜烂。排便频繁时,因粪便的刺激,可使肛周皮肤损伤,引起糜烂及感染。排便后应用温水清洗肛周皮肤,保持清洁干燥,必要时涂抹无菌凡士林或鞣酸软膏以保护肛周皮肤,促进损伤处愈合。

5.实验室及其他检查:正确采集新鲜粪便标本做显微镜检查,必要时做细菌学检查。急性腹泻者注意监测血清电解质、酸碱平衡状况。

6.饮食:进食以少渣、易消化食物为主,避免生冷、多纤维、味道浓烈的刺激性食物。急性腹泻应根据病情给予禁食、流质等。

7.急性起病、全身症状明显的病人应卧床休息,注意腹部保暖。

8.服药指导:腹泻的治疗以病因治疗为主,应用止泻药时,注意观察病人排便情况,腹泻得到控制时及时停药。应用解痉药如阿托品时,注意药物不良反应如口干、视物模糊、心动过速等。

9.注意输液速度的调节:老年病人应及时补液并注意输液速度,避免因输液速度过快而引起左侧心力衰竭。

10.心理护理:慢性腹泻治疗效果不明显时,病人往往对预后感到担忧,纤维结肠内镜等检查有一定痛苦,某些腹泻如肠易激综合征与精神因素有关,应注意病人的心理状况的护理,通过解释、鼓励来提高病人对配合检查和治疗的认识,稳定病人情绪。

(姜芳芳)

第六节　腹胀与腹痛

【概述】

腹胀即腹部胀大或胀满不适,通常伴有相关的症状,如呕吐、腹泻、腹痛、暖气等,检查所见腹部的一部分或全腹部膨隆,是一种常见的消化系统症状。而腹痛是指胃脘以下、耻骨联合以上部位发生疼痛为主症的病症。

【常见原因及表现】

1.腹胀　多数腹胀系由于食物和气体在肠内运行发生障碍;食物发酵而产生过多的气体或吞咽过多的空气等原因引起,临床表现肠鸣音增强、排气增多。长期呕吐、禁食或少食导致低血钾亦引起腹胀,临床表现肠鸣音减弱或消失。腹水引起的腹胀应做腹部移动性浊音等检查予以确定。其他还可因气腹、腹腔内肿物、胃肠功能紊乱等引起腹胀。

2.腹痛　多见于消化器官膨胀、肌肉痉挛、炎症、溃疡、缺血、腹膜刺激等,亦为胃肠功能紊乱的常见症状。腹痛还见于全身性疾病、泌尿生殖系统疾病、腹外脏器疾病如急性心肌梗阻死和下叶肺炎等。腹痛表现为不同性质和程度的疼痛,如隐痛、钝痛、灼痛、刀割样痛、钻痛或绞痛,可为持续性或阵发性疼痛。胃、十二指肠病变引起的腹痛多为上腹部隐痛、灼痛或不适感,伴畏食、恶心、呕吐、嗳气、反酸等。小肠病变呈脐周疼痛,并有腹泻、腹胀等表现。大肠病变所致的腹痛为腹部一侧或双侧疼痛。急性胰腺炎常出现上腹部剧烈疼痛,为持续性钝痛、钻痛或绞痛,并向腰背部呈带状放射。急性腹膜炎时疼痛弥漫全腹,腹肌紧张、有压痛、反跳痛。

【护理】

1.评估　评估腹胀、腹痛发生的时间、起病原因或诱因、部位、与体位的关系、程度和持续时间,是否伴有恶心呕吐、腹胀、腹泻等症状,有无缓解的方法。有无精神紧张、焦虑不安等心理因素。必须注意患者的神态、生命体征、有无压痛、反跳痛、腹肌紧张。

2.休息与活动　单纯腹胀者,可鼓励在床上翻身,能下床者可下床活动;腹痛者应采取半卧位或根据病变部位不同采取舒适体位以缓解疼痛。急性起病,不明原因的腹痛禁忌热敷,以免加速病程发展。

3.饮食护理　轻度腹胀者饮食以少渣、易消化食物为主,避免生冷、多纤维、味道浓烈的刺激性食物。忌食牛奶、甜食等易产气食物。肠梗阻、腹膜炎等患者应给予禁食、必要时给予胃肠减压。

4.治疗护理

(1)胃肠减压:腹胀及急腹症患者留置胃管行胃肠减压,可有效减轻腹胀、腹痛症状。护士应注意保持胃管通畅,定时冲洗,观察胃液的颜色、性质、量。同时应密切倾听患者主诉,如排气情况。

(2)药物镇痛:药物镇痛仍为解除胃肠道疾病疼痛的重要措施,镇痛的药物种类甚多,应根据病情,疼痛性质和程度选择性给药。一般疼痛发生前用药要比疼痛发生后用药效果好,且剂量偏小。疼痛缓解或消失后及时停药,防止不良反应及耐药性,有些药物可致成瘾,更应慎用。

5.心理护理　护士对腹胀、腹痛患者进行心理疏导,消除患者紧张恐惧心理,使患者精神放松,情绪稳定,以增强患者对疼痛的耐受性,从而减轻甚至解除疼痛。

（姜芳芳）

第七节　黄疸

黄疸是高胆红素血症的临床表现,即血中胆红素浓度增高使巩膜、皮肤、黏膜以及其他组织和体液发生黄染的现象。正常血清总胆红素含量为 $5\sim17\mu mol/L(0.3\sim1.0mg/dl)$,主要为非结合胆红素。当血中胆红素浓度在 $17.1\sim34.2\mu mol/L$,临床不易察觉,无肉眼黄疸时,称为隐性或亚临床黄疸,超过 $34.2\mu mol/L$ $(2.0mg/dl)$ 时,出现黄疸。

【发病病因及临床表现】

1.溶血性黄疸　各种原因导致红细胞破坏过多,使未结合胆红素增多而引起的黄疸。其主要原因是由于红细胞本身的缺陷(如某些酶的缺乏或血红蛋白异常)或红细胞受外源性溶血因素的损害(如疟疾、免疫性溶血、蛇毒、苯胺等),造成大量红细胞破坏,产生大量的未结合胆红素,若超过了肝细胞的处理能力,则使血液中未结合胆红素增多,而出现黄疸。

2.肝细胞性黄疸　主要是肝细胞对胆红素的摄取、结合及排泄功能产生障碍。各种原因引起肝脏病变时,损伤肝细胞对胆红素的摄取、结合及排泄功能,血液中非胆红素浓度升高,同时,未损伤的肝细胞仍能将非结合胆红素转变成结合胆红素。此时的结合胆红素一部分经毛细胆管从胆道排泄,一部分经损伤的肝细胞反流入血液或因肝细胞损伤肿胀、汇管区炎症及小胆管内的胆栓形成使胆汁排泄受阻反流入血液,致使血中结合胆红素也升高。

3.胆汁淤积性黄疸　根据引起淤胆的解剖部位,可分为肝内阻塞、肝外阻塞和肝内胆汁淤积3种。胆石症、胆道蛔虫病、胆管癌等可引起胆总管内阻塞;壶腹部周围癌、胰头癌、肝癌等可引起胆管压迫,可导致阻塞上方的胆管内压力升高,胆管扩张,最后导致小胆管和毛细胆管破裂,胆汁中的胆红素反流进入血液,血液中的结合胆红素浓度升高。

4.先天性非溶血性黄疸　是指由于先天性酶缺陷所致肝细胞对胆红素的摄取、结合及排泄障碍,临床上少见,大多发病于小儿和青少年,有家族史,除极少数外,多数健康状况良好。

【护理】

1.评估病人病史:询问既往有无肝炎、肝硬化、胆石症、胆道蛔虫病、胆囊炎、胆管手术及溶血性疾病史等;有无肝炎病人接触史;有无输血史;有无长期用药或饮酒史;黄疸的发生与饮食有无关系等。

2.询问有无伴随症状:如伴发热,乏力,恶心,呕吐,食欲下降等多为病毒性肝炎;伴有寒战、高热、头痛、呕吐、腰背四肢疼痛多为急性溶血;伴有右上腹痛、寒战、高热多为化脓性梗阻性胆管炎;伴有上消化道出血、腹水可见于肝硬化;伴有肝区疼痛,肝大且质地坚硬表面不平者多见于肝癌。

3.注意有无鼻出血、牙龈出血、皮下出血等表现;有无腹胀、腹泻等消化道症状;有无因皮肤瘙痒引起的皮肤破损;溶血性黄疸有无少尿等肾功能变化;肝硬化、肝癌病人有无性格行为异常、扑翼样震颤等肝性脑病的改变等。

4.观察皮肤,黏膜和巩膜有无黄染以及黄染的程度和范围,确定真性黄疸。真性黄疸应与假性黄疸相鉴别,当进食过多的胡萝卜、南瓜、橘子等可致血中胡萝卜素增加而引起皮肤黄染,但一般以手掌,足底、前额及鼻部等处明显,而巩膜和口腔黏膜无黄染;长期服用米帕林(阿的平)、呋喃类等含黄色素的药物也可引起皮肤黄染,严重时可出现巩膜黄染,但其特点是近角膜缘处巩膜黄染最明显。

5.实验室检查:注意观察尿、粪颜色及皮肤的色泽,是否伴有瘙痒等。一般皮肤、黏膜黄染的程度与血胆红素的升高成正比,当黄疸的颜色较深,呈暗黄色,伴皮肤瘙痒,为胆汁淤积性黄疸的特征;当黄疸的颜色变浅,瘙痒减轻,则示梗阻减轻。急性溶血性黄疸时尿呈酱油色;肝细胞性和胆汁淤积性黄疸时尿色加深如浓茶样。胆汁淤积性黄疸时粪便颜色变浅或呈白陶土样。

6.促进皮肤舒适,保持皮肤完整性

(1)沐浴时使用中性无刺激性香皂及温水清洗,沐浴后抹上润滑液,保持皮肤湿润。

(2)修剪指甲并磨平,必要时可戴上棉布手套。

(3)建议病人穿棉质、柔软舒适的衣物,室内保持凉爽的温度(25～26℃)。

(4)保持床单位的平整、清洁。

7.减轻病人焦虑,增加病人维护自我形象

(1)与病人及家属说明黄疸形成的原因,告知随着疾病逐渐康复,肤色也会逐渐恢复。以关心、接纳、温暖的态度去照顾病人,倾听病人的主诉。

(2)分散病人的注意力,如与人交谈、听音乐、看书报等。

(3)教导美化外表的方法。

8.并发症护理

(1)急性肾衰竭、休克、肝性脑病先兆者,绝对卧床,专人守护。

(2)监测生命体征及有无性格、行为的改变、扑翼样震颤等肝性脑病前兆症状。

(3)给予低蛋白质饮食;如不能进食者可鼻饲流质食物。

(4)配合医师尽快消除诱因,如控制胃肠道出血、控制感染,停用利尿药,纠正水、电解质、酸碱失衡等。

(姜芳芳)

第八节　便秘

便秘是指粪便在大肠内通过速度较正常者迟缓,或停滞在大肠内,其特征为排便次数减少、粪便干硬、排便困难并需用力,排便后有不尽感等,是一种症状而非疾病名称。

根据罗马Ⅲ的标准,便秘的定义为:①排便困难,硬便,排便频率减少或排便不尽感;②每周完全排便<3次,每天排便量<35g;③全胃肠或结肠通过时间延长。随着人们生活方式的改变、精神心理和社会因素的影响,其发病率呈升高趋势,严重影响人们的健康和生活质量。

【发病病因及临床表现】

便秘可因消化器官病变或功能异常而分为器质性或功能性便秘。

1.器质性便秘

(1)肠腔狭窄或肠管受压:癌或其他原因致结肠肠腔狭窄、肠扭转或套叠、腹外疝或盆腔肿块压迫大肠,导致粪便通过障碍。

(2)肛周疾病:痔疮、肛裂、肛周脓肿病人因恐惧排便疼痛、出血而抑制排便,长此以往,使便意阈逐渐上升,排便越困难,终致便秘。

(3)先天性巨结肠:先天性的肠壁肌和黏膜下神经丛缺损,导致排便反射和输送障碍。

2.功能性便秘

(1)饮食或纤维性食物摄入不足:肠内容少导致的胃-结肠反射减弱及肠腔内压力低下,使排便反射减弱;同时,膳食纤维含量少也使肠蠕动减少。

(2)便意阈值上升:由于经常便秘,滥用泻剂或灌肠,造成腹压减弱和意识性抑制便意,使之阈值上升、生理性的刺激不能引起排便反射。

(3)其他:大肠存在憩室,形成硬块导致便秘。肠道激惹综合征病人因自主神经功能失调而造成肠内容物输送和失调。

【护理】

1.评估病人有无年龄因素、全身性疾病、消化系统疾病、滥用泻药等;有无大肠、直肠或肛门阻塞性病变;有无大肠直肠运动异常;有无因药物而致的便秘、内分泌失调或其他慢性疾病引起的功能性便秘;有无因便秘引起口臭、下腹饱胀感、不安、失眠及注意力不集中等症状。

2.目前排便状况:排便次数、间隔时间、排便难易度、粪便形状、腹部饱胀感、残便感及有无出血等。

3.影响排便的次数、含水量及性质的因素:年龄、性别、情绪、压力、饮食结构、运动量、药物使用、生活习惯、生活方式及环境因素等。老年人便秘的发病率较高,与老年人食量和体力活动减少,胃肠道功能下降有关,如消化液分泌减少,肠管张力和蠕动减弱以及参与排便的肌张力低下等因素有关;婴儿进食太少时,消化后液体吸收,余渣少,致使排便减少、变稠,奶中糖量不足时肠蠕动减慢,可使粪便干燥;小儿偏食,喜食肉食,少吃或不吃蔬菜,食物中纤维素太少,易发生便秘。

4.腹部检查:有无腹胀,腹部蠕动是否每分钟少于5次,腹部有无肿块、肿块的位置、硬度及有无压痛。

5.肛门检查:肛周有无脓肿,有无肛裂及痔。

6.实验室检查:钡剂灌肠X线检查,结肠镜检查,了解是否由器质结肠病变引起的便秘。

7.心理社会评估:有无生活改变导致的饮食习惯、排便地点的变化;是否存在精神压力。

8.养成定时排便的习惯,选择一天中较充裕的时间,每天定时上厕所。放松心情,安排舒适无干扰的排便环境。

9.增加每天液体摄入量到 3000ml(有心脏及肾脏疾病等禁忌者除外),早餐前 30 分钟喝 1 杯温开水,以刺激排便。

10.指导病人正常饮食,一般无肠道疾病者,采用高纤维食物;有肠道疾病者采用温和或低渣饮食,减少其易感性。

11.严格遵医服药:不随意用泻药,如有发热、恶心或腹痛时禁用轻泻药,以防肠蠕动变慢,对有炎症的肠道,可给生理盐水灌肠;如有粪便秘结者,给予甘油灌肠剂纳肛。

(姜芳芳)

第九节　尿痛

【概述】

尿痛是指患者尿初、排尿过程中、尿末或排尿后感尿道疼痛。其疼痛程度有轻有重,常呈烧灼样,重者痛如刀割。亦为炎症表现。根据尿痛的特点,有助于明确疾病的诊断。

【常见原因及表现】

1.引起尿痛的常见原因很多。常见原因如下。

(1)膀胱尿道受刺激:最常见为炎症性刺激,如肾盂肾炎、肾结核、肾结石合并感染、膀胱炎、尿道炎、前列腺炎、精囊炎、阴道炎。在急性炎症和活动性泌尿系结核时最为明显。

(2)非炎症性刺激:如结石(输尿管下 1/3 段结石、膀胱结石、尿道结石等)、肿瘤(膀胱、尿道、前列腺等的肿瘤)、膀胱或尿道内异物、膀胱瘘和妊娠压迫等刺激。

2.尿痛的表现

(1)排尿开始时疼痛明显,病变多在尿道,常见于急性尿道炎。

(2)排尿时痛,终末时最重,且合并尿频、尿急者,病变多在膀胱,常见于急性膀胱炎。

(3)排尿末疼痛明显,排尿后仍感疼痛或"空痛"者,病变多在尿道或邻近器官,如膀胱三角区炎、前列腺炎等。

(4)排尿刺痛或烧灼痛,多为急性炎症刺激,如肾盂肾炎、膀胱炎、急性尿道炎、前列腺炎。

(5)排尿突然中断伴疼痛或尿潴留,多见于膀胱、尿道结石或尿路异物。

(6)排尿不畅伴胀痛,见于老年男性前列腺增生,亦可见于尿道结石。

【护理】

1.评估患者的一般状况,包括年龄、平时每日饮水量、个人生活习惯、长期生活地域和该地域的气候等。

2.评估患者尿痛的性质和程度,并准确记录。

3.通过进一步检查,明确患者发生尿痛的原因,如是否存在膀胱尿道的炎症性刺激及结石肿瘤等。

4.如为炎症性刺激所引起的尿痛,应鼓励患者多饮水,饮水量应达到每日 2000ml 以上,以增加尿量,促进细菌、毒素及炎症分泌物的排除。

5.如为泌尿系结石、肿瘤所引起的尿痛,应鼓励患者多饮水,饮水量应达到每日 2000ml 以上,以稀释尿液,延缓结石增长速度。

6.饮食上嘱患者避免刺激性食物,如辛辣的食物或酒类等,并可口服碱性药物,以降低尿液酸度,碱化尿液,抑制细菌生长,缓解膀胱痉挛。

7.遵医嘱应用抗生素,注意观察药物的不良反应。

8.必要时应用解痉、镇痛药物,或给予导尿,以暂时解除尿道梗阻,缓解疼痛。

9.加强患者个人卫生,保持会阴部清洁。

10.心理护理:多与患者交流,告知患者尿痛的确切原因,以解除患者思想负担。

(陈　梅)

第十节　血尿

【概述】

血尿是指尿中红细胞异常增多,临床上有镜下血尿和肉眼血尿两种。镜下血尿是指肉眼观察尿色正常,但在显微镜下可发现尿中红细胞增多,当尿沉渣镜检每高倍视野红细胞大于 3 个或 12h 尿红细胞计数大于 50 万个;或 1h 尿红细胞计数大于 6 万个。符合其中一条者即可诊为镜下血尿。肉眼观察,尿呈红色或洗肉水样,或完全血样或含有血块称为肉眼血尿。出现暂时性的镜下血尿,属于正常情况,但肉眼血尿应视为异常现象。

【常见原因及表现】

1.常见引起血尿的泌尿系统疾病有以下几种。

(1)炎症:急慢性肾小球肾炎、急慢性肾盂肾炎、急性膀胱炎、尿道炎、泌尿系统结核、泌尿系统真菌感染等。

(2)肾结核血尿:早期仅在尿中查到红细胞和脓细胞,随后出现尿频、尿急、尿痛和终末血尿,患者常有结核病史。

(3)前列腺增生血尿:少数患者由于膀胱黏膜破裂,导致血管出血引起肉眼血尿,有时排血块。

(4)泌尿系结石血尿:膀胱尿道结石有排尿困难、排尿费力和血尿,肾、输尿管结石出现肾绞痛,如合并感染则可出现发热、寒战等,大块结石可引起尿路梗阻,甚至引起肾功能损害。

(5)泌尿系肿瘤引起血尿:肾盂肿瘤常有血尿,肾癌血尿见于 50%～60% 病例。就诊时 25% 肾肿瘤病例已属晚期。血尿特点:无痛、间歇性全程血尿,有时可触及腹部肿块,伴有消瘦发热等。

(6)膀胱癌血尿:占泌尿系统中肿瘤第一位,血尿见于 90% 病例,肉眼血尿占 50%,无痛性全程血尿,有时伴终末血尿加重,呈间歇性发生。在间歇中易给患者已治愈的错觉,做膀胱镜检查即可诊断。

(7)肾下垂血尿:主要症状腰痛、劳动及行走加剧,平卧后消失。尿内常出现程度不同的血尿,往往合并有肾积水。

(8)药物刺激:如磺胺酚汞铅砷中毒,大量输注甘露醇甘油等。

(9)先天畸形:多囊肾、先天性肾小球基底膜、超薄肾炎等。胡桃夹现象。

2.血尿的临床表现

(1)尿颜色的改变:血尿的主要表现是尿颜色的改变,除镜下血尿其颜色正常外,肉眼血尿根据出血量多少而尿呈不同颜色。尿呈淡红色像洗肉水样,提示每升尿含血量超过 1ml。肾脏出血时,尿与血混合均匀,尿呈暗红色;膀胱或前列腺出血尿色鲜红,有时有血凝块。

(2)分段尿异常:将全程尿分段观察颜色如尿 3 杯试验,用 3 个清洁玻璃杯分别留起段,中段和终末段尿观察,如起始段血尿提示病变在尿道;终末段血尿提示病变在膀胱三角区或后尿道的前列腺和精囊腺;3 段尿均呈红色即全程血尿,提示血尿来于肾脏、输尿管或膀胱。

（3）镜下血尿：尿颜色正常，但显微镜检查可确定血尿，并可判断是肾性或肾后性血尿。镜下红细胞大小不一形态多样为肾小球血尿，见于肾小球肾炎。如镜下红细胞形态单一，与外周血近似，为均一型血尿。提示血尿来源肾后，见于肾盂肾盏、输尿管、膀胱和前列腺病变。

（4）症状性血尿：血尿的同时患者伴有全身或局部症状。而以泌尿系统症状为主。如伴有肾区钝痛或绞痛提示病变在肾脏。膀胱和尿道病变则常有尿频、尿急和排尿困难。

（5）无症状性血尿：部分患者血尿既无泌尿道症状也无全身症状，见于某些疾病的早期，如肾结核、肾癌或膀胱癌早期。

【护理】

1.评估患者的一般状况，包括年龄、平时每日饮水量、个人生活习惯、家族史等。

2.评估患者血尿的性质和程度，并准确记录。

3.观察在一次排尿中尿色的变化。膀胱出血，初期血尿可能不太严重，可表现为终末血尿严重些；膀胱以上尿路出血在排尿中血尿呈全程性血尿。

4.留取血尿标本，送常规检查和细胞学检查。

5.做好心理护理，消除患者恐惧情绪。应向患者进行安慰和解释，说明1000ml尿中有1～3ml血就为肉眼血尿，失血是不严重的。血尿严重时应予卧床休息，并每天测量血压、脉搏。

6.若血尿严重，应立即报告医生，遵医嘱给予膀胱冲洗，必要时行膀胱镜手术治疗。

7.鼓励患者多饮水，每日1500～2000ml。

8.禁烟酒，少吃辛辣等刺激性食物。

9.注意劳逸结合，避免剧烈运动。发现血尿及早检查、确诊，及时治疗。

（陈　梅）

第十一节　乳糜尿

【概述】

乳糜尿是指尿液中出现乳糜液或淋巴液，呈现乳白色。是由于从肠道上不能吸收糜液，造成乳糜反流进入尿中所致。混有血液时尿呈粉红色，称为乳糜血尿。可发生于任何年龄，以中年人多见，多在劳累、受凉感冒及高脂肪餐后发病。

【常见原因及表现】

1.乳糜尿的发生原因

（1）非寄生虫性：如结核、恶性肿瘤等慢性进展性病变，广泛的侵占腹膜后淋巴管、淋巴结，使之破坏或阻塞所致，此类比较少见。

（2）寄生虫性：绝大多数由于丝虫病所致，是晚期丝虫病的常见并发症。

2.乳糜尿的症状　常间歇发作，发作间歇多为数天或数月，偶见1年或数年发作1次，少数患者持续长期发作，也有经过数次发作后长期停止者。长期排乳糜尿患者由于丢失大量脂肪和蛋白，出现消瘦、贫血、疲乏、劳动力丧失、抵抗力下降，甚至因继发其他疾病而死亡。劳累或较大量摄入脂肪是乳糜尿发作的重要诱因。

【护理】

1.评估患者的一般情况，包括年龄、饮食情况、每日饮水量、生活习惯、饮食习惯、既往史、家族史及其心理状况等。

2.评估患者乳糜尿的情况,有无伴随症状及乳糜尿的程度。

3.协助患者做好各种辅助检查,以尽快明确病因。

4.嘱患者多饮水,遵医嘱用药,并定期检查肝肾功能。

5.有高热者及时给予物理降温。

6.做好心理护理,多向患者解释、安慰,向其讲述疾病的概况及愈后情况,缓解患者的焦虑和紧张情绪。

7.病情观察:重症乳糜尿患者由于淋巴细胞、血浆蛋白大量丢失,导致患者贫血、消瘦、低蛋白血症,严重时可出现全身水肿,造成患者劳动力的丧失。发作期间须卧床休息。如患者小便乳糜凝块多,导致排尿困难,护士应给予患者腹部热敷、按摩或改变体位,并嘱其多饮水,鼓励其自行排尿。如需导尿需严格无菌操作,防止泌尿系感染。

8.营养支持:治疗期间要控制肉类、蛋类、油腻食物摄入,避免油类(特别是猪油)和蛋白同时食入,禁辛辣及刺激性食物,以清淡为主,如新鲜蔬菜、水果、适量植物油、豆类食品,含脂肪少的鱼类及少量瘦肉,以补充机体脂肪酸,防止营养不良。重症乳糜尿患者由于病程长导致全身营养差、消瘦、贫血、头晕、心悸,甚至丧失自理能力。应给予补充足够蛋白及营养物质,以增强机体抵抗力,同时给予低脂饮食。

9.合理安排生活起居,养成规律的生活习惯,避免长期精神紧张,过度劳累,应劳逸结合,保持乐观的情绪,保证身心的休息。

10.教会患者自我护理的技巧,如有乳糜凝块排尿不畅时,嘱患者多饮水,下腹部热敷、按摩或改变体位,促使尿和凝块排出,如仍排不出应及时就诊。

(陈 梅)

第十二节 尿量异常

一、尿液形成的机制

尿是由肾单位和集合管协同活动而形成的。首先是流经肾小球的血浆通过滤过膜滤过,除了血细胞和绝大部分血浆蛋白以外,其他成分约有 1/5 被滤入肾小囊的囊腔,此滤过的液体称为原尿。据测算,人两侧肾脏 24 小时的原尿量约为 180 升,其晶体渗透压与血浆完全相等。然后,原尿进入肾小管,经过肾小管集合管的选择性重吸收处理,大约 99% 的水分被重吸收,只有 1% 的水分成为终尿并被排出体外。原尿中的一些对机体有用的物质,如钠、钾、葡萄糖等可被重吸收而回归到血液中。同时肾小管和集合管还能通过分泌(或排泄)活动,使必须排出的物质由血液清除到终尿中。因此,尿生成的过程包括三个相互联系的环节:①肾小球的滤过;②肾小管与集合管的重吸收;③肾小管与集合管的分泌(或排泄)。正常人 24 小时尿量一般在 1000~2000ml,如每 24 小时尿量大于 2500ml 时,称为多尿,主要由于肾小管浓缩功能受损,见于肾小管病变、内分泌疾病(尿崩症、糖尿病)等;如每 24 小时尿量少于 400ml,称为少尿,少于 100ml,称为无尿,与血容量不足、血液循环障碍、肾实质严重损害等因素有关。

影响尿量的因素:①水分摄取量的多少;②年龄因素;③运动量;④外界环境,如温度、湿度、日照;⑤压力;⑥日夜差,白天尿较多,夜晚尿较少;⑦食物或药物的影响。

二、多尿症

(一)原因

成年人如果在一般情况下每日尿量多于 2500 毫升,且其原因是肾脏本身或肾外因素造成的尿浓缩功能障碍,称之为多尿症。多尿必须和尿频区分,多尿是指不但小便次数多,量也多;尿频则指次数很多,但是每次尿量反而很少,总尿量是正常的。暂时性多尿见于饮水过多或充血性心力衰竭水肿病人应用利尿剂后。病理性多尿的原因可分为三大类:

1.内分泌功能障碍   如尿崩症是由于下丘脑-垂体受损,抗利尿激素分泌减少或缺乏,以致影响远端肾小管及集合管对水分的重吸收。糖尿病时尿中含糖,导致渗透性利尿。其他如原发性甲状旁腺功能亢进及原发性醛固酮增多症等,均可使尿量增多。

2.肾脏疾病   如慢性肾盂肾炎时肾间质受损,影响肾小管的重吸收功能。慢性肾炎后期肾脏浓缩功能发生障碍,急性肾衰竭少尿期出现多尿,其他如高血压肾病、慢性肾小管功能不全、失钾性肾病、高血钙性肾病等。

3.精神性多尿,常伴有次数增加。

(二)身心反应

1.体液容量不足   多尿致液体排出过多,血液及组织间液容量不足,从而出现皮肤黏膜干燥、弹性降低,卧位时血压可正常,但坐位或立位时血压下降,出现直立性低血压。

2.口渴多饮   低渗性多尿者血浆渗透压常轻度升高,从而兴奋下丘脑口渴中枢产生烦渴多饮,如有足够的水供应,患者的健康可不受严重影响。但若引起多尿的原发病累及口渴中枢时,则渴感消失,或由于手术、麻醉、颅脑损伤等原因,患者处于意识不清状态,不能及时补充水分,可出现严重失水,血浆渗透压与血清钠浓度明显升高,患者可昏迷甚至死亡。

3.电解质紊乱   持续多尿,大量钾从尿中排出,可致低钾血症。多尿又因其原因不同而表现为不同类型的钠失衡,如急性肾衰竭多尿期,应用排钠利尿剂所致多尿者因失钠多于失水,可出现低钠血症;糖尿病、尿崩症所致多尿者因失水多于失钠而表现为高钠血症。

4.对心理的影响   多尿患者由于多饮、多尿、口渴以及诊断过程中承受的生理和心理上的痛苦,使之产生烦躁、焦虑不安、失眠以及丧失自信。此外,缺乏对疾病的认识亦会加重上述不良心理。

(三)一般检查

1.询问病史及一般物理学检查   包括视、听、触诊,体温、脉搏、呼吸、体重等的测量。

2.尿液检查   尿量,次数,颜色,比重,气味,酸碱反应,尿显微镜检(包括细胞、管型、结晶体等)及生化检查(包括尿蛋白、尿糖、尿酮体等),尿沉渣计数等。

3.血液常规检查及生化检查   包括尿素氮,肌酐,各项电解质,白蛋白等。

4.影像摄影检查   包括肾、输尿管、膀胱(KUB)放射线检查,腹部超声波,静脉肾盂造影(IVP),腹部电脑断层,磁共振扫描,顺行性或逆行性肾盂造影等。

5.肾切片检查。

6.其他   如心电图、心脏超声波等。

(四)一般治疗

除了维持水和电解质的平衡,同时应针对存在的疾病进行治疗,如糖尿病应给予降血糖药物或胰岛素治疗。对各种肾脏疾病如慢性肾盂肾炎或慢性肾小球肾炎,则要控制其发展。尿崩症的病人应给予抗利尿激素治疗,并给予充足的水分。

三、少尿和无尿

(一)原因

一般成人少尿指每日尿量少于 400 毫升;无尿则指每日尿量少于 100 毫升。

少尿和无尿可分为三种情况:①急性发作:如急性肾衰竭、急性尿路阻塞;②慢性发作:例如慢性肾小球肾炎导致的末期肾病,有些患者会有少尿或无尿的情形;③原已有肾脏疾病,再加上急性肾衰竭或尿路阻塞。其造成的原因可分为三大类:

1.肾前因素　低血容量性休克,如大出血、脱水、严重腹泻、胰腺炎、烧伤;心输出不足,如心律不齐、心瓣膜疾患、肺高压、肺栓塞等;高血钙,使用药物如 amphotericin B、环孢素、解热镇痛剂;以及血液粘度过大,如多发性骨髓瘤等。

2.肾内因素　肾脏血管阻塞,肾小球肾炎或间质性肾炎及肾血管炎,如溶血性尿毒综合征及其他自体免疫疾病的肾侵犯、妊娠毒血症等;急性肾小管坏死,包括缺血、药物中毒(如抗癌药 methorexate、草酸、尿酸结晶等)、肾小管阻塞及移植肾排斥。

3.肾后因素　系因尿路阻塞而引起,如尿路结石,包括肾结石、输尿管结石、尿道结石;泌尿道及后腹腔肿瘤、血肿块;神经源性膀胱、前列腺肥大;先天性或医源性尿道狭窄、先天性后尿道瓣膜、包茎以及医源性输尿管阻塞(后腹腔开刀不慎伤害输尿管)等。肾脏要能正常运作,有一个必要的条件是:有一定以上的尿量;不论任何原因引起的少尿或无尿,皆会导致含氮废物无法排除,造成氮质血症。因肾前因素所引起的急性肾衰竭,其尿中的钠含量很低,但是比重在 1.918 以上;肾内因素引起的则尿钠含量高,而比重低(1.012 以上);若为慢性肾衰竭则引起少尿及无尿,其尿比重则较固定于 1.010 左右。

(二)身心反应

1.体液容量过多　少尿、无尿时由于液体排出量减少,血液和组织间液容量过多,从而出现相应的体重增加、水肿、高血压,严重者可发生心力衰竭。

2.对消化系统的影响　肠黏膜水肿可引起消化道功能紊乱,出现食欲不振、恶心、呕吐、腹泻及消化吸收障碍等。

3.水、电解质及酸碱平衡失调　持续少尿或无尿时,由于酸性代谢产物及钾的排出障碍,可致高钾血症及代谢性酸中毒,出现相应的症状和体征。急性肾衰竭少尿期或无尿期、慢性肾炎晚期少尿或无尿者,水分摄入过多时易发生水中毒。

4.继发感染　少尿、无尿患者由于机体免疫功能低下,抵抗力差,容易继发感染,以肺部、泌尿道、皮肤感染多见。

5.对精神、心理的影响　由于少尿、无尿以及伴发的其他症状,患者常产生恐惧心理,害怕死亡。意识清晰者初始时积极配合治疗,对预后尚抱有希望,随着少尿、无尿的继续,病人则可出现抑郁或躁狂、甚至幻听或被迫害妄想等神经精神症状,此与患者体内毒性物质的积聚有关。

(三)一般检查

1.影像摄影检查　一般用在有解剖结构异常,如结石、尿路阻塞等原因而造成的少尿或无尿患者。

2.其他检查。

(四)一般治疗

1.饮食控制　水分,电解质,蛋白质。

2.药物疗法　利尿剂,降血压药物等。

3.透析治疗　包括血液透析、腹膜透析等。

4.手术疗法　如为尿路阻塞,可因疾病作手术治疗,慢性肾病可作肾移植。

5.其他　如注意通便等。

四、尿量异常的护理

(一)护理评估

1.引起尿量异常的原因

(1)筛检可能的诱因及相关疾病。

(2)询问病史:引起多尿可能的相关脑部因素,如头部外伤、脑脓疡、脑炎造成的脑垂体抗利尿激素释放不足,血中抗利尿激素低下。各种肾间质病变包括肾盂肾炎、肾石灰沉着病、慢性肾小球肾炎、镇痛剂肾病变、阻塞性肾病变、急性肾衰竭病变、急性肾衰竭的利尿恢复期等。

(3)询问引起少尿可能的相关病史:如低血容量性休克、肺栓塞、高血钙、肾脏血管阻塞、肾小球肾炎、尿路阻塞、前列腺肥大等。

(4)询问相关的家族病史:如少见的遗传性尿崩症、糖尿病的多尿、先天性尿道狭窄、包茎引起的少尿或无尿。

(5)询问使用过的药物:如利尿剂 mannitol,服抗精神疾病药物 clorpromazine 病人拼命喝水造成的尿多。使用环孢素、解热镇痛剂造成的少尿或无尿。

(6)询问有无感染症状。

2.排尿的型态　包括排尿形式、排尿量、尿液特征、排尿时合并出现的症状(如腹部疼痛)。

3.测量生命征象　测量体温、脉搏、呼吸、血压及意识状态,评估皮肤的饱满度(水肿或脱水)。

4.观察伴随症状　如多尿时有口渴、皮肤及黏膜干燥、食欲差、失眠、倦怠等。

少尿及无尿时可有水肿、血压升高、头痛、恶心、呕吐、食欲差等。还有各种原发性疾病合并出现的症状:如痒觉、腹痛、全身浮肿、肺水肿、呼吸急迫、肿块;肠胃症状如呕吐、血便;贫血、高血压、心率不齐及休克等。

5.查看各项检查数据

(1)尿液常规检查:如尿量、次数、颜色、比重、味道。

(2)尿显微镜检及生化检查:如钠、钾、尿素氮、肌酐。

(3)血液常规检查及血液生化检查:包括尿素氮、肌酐、各项电解质、白蛋白。

(4)影像摄影检查:如 KUB 放射线检查、腹部超声波、静脉肾盂摄影、腹部电脑断层等检查结果。

(5)心电图,心脏超声波,肾切片检查。

(二)护理目标

1.维持皮肤的完整性。

2.维持血清电解质于正常范围。

3.病人及家属能描述尿量异常的原因、检查内容及治疗过程。

4.病人及家属能说出对尿量异常的调适方法,并准确记录 24 小时尿量。

(三)护理措施

1.维持体液及电解质平衡　详细记录出入量,一般液体的每日补充量为前一日尿量加上 600～800ml。每日测量体重,以了解水分潴留的情形,注意测量体重时宜在每日同一时间测量,如每日早上睡醒时,以减少测量的误差。若尿量少于每小时 30～50ml,则须每小时测量尿量及血液与尿中的钠浓度。观察体温、脉搏、心音、呼吸速度、呼吸音、血压或中心静脉压的值。密切注意有无高血钾或低血钾症状的出现,如发现肌肉无力、四肢肌肉麻木感、恶心、腹泻、心电图 T 波变窄、QRS 复合波变宽、心律不齐、心跳变慢,则为高血钾;如发现肌力减退、四肢肌肉麻痹、腱反射降低、肠麻痹、腹胀、心电图 ST 段低下、Q 波出现节律障碍、心跳慢而弱,则为低血压。

2.供给适当的营养　根据有关检查数据及机体的需要给予适当的饮食。

3.预防感染　避免不必要的侵入性检查及治疗,如使用导尿管、中心静脉导管、腹膜透析,若必须使用时,需严格执行无菌技术。

避免交叉感染,如接触病人前洗手,必要时戴手套、口罩,避免与上呼吸道感染者接触。

做好口腔护理、皮肤护理及会阴部护理,以防感染。口腔、皮肤干燥者(如糖尿病病人),其抵抗力较弱,易受感染;多尿病人因尿频而使会阴部不洁,易引起尿路感染。若已感染,要积极治疗。

4.保护病人,防止身体损伤　多尿期由于水分、电解质过度流失及蛋白质分解代谢,常有肌肉软弱无力的现象,下床活动时最好予以扶持,协助布置舒适、安全及便利的环境,以防发生跌倒和受伤等意外。病人意识不清时,应随时围上床栏,并经常给予探视陪伴。

5.小心监测病人对液体及药物的反应,及有无液体过度负荷的征象,如水肿、呼吸困难、意识障碍等。

6.尿量异常时的情绪安抚及心理处置　教导病人保持镇静,减少不必要的紧张,鼓励病人及家属说出自己的看法,并倾听其诉说,给予情绪支持。必要时教导各项减轻焦虑的方法,如肌肉松弛法。

7.出院指导　若病人仍在疾病恢复过程中,则须告诉病人及家属全程监测血液、尿液及各项肾功能,让病人在出院后知道何时以及如何寻求医疗协助。

根据病人的具体情况给予个别性卫生教育,必要时可转入性学专家继续咨询辅导。

(朱红霞)

第十三节　排尿困难

一、排尿障碍的原因、机制

当膀胱已贮存适量的尿液引起尿意,而使横纹括约肌先放松,接着逼尿肌连续适当地收缩,而尿道内括约肌(平滑肌部分)放松,使小便顺利解出。从外表可看到一连续水柱,尿排空后无余尿感,而膀胱内亦无残余尿,伴随尿意消失和舒适感,这就叫做排尿过程。如果此过程中有任何异常,则为排尿障碍。

(一)原因、机制

1.泌尿道感染　急性膀胱炎是造成排尿障碍最常见的原因,主要表现为排尿疼痛、灼热感、尿频、尿急等症状。主要发生在年轻女性,最典型的就是蜜月膀胱炎。男性的前列腺炎或前列腺膀胱炎也会有类似的症状。

2.神经源性膀胱　支配膀胱的神经系统因脑部疾病、周边神经病变(如糖尿病)、先天性异常如脊柱裂合并脑脊髓膜膨出,都可能造成排尿障碍。神经源性膀胱大致可分为:

(1)上运动神经元障碍:指膀胱肌肉收缩的运动神经元以上的位置主要在大脑皮质,由于大脑皮质对于膀胱反射弧有抑制作用,此抑制现象消失后,当膀胱只有少量尿液时,便可启动此反射弧而造成排尿现象。久之会使得膀胱容积逐渐缩小,逼尿肌特别敏感,很容易收缩而排尿,患者会有尿频、尿急迫感、余尿感等现象。

有些患者如果括约肌的功能有问题,引起逼尿肌—括约肌不协调,也就是在逼尿肌收缩时,括约肌不但不放松以配合排尿,反而收缩阻止排尿,如此便会形成非常高的膀胱内压,进而造成膀胱输尿管回流。即进了膀胱的尿液本不应回流,如果发生回流则易产生泌尿道感染、肾侵犯及回流肾病变。

上运动神经元障碍的神经源性膀胱多发生于脑肿瘤、脑出血、脑水肿、脑动脉硬化,还有一些退化性疾病如老年痴呆症等。

(2)下运动神经元障碍:是指支配膀胱肌肉的运动神经元直接受到破坏,由于膀胱肌肉无法收缩,所以视括约肌的功能而定。如果括约肌尚有一定的功能,则其典型的表现为膀胱胀大,直到无法再容纳尿液便会溢出,称为满溢型尿失禁;而如果括约肌的功能也不好,那么当由肾脏产生的尿液一进入膀胱,便会由尿道漏出来,所以也就不会看到胀大的膀胱。造成此种状态的原因主要是对脊髓运动神经元的直接伤害,如脊髓灰白质炎、带状疱疹等。

(3)合并上述1~2类症状:如脊柱裂、脊髓膜膨出等。

(4)感觉障碍型神经源性膀胱:是指传递膀胱尿胀程度的感觉神经出现问题,使得患者无尿意,无自主排尿动作,纯依靠排尿反射弧的作用;另一种情形更严重,就是连反射弧的感觉神经也一并损害,所以尿胀之后,反射弧的排尿反射也无法运作,如此膀胱会胀大到无法容纳尿液,最后由尿道溢出,造成此种状态以糖尿病最为常见。神经性排尿障碍通常不会只有感觉神经有问题,常会合并感觉及运动神经障碍。

3.膀胱本身黏膜、肌肉层的器质性病变或邻近器官的压迫、慢性膀胱炎、膀胱血肿块、肿瘤、膀胱膨出　患者因黏膜或肌肉层的病变,如急性膀胱炎的黏膜充血到慢性膀胱炎的黏膜增生甚至形成假憩室、膀胱肌肉层有肌肉萎缩或由结缔组织所取代使弹性变差,都可引起尿频、排尿疼痛、灼热、余尿感等症状。此外,如直肠肿瘤、后腹腔肿瘤、子宫癌、血肿块甚至便秘,也可因压迫膀胱而引起尿频、尿急等症状。

4.尿道阻塞　常见的疾病如男性前列腺肥大、结石阻塞、先天或后天性尿道狭窄,如后尿道瓣膜、膀胱肿瘤等,患者会有排尿困难、余尿感、尿频、尿后滴尿等症状,且易并发尿路感染。

5.括约肌功能受损　接受经尿道前列腺切除术,直肠手术时损伤尿道括约肌,分娩、子宫脱垂、骨盆骨折等造成骨盆肌肉群松弛,而损害尿道括约肌功能,称为压力性尿失禁。其特点是在腹肌用力、腹压升高如大笑时便会产生尿失禁的现象。

二、身心反应

1.排尿疼痛及灼热感　排尿时就觉疼痛,是急性尿道炎或膀胱炎的现象;排完后有疼痛,则为膀胱炎、前列腺炎或尿道结石;烧灼痛和刺痛都是发炎的症状;排尿不畅或非常困难、有胀痛则为后尿道结石;剧烈胀痛为尿道狭窄产生梗阻而致排尿不畅所产生的。

2.尿急迫症　指当有尿意时便无法忍耐、必须马上排尿的感觉。是由于膀胱三角区和膀胱颈部黏膜或后尿道黏膜受到严重刺激,淤血、发炎、结石和异物存在产生刺激而引起的现象。

3.尿频　指排尿次数不正常的过多,且通常每一次的尿量比正常时为少。

4.尿失禁　膀胱括约肌功能损害,膀胱内尿液不能控制,出现尿失禁。临床上尿失禁可分为5类:

(1)急迫性尿失禁

1)症状:尿急迫感,尿失禁,排尿困难,余尿。

2)原因:下尿路病变如尿路感染、膀胱炎、膀胱癌、膀胱结石。中枢神经病变如脑卒中、失忆症、帕金森症、脑水肿、多发性硬化。

（2）压力性尿失禁

1）症状：尿频，尿失禁，夜尿。当咳嗽、打喷嚏、大笑时，有小量的尿液渗出，尤其在女性常见。

2）原因：括约肌功能受损，尿道无力，会阴部肌肉松弛。

（3）满溢型尿失禁

1）症状：膀胱无限制胀满而无尿液感，无法排空膀胱，滴尿，腹部疼痛，不自觉尿漏出，残尿多。

2）原因：周边神经病变，下运动神经元受损。

（4）反射性尿失禁

1）症状：中度尿量尿频，无尿液感，有残尿现象，突然不随意地排尿。

2）原因：颈椎以上及脑干以下脊椎肿瘤、脊椎损伤，属于上运动神经元受损。可分为痉挛型——因反射增强而引起痉挛；自动型——无论膀胱是否胀满，只要颈椎受刺激即引起排尿。

（5）功能性尿失禁：膀胱功能完整，但有运动障碍、严重失忆症、沟通困难、忧郁、有敌意等问题而造成无法控制排尿的尿失禁。

5.遗尿　指夜晚睡眠时无法及时起身排尿而尿湿被单，亦称尿床。

6.尿流异常　例如尿柱细小、一次无法顺畅地解完、有滴滴答答的情形等。

7.排尿困难或完全无法排尿。

8.尿潴留　指尿不能从膀胱排出而潴留于膀胱，可分为急性尿潴留（完全尿潴留）和慢性尿潴留（残余尿潴留或部分尿潴留）。

9.余尿感　指解完小便后自觉膀胱内仍有尿液未解完。

10.心理反应　有排尿障碍时，对患者心理的影响很大，对于其社交、工作皆有不良影响，常合并情绪低落、失眠、不安等症状。

三、检查与治疗

（一）检查

1.物理学检查　包括体重、体温、脉搏的测量，详细的腹部、会阴、肛门视诊、触诊、指诊，注意该处的感觉及神经反射是否有异常等。

2.实验室检查　包括尿液常规检查，尿液细菌培养和药物敏感试验，血尿素氮、肌酐、电解质等。

3.放射线检查　静脉肾盂造影，排泄性膀胱尿道造影，肾脏超声波，膀胱镜检，顺行或逆行插管造影，残余尿测定及膀胱颈抬举试验，尿流率，尿流动力学检查等。

（二）治疗

主要有两大原则，即有尿路阻塞的要排除，有尿路感染的要治疗，再有就是提升现有的膀胱尿路功能，例如运用药物、理疗等方法。

排除尿路阻塞的方法为外科手术治疗（如肿瘤、前列腺肥大、结石等，可合并膀胱镜进行手术）。如为神经源性膀胱造成逼尿肌及括约肌的不协调、合并膀胱有大量残余尿时，则必须考虑使用间歇导尿治疗。原则上每4小时导一次尿，此类病人不适合用腹部加压法，以避免膀胱输尿管回流。

药物治疗法视膀胱的情况而定，对于逼尿肌过度者可使用一些抗乙酰胆碱类药物如 ditropan 等；反之，如果膀胱因下运动神经元病变，往往松弛无力，使用抗乙酰胆碱药物反而有害，此时应使用乙酰胆碱类药物、胆碱酯酶阻断剂或甲型交感神经纤维阻断剂等。

如排尿障碍起因于分娩或骨盆受伤等所造成的压力性尿失禁,则应加强骨盆肌肉及尿道括约肌的运动及功能锻炼。

四、护理

【护理评估】

(一)一般情况

1.年龄,性别,血压,体重,体温,脉搏,呼吸等。

2.液体摄取量　是否摄取足够的液体,有充足的饮水量。

3.卫生习惯　卫生习惯不良易致泌尿道感染。

4.排尿环境　距离厕所的远近、方便与否及排尿设备的种类,如蹲式马桶、坐式马桶、便盆椅、便盆、尿壶等也会影响排尿。行动不便加上排尿环境不佳会导致排尿障碍。

(二)神经系统疾病

是否有脑血管病变、脊髓肿瘤、脊髓损伤、感染、多发性硬化症或泌尿系统炎症、结石、肿瘤、手术等病史。

(三)现病史

1.症状及经过　排尿障碍的症状及发生经过;障碍程度;是否伴随其他感染、结石、肾脏疾病或神经障碍症状等。

2.排尿型态　次数,频率,时间,尿量,尿流,颜色等。

(1)成人一日排尿次数约为5～6次(包括夜间0～1次),尿量约150～450ml/次,1000～2000ml/日,其情况因人而异。

(2)是否有尿流细小、尿排出力减弱或尿自外尿道口滴下、无法一次顺畅解完的情形。

(3)正常尿颜色为从淡黄至黄褐的琥珀色,尿色清澈。

3.排尿状态

(1)是否有排尿困难、尿痛、尿烧灼感、余尿感、尿失禁、夜尿等情况。

(2)是否有混浊尿、血尿。

4.心理状况、身体功能、自我照顾能力的评估。

5.患者及家属对于排尿障碍治疗处理的反应及期待。

【护理计划】

(一)护理目标

1.协助找出排尿障碍的原因。

2.提升现有的膀胱尿路功能。

3.减缓病人的不适症状,增进病人的舒适感。

4.预防感染的发生。

5.预防皮肤完整性受损。

6.增进病人及家属对疾病的适应及护理能力。

(二)护理措施

1.尿失禁的护理

(1)心理支持:尿失禁病人的精神压力大,思想负担重,有自卑心理,要关心体贴他们,给予他们支持和鼓励。

（2）预防感染

1）鼓励病人多吃五谷类、肉类、含维生素 C 丰富的深绿色蔬菜等，以酸化尿液，维持尿液 pH 值在 5.5 以下，可降低细菌的繁殖，并可预防尿路感染。

2）有尿液感时不要憋尿，并做好个人卫生。勤洗会阴部，经常更换内裤，保持会阴部清洁干燥，预防会阴部湿疹，防止皮炎的发生。已有皮炎湿疹者每日要清洗会阴 4～6 次，保持干燥，可在会阴部涂护肤粉剂。尤其女病人在清洁会阴部时应由前往后擦拭，以免将肠道细菌带到尿道而侵入膀胱。避免盆浴，以减少盆内细菌进入尿道的机会。

3）穿着透气吸汗的衣服，裤子不能过紧，以减少细菌滋生的机会。

4）性交之后最好喝水并排空膀胱，以预防会阴部感染。

（3）膀胱训练：病人必须意识清楚，有动机，能了解身体的感觉（有尿液感）。给予留置导尿管，有尿液感时开放导尿管开关 10～15 分钟，尽量延长两次解尿之间的时间，至少延长至每 2～3 小时开放导尿管开关一次，解决尿频、尿急的情形，开关关闭期间仍须有足够的饮水量。急迫型尿失禁、反射性尿失禁、满溢型尿失禁都需做好膀胱训练。

（4）会阴部肌肉锻炼：收缩会阴部肌肉，可借着解尿时解到一半忍住尿液一下再解出来，来练习会阴部肌肉收缩的感觉，或作提肛动作。通常每次肌肉收缩 10 秒钟，放松 10 秒钟，重复收缩、放松 20～30 次，每天执行 3 次。必须注意收缩时不是腹部肌肉用力，否则会增加腹内压而促进尿液排出。此种方法最常用来治疗女性压力型尿失禁。

（5）间歇导尿计划：拔除导尿管后，需评估病人尿液自解状况及余尿量，若余尿过多或无法自解，则执行间歇导尿计划。每小时摄取液体至少 100ml，每 4 小时解尿一次。给予诱导使病人自解，再给予导尿，导出膀胱余尿，重建膀胱功能。需记录病人自解量及余尿量，以评估膀胱情形。常用来治疗反射性尿失禁、满溢型尿失禁。

（6）对于功能型和急迫型尿失禁病人，需训练病人的排尿习惯，根据病人本身的生理限制及摄取液体量来制定排尿时间计划表。

2.尿潴留的护理 如为腰麻后神经源性膀胱引起的尿潴留，可在腹部上按压膀胱部位，促使其排尿，动作要轻柔，用力均匀，不能粗暴，用力过猛可造成膀胱破裂；也可在下腹部放热水袋，但要注意防止烫伤。当各种处置无效时可用导尿术，导尿引流动作要细致，按无菌操作进行，一次排尿以不超过 1000ml 为宜。必要时保留导尿管，注意保持导尿管通畅，防止管腔堵塞，引流管要固定好，防止滑脱、扭转增加病人的痛苦。定时更换引流袋，防止逆行感染。对引流尿的颜色、性质和量要认真观察，并做好详细记录。

3.尿频、尿急、尿痛病人的思想负担重，由于缺乏对疾病的认识，不敢喝水，顾虑很多，影响休息，因此必须向病人加强健康教育，使病人能充分认识和了解疾病的防治知识，鼓励他们配合治疗。对个别严重者，应给予临时性对症处理，如用普鲁苯辛阻断 M 胆碱受体，减轻膀胱肌肉收缩，并辅以安定，效果更好。

4.护理时的注意事项

（1）收集资料时应注意病人的语言、态度、表情，作检查时要注意场所的选择，避免不必要的暴露。

（2）施行排尿训练，其效果的产生往往需要很长时间，患者、家属甚至护理人员本身都有可能出现灰心、挫折感等情绪，医护人员需保持耐心，给患者及家属提供精神上的支持。

（3）晚上九点以后限制液体，可减轻肾脏负担，并减少膀胱在夜里的排空次数，使患者有良好的睡眠。

（4）白天多饮水，预防尿路感染及结石。

（5）避免酒精、茶、咖啡等，因易刺激肾脏，扰乱排尿的型态。

（陈 梅）

第二篇   临床眼耳鼻喉科常见疾病

第五章   眼部常见疾病

第一节   眼睑炎

【概述】

睑腺炎又称麦粒肿,是眼睑腺体的急性化脓性炎症。常由金黄色葡萄球菌侵入睑腺而感染。睑腺炎分内、外两种,发生在睫毛毛囊或其附属皮脂腺为外睑腺炎,发生在睑板腺为内睑腺炎。睑腺炎患者常表现为患侧眼睑局部红、肿及触痛,有硬结,状似麦粒,数日后硬结软化出现黄色脓点,破溃后排出脓液,症状消退。外睑腺炎的炎症反应集中在睑缘处,红肿范围较弥散,脓点自皮肤面破溃,内睑腺炎的炎症浸润局限在睑板腺内,疼痛和压痛较外睑腺炎明显,脓点自结膜面破溃,将脓液排入结膜囊。治疗要点是早期局部热敷、应用抗生素眼药,以促进炎症消散;脓肿形成时切开排脓。

【护理评估】

1.*健康史*   屈光不正、儿童、抵抗力下降者易患此病。

2.*身心状况*   患侧眼睑局部红、肿、热、痛等急性炎症表现,有硬结,数日后硬结软化出现黄色脓点,破溃后排出脓液,症状消退。注意区别内、外睑腺炎。睑腺炎起病较急,有明显疼痛不适,且影响外观,引起焦虑心理。

3.*治疗要点与反应*   早期热敷,成脓后切开排脓。由于睑腺炎影响外观,患者可能在脓肿未破溃之前自行挤压或针挑,易引起并发症。护士应评估患者对疾病的认知度,及时给予治疗指导。

【护理问题】

1.*急性疼痛*   与睑腺炎症有关。

2.*知识缺乏*   缺乏睑腺炎的防治知识。

3.*潜在并发症*   眼睑蜂窝织炎、海绵窦血栓性静脉炎等。

【护理措施】

1.*指导热敷*   早期局部热敷可以促进血液循环,有助于炎症吸收,消散硬结。热敷每日 2~3 次,每次 15~20 分钟。

2.*用药护理*   根据医嘱应用抗生素,如选用 0.1％利福平溶液、0.25％氯霉素溶液或 0.3％环丙沙星溶液等眼药。指导正确地滴用眼药水或涂用眼药膏的方法。重症者全身应用抗生素。

3.*切开排脓*   用于脓点已出现未破溃,或虽已破溃但排脓不畅者。外睑腺炎在睑皮肤面平行于睑缘切开,以求与眼睑皮肤纹理一致而不影响外观;内睑腺炎在睑结膜面垂直于睑缘切开,以避免过多损伤睑板腺腺管。脓肿切开后,让脓液自行排出,脓液排出不畅时,可用小镊子夹出脓栓,术毕结膜囊内涂抗生素眼膏。

睑腺炎尚未完全成脓时不宜切开,更不可挤压排脓,以防炎症扩散引起眼睑蜂窝织炎,甚至海绵窦血栓性静脉炎或败血症。

【健康指导】

1.加强锻炼,提高机体抵抗力。

2.养成良好的卫生习惯,不过度用眼,不用脏手或不洁手帕揉眼,不用劣质化妆品。

3.有糖尿病、睑缘炎、屈光不正者,嘱其及时治疗或矫正。

4.告诉患者切忌挤压或针挑排脓,以免炎症扩散引起并发症。

（李美娟）

第二节　睑板腺囊肿

【概述】

睑板腺囊肿又称霰粒肿,因睑板腺排出导管阻塞,腺体分泌物潴留在睑板内,刺激周围组织导致肉芽组织增生而引起的慢性炎性肉芽肿。此症好发于青少年。本病进展缓慢,多无自觉症状,在眼睑皮下能扪到一圆形硬结,表面光滑,与皮肤无粘连,无压痛及红肿,相应之睑结膜面可呈紫红色,有时自睑结膜面穿破,排出胶样内容物。如继发感染,临床表现与内睑腺炎相似。治疗要点是小而无症状者无须处理,有时可自行消散。稍大者,可采取局部热敷、理疗或向肿物内注射类固醇激素等方法促其消散。大者可行睑板腺囊肿刮除。

【护理评估】

1.健康史　由于睑板腺口阻塞,腺体分泌物潴留在睑板内,对周围组织产生慢性刺激引起。

2.身心状况　多无自觉症状,较小的囊肿经仔细触摸才能发现,较大的囊肿可使眼睑皮肤隆起,在眼睑皮下能扪到一圆形硬结,大小不一,表面光滑,无压痛,与皮肤无粘连。睑结膜面可呈紫红色的微隆起。病程慢性,患者焦虑,特别是反复发作者,其情绪会低落,对治疗缺乏信心。

3.治疗要点与反应　小而无症状者无须处理,有时可自行消散。较大的囊肿应手术刮除。但可复发。

【护理问题】

1.有感染的危险　与未及时就诊有关。

2.知识缺乏　缺乏睑板腺囊肿的相关知识。

【护理措施】

1.对小而无症状的睑板腺囊肿,注意观察囊肿的变化。

2.指导热敷　预防烫伤。

3.用药护理　遵医嘱向囊肿内注射类固醇激素等方法促其消散。

4.手术护理　协助医生做好睑板腺囊肿刮除术。按外眼手术常规准备。麻醉后用睑板腺囊肿夹固定囊肿,在睑结膜面垂直于睑缘方向切开囊壁,用小刮匙刮净囊肿内容物及囊壁,如囊壁不易刮除,可用剪刀剪除。创口不用缝合,术毕用手掌压迫眼部10～15分钟,观察局部无出血后结膜囊内涂抗生素眼膏,包扎患眼。嘱患者次日来诊眼部换药。

【健康指导】

1.睑板腺分泌旺盛者,注意眼部清洁卫生,不用脏手或不洁手帕揉眼。

2.术后按时换药和门诊随访。

（李美娟）

第三节   睑内翻与倒睫

【概述】

睑缘向眼球方向内翻转的异常状态称睑内翻。睫毛倒向眼球,刺激眼球称为倒睫。睑内翻常与倒睫同时存在。睑内翻常因睑结膜瘢痕收缩、眼轮匝肌痉挛性收缩所致。婴幼儿睑内翻常因先天因素所致,但随年龄增长可逐渐消除。由于睫毛刺激结膜和角膜,患者出现异物感、畏光、流泪、刺痛、眼睑痉挛等症状,重者损伤角膜,如果继发感染引起角膜炎,影响视力。检查发现睑缘内卷,睫毛内翻,倒向眼球。治疗要点为进行电解倒睫术或睑内翻矫正术。

【护理评估】

1.健康史

(1)瘢痕性睑内翻:由睑结膜或睑板瘢痕性收缩引起,常见于沙眼瘢痕期,也可发生于结膜烧伤等。

(2)痉挛性睑内翻:多见于老年人,因老年人眼睑皮肤、肌肉等松弛无力所致。

(3)先天性睑内翻:主要见于婴幼儿,大多由于内眦赘皮牵拉、体质肥胖及鼻根部发育不良所致。

2.身心状况

(1)症状:持续性异物感、流泪、畏光、眼睑痉挛。

(2)体征:睫毛向内翻转,摩擦眼球引起结膜充血,角膜混浊,甚至形成角膜溃疡,可有不同程度视力的障碍。

(3)心理状况:因异物感、眼痛、视力下降可影响患者的生活、工作,患者易产生焦虑心理。

3.治疗要点与反应   进行电解倒睫术或睑内翻矫正术,解除倒睫对眼球的伤害。

【护理问题】

1.疼痛   与睫毛刺激结膜有关。

2.潜在并发症   角膜炎、角膜瘢痕形成。

3.知识缺乏   对睑内翻与倒睫的危害性认识不足。

【护理措施】

1.心理护理   向患者解释疼痛原因、治疗方法、疗效,缓解其焦虑情绪。

2.对症护理   及时去除异物感、疼痛原因,如仅有1～2根倒睫,可用镊子拔除,或采用睫毛电解法。也可用胶布法或缝线法在眼睑皮肤面牵引,使睑缘向外复位。

3.用药护理   遵医嘱给予患者抗生素眼药水,以预防角膜炎发生。

4.手术护理   数目多或密集的倒睫,由瘢痕性睑内翻引起,可行睑内翻矫正术。按外眼手术常规护理,术后观察患者伤口有无渗血、红肿、疼痛加重及睑内翻矫正情况。

【健康指导】

向患者及家属宣传有关的护理常识,长期的睑内翻与倒睫可引起患者眼痛、角膜炎、视力下降,应尽早治疗,以减少并发症的发生。

(李美娟)

第四节   睑外翻

【概念】

睑外翻是睑缘向外翻转离开眼球,睑结膜不同程度的暴露在外,常合并睑裂闭合不全。

【相关知识】

1.发病机制

(1)眼睑皮肤有不正常的牵引力,如眼睑皮肤在烧伤、炎症、创伤或手术之后遗留瘢痕,瘢痕收缩而致。

(2)眼轮匝肌对睑板的压力减弱或消失,由于面神经麻痹或老年眼轮匝肌纤维韧带松弛,眼轮匝肌对睑板的压力减弱,眼睑因重力影响而外翻。

2.临床表现　轻者仅靠近内眦部的下睑缘离开眼球表面,致使下泪小点向外,引起泪溢。较重者出现整个下睑外翻,不能正常潴留泪液。严重时因睑结膜长期暴露,发生过度角化,干燥、肥厚、充血;又因眼睑闭合不全,角膜得不到保护,发生角膜干燥、上皮脱落,或角膜溃疡,从而影响视力。

【治疗与护理要点】

1.瘢痕性睑外翻须手术治疗。

2.麻痹性睑外翻先进行病因治疗,同时注意保护角膜,防止过度暴露引起暴露性角膜炎或角膜溃疡,可用眼罩、人工泪液,眼膏等方法治疗。

3.心理护理:安抚患者,解除患者的思想顾虑,积极配合治疗。

4.用药指导:遵医嘱用药,指导用药方法及注意事项。

5.手术宣教:手术前3日滴消炎眼药水,防止交叉感染,指导患者掌握手术中的配合,手术后的护理及出院后复查、拆线时间等。

6.伴有泪溢的患者,嘱其不要向下擦眼泪,以免加重睑外翻。

(李美娟)

第五节　泪囊炎

【概念】

泪囊炎常在鼻泪管下端阻塞、泪囊内有分泌物滞留的基础上发生,可由多种致病微生物引起。多见于婴儿和绝经后的妇女,大部分为单侧。在很多成年患者中泪道阻塞的病因不明,可能与沙眼、泪道外伤、鼻炎、鼻中隔偏曲、下鼻甲肥大等有关。分为急性和慢性泪囊炎。

【相关知识】

1.发病机制　急性泪囊炎多在慢性泪囊炎的基础上发生,与侵入的细菌毒力强或机体的抵抗力下降有关。致病菌主要有金黄色葡萄球菌、B型溶血性链球菌,婴儿多为流感嗜血杆菌、肺炎链球菌。

2.临床表现　泪囊炎的首要症状为流泪和眼分泌物。

(1)急性期泪囊区可有局部肿胀、疼痛、发热、全身不适。结膜水肿,结膜囊有大量的粘脓性分泌物。颌下淋巴结肿大。泪囊区皮肤红肿并有压痛,向下睑、鼻根及颊部蔓延;疼痛可向上牙槽放射。数日后红肿局限,也可穿破皮肤而排出脓液。脓肿穿破后炎症减轻,有时形成泪囊瘘管而长期不愈。如感染未及时控制,炎症向周围发展形成泪囊周围炎,甚至形成脓肿。

(2)慢性泪囊炎患者主要症状为泪溢。压迫泪囊区可见粘脓性分泌物从泪小点返流至结膜囊。若分泌物大量潴留,泪囊扩张后形成泪囊黏液囊肿。

慢性泪囊炎患者的泪囊可成为眼部潜在的感染灶,在眼外伤或内眼手术后引起眼的化脓性感染,从而发生细菌性角膜溃疡或化脓性眼内炎,因此,必须在内眼手术前先给予治疗。

3.治疗

(1)急性早期可局部热敷、超短波理疗,滴抗生素眼液,全身应用抗生素控制炎症。当脓肿出现波动时应及时切开排脓,并放置引流条进行引流。炎症完全消退后按慢性泪囊炎处理。

(2)慢性泪囊炎:①抗生素眼液:每日4～6次,滴眼前要先挤出分泌物,也可在泪道冲洗后注入抗生素药液。②手术治疗:常用术式是泪囊鼻腔吻合术,或鼻内镜下行鼻腔泪囊造口术,还可考虑泪囊摘除术,但应向患者讲明,术后泪溢症状仍存在。

【观察与护理要点】

1.心理护理:安抚患者,解除患者的思想顾虑,积极配合治疗。

2.用药指导:遵医嘱用药,指导用药方法及注意事项。

3.讲解物理疗法、局部热敷等治疗的方法,注意事项。

4.切开引流时按时换药,并观察切开部位,防止感染的扩大。

5.手术宣教指导:手术前后的注意事项,手术中的配合。

6.炎症期切忌泪道探通或泪道冲洗。

(梁永霞)

第六节 细菌性结膜炎

【概述】

急性细菌性结膜炎又称急性卡他性结膜炎,俗称"红眼病"。具有传染性,多发生在春秋两季,常在学校、幼儿园、家庭等集体生活环境中迅速传播,导致流行。

1.病因 由细菌感染引起,常见的细菌为科一韦杆菌、肺炎链球菌、葡萄球菌等。一般通过接触感染,传播途径与沙眼相似。

2.临床表现 潜伏期1～3天。起病急,多为双眼发病,可略有先后。患者自觉异物感、灼热感、流泪,分泌物多,附着在角膜表面,可感视物模糊;睡觉时大量分泌物可将上下睫毛粘住,醒时导致睁眼困难。检查时见结膜充血明显,球结膜水肿,严重者可伴有结膜下出血,分泌物为黏脓性,有时在结膜上形成假膜。通常3～4天达高峰,随后逐渐好转,病程1～2周。本病一般视力不下降。

3.治疗 清除分泌物,保持结膜囊清洁;选择有效抗生素滴眼剂和眼膏控制炎症。

【护理评估】

1.健康史 了解患者的用眼卫生习惯及生活、工作环境,是否与他人共用洗漱用具,是否去过公共浴池洗澡或游泳池游泳,是否有传染性眼病接触史,或近期去过"红眼病"流行区域等情况。

2.身心状况 患者自诉眼部异物感、灼热感、流泪,分泌物多,时有暂时性视物模糊;检查时见结膜充血明显,有大量黏脓性分泌物。眼部病变常影响患者外观,如果患者被实行隔离,易产生焦虑、孤独、自卑心理。

3.辅助检查 结膜分泌物涂片和结膜刮片可见多型核白细胞增多,必要时进行细菌培养及药物敏感试验,以明确致病菌和选择敏感抗生素。

4.治疗要点与反应 由于本病有传染性,易造成流行,一经确诊,及时给予相应隔离和有效抗生素治疗。

【护理问题】

1.舒适改变 异物感、灼热感和分泌物多,与结膜炎症有关。

2.有传播感染的危险　与本病的传染性有关。

3.知识缺乏　缺乏本病的防治知识。

【护理措施】

1.清除分泌物,保持结膜囊清洁　分泌物少时可用棉签拭去,分泌物多时用 0.9%氯化钠溶液或 3%硼酸溶液冲洗结膜囊。注意冲洗时患者头歪向患侧,防止患眼冲洗液流入健眼。

2.用药护理　遵医嘱用 0.25%氯霉素溶液、0.3%氧氟沙星溶液、0.1%利福平溶液等滴眼剂,每 1～2 小时 1 次,晚上涂四环素、红霉素眼膏。病情严重引起发热等全身症状者,可同时全身应用抗生素。

3.禁止热敷和包扎患眼　热敷可使结膜囊内温度升高,包盖患眼会使分泌物排出不畅,不利于结膜囊清洁,反而有利于细菌生长繁殖,加剧炎症。如果症状较重,可用冷敷,以减轻充血、灼热感等不适。

4.做好消毒隔离工作　目的是防止分泌物扩散和交叉感染。患者应实行接触性隔离;医护人员接触患者后要严格洗手、消毒;患者的用具、物品专人专用;接触过患眼的仪器、用具等要及时消毒;用过的敷料要及时装入医疗垃圾袋,专门处理。

【健康指导】

1.加强卫生宣传教育,讲解传染性眼病的防治知识。加强宾馆、游泳池、理发店等公共场所卫生管理。

2.养成良好的卫生习惯,不用手、袖口、不洁毛巾等擦眼,提倡一人一巾一盆,毛巾勤洗、勤晾晒。

3.流行期间不进入游泳池等公共场所。

(梁永霞)

第七节　病毒性结膜炎

【概述】

病毒性结膜炎也是一种急性传染性眼病,传染力强,在世界各地均引起过多次大流行,好发于夏秋季。临床上以流行性出血性结膜炎和流行性角结膜炎为较常见。

1.病因　流行性出血性结膜炎由 70 型肠道病毒引起;流行性角结膜炎由 8 型、19 型、29 型腺病毒引起,为接触传染。

2.临床表现

(1)流行性出血性结膜炎:潜伏期 18～48 小时,最快者接触数小时就会发病,故常引起暴发流行。自觉异物感、刺痛、畏光、流泪。检查可见眼睑水肿,结膜显著充血,分泌物呈水样,多有球结膜下点、片状出血。可伴耳前淋巴结肿大、压痛。

(2)流行性角结膜炎:潜伏期约一周。除有上述表现外,角膜染色可见点状上皮脱落。

3.治疗　以局部治疗为主,使用抗病毒眼药。

【护理评估】

1.健康史　了解患者的用眼卫生习惯及生活、工作环境,是否与他人共用洗漱用具,是否去过公共浴池洗澡或游泳池游泳,是否有传染性眼病接触史,或近期去过传染性眼病流行区域等情况。

2.身心状况　评估患者是否出现眼部异物感、刺痛、畏光、流泪。检查可见眼睑水肿,结膜充血,分泌物呈水样,多有球结膜下点、片状出血。角膜染色可见点状上皮脱落。患者有焦虑情绪。

3.辅助检查　结膜分泌物涂片可见单核细胞增多,并可分离到病毒。

4.治疗要点与反应　由于本病有传染性,易造成流行,一经确诊,及时给予相应隔离和抗病毒、对症治疗。

【护理问题】

1.舒适改变　异物感、灼热感和分泌物多,与结膜炎症有关。

2.急性疼痛　眼痛,与病毒侵犯角膜有关。

3.有传播感染的危险　与本病的传染性有关。

4.知识缺乏　缺乏传染性眼病的防治知识。

【护理措施】

1.对症护理　眼部分泌物多者,用0.9%氯化钠溶液冲洗结膜囊;充血和眼痛明显者可行眼部冷敷。

2.用药护理　常用0.5%利巴韦林溶液、0.1%碘苷溶液、0.1%阿昔洛韦溶液等滴眼剂,每1～2小时1次,配合应用抗生素以控制继发细菌感染。

3.观察眼部刺激征有无加重　注意有无角膜炎发生。

4.做好消毒隔离工作　参照急性细菌性结膜炎护理。

【健康指导】

参照细菌性结膜炎预防。本病目前尚无特效药,故不宜滥用预防性滴眼药的方法。

(梁永霞)

第八节　沙眼

【概述】

沙眼是一种慢性传染性结膜角膜炎,因在结膜表面形成许多细小沙粒状的乳头和滤泡,故名沙眼。沙眼常反复感染,能迁延数年甚至十多年之久,是致盲性眼病之一。可发生于任何年龄,以青少年多见。

1.病因　沙眼由沙眼衣原体感染结膜上皮而致病。本病为接触传染,即患眼的分泌物通过手、水、毛巾或脸盆等媒介直接接触健眼而传播。

2.临床表现　患者有眼部痒、异物感、干涩等不适,若有角膜并发症,则症状加重,出现眼痛、畏光、流泪、视力下降等。检查见上睑结膜和上穹隆结膜血管模糊充血,乳头增生和滤泡形成;反复发作后睑结膜的乳头和滤泡发生变性和坏死,形成白色线状或网状瘢痕。沙眼衣原体还可侵犯角膜上皮细胞,使角膜形成灰白色点状炎症浸润,角膜缘血管侵入角膜出现新生血管,称角膜血管翳,严重者可遮盖角膜全部,影响视力。

3.后遗症和并发症　沙眼病变后留下的瘢痕,重者可导致并发症和后遗症,其表现如下。

(1)睑内翻及倒睫:多发生于上睑,是因为睑结膜瘢痕收缩使睑缘内卷,部分或全部睫毛倒向眼球,摩擦角膜使之损伤,发生角膜炎,是致盲的主要原因。

(2)角膜混浊:角膜血管翳、倒睫摩擦、沙眼性角膜溃疡均可导致角膜混浊。

(3)实质性结膜干燥症:因上睑结膜的广泛瘢痕,破坏了结膜上的杯状细胞和副泪腺,同时泪腺的排泄管口也因而闭塞,使泪液减少,不能湿润眼球,致使结膜角膜干燥,上皮角化,失去透明性,影响视力,甚至完全失明。

(4)慢性泪囊炎:沙眼衣原体顺着眼泪流入泪囊和鼻泪管,使之继发感染,致使鼻泪管狭窄或阻塞,引起慢性泪囊炎。

4.治疗　沙眼的治疗,原则上以局部滴药治疗为主,辅以手术疗法。重症沙眼可结合全身治疗。

(1)药物治疗:常用的滴眼剂有0.1%利福平滴眼液、0.1%酞丁安滴眼液、0.25%氯霉素滴眼液、10%～30%磺胺醋酰钠滴眼液,每日4～6次;晚上可涂四环素、红霉素、金霉素眼膏。坚持用药1～3个月常可奏效,重症须用药半年以上。严重沙眼可口服红霉素、阿奇霉素。

（2）器械治疗：乳头多者用沙眼摩擦术；沙眼滤泡多者行滤泡压榨术。

（3）手术治疗：对于后遗症和并发症，可行手术，如睑内翻矫正术，角膜混浊可行角膜移植术。

【护理评估】

1.健康史　了解患者的用眼卫生习惯及生活、工作环境，是否与他人共用洗漱用具，是否去过公共浴池洗澡或游泳池游泳等情况。

2.身心状况　患者有眼痒、异物感、干涩、畏光、眼痛等不适，上睑结膜和上穹隆结膜血管模糊充血，乳头增生和滤泡形成；睑结膜瘢痕，角膜血管翳，重者出现睑内翻及倒睫、角膜混浊、实质性结膜角膜干燥症、慢性泪囊炎。沙眼病程长，容易复发，患者对治疗易丧失信心；还有在沙眼早期症状轻，对治疗不重视，或缺乏坚持治疗的毅力。

3.辅助检查　沙眼结膜刮片染色检查可找到包涵体。

4.治疗要点与反应　抗生素眼药局部治疗，防止并发症和后遗症。如果并发症已发生，及早行对症和手术治疗，以减轻对眼球的危害。

【护理问题】

1.舒适改变　异物感、干涩、眼痛与结膜感染和沙眼并发症有关。

2.感知紊乱　视力下降，与沙眼有关。

3.知识缺乏　缺乏沙眼防治知识。

4.潜在并发症　睑内翻及倒睫、角膜混浊、实质性结膜角膜干燥症、慢性泪囊炎等。

【护理措施】

1.用药护理　遵医嘱用 0.1％利福平溶液滴眼液、0.1％酞丁安滴眼液、0.3％氧氟沙星滴眼液，每日 4～6 次；晚上可涂四环素、红霉素眼膏。向患者宣传坚持用药的重要性，一般用药 6～12 周，重症须用药半年以上。严重沙眼可口服红霉素、阿奇霉素。

2.手术护理　沙眼并发症需手术治疗时，参照外眼手术护理常规和角膜移植术护理常规，并向患者解释手术目的、方法，使其缓解紧张心理，配合治疗。

【健康指导】

1.指导患者和家属做好消毒隔离，沙眼衣原体耐寒怕热，紫外线和肥皂水对其无杀灭作用。因此，对于接触患者分泌物的物品，通常用煮沸和 75％乙醇溶液消毒方法杀灭。

2.指导患者养成良好的卫生习惯，不与他人共用毛巾、脸盆，不用手、袖口、不洁毛巾等擦眼。

3.加强公共场所卫生管理，搞好环境卫生。

4.向患者宣传沙眼的危害性，早发现，早治疗，坚持治疗，减少并发症的发生。

5.医护人员或家属接触患者后要严格执行手卫生，以防交叉感染。加强传染源管理，用过的生活及医疗用品要严格消毒，废弃物集中焚毁。

（李美娟）

第九节　翼状胬肉

【概述】

翼状胬肉是睑裂部球结膜增生肥厚形成的病变组织。病因不明，可能与球结膜长期受风沙、日光和冷热等刺激有关，致使其发生退行性病变而增生肥厚，并侵袭到角膜。因此，多见于户外工作者，如农民、渔民等。典型的翼状胬肉呈三角形，分头、颈、体三部分，尖端为头部，指向角膜并可伸入角膜中央。由于形如虫翅，故名。根据病情的发展，翼状胬肉可分为进行性和静止性两类。进行性者体部肥厚充血，头部隆起,尖端浸润,生长快;静止性体部较薄,无充血,头部平坦,生长慢,长到一定程度不再继续增大。胬肉除影响容貌外观外,一般症状轻微,如侵入角膜内遮盖瞳孔时可造成视力障碍。药物治疗对胬肉不能肯定,绝大多数应行手术切除。手术方式有胬肉切除术、胬肉转位术、胬肉切除联合球结膜转移术、胬肉切除联合羊膜移植术等。为防止复发,手术应在滴药控制炎症后进行,术后可用 β 射线照射或滴用噻替哌眼液。

【护理评估】

1.健康史　评估患者的工作性质、工作环境,对眼的安全防护情况。

2.身心状况　多在内眦睑裂部球结膜增生肥厚,呈翼状,尖端指向角膜并可伸入角膜。注意评估是进行性或静止性。较大胬肉影响容貌和视力,且容易复发,患者可出现焦虑心理。

3.治疗要点与反应　因外貌上的需要,或侵入瞳孔区影响视力者,可手术治疗。

【护理问题】

1.感知改变　视力障碍,与胬肉侵袭瞳孔区有关。

2.知识缺乏　缺乏翼状胬肉预防知识,与信息来源不足有关。

3.自我形象紊乱　与胬肉影响容貌外观有关。

【护理措施】

1.对无须治疗的小而静止的翼状胬肉患者,应做好病情解释工作,指导预防,并嘱其定期复查。

2.对进行性胬肉,遵医嘱指导患者应用糖皮质激素。

3.需手术治疗者,参照外眼手术护理常规护理。嘱术后定期复查,观察有无复发。为预防术后复发,可应用 β 射线照射或局部短期滴用噻替哌眼液。

【健康指导】

1.户外活动、工作时戴防护眼镜,减少风沙、日光刺激。

2.注意眼部、手部卫生,不要用脏手揉眼。勿用脏手揉眼。

3.禁食辛辣刺激性食物。

4.注意休息,劳逸结合。

（李美娟）

第十节　角膜病

【概念】

角膜为一透明组织,是眼屈光介质的重要组成部分,居眼球的前表面,几乎完全暴露于睑裂部,直接与外界接触,极易遭受外来的感染和外伤,因此,角膜疾病为常见的眼病。另一方面,从生理特点上来看,角膜本身没有血管,代谢功能较低,防御和修复功能较差,患病后病程缓慢,不易痊愈,而且愈后常留下瘢痕性混浊,不同程度地影响视力,甚至失明。因此,角膜病是致盲的主要原因之一。

【相关知识】

(一)感染性角膜炎

1.病因　①细菌:为最常见的感染病因,一般角膜感染首先考虑为细菌性,实验室证明为其他因素感染或治疗试验失败后,才考虑为非细菌感染。②真菌:角膜外伤,特别是被植物如树枝划伤后,必须注意真菌感染;角膜浸润常具有羽状边界,周围可有卫星灶、菌丝斑,Giemsa 染色可见菌丝;绝大多数真菌在培养基上生长。③棘阿米巴:眼部极度疼痛、角膜基质浸润,常见于接触镜配戴者镜片护理不良或有戴镜游泳史者,晚期浸润呈环形;PAS 染色、Giemsa 染色或 calcofluor white(CFW)染色可见棘阿米巴包囊;需要在有大肠杆菌的非营养琼脂培养基培养。④单纯疱疹病毒:可以有眼睑疱疹或角膜上皮树枝状病变,常有复发病史或眼部疱疹病史。患有慢性单纯疱疹病毒角膜炎者可并发细菌重复感染。

2.临床表现　眼红、轻至重度眼痛、畏光、视力减退、分泌物。角膜基质局限性白色混浊（浸润），表面上皮缺损同时存在基质缺损形成角膜溃疡,荧光素着染。

3.治疗

(1)散瞳剂 1‰阿托品眼膏每晚 1 次。

(2)局部点抗生素:①视力危险性低者:不着色,角膜周边部小浸润,极轻前房反应,很少量分泌物。非接触镜配戴者:环丙沙星、氧氟沙星,1 次/2～6 小时,广谱抗生素滴眼液如多粘菌素 B/杆菌肽眼膏,每日 1 次,妥布霉素滴眼液/眼膏,1 次。接触镜佩戴者:妥布霉素或环丙沙星、氧氟沙星滴眼液,2～6 小时 1 次,可以加用妥布霉素或环丙沙星眼膏,每晚 1 次。威胁视力界于两者之间者:中等大小角膜周边浸润(直径 1～1.5mm),或任何小浸润伴上皮缺损,轻度前房反应或中等量分泌物,用环丙沙星、氧氟沙星、妥布霉素滴眼液,每小时 1 次。②高度威胁视力者:大的浸润溃疡(荧光素着染≥1.5mm 直径),或任何伴有中度至重度前房反应的浸润、脓性分泌物,或病变侵犯位于视轴,用妥布霉素或庆大霉素(15mg/ml)滴眼液,每小时 1 次强化,和头孢唑啉(50mg/ml)或万古霉素(25mg/ml)每小时 1 次点眼,即每半小时点药 1 次,昼夜不停。对较小(≤1.5mm)的角膜周边着染的浸润/溃疡,另一种选择是加强局部点药次数。

(3)对很严重的病例或短时间内不能及时使用强化抗生素滴眼液时,可以结膜下注射抗生素或加用局部清创、搔刮、碘烧灼。

(4)口服或局部应用降眼压药物防止角膜穿孔,如乙酰唑胺 0.25g,每日 3 次;碳酸氢钠 0.5g,每日 3 次。

(5)角膜变薄的患眼用眼罩保护,但不能用眼垫遮盖。

(6)根据需要口服镇痛药物如乙酰氨基酚或可待因。

(7)口服环丙沙星 500mg,每日 2 次,对角膜的穿透性较好,特别是对感染向巩膜扩展或极深层的角膜溃疡治疗有益。

(8)对非典型的分枝杆菌,可以用阿米卡星滴眼液,2 小时 1 次,治疗 1 周,然后每日 4 次,治疗 2 个月;也可用卡那霉素或头孢西丁替代。

(二)丝状角膜炎

1.病因　①干燥综合征:最常见病因,与自身免疫性疾病相关。②上部边缘性角膜结膜炎:上部结膜充血、荧光素着色。③L 部角膜血管翳形成。④复发性角膜上皮糜烂:角膜上皮反复大量剥脱。⑤遮盖:角膜上皮擦伤手术后。⑥神经营养性角膜病变。⑦慢性大泡性角膜病变。

2.临床表现　中度至重度眼痛、红眼、异物感、畏光。角膜上皮呈丝状剥脱,一端与角膜前表面相连,荧光素染色着色。

3.治疗

(1)治疗潜在的病因,局部应用相应的抗病毒药物。清除黏丝:表面麻醉后,从黏丝基底部用眼科镊和棉棒清除黏丝。

(2)润滑眼球:可以用人工泪液、5‰氯化钠滴眼液、10‰乙酰半胱氨酸滴眼液,每日 4 次。

(3)假如症状严重或治疗无效,且患者无严重的眼干燥症时,可给予软性接触镜,甚至配戴数月。

(三)基质性角膜炎

急性基质性角膜炎最常见于 10 岁或 20 岁以内的青年人。陈旧性基质性角膜炎的体征常持续终身。

1.病因

(1)常见:先天性梅毒,常常在 1 年内影响双眼。

(2)少见:后天性梅毒(单眼、常呈扇形),结核(单眼、常呈扇形),Cogan 综合征(眩晕、耳鸣、听力丧失、梅毒血清学检查阴性,常并发全身性血管炎、典型结节性多动脉炎),麻风,单纯疱疹病毒感染,莱姆病。

2.临床表现　急性期症状疼痛、流泪、畏光、眼红。角膜基质新生血管和水肿。

3.治疗

(1)活动性病变:①散瞳剂如1%阿托品眼膏,每日3次。②根据炎症程度,皮质激素滴眼液如1%泼尼松龙,1～6小时1次。对儿童或不宜长期点药者,可以应用泼尼松龙溶液1ml,结膜下注射,每周1次。③治疗任何可能的疾病。

(2)陈旧性非活动病变:在中央部角膜瘢痕影响视力且无弱视情况下行角膜移植手术可提高视力。

(四)暴露性角膜炎

1.病因　①第Ⅶ脑神经麻痹:眼轮匝肌力减弱,如贝尔征减弱。②眼睑变形:外翻、外伤性眼睑瘢痕、化学烧伤、眼部带状疱疹。③夜晚性眼睑闭合不全:睡眠时眼睑不能闭合。④突眼:眼眶病变,如甲状腺眼病。⑤上睑下垂修复或眼睑整形术后。⑥眼睑皮肤松弛症。

2.临床表现　眼部刺激症状、烧灼感、异物感、单眼或双眼发红,常常晨起时加重。眨眼或眼睑闭合不足,导致角膜干燥;角膜下1/3点状上皮缺损,睑裂区水平带状泪膜缺损。

3.治疗　当角膜继发感染时,按感染性角膜炎治疗。

(1)纠正任何可能的病因。

(2)人工泪液,1～6小时1次。

(3)润滑眼膏,每小时1次或每日4次。

(4)夜晚遮盖眼球,以保证眼睑处于闭合状态;对严重病人,粘合睑裂外1/3,白天保留视轴暴露。

(5)所有治疗措施均不能阻止病情恶化时,采用手术治疗。

(五)角膜带状变性

1.病因　①常见:慢性色素膜炎如青年性风湿性关节炎、角膜基质炎、角膜水肿、眼球痨、长期青光眼。②少见:高钙血症如高甲状旁腺症、黏多糖累积症、Paget病、维生素D中毒,痛风,角膜营养不良,长期暴露于刺激物(如水银)中,肾功能衰竭等。

2.临床表现　视力下降,异物感,角膜白点,可能无症状。睑裂部角膜Bowman膜内钙斑沉着,从角膜缘与透明角膜分隔,混浊区常见小孔形成,似奶酪状,混浊区从3点和(或)9点处开始,与角膜缘相邻,横跨角膜。

3.治疗　轻度(异物感):人工泪液,每日4～6次;人工泪液眼膏,每日1次;0.37% EDTA滴眼液,每日4～6次。重度(视力障碍、润滑剂不能缓解刺激症状、美容问题):裂隙灯下去除钙。

(六)大疱性角膜病变

1.病因　常为以下诸因素联合所致:角膜内皮损害、眼内炎症、玻璃体或半脱位的人工晶状体接触或断续地接触角膜内皮。

2.临床表现　视力降低、眼痛、流泪、畏光、眼红、患眼白内障手术史。已摘除晶状体眼角膜水肿。

3.治疗

(1)如有上皮水肿,3%氯化钠滴眼液,每日3次;50%葡萄糖滴眼液,每日3～4次。

(2)如果眼压升高超过20mmHg,用抗青光眼药物降低眼压。

(3)对角膜上皮大疱破裂后的角膜上皮缺损,给予抗生素眼膏、散瞳、眼部加压包扎24～48小时。或者频用抗生素眼膏,2小时1次,不包扎眼球。对反复破裂的上皮大疱可以用绷带式软角膜接触镜或前基质针刺治疗。

(4)当视力丧失或症状加重、剧烈疼痛时,可行角膜移植手术(可能包括眼内人工晶状体重新正位、更换或去除等),对眼部剧烈疼痛且视力预后不良的患者可进行结膜瓣遮盖术或羊膜遮盖术。

(七)Fuchs角膜内皮营养不良

1.病因　为常染色体显性遗传。不正常的角膜内皮发生异常分泌胶原和多余的变厚,或使后弹力层行成灶性赘疣突入前房。

2.临床表现　眩光、视力模糊,特别是在睡醒时为甚,可以进展为严重眼痛。一般在50岁以前很少见,症状稳定。角膜滴状小突起和角膜基质水肿,双眼发病可以不对称。

3.治疗

(1)应用3%氯化钠滴眼液,每日4次。

(2)每日早晨用吹风机在1个臂长的距离对眼热风轻吹进行脱水10~15分钟。

(3)如果眼压大于20~22mmHg,在无全身禁忌症情况下用降眼压药物如0.25%~0.5%噻吗洛尔滴眼液,每日2次。

(4)破裂的角膜大泡非常疼痛,按照角膜擦伤进行治疗。

(5)当视力下降、病情加重和疼痛时,可以行穿透性角膜移植手术。

(八)圆锥角膜

1.病因　先天发育异常,为常染色体隐性遗传病。

2.临床表现　从青春期到中年时进行性视力下降。急性角膜水肿可致视力突然下降、眼痛、眼红、畏光、大量流泪等。角膜旁中央变薄、膨隆,近膨隆的顶点部最薄,导致慢性进行性不规则散光,后部角膜垂直张力线(Vogt条纹),不规则角膜检影反射,角膜散光仪检查呈卵形旋涡,角膜地形图检查见下部陡峭,常为双眼,但常不对称。

3.治疗

(1)嘱咐患者避免揉搓眼球。

(2)对轻度圆锥角膜用眼镜纠正屈光不正,硬接触镜或用透、气性接触镜可以成功纠正大多数屈光不正。

(3)当不能忍受接触镜或不能达到满意的视力时,采用角膜移植术。

(九)眼干燥症

1.病因

(1)非特异性:无任何原因,多见于闭经期后的妇女。

(2)结缔组织病:干燥综合征、风湿性关节炎、Wegner肉芽肿病、系统性红斑狼疮。

(3)结膜瘢痕:眼瘢痕性类天疱疮、史·约综合征、沙眼、化学烧伤。

(4)药物:口服避孕药、抗组胺药、β-受体阻滞剂、酚噻嗪、阿托品。

(5)泪腺浸润:黏多糖沉着、肿瘤。

(6)泪腺放射线照射后纤维化。

(7)维生素A缺乏症:常见于营养不良、肠道吸收障碍。

2.临床表现　烧灼感或异物感、眼泪增多,对烟雾、风、热、湿度低或长时间用眼敏感;常为双眼慢性发病;常见自觉症状比临床体征更明显。单眼或双眼均可发生。下睑缘泪液弯月面—泪河缺乏,正常泪河至少1mm高,呈凸形。

泪膜破裂时间缩短(用荧光素染色后检查眨眼到泪膜缺损出现的时间间隔),正常为超过10秒。

3.治疗

(1)轻度:人工泪液,每日4次。

(2)中度:提高人工泪液点滴频率到1~2小时1次,用不含防腐剂的或对角膜无危害的人工泪液。睡眠时加用润滑眼膏如唯地息。假如这些措施不足或不起作用,可以采用胶原塞或硅胶栓子阻塞泪小点,可采取泪小点热凝治疗。

(3)重度:①泪小点阻塞,如有必要,可以上下泪小点均阻塞,同时用不含防腐剂的或对角膜无危害的人工泪液点眼,每1~2小时1次。②如有必要,白天给予润滑眼膏,每日2~3次。③眼球遮盖或戴眼罩。④如有黏液或丝状物出现,用镊子取出并给予10%乙酰半胱氨酸,每日4次。⑤假如以上方法不起作用,给予外侧睑裂缝合(采用粘合剂或手术缝合);或者试行异体结膜移植或颌下腺移植术。

【角膜移植手术护理】

(一)术前护理

1.心理护理:凡行角膜移植术的患者,心理活动比较复杂,迫切需要复明,又希望改善外观,往往对手术抱有极大的期望、信心。护士要耐心细致地做好术前解释工作,反复讲解术后可能出现的问题,使患者有充分的思想准备,以免在术后一旦出现并发症时造成患者极大的失望和沮丧。

2.做好解释工作,说明病情及手术的预期效果,以取得病人合作。

3.遵医嘱做好术前检查。

4.注意有无上呼吸道感染,防止咳嗽。

5.做好眼局部及全身术前清洁消毒工作。

6.术前充分缩瞳,目的是在手术过程中避免损伤晶状体。

(二)术后护理

1.按内眼手术后常规护理,护士应讲清术后注意事项,主动做好基础护理及心理护理,使患者处于最佳的心理状态接受治疗。

2.术后根据病情双眼包扎,卧床休息。

3.密切观察病情变化,术后可能出现的并发症有缝线脱落、伤口裂开、虹膜脱出、植片移位,患者眼压升高主诉眼部疼痛、流泪、恶心、呕吐等,如发生以上情况应迅速报告医生,及时检查处理。

4.避免做增加眼球压力的动作,切勿挤眼,不可大声说笑、用力咳嗽等。

5.避免低头弯腰,谨防碰撞伤,必要时可戴眼罩。

6.进食新鲜蔬菜水果及粗纤维食物,避免辛辣刺激性食物,保持大便通畅,勿用力排便。

7.出院应告知有关注意事项,定期门诊复诊。

(三)健康指导

1.术后遵医嘱点抗生素及防止排斥的眼药水。

2.如发现眼部充血、视力模糊、角膜混浊、雾视应及时就诊、

3.一旦出现免疫排斥反应,应遵医嘱及时增多眼部所需用药的品种及次数,坚持间歇用药,使每种药在眼内充分发挥效果。

(四)护理要点

1.护理诊断——疼痛

护理措施:

(1)评估患者疼痛的程度和疼痛的原因。

(2)向患者解释疼痛的原因,消除其紧张情绪。

(3)帮助患者转移注意力,如与病友聊天、听音乐等。

(4)嘱患者避免强光刺激角膜,或戴眼罩及有色眼镜保护。

(5)遵医嘱准时给患者点抗生素眼药水及全身应用抗生素控制炎症。

(6)鼓励患者多食富含维生素 A 的食物,如动物肝脏、胡萝卜等,以促进溃疡面的愈合。

(7)进行球结膜下注射时,先向患者解释清楚,并充分麻醉后再进行,以免加重局部疼痛。

(8)保持环境安静、舒适,以减少感官刺激,有利于患者休息,提高对疼痛的耐受性。

2.护理诊断——有角膜穿孔的危险

护理措施:

(1)评估患者角膜溃疡的程度(面积、深度等)。

(2)向患者讲解角膜溃疡导致角膜穿孔的严重后果,引起患者重视,积极配合治疗。

(3)告诉患者勿用手揉擦眼球。

(4)点眼药时,动作轻柔,勿压迫患者眼球。

(5)嘱患者冬季注意保暖,以免受凉感冒,避免用力咳嗽及打喷嚏。

(6)嘱患者均衡饮食,保持大便通畅,避免用力排便,有习惯性便秘者应适当给予通便剂。

(7)球结膜注射时,避免在同一部位反复穿刺,尽量避开溃疡面,避免刺伤角膜。

(8)遵医嘱使用扩瞳剂,防止虹膜后粘连致眼压升高。

(9)用金属防护罩保护患眼,避免患眼受外物撞击。

3.*护理诊断——有眼压升高的危险*

护理措施:

(1)评估可能导致患者眼压升高的危险因素及其程度。

(2)向患者讲解眼压升高的原因及所造成的严重后果。

(3)嘱患者避免一些升高眼压的诱因:①保持大便通畅,避免用力排便、咳嗽;②保持情绪稳定,避免激动,以免血压升高;③避免衣领过紧及强光刺激角膜。

(4)遵医嘱用散瞳剂扩瞳,避免虹膜后粘连。

(5)密切观察角膜植片的位置、色泽及有无向外膨隆的现象。

(6)注意患者视力的改变。

(7)必要时遵医嘱用降眼压药物控制眼压。

4.*护理诊断——有排斥反应的可能*

护理措施:

(1)对患者加强术后指导,介绍本病的发病原因及临床表观。

(2)密切观察角膜植片的透明度及有无水肿、混浊等现象。

(3)密切注意患者的视力改变。

(4)观察患眼有无疼痛现象。

(5)遵医嘱及时应用抗排斥反应的药物。

(6)对患者加强出院指导,强调各种用药不可随意停减,如发现视力稍有改变,应及时就医复诊。指导患者自己掌握点眼药水方法及如何妥善保存眼药水的方法。

(李美娟)

第十一节　白内障

晶状体浑浊称为白内障。年龄相关性白内障是临床上较常见的一种类型,多见于 50 岁以上的中、老年人,老年人患病率几乎达到 100%。常双眼患病,双眼表现常不对称,双眼发病有先后,严重程度也不一致。

年龄相关性白内障原因较为复杂,可能是营养、代谢、环境和遗传等多种因素对晶状体长期综合作用的结果。有调查表明,过多紫外线照射、糖尿病、高血压、心血管疾病、机体外伤、过量饮酒及吸烟等均与白内障的形成有关。

【临床表现】

1.症状　发病前,患者会有视力减退和视物模糊,可以在视野某一方向出现点状或片状固定性黑影、单眼多视、近视等。

2.体征　在裂隙灯显微镜下,可见晶状体有不同程度的浑浊。

【辅助检查】

1.常规检查　血、尿、粪便常规检查均正常(WBC $8.5 \times 10^9 / L$),肝、肾功能检查均正常,乙肝表面抗原

（一），艾滋病抗原（一），凝血四项检查正常，X线胸片及心电图检查未见异常。

2.专科检查　双外眼检查无异常。视力：右眼 0.12，矫正视力不提高，光定位准确；左眼 0.4，矫正视力不提高，光定位准确。色觉：红绿可辨。泪道：冲洗通畅。眼球：无眼球突出、眼球内陷、眼球震颤，眼球运动正常。双眼睑无肿胀，结膜充血（一），巩膜：无结节，黄染。角膜透明，KP（一）。前房深，房水清，右眼虹膜纹理清，瞳孔圆，直径约 3mm，对光反射灵敏，晶状体皮质及核浑浊，色黄，眼底窥视不清，左眼上方虹膜局限性脱色素，瞳孔欠圆，对光反射迟钝，视盘边界清晰，色淡红，C/D＝0.3，视网膜血管走行可，直径 A/V＝1∶2，黄斑区中央凹反光不见。角膜内皮细胞计数：右眼 2355，左眼 2351。眼压（NCT）：右眼 14mmHg，左眼 12mmHg。

【治疗原则】

1.手术治疗　是各种白内障的主要治疗手段。白内障超声乳化吸出、人工晶状体置入术是目前普遍开展的手术方法，采用小切口，利用超生能量将白内障的核及皮质乳化后囊外摘除。此方法手术时间短，手术切口小，手术创伤小，痛苦小、视力恢复快，反应小等优点，已成为白内障的首选方法。

2.药物治疗　临床上用一些抗氧化剂，如谷胱甘肽、吡诺克辛钠（白内停、卡他灵），营养药剂，如利眼明、维生素 C、维生素 E 预防或延缓白内障的发展。但目前药物疗效尚未得到肯定。

【护理评估】

1.一般情况评估　评估体温、脉搏、呼吸、血压、身高、体重。是否发育正常，营养是否良好，神志是否清楚，步态是否平稳，能否自动体位，语言是否流畅，记忆力是否减退，听力有无减退，眼科检查见专科检查情况，嗅觉、味觉、浅感觉等是否敏感，表情是否自然，情绪是否平稳，行为有无异常，卫生状况是否良好。全身皮肤有无黄染，弹性是否好，有无破损、皮疹、水肿。脊柱、四肢有无畸形，活动度是否正常，生理反射是否正常存在，病理反射是否能引出。运动功能是否正常。

2.专科情况评估　参见专科检查。

【护理要点及措施】

1.术前护理措施

(1)按内眼手术前护理常规。

(2)全面评估患者：包括健康史及相关因素、身体状况、生命体征，以及精神状态、行为能力等。

(3)心理护理：老年性白内障患者，因感觉器官和神经功能的衰退，有时不能迅速正确地接受和理解语言信息。护士要更耐心、细心的经常与患者沟通。护士要采用通俗易懂的语言介绍白内障的有关知识，讲解手术的过程及预后。

(4)注意观察准备手术的患眼，是否有眼睑及结膜红肿和充血，排除睑腺炎（麦粒肿）和急性结膜炎等手术禁忌证。

(5)饮食护理：指导患者多进食富有营养、易消化、口味清淡的食物，避免进食硬质食物，避免刺激性食物，避免吸烟、饮酒，多进食新鲜蔬菜、水果，保持大便通畅。

(6)做好术前指导：嘱患者保持情绪稳定，避免过度紧张，术前 1d 洗头、洗澡、更衣；糖尿病患者术前应严密监测血糖、血压，应控制血糖＜8.0ml/L，以免发生前房积血、创口愈合延缓和感染；高血压患者术前应采取措施维持血压接近正常水平。慢性支气管炎患者咳嗽，容易导致伤口裂开、前房积血等。术前要给予恰当治疗。

2.术后护理措施

(1)按内眼手术后护理常规。

(2)注意观察患者的生命体征，包括体温、脉搏、呼吸、血压。

（3）术眼的保护：术后用眼垫包眼1d,防止碰伤术眼,可在眼垫外加眼罩。保持术眼敷料清洁,不松脱。术后第1天,由医生将眼垫去除,即可正常视物,但看书、看电视、使用电脑及阅读时间不宜过久。遵医嘱滴用抗菌消炎眼药。

（4）术后病情观察：术后注意视力、眼压情况,有无眼痛、头痛等症状。注意患者精神状态,高血压、糖尿病患者注意监测血糖、血压,以便及早发现术后出现的并发症。

（5）术后并发症的观察：主要的并发症有高眼压、角膜水肿、浅前房、感染等。

1）若患者发生术眼胀痛,伴同侧头痛、恶心、呕吐,应警惕高眼压的发生,需密切监测眼压,并及时给予降眼压药物治疗。

2）若患者诉眼部异物感.视力提高不理想,发生角膜水肿的可能性大,应做好解释、安慰工作,按医嘱使用润滑剂、高渗液、角膜上皮营养药。

3）眼内炎是人工晶状体手术后最严重的并发症,多在术后1～4d急骤起病,伴有剧烈眼部疼痛和视力急剧减退。术后密切观察病情,一旦发生感染迹象,应通知医生处理。配合医生抽取房水或玻璃体液进行细菌和真菌培养及药物敏感实验。全身及局部应用足量广谱抗生素。

（6）心理护理：根据患者的的生活环境、个性对每个患者提供个性化心理支持。

3.白内障特色护理　由于白内障患者多为老年人,容易发生潜在的并发症,如术后感染、角膜水肿以及内皮失代偿、虹膜睫状体炎、前房积血、玻璃体脱出、术后高眼压、眼内炎、人工晶状体移位等,因此,围术期的护理非常重要。

（1）预防眼内炎护理：一般的临床表现包括眼痛、视力减退、球结膜水肿、睫状充血、前房积脓和玻璃体浑浊等。结膜充血、水肿合并眼睑水肿、角膜光泽降低、切口变黄色及房水浑浊等是感染的早期表现。预防措施包括术前彻底清除睑缘炎、泪囊炎等感染病灶,局部滴用抗生素,用抗生素彻底冲洗结膜囊;注意患者全身情况,控制糖尿病及身体其他部位的感染灶;提倡使用一次性粘贴巾;术中严格无菌操作,防止各种眼内灌注液、器械、药物的感染。一旦发生眼内炎,应立即多途径给予超常规剂量的多种广谱抗生素,除了常规全身和局部给药外,更主要的是采取前房内和玻璃体内注射给药,并配合糖皮质激素治疗。

1）密切观察术眼局部情况,注意分泌物多少,切口愈合情况,角膜透明度等。

2）遵医嘱术眼滴用抗生素及激素治疗。

3）局部护理：协助医生每日进行无菌换药,术眼加盖眼罩,避免术眼受压或碰伤。

4）保持敷料清洁干燥,若患者突然发生眼痛,应立即报告医生。

（2）人工晶状体（IOL）置入有关并发症的预防及护理

1）人工晶状体脱位：发生率为3%～4%,多见于术后数周内。迟发性脱位常由眼外伤引起。若人工晶状体向下半脱位,在瞳孔区看到其上缘,外观呈日落状,即称之为“日落综合征”;IOL向上脱位,在瞳孔区见到其下方边缘,外观呈日升状,即为“日升综合征”;当后房型IOL固定不牢或大小不合适时,则引起“汽车刮雨器综合征”,即人工晶状体随着头部转动而左右摆动。

预防人工晶状体脱位的护理：告知患者术后勿揉眼,头部不可摇动,勿大声说话,勿低头取物,避免咳嗽、打喷嚏等,以防人工晶状体移位。把障碍物从患者经常活动的区域移开,地面要防水、防滑,防止患者因摔倒造成人工晶状体移位。指导患者进食纤维素含量高的食物,如带皮的新鲜水果,各种蔬菜等。在病情允许的情况下,鼓励患者多饮水（1000～1500ml/d）,防止便秘,以防排便用力过大而导致人工晶状体移位。如早期人工晶状体脱位,可先用高渗脱水药,然后配合一定的体位,促使其复位后再缩瞳。若上述处理不奏效,人工晶状体严重脱位并引起单眼复视、视力减退、持久性葡萄膜炎等并发症时,需手术复位。

2）瞳孔夹持：后房型人工晶状体的光学部分向前移位进入虹膜前方嵌顿于瞳孔区,主要表现为瞳孔呈椭圆形、视物变形,通常不产生其他严重问题。一旦发生,让患者仰卧,先散瞳,待光学部分回到瞳孔后面,立即缩瞳。有时需要轻轻按摩人工晶状体襻所在部位的巩膜,使之复位。

3)人工晶状体沉着物:术后早期,人工晶状体表面可见沉着物,可为色素、炎性细胞、血液分解产物、纤维蛋白等。这些沉着物常随时间推移而减少,对视力无明显影响。术后应用糖皮质激素可防止炎性沉着物的发生。

(3)角膜水肿及内皮失代偿护理:与术中机械刺激,灌注液过度冲洗,皮质黏附或玻璃体接触角膜内皮,超声能量过大、操作距角膜内皮过近和操作时间过长有关。轻者可于数日内自行恢复,重者可持续数十日乃至数周,如出现角膜失代偿,则表现为持续性角膜水肿。去除病因是唯一有效的处理办法,严重的顽固性角膜内皮失代偿者应行穿透性角膜移植术。

【健康教育】

1.注意保持室内卫生清洁、舒适、定时通风换气,保持室内空气清新,室温保持在 18～20℃,注意保暖防止感冒。

2.术后根据病情卧床或适当下床活动,减少头部活动,避免损害眼球组织影响手术后视力恢复。

3.术后应滴用抗生素和激素眼药水,以抗感染。同时尽量避免碰撞术眼,以免切口愈合不良而裂开。术后初期不可过度用眼,注意用眼卫生,勿用力揉擦双眼,不在暗处逗留过久,不宜阅读过久,少看电视;为保护眼睛,外出或睡觉时务必戴上眼罩。

4.注意保持个人卫生,可淋浴,但要注意防止污水流入眼内。

5.遵医嘱按时点眼药,服用口服药,不得随意增加或减量。

6.注意多进食营养均衡的食品,不可进食辛辣食物及饮酒,饮食要清淡,多进食粗纤维食物,促进肠蠕动,保持大便通畅。

7.避免体力劳动,注意多休息,以保持良好的精神状态。切勿突然坐起、低头、弯腰、提取重物,避免咳嗽、打喷嚏、用力擤鼻,衣领勿过紧,避免眼压升高、创口裂开,影响手术效果。

8.告知患者复诊时间,利于了解病情,便于随访。

9.告知患者,如有异常情况请及时来院就诊。

(李　玫)

第十二节　青光眼

一、闭角型青光眼

青光眼是以眼压异常升高为主并伴有视功能减退和眼组织损害的眼病,是致盲的重要眼病之一。闭角型青光眼是临床上比较常见的一种类型,多见于 40 岁以上的女性,50～70 岁者居多。30 岁以下较少见,男女之比约为 1∶3。

病因尚未充分阐明,眼轴短、前房浅、房角窄及瞳孔阻滞机制为本病发病的解剖因素。其诱因可能与情绪激动、过度劳累、暴饮暴食、散瞳后或暗室停留时间过长、局部或全身抗胆碱类药物的应用等有关。发病机制主要是周边部虹膜组织机械性堵塞了房角,阻断了房水的出路而致眼压急剧升高。小梁和 schlemm 管等房水排除系统一般功能正常。

【临床表现】

1.症状　患者自感眼痛及同侧头痛、虹视、视矇、视力减退,严重患者仅留眼前指数或光感,常合并有发热、战栗、恶心、呕吐及便秘或腹泻等全身症状。

2.体征 眼压升高,眼睑水肿,呈混合性充血,裂隙灯显微镜检查角膜上皮水肿、前房浅、房角完全关闭,瞳孔中等散大,对光反射消失。眼底可见视网膜动脉搏动、视盘水肿或视网膜血管阻塞,视野检查可见孤立的旁中心暗点和鼻侧阶梯,暗点随病情发展逐渐扩大和加深。

【治疗原则】

早期发现、早期诊断、早期治疗。一旦确诊,应根据疾病的不同阶段给予相应治疗。

1.药物治疗 包括全身及局部用药以降低眼压,挽救视功能和保护房角功能。

2.手术治疗 周边虹膜切除术、小梁切除术或透巩膜光凝术。不管采取何种手术眼压控制在30mmHg以下施行手术比较理想。

3.激光治疗 及时行激光周边虹膜切开,解除瞳孔阻滞,可预防复发。

【护理评估】

1.一般情况评估 评估体温、脉搏、呼吸、血压、身高、体重,有无糖尿病、高血压等基础病史,跌倒风险评分及BADL评分。

2.专科情况评估 参见专科检查。

【护理要点及措施】

1.术前护理措施

(1)按内眼疾病术前护理常规。

(2)全面评估患者:包括健康史及相关因素、身体状况、生命体征,以及精神状态、行动能力等。

(3)心理护理:原发性急性闭角型青光眼是眼科中最重要的身心性疾病。情绪激动、愤怒、悲伤、忧郁、过度兴奋等常可促使眼压急剧升高与波动。向患者详细介绍青光眼急性发作的特点,了解患者的心理动态,有针对性地给予心理支持,帮助患者树立信心。

(4)密切监测眼压:按时使用降眼压药,一般要求术前眼压控制在30mmHg以下,因为高眼压时,手术危险性大,且术中术后并发症多,手术效果不理想。

(5)饮食营养护理:多进食新鲜蔬菜、水果及富含粗纤维食物,保持大便通畅。禁食辛辣刺激性食物,禁饮浓茶、咖啡、戒烟戒酒。

(6)协助患者做好术前检查工作:如眼压测量、眼底检查,心电图、X线胸片,血、尿、粪便常规检查等。

(7)做好术前指导:向患者及其家属解释手术治疗目的及配合知识,嘱患者保持情绪稳定,避免过度紧张焦虑,洗澡、更衣。

2.术后护理措施

(1)按内眼手术后护理常规。

(2)观察并记录生命体征的变化:包括体温、血压、脉搏、呼吸等。

(3)术眼观察:术后主要观察术眼敷料、眼压、前房的变化,滤过泡的形态和功能,观察有无眼痛,如眼部疼痛明显,要警惕葡萄膜炎、高眼压、感染的发生,应及时报告医生立即处理。

(4)活动与休息:术后当天多卧床休息,可坐起进食和自行如厕。术后第1天即可下床活动,不需过分限制患者的活动和强调卧床休息。小梁切除术后当日采取半卧位或侧卧位。对术后早期眼压<5mmHg的患者,应限制活动,并避免咳嗽和抠鼻等动作,以免增加或引起前房积血。

(5)并发症的观察:小梁切除术后,如发生术眼剧烈疼痛,应注意眼压是否急性升高,常见原因是恶性青光眼、脉络膜渗漏、出血或感染等。对前房积血者应采取半坐卧位或高枕体位休息。

(6)基础护理:保持病房的安静和整洁,患者生活用品放置在触手可及的地方,经常巡视病房询问患者的情况,做好晨晚间护理,满足患者的生活需求,防止患者因视物障碍而发生外伤。

(7)增进患者舒适:患者术后会出现疼痛、畏光流泪等不适,及时通知医生,对症处理,减少患者的不适感。

(8)心理护理:根据患者的生活环境、个性及不同类型手术,对每个患者提供个体化心理支持,并给予心理疏导和安慰,以增强战胜疾病的信心。

【健康教育】

1.用药指导　严格遵照医生的指导,按时滴用眼药水,未经医生允许,勿任意停滴眼药水。正确滴用眼药水,滴两种以上眼液时,应交替使用,每次间隔>10min以上,每次1滴即可。

2.饮食指导　清淡饮食,宜进食富含维生素、粗纤维食物,避免太多的动物脂肪,多进食鱼、蔬菜、水果,保持大便通畅。忌暴饮暴食及刺激性食物,如辛辣、油炸,忌浓茶、咖啡、酒,避免吸烟。避免在短期内喝大量的液体,1次饮水量不宜超过300ml,以免眼压升高。

3.运动与休息　告知患者生活要有规律,劳逸结合,避免过度疲劳,保证充足的睡眠,适当的体育锻炼。视野缺损的患者,在运动前要评估自己的视力情况,注意安全。

4.心理卫生　指导患者学会控制自己的情绪,保持心情舒畅,避免在压力较大的工作环境中工作,因为严重的心理压力会使眼压升高。

5.避免长时间用眼,如看书、电视、电影,避免长时间低头,勿在暗室逗留,以免眼压升高。

6.告知患者衣着不宜过紧,特别是领口、文胸,以免影响颈部血液循环而引起眼压升高。睡眠时枕头高度要适中。

7.如有虹视、视物模糊、视力减退,或头痛、眼痛、恶心、呕吐等不适及时就诊。

8.定期复查,监测眼压,视盘损害和视功能损害的变化,以便及时发现异常及时处理。

二、新生血管性青光眼

新生血管性青光眼是由于眼部或全身性疾病而引起的虹膜新生血管形成,最后导致继发性闭角型青光眼。

虹膜新生血管形成,最常见的有视网膜中央静脉阻塞、糖尿病性视网膜病变,各占30%以上;其次为慢性动脉阻塞、视网膜中央动脉阻塞、视网膜脱离、葡萄膜炎、恶性黑色素瘤等。多数学者认为,这些眼病及全身疾病均可引起视网膜内层缺氧,而产生一种"血管形成因子",向前段扩散,刺激虹膜产生纤维血管膜,并向房角延伸,附着于小梁表面,影响房水排出致使眼压升高,当纤维血管膜收缩时可向前牵拉虹膜,发生周边前粘连,使房角关闭。

【临床表现】

1.虹膜新生血管形成可分为三个临床阶段

第1阶段:新生血管出现在虹膜及房角的孤立区域,血管微细弯曲,不易被发现尤其是在深色色素虹膜者,此时做虹膜血管荧光造影可发现有渗漏,有助于诊断。此阶段持续时间长短因病而异,视网膜中央静脉阻塞仅为几周至几个月,而糖尿病视网膜病变可数年每月进展。

第2阶段:新生血管互相融合,直至形成"红宝石虹膜",房角被纤维血管膜覆盖,但此时房角仍是开放的。患者可无任何症状,约有25%的患者可发生自发性前房积血,此时才引起患者注意。有部分患者可突然发生眼压升高。

第3阶段:纤维血管膜收缩,瞳孔开大、瞳孔缘色素外翻并向前牵拉虹膜而发生周边前粘连,引起继发性闭角型青光眼。此时眼压可达40~80mmHg。眼部充血、角膜水肿,伴有剧烈眼痛、头痛。

2.辅助检查的表现

(1)常规检查:血、尿、粪便常规均正常(WBC 8.5×10^9/L),肝、肾功能检查正常,乙肝表面抗原(一),艾滋病抗原(一),凝血四项检查正常,X线胸片及心电图检查未见异常。

(2)专科检查:视力右眼0.3,左眼光感。双眼睑无红肿,无内翻及倒睫。双眼位正,各方向转动不受限。右眼结膜无充血,角膜透明,周边前房浅,虹膜节段性萎缩,瞳孔小,晶状体皮质浑浊,眼底窥入模糊、未见明显渗出、出血;左眼结膜混合充血,角膜内皮水肿,周边前房浅,虹膜节段性萎缩,瞳孔小,晶状体皮质浑浊,眼底无法窥入。眼压:右眼1.57kPa(11.8mmHg),左眼7.01kPa(52.6mmHg)。

【治疗原则】

本病治疗很困难。常规抗青光眼药物均难以控制眼压,且缩瞳药可使充血及疼痛加重,睫状肌麻痹及皮质类激素仅能减轻炎症和减少疼痛。在病程第1阶段及第2阶段早期可采用全视网膜光凝术及房角光凝。第3阶段可采用睫状体冷冻术降低眼压,但效果不肯定,且患者痛苦较大。

【护理评估】

1.一般情况评估　评估体温、脉搏、呼吸、血压、身高、体重,有无糖尿病、高血压等基础病史,跌倒风险评分及 BADL 评分。

2.专科情况评估　参见专科检查。

【护理要点及措施】

1.术前护理措施

(1)按内眼疾病术前护理常规。

(2)评估患者:包括发病情况,健康史及相关因素、身体状况、生命体征,精神状态、行动能力等。

(3)饮食护理:多进食蔬菜、水果,保持大便通畅。禁刺激性、辛辣食物,禁浓茶、咖啡、烟、酒。

(4)病情观察:密切观察患者眼压,一般要求术前眼压控制在 30mmHg 以下,因为高眼压时,手术危险性大,且术中、术后并发症多,手术效果不理想,如眼压高及时通知医生处理。

(5)心理护理:新生血管性青光眼患者情绪易激动、愤怒、忧郁、过度兴奋等常可促使眼压急剧升高与波动。向患者详细介绍青光眼急性发作的特点,了解患者的心理动态,有针对性地给予心理支持,帮助患者树立信心。

(6)完善术前检查工作:协助患者做好术前检查工作,如眼压测量、眼底检查、心电图检查、X线胸片,血、尿、大便检查等。

(7)做好术前指导:向患者及其家属解释手术治疗目的及配合相关知识,嘱患者保持情绪稳定,避免过度紧张焦虑,并做好术前卫生宣教,如剪指甲,男性患者刮胡须等。

2.术后护理措施

(1)按眼科内眼手术后护理常规。

(2)密切观察并记录生命体征的变化:包括体温、血压、脉搏、呼吸等。

(3)术眼观察:术后主要观察术眼敷料、眼压、前房的变化,滤过泡的形态和功能,观察有无眼痛,如眼部疼痛明显,要警惕葡萄膜炎、高眼压、感染的发生,应及时报告医生立即处理。

(4)一般护理:术后当天多卧床休息,可坐起进食和自行如厕。术后第1天即可下床活动,不需过分限制患者的活动和强调卧床休息。术后早期眼压<5mmHg 的患者,应限制活动,并避免咳嗽和抠鼻等动作,以免增加或引起前房积血。

(5)预防并发症的发生:小梁切除术后,如有术眼剧烈疼痛,应注意是否眼压急性升高,常见原因是过滤口阻塞、出血或感染等。

(6)基础护理:保持病房的安静和整齐,患者生活用品放置在触手可及的地方,经常巡视病房、询问患者的情况,做好晨、晚间护理,满足患者的生活需求,防止患者因视物障碍而发生外伤。

(7)增进患者舒适:患者术后会出现疼痛、畏光流泪等不适,及时通知医生,对症处理,减少患者的不适感。

(8)心理护理:根据患者个人情况及不同类型手术,向每个患者提供个体化心理支持、并给予心理疏导和安慰,以增强战胜疾病的信心。

【健康教育】

1.用药指导　严格遵照医生的指导,按时滴用眼药水,未经医生允许,勿任意停滴眼药水。正确滴用眼药水,滴两种以上眼液时,应交替使用,每次间隔>10min 以上,每次1滴即可。

2.饮食指导　清淡饮食,宜进食富含维生素、粗纤维食物,避免太多的动物脂肪,多进食鱼、蔬菜、水果,保持大便通畅。忌暴饮暴食及刺激性食物,如辛辣、油炸,忌浓茶、咖啡、酒,避免吸烟。避免在短期内喝大量的液体,1次饮水量不宜超过300ml,以免眼压升高。

3.运动与休息　告知患者生活要有规律,劳逸结合,避免过度疲劳,保证充足的睡眠,适当的体育锻炼。视野缺损的患者,在运动前要评估自己的视力情况,注意安全。

4.心理卫生　指导患者学会控制自己的情绪,保持心情舒畅,避免在压力较大的工作环境中工作,因为严重的心理压力会使眼压升高。

5.避免长时间用眼,如看书、电视、电影,避免长时间低头,勿在暗室逗留,以免眼压升高。

7.如有虹视、视物模糊、视力减退,或头痛、眼痛、恶心、呕吐等不适及时就诊。

8.定期复查,监测眼压,视盘损害和视功能损害的变化,以便及时发现异常及时处理。

(李美娟)

第十三节　视网膜脱离

视网膜脱离,是指视网膜本身组织中的神经上皮和色素上皮层分离;并非视网膜与脉络膜分离,分为原发性视网膜脱离和继发性视网膜脱离,原发性网脱男多于女,30岁以上多见,双眼患病率约为15%,2/3为近视眼(高度近视为多),或有外伤史。

1.原发性视网膜脱离　视网膜裂孔的存在是发生网脱的主要因素,又称为孔源性网脱,视网膜裂孔的形成是视网膜和玻璃体两种组织变性共同作用的结果,视网膜变形使视网膜变薄,同时玻璃体变性,产生液化或后脱离,有纤细的玻璃体索条与变性的视网膜相粘连,虽然眼球仅受到轻微震动或外伤,就有可能由于索条的牵拉引起视网膜破裂,形成裂孔,这时液化的玻璃体可经裂孔流入视网膜下腔,使视网膜脱离。

2.继发性视网膜脱离　多无破孔又称为非孔源性视网膜脱离,根据其病因分为3种:渗出性、牵拉性、实体性视网膜脱离。

【临床表现】

1.症状　发病前,先感到眼前有飞蚊、闪光感并似有云雾遮挡,飞蚊与闪光感是玻璃体后脱离的症状,以后视力突然减退。

2.体征　在脱离的视网膜对侧的视野有缺损,并逐渐扩大,眼底检查可见到脱离的视网膜和裂孔。

【辅助检查】

1.常规检查　血、尿、粪便常规均正常(WBC $8.5×10^9$/L),肝、肾功能检查正常,乙肝表面抗原(-),艾滋病抗原(-),凝血四项检查正常,X线胸片及心电图检查未见异常。

2.专科检查　右眼视力0.3,-5.50DS-1.0;左眼视力指数,矫正后无提高。双眼位正,眼球运动正常。双泪道冲洗通畅。双角膜透明,前房常深,瞳孔等大等圆,对光反射灵敏。左眼玻璃体浑浊明显,视盘边界清楚,9:00~4:00方位视网膜扁平状,青灰色隆起,累及黄斑部,其上血管扭曲,12:30方位周边部见个112PD小圆形裂孔。间接检眼镜下眼底:右眼玻璃体腔见少许气泡,视神经边界清,色苍白,视网膜色红,血管白线样闭塞,见光凝斑;左眼玻璃体浑浊,见增殖机化。视网膜可见增殖膜、散在渗出及点片状出血,余不清。眼压:右眼眼压2.09kPa(15.7mmHg),左眼眼压2.22kPa(16.7mmHg)。

【治疗原则】

1.原发性视网膜脱离　行手术治疗以封闭裂孔和创造脱离的视网膜和脉络膜接触的条件。

(1)封闭裂孔:冷凝、电凝和激光,都能使裂孔周围的视网膜与脉络膜形成牢固的粘连。

(2)缩小眼球内腔:减轻玻璃体对视网膜的牵引,创造脱离的视网膜与脉络膜形成接触的条件,可行巩膜扣带手术。其手术的治愈率由单用电凝的60%提高到90%。

2.继发性视网膜脱离　应针对各种不同的原发疾病加以治疗,如渗出性网脱在原发疾病消失后,视网膜可自行复位;牵引性视网膜脱离需行手术治疗,局部性脱离可施行巩膜外加压术,范围较大及玻璃体条索与视网膜粘连比较广泛者,需行玻璃体切割术。

【护理评估】

一般情况评估　评估体温、脉搏、呼吸、血压、身高、体重。有无糖尿病、高血压等基础病史,跌倒风险评分及 BADL 评分。

【护理要点及措施】

1.术前护理措施

(1)按眼科疾病术前护理常规。

(2)基础护理:保持病房的安静和整齐,患者生活用品放置在触手可及的地方,经常巡视病房、询问患者的情况,满足患者的生活需求。并且根据病情适当限制患者活动量,特别是新鲜的上方脱离时,患者必须卧床休息,并覆盖眼垫或包扎双眼,以减少眼球运动,防止视网膜脱离加重。

(3)卧位:如患者视网膜下部脱离、应采取半卧位,上方脱离、应采取仰卧头低位。

(4)术前宣传教育:对手术和预后及可能出现的严重后果要有充分的了解,并指导患者在手术过程中的配合,以期达到手术的最佳效果。

(5)饮食护理:视网膜脱离手术患者痛苦较大,术后 1～2d 多不能正常进食。叮嘱患者术前适当食用富有营养的食物,以备术后体力的消耗。

(6)术前准备:执行内眼手术常规检查及准备,术前做好全身清洁,长发女患者梳两条辫子,以利术后卧床。术前常规滴眼药消炎、剪睫毛、清洁手术区,术前日晚给予镇静药。

2.术后护理措施

(1)密切观察眼部情况,如敷料有无松脱及渗出、术眼疼痛程度等;并监测体温变化,注意有无其他全身症状,必要时遵医嘱应用镇静药或镇痛药镇痛。

(2)眼部敷料包扎:术后需加压包扎至少 1d,往往使患者感到面部不适和疼痛,要向患者做好解释并取得合作,嘱患者勿自行拆解敷料。如敷料松动、移位、渗血或污染,应更换敷料,重新包扎。

(3)体位宣传教育:根据病情不同,术后遵医嘱严格执行特殊体位,如玻璃体切割术后需要填充气体或硅油的患者通常需要俯卧位。护理人员需向患者讲解此体位的重要性和必要性,使患者理解并给予很好的配合。

(4)饮食护理:术后进半流食 3d,适当吃些水果,术后 24h 打开绷带,每日换药并滴、涂散瞳及消炎眼药水和眼膏。

(5)严密观察全身情况:术后患者多有恶心、呕吐等症状,可遵医嘱给予止吐药,如出现伤口疼痛,可给予口服镇痛药或肌内注射镇痛/镇静药。

(6)嘱患者不做剧烈活动,适当卧床休息,避免碰撞,保持大便通畅。

(7)健康宣传教育:预防上呼吸道感染及感冒,鼓励患者多饮水;减少病室探视人员,保证患者充分休息;出汗后及时更换病号服,保持衣服清洁干燥;协助患者搞好个人卫生。

【健康指导】

1.根据病情要求:采取适当卧床或适当下床活动,减少头部活动,避免损害眼球组织影响手术后视力恢复。

2.按时点抗生素眼药水,以免感染。避免碰撞术眼,以免伤口愈合不良而裂开。不可过度用眼,注意用眼卫生,勿用力揉擦双眼,不在暗处逗留过久。

3.忌辛辣食物及烟酒,饮食要清淡,多进食含粗纤维的食物,常吃新鲜的蔬菜、水果,保持大便通畅,预防便秘。

4.眼内注入硅油的患者,在硅油未取出前保持俯卧位(脸朝下即可),也可根据医生要求改变卧位.眼内注入气体或硅油的患者尽量避免坐飞机。

5.糖尿病患者,注意监测血糖变化,并指导患者掌握血糖的监测方法

6.出院后,如发现眼睛剧烈的胀痛,应立即到就近的医院测量眼压

7.在公共场合时,注意保护术眼;洗澡及洗漱时,请遮挡术眼。

8.告知患者复诊时间,利于了解病情,便于随访。告诫患者半年内免重体力劳动和运动,避免高空作业。如有异常情况请及时来院就诊

9.主动向患者介绍病区环境,同时介绍管床医生,责任护士,了解患者的需求并及时给予帮助,消除患者的陌生感和紧张感。

(李美娟)

第十四节 玻璃体浑浊

【概念】

凡玻璃体内出现非透明体,为玻璃体混浊。

【相关知识】

1.病因

(1)变性:玻璃体发生液化、凝胶状态转化为溶胶状态,产生水样物质和胶原纤维丝凝集收缩,称为混浊物,老年性或高近视患者,变性为较常见的玻璃体混浊的原因。

(2)炎症性产物:邻近组织炎性细胞渗出进入玻璃体内,称为玻璃体内混浊物,如虹膜睫状体炎、脉络膜炎。

(3)出血:外伤或视网膜血管性病变引起的出血积存于玻璃体内。

2.临床表现

(1)飞蚊幻视:自觉眼前有黑影飘动。

(2)视力减退:程度不一,可自无明显视力改变至有明显视力减退,甚至失去光感。

(3)检眼镜彻照法检查见玻璃内有黑色的细小混浊,随眼球转动而飘动,严重者眼底朦胧不清,甚至仅见或不可见红色反光。

(4)混浊物多未完全消失者,可形成纤维机化膜,继发视网膜脱离。

(5)可伴有原发性疾病的眼部改变。

【治疗与护理要点】

1.混浊轻,对视力无影响者无需治疗。

2.严重者可药物治疗、物理治疗和手术治疗。

(1)药物治疗:可内服碘化钾、肌肉注射安妥碘或安肽碘。

(2)物理治疗:如碘化钾或碘化钠电离子透入。

(3)手术治疗:严重的玻璃体混浊,视力严重障碍,眼底不能查见,经药物治疗3~6个月无效可行玻璃体切除术。

3.护理要点

(1)做好患者心理护理,消除紧张情绪,增强对疾病恢复的信心。

(2)遵医嘱及时准确给药,注意观察患者的病情变化以及用药后的反应。

(3)对于需要行玻璃体切除手术的患者,按玻璃体手术术前术后护理常规进行。

(4)嘱患者定期复诊。

(李美娟)

第十五节　屈光不正

【概念】

如果以 5 米远的平行光,在不用调节的情况下,通过眼的屈光系统的屈折,不能清晰地聚焦于视网膜黄斑部中心凹处,眼屈光系统的屈光力与眼球轴长不相适,即为屈光异常或屈光不正。

【相关知识】

1.分类(1)屈光不正分为三类:

近视:近视,眼在调节松弛状态下平行光线经眼的屈光系统屈折后,所形成的焦点在视网膜之前,在视网膜上形成一个弥漫环,所以看远处目标模糊不清。近视的原因尚不十分明确,但目前认为有先天和后天两种因素引起。先天即为遗传因素,后天与过度视疲劳、用眼卫生、看事物光线等有关。

近视可按屈光成分分类为:①屈光性近视:主要由于角膜或晶状体曲率过大,屈光力超出正常范围,而眼轴长度在正常范围。②轴性近视:眼轴长度超出正常范围,角膜或晶状体曲率在正常范围。③混合性近视:既有屈光性近视,又有轴性近视。

近视的临床表现为:远距视物模糊,近距视力好,易引起视疲劳,若近视度数高,可发生玻璃体混浊,眼底出现近视弧形斑,豹纹状眼底改变,黄斑囊样水肿等改变。

近视按近视度数分类:①轻度近视:低于 $-3.00D$;②中度近视: $-3.00 \sim -6.00D$;③高度近视:高于 $-6.00D$ 。

远视:眼在调节松弛状态下平行光线经眼的屈光系统屈折后,所形成的焦点在视网膜之后,在视网膜上形成一个弥散环,不能形成清晰的物象。

按远视度数分为:①低度远视:低于 $+3.00D$;②中度远视: $+3.00D \sim +5.00D$;③高度远视:大于 $+5.00D$ 。

远视的临床表现与年龄相关。视物疲劳,视力正常或减退,内斜视或弱视,眼底见视乳头直径偏小、充血、边缘模糊不清等。

散光:眼球在不同子午线上屈光力不同,形成两条焦线和最小弥散斑的屈光状态成为散光。主要是由于角膜,其次是由于晶状体的各径线的屈光力不同,平行光线进入眼内不能在视网膜上形成焦点,而是形成焦线的一种屈光状态。

散光分为:规则散光和不规则散光。规则散光又分为顺规散光、逆规散光、斜向散光。

(2)屈光参差:双眼屈光度数不等者成为屈光参差,当度数相差 $>2.50D$ 以上,会因融像困难出现症状。屈光参差的远视眼,其度数较高眼,更容易形成弱视。

(3)老视:老视是一种生理现象,是由于眼的调节功能逐渐下降而引起。近距离阅读或工作困难。需配镜治疗。

2.治疗　目前认为矫正屈光不正的方法有三种:

(1)非手术矫正:①配戴框架式:需验光确定度数,近视患者需佩戴凹透镜,远视患者需佩戴凸透镜矫正,散光应以柱镜矫正;②眼镜角膜接触镜(隐形眼镜):规则同前,不规则散光不能用柱镜矫正,可试用硬性角膜接触镜;③OK 镜。

(2)手术矫正:有放射状角膜切开术(RK)、准分子激光角膜切削手术(PRK)、激光辅助角膜原位磨镶术(LASIK)。

【观察与护理要点】

1.非手术的观察与护理要点　屈光不正需配戴眼镜矫正时一定要先散瞳然后进行正规验光,配戴框架眼镜的优点是安全、简便、经济。配戴角膜接触镜时要注意眼部卫生。高度近视者避免剧烈运动。

2.屈光不正手术护理要点

(1)疼痛:手术当晚至1～2天内,多有短暂的疼痛、异物感、畏光、流泪等不适症状,可按规定按时服药及点眼药水。

(2)睡眠:早些睡觉,必要时可服用安眠药帮助入睡。

(3)消炎药的应用:术后第二天开始点消炎药。

(4)饮食起居:手术后可正常活动,但1周内不要揉眼睛,眼睛不能进水。不忌口,适当减少近距离用眼。

(李美娟)

第十六节　眼外伤

眼是人体的暴露器官,易受外伤。眼的结构极为精细、复杂而脆弱,生理功能非常重要,受伤后常会引起不同程度的视力下降,重者可致失明或损毁眼球,是致盲性眼病之一。

眼外伤按致伤原因可分为机械性和非机械性两类。前者包括钝挫伤、穿通伤和异物伤等;后者有热烧伤、化学伤、辐射伤和毒气伤等。

一、结膜和角膜异物

(一)概述

结膜、角膜异物是指细小异物黏附或嵌入结膜、角膜表层所致。常见的异物有灰尘、沙粒、煤屑、铁屑、玻璃碎屑、谷壳、飞虫等。患者多有眼部异物感、疼痛、畏光、流泪、眼睑痉挛。结膜异物多存留在睑板下沟、穹隆部及半月皱襞处;角膜异物多存留在角膜表面、浅层或刺入角膜深层,其周围可有灰白色浸润,铁质异物可形成锈斑。治疗要点是及时取出角结膜异物,预防感染。

(二)护理评估

1.健康史　详细询问致伤原因、时间、异物种类及受伤后的诊治经过。

2.身心状况　有明显的眼部异物感和刺激症状。仔细检查角结膜可找到异物。患者有焦虑心理。

3.治疗要点与反应　取异物。若处理不当,可引起患者角膜感染或穿孔。

(三)护理问题

1.知识缺乏　缺乏眼部的防护知识,与信息来源不足有关。

2.舒适改变　眼痛、流泪、异物感,与异物刺激有关。

3.有感染的危险　与异物存留过久、处理不当有关。

(四)护理措施

1.治疗护理　黏附角结膜表层的异物,可用1%丁卡因溶液表面麻醉后用无菌湿棉签拭去,大量异物者用0.9%氯化钠溶液冲洗,再滴抗生素眼药水。嵌入角膜的异物,可用异物针或注射针头剔除,如有铁锈斑,应尽量将锈斑刮除干净,若铁锈范围大而深,一次不能剔尽,可分次进行,以免损伤过多角膜。对多个异物可分期取出,即先取出暴露的浅层异物,再对深层异物进行处理。操作中应严格遵守无菌原则,术毕涂抗生素眼膏包眼。

2.病情观察　观察角结膜有无异物残留,角膜伤口愈合情况,有无感染发生。

(五)健康指导

1.保护眼睛,以防眼外伤,如工作时遵守操作规程,戴防护镜。

2.异物溅入眼后,忌用力揉眼。

3.告知患者角膜异物剔除后,第二天应复诊。

二、眼挫伤

(一)概述

眼部受钝性物体的撞击或高压液体、气体的冲击所致的损伤称眼挫伤。致伤物有树木、球类、石块、拳头、高压水枪、爆炸产生的冲击波等。眼挫伤包括眼附属器挫伤和眼球挫伤,挫伤的部位及程度与致伤物的大小、作用方向和速度有关。由于眼各部的组织结构不同,挫伤后可有不同表现。

1.眼睑挫伤 引起眼睑肿胀、皮下淤血、血肿,重者可造成眼睑撕裂、伴泪小管断裂,以及眶壁骨折。眼睑挫伤引起的轻度淤血和水肿,可自行吸收,无须特殊处理;当淤血明显时,早期可给予冷敷,防止继续出血,48小时以后改热敷,以促进积血吸收,同时可应用止血药。眼睑裂伤者应缝合。

2.角膜挫伤 若伤及角膜上皮层,有明显刺激征、视力下降,角膜上皮可脱落。严重的角膜挫伤引起角膜基质层水肿、增厚和混浊、后弹力层皱褶,甚至角膜破裂。治疗时可在结膜囊内涂抗生素眼药膏后包扎,预防感染,促进上皮愈合,防止引起角膜溃疡。角膜基质水肿者眼部可滴用糖皮质激素眼药水,必要时用散瞳剂。角膜裂伤有内容物脱出者,手术缝合。

3.虹膜睫状体挫伤 因虹膜睫状体血管破裂,可有前房积血,大量积血可引起继发性青光眼。若虹膜根部断离,则瞳孔呈"D"形,可引起单眼复视。瞳孔括约肌损伤可出现瞳孔散大;若外力过强,可导致房角撕裂、后退、前房变深等。前房积血时,应双眼包扎、半卧位休息、限制眼球活动、给予止血药物;若眼压升高,应用降眼压药物治疗;如出血久不吸收,应进行前房穿刺术放出积血。小的虹膜瞳孔缘断裂无症状者不需处理;严重虹膜根部离断出现复视者,行虹膜根部缝合术;外伤性瞳孔散大,轻者能自行恢复,伴有调节麻痹视力出现障碍时,可配眼镜矫正视力。

4.晶状体挫伤 导致晶状体混浊即外伤性白内障;挫伤后由于悬韧带部分或全部断裂,可引起晶状体半脱位或全脱位。半脱位时,散瞳后在瞳孔区可见部分晶状体的赤道部,表现为相应区虹膜震颤、单眼复视或散光;晶状体全脱入前房或嵌于瞳孔时,引起继发性青光眼;向后坠入玻璃体内时,视力减退、前房加深、虹膜震颤等。半脱位时,可试用眼镜矫正散光。外伤性白内障可根据视力的需要决定是否手术治疗;全脱位时若晶状体脱入前房或嵌顿于瞳孔应立即手术摘除。

5.视网膜挫伤 常在对应的后极部视网膜上发生对冲伤,造成视网膜血管渗透性增加,导致其缺氧和水肿,即所谓视网膜震荡。表现为后极部视网膜灰白色混浊,视力损伤轻微。数天后水肿逐渐消退,眼底和视力恢复。严重的视网膜挫伤则有出血、黄斑裂孔、视网膜脱离。治疗可用糖皮质激素、神经营养药、血管扩张剂、维生素类。视网膜脱离者及时手术。

(二)护理评估

1.健康史 详细询问患者是否有明确外伤史,受伤原因、时间、致伤过程、致伤物及伤后诊治经过。

2.身心状况 眼挫伤部位不同,其症状和体征可有不同。眼睑挫伤出现眼睑水肿、淤血;角膜挫伤时出现眼痛、流泪,角膜水肿、混浊,甚至裂伤;虹膜睫状体挫伤有出现前房积血、虹膜根部断裂、瞳孔散大等;晶状体挫伤可发生晶体混浊或脱位;视网膜挫伤时可出现视网膜震荡、视网膜出血、严重时视网膜脱离等。眼外伤可直接影响患者的视功能和眼外观,患者有焦虑、悲观情绪。

3.治疗要点与反应 主要是对症处理,预防感染。

(三)护理问题

1.知识缺乏 缺乏眼外伤的防治知识,与信息来源不足有关。

2.舒适改变 眼痛、流泪,与眼组织受伤有关。

3.感知改变 视力下降,与眼外伤引起眼的结构破坏有关。

4.潜在并发症　继发性青光眼、外伤性白内障、视网膜脱离。

（四）护理措施

1.休息与饮食　严重眼挫伤应卧床休息,前房积血采取半卧位。给营养丰富、易消化食物,保持大便通畅。

2.心理护理　给予心理疏导,使患者情绪稳定,配合治疗。

3.对症护理　眼挫伤出血时 24 小时内冷敷,防止再出血,48 小时以后改热敷促进积血吸收;必要时给予止痛、镇静、散瞳等。

4.用药护理　遵医嘱应用止血药、糖皮质激素、抗生素、维生素类药物。

5.病情观察　监测伤眼的视力、眼痛、眼压、出血等变化。

（五）健康指导

1.进行生活与安全生产教育,注意自我防护,预防眼外伤。

2.指导患者自我监测,如出现眼痛加剧、有虹视、视力进一步下降,马上就医。

三、眼球穿通伤

（一）概述

眼球壁被锐器刺透或高速飞行的碎片击穿称为眼球穿通伤。致伤物有针头、钉子、树枝、剪刀、碎石、子弹等,属眼科急症。临床表现有眼痛、视力障碍,如果房水脱出会有一股“热泪”流出的感觉。检查见角膜、巩膜或角巩膜缘有伤口,可有内容物脱出,前房变浅;还可出现眼内出血,眼压可下降或升高。常合并眼球内异物,可引起眼内感染和交感性眼炎、粘连性角膜白癜。

治疗时应及时封闭伤口,恢复眼球结构的完整性,防治伤后感染和并发症。给予止血、止痛、注射破伤风抗毒血清,局部和全身应用抗生素和糖皮质激素。嵌顿的脱出物无污染者,用抗生素溶液清洗,争取送还眼内,受污染不能还纳时,应予剪除;晶状体脱出时可行摘除术;眼内异物者,及早定位定性,手术取出。完全无法缝合或眼球已成“空穴”者可行眼球摘除。

（二）护理评估

1.健康史　详细询问是否有明确外伤史,受伤过程、致伤物及伤后诊治经过。

2.身心状况　眼痛、流泪、视力障碍,眼球伤口处可见内容物脱出,前房变浅;还可出现眼内出血。眼压可下降或升高,常有眼球内异物存留、眼内感染。眼球穿通伤对视力影响大,患者有焦虑、悲观情绪。

3.治疗要点与反应　封闭伤口,止痛、止血,预防感染和并发症。

（三）护理问题

1.知识缺乏　缺乏眼外伤的防治知识,与信息来源不足有关。

2.舒适改变　眼痛、流泪,与眼组织受伤有关。

3.感知改变　视力下降,与眼外伤引起的结构破坏有关。

4.潜在并发症　继发性青光眼、外伤性白内障、眼内炎、交感性眼炎。

（四）护理措施

1.休息与饮食　眼球穿孔伤应卧床休息,给营养丰富、易消化食物,保持大便通畅。

2.心理护理　给予心理疏导,使患者情绪稳定,配合治疗。

3.手术护理　协助医生缝合伤口、取异物。但术前准备时禁忌挤压眼球和冲洗结膜囊,以免加重内容物脱出和增加眼内感染机会。

4.用药护理　遵医嘱应用抗生素、止血药等。

5.病情观察　监测伤眼的视力、眼痛、眼压、出血、伤口等情况。

（五）健康指导

1.进行生活与安全生产教育,注意自我防护,预防眼外伤。

2.指导患者自我监测,一旦未受伤眼出现不明原因的眼痛、眼红、视力下降,应及时向医护人员反应。

四、眼部化学性烧伤

（一）概述

1.病因　　眼化学伤是以酸、碱为主的化学物质入眼后引起的眼部损伤,多发生于化工厂、施工场所和实验室。致伤物多为硫酸、盐酸、硝酸、氢氧化钠、石灰、氨水及农药等。眼化学伤的轻重程度与化学物质的性质、浓度、接触时间、接触面积和抢救是否及时有关。酸性物质可使组织蛋白质凝固坏死形成假膜,能阻止酸性物质继续向深层组织渗透,因此,组织损伤相对较轻;而碱与组织中的类脂质起皂化作用,能溶解脂肪,与组织接触后能很快渗透到深层和眼内,使深部及周围组织继续被侵蚀,因此,碱烧伤破坏力大而持久,预后差。

2.临床表现　　眼痛、畏光、流泪、视力下降。轻度烧伤可引起眼睑皮肤潮红、肿胀,结膜轻度充血、水肿,角膜上皮脱落。重者眼睑皮肤腐蚀、溃烂,结膜高度水肿、苍白甚至坏死,角膜缺血性坏死,呈灰白色。碱烧伤时,碱可直接渗入前房引起虹膜睫状体炎,继发性青光眼、并发性白内障、眼内炎和眼球萎缩。眼睑、泪道的烧伤可引起睑、结膜等组织的畸形,如睑外翻、睑内翻、睑球粘连等。

3.治疗　　无论何种化学伤,现场急救最重要,应分秒必争就地彻底冲洗眼部,用大量的清水反复冲洗,目的在于稀释浓度,减少眼组织的破坏,将烧伤程度降至最低。送到医院后,应再次冲洗,常用中和液或0.9%氯化钠溶液,即酸烧伤用碱性冲洗液(2%碳酸氢钠溶液),碱烧伤用酸性冲洗液(3%硼酸溶液)。同时止痛、抗感染和预防并发症。

（二）护理评估

1.健康史　　详细询问患者是否有明确外伤史,受伤过程、致伤物及伤后诊治经过。

2.身心状况　　明显的眼部刺激症状,视力下降。眼睑皮肤潮红、肿胀、腐蚀、溃烂,结膜充血、水肿、苍白甚至坏死,角膜上皮水肿、坏死呈灰白色,甚至溃疡穿孔。可并发虹膜睫状体炎,继发性青光眼、并发性白内障、眼内炎和眼球萎缩。晚期可致眼睑畸形、睑球粘连。眼化学伤对视力及外观影响大,患者有焦虑、恐惧、悲观情绪。

3.治疗要点与反应　　立即就地彻底冲洗伤眼,然后去医院用中和液继续冲洗,必要时碱烧伤行结膜下冲洗和前房穿刺。注意预防感染,促进愈合。

（三）护理问题

1.知识缺乏　　缺乏眼外伤的防治知识,与信息来源不足有关。

2.舒适改变　　眼痛、流泪,与眼组织化学伤有关。

3.感知改变　　视力下降,与眼外伤引起眼的结构破坏有关。

4.潜在并发症　　继发性青光眼、外伤性白内障、眼内炎、交感性眼炎。

（四）护理措施

1.急救护理　　①现场立即抢救,就地取水,如自来水、河水、井水反复冲洗眼部,冲洗时翻转上下睑,转动眼球,充分暴露上下穹隆,彻底冲洗。或将面部浸入水中,反复开闭眼睑翻眼洗净。不要未经冲洗而急于送医院,以免延误抢救时机。②到医院后再次冲洗,用中和液或0.9%氯化钠溶液冲洗,酸烧伤常用2%碳酸氢钠溶液,碱烧伤用3%硼酸溶液,并仔细寻找和去除化学物质颗粒。③严重碱性烧伤应尽早行前房穿刺,放出碱性房水,以减轻碱性物质对眼内组织的持续腐蚀作用。

2.用药护理　　①严重烧伤可结膜下注射中和药物,酸性烧伤可用磺胺嘧啶钠注射液,碱性烧伤用维生素C注射液。②应用抗生素预防感染。③用1%阿托品眼膏溶液散瞳,防止虹膜后粘连。④局部滴用胶原酶抑制剂,促进角膜胶原合成,防止角膜溃疡穿孔。⑤局部或全身使用糖皮质激素,以抑制炎症反应和新生血管的形成,但角膜有溶解倾向时,应停用糖皮质激素。

3.对症护理 每天用玻璃棒分离上下穹隆,并涂大量抗生素眼膏,防止睑球粘连。晚期出现并发症时行手术处理,如睑球粘连分离术、睑内翻矫正术、角膜移植术。

4.心理护理 给予心理疏导,使患者情绪稳定,配合治疗。

5.病情观察监测 伤眼的视力、眼痛、伤口等情况。

(五)健康指导

1.进行生活与生产安全教育。

2.严格遵守操作规程,加强防护措施。

3.改善劳动条件。工作区应备有充足水源,一旦发生眼外伤,可立即进行冲洗。

五、电光性眼炎

(一)概述

电光性眼炎又称紫外线性眼炎,是由于大量紫外线长时间照射眼部引起,发生于工业电焊、长时间暴露于紫外线灯照射下所引起的眼部损伤。高原雪地、沙漠、水面反射太阳光中的紫外线也可造成眼部损伤,称雪盲或日光性眼炎,也属此症。大量紫外线被角膜吸收后,损伤角膜上皮层,但可很快再生,一般不造成永久性损害。潜伏期长短与照射强度及时间有关,一般接触3~8小时发作,常在晚上发病。双眼出现强烈的异物感、疼痛、畏光、流泪、眼睑疼挛,检查见结膜充血水肿、角膜上皮点状脱落,用荧光素染色见点状着色。24小时后症状减轻或消失。紫外线损伤时,可用1%的丁卡因眼药水滴眼、冷敷等方法减轻疼痛。涂抗生素眼膏预防感染。

(二)护理评估

1.健康史 有紫外线接触史。多见于电焊工,也可见于雪地或海面工作者。

2.身心状况 双眼强烈角膜刺激症状。眼睑结膜充血、水肿、角膜上皮点状荧光着色。患者有焦虑情绪。

3.治疗要点与反应 滴1%丁卡因眼药水止痛,注意预防感染。

(三)护理问题

1.知识缺乏 缺乏紫外线损伤的防治知识,与信息来源不足有关。

2.急性疼痛 与角膜上皮脱落有关。

3.潜在并发症 角膜炎。

(四)护理措施

1.对症护理 给予1%丁卡因液滴眼2~3次止痛,必要时用镇痛剂或安眠药使患者充分休息。

2.预防感染 给予抗生素眼膏防止感染。

3.心理护理 给予心理疏导,减轻患者焦虑情绪。

4.病情观察 监测眼痛、角膜等情况。

(五)健康指导

1.进行生活与生产安全教育。

2.加强防护措施,直接操作电焊的工人应戴电焊防护面具;在雪地或沙漠行军、滑雪、航海作业等应戴防护眼镜。

3.嘱患者勿用手揉眼,以免加重角膜上皮损伤。

(李美娟)

第六章　耳部常见疾病

第一节　先天性耳畸形

一、先天性耳前瘘管

【概念】

先天性耳前瘘管是一种常见先天性耳畸形。为胚胎时期形成耳廓的第1、2鳃弓的6个小样结节融合不良或第1鳃沟封闭不全所致。

【相关知识】

(一)临床特征

瘘管为一狭窄盲管,出生时即存在,大部分开口于耳轮脚前上方或耳屏前方,深浅、长短不一,可有分支,单侧多见,也可为双侧。管壁为复层鳞状上皮,皮下组织中有毛囊、汗腺及皮脂腺,挤压可有少量黏液或乳白色分泌物排出,有臭味。平时无症状或偶有痒感,感染时局部出现红肿、疼痛及溢脓;反复感染可形成脓肿或囊肿,瘘管周围皮肤发生溃烂,局部形成脓瘘或瘢痕。

(二)治疗要点

无症状者不需治疗,急性感染时应用抗生素控制感染,如有脓肿形成,先切开引流,局部换药治疗。感染控制后行瘘管切除术。术前注少许美蓝于瘘管内,在探针引导下,将瘘管及其分支彻底切除。

【观察与护理要点】

(一)术前护理要点

1.心理护理及健康教育:向患者及其家属介绍本病的特点、手术方法、麻醉方式、治疗效果及各项检查的目的与要求,解释术前准备的目的、内容和注意事项,了解患者的心理状况和需求,针对其心理特点,给予疏导和安慰,使患者了解病情、消除恐惧情绪,积极配合治疗和护理。

2.协助病人完成各项化验检查,如胸透、心电图、血及大小便常规、凝血四项、肝功能等。

3.皮肤及卫生准备术前1日下午理发(刮去瘘口周围5cm毛发)、沐浴、更衣、剪短指(趾)甲,女病人将头发梳理整齐,用软头绳绑好或梳成三股辫。

4.询问药物过敏史,按医嘱做药敏试验并记录结果。

5.全身麻醉者,手术前6小时禁饮食。

6.术前30分钟按医嘱用药,嘱患者排空大小便,取下随身物品:项链、耳环、戒指、手表、发夹、隐形眼镜等交家属保管。带CT片入手术室。

7.准备麻醉床并消毒床单位,备好术后用物,如氧气装置、吸痰装置等。

（二）术后护理要点

1.卧位　全麻术后去枕健侧平卧6小时,保持呼吸道通畅。6小时后加枕健侧卧位,保持病室安静、整洁,空气清新,减少陪护、探视。

2.病情观察

(1)注意生命体征的变化并及时记录。

(2)保持切口敷料清洁、固定,避免松动、潮湿,以防出血及感染。观察局部有无渗血、渗液并做好记录。

3.饮食　全麻清醒6小时,局麻术后2小时,给予富营养的半流质饮食。

4.药物治疗的护理　按医嘱给予抗生素治疗,预防刀口感染,注意观察药物不良反应。

（三）健康指导

1.预防受凉、感冒,注意休息,劳逸结合,加强营养,增强体质。

2.洗头时勿使污水污染切口,以免引起感染。

二、先天性外耳及中耳畸形

【概念】

先天性外耳及中耳畸形包括先天性耳廓畸形、先天性外耳道闭锁及先天性中耳畸形,常同时发生,单侧多见。与遗传、胚胎期药物损害或病毒感染有关。先天性耳廓畸形是第一、二鳃弓发育不良所致。先天性外耳道闭锁由于第一鳃沟发育障碍引起。先天性中耳畸形则因第一咽囊发育不全所致。

【相关知识】

（一）临床特征

按畸形发生的部位和程度分为三级。

第1级:耳廓小而畸形,各部尚可分辨;外耳道狭窄,鼓膜存在;听力基本正常。

第2级:耳廓呈条索状,外耳道闭锁,鼓膜未发育,传导性聋。

第3级:无耳廓,外耳道闭锁伴有内耳功能障碍,混合性或感音神经性聋。

第2、3级单侧发病者,不影响语言功能,双侧者因听觉障碍可致语言发育不良。

（二）治疗要点

酌情手术治疗。单耳畸形者,耳廓畸形矫正一般主张成年后进行。双耳畸形伴中度以上传导性聋者,可于2岁后行耳道及鼓室成形术,以提高听力,促进患儿语言、智力的发育。

【观察与护理要点】

（一）术前护理

1.心理护理及健康教育:患儿因自幼耳畸形甚至伴有听力障碍,性格多孤僻、内向,自卑心理重,压力大,不愿与别人交流,针对患者的心理特点,护士应多与患儿接触、沟通与交流,对听力障碍者,护士多爱抚、拥抱及亲近患儿,逐渐取得其信任,建立起轻松、和谐的护患关系,消除患儿的恐惧不安情绪,同时及时向患儿及其家长介绍本病的特点、手术方法、麻醉方式、治疗效果及各项检查的目的与要求,解释术前准备的目的、内容和注意事项,并借鉴相同疾患的成功案例介绍预后,使患儿及其家长了解病情,充满希望,积极配合治疗和护理。拍患耳照片,以便术后比较治疗效果。

2.协助病人完成各项化验检查,如颞骨CT、胸透、心电图、血及大小便常规、凝血四项、肝功能等。

3.皮肤及卫生准备术前1日下午剃光头,植皮、取骨区备皮,沐浴、更衣、剪短指(趾)甲。

4.询问药物过敏史,按医嘱做药敏试验并记录结果。

5.全身麻醉者,手术前6小时禁饮食。

6.术前 30 分钟按医嘱用药,嘱患者排空大小便,取下随身物 CT 项链、耳环、戒指、手表、发夹、隐形眼镜等)交家属保管。带 CT 片去手术室。

7.准备麻醉床并消毒床单位,备好术后用物,如氧气装置、血压表等。

（二）术后护理

1.卧位　全麻术后去枕健侧平卧 6 小时,保持呼吸道通畅,必要时给予氧气吸入。6 小时后加枕健侧卧位;取肋软骨者取半卧位,适当调整胸带松紧度,以减轻切口疼痛。保持病室安静、整洁,空气清新,减少陪护、探视。

2.病情观察

(1)注意生命体征的变化并及时记录。

(2)保持切口敷料清洁、固定,避免松动、潮湿,以防出血及感染。观察局部有无渗血、渗液并做好记录。

(3)保持负压引流装置固定、通畅,注意观察引流液的颜色、性质、量,做好记录。颜色一般由红色、淡红色变为淡黄色,量 24 小时内较多)以后逐渐减少。每日更换负压引流器。

(4)耳廓成形术后,注意再造耳廓的颜色、温度的变化并做好记录,发现异常及时通知医生。

3.饮食　全麻清醒 6 小时,局麻术后 2 小时,给予富营养的半流质饮食。

4.药物治疗的护理　按医嘱给予抗生素等药物治疗,保证及时、准确地应用药物并观察疗效及有无不良反应。

（三）健康指导

1.避免受凉、预防感冒,注意休息,劳逸结合,加强营养,增强体质。

2.洗头时勿使污水污染切口,以免引起感染。

3.保护好再造的耳廓,避免碰伤、冻伤。再造耳 3 个月内会有肿胀情况,是正常的术后反应,请不要紧张,3 个月后肿胀会逐渐消退。

4.外耳道成形术后 1 个月,不要游泳,淋浴时勿使污水进入耳道内。

5.定期随访。

（李美娟）

第二节　耳外伤

一、鼓膜外伤

【概念】

鼓膜外伤指直接或间接的外力损伤所致的鼓膜破裂。如针、棒刺伤,掌击伤,爆震压力伤、医源性损伤等。

【相关知识】

（一）临床特征

伤后突感耳内剧痛,听力减退伴耳鸣,外耳道可有少量血液溢出。若伴有眩晕、恶心、呕吐及重度耳聋,则可能有内耳损伤。检查见外耳道有血迹或血痂,鼓膜有不规则的穿孔,穿孔边缘常有血迹。若大量出血或有脑脊液耳漏,表示有颞骨骨折或颅底骨折。

（二）治疗要点

1.清除外耳道内的血凝块、异物等。外耳道口用消毒棉球堵塞。

2.全身应用抗生素预防感染。

3.禁止外耳道冲洗或滴药。

4.如受伤环境不洁,应注射破伤风抗毒素。

5.多数穿孔于3～4周内自愈,较大穿孔久不愈合者可行鼓膜修补术。

【观察与护理要点】

(一)病情观察

注意耳痛的程度,外耳道出血的量,有无头痛、眩晕、恶心、呕吐、面瘫及脑脊液耳漏,发现异常,及时通知医生采取相应的处理措施。

(二)护理要点

1.休息与饮食　患者应适当休息,避免劳累,伴有眩晕、恶心、呕吐者,应卧床休息,给予富营养的半流质食物,忌辛辣、刺激性食物。

2.注意保暖,预防感冒,保持外耳道清洁,随时更换外耳道口的消毒棉球。嘱患者勿用力擤鼻。

3.心理护理　根据外伤的原因,向患者介绍治疗方法、注意事项及预后,使其了解病情,消除恐惧、不安情绪,保持情绪稳定,积极配合治疗。

4.药物治疗的护理　按医嘱及时、准确应用抗生素等药物,注意观察药物的效果及反应并做好记录。

(三)健康指导

1.养成良好的生活习惯,禁用火柴杆、发卡等锐器挖耳。外耳道异物或耵聍不要自行强取,应找医生处理。

3.穿孔愈合前禁止游泳及淋浴,避免外耳道进水。

3.预防感冒,勿用力擤鼻。

4.预防耳外伤,遇爆破情况可用手指塞耳。

5.定期随访,如有耳痛、耳鸣等不适及时就诊。

二、耳廓外伤

【概念】

耳廓暴露于头颅两侧,易于受到损伤,以挫伤和撕裂伤多见。耳廓外伤可单独发生,亦可伴发头面部的外伤。

【相关知识】

(一)临床特征

耳廓挫伤多因钝物撞击所致,表现为皮下青紫或软骨膜下血肿形成。

耳廓撕裂伤可为耳廓裂口、部分组织缺损、不完全断离或完全撕脱。

(二)治疗要点

1.耳廓小的血肿,在严格无菌操作下用注射器抽出积血后加压包扎。大的血肿应切开清除血凝块,缝合后加压包扎。

2.有创面的损伤,应尽早止血、清创、缝合,尽量保留组织,松包扎。

3.全身应用抗生素预防感染。耳廓断离缝合后应用血管扩张剂和抗凝药物。

4.创面不洁者,注射破伤风抗毒素。

【观察与护理要点】

(一)病情观察

注意耳廓损伤的程度、范围,血肿的部位,创面的大小、清洁度,出血的量,是否伴有头面部的外伤并做好记录。耳廓完全断离缝合后,通过观察耳廓的颜色评估成活情况,发现异常,及时通知医生采取相应的处理措施。

（二）护理要点

1.卧位与饮食　患者取健侧卧位,适当休息,避免劳累,伴有较重的头面部损伤者,应卧床休息,给予富营养的半流质食物,忌辛辣刺激性食物。

2.保持耳廓敷料清洁、固定,避免碰、压及冷、热刺激受伤的耳廓。

3.心理护理　根据外伤的程度,向患者介绍治疗方法、注意事项及预后,使其了解病情,消除恐惧、不安情绪,保持情绪稳定,积极配合治疗。

4.药物治疗的护理　按医嘱及时、准确应用抗生素、血管扩张剂等药物,注意观察药物的效果及反应并做好记录,药物治疗期间,嘱患者勿离开病房。

（三）健康指导

1.避免碰、压及冷、热刺激受伤的耳廓,冬季注意耳廓保暖。洗头时勿使污水污染切口。

2.预防耳外伤。

3.定期随访,如有耳痛、肿胀等不适请及时就诊。

三、耳廓化脓性软骨膜炎

【概念】

耳廓化脓性软骨膜炎是耳廓损伤后在软骨和软骨膜间有脓液形成,可致严重疼痛、软骨坏死和耳廓畸形。

【相关知识】

（一）常见病因

常因外伤、手术、烧伤、冻伤、耳针感染及耳廓血肿继发感染所致。最多见的致病菌是绿脓杆菌,其次为金黄色葡萄球菌。化脓后,脓液积聚于软骨膜与软骨之间,软骨因血供障碍而逐渐坏死,影响耳廓正常形态和生理功能。

（二）临床特征

1.耳廓红肿、充血,疼痛剧烈。

2.脓肿未破溃时,触之有波动感。破溃后形成瘘管,病期迁延,痊愈后常有耳廓卷曲变形。

（三）治疗要点

1.早期未形成脓肿时,全身应用有效抗生素控制感染,局部理疗促进炎症消退。

2.若脓肿已形成,应广泛切开,通畅引流,刮除肉芽和坏死软骨,术腔放引流条。

【观察与护理要点】

（一）病情观察

注意耳廓肿胀的部位、范围和程度,患者疼痛的程度及有无全身症状,如发热等。脓肿切开后观察渗液的颜色和量并做好记录,发现异常,及时通知医生采取相应的处理措施。

（二）护理要点

1.卧位与饮食　患者取健侧卧位,适当休息,避免劳累,伴有全身症状者,应卧床休息,给予富营养的半流质食物,忌辛辣刺激性食物。

2.保持耳廓敷料清洁、固定,避免碰、压及冷、热刺激受伤的耳廓。

3.心理护理　向患者介绍疾病的特点、治疗方法、注意事项及预后,使其了解病情,消除急躁、不安情绪,保持情绪稳定,积极配合治疗。

4.药物治疗的护理　按医嘱及时、准确应用抗生素等药物,注意观察药物的效果及反应并做好记录。

(三)健康指导

1.避免碰、压及冷、热刺激受伤的耳廓,冬季注意耳廓保暖。洗头时勿使污水污染耳廓。

2.预防耳外伤。及时处理耳廓外伤,彻底清创,防治感染;耳针治疗时,应严格消毒。

3.定期随访,如有耳痛、肿胀等不适请及时就诊。

4.遗有耳廓畸形者,可做修复整形术。

(李美娟)

第三节　外耳疾病

一、耵聍栓塞

【概念】

外耳道软骨部皮肤具有耵聍腺,分泌淡黄色黏稠液体,称耵聍,具有杀菌、抑制真菌生长,保护外耳道皮肤及防止异物进入外耳道的作用。耵聍分泌过多并排出受阻,积聚成块,阻塞外耳道,称耵聍栓塞。

【相关知识】

(一)常见病因

1.耵聍腺分泌过多　外耳道皮肤慢性炎症、在多尘环境下工作、习惯性挖耳等刺激外耳道使耵聍分泌过多。

2.耵聍排出受阻　外耳道畸形、狭窄、异物存留,老年人肌肉松弛、下颌运动无力等影响耵聍排出而凝结于外耳道。

(二)临床特征

体积大者可有听力减退、耳鸣、耳痛、甚至眩晕。耳道进水后,耵聍膨胀,耳聋突然加重。也可刺激外耳道迷走神经耳支引起反射性咳嗽。检查可见棕黑或黄褐色团块堵塞外耳道,质地不等,可硬如石或软如泥。

(三)治疗要点

1.小的耵聍可用耳镊或耵聍钩取出。

2.大而硬者,先用5％碳酸氢钠或植物油等滴蕾,软化后冲洗或取出。

3.合并外耳道炎者,先控制炎症,再取耵聍。

(四)健康指导

1.养成良好的生活习惯,戒除挖耳习惯。

2.发现耵聍不要自己盲取,以免损伤外耳道或鼓膜,应到医院找医生取出。

3.积极治疗外耳道炎症。

4.有鼓膜穿孔者,不要冲洗。

二、外耳道异物

【概念】

外来异物存留于外耳道即为外耳道异物。多见于儿童,小儿喜欢将小玩物塞入外耳道;成人多为挖耳时将火柴杆等小物体折断留于外耳道内或昆虫侵入等。异物种类可分为动物性如昆虫等,植物性如豆类、谷类等,非生物类如玻璃球、石子等。

【相关知识】

（一）临床特征

1.有异物进入耳内史。

2.表现因异物的种类、大小、停留部位不同而各异。

3.小而无刺激性的非生物性异物,可无症状。

4.动物性异物如活昆虫等爬行骚动,引起剧烈耳痛、噪声;如在鼓膜处活动,可引起眩晕和耳鸣。

5.植物性异物如遇水膨胀,阻塞外耳道,可引起耳闷胀感、耳痛及听力减退,并可继发外耳道炎。

6.锐利坚硬的异物可损伤鼓膜。

（二）治疗要点

1.昆虫等活动性异物,用酒精或香油滴耳,待昆虫致死后,镊取或冲洗排出。

2.被水泡胀的植物性异物,先用95％酒精滴耳,使其脱水收缩后,再行取出。

3.较小的异物且无鼓膜穿孔者,可用外耳道冲洗排出。

4.异物较大且嵌顿较紧,或小儿不合作者,需在局麻或全麻下行耳内或耳后切开取出。

5.有外耳道继发感染者,应先消炎治疗,待炎症消退后,再取异物;或取出异物后积极治疗外耳道炎。

（三）健康指导

1.养成良好的生活习惯,戒除挖耳习惯,匆将棉球、纸团等塞入耳道内。

2.看护好儿童,并将花生米、豆类、纽扣等小物品放在小儿摸不到的地方。教育小儿养成良好的习惯,不要将小物品塞入耳内。

二、外耳道炎及疖

【概念】

外耳道炎又称弥漫性外耳道炎为细菌感染所致的外耳道弥漫性非特异性炎症。外耳道疖又称局限性外耳道炎,是外耳道皮肤毛囊或皮脂腺的局限性化脓性炎症。

【相关知识】

（一）常见病因

1.挖耳、异物、脓性分泌物、药物等对外耳道皮肤的刺激或损伤为诱因。

2.糖尿病、慢性便秘、身体虚弱者易患。

3.常见致病菌:金黄色葡萄球菌、链球菌、绿脓杆菌、变形杆菌等。

（二）临床特征

1.外耳道炎　急性者,外耳道灼热、疼痛;检查见外耳道皮肤充血、肿胀、有稀薄脓液,耳周淋巴结肿大、压痛。慢性者,外耳道发痒,皮肤增厚,覆有鳞状脓痂,有少量稀脓液。

2.外耳道疖　耳痛剧烈,张口、咀嚼时加重,重者伴有低热、便秘、全身不适。检查有耳屏压痛及耳廓牵引痛,耳道皮肤局限性红肿。疖肿成熟破溃后,有少量脓血流出。

（三）治疗要点

1.应用抗生素控制感染。酌情应用止痛剂。

2.外耳道疖早期可局部热敷、红外线照射或超短波理疗,促使炎症局限化;10％鱼石脂软膏涂抹,以消炎止痛。疖肿成熟后切开引流,用3％双氧水清洁外耳道。

3.急性外耳道炎可涂2％龙胆紫或用10％鱼石脂纱条塞于耳道内,每日更换;慢性者用含糖皮质激素的抗生素软膏涂局部。

4.积极治疗原发病如糖尿病、化脓性中耳炎等。

（四）健康指导

1.养成良好的生活习惯,戒除挖耳习惯,不要滥用滴耳剂。

2.积极控制原发病如糖尿病、化脓性中耳炎等,保持大便通畅。

3.游泳、洗头时,避免污水进入外耳道。

4.加强锻炼,增强体质。

三、外耳道真菌病

【概念】

外耳道真菌病又叫真菌性外耳道炎,是外耳道真菌感染性疾病。

【相关知识】

（一）常见病因

1.致病的真菌种类很多,以曲霉菌、青霉菌及念珠菌等较为常见。

2.真菌易在温暖潮湿的环境生长繁殖,当外耳道进水、积存分泌物或长期用抗生素液滴耳等情况下,易受真菌感染。

（二）临床特征

1.轻者无症状或有耳内发痒及闷胀感,有时奇痒,以夜间为甚。

2.合并感染时可引起外耳道肿胀、疼痛和流脓。

3.检查见外耳道和鼓膜覆盖有黄黑色或白色粉末状或绒毛状真菌。

（三）治疗要点

1.清除外耳道内的污物,保持外耳道干燥。

2.用1%~3%柳酸酒精或1%~2%麝香草酚酒精涂耳。也可以涂制霉菌素或达克宁霜。

（四）健康指导

1.保持外耳道干燥,外耳道进水后及时用棉签拭干。

2.积极治疗化脓性中耳炎、外耳道炎等。

3.不要长期应用抗生素滴耳剂。

（李美娟）

第四节　大疱性鼓膜炎

【概念】

大疱性鼓膜炎又称出血性大疱性鼓膜,是鼓膜及其邻近外耳道皮肤的炎症。好发于儿童及青年人,多为单侧,冬季多见。

【相关知识】

（一）常见病因

本病常发生于病毒性上呼吸道急性感染的流行期,可能为病毒感染所致,少数病例与肺炎支原体感染有关。

（二）临床特征

1.突发性耳深部剧烈疼痛伴闷胀感,可有轻度听力障碍。

2.检查见鼓膜及邻近外耳道皮肤充血,常于鼓膜后上方出现1个或多个红色或紫色血疱,有时几个血疱可融合成一大疱。血疱破裂时可流出少量血性液体,形成薄痂而渐愈。轻者血疱内液体可被完全吸收。

（三）治疗要点

1.耳部应用透热疗法可促进液体吸收,加速血疱消退。

2.耳痛剧烈者,可在无菌操作下挑破血疱,缓解疼痛,酌情应用止痛剂。

3.局部应用抗生素滴耳液,全身使用抗生素预防继发性细菌感染。

（四）健康指导

1.养成良好的生活习惯,戒除挖耳习惯。

2.锻炼身体,增强体质,积极防治上呼吸道感染。

（李美娟）

第五节　慢性化脓性中耳炎

【病因及发病机制】

慢性化脓性中耳炎是中耳黏膜、骨膜或深达骨质的化脓性炎症,重者炎症深达乳突骨质。临床上以耳内长期间歇或持续流脓鼓膜、穿孔及听力减退为特点。

【适应证】

1.胆脂瘤型或骨疡型中耳炎。

2.慢性化脓性中耳炎单纯型静止期(残余性中耳炎)。

3.咽鼓管畅通。

【禁忌证】

1.有精神病史。

2.中耳有感染性病变。

3.内耳结构畸形、硬化、骨化。

【治疗原则】

手术治疗:耳内或耳后切口,分离耳道皮瓣,骨窦或上鼓室进路,开放骨窦、乳突、上鼓室,去除胆脂瘤,乳突腔轮廓化。探查听骨链,若听骨链活动好,即可行鼓膜修补,若听骨链中断,则行听骨链重建,鼓膜修补。乳突腔植皮或不植皮,填充术腔,缝合切口。

【护理评估】

评估病史资料。

1.病因　了解患者的实际年龄,如为婴幼儿,则计算月龄。了解患者的职业,患者的生活习惯(如烟酒嗜好),健康状况,药物过敏史,手术史,家族遗传史,老年患者有无口服抗凝血药物等。

2.主要临床表现　患者有无听力减退、有无间断流脓、脓量、有无眩晕、有无耳鸣等。

3.查体　听力学检查、前庭功能检查、神经学检查、影像学检查、耳内镜检查,鼓膜病理改变等,全身状况检查包括患者的心、肺、肝、肾功能检查和术前常规化验检查。

【护理要点及措施】

1.术前准备要点　术前指导、术侧皮肤清洁、术前抗感染治疗。

2.术后护理要点　全身麻醉术后护理常规、术侧敷料观察、并发症的观察与护理。

3.术前护理措施

(1)按耳鼻咽喉科术前护理常规。

（2）全面评估患者：包括健康史及相关因素、身体状况、生命体征，以及神志、精神状态、行动能力等。

（3）心理护理：给予患者同情、理解、关怀、帮助，告诉患者不良的心理状态会降低机体的抵抗力，不利于疾病的恢复，解除患者的紧张情绪，以便更好地配合治疗和护理。

（4）饮食护理：指导患者多进食富含营养、易消化、口味清淡的食物，以加强营养，增进机体抵抗力。

（5）术前指导：说明手术治疗的重要性和必要性。介绍手术医师的临床经验及技术水平。讲解手术的名称和麻醉方式以及配合方法。

（6）术前准备

物品准备：准备术中用物，如病历，X线胸片、CT、MRI等各种检查结果。

患者准备

1）全面评估患者的一般情况，包括体温、脉搏、呼吸、血压、神志、行动能力、健康史、精神状态及身心状况等。

2）遵医嘱给予术区备皮、应用抗生素等。

3）肠道准备：24：00后禁食、禁水。

4）睡前遵医嘱给予地西泮口服，保证患者良好睡眠。

5）术日遵医嘱按时准确注射术前针。

6）将术中用物同患者按时送入手术室。

4.术后护理措施

（1）按耳鼻咽喉科术后护理常规和全身麻醉术后护理常规护理。

（2）专科护理

1）卧位与休息：全身麻醉术后去枕健侧平卧6h，保持呼吸道通畅，卧床期间应尽量采取床上排便、排尿。按医嘱给予氧气吸入。6h后加枕健侧卧位，头部勿剧烈活动，如无头痛、头晕等症状，次日可适当下床活动。如有眩晕、恶心等不适，需卧床休息，等症状减轻后逐渐增加活动量。保持病室安静、整洁，空气清新，减少陪护、探视。

2）病情观察严密观察生命体征的变化，及时记录，必要时给予心电监护，注意有无面瘫、眩晕、恶心、呕吐等症状、体征，发现异常及时通知医生处理。观察切口有无渗血、渗液，及渗出物的颜色、量并做好记录，必要时通知医生；保持敷料清洁、干燥、固定；有切口引流者，保持引流管固定、通畅，及时记录引流液的性状、量。嘱患者勿用力咳嗽、打喷嚏、擤鼻，以免影响鼓膜的愈合。告知患者术后出现头晕、恶心、呕吐等症状均属正常反应，指导患者减少头部独立运动，应卧床休息，勿用力排便，下床活动时避免低头、弯腰捡东西等使颅内压增高的动作而加重头晕，必要时遵医嘱给予对症药物治疗，床下活动宜缓慢，如厕应用人搀扶，防止摔伤。

（3）饮食护理：全身麻醉清醒6h，局部麻醉术后2h给予高热、高蛋白质、高维生素的半流食（如稀饭、馄饨、烂面条、蒸鸡蛋等），3～5d后根据医嘱逐渐改为普食。禁食辛辣、刺激性食物，鼓励并协助患者进食。

（4）药物治疗的护理：按医嘱给予抗生素、维生素、止血等药物治疗，注意观察药物的效果及反应并做好记录。

（5）洗头时注意避开切口，避免污水进入外耳道。

（6）复测听力，以观察手术效果。

（7）正确滴耳法：患者取侧坐位，头略偏向健侧或取健侧卧位，患耳朝上。先用小棉拭子清洗外耳道，后轻拉耳郭，充分显露耳道，将2滴或3滴药液滴入耳道内，用手轻轻挤压耳屏数次。将药液压人中耳腔，嘱患者保持原位3～5min。注意药物应温度适中，过冷、过热可刺激内耳发生眩晕，甚至眼震，滴耳剂勿接触耳郭或外耳道口，以免污染药液。滴药时，小儿应将耳郭向下牵拉，成年人则向后上牵拉。

【健康指导】

1.锻炼身体，提高身体素质，积极预防和治疗上呼吸道感染。

2.进行卫生宣传教育,尤其是对患耳的卫生保健。出院后,半年内禁游泳,3个月内禁乘飞机,1个月内禁用患侧咀嚼坚硬食物,勿食辛辣、刺激性食物。

3.定期复诊,病情有变化时及时就诊。

4.给患者提供安静,舒适的修养环境,减少外界刺激保证睡眠。

5.常用耳机收听者,尽量避免使用耳机或收听时间不宜过长。

6.烟、酒可导致内耳损伤,引发听力障碍,有此习惯者应尽早戒除。

7.合理饮食,均衡营养。指导患者进食高蛋白质、高热量、高维生素的易消化的流食、半流食,与患者家属一同制订适合患者的营养饮食方案。

（李美娟）

第六节　梅尼埃病

【概述】

梅尼埃病是指原因不明的、以膜迷路积水为主要病理特征的内耳病。本病多见于青壮年,多为单耳发病,常反复发作。目前认为本病可能与内耳微循环障碍、病毒感染、变态反应、维生素缺乏、内分泌失调、精神因素等内淋巴生成过多及(或)内淋巴吸收减少有关。膜迷路积水使囊斑、壶腹嵴、螺旋器受压,患者出现眩晕、耳鸣、听力下降等症状。治疗原则为调节自主神经功能,减轻内耳积水,改善内耳微循环。

【护理评估】

1.健康史　询问了解既往有无眩晕发作史,有无全身慢性疾病,工作性质及环境,有无药物过敏史。

2.身心状况　表现为突发性旋转性眩晕、颠簸感或倾倒感,常伴有高音调耳鸣、听力下降、耳内胀满感以及面色苍白、恶心呕吐、出冷汗、脉搏细速、血压下降等自主神经兴奋症状,一般持续数十分钟至数小时,发作时意识清楚。间歇期症状可完全消失,反复多次发作可导致永久性耳鸣,听力下降逐渐加重。耳镜检查见外耳道及鼓膜正常。

3.辅助检查　前庭功能检查,发作期可见到旋转性水平性自发性眼震;动态平衡功能检查结果异常。听力检查为感音神经性聋。脱水剂试验阳性。

【护理问题】

1.感知改变　听力损失,与膜迷路积水有关。

2.恐惧眩晕、耳鸣发作时,患者意识清楚,倍感痛苦。

3.有受伤的危险　与眩晕发作时平衡失调有关。

【护理措施】

1.心理护理　多关心安慰患者,解释病情,消除其恐惧心理,特别是久病、频繁发作伴神经衰弱的患者更应多耐心解释,争取治疗护理配合。

2.治疗护理　发作期嘱患者卧床休息,进食高蛋白、高维生素、低脂肪、低盐饮食,保持病房安静整洁,全程协助患者进行必要的辅助检查,防止摔倒。

3.用药护理　遵医嘱给予前庭神经抑制剂、抗胆碱能药、利尿脱水剂、血管扩张剂及钙离子拮抗剂等对症治疗。

【健康指导】

指导患者平时保持良好的心态,生活和工作有规律,保证充足的睡眠,避免受凉、劳累过度及精神紧张。

（李美娟）

第七节 耳痛

耳痛大多系耳部炎症所引起,少数为其他耳病。现代医学的外耳道疖、急性外耳道炎、急慢性化脓性中耳炎及其并发症,还有非炎性疾病,如耵聍栓塞、鼓膜外伤等皆可引起耳痛。耳痛程度视疾病的性质和患者对疼痛的敏感度而异。

【病因病机】

多因挖耳损伤耳道肌肤,风热邪毒乘机侵袭,上犯耳窍,阻滞经脉而为病。

风热湿邪侵袭传里,引动肝胆之火,或肝胆素有内热,循经上蒸,热邪搏结于耳窍,火热炽盛,蚀腐鼓膜,甚则蚀骨而疼痛。

脓耳火热炽盛,热毒深伏于里,内陷营血,心神受扰而致痛。

余毒滞耳,素体虚弱,或久病气血不足,正气不御邪,邪毒滞留,壅遏耳内,致耳肿、耳痛、流脓不止。

外伤耳部,或久病入络,导致耳窍脉络不通,气滞血瘀,发生耳痛。

【临床表现】

耳痛可表现为微痛、钝痛、灼热性痛或跳动性痛,如刺如钻,不能耐受,性质剧烈等各种情况。

【诊断要点】

1.耳部疾病,包括外耳(耳廓、外耳道)、中耳疾病,临床上常由外耳损伤、炎症、异物刺伤、耵聍膨胀嵌顿等所引起,外耳除有充血、水肿外,常伴有张口咀嚼障碍以及耳屏压痛或耳廓牵拉痛,但中耳炎及其并发病或中耳癌肿引起的耳痛却并无上述外耳痛的体征,此类耳痛又称为原发性耳痛。

2.由于邻近或远离器官的神经反射所致的耳痛,如口腔科的阻生牙、龋齿、错位咬合、颞颌关节炎,咽喉部的急性扁桃体炎、扁桃体周围胀肿、扁桃体手术后、溃疡或恶性肿瘤,颈性骨关节炎以及小儿上呼吸道与消化道疾病都可引起牵涉性耳痛,经三叉神经、舌咽神经、面神经、迷走神经及颈神经的分支将疼痛反射到耳部,这种耳痛又称为继发性耳痛。

3.还有一些极少数不明原因的神经痛,多为阵发性疼痛,但专科检查并未见明显病灶。

对于耳痛的患者首先要询问耳痛的性质,如跳痛、压迫性胀痛、针刺样痛、刀割样痛、撕裂痛、牵拉痛等。疼痛有轻有重,持续的时间有长有短。有自发性痛,电有咀嚼吞咽时痛;有耳内深部痛,也有向同侧头颈部放射等。要充分注意其伴随症状的种种特征,以便进行适当的检查,及早确诊。

检查时,不仅要注意耳部及其周围的改变,也要注意鼻腔、鼻咽腔、鼻窦、咽喉、口腔和头颈部的情况。

【处理原则】

1.中医处理原则 运用中医治病的整体观,调和脏腑经络功能,使四肢随意,九窍通畅,消除耳痛。

2.西医处理原则 缓解耳痛,防止感染。耳痛剧烈者可在无菌操作下挑破血疱,酌情服用止痛剂。耳部行透热疗法以促进液体吸收。大疱未破时予 $1\%\sim3\%$ 酚甘油滴耳,大疱破后可滴 0.5% 金霉素甘油。服用抗病毒剂,全身应用抗生素,以防继发细菌感染。

【一般护理】

1.心理护理 关心安慰患者,稳定患者情绪。分散患者注意力,减轻疼痛。

2.休息与饮食 耳痛的患者应注意休息,给予软质食物,以免用力咀嚼使耳痛加重。多食新鲜蔬菜、水果,多饮水,保持大便通畅。

3.病情观察

(1)密切观察患者患耳痛的程度及耐受情况。

(2)观察患者有无合并耳流脓、头痛及发烧等各种情况。

4.治疗护理

(1)给予适当的有效止痛剂。

(2)给予相应的滴耳剂、滴鼻剂,解除炎症,缓解疼痛,保持咽鼓管通畅。

(3)针对病因给予处理。

(I)患者耳痛时应及时去医院诊治,不要延误病情。

(2)耳痛时不宜饮酒。

(3)预防感冒。

(4)不要用尖锐的物体挖耳。

（李美娟）

第八节　耳鸣

耳鸣是指自觉耳中鸣响而周围环境中并无相应的声源。它可发生于单侧,也可是双侧。它是耳的听觉机能发生紊乱的一种常见症状,多为主观性。有时患者自觉鸣声来自头颅内部,可称为"颅鸣"或"脑鸣"。中医还有聊啾、苦鸣、蝉鸣、耳数鸣、耳虚鸣、暴鸣、渐鸣等不同名称。

耳鸣与耳聋临床上常常同时或先后出现,两者的病因病理及施治原则也基本相似。它们既是多种耳科疾病乃至全身疾病的一种常见症状,有时也可单独成为一种疾病。现代医学的突发性聋、爆震性聋、传染病中毒性聋、噪声性聋、药物中毒性聋、老年性聋、耳硬化症以及原因不明的感音神经性聋、混合性聋等疾病均可有耳鸣发生。

【病因病机】

外感风热,或风寒化热,肺失宣降,致外邪循经上犯耳窍,清空之窍遭受蒙蔽,失去"清能感音,空可纳音"的功能,而导致耳鸣、耳聋。

情志抑郁或暴怒伤肝,致肝失调达,气郁化火,均可导致肝胆火热循经上扰耳窍,引起耳鸣、耳聋。

饮食不节,过食肥甘厚腻,使脾胃受伤;或思虑过度,伤及脾胃,致水湿不运,聚而生痰,久则痰郁化火,痰火郁于耳中,壅闭清窍,从而导致耳鸣耳聋。

气机不畅,气滞则血瘀;或因跌仆爆震、陡闻巨响等伤及气血,致瘀血内停;或久病入络,造成耳窍经脉壅阻,清窍闭塞,发生耳鸣或耳聋。

先天肾精不足,或后天失养,恣情纵欲,伤及肾精;或年老肾精亏损,肾阴不足,则虚火内生,上扰耳窍;肾阳不足,则耳窍失于温煦,引起耳鸣耳聋。

劳倦、思虑过度,饮食不节,致脾胃虚弱,清阳不升,气血化生之源不足,而致气血亏虚,不能上奉于耳,耳窍经脉空虚,导致耳鸣;或大病之后,耗伤心血,心由亏虚,耳窍失养亦致耳鸣耳聋。

【临床表现】

患者多表述耳鸣为蝉鸣、嗡嗡声、吹风声、汽笛声或高低音交杂声,可持续或间接鸣响。

【诊断要点】

耳鸣为自觉耳内鸣响、妨碍听觉。脑鸣为自觉脑内鸣响,而与耳鸣不同。耳聋为双耳或单耳不同程度的听力减退,甚至全聋无所闻,可与自觉耳内鸣响,妨碍听力的耳鸣相鉴别。耳聋除可由耳病导致外,许多全身病变亦可引起,但一般不单独作为疾病诊断。

【处理原则】

1.中医处理原则　因耳鸣的发病原因复杂,通常是根据病因病情而选择中医疗法,如疏表法、清肝法、补肾法、补气血法、补心肾法、化瘀法、化痰除湿法等。

2.西医处理原则　有耳鸣的患者应到医院做详细检查,尽量找出引起耳鸣的病因,采取针对病因的特殊治疗或对症治疗。对症治疗的方法有:药物治疗、掩蔽疗法、心理治疗、自助康复法等。

【一般护理】

1.心理护理

(1)关心安慰患者,告知其本病的发展规律与防治措施,解除其思想顾虑,使其心情舒畅。

(2)耳鸣的疗程较长,须告知患者,使其有足够的信心配合治疗。

2.休息与饮食

(1)注意休息,保证充足睡眠,睡前不要饮浓茶。必要时可给予镇静剂。

(2)忌烟酒,少食辛辣刺激性食物,保持大便通畅。

3.病情观察　观察患者耳鸣的声响大小、性质、发作时间,以及治疗后的改善情况。

4.治疗护理

(1)悉心给予耳针、体针、理疗等治疗。

(2)如合并有耳聋、眩晕者,请参照相应篇章。

【健康教育】

1.加强锻炼,保证睡眠。良好的睡眠是耳鸣缓解与治愈的保障。

2.保持心睛舒畅。

3.按医嘱用药,坚持治疗。

(李美娟)

第九节　耳流脓

耳流脓是耳部炎性病变的主要症状之一。常见疾病有外耳道炎、外耳道疖、急慢性中耳炎及耳源性并发症等。耳脓的质、量、气味、色泽因疾病不同而异。中医古籍对耳流脓有颇多记载,称为黄脓、红脓、白脓、青脓,耳内流出脓水臭秽者,称为耳疳。

【病因病机】

1.风热外袭或风寒化热循经上犯,风热邪毒结聚耳窍而为病。

2.风热湿邪侵袭传里,引动肝胆之火,或肝胆素有内热,循经上蒸,热邪搏结于耳窍,火热炽盛,蚀腐鼓膜,化腐成脓。

3.素体脾胃虚弱,健运失职,湿浊内生,加之正不胜邪,邪毒滞留,与湿浊困聚耳窍,以致脓耳缠绵难愈。

4.肾精亏耗,耳窍失养,邪毒乘虚侵袭或滞留,使脓耳迁延难愈,肾虚耳部骨质失养,不堪邪毒腐蚀,久之骨腐脓浊而臭。

【临床表现】

耳流脓有新旧之分,多表现为脓黄白、黄稠、黑腐臭秽,或有豆腐渣样物、量可多可少。

【诊断要点】

1.病史　有脓耳病史。

2.临床症状　脓耳急发,耳痛较剧,流脓黄稠,耳后红肿疼痛,伴壮热,头痛如劈,全身不适。

3.局部检查　耳后完骨红肿压痛,外耳道深部后上壁红肿触痛,可出现"下塌"现象;病情进一步发展,则见耳后肿胀,触之可有波动感,肿起处穿刺可抽出脓液。耳后沟消失,耳廓被推向外、前、下方。如脓液穿溃皮肤,形成耳后瘘管,则反复发作,经久难愈。

4.其他　乳突 X 线或 CT 扫描有骨质破坏。

【处理原则】

1.中医处理原则　本病应根据起病的缓急,脓液的质、量、色,结合所兼症状及舌脉等情况,综合辨证。一般来说,初期多为实证、热证;流脓日久,多属虚证或虚中夹实。按其脓色,黄脓多为湿热,红脓多为肝胆火盛,白脓多为脾虚,流脓臭秽黑腐者,多为肾虚。临证治疗时,在辨证用药的基础上,应注意排脓法的运用。

2.西医处理原则　化脓性中耳炎在治疗方面,局部治疗及用药是首选。除非局部治疗无效,否则不需要使用口服或针剂等全身性作用的药物。因为局部治疗药物比较安全,直接作用于病灶,与口服或针剂等全身性药物相比,不会产生全身副作用。

【一般护理】

1.心理护理　应耐心向患者解释病情,介绍治疗方案,告知预后的信息(鼓膜修复情况、病情反复发作情况等),使患者心情舒畅、情绪稳定,能积极配合治疗。

2.休息与饮食　尽量卧床休息,卧时患耳向下,以便脓液引流。进易消化、富含营养的软质食物。

3.病情观察

(1)每日细心多次地观察耳道分泌物的量、性质、气味,注意耳后有无红肿、压痛。如出现恶心、呕吐、剧烈头痛,或耳流脓后患者出现烦躁不安等异常情况时,均提示有并发症的可能,应及时与医生联系。

(2)小儿应注意观察有无发热、烦躁、抓耳、不向患侧卧睡等表现,并及时报告医生。

4.治疗护理

(1)清除耳部脓液:这是治疗本病的首要问题。必须彻底清除外耳道和中耳内潴留的分泌物,否则任何局部抗炎药物都不易奏效。每次诊治必须认真、细心、耐心。

1)干拭法:对脓液少者,可用消毒棉签仔细拭净外耳道和中耳内的脓液与脓痂。

2)湿洗法:脓液稠厚而多者,可用3%双氧水或生理盐水,滴入耳内片刻后,用消毒棉签将脓液和药液拭净。或教会患者自己清理,即将双氧水滴入后任其随脓液流出,如此反复数次后,拭干水分再滴入抗生素。

(2)滴耳药的应用:用药前一定要先清除脓液及秽物,滴耳时宜侧卧,患耳向上,滴入药液后用手指轻轻按压耳屏数次,使药液能到达患处并停留较长时间。选用抗生素类药物或中药清热解毒排脓滴耳剂,使用时应注意药物的名称、剂型、浓度与使用说明,并严密观察用药后患者的反应,如有无耳鸣、眩晕,或其他不适感。

(3)滴鼻药的应用:选用1%麻黄碱或中药滴鼻剂,让患者取仰卧位,头后仰并向患侧微偏30°,以便药物经鼻腔到达鼻咽部咽鼓管开口处。滴鼻后轻吸鼻。

(4)高热者可施以擦浴,或适当应用退热剂。

(5)耳痛剧烈者遵医嘱给予恰当的止痛剂。并多巡视患者,与其沟通,分散其注意力,减轻疼痛。

【健康教育】

1.教会患者正确擤鼻的方法。

2.洗头时勿使污水流入耳内,不做水上运动。

3.增强抵抗力,预防感冒。

4.教会患者正确的滴鼻、洗耳、滴耳方法。

(李美娟)

第十节　先天性耳聋

【病因及发病机制】

先天性聋为内耳及听中枢器质性改变引起的听力减退。

1.**遗传性聋**　继发于基因、染色体异常所致听觉器官发育缺陷,出生时已存在听力障碍,多数伴有其他部位或系统畸形的遗传异常综合征。

2.**非遗传性先天性聋**　妊娠期母体因素或分娩因素引起的听力障碍,如母体病毒感染、传染病、耳毒性药物、产伤或胆红素脑病症多为先天双侧重度以上聋。

【适应证】

1.双耳全聋或听阈在 95db 以上的感音性聋。

2.年龄>1 岁,语前聋 2.5~12 岁,语后聋成年患者。

3.助听器及其他助听装置无法改善听力。

4.耳蜗微音电位消失,内耳无先天性畸形。

5.具有改善听力的强烈愿望及对人工耳蜗的正确认识和适当的期望值。

6.全身健康状况良好。

【禁忌证】

1.耳蜗后病变引起的神经性聋,如听神经病术后。

2.电刺激试验阴性的耳聋。

3.有精神病史。

4.中耳有感染性病变。

5.内耳结构畸形、硬化、骨化。

【治疗原则】

全身麻醉下,做耳后弧形切口,切开皮肤、皮下,显露乳突骨质。按照移植物的大小在乳突后部骨质上用电钻磨出一个相应大小的骨床。骨床周围用小的切割钻头磨出若干个小孔,以备穿线固定移植物。行乳突开放术,开放鼓窦。开放后鼓室,显露砧镫关节及鼓岬,用直径为 1.2mm 的金刚钻头在鼓岬上开窗,插入试验电极。然后把待移植的人工耳蜗放入准备好的骨床内,将刺激电极从鼓岬开窗处插入耳蜗。

【护理评估】

1.**听力学评估**　耳聋的程度、详细的病史,耳聋的原因。

2.**医学评估**

(1)耳科常规检查:对中耳情况进行评估,鼓膜完整,咽鼓管功能正常,无急、慢性感染或分泌性中耳炎。若存在上述疾病需先治疗这些疾病。

(2)影像学检查:CT 扫描可较满意地显示耳蜗骨化情况,并可排除先天性耳蜗发育缺陷。MRI 可帮助了解耳蜗淋巴间隙纤维化阻塞的程度,有助于选择相应的电子耳蜗装置及其电极的类型。CT 和 MRI 对了解听神经的完整性可提供有用的信息。

(3)听力学检查:纯音测听、ABR、耳声发射及言语测听等。

(4)佩戴助听器评估:判断对听力的帮助程度。

(5)会谈:对患者病因、病情进行了解。

1)对患者及其家属的心理进行了解。

2)向患者和其家属介绍人工耳蜗知识。

3)帮助正确认识人工耳蜗,并结合具体情况树立正确期望值。

【护理要点及措施】

1.**术前准备要点**

(1)做好家属的心理护理,对术后期望值不可太高,后期语言训练时间较长,且个体差异大,家属要有耐心,要坚持。

(2)备皮范围:剃光头,刮半个头。

(3)全身麻醉术前准备

1)患者洗澡、剪指(趾)甲、剃须,做好个人卫生。

2)手术前一晚,遵医嘱给予镇静催眠药,保证患者休息。

3)保暖,预防感冒,禁烟、禁酒 2 周以上。

4)禁食、禁水 6～8h,防止全身麻醉后误吸,导致吸入性肺炎。

5)术日晨遵医嘱给予术前针。

6)将病历、CT 片、术中用药带入手术室。

2.术后护理要点

(1)全身麻醉术后常规护理。去枕平卧 6h,术后 24h 内每 1h 测血压、脉搏、呼吸 1 次,每 4h 测体温 1 次。如有呕吐,头偏向一侧,吐出口中呕吐物,保持呼吸道通畅。

(2)观察伤口情况,注意有无血肿。

(3)卧床休息 3d,避免剧烈运动,防止电极脱落。

(4)观察有无面瘫、头晕、耳鸣、面部肌肉无力或抽搐等并发症。

3.术前护理措施

(1)按耳鼻咽喉科疾病术前护理常规。

(2)术前指导:向其家属交代麻醉方式,指出术前禁食、禁水的重要性,避免个别家长因怕患儿饥饿而给患儿进食,导致麻醉插管时呕吐造成误吸的危险。对年龄大一些的聋儿及成年患者,应采用适合他们的交流方式(唇语或书写)进行术前宣传教育。

(3)物品准备:术前要患者进行各项检查,包括 X 线、CT、磁共振等,以便更好地了解内耳有无畸形情况。

(4)患者准备:术前备皮。

4.术后护理措施

(1)按耳鼻咽喉科一般护理常规护理。

(2)注意观察患者的意识情况,在患儿下床活动时,尤其应注意保护患儿的安全,并防止留置针脱落、抓挠伤口、坠床等。

(3)术后由于伤口疼痛,局部包扎等带来的不适,应避免哭闹及头部左右剧烈摆动等情况,必须专人护理,应让其家属学会如何配合护理。看护好患儿,保证其安全,避免头部置人体电极脱落或移位。必要时遵医嘱给予镇静药。

(4)预防伤口感染

1)每日观察伤口敷料情况,检查有无渗血、渗液,包扎松紧是否适宜,避免过紧引起不适或耳郭压疮、过松敷料脱落引起细菌侵入伤口,发现异常应及时报告医生,给予及时处理。

2)保持床单位清洁,被服随时更换,限制其家属探视。

3)术后当日起遵医嘱给予抗感染治疗 3～5d。留置小儿静脉套管针,可以减少患儿因反复穿刺而造成的静脉损伤和痛苦。

(5)预防呼吸道感染:由于全身麻醉气管内插管,部分患儿术后有咽痛、咳嗽、痰多等现象。应鼓励患儿多喝白开水,病房定时开窗通风,保持空气清新。患儿哭闹时,不要强迫进食,防止误吸。

(6)观察有无面瘫的发生:术后仔细观察患者是否有面部抽搐,眼睑闭合是否有隙,能否双眼同时闭合,进食时味觉是否减退或消失;有无嘴角歪斜、鼓气有无漏气等。

(7)观察术后有无脑脊液漏:术后应适当限制患儿活动,防止电极脱位及磁铁移位,应指导聋儿家属限制聋儿做跑跳等剧烈活动,术后预防上呼吸道感染,避免打喷嚏以免增高颅内压力、防止耳漏发生。

【健康教育】

1.进行置入术后 1 个月,进行开机调试,术后康复被认为是人工耳蜗使用者能否成功的关键性因素,语后聋患者置入人工耳蜗恢复言语交流,而语前聋的患儿在开机听到声音后,其听力年龄只有零岁,需要从察觉声音开始,逐渐学会区别确认声音、理解言语,发展到说话等。康复训练由专业人员与家长共同配合进行。

2.人工耳蜗是精密的电子设备,要精心护理,注意避免噪声和耳聋性药物的使用、避免头部置入部位的抓挠和碰撞,不能接近强磁场、高电压等。如避免 MRI 检查,少做 CT 检查等,对人工耳蜗体外部件应避免潮湿和淋雨,告知家长语言训练的重要性和方法。介绍电子耳蜗公司及医生的联系方法,以便出现相关情况及时联系和咨询。

(李美娟)

第十一节　突发性耳聋

突然发生的听力损失称突发性耳聋,这种耳聋大多为感音神经性。许多疾病都可以引起耳聋,特发性耳聋,则是指突然发生的、原因不明的感音神经性听力损失,患者的听力一般在数分钟或数小时内下降至最低点,少数患者可在 3d 内,可同时或先后伴有耳鸣及眩晕,除第Ⅷ对脑神经外,无其他脑神经症状。目前,临床上多将这种特发性耳聋称为"突发性耳聋"。由迷路(内耳)窗膜破裂引起的突聋已作为一个单独的疾病,不再包括在突发性耳聋之内。

【病因与发病机制】

1.病毒感染学说　据临床观察,不少患者在发病前曾有感冒史,不少有关病毒的血清检查报告和病毒分离结果也支持这一学说。据认为许多病毒都可以与本病有关。

2.内耳供血障碍学说　内耳的血液供应来自迷路动脉,而迷路动脉基本上是供应内耳血液的唯一动脉,特发性耳聋可因血栓或栓塞形成、出血、血管痉挛等引起。

【临床表现】

本病多见于中年人,男女两性发病率无明显差异,病前大多数无明显全身不适感,但多数患者有过度劳累、精神抑郁、焦虑状态、情绪激动、受凉或感冒史。患者一般均能回忆发病的准确时间、地点及当时从事的活动,1/3 患者在清晨起床后发病。

1.听力减退　可为首发症状。

2.耳鸣　可为始发症状。患者突然出现一侧耳鸣,音调很高,同时或相继出现听力迅速减退,经治疗后,多数患者听力虽可提高,但耳鸣可长期不消失。

3.眩晕　约 50% 的患者在听力减退前或听力减退发生后出现眩晕,大多伴有恶心、呕吐、出冷汗、卧床不起。以眩晕为首发症状者,常于夜间睡眠之中突然发生,与梅尼埃病不同,本病无眩晕反复发作史。

4.其他　部分患者有患耳耳内堵塞、压迫感,以及耳周麻木或沉重感。多数患者单耳发病,极少数可同时或先后相继侵犯两耳。

【相关检查】

1.听力测试　纯音听力曲线示感音神经性聋,大多为中度或重度聋。

2.重振试验　阳性。

3.声导抗测试　镫骨肌反射域降低,无病理性衰减。

4.前庭功能测试　眩晕后进行,正常或明显下降。

【治疗原则】

本病虽有自愈倾向,但切不可因此等待观望或放弃治疗。应当尽一切可能争取早期治疗。治疗一般在初步筛查后(24h 内)立即开始,然后在治疗过程中再同时进行其他的检查。其听力可自行得到程度不等的恢复,但少数患者成为永久性聋。听力损失严重者,预后较差,一般在 7～10d 开始治疗者,效果较好。

【护理评估】

1.健康史及相关因素　有无对生活质量的影响,发病特点。

2.一般情况　患者的年龄、性别、职业、婚姻状况、营养状况等,尤其注意与现患疾病相关的病史和药物应用情况及过敏史、手术史、家族史、遗传病史和女性患者生育史等。

3.发病特点　患者是否存在耳鸣,是否有眩晕、呕吐等其他伴随症状。

【护理要点及措施】

1.认真做好入院评估:在热情接待患者的同时,了解其生活环境、学历、职业、人格类型、收费类别、家庭情况等,全面评估患者的情况;在治疗过程中,对患者采取个体化、有针对性地心理护理,对治疗将起到积极有效的作用。

2.为患者提供安静舒适的休养环境。

3.遵医嘱给予按时治疗。

4.饮食护理:给予患者低盐、低脂饮食。

5.向患者进行健康教育,协助患者了解疾病的相关知识,告知心理状态对疾病的影响,向患者讲解本病的发病机制,治疗方案,每一项治疗的目的,疾病转归中可能出现的情况。使患者积极配合治疗及护理,劳逸结合。

6.指导患者注意休息、增强体质、预防感冒,宜清淡饮食,忌烟、酒、茶、咖啡等。避免情绪激动及过度疲劳,加强患者各方面的生活指导,减轻不良情绪,以提高治疗的效果。

7.心理护理:与患者建立有效的沟通。了解患者的病情及思想变化,对出现的问题尽可能及时解决,生活上给予照顾,进行心理疏导,减少患者焦虑及抑郁的负面情绪。

【健康教育】

1.出院后低盐、低脂饮食,戒烟酒。

2.加强体育锻炼,增强体质,避免上呼吸道感染。

3.生活规律,戒焦戒躁,保持乐观态度,避免情绪波动,注意休息,避免劳累。

4.避免强声、噪声刺激,如避免长时间戴耳机听音乐、避免放爆竹、在迪厅娱乐等。

5.积极治疗相关疾病,如高血压、糖尿病等;避免使用耳毒性的药物:如目前已知的耳毒性药物有数十种之多,常用的有氨基糖苷类抗生素,庆大霉素、链霉素等;大环内酯类抗生素,如乳糖酸红霉素;其他抗生素,如氯霉素等。耳毒性的抗肿瘤药物,如顺铂、卡铂等;解热镇痛抗炎药,如阿司匹林(乙酰水杨酸);抗疟药,如磷酸氯奎;襻利尿药,如呋塞米(呋喃苯氨酸)、依他尼酸(利尿酸)等。

(李美娟)

第十二节　听神经瘤

【病因与发病机制】

听神经瘤原发于第Ⅷ对脑神经鞘膜上的肿瘤,为神经膜瘤,或称血旺细胞瘤。表现为一侧进行性感音神经性聋,少数表现为突聋。伴有面神经麻痹,耳鸣和前庭功能减退。其他有面部麻木、味觉障碍、角膜反射减退等。

【适应证】

内听道及桥小脑角处的听神经鞘膜瘤。

【治疗原则】

手术治疗。

1.颅中窝入路　耳前上纵切口,颞鳞部做 3cm×4cm 骨窗,分离脑膜,显露颅中窝底,定位后,磨开内听道骨壁,分别行听神经瘤切除、前庭神经切断、面神经梳理、血管减压术等。

2.迷路进路　耳后切口,乳突根治,磨除迷路,显露内听道,行听神经瘤切除。

3.乙状窦后及枕下入路　S形或厂形切口,开骨窗,剪开脑膜,分离或部分切除小脑,显露桥小脑角及周围组织,行听神经瘤切除,神经、血管减压术。

【护理问题】

1.部分生活自理能力缺陷　与卧床有关。

2.便秘　与术后卧床活动量减少有关。

3.睡眠形态紊乱　与患者昼间睡眠过多有关。

4.活动无耐力　与术后卧床有关。

5.潜在并发症　与感染有关。

6.知识缺乏与患者不了解手术过程,担心预后有关。

【护理要点及措施】

1.术前准备要点　听力学、前庭功能、X线、CT、MRI检查。

2.术后护理要点

(1)观察生命体征,防止脑出血及脑水肿。

(2)预防并发症。

3.术前护理措施

(1)按耳鼻咽喉科术前护理常规。

(2)全面评估患者:包括健康史及相关因素、身体状况、生命体征,以及神志、精神状态、行动能力等。

(3)心理护理:对患者给予同情、理解、关怀、帮助,告诉患者不良的心理状态会降低机体的抵抗力,不利于疾病的恢复,解除患者的紧张情绪,更好地配合治疗和护理。

(4)饮食护理:指导患者多进食富有营养、易消化、口味清淡的食物,以加强营养,增进机体抵抗力。

(5)术前指导:包括介绍耳科中耳疾病的相关知识,使患者对疾病有正确的认识。说明手术治疗的必要性。介绍手术医师的临床经验及技术水平。介绍手术的大致过程及配合方法。由于术后需要长期卧床,应协助患者进行床上使用便器排便训练。

(6)术前准备

物品准备:准备术中用物,如病历、X线胸片、CT、MRI等各种检查结果等。

患者准备

1)全面评估患者的一般情况,包括体温、脉搏、呼吸、血压、神志、行动能力、健康史、精神状态及身心状况等。

2)遵医嘱给予术区备皮、应用抗生素等。

3)肠道准备:夜间20:00行开塞露清洁灌肠,24:00后禁食、禁水。

4)睡前遵医嘱给予地西泮口服,保证患者良好睡眠。

5)手术当日晨禁食、禁水,遵医嘱注射术前针。

4.术后护理措施

(1)按耳鼻咽喉科涉颅手术及全身麻醉手术后护理常规护理。

(2)病情观察:监测生命体征变化,重点观察患者神志及伤口引流、渗血情况,如发现患者不能恢复意识,或意识恢复后,再突然或逐渐昏迷,瞳孔散大,呼吸困难,高热,血压升高,肢体强直等均应疑为颅内出血,应立即报告医生处理。

(3)引流管的护理:术后患者留置尿管及输液管,活动、翻身时要避免管道打折、受压、扭曲、脱出等,引流期间保持引流管通畅。

(4)基础护理

1)患者手术清醒后,可将床头抬高15cm,以利于呼吸,降低颅压,减少出血,便于分泌物引流。

2)患者卧床期间,应保持床单位整洁和卧位舒适,定时翻身、按摩骨突处,防止皮肤发生压疮。

3)满足患者生活上的合理需求。

4)做好晨间、晚间护理。

5)加强口腔护理,保持口腔清洁,遵医嘱给予雾化吸入,协助叩背排痰,适当的床上活动,防止肺部感染及下肢静脉血栓的发生。

(5)输液的护理:及时观察输液处皮肤及血管情况,如有红肿、疼痛及外渗等情况,应及时拔除针头,更换输液部位。应用脱水、降颅压药物时,注意观察尿量,并做好记录,动态监测患者电解质情况,遵医嘱及时补充钾、钠、钙、氯等电解质,及时纠正或防止发生电解质紊乱。

(6)饮食护理:做好饮食指导,鼓励进食清淡、易消化、高蛋白质饮食,食物不宜过硬,以免牵拉伤口引起不适和疼痛,影响伤口愈合。对面瘫、进食呛咳的患者,应指导进食方法,如仍不能改善情况,不能正常进食,应报告医生,给予留置胃管,或加强静脉营养的补充。

(7)心理护理:进行术后康复指导,了解患者有哪些不适症状,并给予对症处理,协助患者减轻不适感,鼓励患者增强战胜疾病的信心。同时做好其家属的心理辅导工作,给予鼓励和支持。

(8)专科护理:术后3d应卧床休息,告知患者术后如果出现头晕、恶心、呕吐等不适症状应及时报告护士,对面瘫造成眼睑闭合不全的患者,可局部涂以金霉素眼膏,再用湿纱布覆盖,指导患者减少头部独立运动,应卧床休息,勿用力排便,可以下床活动时勿做低头、弯腰捡东西等使颅压增高的动作,避免加重头晕,必要时遵医嘱给予对症药物治疗,下床活动时要缓慢,如厕要有人搀扶,防止摔伤。

(9)用药护理:讲解药效及用药目的,指导患者正确的用药方法。

【健康教育】

1.休养环境应安静舒适,注意通风换气,保持室内空气新鲜。

2.预防呼吸道感染,避免去人多的公共场所。

3.避免重体力劳动,进行适当的体育锻炼,以利于增强体质,预防感冒。

4.避免紧张、激动的情绪,有利于疾病康复。

5.饮食上应选择富含丰富维生素、高蛋白质的食物,以增强体质,利于切口愈合。

6.保持外耳道的干燥,如游泳、洗澡时,污水进入耳内应立即拭净,及时清除或取出外耳道耵聍和异物。

7.如出院后出现外耳道流水、眩晕、面瘫及出现脑脊液漏、听力减退者,应立即就医。

8.遵医嘱按时服药,定期门诊换药复查。

(李美娟)

第十三节　中耳癌

【概念】

中耳癌好发于40～60岁,男性多见,以鳞状上皮细胞癌最常见。

【相关知识】

(一)临床特征

1.多数患者有慢性化脓性中耳炎病史。

2.早期可有外耳道血性分泌物;晚期耳内流脓血性、恶臭分泌物,伴有耳深部疼痛及头痛、耳鸣、听力减退、眩晕、面瘫、张口困难等。

3.肿瘤侵犯颅内时引起颅神经症状;侵蚀大血管,可引起致命性出血。

4.检查:外耳道或鼓室内可有触之易出血的肿物。

(二)治疗要点

尽早手术切除,辅以放疗、化疗及中医治疗。

【观察与护理要点】

(一)病情观察

观察患者耳痛的程度和性质,外耳道分泌物的性状及气味,有无面瘫、眩晕及颅神经受累症状和阳性体征,评估病情的发展程度,为鉴别诊断及治疗提供依据。

(二)术前护理要点

1.心理护理及健康教育:向患者及其家属介绍本病的特点、手术方法、麻醉方式、治疗效果及各项检查的目的与要求,解释术前准备的目的、内容和注意事项,了解患者的心理状况和需求,针对其心理特点,给予疏导和安慰,使患者了解病情、消除焦虑不安及恐惧情绪,积极配合治疗和护理。

2.协助患者完成各项化验检查,如颞骨CT、胸透、心电图、血及大小便常规、凝血四项、肝功能等,了解患者的全身状况,排除手术禁忌证。

3.呼吸道准备:注意保暖,保持口腔卫生,预防上呼吸道感染。

4.双氧水清洗外耳道,以消除恶臭味。

5.训练患者床上大小便的方法,为术后麻醉清醒期间床上排尿、排便做准备。

6.皮肤及卫生准备:术前1日下午剃光头,男病人剃须、沐浴、更衣、剪短指(趾)甲。询问药物过敏史,按医嘱做药敏试验并记录结果。查血型、备血。

7.全身麻醉者手术前6～8小时禁饮食。

8.术前30分钟按医嘱用药,嘱患者排空大小便,取下随身物品(项链、耳环、戒指、手表、活动假牙、发夹、隐形眼镜等)交家属保管。带CT片去手术室。

9.准备麻醉床并消毒床单位,备好术后用物,如氧气装置、血压表等。

(三)术后护理要点

1.卧位与休息 全麻术后去枕健侧平卧6小时,保持呼吸道通畅,按医嘱给予氧气吸入,卧床期间大小便均要在床上。6小时后加枕健侧卧位,如无头痛、头晕等症状,24小时后可适当下床活动。如有眩晕、恶心等不适,请卧床休息,等症状减轻后逐渐增加活动量。保持病室安静、整洁,空气清新,减少陪护、探视。

2.病情观察

(1)严密观察生命体征的变化,及时记录必要时给予心电监护,注意有无面瘫、眩晕、恶心、呕吐等症状、体征,发现异常及时通知医生处理。进入颅内的手术,注意瞳孔、意识的变化及肢体活动情况,并做好记录。

(2)注意切口有无渗血、渗液及渗出物的颜色、性质、量并做录,必要时通知医生;保持敷料清洁、干燥、有效固定;有切口引流者保持引流管固定、通畅,及时记录引流液的性质、量。

3.饮食 全麻清醒6小时后,给予高热、高蛋白、高维生的流质(如米汁、牛奶等)或半流质饮食(如稀饭、馄饨、烂面条蒸鸡蛋等),3～5天后根据医嘱逐渐改为普通饮食。禁食辛辣刺激性食物,鼓励并协助患者进饮食。

4.药物治疗的护理 按医嘱给予抗生素、维生素、止血等药物治疗,注意观察药物的效果及反应并做好记录。

5.洗头时注意避开切口,勿使污水污染切口。

(四)健康指导

1.避免受凉、预防感冒,加强营养,增强体质。

2.面瘫患者注意面部和眼睛的保护,预防面部烫伤、冻伤,及时滴药、涂眼膏、戴眼罩,预防角膜炎。

3.需放疗、化疗的患者请按医生的建议及时治疗。

4.定期门诊随访,如有不适立即就诊。

(李美娟)

第七章　鼻部常见疾病

第一节　鼻骨骨折

【概念】

外鼻突出于面部中央,易遭受暴力而发生鼻骨骨折。鼻骨上部厚而窄,较坚固。下端宽而薄,又缺乏支撑,易受累而引起骨折。鼻骨骨折可单纯存在,也可伴有鼻中隔骨折、眶壁骨折等。

【相关知识】

(一)临床特征

1.外鼻肿胀、疼痛、鼻出血、畸形(外鼻歪斜或下塌、鼻梁变宽),鼻和眼睑部瘀斑。

2.有皮下气肿时,外鼻触诊可有捻发音。鼻中隔偏曲或脱位时,可致鼻塞。鼻腔检查可见鼻黏膜损伤、出血,鼻中隔偏曲及血肿。

3.通过鼻骨正侧位 X 线片或 CT 可判断骨折的位置和类型。

(二)治疗要点

1.骨折复位　应尽量在伤后 2～3 小时内进行,此时组织尚未肿胀,可使复位准确,利于早期愈合。若肿胀明显或出血不止,可暂缓进行,待肿胀消退后再行复位,但应在 10 天内进行,不宜超过 14 天,以免发生错位愈合,增加处理困难。

2.开放性鼻骨骨折　应同期完成清创缝合与鼻骨骨折的复位。

3.鼻中隔损伤出现偏曲、脱位、血肿时,应做开放复位,清除血肿。

4.应用抗生素预防感染。

【观察与护理要点】

(一)病情观察

询问外伤史,了解受伤的时间、程度、外力性质、当时的状况、处理过程。观察鼻面部肿胀的程度、范围,鼻出血的量,有无头痛、头晕、鼻塞、脑脊液鼻漏及休克的表现,通过生命体征的变化,评估病情,做好记录,发现异常立即告知医生,进行积极处理。

(二)护理要点

1.患者取坐位,协助医生进行鼻骨复位。复位后取半坐位,给予鼻面部冰块冷敷,以减轻肿胀和疼痛,减少出血。

2.嘱患者安静休息,将口内的血液吐于弯盘内,不要咽下,以观察评估出血量,避免刺激胃部引起恶心、呕吐等不适。

3.保持病室安静、整洁,空气清新,减少陪护、探视,避免噪音刺激。及时更换污染的衣服、被褥,创造舒适、安全的环境。

4.心理护理:鼻子处于面部最明显处,外伤后影响了面部的美观,特别是年轻患者,唯恐恢复不好,影响将来的工作和生活,表现为焦虑、担忧、紧张。针对患者的心理特点,护理人员应给予适当的安慰、疏导,并根据病情介绍治疗方法、注意事项及预后情况,使患者情绪稳定,积极配合治疗及护理。

5.饮食:根据医嘱给予温凉、富含蛋白质、维生素的流质(如米汁、牛奶、果汁等)或半流质饮食(如稀饭、馄饨、烂面条、蒸鸡蛋等);禁烟酒、忌辛辣、刺激性及过热食物。

6.鼻腔填塞期间,患者经口腔呼吸,口腔黏膜干燥,易发生感染和口唇干裂,可用湿纱布遮盖口唇,鼓励患者多饮水,保持口腔清洁。教会患者控制咳嗽、打喷嚏的方法:指压人中、舌尖抵住上腭、深吸气。保持大便通畅,预防便秘,避免过度用力,以防鼻腔填塞物脱出。

7.复位后,嘱患者切勿碰撞、压迫、手捏鼻部,洗脸时用毛巾擦拭面颊,不要触及鼻部,以保持复位后的位置。

8.药物治疗的护理遵医嘱应用抗菌、止血、维生素等药物,注意观察治疗效果及有无不良反应,及时记录。

(三)健康指导

1.预防受凉感冒;控制烟酒,劳逸结合,增强体质;多饮水,保持口腔清洁;多食新鲜蔬菜、水果,保持大便通畅。

2.在 15 日内不要碰撞、压迫、手捏鼻部,洗脸时用毛巾擦拭面颊,不要触及鼻部,以保持复位后的位置,预防骨折片移位。

3.保持情绪稳定,心情舒畅,避免急躁、暴怒情绪,预防鼻部受伤。

4.如有不适,及时就诊。

(李美娟)

第二节　脑脊液鼻漏

脑脊液经颅前窝底、颅中窝底或其他部位的先天性或外伤性骨质缺损、破裂处或变薄处,流入鼻腔,称之为脑脊液鼻漏。

【病因与发病机制】

外伤致严重的颅底、上组鼻窦骨折,手术创伤等原因所致脑脊液鼻漏,筛窦上壁、筛板和额窦后壁、蝶骨体骨板甚薄或与硬脑膜紧密相连,外伤时若骨板与硬脑膜同时破裂,则发生脑脊液鼻漏。

【临床表现】

外伤时有血性液体自鼻孔流出,其痕迹的中心呈红色而周边清澈,或外伤手术后较长时间,鼻腔流出的无色液体干燥后不呈痂状,应考虑为脑脊液鼻漏。脑脊液鼻漏呈持续性或间歇性,单侧居多,双侧少见。鼻腔流出的液体呈清澈无色,在低头用力、压迫颈静脉等情况下,有流量增加的特点。

【辅助检查】

1.最后确诊依靠葡萄糖定量分析,即脑脊液含葡萄糖量>1.7mmol/L(30mg/100ml);定性分析并不可靠,因泪液或微量血迹可含极少量的葡萄糖,而致检查结果呈假阳性。

2.脑脊液瘘孔定位

(1)鼻内镜法。

(2)CT、MRI 检查是有效、精确的脑脊液漏定位方法。

(3)椎管内注射标记物法:不易辨清瘘孔部位,且有一定危险性。

(4)核素 ECT 检查瘘孔定位法:近年来采用核素 ECT 检查瘘孔定位法发现率较高。

【治疗原则】

1.外伤性脑脊液鼻漏早期大部可用保守法治愈,包括预防感染,降低颅内压,创造条件促进漏孔自然愈合,如采取头高足低卧位,限制饮水量和食盐摄入量,避免用力咳嗽和擤鼻,预防便秘。

2.手术治疗脑脊液漏长期不愈,将导致细菌性脑膜炎,故在行非手术治疗时,必须密切观察病情变化,如非手术治疗无效,应行手术治疗。手术分为颅内法与颅外法。颅内法系由神经外科行开颅术修补漏孔。颅外法又可分鼻内手术法和鼻外手术法修补漏孔,近年应用鼻内镜不仅易于寻找漏孔,且可准确进行修补。

【护理评估】

1.健康史及相关因素　一般情况,如患者的年龄、性别、职业、婚姻状况、营养状况等,尤其注意与现疾病相关外伤史、手术史、疾病史、家族史、遗传病史,患者吸烟史及女性患者生育史。

2.疾病症状　鼻腔流出液体性质、量,在低头用力、压迫颈静脉等情况下流量是否增加。是否伴嗅觉丧失、视物障碍、感觉障碍等。

3.全身疾病　心肺功能评估,全身其他脏器有无功能异常等。

【护理要点及措施】

1.术前护理要点及护理措施

(1)正确收集患者脑脊液鼻漏的标本。

(2)全面评估患者:包括健康史及其相关因素、身体状况、生命体征、精神状态等。

(3)心理护理:心理疏导,解除患者的紧张情绪,以便更好的配合治疗和护理。

(4)饮食护理:指导患者进食有营养、易消化、口味清淡食物,加强营养,增强抵抗力。

(5)术前准备:皮肤准备,剪鼻毛剃胡须,遵医嘱备耳后或备下肢皮肤。肠道准备术前 8h 开始禁食、禁水,术前晚遵医嘱给予开塞露纳肛。抗生素皮肤试验,并记录。

(6)做好患者的术前健康教育。

2.术后护理要点及护理措施

(1)观察患者生命体征变化:包括体温、脉搏、呼吸、血压。

(2)基础护理

1)卧位:患者术后清醒后,采取半卧位或抬高床头 15°~30°,卧床休息 1~2 周,以降低颅内压,利于漏口恢复。卧床期间协助床上活动,预防静脉血栓。给予患者定时翻身、叩背、按摩骨突出处,防止压疮及肺部感染。

2)饮食护理:术后 6h 可进冷流食或冷半流食,禁食辛辣、刺激性食物,勿进食过热食物,防止鼻部血管扩张,引起术腔出血。限制饮水量和食盐摄入量。

3)落实晨、晚间护理。

4)遵医嘱给予定时雾化吸入。

5)满足患者合理的生活需求。

3.专科护理

(1)避免颅内压增高

1)避免受凉、感冒、打喷嚏,避免用力咳嗽、咳痰。

2)保持大、小便通畅,预防便秘,避免用力排便,以免引起颅内压增高,必要时遵医嘱给予开塞露或缓泻药,禁止高压灌肠。

3)及时有效地降低颅压,遵医嘱及时准确应用脱水药,减轻脑组织对修补漏口的压力。

4)避免弯腰、低头及剧烈动作。

(2)密切观察患者有无颅内压增高症状:剧烈头痛、喷射性呕吐等。

(3)观察有无颅内感染,监测患者体温变化,并注意患者有无头痛、呕吐、颈项强直等脑膜刺激征。

(4)密切观察患者有无低颅压症状,观察患者有无头痛、头晕、视物模糊、尿量过多等低颅压症状。如患者出现以上症状,应及时报告医生进行对症处理。

(5)预防感染:遵医嘱应用抗生素,避免屏气、抠鼻、擤鼻。

4.心理护理　脑脊液鼻漏患者由于活动受限,活动时间长,病情反复,担心治疗效果,常出现焦虑、烦躁;另一部分症状较轻者认为生活可以自理,易出现不遵医嘱行为,掌握患者的心理变化,进行健康宣教,以取得患者积极配合。

【健康教育】

1.室内定时开窗通风,保持空气清新,保持室内相对湿度适宜。

2.适当活动,注意保暖,避免受凉、感冒、打喷嚏,避免用力咳嗽、咳痰。

3.饮食指导,勿食用辛辣、刺激性食物,选择富含维生素、蛋白质及粗纤维食物,预防便秘,避免用力排便,必要时应用缓泻药。

4.勿用力擤鼻,注意鼻腔、口腔卫生,戒烟、禁酒。

5.半年内避免重体力劳动和过度弯腰低头动作。

6.定期门诊复查,如有咸味液体流经口咽,或鼻部有清水样液体流出等情况随时就诊。

(李美娟)

第三节　鼻疖

【概念】

鼻疖是鼻前庭、鼻尖、鼻翼单个毛囊、皮脂腺或汗腺的局限性急性化脓性炎症。

【相关知识】

(一)常见病因

1.挖鼻或拔鼻毛损伤了鼻前庭皮肤。主要的致病菌为金黄色葡萄球菌。

2.继发于鼻前庭炎。

3.糖尿病及抵抗力差者易患。

(二)临床特征

起病急,初期局部红肿、触痛,可伴有低热和全身不适。随着病情的发展,疖肿形成,局部跳痛,顶部出现黄色脓点,体温升高,颌下或颏下淋巴结肿大、压痛。1周内脓肿成熟后自行破溃,流出脓液,全身症状好转。

(三)并发症

1.鼻翼或鼻尖部软骨膜炎。

2.颊部及上唇蜂窝织炎。

3.眼蜂窝织炎。

4.海绵窦栓塞:为鼻疖最严重的并发症,多因挤压疖肿使感染扩散,经内眦静脉、眼上下静脉而入海绵窦所致。临床表现有寒战、高热、头部剧痛、患侧眼睑及结膜水肿,眼球突出、固定甚至失明。

(四)治疗要点

1.疖肿未成熟者,用1%白降汞或10%鱼石脂软膏,并配合局部热敷或理疗,促进炎症消散或成熟。同时全身应用抗生素。

2.疖肿已成熟者,在无菌操作下用尖刀挑破脓头,再用小镊子钳出脓栓,切忌挤压。继续全身应用抗生素。

3.疖肿溃破后,局部涂抗生素软膏。

4.并发海绵窦栓塞者,应住院治疗,应用足量抗生素控制感染,并请眼科和神经外科协助治疗。

【观察与护理要点】

(一)病情观察

注意疖肿的位置、病情发展的程度、患者的全身状况、有无周围组织及颅内并发症的表现,发现异常及时通知医生,采取积极的治疗措施。

(二)护理要点

1.休息与饮食　患者应适当休息,高热者卧床休息。给予清淡、易消化、富含维生素的半流质饮食,戒烟酒,禁食辛辣、刺激及油腻食物,多饮水,保持大便通畅。

2.健康教育　向患者介绍疾病的特点、注意事项、治疗方法及预后,使患者了解病情,积极配合治疗和护理。嘱患者切勿挤压疖肿,以免引起严重的颅内并发症。

3.症状护理

(1)疼痛:因鼻前庭处皮肤缺乏皮下组织,皮肤与软骨膜直接相连,发生疖肿时,疼痛剧烈。可酌情应用镇痛剂。

(2)高热:若体温超过 39℃,给予物理降温;及时更换污染的衣物、被服,做好口腔、皮肤护理,创造舒适、安静的住院环境;鼓励患者多饮水,注意体温的动态变化。

4.药物治疗的护理　遵医嘱应用抗生素控制感染,注意观察治疗效果及有无不良反应,及时记录。

5.积极控制原发病　如糖尿病等,并做好用药指导。

(三)健康指导

1.预防受凉感冒;控制烟酒;劳逸结合,增强体质;忌辛辣、刺激及油腻食物。

2.养成良好的生活习惯,勿用手指挖鼻、拔鼻毛,多饮水,保持口腔清洁,多食新鲜蔬菜、水果,保持大便通畅。

3.积极治疗糖尿病、鼻腔炎症等原发病。

4.保持情绪稳定,心情舒畅,避免急躁、暴怒情绪。

(李美娟)

第四节　鼻出血

鼻出血是临床常见的症状之一,又是鼻科最常见的急症。可纯由鼻病引起,亦可由全身疾病所致。

【常见原因及表现】

1.局部原因:鼻和鼻窦外伤或医源性损伤;鼻中隔病变,如鼻中隔偏曲,鼻中隔糜烂、溃疡、或穿孔;鼻腔、鼻窦和鼻咽的肿瘤。鼻腔异物、急慢性感染、鼻黏膜受刺激等。

2.全身原因:急性发热性传染病;心脏及循环系统疾病,高血压动脉硬化;血液系统疾病,如白血病、再生障碍性贫血、血友病、血小板减少性紫癜等;营养障碍或维生素缺乏;肝、肾疾病和风湿热;中毒,如磷、汞、砷、苯等中毒,破坏造血系统的功能;内分泌失调;遗传性出血性毛细血管扩张症;肝功能异常。

3.血液可从前鼻孔或后鼻孔流出,或从前鼻孔、后鼻孔同时流出,亦可从一侧鼻腔经鼻咽部流向对侧。

有时患者将血咽下,刺激胃黏膜,然后呕出,或有一些原发病的表现。

【临床表现】

1.临床表现　鼻出血多为单侧,亦可为双侧;可间歇出血,亦可为持续出血;出血量多少不一,轻者仅为涕中带血,重者可引起失血性休克。反复出血可导致贫血。

2.询问病史　迅速问清情况:出血时间,哪一侧鼻腔出血,出血速度和出血量,过去有无鼻出血病史,了解有无鼻腔、鼻窦疾病病史,全身血液系统疾病以及高血压等心血管疾病情况,此次出血有无自觉病因,有无其他伴随症状。

3.辅助检查　包括血常规、血生化、血清微生物、出凝血时间、血型检查,心电图检查,胸部X线检查。

4.失血量估计　失血量达500ml时,可出现头晕、口渴、乏力、面色苍白等症状;失血量在501～1000ml时,可出现出汗、血压下降、脉速而无力,若收缩压低于80mmHg,则提示血容量已损失约1/4。

【治疗原则】

1.全身治疗

(1)颈部、头部施行冷敷,反射性地减少出血。

(2)高血压控制:鼻出血属于急症,一部分患者由于血压高所致;而剧烈出血的情况下,患者多精神紧张,精神因素也可引起血压增高,使出血加剧。必要时可使用镇静药等。

(3)鼻出血量大可发生休克,则按休克进行急救。

2.局部治疗

(1)止血药物:适用于较轻的鼻腔前段少量出血。用棉片浸以1%麻黄碱、1‰肾上腺素、3%过氧化氢(双氧水)或凝血酶,紧塞鼻腔中5min至2h。渗血较多者,可选用吸收性明胶海绵、各种膨胀止血材料等,行鼻腔填塞。

(2)鼻腔填塞术:无菌凡士林纱条鼻腔填塞术是目前治疗鼻出血的主要方法,填塞物通常在24～48h后,1次或分次取出。

(3)后鼻孔填塞术:用于鼻腔填塞后血仍不止,且向后流入咽部或由对侧鼻孔涌出者,说明出血点在鼻腔后部,宜改用锥形凡士林纱布球行后鼻孔填塞术。

(4)烧灼法:适用于小量出血,且可见明显出血点者,对动脉出血效果不佳。常用的有激光烧灼、电烧灼、等离子刀烧灼、化学药物烧灼等。

(5)血管结扎术:只用于严重外伤,肿瘤侵蚀较大血管或动脉瘤破裂等特殊情况。选择性结扎颈外动脉、筛动脉、上唇动脉、上颌窦动脉等。

(6)血管造影下动脉内栓塞术:适用于各种填塞无效的难治性鼻出血。通过数字减影血管造影技术,将栓塞物通过导管选择性地插入出血血管或肿瘤的供应血管,以达到止血目的。与传统的动脉结扎术相比,具有准确、快速、安全可靠等优点。

【护理评估】

1.健康史及相关因素

(1)一般情况:患者的年龄、性别、职业、婚姻状况、营养状况等,尤其注意与现疾病相关的病史,如鼻出血、鼻外伤以及鼻腔、鼻窦疾病,药物应用情况及过敏史、手术史、家族史、遗传病史和女性患者生育史。

(2)发病特点:哪一侧鼻腔出血,出血量多少,估计出血量,出血时间,有无自觉病因以及伴随症状。

2.身体状况

(1)全身:测量血压,评估出血量对心血管系统以及重要脏器功能的影响。

(2)局部:鼻腔出血情况,是否行鼻腔填塞,填塞时间。

(3)辅助检查:包括急诊手术所必需的相关检查,如血常规、肝功四项、出血时间、凝血时间、血生化及血型,心电图检查,胸部 X 线检查。

【护理要点及措施】

鼻出血是鼻科急症,均需急诊入院,按急诊入院、急诊手术常规准备,并备好抢救药品及物品。

【护理】

1.护理常规

(1)患者采取坐位或半坐位,解开颈部衣扣,全身放松,头稍向前倾。嘱患者吐出口内血液,勿咽下,以观察评估出血量,避免刺激胃部引起恶心、呕吐。有休克征兆者采取平卧头侧位,保持呼吸道通畅,立即通知医生。

(2)做好心理护理,护理人员应沉着冷静,动作敏捷,稳定患者情绪,避免情绪波动加重出血。迅速建立静脉通道,遵医嘱补液、输血,补充血容量。备好止血药物及抢救物品。

(3)病室应保持安静整洁,空气清新,避免噪声刺激。

(4)简易止血法:嘱患者用拇、示指捏紧两侧鼻翼 10～15min,可以止住鼻中隔前下区的出血;用冰袋或湿毛巾冷敷前额及颈部,使血管收缩减少出血;用浸有 1％麻黄碱或 0.1％肾上腺素棉片塞入出血侧鼻腔止血,可暂缓出血;行烧灼止血者,应告知患者大概程序及可能带来的不适,以取得患者的配合。

2.术前护理要点及护理措施

(1)绝对卧床休息。

(2)全面评估患者:评估生命体征,特别是血压、脉搏,评估神志、精神状态、行动能力,评估出血量。少量出血,患者可无任何体征变化。出血达 500ml 时,可出现脉速,乏力,面色苍白。当出血达 501～1000ml 时,可出现血压下降、脉速无力、肢冷、出汗等症状。

(3)心理护理:鼻出血患者多恐惧、紧张,医护人员应耐心安慰患者,消除恐惧,安抚情绪,配合治疗,防止因情绪波动加重出血。同时做好其家属的解释工作,及时更换污染的衣服、被褥,避免对患者产生不良刺激。

(4)抢救物品及药品准备,如吸引器、鼻内镜及光源、止血油纱条以及膨胀止血材料,止血药、升压药、备血等。

(5)饮食护理:暂禁食或进流食、半流食。

(6)协助患者做好术前相关检查工作,如影像学检查、心电图检查、X 线胸片、血液、尿、粪便检查等。

(7)按医嘱使用术前药物:止血药物应用以及麻醉前用药。

(8)做好术前健康指导。

3.术后护理要点及护理措施

(1)严密观察生命体征的变化,包括体温、脉搏、呼吸、血压。

(2)体位指导:卧床休息。患者术后清醒后可改为半卧位,减轻头面部充血,局部肿胀,促进引流,改善呼吸,降低颅压,减少出血,利于分泌物引流。

(3)嘱患者将口腔内分泌物轻轻地吐出,切勿咽下,以便观察出血情况,同时避免血液咽下引起的胃部刺激不适,必要时遵医嘱给予止血药物治疗及手术止血处理。

(4)告知患者术后尽量减少打喷嚏,勿用力擤鼻,以免填塞物脱落,引起出血,预防打喷嚏的三种方法:用舌尖抵住上腭、做深呼吸、指压人中。

(5)手术后因鼻腔内填塞物可由口呼吸,口唇易干燥,可给予湿纱布覆盖口唇或用液状石蜡或用唇膏涂抹嘴唇,嘱患者多饮水。

(6)手术后因鼻腔填塞后,部分患者可能出现头痛、溢泪等不适症状,告知患者一般在术后 24～48h 医师会将填塞物取出,填塞物取出后症状可消失,如疼痛严重者,可按医嘱给予适量镇痛药。

(7)口腔护理:防止口腔感染。

(8)饮食指导:做好饮食指导,鼓励患者进食清淡、易消化、高蛋白质饮食,冷流食或冷半流食。

(9)心理疏导:了解患者不适症状并给解释,缓解患者紧张焦虑情绪。

【健康教育】

1.预防感冒,控制烟酒,劳逸结合,增强体质。

2.多饮水,多食新鲜蔬菜水果,高蛋白质、多纤维素、多维生素饮食。

3.保持口腔清洁,保持大便通畅。

4.养成良好的卫生习惯,禁忌手指挖鼻孔。防止鼻部外伤。

5.掌握正确的擤鼻方法,勿用力擤鼻,正确的方法:用示指按压单纯鼻孔轻轻擤或者先吸入口腔再将其吐出。

6.保持室内空气清新,保证一定的空气相对湿度。

7.遵医嘱鼻腔点润滑鼻腔药物。

8.积极治疗高血压、糖尿病、冠心病、血液病等全身疾病,消除原发病因。

(李美娟)

第五节 急性鼻窦炎

【概念】

急性鼻窦炎是鼻窦黏膜的急性化脓性炎症。由于鼻腔与鼻窦的黏膜相延续,鼻腔有炎症时,必然会累及鼻窦,反之亦然。因此现代观点将鼻炎和鼻窦炎统称为鼻-鼻窦炎。

【相关知识】

(一)鼻窦的解剖特点对鼻窦炎发病的影响

1.窦口小,鼻道曲折而狭窄,易于阻塞,引起鼻窦通气引流障碍。

2.鼻腔与鼻窦的黏膜相延续,鼻腔炎症常累及鼻窦。

3.各窦口彼此毗邻,一窦病变易累及其他窦。

4.上颌窦窦腔大,窦口高,窦口在中鼻道的位置较其他窦口低,最易受累。筛窦呈蜂房状,不利于引流,受感染机会亦多。额窦则次之,蝶窦炎单独发生最少。上颌窦和筛窦发育最早,故儿童期即可患病。

(二)常见病因

1.全身因素 过度疲劳、营养不良、维生素缺乏、特应性体质、上呼吸道感染、急性传染病、全身性慢性疾病(如贫血等)、工作与生活环境不卫生等使机体抵抗力降低,均可诱发本病。

2.局部原因

(1)鼻腔疾病:如急或慢性鼻炎、鼻中隔偏曲、鼻息肉、鼻腔肿瘤等,引起窦口鼻道复合体阻塞,影响鼻窦通气引流而致鼻窦炎发生。

(2)邻近器官的感染病灶:如扁桃体及腺样体炎、上列第2双尖牙和第1、2磨牙的根尖感染、拔牙损伤了上颌窦等,均可引起上颌窦炎。

(3)直接感染:如鼻窦外伤骨折、异物穿入鼻窦、游泳后用力擤鼻致污水挤入鼻窦等,引起鼻窦直接感染。

(4)医源性:鼻腔填塞物留置时间过久,引起继发感染。

(5)鼻窦气压骤变高空飞行迅速下降致鼻窦负压,使鼻腔污物被吸入鼻窦,引起非阻塞性航空性鼻窦炎。

（三）致病菌

化脓性球菌多见,如溶血性链球菌、肺炎链球菌、葡萄球菌等。其次为杆菌,如流感杆菌、变形杆菌等。厌氧菌感染也较常见。临床上常表现为球菌与杆菌、需氧菌与厌氧菌的混合感染。

1.全身表现　发热、食欲减退、乏力、便秘、周身不适等。

2.局部表现

（1）鼻塞:多为患侧持续性鼻塞,伴有嗅觉减退或消失。因鼻黏膜充血、肿胀和分泌物积聚所致。

（2）脓涕:大量粘脓性或脓性涕,难以擤出。脓涕向后流至咽喉部,刺激黏膜可引起发痒、恶心、咳嗽和咳痰。

（3）头痛:为本病最常见症状,由于脓性分泌物、细菌毒素和黏膜肿胀刺激和压迫神经末梢所致。各鼻窦头痛的特点各异。

1）急性上颌窦炎:眶上额部痛,可伴有同侧颌面部或上列磨牙痛。晨起轻,午后重。

2）急性筛窦炎:内眦或鼻根部疼痛,眼球活动时加重。

3）急性额窦炎:前额周期性疼痛。晨起即感头痛,逐渐加重,午后减轻,晚间消失。次日又重复发作。

4）急性蝶窦炎:眼球深处钝痛,可放射至头顶和耳后。早晨轻,午后重。

3.检查

（1）局部红肿、压痛:上颌窦炎位于面颊部;额窦炎在前额及眶内上角;筛窦炎则位于内眦部。

（2）鼻腔检查:鼻黏膜充血、肿胀,有大量粘脓性分泌物。

（四）并发症

1.眶内并发症　眶内炎性水肿、眶壁骨膜下脓肿、眶内蜂窝织炎、眶内脓肿、球后视神经炎。

2.颅内并发症　硬脑膜外脓肿、硬脑膜下脓肿、化脓性脑膜炎、脑脓肿、海绵窦血栓性静脉炎。

（五）治疗要点

治疗原则为去除病因、保证窦口引流通畅、控制感染、预防并发症。

1.控制感染　应用足量、广谱的抗生素。

2.局部治疗　1%麻黄碱滴鼻,以改善窦口引流。

3.理疗　局部热敷、红外线照射或短波透热,可促进炎症消退。

4.上颌窦穿刺　急性上颌窦炎在全身症状消退后,可行上颌窦穿刺冲洗并于冲洗后注入抗生素,每周1次,直至无脓液冲出为止。

5.额窦环钻引流　急性额窦炎保守治疗无效者,可选择。

【观察与护理要点】

（一）病情观察

详细询问病史,了解患者的全身状况及相关的诱发因素;注意头痛的部位、程度及规律,鼻腔分泌物的颜色、性质及气味;观察有无眼睑充血、水肿,眼球突出、运动受限,视力下降等眶内并发症的表现;有无高热、频繁呕吐、脑膜刺激征、运动失调等颅内并发症的症状和体征,发现异常情况,及时通知医生,进行积极的处理,并做好记录。

（二）护理要点

1.休息与环境　嘱患者适当休息,发热者应卧床休息。保持居室安静,空气清新、流通,减少对患者的刺激。

2.饮食　给予清淡、易消化、富含维生素的食物,多饮水,忌辛辣、刺激性和油腻食物;戒烟酒。

3.心理护理　向患者介绍本病的特点、诱发因素、可能发生的并发症、各种治疗方法的目的和注意事项,使患者了解病情,重视治疗,消除顾虑,积极配合治疗和护理。

4.教会患者掌握正确的擤鼻方法　压一侧鼻翼擤出或吸至咽部吐出。保持大便通畅。

5.体位引流　根据炎症窦口的部位,指导患者选择适宜的体位,使患侧病窦口处于低位,促进窦内分泌物的引流,减轻症状。

6.鼻腔冲洗　给予生理盐水或甲硝唑溶液冲洗鼻腔,可清除鼻腔内分泌物,改善窦口引流。

7.保持口腔清洁　给予硼砂溶液或甲硝唑溶液漱口。

8.给予局部热敷,协助患者红外线照射或短波透热,促进炎症消退。

9.行上颌窦穿刺时,协助患者固定头位;冲洗时嘱患者低头,张口呼吸,勿紧张,注意患者呼吸、脉搏、面色的变化,如出现晕厥等异常情况,应立即停止冲洗,拔出穿刺针,置患者于平卧位,进行积极的对症处理。并记录脓液的性质、颜色、气味和量。

10.药物治疗的护理　遵医嘱应用抗生素、维生素等药物,注意观察治疗效果及有无不良反应,及时记录。

11.协助患者完成各项化验、检查(如胸透、心电图、鼻窦CT,血、大小便化验等)。以明确病变部位、范围和病情,提供治疗依据。

12.积极控制原发病　如贫血、糖尿病、维生素缺乏、上呼吸道感染、急性传染病等。

(三)健康指导

1.避免受凉、受潮、预防感冒;控制烟酒;劳逸结合,增强体质,预防急性传染病;保持情绪稳定,心情舒畅,避免急躁、暴怒情绪,预防鼻部受伤。

2.养成良好的生活习惯,勿用手指挖鼻;多饮水,保持口腔清洁;多食新鲜蔬菜、水果,忌辛辣、刺激及油腻食物;保持大便通畅。干燥季节,注意增加居室的湿度。

3.及时、彻底、合理治疗鼻、咽、牙的急、慢性炎症,保持鼻窦的通气、引流。积极治疗糖尿病,纠正贫血和营养不良。

4.掌握正确的擤鼻方法,压一侧鼻翼擤出或吸至咽部吐出。

5.感冒期间尽量不乘飞机,急性病期间注意休息。

6.保持工作和生活环境整洁,居室空气清新、流通,定期清扫。

7.定期随访,保证彻底治愈。

(李美娟)

第六节　慢性鼻窦炎

慢性鼻窦炎是鼻窦黏膜的化脓性炎症。慢性鼻窦炎多因急性鼻窦炎反复发作未彻底治愈而迁延所致。前组鼻窦较后组鼻窦发病率高,其中上颌窦最为常见。

【病因及发病机制】

1.全身因素

(1)全身慢性疾病、过度疲劳、营养不良、维生素缺乏等引起机体抵抗力低。

(2)变应性因素,机体变态反应疾病引发。

(3)支气管扩张症常与慢性鼻窦炎相伴或同时发生。

2.局部因素

(1)急性鼻窦炎治疗不当或治疗不彻底而转为慢性鼻窦炎。

(2)阻塞性病因,如鼻中隔偏曲、中鼻甲肥大、变应性鼻炎、鼻息肉、鼻腔异物和肿瘤等阻碍鼻窦的引流和通气而致鼻窦炎发生。

（3）邻近器官的感染病灶：如扁桃体炎、腺样体炎、牙源性感染引起。

（4）还有创伤性、医源性气压损伤等原因。

【临床表现】

1.全身症状　与急性鼻窦炎相比，慢性鼻窦炎的症状较轻缓或不明显，一般可有头晕，易倦，精神抑郁，萎靡不振，食欲减退，失眠，记忆力减退，注意力不集中，工作效率低等症状，极少数病例若已成为病灶者，可有持续低热。

2.局部症状　主要为鼻部症状。

（1）流脓涕：为主要症状之一。涕多，黏脓性或脓性。

前组鼻窦炎者，鼻涕易从前鼻孔擤出；后组鼻窦炎者，鼻涕多经后鼻孔流入咽部。牙源性上颌窦炎的鼻涕常有腐臭味。

（2）鼻塞：是慢性鼻窦炎的另一主要症状。由于鼻黏膜肿胀、鼻甲黏膜息肉样变、鼻息肉形成、鼻内分泌物较多或稠厚所致。

（3）头痛：常表现为钝痛和闷痛。

（4）嗅觉减退或消失：多数属暂时性，少数为永久性。乃为鼻黏膜肿胀、肥厚或嗅器变性所致。

（5）视觉功能障碍：是本病的眶内并发症之一。主要表现为视力减退或失明（球后视神经炎所致），也有表现其他视功能障碍，如眼球移位、复视和眶尖综合征等。

【辅助检查】

一般耳鼻咽喉物理检查，心肺系统评估外，还应做以下检查。

1.详细询问病史　既往的急慢性鼻窦炎发作史、鼻源性头痛、流脓涕为本病之重要病史和症状。

2.鼻腔检查　前鼻镜检查可见，鼻黏膜慢性充血、肿胀或肥厚，中鼻甲肥大或息肉样变，中鼻道变窄、黏膜水肿或有息肉。

3.口腔和咽部检查。

4.影像学检查　鼻窦的 X 线、CT 及 MRI 检查。

5.鼻纤维镜或鼻内镜检查。

【治疗原则】

1.全身治疗

（1）消除病因：矫治阻塞性鼻部疾病，积极治疗变应性病因，消除邻近感染性病灶。

（2）合理使用抗生素。

（3）增强体质：加强营养，注意休息，锻炼身体，戒除烟酒，改善生活、工作环境。

2.局部治疗

（1）鼻腔内应用鼻腔粘膜血管收缩剂和糖皮质激素，改善鼻腔通气和引流。

（2）鼻腔冲洗：清除鼻腔内分泌物，以利于鼻腔的通气和引流。

（3）上颌窦穿刺冲洗。

（4）负压置换法：用负压吸引法使药液进入鼻窦。

3.手术治疗　在规范的非手术治疗无效后选择鼻窦手术。包括传统性鼻窦手术治疗和功能性的鼻内镜外科手术治疗。

【护理评估】

1.健康史及相关因素　一般情况，如患者的年龄、性别、职业、婚姻状况、营养状况等，尤其注意与现患疾病相关的病史和药物应用情况及过敏史、手术史、家族史、遗传病史、患者吸烟史及女性患者生育史。

2.疾病症状　有无鼻塞,脓性分泌物,头痛等不适,是否影响患者的生活。

3.全身情况　心肺功能评估,全身其他脏器有无功能异常等。

【护理要点及措施】

1.术前护理要点及护理措施

(1)术前评估患者:包括健康史及相关因素、身体状况、生命体征,以及神志、精神状态、行动能力等。

(2)心理护理:心理疏导,解除患者紧张的情绪,更好配合治疗和护理。

(3)饮食护理:指导患者多进食富有营养、易消化、口味清淡的食物,以加强营养,增加机体抵抗力。

(4)协助患者做好术前相关检查工作,如影像学检查、心电图检查、X线胸片、血液检查、尿、粪便检查等。

(5)按医嘱使用术前药物:①鼻喷糖皮质激素类药物,可有效的缓解变应性因素作用患者的局部症状。②口服糖皮质激素类药物,晨起空腹顿服,模仿机体氢化可的松生理分泌规律,不会产生对下丘脑-垂体-肾上腺轴的一致作用,对严重鼻息肉的患者可能起到减轻局部炎性反应和减少术中出血的作用。③止血药的应用,术前30min左右肌内注射止血药,减少术中和术后的出血。④苯巴比妥(鲁米那),阿托品,术前30min肌内注射,减少腺体分泌。

(6)做好患者术前健康指导。

(7)术前剪鼻毛,男患者剃须,卫生整理。

(8)做药物过敏试验并记录结果。

2.术后护理要点及护理措施

(1)严密观察生命体征的变化,包括体温、脉搏、呼吸、血压。

(2)体位指导:患者术后清醒后可改为半卧位,减轻头面部充血及局部肿胀,促进引流,改善呼吸,降低颅压,减少出血。

(3)嘱患者将口腔内分泌物轻轻地吐出,勿咽下,以观察出血情况,也避免因血液咽下而引起的胃部刺激导致不适。

(4)告知患者术后避免打喷嚏,不要擤鼻,以免填塞物脱落,引起出血。预防打喷嚏的3种方法:①用舌尖抵住上腭;②做深呼吸;③指压人中。

(5)手术后因鼻腔填塞物需经口呼吸,口唇易干燥,可给予湿纱布覆盖口唇或用液状石蜡或用唇膏涂抹嘴唇,嘱患者少量多次饮水。

(6)鼻腔填塞后,部分患者可能出现头痛、溢泪等不适症状,告知患者一般在术后24~48h,医生会将填塞物取出,填塞物取出后症状可消失,如疼痛严重者,可按医嘱给予适量镇痛药。

(7)鼻腔纱条抽出后,教会患者鼻腔冲洗的方法,遵医嘱进行鼻腔冲洗。

(8)饮食指导,鼓励进食清淡、易消化、高蛋白质饮食,避免辛辣、刺激食物。食物不宜过热,以免促使鼻部血液循环加快,而增加渗血量。

(9)心理疏导,了解患者不适症状并给解释,缓解患者紧张焦虑情绪。

【健康教育】

手术后鼻腔伤口的愈合和表面黏膜功能的完全恢复,一般需要3~6个月,在此期间需进行自我保护和定时复诊鼻腔换药,以保证治疗效果。

1.注意天气变化,及时增减衣服,预防感冒。

2.加强体育锻炼,增强体质,避免过劳及烟酒。

3.掌握正确的擤鼻方法,勿用力擤鼻。正确的方法:用示(食)指按压单纯鼻孔轻轻擤或者先吸入口腔再将其吐出。

4.养成良好的卫生习惯,禁忌手指挖鼻孔。

5.掌握鼻腔冲洗方法,按时鼻腔冲洗。

6.定时门诊复查换药及遵医嘱鼻腔用药。

(李美娟)

第七节 鼻及鼻窦囊肿

一、鼻前庭囊肿

【概念】

鼻前庭囊肿指发生于鼻前庭底部皮肤下,上颌骨牙槽突浅面软组织内的囊性肿块。

【相关知识】

(一)常见病因

1.腺体潴留 鼻腔底黏膜黏液腺腺管阻塞,腺体分泌物潴留并逐渐增多形成囊肿。故亦称潴留囊肿。

2.先天性异常 胚胎期球状突和上颌突融合部残留或迷走的上皮细胞发展而成囊肿。故亦称球颌突囊肿。

(二)临床特征

早期无症状,囊肿长大后,表现为一侧鼻前庭和鼻翼附着处隆起,伴有局部胀满感,如合并感染,则有疼痛。检查见局部无痛性膨隆,质地柔软而有弹性,较大者可致同侧鼻唇沟变浅或消失,穿刺可抽出不同性质的囊液。

(三)治疗要点

较小囊肿可抽净囊液后注入硬化剂;囊肿较大者,应取唇沟进路手术切除。

【观察与护理要点】

(一)术前护理要点

1.评估病情,了解患者的全身状况。协助患者完成各项化验、检查(如胸透、心电图、鼻前庭X线平片、血、大小便化验、凝血四项等),以明确诊断,提供治疗依据。

2.心理护理:向患者介绍本病的特点、手术方法及术前准备的目的和要求,使患者了解病情,消除紧张、焦虑情绪,积极配合治疗。

3.保持口腔清洁:给予硼砂溶液漱口。

4.术前1日剪鼻毛、男病人剃胡须、沐浴、更衣、剪短指(趾)甲,做青霉素等药物过敏试验并记录结果。

5.手术日女病人将头发梳理整齐,用软头绳绑好或梳成三股辫。术前30分钟遵医嘱用药,如阿托品、鲁米那钠等。取下随身物品(如项链、耳环、戒指、手表、活动假牙、发夹、隐形眼镜等),交家属保管。

(二)术后护理要点

1.卧位 取半卧位,以减轻局部充血;适当休息,少讲话,保持病室整洁、安静,空气清新,温湿度适宜。

2.病情观察

(1)观察生命体征的变化并做好记录。

(2)注意局部肿胀的程度,口腔内有无活动性出血。保持上唇部加压敷料固定,嘱患者勿自行松解敷料,以免引起出血。

　　3.上唇部肿胀明显者,术后 24 小时内给予局部冷敷,以减轻疼痛和肿胀,减少出血。

　　4.饮食　给予富含蛋白质和维生素的半流质饮食(如稀饭、馄饨、烂面条、蒸鸡蛋等);2 周内禁烟、酒,忌辛辣、刺激及过热的食物。

　　5.保持口腔清洁　鼓励患者多饮水,饭后漱口。

　　6.药物治疗的观察　按医嘱给予抗生素、维生素、止血等药物,注意观察用药效果及药物反应并做好记录。

(三)健康指导

　　1.预防受凉感冒,控制烟、酒,避免辛辣、刺激性食物。保持大便通畅。

　　2.洗脸时用毛巾擦拭面颊,1 周内禁止不要碰撞、挤压上唇部。

　　3.多饮水,饭后漱口,保持口腔清洁。

　　4.如有不适,及时就诊。

二、鼻窦囊肿

【概念】

　　鼻窦囊肿指原发于鼻窦内或来源于牙或牙根并向上颌窦内发展的囊性肿物。鼻窦黏液囊肿最为常见,多发于筛窦,其次为额窦。其他尚有黏膜囊肿、牙源性囊肿,多发于上颌窦。

【相关知识】

(一)常见病因

　　1.黏液囊肿多因鼻窦自然开口完全堵塞,窦内分泌物潴留而逐渐形成。

　　2.牙源性囊肿由于牙齿发育障碍或牙病所致,以含牙囊肿较多见,其次为牙根囊肿。

(二)临床特征

　　1.囊肿膨胀性生长,压迫窦壁及其邻近结构,可致眶顶(额窦)、眶内(筛窦)、面颊与上腭(上颌窦)等处的局部膨隆,角之表面光滑,按如乒乓球状。可伴有眼球压迫甚至脑部压迫症状。

　　2.鼻腔外侧壁可因囊肿压迫而向内侧移位,引起鼻塞、流涕、嗅觉减退等表现。

　　3.鼻窦 X 线片或 CT 扫描可显示窦内囊肿影,局部穿刺可抽出囊液。

(三)治疗要点

　　应行手术根治。

【观察与护理要点】

(一)术前护理要点

　　1.评估病情,了解患者的全身状况。协助患者完成各项化验、检查(如胸透、心电图、鼻窦 X 线平片或 CT 扫描,血、大小便化验、凝血四项等),以明确诊断,提供治疗依据。

　　2.心理护理:向患者介绍本病的特点、手术方法及术前准备的目的和要求,使患者了解病情,消除紧张、焦虑情绪,积极配合治疗。

　　3.保持口腔清洁:给予硼砂溶液漱口。

　　4.术前 1 日剪鼻毛、男病人剃胡须,沐浴、更衣、剪短指(趾)甲,做青霉素等药物过敏试验并记录结果。

　　5.全麻患者术前 6～8 小时禁水、禁食。

　　6.手术日女病人将头发梳理整齐,用软头绳绑好或梳成三股辫。术前 30 分钟遵医嘱用药,如阿托品、鲁米那等。取下随身物品(如项链、耳环、戒指、手表、活动假牙、发夹、隐形眼镜等),交家属保管。将患者及病历连同 CT 片或 X 线平片送入手术室。

7.铺好麻醉床并消毒床单位,备好抢救物品。

（三）术后护理要点

1.卧位与休息　全麻术后去枕平卧头侧位 6 小时,保持呼吸道通畅,遵医嘱给予氧气吸入。6 小时后取半卧位,以减轻局部允血。24 小时内卧床休息,少讲话,24 小时后逐渐下床活动,避免剧烈活动,以防引起鼻腔出血。保持病室整洁、安静,空气清新,温湿度适宜。

2.病情观察

(1)严密观察生命体征的变化并做好记录。

(2)嘱患者将口中的分泌物吐于纸巾,以观察出血情况。注意鼻腔渗血、渗液的量、性质及颜色,有无活动性出血。保持鼻腔敷料固定,嘱患者勿用力咳嗽、打喷嚏、擤鼻、过分低头,以防鼻腔填塞物脱出,引起出血。

(3)并发症的观察:注意有无脑脊液鼻漏、失明、大出血等并发症的表现,发现异常,立即通知医生,进行积极处理。

3.鼻面部肿胀明显者,术后 24 小时内给予鼻部、前额冷敷,以减轻疼痛和肿胀,减少出血。

4.饮食　全麻清醒 6 小时后,根据医嘱给予富含蛋白质和维生素的温流质(如米汁、牛奶、果汁等)或半流质饮食(如稀饭、馄饨、烂面条、蒸鸡蛋等);2 周内禁烟、酒,忌辛辣、刺激及过热的食物。

5.保持口腔清洁　鼻腔填塞者经口呼吸,易致口咽干燥,口唇干裂,可用湿纱布盖于口唇或涂润滑油,鼓励患者多饮水,饭后漱口。

6.药物治疗的观察　按医嘱给予抗生素、维生素、糖皮质激素、止血等药物,注意观察用药效果及药物反应并做好记录。

（三）健康指导

1.预防受凉感冒。加强锻炼,增强体质。戒烟、酒,避免辛辣、刺激性食物。保持大便通畅。

2.请遵医嘱行鼻腔冲洗并熟练掌握正确的冲洗方法。

3.多饮水,饭后漱口,保持口腔清洁。

4.定期随访,如有出血、头痛等不适请及时就诊。

（李美娟）

第八章 喉部常见疾病

第一节 急性会厌炎

【概念】

急性会厌炎是会厌黏膜的急性炎性病变,又称急性声门上喉炎。它起病突然,发展迅速,容易造成上呼吸道阻塞,是耳鼻喉科急重症之一。儿童及成人皆可见。全年均可发病,以早春、秋末发病者居多。

【相关知识】

(一)病因

1.感染 为此病最常见的病因。常由病毒或细菌引起,多由流感嗜血杆菌所致,亦可为链球菌、葡萄球菌等混合感染。

2.变态反应 全身性变态反应可引起会厌、杓会厌襞的高度水肿,继发细菌、病毒感染而发病。

3.外伤 异物创伤、刺激性物质、气管插管、放射线损伤等都可引起会厌黏膜的炎性病变。

4.邻近组织感染 如急性扁桃体炎、咽炎、口腔炎、鼻炎等之蔓延而侵及声门上黏膜。也可继发于急性传染病后。

(二)临床表现

1.起病急骤,常在夜间突然发病,病史很少超过6～12小时。多数患者入睡时正常,睡眠中突然感到咽喉剧痛或呼吸困难而惊醒。

(1)全身症状:患者在发病前,常出现畏寒、发热,多数体温在37.5～39.5℃,少数可达40℃以上。还可有全身不适、食欲减退、全身酸痛。在小儿可迅速发生衰竭。

(2)咽喉疼痛:咽喉疼痛影响进食,可反射性引起一侧或两侧颈痛,耳部疼痛。疼痛程度常与临床检查不符。由于会厌肿胀,患者语言含糊不清,似口中含物。

(3)呼吸困难:表现为吸气性呼吸困难。在小儿及成人的暴发型者病情发展极快,可迅速引起窒息。

(4)吞咽困难:因会厌肿胀,发生咽下困难。重者饮水呛咳,口涎外流。轻者仅自觉咽部异物感。

2.辅助检查:间接喉镜下可见会厌舌面充血肿胀,重者如球形,若有脓肿形成,可见会厌舌面的一侧肿胀发红,出现黄白色脓点。喉部侧位X线片,可见肿大的会厌,喉咽腔的阴影缩小,界线清楚,对儿童会厌炎诊断有一定价值。

(三)治疗

1.控制感染

(1)应用足量的广谱抗生素和糖皮质激素。

(2)抗生素加激素雾化吸入,以保持气道湿润,稀化痰液及消炎消肿。

(3)有脓肿形成者,可在喉镜下切开排脓。

2.保持呼吸道通畅,如有明显呼吸困难,应及时行气管切开术。

【观察与护理要点】

1.心理护理:患者就诊时由于疼痛和呼吸不畅,心情常焦虑不安,应向患者及家属解释本病虽然发展迅速,有危及生命的可能性,但若治疗及时,一般都能得到痊愈。

2.严密观察患者的神志、面色、心率、血压的变化,迅速建立静脉通道,给予足量抗生素和糖皮质激素,补充液体及营养,防止全身衰竭。

3.严密观察患者的呼吸及体温变化,给予持续面罩氧气吸入,对呼吸困难严重者做好气管切开的准备。抢救物品随时处于备用状态。

4.小儿患者注意使其保持安静,勿哭闹,以免加重病情。

5.用压舌板检查时勿用力过急过猛,以免引起迷走神经反射,发生突然死亡。

6.对需行脓肿切开引流术的患者,术前4～6小时禁饮食。切开排脓术后注意观察切口出血情况,注意口腔卫生,每日用朵贝尔溶液漱口,每日3次。

【康复指导】

1.加强身体锻炼,增强体质,预防上呼吸道感染。

2.禁食辛辣有刺激性的食品,忌烟酒,注意口腔卫生。

(李美娟)

第二节 急性喉炎

【概念】

急性喉炎是由细菌或病毒引起的喉黏膜及声带的急性炎症,多发生于气候寒冷干燥的季节,是常见的呼吸道急性感染性疾病之一,小儿和成人皆可发病。小儿急性喉炎常见于1～3岁的婴幼儿,多继发于上呼吸道感染,往往起病急骤,病情严重。如诊断治疗不及时,可引起患儿死亡。

【相关知识】

(一)常见病因

1.感染 一般认为多发于伤风感冒以后,先有病毒入侵,继发有细菌的感染。

2.职业因素 经常受到生产粉尘、有害气体刺激,可以引发喉部的急性炎症。使用嗓音较多的老师、歌唱演员等,如发声不当或使用声带过度,亦可引发本病。

3.受凉、劳累、烟酒过量等导致机体的抵抗力下降易引发本病。

(二)临床表现

1.声音嘶哑 由于声带水肿使患者出现发音改变,甚至失声。

2.咽喉疼痛 患者讲话时疼痛加重。

3.咳嗽 由于痰液黏稠和炎症刺激,患者常有咳嗽。小儿则有"空空"犬吠样咳嗽,为典型性表现。

4.呼吸困难 小儿喉咽患者易出现喉阻塞症状。严重时可发生明显呼吸困难甚至窒息,进一步发展,则引起呼吸循环衰竭,导致死亡。

(三)治疗

尽早使用抗生素,必要时使用激素类药物以消除喉头水肿。喉阻塞严重时,立即做气管切开术以挽救生命。

【观察与护理要点】

1.心理护理:患者就诊时一般病情较急,常常情绪紧张。应在充分了解病情、明确诊断的情况下,向患者及其家属解释此病若治疗及时得当,很易治愈,缓解其焦急情绪,取得治疗配合。

2.保持病室的清洁、安静,为患者创造一个舒适的环境。嘱患者安静休息,少说话,小儿患者尽量避免哭闹,必要时应用镇静药,以免加重呼吸困难。

3.给予营养丰富的流质或半流质饮食,忌食辛辣有刺激性的食物。多饮水,尤其在夏天,防止血容量不足。

4.建立静脉通道,应用足量广谱抗生素和适量的类固醇类激素治疗。输液时注意控制滴速,液体量不宜过多,以防发生心衰。

5.密切观察患者的呼吸变化。给予持续氧气面罩吸入,缓解缺氧症状。如经药物治疗后,呼吸困难无缓解,甚至有加重倾向,应做好气管切开的准备,并及时通知医生处理。

6.密切观察患者体温变化。若体温持续不降或高于 38.5℃,应给予温水擦浴及冰袋冷敷等物理降温措施。小儿患者忌用酒精擦浴和阿斯匹林降温,以免出现出血症状。降温时注意保暖,勿使体温突然下降,以防虚脱。

7.密切观察患儿心率、心律变化。若心率快、心音弱甚至心律不齐,患儿精神萎靡不振,则提示有急性心衰的征象,应及时通知医生处理。

8.对痰液黏稠不易咳出的患者,可用糜蛋白酶、肝素钙、地塞米松行雾化吸入,每日 2 次,使痰液稀释易于咳出。

9.定期复查血常规,以观疗效。

【康复指导】

1.保持室内空气新鲜,住处要经常开窗通风。适当休息,禁烟酒,注意声带休息,忌大声喊叫。

2.加强营养,适当锻炼身体,保持口腔卫生,预防上呼吸道感染。在感冒流行期间,尽量减少外出,以防传染。

3.在天气变化时,家长应注意小儿的防寒保暖,及时增减衣物。让小儿多到户外活动,多见阳光,以增强体质,提高抗病能力。体质较弱的儿童,可选用增加机体免疫的药物如免疫球蛋白、转移因子等。

4.生活规律,早睡早起,勿熬夜,避免劳累。在睡眠时,避免吹对流风,以防着凉。

5.适当多吃梨、生萝卜、话梅等水果、干果,可生津润喉,对咽喉有保养作用。

6.发现孩子有流感等上呼吸道炎症要及时诊治,对出现有急性喉炎症状的患儿,更应及时就诊,以防延误治疗时机。

（李美娟）

第三节　喉阻塞

喉阻塞并非一独立的疾病,而是一组症候群。由于喉阻塞可引起缺氧,如处理不及时可引起窒息,危及患者生命。

【概述】

喉阻塞亦称喉梗阻,是因喉部或其邻近组织的病变使喉腔变窄或发生阻塞,导致出现以呼吸困难为主的综合征,严重者可发生窒息,是一种危及生命的急症。若不及时救治,可窒息死亡。由于婴幼儿喉腔狭小,黏膜下组织疏松,喉部气流进入呈曲线,神经系统不稳定,易受刺激而致痉挛。故婴幼儿发生喉阻塞的机会较成人多,年龄越小,病情越重。

引起喉阻塞的原因包括：

1.炎症　如小儿急性喉炎、急性会厌炎、急性喉气管支气管炎、咽白喉、喉结核、咽后脓肿等。

2.外伤　喉部挫伤、切割伤、烧灼伤、毒气或高热蒸气吸入等。

3.肿瘤　喉癌、多发性喉乳头状瘤、甲状腺肿瘤等。

4.异物　喉部、气管异物不仅造成机械性阻塞，还可引起喉痉挛。

5.水肿　喉血管神经性水肿、药物过敏和心、肾疾病引起的水肿。

6.畸形　喉蹼、喉软骨畸形、喉瘢痕狭窄。

7.声带瘫痪　各种原因引起的两侧声带外展性瘫痪。

【护理评估】

1.健康史　注意了解患者近期有无上呼吸道感染史，有无喉外伤史或有害粉尘等物质接触史。对于小儿患者，尤其要重视有无异物接触史的询问，并注意患者咳嗽、呼吸困难的特征。

2.身心状况　吸气性呼吸困难是喉阻塞的主要特征。表现为吸气运动加强，时间延长，吸气深而慢，但通气量并不增加，如无显著缺氧，则呼吸频率不变。患者吸气时伴随出现吸气性喉喘鸣，阻塞越重，喉越响；吸气性软组织凹陷；疾病累及声带出现声嘶。重者可因缺氧和二氧化碳潴留，出现心、肺、脑、肾等重要脏器功能衰竭的表现。多数患者因呼吸困难，唯恐危及生命，都十分紧张和恐惧。临床上为便于观察病情和拟订治疗方案，根据呼吸困难程度将喉阻塞分为以下四度：

一度：安静时无呼吸困难，活动或哭闹时出现轻度吸气期呼吸困难、吸气喉喘鸣和软组织凹陷。

二度：安静时也出现吸气期呼吸困难、喉喘鸣和软组织凹陷，活动时加重，但不影响睡眠和进食，无烦躁不安，脉搏尚正常。

三度：吸气期呼吸困难、喉喘鸣和软组织凹陷明显，而且因缺氧而出现烦躁不安、脉搏加快、血压升高、不易入睡、不愿进食等症状。

四度：呼吸极为困难，由于严重缺氧和二氧化碳蓄积，患者坐卧不安、手足乱动、面色苍白或发绀、出冷汗、定向力丧失、心律不齐、脉搏细弱、血压下降、大小便失禁等。如不及时抢救，则很快发生窒息死亡。

3.辅助检查　要查明喉阻塞的原因，应根据病情轻重而定。病情轻者先做有关检查，确诊后治疗。病情危重者则应首先施行抢救，待喉阻塞缓解后，再进行进一步的检查和诊治。主要有影像学和内镜检查，必要时做血气分析。

【护理问题】

1.有窒息的危险　由喉阻塞引起。

2.语言沟通障碍　发声嘶哑或失音，与喉部疾病有关。

3.低效性呼吸型态　因吸气性呼吸困难所致。

【护理措施】

1.心理护理　与患者家属讲解气管切开术的意义，取得配合，缓解其紧张、焦虑心理。

2.观察病情　密切观察患者的脉搏、血压、神志、呼吸及缺氧的变化。

3.治疗护理　必要时吸氧或超声雾化吸入。及时正确地执行医嘱，对于小儿急性喉炎、急性会厌炎、喉水肿、气管插管或气管镜检查所引起的急性喉阻塞，要及时地加用激素治疗。重症喉阻塞患者床边备气管切开包，以备急需，积极完善术前准备，为手术创造条件。

气管切开术护理：气管切开术是抢救患者生命的急救手术，常用于喉阻塞、下呼吸道阻塞、头面部及颈部严重创伤的患者。此术系将颈段气管前壁切开，经切口放入合适的气管套管，空气即可经套管进入气管，从而缓解缺氧和排出潴留的二氧化碳，并可经套管处吸除下呼吸道的分泌物。

（1）术前护理：重点在做好手术准备和病情观察，常规气管切开术取仰卧头后伸位，其肩下应垫有小枕头。

（2）术后护理：重点在保持气管套管通畅和预防并发症。①体位与饮食：早期取平卧位，头部稍低，以利气管内分泌物引流，恢复期可取半卧位，进流质或半流质易消化之食物。②专人护理：严防昏迷、自杀患者、儿童等抓脱套管，应备好急救器械，以防万一。③保持套管通畅：及时吸痰及呼吸道分泌物，按时清洗和消毒内管，通常每6～12小时1次，分泌物多时可每小时1次，但内管不宜离外套管时间过久，最好用两个同型号的内管交替使用，以防外套管被分泌物阻塞。可用0.5%新霉素溶液和0.5%脂凝乳蛋白酶溶液滴入气管套管内，以利于分泌物排出，防止结痂阻塞，并能防止感染。④保持局部清洁：鼓励患者咳嗽，及时吸除分泌物，更换被污染浸湿的套管垫，但操作应轻巧、准确、无菌，减少伤口及肺部感染的机会。⑤保持室内适宜的温度和湿度。应控制病室温度在20℃左右，湿度在80%左右，以利于痰液咳出。⑥生活护理：因患者不能发音，可让患者书写或打手势告知其要求，并细心照料患者起卧、饮食、洗漱、大小便等日常生活。⑦护理观察：严密观察伤口血性分泌物的量，颈部皮下有无气肿，其血压、脉搏、呼吸等情况，如发现有异常，应及时与医生联系。⑧预防脱管：应经常检查系带松紧度和牢固性，系好后以能容纳1指为度。⑨预防误吸食物：患者进食时取坐位或半卧位，头稍前倾，吞咽前作深吸气，然后屏气将食物吞下。⑩带气囊套管的护理：为防止气管黏膜的压迫性坏死和溃疡，每小时应放气5分钟，放气前应吸除口咽部分泌物，放气后嘱患者作咳嗽动作，预防误吸。⑨更换外套管：术后10日内一般不作更换，长期带管者2～3周更换1次，但应在手术室内由有经验者施行。⑥拔管护理：当喉阻塞解除，病因消除，全身情况允许拔管时，可进行堵管，作拔管准备，先行半堵管24小时，再行全堵管。全堵管后应注意观察体温、呼吸、咳痰多少，如观察24～48小时无异常可行拔管。拔管不能在休息日或下午进行，对拔管后的患者应特别注意病情变化，发现异常时，应及时和医生联系。⑩带管出院患者的护理：应教会患者和家属取出、清洗、消毒和放入内套管的方法，脱管等意外的紧急处理措施和方法。

4.用药护理　针对出血原因，酌情全身应用止血药物和抗生素，补充体液并预防感染。

【健康指导】

1.指导病情缓解的患者进行生活起居、饮食、心理调节。

2.避免小儿进食瓜子等带壳食物，防止吸入气道。

3.介绍喉阻塞的常见病因和预防知识。

（李美娟）

第三篇　临床内科常见病护理

第九章　呼吸系统常见疾病

第一节　急性气管-支气管炎

急性气管-支气管炎是指感染、物理、化学、过敏等因素引起的气管-支气管黏膜的急性炎症。临床主要表现为咳嗽和咳痰,多见于寒冷季节或气候突变时。

【病因】

1.感染　由病毒、细菌直接感染或上感迁延而来。病原体常为流感嗜血杆菌、肺炎链球菌、腺病毒、流感病毒等,奴卡菌感染有所上升。

2.理化因素　寒冷空气、粉尘、刺激性气体或烟雾(氨气、氯气、二氧化硫、二氧化碳等)可刺激气管、支气管黏膜而引起本病。

3.变态反应　花粉、有机粉尘、真菌孢子等的吸入以及对细菌蛋白质过敏等,均可引起气管-支气管的变态反应。寄生虫(如钩虫、蛔虫的幼虫)移行至肺,也可致病。

【临床表现】

1.症状　起病较急,常先有鼻塞、流涕、咽痛、声嘶等上感症状,继之出现咳嗽、咳痰,先为干咳,胸骨下有闷痛感,1～2天后咳少量黏液性痰,以后转为黏液脓性痰,痰量增多,咳嗽加剧,偶可见痰中带血;气管受累时,可在深呼吸和咳嗽时感到胸骨后疼痛;伴支气管痉挛时,可有气促、胸部紧缩感。全身症状较轻,可伴低热、乏力等,一般3～5天后消退。咳嗽、咳痰可持续2～3周,吸烟者则更长。

2.体征　胸部听诊呼吸音正常或增粗,并有散在干、湿啰音。咳嗽后,啰音部位、性质改变或消失。支气管痉挛时可闻及哮鸣音。

【实验室及其他检查】

病毒感染时,血常规白细胞计数多正常;细菌感染较重时,白细胞计数和中性粒细胞增高。痰涂片或培养发现致病菌。胸部X线检查多无异常改变,或仅有肺纹理增粗。

【诊断要点】

根据病史咳嗽、咳痰等呼吸道症状,肺部啰音随咳嗽改变等体征,以及血象和胸部X线检查,可做出临床诊断。痰涂片和培养有助于病因诊断。

【治疗要点】

主要是控制感染和止咳、化痰、平喘等对症治疗。

1.对症治疗

(1)止咳:剧烈干咳者,可选用喷托维林、氢溴酸右美沙芬等止咳药;对于有痰患者,不宜给予可待因等强力镇咳药;兼有镇咳和祛痰作用的复方制剂,如复方甘草合剂在临床中应用较广泛。

(2)祛痰:咳嗽伴痰难咳出者,可用溴己新(必嗽平)、复方氯化铵合剂或盐酸氨溴索等祛咳药,也可用雾化吸入法祛痰,也可行超声雾化吸入。一般不用镇咳剂或镇静剂,以免抑制咳嗽反射,影响痰液咳出。

(3)平喘:如有支气管痉挛,可选用支气管舒张药,如茶碱类、β受体激动剂等。

2.抗菌治疗　　及时应用抗菌药物控制气管、支气管内炎症,一般选用青霉素、头孢菌素、大环内酯类、喹诺酮类抗菌药物,或根据细菌培养和药敏试验选择药物。以口服为主,必要时可静滴。

【常用护理诊断/问题】

1.清理呼吸道无效　　与呼吸道感染、痰液黏稠有关。

2.气体交换受损　　与过敏引起支气管痉挛有关。

【护理措施】

1.一般护理

(1)病室环境要保持舒适、洁净,室温维持在 18℃～20℃,湿度为 50%～60% 为宜。保持空气新鲜,冬季注意保暖,防止受凉。

(2)给予高蛋白、高维生素、足够热量、易消化饮食;少量多餐,避免油腻、刺激性强、易于产气的食物,防止便秘、腹胀影响呼吸。张口呼吸、痰液黏稠者,应补充足够水分,一般每天饮水 1500ml 以上,以保证呼吸道黏膜的湿润和病变黏膜的修复。做好口腔护理。

(3)要适当多休息,体位要保持舒适。

2.病情观察　　密切观察病人咳、痰、喘的发作,痰液的性质和量,详细记录痰液的颜色、量和性质,正确收集痰标本并及时送检。

3.对症护理　　主要为指导、协助病人有效排痰。详细内容见本章咳嗽、咳痰护理措施。

4.老年人群　　高度重视老年人群患病者,因为随着年龄的增长,老年人各器官的生理功能逐渐发生衰老和变化。其肺泡数量减少,且泡壁变薄,泡腔增大,弹性降低,呼吸功能也不断下降,对缺氧和呼吸系统的调节功能也随之减低,咳嗽反射减弱,免疫力低下,使老年人容易出现呼吸道感染,加之老年人常患有其他慢性病变,如脑血管病等,一旦卧床,并发合并症,常可危及生命。其护理要点如下:

(1)保持呼吸道通畅:鼓励咳嗽、咳痰,多应用化痰药物治疗以稀释痰液,便于咳出,禁用或慎用镇咳药,以防抑制呼吸中枢,引起呼吸抑制甚至昏迷。加强体位护理,勤翻身、叩背或使用其他物理排痰法。当出现症状时,应尽量取侧卧位。一般健侧卧位利于引痰,可左右交替卧位。

(2)观察生命体征:注意呼吸、脉搏及节律的改变,注意痰的颜色、性质和量的变化,如发现病人精神不振或嗜睡、懒言、不喜活动或呼吸困难及发绀等出现,应高度重视,急查血气分析。

(3)正确指导老年人用药:按时服药,正确使用吸入药物或雾化吸入器,定时留取痰标本,及时检查痰细菌培养,及时调整抗生素的应用。

【健康指导】

1.增强体质　　积极参加体育锻炼,根据病人情况选择合适的体育活动,如健身操、太极拳、慢跑等;可增加耐寒训练,如凉水洗脸、冬泳等。

2.避免复发　　病人咳嗽、咳痰明显时注意休息,避免劳累;多饮水,进食清淡、富有营养的饮食;保持适当的温、湿度;改善劳动生活环境,防止有害气体污染,避免烟雾、化学物质等有害理化因素的刺激,避免吸入环境中的变应原。

(庄　敏)

第二节　肺炎的护理

一、肺炎概述

肺炎是指终末气道、肺泡和肺间质的炎症,可由病原微生物、理化因素、免疫损伤、过敏及药物所致。细菌性肺炎是最常见的肺炎,也是最常见的感染性疾病之一。

【病因与分类】

以感染为最常见病因,如细菌、病毒、真菌、寄生虫等,还有理化因素、免疫损伤、过敏及药物等。肺炎可按解剖、病因或患病环境加以分类。

(一)按病因分类

病因学分类对肺炎的治疗有决定性意义。

1.细菌性肺炎　如肺炎链球菌、金黄色葡萄球菌、甲型溶血性链球菌、肺炎克雷伯杆菌、流感嗜血杆菌、铜绿假单胞菌肺炎等。

2.非典型病原体所致肺炎　如军团菌、支原体和衣原体等。

3.病毒性肺炎　如冠状病毒、腺病毒、呼吸道合胞病毒、流感病毒等。

4.真菌性肺炎　如白念珠菌、曲霉菌、隐球菌、肺孢子菌等。

5.其他病原体所致肺炎　如立克次体(如 Q 热立克次体)、弓形虫(如鼠弓形虫)、寄生虫(如肺包虫、肺吸虫、肺血吸虫)等。

6.理化因素所致的肺炎　如放射性损伤引起的放射性肺炎、胃酸吸入引起的化学性肺炎,或对吸入或内源性脂类物质产生炎症反应的类脂性肺炎等。

(二)按患病环境分类

由于细菌学检查阳性率低,培养结果滞后,病因分类在临床上应用较为困难,目前多按肺炎的获得环境将肺类分成两类,有利于指导经验治疗。

1.社区获得性肺炎　也称院外感染,是指在医院外罹患的感染性肺实质炎症,包括具有明确潜伏期的病原体感染而在入院后平均潜伏期内发病的肺炎。常见病原体为肺炎链球菌、支原体、衣原体、流感嗜血杆菌和呼吸道病毒(甲、乙型流感病毒,腺病毒,呼吸合胞病毒和副流感病毒)等。传播途径为吸入飞沫、空气或血源传播。

2.医院获得性肺炎　亦称医院内肺炎,是指病人入院时不存在,也不处于潜伏期,而于入院 48 小时后在医院(包括老年护理院、康复院等)内发生的肺炎。也包括出院后 48 小时内发生的肺炎。其中以呼吸机相关性肺炎最为多见,治疗和预防较困难。

(三)按解剖分类

1.大叶性肺炎　病原体先在肺泡引起炎症,经肺泡间孔(Cohn 孔)向其他肺泡扩散,致使部分肺段或整个肺段、肺叶发生炎症改变。典型者表现为肺实质炎症,通常并不累及支气管。致病菌多为肺炎链球菌。X 线胸片显示肺叶或肺段的实变阴影。

2.小叶性肺炎　病原体经支气管入侵,引起细支气管、终末细支气管及肺泡的炎症,又称支气管肺炎。病灶可融合成片状或大片状,密度深浅不一,且不受肺叶和肺段限制,区别于大叶性肺炎。其病原体有肺炎链球菌、葡萄球菌、病毒、肺炎支原体以及军团菌等。

3.间质性肺炎 以肺间质炎症为主,可由细菌、支原体、衣原体、病毒或肺孢子菌等引起。累及支气管壁以及支气管周围,有肺泡壁增生及间质水肿,因病变仅在肺间质,故呼吸道症状较轻,异常体征较少。

【临床表现】

细菌性肺炎的症状变化较大,可轻可重,决定于病原体和宿主的状态。常见症状为咳嗽、咳痰,或原有呼吸道症状加重,并出现脓性痰或血痰,伴或不伴胸痛。肺炎病变范围大者可有呼吸困难,呼吸窘迫。大多数病人有发热。早期肺部体征无明显异常,重症者可有呼吸频率增快,鼻翼扇动,发绀。肺实变时有典型的体征,如叩诊浊音、语颤增强和有支气管呼吸音等,也可闻及湿性啰音。并发胸腔积液者,患侧胸部叩诊浊音,语颤减弱,呼吸音减弱。

二、肺炎链球菌肺炎

肺炎链球菌肺炎或称肺炎球菌肺炎,是由肺炎球菌引起的肺实质炎症,是最常见的肺炎,约占院外感染肺炎中的半数以上。冬季和初春为高发季节,常与呼吸道感染并行,男性多见,原先健康的青壮年、老年或婴幼儿多见。

【临床表现】

1.症状 起病急骤,有寒战、高热、胸痛、呼吸困难、咳嗽、咳痰。一般初为刺激性干咳,咳少量黏液痰,典型者痰液可呈铁锈色。少数患者可出现恶心、呕吐、腹胀等,严重患者可出现神志模糊、烦躁、嗜睡、昏迷等神经精神症状。

2.体征 患者呈急性病容,鼻翼煽动,面颊绯红,口角和鼻周有单纯疱疹,严重者可有发绀、心动过速、心律不齐。早期肺部无明显异常体征,肺实变时,触觉语颤增强,叩诊呈浊音,听诊或管样呼吸音等实变体征,消散期可闻及湿啰音。

3.并发症 目前并发症已很少见。感染严重时可伴发感染性休克,尤其是老年人。表现为心动过速、血压降低、意识模糊烦躁、四肢厥冷、发绀、多汗等,而高热、胸痛、咳嗽等症状并不明显。

【实验室和其他检查】

1.血常规 白细胞总数和中性粒细胞增高,常伴核左移或胞浆内有毒性颗粒。痰涂片或培养可见肺炎球菌。

2.X线检查 受累肺叶或肺段病变部模糊,或炎症浸润,或实变阴影,在实变阴影中可见支气管充气征。

【诊断要点】

根据寒战、高热、胸痛、咳铁锈色痰、鼻唇疱疹等典型症状和肺实变体征,结合胸部检查结果,可作出初步诊断。病原菌检测是本病确诊的主要依据。

【治疗要点】

1.抗菌药物治疗 一经诊断,即应给予抗菌药物治疗,不必等待细菌培养结果。首选青霉素 G 静脉滴注。对青霉素过敏者,或耐青霉素或多重耐药菌株感染者,可用氟喹诺酮类、头孢噻肟或头孢曲松等药物,多重耐药菌株感染者可用万古霉素、替考拉宁等。

2.支持疗法 病人应卧床休息,注意补充足够蛋白质、热量及维生素。密切监测病情变化,注意防止休克。鼓励饮水每日 1～2L,轻症患者不需常规静脉输液,确有失水者可输液。中等或重症患者($PaO_2 <$ 60mmHg 或有发绀)应给氧。烦躁不安、谵妄、失眠者酌用地西泮 5mg 或水合氯醛 1～1.5g,禁用抑制呼吸的镇静药。

3.并发症的处理 经抗菌药物治疗后,高热常在 24 小时内消退,或数日内逐渐下降。若体温降而复升或 3 天后仍不降者,应考虑肺炎链球菌的肺外感染,如脓胸、心包炎或关节炎等。持续发热的其他原因尚有耐青霉素的肺炎链球菌(PRSP)或混合细菌感染、药物热或并存其他疾病。肿瘤或异物阻塞支气管时,经治疗后肺炎虽可消散,但阻塞因素未除,肺炎可再次出现。若治疗不当,约5%并发脓胸,应积极排脓引流。

【常用护理诊断/问题】

1.体温过高　与肺炎有关。

2.疼痛　与炎症累及胸膜有关。

3.清理呼吸道无效　与感染、发热及咳嗽无力有关。

【护理措施】

1.一般护理　急性期应卧床休息,注意保暖,给易消化的流质或半流质饮食,并鼓励多饮水。

2.病情观察　观察痰液颜色和量,必要时留痰标本送验;观察生命体征及面色、神志、尿量等变化,如出现烦躁、少尿、发绀、体温骤降、脉速及血压下降等情况,应立即做好抢救准备;注意有无并发症发生,如病程延长,或经治疗后发热不退,或体温退后复升,多表示并发症存在。

3.对症护理　高热者头部放置冰袋或用温水、酒精擦身,尽量不用退热药;鼓励多饮水,做好口腔护理。气急、发绀者给予吸氧。咳嗽、咳痰者按医嘱服用祛痰剂,痰黏稠者可用雾化吸入等。剧咳胸痛者可取患侧卧位或用胶布固定胸壁。烦躁、失眠者可按医嘱给水合氯醛等。腹胀、鼓肠者可用局部热敷、肛管排气。

【健康指导】

向病人宣传肺炎的基本知识,强调预防的重要性。指导患者增加营养,保证充足的休息时间,以增强机体对感染的抵抗能力。纠正吸烟等不良习惯,避免受寒、过劳、酗酒等诱发因素。老年人及原患慢性病的病人应注意气温变化时随时增减衣服,预防上呼吸道感染。

三、其他肺炎

(一)革兰阴性杆菌肺炎

医院内获得性肺炎多由革兰阴性杆菌引起,包括克雷白杆菌(肺炎杆菌)、铜绿假单胞杆菌、流感嗜血杆菌、大肠杆菌等,它们均为需氧菌。克雷白杆菌是院内获得性肺炎的主要致病菌,且耐药性不断增强,病人病情危险,病死率高,成为防治中的难点。多发生于老年人,或有基础疾病,或接受抗生素、激素、细胞毒性药物治疗,或进行气管插管、气管切开、机械通气等治疗者。肺部革兰阴性杆菌感染的共同点在于肺实变或病变融合,组织坏死后容易形成多发性脓肿,一般两肺下叶均受累,若波及胸膜,则引起胸膜积液或脓胸。

【临床表现】

多数病人起病隐匿,发热、精神不振、咳嗽、咳痰。克雷白杆菌肺炎则起病急骤,有寒战、高热;病人均有程度不同的咳嗽、咳痰、胸痛及呼吸困难,以克雷白杆菌性肺炎患者最重,常有发绀,甚至休克。咳绿色脓痰见于绿脓杆菌感染,咳红棕色胶冻样痰见于肺炎杆菌感染。若病变范围大时,体检可有肺部实变体征,两肺下方及背部可闻及湿性啰音。由革兰阴性杆菌感染引起的肺炎症状较重,早期出现休克、肺脓肿、心包炎等并发症。预后差,病死率高(达30%～50%)。

【实验室及其他检查】

白细胞升高或不升高,中性粒细胞增多,有核左移。胸部X线显示两肺下方散在片状浸润阴影,可有小脓肿形成。

【诊断要点】

常存在基础疾病,肺部感染的表现常被掩盖,大部分患者有发热、咳嗽、咳脓性痰,如咳暗红色胶冻样稠痰;胸部体检可有肺部实变体征;痰培养两次以上阳性,结合临床表现可确定诊断。

【治疗原则】

治疗原则:在治疗革兰阴性杆菌肺炎时,宜大剂量、长疗程、联合用药,以静脉注射为主,雾化吸入为辅。

1.在用抗生素之前,宜作细菌的药敏试验,并根据药敏选用有效药物。在不明病菌时,可试用氨基甙类抗生素加半合成青霉素或头孢菌素。如治疗绿脓杆菌肺炎,一般先用半合成青霉素加氨基甙类抗生素;治疗流感嗜血杆菌肺炎,首选氨苄西林;治疗大肠杆菌肺炎,选取氨苄西林、羧苄西林与另一种氨基甙类抗生素合用。对于感染严重者,可选用第三代头孢菌素或喹诺酮类药。

2.注意药物对肝、肾功能的损害。密切观察药物产生的耳毒性及肾功能减退的表现,若出现耳鸣、眩晕、听觉障碍、无尿、蛋白尿、管型尿等,应及时报告医师酌情减药或停药。

3.给予支持疗法及对症治疗,加强营养,水分补充充分,保证痰液引流通畅,减少革兰阴性肺炎的发生。

(二)肺炎支原体肺炎

肺炎支原体肺炎是由肺炎支原体引起的肺部的急性炎症,常伴有咽炎、支气管炎。全年均可发病,多见于秋、冬季节,可散发或地区性流行(如家庭范围内),好发于儿童及青年人。肺炎支原体是介于细菌与病毒之间、兼性厌氧、能独立生活的最小的微生物,经口、鼻分泌物在空气中传播,健康人吸入而感染,发病前2~3天至病愈数周,可在呼吸道分泌物中发现肺炎支原体,其致病性可能是病人对支原体或其代谢产物的变态反应所致。

【临床表现】

潜伏期一般2~3周,起病缓慢,常有咽痛、乏力、咳嗽、畏寒、发热、头痛、肌痛等。咳嗽多为阵发性刺激性呛咳,咳少量黏液。可持续发热2~3周。体征多不明显,可有肺部干、湿性啰音,儿童可并发鼓膜炎、中耳炎。

【实验室及其他检查】

1.X线　显示肺部多种形态的浸润影,呈节段性分布,以肺下野为多见。

2.血液检查　白细胞正常或稍高

3.血清学检　查这是确诊肺炎支原体感染常用的检测手段。起病2周后,约213的患者冷凝集试验阳性,滴定效价大于1∶32,若滴度逐步升高,更有诊断价值。但该试验的敏感性及特异性均不理想。诊断有赖于血清中支原体IgM抗体的测定。

【诊断】

综合临床症状、X线表现及血清学检查结果,可作出诊断。

【治疗原则】

首选药物为大环内酯类抗生素,如红霉素、罗红霉素和阿奇霉素。早期使用可减轻症状和缩短病程,青霉素或头孢菌素类抗生素无效(支原体无细胞壁)。对剧烈呛咳者,适当给予镇咳药。

(三)病毒性肺炎

病毒性肺炎是上呼吸道病毒感染向下蔓延所致的肺部炎症。多见于冬、春季,散发、流行或暴发;婴幼儿、老年人、原有慢性心肺疾病等免疫力差者易发病,且病情严重,在非细菌性肺炎中,病毒感染占25%~50%。病毒性肺炎为吸入感染,病毒可通过飞沫和直接接触传播,且传播迅速、传播面广。

【病因】

病毒性肺炎以流感病毒最为常见,其他为呼吸道合胞病毒、腺病毒、巨细胞病毒、麻疹病毒、水痘-带状疱疹病毒等。

【临床表现】

好发于病毒流行季节,临床症状通常较轻,但起病急,发热、头痛及全身酸痛突出。之后,出现咳嗽、少痰或白色黏液痰等症状。小儿或老年人易发生重症病毒性肺炎,表现为呼吸困难、发绀、嗜睡、精神萎靡,甚至休克、心力衰竭和呼吸衰竭等。体征一般不明显,偶可在下肺闻及湿啰音。

【实验室及其他检查】

白细胞计数可正常、稍高或稍低；痰涂片少数白细胞，多为单核细胞。胸部 X 线显示多为小片状浸润阴影或呈间质性病变。

【治疗原则】

本病治疗以对症、支持治疗为主，原则上不用抗生素预防继发细菌感染，一旦明确有继发细菌感染应及时选用敏感抗生素。目前已证实较有效的病毒抑制药物有利巴韦林（病毒唑）、阿昔洛韦（无环鸟苷）、阿糖腺苷、金刚烷胺（金刚胺）等，同时可选用中草药和生物制剂治疗。

四、护理

1.一般护理

（1）病室环境安静、舒适，无外界刺激；病人去枕平卧或取仰卧中凹位，即抬高头胸部 20°，抬高下肢约 30°，有利于呼吸和静脉血回流。按重症监护，专人护理，减少搬动，适当保暖，忌用热水袋，以免烫伤皮肤。

（2）对能进食者，给予丰富维生素和蛋白质、清淡易消化饮食；对意识障碍者，应鼻饲补充营养，以促进身体恢复。

2.病情观察　观察病人有无烦躁、发绀、四肢厥冷、心动过速、少尿或无尿、血压降低等休克征象，准确观察并记录出入液量，估计病人的组织灌注情况；监测评估病人的体温、脉搏、呼吸、血压、尿量和意识的变化，判断病情的转归。如病人的神志逐渐清醒、皮肤转红、脉搏有力、呼吸规则、血压回升、尿量增多、皮肤及肢体变暖，预示病情已好转。

3.对症护理

（1）吸氧：高流量吸氧，维持动脉 PaO_2 在 7.98kPa（60mmHg）以上，改善缺氧状况。

（2）建立静脉通路：尽快建立两条静脉通路，对烦躁不安的病人，应固定输液的肢体，防止静脉输液外渗。使用糖皮质激素、抗生素、碳酸氢钠及血管活性药物，以恢复正常组织灌注，改善循环功能。

（3）控制休克

1）补充血容量：遵医嘱给予低分子右旋糖酐或平衡盐液，以维持有效血容量，降低血液黏滞度，防止DIC；应用 5％碳酸氢钠静滴时，因其配伍禁忌较多，宜单独输入；应随时观察病人全身情况、血压、尿量、尿相对密度、血细胞比积等，监测中心静脉压，作为调整补液速度的指标，以中心静脉压不超过 0.98kPa（10cmH$_2$O），尿量在 30ml/d 以上为宜。

2）血管活性药物：在输入多巴胺、间羟胺（阿拉明）等血管活性药物时，应根据血压随时调整滴速，维持收缩压在 12.0～13.3kPa（90～100mmHg）；注意防止药液溢出血管外，引起局部组织坏死和影响疗效。

3）纠正水、电解质和酸碱失衡：输液不宜过多过快，以免诱发心力衰竭和肺水肿。如血容量已补足，尿量仍＜400ml/d，应及时报告医生，注意有无急性肾衰竭。

4）糖皮质激素：大量糖皮质激素能解除血管痉挛，改善微循环，稳定溶酶体膜，防止酶的释放等，从而达到抗休克的作用。常用氢化可的松、地塞米松。

（庄　敏）

第三节　慢性阻塞性肺部疾病

慢性阻塞性肺部疾病（COPD）包括肺气肿、慢性支气管炎及哮喘等呼吸系统慢性疾病。患者有持续性呼吸道阻塞,并有逐渐恶化的趋势。目前认为本病的发生与吸烟、过敏、遗传、肺脏的老化和血管的改变有关。细菌或病毒感染是使病情恶化的主要原因。此外,接触环境中的污染物(被动吸烟、粉尘或清洁剂)、运动和天气变化(热、冷、雾或风)可能是其诱发因素。

据报告,近年来慢性阻塞性肺部疾病的发病率每五年增加一倍,1992年占死亡原因的第十位,患病率男性与女性之比为(8~10):1。COPD不但严重损害病人的健康甚至生命,也带来严重的社会经济问题,因此在医疗与护理上不可忽略。

一、护理评估

(一)健康史

1.吸烟　与吸烟的时间、吸烟的量成正比。

2.感染　有无长期反复的感染。

3.大气污染。

4.过敏因素。

(二)身心状况

1.症状

(1)咳嗽、咳痰:咳嗽频繁,咳痰多,甚至常年不断,伴感染时可为粘液性脓痰,咳嗽剧烈时可痰中带血。

(2)喘息或呼吸困难:病情迁延时,在咳嗽、咳痰的基础上可出现逐渐加重的呼吸困难。开始仅在爬楼梯或登山时有气促,随着病变的发展,在平地活动时甚至在静息时也感觉气促。当慢性支气管炎急性发作时,支气管分泌物增多,加重通气功能障碍,使胸闷、气促加重,严重时可出现呼吸衰竭。

2.体征

(1)由于肺的过度膨胀而形成桶状胸。触诊语颤减弱,叩诊呈过轻音,听诊双侧呼吸音减弱,呼气延长,有大量分泌物时则出现湿啰音。

(2)严重时可出现右心衰竭的体征。

(3)皮肤:由于缺氧、呼吸困难,可出现发绀。

(三)诊断检查

1.胸部X线检查　胸廓扩张,肋间隙增宽,肋骨平行,活动减弱,膈肌下降且变平,两肺野的透亮度增加,有时可见局限性透亮度增高,表现为局限性肺气肿或肺大泡。肺血管纹理外带纤细、稀疏和变直,而内带的血管纹理可增粗和紊乱。心脏常呈垂直位,心影狭长,右室肥大。

2.痰液检查　肺气肿患者的痰液呈粘液状,灰白色且不易咳出;慢性支气管炎的痰液浓稠,痰抹片革兰氏染色阳性时可发现肺炎双球菌及流感杆菌。哮喘患者则可在痰液中发现嗜酸性粒细胞。

3.动脉血气分析　因疾病的类型不同而有不同的改变。

(1)低氧血症:在运动时更为明显。在稳定状态下氧分压(PO_2)为55~65mmHg(7.33~8.66kPa),PO_2>65mmHg(8.66kPa)时,COPD患者可能有呼吸运动减弱;病情加重时,PO_2一般<55mmHg(7.66kPa)。

(2)二氧化碳分压(PCO_2)升高:COPD病情稳定者,PCO_2≤50mmHg(6.67kPa),在病情加重过程中,PCO_2常>50mmHg(6.67kPa)。

(3)酸碱平衡失调:在病情稳定时,可出现代偿性呼吸性酸中毒,病情加重时,可同时出现呼吸性酸中毒和代谢性酸中毒。

4.肺功能试验　慢支合并肺气肿时,呼吸功能即有通气障碍,如第一秒用力呼气量占用力肺活量的比值＜60％,最大通气量＜预计的 80％,残气量增加,占肺总量的百分比增大,超过 40％说明肺过度通气,对诊断阻塞性肺气肿有很重要的意义。

二、护理诊断

1.清理呼吸道无效　与痰液过多或粘稠、咳嗽无力、不能去除呼吸道分泌物有关。

2.气体交换受损　与支气管痉挛等导致通气功能障碍、肺组织弹性降低、肺膨胀不全、炎症使肺血管损害导致肺残气量增加、出现通气/血流比值失调等因素有关。

3.有感染的危险　与粘液增加和清理呼吸道不足、机体抵抗力低、长期应用抗生素致使菌群失调导致二重感染等因素有关。

三、护理目标

1.保持呼吸道通畅。

2.患者能掌握有效的咳嗽、排痰技巧。

3.患者主诉症状减轻,如气喘。

4.患者动脉血气分析值在正常范围内。

5.解除患者常伴有的精神焦虑与抑郁,延缓疾病的进展,提高生活质量。

四、护理措施

(一)保持呼吸道通畅

1.指导患者进行有效的呼吸技巧,如呼气时要慢且放松,逐渐延长呼气时间,吸与呼之比为 1：3,即吸气为 1,呼气为 3,以利二氧化碳的排出,减少二氧化碳潴留。

2.遵医嘱给予持续低流量吸氧,氧流量以 0.5～0.8L/min 为宜。采取持续低流量给氧,可缓解患者的呼吸困难,降低肺动脉高压,改善心功能,避免夜间突发低氧血症,控制红细胞增多症的发生。有利于改善患者的生活质量,树立生活信心,提高生存质量。

3.及时清除呼吸道内的痰液,避免堵塞呼吸道。

(1)雾化吸入:稀释痰液,解痉止喘,消除支气管黏膜炎症、水肿。

(2)电动吸痰:痰液多而粘稠、患者无力咳嗽时,可用多孔导管经鼻吸净痰液,并能刺激咳嗽,改善通气。

(3)重症二氧化碳潴留:痰多且粘稠,当患者有肺性脑病发生时,宜气管切开或气管插管以解除呼吸道梗阻。

4.合理应用抗生素应根据痰液培养及药敏试验结果,结合病情应用有效的抗生素,以利及时控制感染。

(二)给予心理支持

1.耐心向病人解释病情,消除其紧张和焦虑,并向患者讲解焦虑对疾病的影响,鼓励其树立信心战胜疾病。

2.指导患者根据病情适当参加社交活动,如参与病友的活动、看书、看报、聊天、听音乐等,以分散注意力,也可消除紧张情绪。

3.工作人员在处理患者的急性发作状况时,应保持镇静,动作熟练,以减轻病人的顾虑。

（三）保持身体各部位的清洁，防止并发症的发生

1.患者吸氧时，每日进行口腔护理两次，保持口腔清洁，增进食欲。

2.长期卧床时，应鼓励患者翻身、更换姿势，并做好皮肤护理，预防因长期卧床而产生的并发症——压疮。

3.及时更换衣服、床单，保持床单干燥、整洁、舒适。

（四）进行活动和康复指导，促进疾病康复

1.极度疲乏和虚弱时，应保证充足的睡眠。

2.与患者共同制定活动计划，根据患者的耐受力进行活动。如可先在床上活动四肢，病情允许时然后下床在床边活动，可逐渐增加活动量，但不可过度劳累。如出现胸闷、气促、发绀时，应立即停止活动并卧床休息、吸氧。

3.指导患者尽量白天坐着休息，以保证晚上睡眠充足。

4.卧床期间鼓励患者采取缓慢的重复性活动，以保持肌肉张力，如上下肢的循环运动、腓肠肌的收缩和放松。

（五）供给足够的营养，保证机体的需要

1.给予高蛋白、高热量、高维生素、易消化的低盐饮食。

2.避免摄取含钠高的方便食品、罐头食物及冷冻食物。

3.进食前清理呼吸道，以增进食欲，如吸净痰液、做好口腔护理。进食时可同时吸氧，以保持氧的储存量。

4.少量多餐，禁食产气食物，如红薯、土豆等。

5.不能经口进食时（如气管插管、气管切开时），应静脉补充高营养，以保证机体的需要。

6.在不限制液体摄入的情况下，鼓励患者多饮水，每天至少饮10杯水，以补充消耗的水分。

（六）出院指导及健康教育

1.定期门诊复查如有呼吸道感染症状时，如黄色脓痰、突然胸痛与呼吸困难加重等时，应立即来院就医，以免发生呼吸衰竭而危及生命。

2.避免与呼吸刺激物接触如戒烟和避免室内充满烟雾，避免去人群处或通风差的地方。

3.避免与有呼吸道感染者接触。

4.进行腹式呼吸和缩唇呼气训练通过腹肌的舒张与收缩来加强膈肌运动，以提高通气量，减少氧耗量，从而减轻呼吸困难，提高活动耐力。

5.遵医嘱用药如支气管扩张剂的应用，祛痰剂、抗生素等药物的应用，并注意药物的副作用。

6.适当休息，保证足够的营养。

五、评价

1.患者的呼吸困难有所改善，动脉血气分析值维持在正常水平。

2.患者的饮食保证了营养的需求。

3.患者得到充足的休息与睡眠。

4.患者能在指导下了解预防疾病复发的知识。

5.患者能在指导下保持心情舒畅。

（庄　敏）

第十章　消化系统常见疾病

第一节　胃炎

胃炎是指各种有害因素所致的一组胃黏膜炎症性病变的疾病,按临床发病急缓分为急性和慢性胃炎。

一、急性胃炎

【病因和诱因】

急性胃炎是指胃黏膜的急性炎症,其主要病变是胃黏膜的糜烂和出血,故常称为急性糜烂出血性胃炎。病变可局限于胃窦、胃体,也可波及全胃。常见病因有:

1.急性应激　多由重要脏器严重病变、颅内病变及大手术、创伤、大面积烧伤、休克等所致。发病机制尚未完全明确。以胃腔内渗血常见,约20％病人可发生较大量出血,少数发生急性溃疡,称为应激性溃疡。

2.理化因素　化学物质,其中常见的是药物,如阿司匹林、吲哚美辛、磺胺、激素、铁剂、抗肿瘤药等;其他如胆汁反流、乙醇。留置胃管、胃内异物、胰腺癌放疗后都可造成物理性胃黏膜损伤。

3.幽门螺杆菌(Hp)感染　常引起急性胃炎或在慢性胃炎基础上导致病变急性活动。

【临床表现】

轻者多无症状或仅有上腹不适、疼痛及食欲下降、恶心、呕吐等消化不良表现。胃部出血一般呈少量、间歇,可自行停止。大出血时呈呕血、黑粪。持续少量渗血可致贫血。体检可有上腹部轻压痛。

【辅助检查】

通过纤维胃镜可确定诊断。

【治疗要点】

1.去除病因或诱因　由药物引起者应立即停止用药,酗酒者宜戒酒。

2.对症治疗　如上消化道出血、胃酸过多等的治疗。

【常用护理诊断/问题】

1.疼痛　与胃酸刺激或平滑肌痉挛有关。

2.营养失调,低于机体需要量　与畏食、消化吸收不良、持续出血有关。

【护理措施】

1.病情观察　观察上腹部不适的部位,注意疼痛的性质、程度以及有无上消化道出血等。

2.一般护理　病人要注意休息,避免劳累;急性出血时应卧床休息。饮食上一般进无渣、温热、半流质饮食。少量出血时可给牛奶、米汤等流质,以中和胃酸,有利于胃黏膜的修复。呕血者应暂禁食。

【健康指导】

1.告诉病人及家属,本病为胃的一种急性损害,只要去除病因和诱因,是能治愈的,也是可以防止发展为慢性胃炎的。

2.指导病人饮食要有规律性,少食多餐,避免刺激性食物和对胃有损害的药物,或遵医嘱从小量开始、饭后服药;要节制烟酒。

3.遵医嘱坚持服药,并定期门诊复查。

二、慢性胃炎

慢性胃炎是病变基本局限于胃黏膜层的慢性炎性病变,以淋巴细胞和浆细胞的黏膜浸润为主,一般无黏膜糜烂,故常称为慢性非糜烂性胃炎。临床上可分为慢性胃窦炎(B 型)和慢性胃体炎(A 型)两型。

【病因和发病机制】

1.幽门螺杆菌(Hp 感染) 它是慢性胃炎的主要病因,幽门螺杆菌作为慢性胃炎最主要病因,其确立基于如下证据:①绝大多数慢性活动性胃炎患者胃黏膜中可检出幽门螺杆菌;②幽门螺杆菌在胃内的分布与胃内炎症分布一致;③根除幽门螺杆菌可使胃黏膜炎症消退;④从志愿者和动物模型中可复制幽门螺杆菌感染引起的慢性胃炎。幽门螺杆菌具有鞭毛,能在胃内穿过黏液层移向胃黏膜,其所分泌的黏附素能使其贴紧上皮细胞,其释放的尿素酶分解尿素产生 NH_3,从而保持细菌周围中性环境,幽门螺杆菌的这些特点有利于其在胃黏膜表面定植。幽门螺杆菌通过上述产氨作用、分泌空泡毒素 A 等物质而引起细胞损害,其细胞毒素相关基因蛋白能引起强烈的炎症反应,其菌体胞壁还可作为抗原诱导免疫反应。这些因素的长期存在导致胃黏膜的慢性炎症。

2.自身免疫 自身免疫性胃炎以富含壁细胞的胃体黏膜萎缩为主,患者血液中存在自身抗体如壁细胞抗体。自身抗体攻击壁细胞,使壁细胞总数减少,导致胃酸分泌减少或丧失;内因子抗体与内因子结合,阻碍维生素 B_{12} 吸收从而导致恶性贫血。

3.十二指肠液反流 幽门括约肌松弛→十二指肠液(胆汁、胰酶)反流→削弱胃黏膜屏障→胃液、胃蛋白酶损害。

4.其他因素 饮酒、浓茶、咖啡,食用过冷、过热、过于粗糙的食物等损伤胃黏膜。

【临床表现】

慢性胃炎病程迁延,大多数病人没有明显症状,部分有上腹饱胀不适(特别是在餐后),无规律性上腹隐痛,暖气、泛酸、呕吐等消化不良的症状;少数有上消化道出血;A 型胃炎病人可出现厌食、体重减轻、贫血、舌炎、舌萎缩、周围神经病变等症状。

【实验室和其他检查】

1.纤维胃镜及活组织检查 这是诊断慢性胃炎最可靠的方法,可取活检进一步证实胃炎类型。

2.幽门螺杆菌检测 侵入性检测是通过胃镜检查取胃黏膜活组织进行检测;还可进行非侵入性检测,主要有 ^{13}C 或 ^{14}C 尿素呼气试验(常用),其敏感性和特异性高。

3.胃液分析 B 型胃炎病人大致正常,A 型胃炎病人胃酸明显减少或缺乏。

4.血清学检查 B 型胃炎血清胃泌素水平可降低或正常。A 型胃炎血清胃泌素水平常明显升高,血中可测得抗壁细胞抗体和抗内因子抗体。

【诊断要点】

通过纤维胃镜及活组织检查,可确立诊断。

【治疗要点】

1.根除 Hp 感染 以质子泵抑制剂(PPI)或胶体铋任选一种为基础方案,再加上两种抗生素的三联治疗方案有较高根除率。

(1)胶体次枸橼酸铋:能与炎症渗出物和黏蛋白结合形成复合物,包绕细菌使之失去黏附上皮细胞的能力,继而铋离子进入细菌体使之死亡。用量 110mg,每日 4 次口服,连续服用 2～4 周。

(2)质子泵抑制剂(PPI):如奥美拉唑 40mg/d 服用。

(3)抗菌药物:可使用羟氨苄青霉素(阿莫西林)2000mg/d、替硝唑 800mg/d、克拉霉素 1000mg/d 中的任意两种,每天剂量分两次服用,疗程 7～14 天。

2.对症治疗　若病人服用非甾体类消炎药物,立即停服并服用制酸剂或硫糖铝;若有胆汁反流,服用氢氧化铝;若有胃动力不足,可用胃复安、吗丁啉、普瑞博思等。

3.重度不典型增生者可手术治疗

【常用护理诊断/问题】

1.疼痛　与胃酸刺激或平滑肌痉挛有关。

2.营养失调,低于机体需要量　与畏食、消化吸收不良有关。

【护理措施】

1.休息　慢性胃炎急性发作或伴有消化道出血时应卧床休息。注意腹部保暖,可以缓解腹部不适。

2.饮食护理　应以富有营养、易于消化、少量多餐为基本原则。养成良好饮食习惯,指导病人注意饮食卫生,纠正不良的饮食行为,养成细嚼慢咽的习惯。对胃酸低的病人,可给予刺激胃酸分泌的食物,如浓肉汤、鸡汤。控制饮食中的粗纤维含量,进餐定时定量,避免吃生、硬、煎炸、油腻等不易消化和辛辣等刺激性食物,忌暴饮暴食、饮烈性酒、吸烟及餐后从事重体力活动。

3.药物护理

(1)改善消化不良:对胃酸缺乏的病人,配合给予 1% 稀盐酸、胃蛋白酶合剂。服用时宜用吸管送至舌根部咽下,避免接触牙齿,服后用温开水漱口。高胃酸的病人可常服用制酸剂如氢氧化铝凝胶、H_2 受体拮抗剂如雷尼替丁等,以缓解疼痛。

(2)保护胃黏膜:有胆汁反流的病人服用硫糖铝,可中和胆盐、防止反流。硫糖铝在餐前 1 小时与睡前服用效果最好,服药时宜将药片嚼碎或研成粉末服用。如病人需同时使用制酸药,制酸药应在硫糖铝服前半小时或服后 1 小时给予。

(3)促进胃排空:甲氧氯普胺(胃复安)及多潘立酮具有刺激胃蠕动、促进胃排空的作用,药物应在饭前服用,不宜与阿托品等解痉剂合用。

(4)根除 Hp 感染药物:胶体次枸橼酸铋应在餐前半小时服下;胶体次枸橼酸铋能使牙齿变黑,应用吸管吸入;铋剂可引起便秘,使大便和舌苔呈灰黑色,口中带氨味等,停药后自行消失,应予以说明。服用阿莫西林和甲硝唑易引起胃肠道反应,如恶心、呕吐和腹泻等,甲硝唑还可引起口腔金属味、舌炎和排尿困难等不良反应,应密切观察,并劝导病人按疗程坚持治疗。

【健康指导】

1.向病人及家属讲解引起慢性胃炎的有关病因,指导病人如何防止诱发因素,从而减少或避免复发。

2.强调饮食调理对防止复发的重要性。指导病人平时生活要有规律,注意劳逸结合,加强饮食卫生和饮食营养,养成有规律的饮食习惯。戒除烟酒,避免使用对胃黏膜有刺激的药物。

3.嘱病人按医嘱服药,并向病人和家属介绍常用药物的用法、疗程、时间及其注意事项。

4.本病易复发,幽门螺杆菌感染严重时可出现急性胃炎表现,部分病例可有癌变倾向,要嘱病人定期复查。

（陈雁敏）

第二节　消化性溃疡

消化性溃疡(PU)主要指发生在胃和十二指肠球部的慢性溃疡,由于溃疡的形成与胃酸及胃蛋白酶的消化作用有关,故称为消化性溃疡,凡是能与酸接触的胃肠道任何部位均可发生溃疡,但以胃溃疡(GU)和十二指肠溃疡(DU)多见,其中十二指肠溃疡更为常见。消化性溃疡在人群中发病率约为 10%,可发病于任何年龄,以中年多见。DU 好发于青壮年,GU 好发于中老年,男性患病较女性多见。

一、病因与发病机制

PU 的病因及发病机制迄今尚不完全清楚,比较一致的观点是:PU 的发生是多种因素相互作用,尤其是对胃十二指肠黏膜有损害,作用的侵袭因素与黏膜自身防御/修复因素之间失去平衡所致。当侵袭因素增强和(或)防御/修复因素削弱时,就可能出现溃疡,这是溃疡发生的基本机制。GU 和 DU 发病机制各有侧重,前者着重于防御/修复因素的削弱而后者则侧重于侵袭因素的增强。

(一)胃十二指肠黏膜防御和修复机制

1.胃黏膜屏障。

2.黏液-HCO_3^- 屏障。

3.黏膜的良好血液循环和上皮细胞强大的再生能力。

4.外来及内在的前列腺素和表皮生长因子等。

一般而言,只有当某些因素损害了这一机制才可能发生胃酸/胃蛋白酶侵袭黏膜而导致溃疡形成。

(二)胃十二指肠黏膜损害机制

近年的研究已明确,幽门螺杆菌(Hp)感染和非甾体类抗炎药(NSAID)是损害胃十二指肠黏膜屏障导致 PU 的最常见病因。

1.幽门螺杆菌感染　胃黏膜受 Hp 感染,在其致病因子如尿素酶、细胞空泡毒素及其相关蛋白等作用下,出现局部炎症反应及高促胃液素血症,生长抑素合成、分泌水平降低,胃蛋白酶及胃酸水平升高,造成胃、十二指肠黏膜损伤引起炎症,进而发展成溃疡。

2.非甾体类抗炎药　NSAID 除了降低胃、十二指肠黏膜的血流量,对胃黏膜的直接刺激和损伤作用外,还可抑制环氧化酶活性,从而使内源性前列腺素合成减少,削弱胃黏膜的保护作用。

3.胃酸和胃蛋白酶　消化性溃疡的最终形成是由于胃酸/胃蛋白酶对黏膜的自身消化所致。胃蛋白酶是主细胞分泌的胃蛋白酶原经盐酸激活转变而来,它能降解蛋白质分子,对黏膜有侵袭作用,其活性受到胃酸制约,胃酸的存在是溃疡发生的决定因素。

4.其他因素　吸烟、遗传、胃十二指肠运动异常、应激和精神因素、饮食失调等。

二、临床表现

典型的 PU 具有以下特点:①慢性过程;②发作呈周期性;③发作时上腹部疼痛呈节律性。

1.症状

(1)上腹痛:是消化性溃疡的主要症状,性质可为钝痛、灼痛、胀痛或剧痛,但也可仅为饥饿样不适感。一般不放射,范围比较局限,多不剧烈,可以忍受。GU 疼痛多位于剑突下正中或偏左,DU 多位于上腹正中或稍偏右。节律性疼痛是消化性溃疡的特征性临床表现,GU 多在餐后 0.5～1h 痛,下次餐前消失,表现为进食-疼痛-缓解的规律;而 DU 疼痛常在两餐之间发生(饥饿痛),直到再进餐时停止,规律为疼痛-进食-缓解,疼痛也可于睡前或午夜出现,称夜间痛。

(2)部分病例无上述典型疼痛,而仅表现为上腹隐痛不适、反酸、暖气、恶心、呕吐等消化不良的症状,以 GU 较 DU 为多见。病程较长的患者因影响摄食和消化功能而出现体重减轻,或因慢性失血而有贫血。

2.体征发　作期于上腹部有一固定而局限的压痛点,缓解期无明显体征。

3.并发症

(1)出血:是消化性溃疡最常见的并发症,DU 比 GU 易发生。出血量与被侵蚀的血管大小有关,可表现为呕血与黑粪,出血量大时甚至可排鲜血便,出血量小时,粪便隐血试验阳性。

(2)穿孔:当溃疡深达浆膜层时可发生穿孔,若与周围组织相连则形成穿透性溃疡。穿孔通常是外科急诊,最常发生于十二指肠溃疡。表现为腹部剧痛和急性腹膜炎的体征。当溃疡疼痛变为持续性,进食或用抗酸药后长时间疼痛不能缓解,并向背部或两侧上腹部放射时,常提示可能出现穿孔。此时腹肌紧张,呈板状腹,有压痛、反跳痛,肝浊音界缩小或难以叩出,肠鸣音减弱或消失,X 线片可见膈下游离气体。

(3)幽门梗阻:见于 2%～4% 的病例,主要由 DU 或幽门管溃疡周围组织充血水肿所致。表现为餐后上腹部饱胀,频繁呕吐宿食,严重时可引起水和电解质紊乱,常发生营养不良和体重下降。

(4)癌变:少数 GU 可发生癌变,尤其是 45 岁以上的患者。

三、实验室检查

1.胃镜及胃黏膜活组织检查　是确诊 PU 的首选检查方法,胃镜下可直接观察胃和十二指肠黏膜并摄像,还可以直视下取活组织做幽门螺杆菌检查和组织病理学检查,对诊断消化性溃疡和良恶性溃疡的鉴别准确性高于 X 线钡剂检查。

2.X 线钡剂检查　适用于对胃镜检查有禁忌或不愿接受胃镜检查者。多采用钡剂和空气双重对比造影方法。

3.幽门螺杆菌检测　可分为侵入性和非侵入性两大类。侵入性方法需经胃镜取胃黏膜活组织进行检测,目前常用的有快速尿素酶试验、组织学检查和幽门螺杆菌培养。其中快速尿素酶试验操作简便、快速、费用低,是侵入性检查中诊断 Hp 感染的首选方法。非侵入性检查主要有 ^{13}C 或 ^{14}C 尿素呼气试验、血清学检查和粪便 Hp 抗原检测等,前者检测 Hp 感染的敏感性和特异性高,可作为根除 Hp 治疗后复查的首选方法。

4.胃液分析　GU 患者胃酸分泌正常或稍低于正常,DU 患者则常有胃酸分泌过高。但溃疡患者胃酸分泌水平个体差异很大,与正常人之间有很大的重叠,故胃酸测定对 PU 诊断的价值不大,目前临床已较少采用。

5.粪便隐血试验　活动性 DU 或 GU 常有少量渗血,使粪便隐血试验阳性,经治疗 1～2 周转阴。若 GU 患者粪便隐血试验持续阳性,应怀疑有癌变可能。

四、治疗要点

消化性溃疡以内科治疗为主,目的是消除病因、控制症状,促进溃疡愈合、防止复发和避免并发症的发生。目前根除 Hp 和抑制胃酸的药物是治疗溃疡病的主流,黏膜保护药物也起重要的作用。

(一)药物治疗

1.降低胃酸药物　包括抗酸药和抑制胃酸分泌药两类。

（1）抗酸药：为一类弱碱药物，口服后能与胃酸作用形成盐和水，能直接中和胃酸，并可使胃蛋白酶不被激活，迅速缓解溃疡的疼痛症状。常用药物有氢氧化铝凝胶、铝碳酸镁、复方氢氧化铝、乐得胃等。

（2）抑制胃酸分泌的药物

1）H_2 受体拮抗药（H_2RA）：能阻止组胺与其 H_2 受体相结合，使壁细胞分泌胃酸减少。常用药物有西咪替丁、雷尼替丁和法莫替丁。不良反应较少，主要为乏力、头晕、嗜睡和腹泻。

2）质子泵抑制药（PPI）：作用于壁细胞分泌胃酸终末步骤中的关键酶 H^+-K^+-ATP 酶（质子泵），使其不可逆失活，从而有效地减少胃酸分泌，其抑酸作用较 H_2RA 更强而持久，是已知的作用最强的胃酸分泌抑制药。常用的药物有奥美拉唑、兰索拉唑、泮托拉唑、雷贝拉唑和埃索美拉唑等。

2.保护胃黏膜药物

（1）胶体次枸橼酸铋（CBS）：在酸性环境中，通过与溃疡面渗出的蛋白质相结合，形成一层防止胃酸和胃蛋白酶侵袭的保护屏障。CBS 还能促进上皮分泌黏液和 HCO_3，并能促进前列腺素的合成；此外，CBS 还具有抗 Hp 的作用。一般不良反应少，但服药能使粪便成黑色。为避免铋在体内过量的蓄积，不宜长期连续服用。

（2）硫糖铝：其抗溃疡作用与 CBS 相仿，但不能杀灭 Hp。由于该药在酸性环境中作用强，故应在三餐前及睡前 1h 服用，且不宜与制酸剂同服，不良反应轻，主要为便秘。

（3）米索前列醇：具有抑制胃酸分泌、增加胃十二指肠黏膜的黏液和碳酸氢盐分泌和增加黏膜血流等作用。常见不良反应为腹泻，因可引起子宫收缩，孕妇忌服。

3.根除幽门螺杆菌治疗　　根除 Hp 可使大多数 Hp 相关性溃疡病人完全达到治疗目的。目前推荐以 PPI 或胶体铋为基础加上两种抗生素的三联治疗方案。疗程 1 周，Hp 根除率 90% 以上。对于三联疗法失败者，一般用 PPI＋铋剂＋两种抗生素组成的四联疗法。

（二）手术治疗

适用于伴有急性穿孔、幽门梗阻、大量出血经内科积极治疗无效者和恶性溃疡等并发症的消化性溃疡患者。

五、护理措施

（一）基础护理

1.休息与活动　　病情较重、溃疡有活动者应卧床休息，病情较轻者可边工作边治疗，注意生活规律和劳逸结合，避免剧烈活动以降低胃的分泌及蠕动。保持环境安静、舒适，减少探视，保证患者充足的睡眠。

2.饮食　　溃疡活动期每日进 4～5 餐，少量多餐可中和胃酸，减少胃酸对溃疡面的刺激。每餐不宜过饱，以免胃窦部过度扩张，刺激胃酸分泌。进餐时宜细嚼慢咽，咀嚼可增加唾液分泌，以利于稀释和中和胃酸。选择营养丰富、质软、易消化的食物，如稀饭、面条、馄饨等。脂肪摄取应适量。避免粗糙、过冷过热和刺激性食物及饮料如浓茶、咖啡、香辣调料等。

3.心理护理　　消化性溃疡的发生发展与精神紧张、不良情绪反应及个性特点与行为方式等心理社会因素均有一定的关系。通过帮助病人认识压力与溃疡疼痛发作的关系，教给病人放松技巧，自觉避免精神神经因素的影响。

（二）疾病护理

1.疼痛护理　　向患者解释疼痛的原因和机制，指导祛除病因及缓解疼痛的方法，解除焦虑、紧张情绪。观察并评估疼痛的诱发因素和缓解因素；观察上腹痛的规律、性质、程度及部位。遵医嘱用药缓解疼痛。

2.用药护理　　遵医嘱正确服用质子泵抑制药、组胺 H_2 受体拮抗药、抗酸药及抗 Hp 药物，观察药物的疗效及不良反应。

(1)抗酸药:应在餐后 1h 和睡前服用,以延长中和胃酸作用的时间及中和夜间胃酸的分泌。片剂应嚼碎后服用,乳剂服用前充分混匀。避免与奶制品、酸性食物及饮料同服以免降低药效。氢氧化铝凝胶能阻碍磷的吸收,引起磷缺乏症,表现为食欲缺乏、软弱无力等;镁剂可致腹泻。

(2)H_2 受体拮抗药:常于餐中及餐后即刻服用,或睡前服用;若需同时服用抗酸药,则两药应间隔 1h 以上;静脉给药需控制速度,速度过快可引起低血压和心律失常;不良反应一般为乏力、头痛、腹泻和嗜睡;吸烟可降低其疗效故应鼓励患者戒烟。

(3)质子泵抑制药:奥美拉唑用药初期可引起头晕,嘱患者服药后避免开车、高空作业等需注意力集中之事。

(4)保护胃黏膜药物:胶体铋制剂与硫糖铝在酸性环境中作用强,故多在三餐前半小时或睡前 1h 服用,且不宜与抗酸药同服;铋剂有积蓄作用,故不能连续长期服用;服药过程中可使齿、舌变黑,可用吸管直接吸入;部分患者服药后出现便秘和黑粪,停药后可自行消失;硫糖铝能引起便秘、皮疹、嗜睡等,有肾衰竭者不宜服用。

(5)抗 Hp 药物:阿莫西林服用前应询问患者有无青霉素过敏史,用药过程中注意观察有无过敏反应;甲硝唑可引起胃肠道反应,宜饭后服用。

3.并发症护理

(1)上消化道大出血:严密监测是否有出血征象,如血压下降、脉搏速率加快、皮肤湿冷、脸色苍白、排黑粪或呕血等。

(2)穿孔:一旦发现穿孔征象,应建立静脉通路,输液以防止休克;做好急诊手术术前准备。

(3)幽门梗阻:应准确记录出入量,行血清钾、钠、氯测定和血气分析,及时补充液体和电解质,保证尿量在每日 1000~1500ml。插入胃管连续 72h 胃肠减压,抽吸胃内容物和胃液。病人病情好转后可进流食,但同时要测量胃内潴留量,记录潴留物的颜色、性状和气味。禁止病人吸烟、饮酒和进食刺激性食物,禁用抗胆碱能药物,如阿托品等,以防减少胃、肠蠕动,加重梗阻症状。

(4)癌变:一旦确诊,需手术治疗,做好术前准备。

(三)健康指导

1.指导患者注意有规律的生活和劳逸结合,休息包括体力和精神休息。

2.指导患者有规律的进餐和合理的营养,减少机械性和化学性刺激对胃黏膜的损害。咖啡、浓茶、油煎食物及过冷过热、辛辣等食物均可刺激胃酸分泌增加,应避免食用。

3.向患者进行戒烟酒的健康教育,与患者共同制定戒烟酒计划,并争取家庭的重视和支持。

4.帮助患者认识压力与溃疡疼痛发作的关系,教给患者放松技巧,自觉避免精神神经因素的影响。

5.指导患者要按时服完全疗程的药物,并定期复查。教患者识别溃疡复发及出血、穿孔、幽门梗阻等并发症出现时的症状和体征,包括疼痛、头晕、呕血、黑粪、苍白、虚弱等,以便及时就诊。

(陈雁敏)

第三节　结核性腹膜炎

结核性腹膜炎是由结核杆菌引起的慢性弥漫性腹膜炎症。以青壮年多见,女性略多于男性,男女发病率之比约为 1:1.8。临床上以轻症为多见,多数呈缓慢起病,由于临床表现不典型,容易漏诊和误诊。少数病人以急性腹痛、高热而急骤发病。

【病因和感染途径】

结核杆菌是致病的根本因素。感染途径常见的是腹腔内的结核病灶直接蔓延到腹膜,如肠结核、肠系膜淋巴结结核、输卵管结核等,女性内生殖器结核是女性患本病较常见的原因。少数由血行播散所引起,常伴有结核性多浆膜炎、粟粒型肺结核、骨结核、睾丸结核等。

结核性腹膜炎的病理改变与结核杆菌的数量、毒力及人体的免疫力等有关。一般可分为渗出、粘连、干酪三型,以粘连型为最多见,干酪型最少见,同时有两种及以上病变者称为混合型。

【临床表现】

1.结核毒血症状　以发热和盗汗最为常见。以低热与中等热多见,少数为稽留热。高热伴有明显毒血症状者,主要见于渗出型或干酪型病变,或伴有粟粒型肺结核、干酪样肺炎、结核性脑膜炎等重症结核。

2.腹痛　约 2/3 的病人有腹痛,常位于脐周、下腹或全腹,呈持续性隐痛或钝痛,与腹膜炎症及伴有活动性肠结核、肠梗阻或盆腔结核有关。如腹痛呈阵发性加剧,应考虑是否并发不完全性肠梗阻。肠结核急性穿孔、肠系膜淋巴结结核、腹腔内结核的干酪样坏死病灶破溃可引起急性腹膜炎。

3.腹泻与便秘　腹泻常见,一般每日不超过 3～4 次,呈糊状便,有时腹泻与便秘交替出现。

4.体征

(1)病人呈慢性病容,后期可有明显消瘦、水肿、苍白等。

(2)腹部揉面感:由腹膜受慢性炎症的刺激及腹膜增厚所致。

(3)压痛:一般较轻微。少数病人可有明显的压痛、反跳痛,常见于干酪型结核性腹膜炎。

(4)腹部肿块:为增大的大网膜、肿大的肠系膜淋巴结、粘连成团的肠曲或干酪样坏死物积聚而成。多位于脐周,肿块大小不一,边缘不整齐,表面粗糙,固定,有触痛。部分病人可出现腹腔积液。

5.并发症　有肠梗阻、肠穿孔、肠瘘及腹腔内脓肿。

【实验室和其他检查】

1.血液检查　部分病人红细胞、血红蛋白呈轻到中度降低;如伴有其他感染,白细胞总数及中性粒细胞可增高;在病变活动期,血沉增快。

2.结核菌素试验(OT 或 PPD)　OT 或 PPD 强阳性反应对诊断有帮助。

3.腹腔积液检查　腹腔积液为渗出液,多呈草黄色,少数为血性,偶尔为乳糜性,相对密度一般超过 1.016,蛋白质含量在 30g/L 以上,白细胞计数超过 $0.5×10^9$/L,以淋巴细胞为主。腹腔积液浓缩直接涂片或培养极少数可检出结核杆菌,腹水动物接种阳性率可达到 50% 以上。

4.X 线检查　腹部 X 线平片可见到钙化影。钡餐造影可发现肠粘连、肠结核、肠瘘、肠腔外肿块等征象,有辅助诊断价值。必要时可进行腹部 CT 检查。

5.腹腔镜检查　一般适用于有游离腹腔积液的病人,禁用于腹膜有广泛粘连者。可窥见腹膜、网膜、内脏表面有散在或集聚的灰白色结节,浆膜失去正常光泽,呈混浊粗糙。或取活体组织检查,有确诊价值。

【诊断要点】

根据结核毒血症状、腹痛、腹泻病史并结合结核菌素试验和腹水检查可诊断。

【治疗要点】

仍然按结核治疗早期、适量、联合、规律、全程的原则进行治疗。因结核性腹膜炎治疗效果比肠结核差,故药物联合治疗应该加强,最好做药物敏感试验或选用以前未用过的抗结核药。有血行播散或严重结核毒血症状时,可加用肾上腺糖皮质激素短期治疗。

【常用护理诊断/问题】

1.腹痛　与腹膜炎症及伴有腹腔或盆腔其他脏器结核、肠梗阻有关。

2.营养失调,低于机体需要量　与结核毒血症及蛋白质丢失有关。

3.腹泻　与肠功能紊乱有关。

4.活动无耐力　与结核杆菌所致全身中毒症状有关。

5.潜在并发症　肠梗阻、肠穿孔、肠瘘等。

【护理措施】

1.病情观察　严密观察疼痛的部位、性质、程度及其变化；对急性腹痛者，还应观察有无生命体征改变。腹痛发作时严禁随意使用镇痛药，以免掩盖症状，应及时报告医生。

2.一般护理　腹痛明显者应卧床休息；保持病人的休息环境安静、舒适，温度、湿度适宜；根据疼痛的性质、程度，按医嘱选择禁食、流质、半流质饮食。

3.对症护理

(1)告诉病人有关缓解腹痛的知识，指导和帮助病人缓解疼痛，用鼻深吸气，然后张口慢慢呼气，如此有节奏地反复进行；指导式的想象，利用一个人对某特定事物的想象力从而达到预期效果，如通过回忆一些有趣的往事等使注意力转移、疼痛减轻；局部热疗法，除急腹症外，可对疼痛的局部用热水袋热敷；放松疗法，通过自我意识集中注意力，使全身各部分肌肉放松，从而提高病人对疼痛的耐受力。

(2)遵医嘱选择止痛药物，不自主随便用药。

4.用药护理　根据病情、疼痛性质和程度选择性地给予药物止痛，疼痛发生前用药一般要比疼痛剧烈时用药效果好且剂量偏小。用药后应注意加强观察，防止不良反应、耐药性和成瘾性产生，如阿托品有加快心率、咽干、面色潮红等副作用，哌替啶、吗啡有成瘾的副作用，吗啡可抑制呼吸中枢等，故疼痛减轻或缓解后应及时停药。

5.心理护理　因病程长、反复发作，且又无显著疗效，病人常出现焦虑等情绪。疼痛发作时可以通过对其进行心理疏导或转移注意力以及介绍必要的疾病相关知识等方法，消除病人恐惧、焦虑、忧郁等心理，稳定病人的情绪，使病人情绪放松，增强对疼痛的耐受性，从而减轻或消除疼痛。

（仇　夏）

第四节　溃疡性结肠炎

溃疡性结肠炎(UC)是一种病因不明的直肠和结肠慢性非特异性炎症性疾病。病变主要限于大肠黏膜与黏膜下层，临床表现为腹泻、黏液脓血便、腹痛和里急后重。病情轻重不等，多反复发作或长期迁延呈慢性经过。本病可发生于任何年龄，以20～40岁为多见。男女发病率无明显差别。

【病因与发病机制】

本病的发生可能为免疫、遗传等因素与外源性刺激相互作用的结果。

1.免疫因素　在部分病人血清中可检测到抗结肠上皮细胞抗体，故认为本病发生和自身免疫反应可能有关。本病还可能存在对正常肠道菌丛的免疫耐受缺失。

2.环境因素　环境因素中饮食、吸烟或尚不明确的因素可能起一定作用。

3.遗传因素　目前认为本病为多基因病，且不同人由于不同基因引起。

4.感染因素　目前一般认为感染是继发或为本病的诱发因素。

5.神经精神因素　精神紧张、过劳可诱发本病发作，而焦虑、抑郁等也可能是本病反复发作的继发表现。但近年来临床资料说明本病有精神异常或精神创伤史者，并不比一般人群多见。

病变部位以直肠和乙状结肠为主，也可延伸到降结肠，甚至整个结肠，极少数累及小肠。

【临床表现】

(一)症状

1.消化系统症状

(1)腹泻:是本病均有的症状,因炎症刺激使肠蠕动增加及肠腔内水、钠吸收障碍所致。因病变的部位和轻重不同可表现为稀便、黏液便、水样便、血便、黏液血便等,特别是黏液血便被视为本病活动时必有的症状,也常常是轻型病人的唯一表现。便次的多少有时可反映病情的轻重,轻者每日 3～4 次,或腹泻与便秘交替出现;重者每日排便次数可多至 30 余次,粪质多呈糊状及稀水状,混有黏液、脓血,病变累及直肠则有里急后重。

(2)腹痛:轻型及病变缓解期可无腹痛,或呈轻度至中度隐痛,少数绞痛,多局限左下腹及下腹部,亦可全腹痛。疼痛的性质常为痉挛性,有疼痛-便意便后缓解的规律,常伴有腹胀。若并发中毒性结肠扩张或炎症波及腹膜,可有持续性剧烈腹痛。

(3)其他症状:可有腹胀,严重病例可有食欲缺乏、恶心及呕吐。

2.全身表现　急性期或急性发作期常有低度或中度发热,重者可有高热及心动过速,病程发展中可出现消瘦、衰弱、贫血、水与电解质平衡失调及营养不良等表现。

3.肠外表现　部分病人可出现皮肤结节性红斑、外周关节炎、口腔复发性溃疡、巩膜外层炎等肠外症状,这些症状在结肠炎控制或结肠切除后可缓解或恢复。

(二)体征

轻、中型病人有左下腹轻压痛,有时可触及痉挛的降结肠或乙状结肠。重型及暴发型患者常有明显压痛和鼓肠。若有腹肌紧张、反跳痛、肠鸣音减弱应注意肠穿孔、中毒性结肠扩张等并发症。

(三)并发症

1.中毒性巨结肠　溃疡性结肠炎病变广泛严重,累及肌层及肠肌神经丛时,可发生中毒性巨结肠。多见于暴发型或重型病人,常见诱因为大量应用抗胆碱能药物、麻醉药及低血钾等。临床表现为病情急剧恶化。

2.结肠癌变　国外报道本病5%～10%发生癌变,国内发生率较低。癌变主要发生在重型病例,其病变累及全结肠和病程漫长的患者。

3.结肠大出血　发生率约3%,多见于严重型及暴发型。

4.其他　结肠假性息肉,结肠狭窄,肛门周围瘘管和脓肿等。

【实验室检查】

1.血液检查　可有轻、中度贫血,重症患者白细胞计数增高及红细胞沉降率加速。严重者血清白蛋白及钠、钾、氯降低。

2.粪便检查　常有黏液脓血便,镜下可见红、白细胞。

3.结肠镜检查　结肠镜检查能直接观察肠黏膜的表现,并可取活组织进行病理学检查,是本病最有价值的诊断方法。

4.X 线钡剂灌肠检查　钡剂灌肠造影是诊断本病的重要手段之一,可表现为黏膜皱襞紊乱,有溃疡形成时可见肠壁边缘呈锯齿状,结肠袋消失,管壁变硬,肠腔变窄,肠管缩短呈水管状。气钡双重造影可显示微小溃疡与糜烂。

【治疗要点】

治疗目的在于尽快控制急性发作,维持缓解,减少复发,防治并发症。

(一)一般治疗

急性发作期,特别是重型和暴发型者应住院治疗,卧床休息,及时纠正水与电解质平衡紊乱,若有显著营养不良低蛋白血症者可输全血或血清白蛋白。

(二)药物治疗

1.柳氮磺胺吡啶(简称 SASP) 一般作为首选药物,适用于轻型或重型经肾上腺糖皮质激素治疗已有缓解者,疗效较好。副作用有恶心、呕吐、皮疹、粒细胞减少等。

2.肾上腺糖皮质激素 适用对于氨基水杨酸类药物疗效不佳的轻、中型患者,尤其适用于暴发型或重型患者。

3.免疫抑制药 对糖皮质激素疗效不佳或依赖性强者,可试用硫唑嘌呤或疏嘌呤。

4.微生态制剂 近年来有人根据溃疡性结肠炎肠道菌群失调学说,提出用微生态制剂来治疗溃疡性结肠炎,部分病例有效。

5.灌肠治疗 适用于轻型而病变局限于直肠、左半结肠的患者。常用琥珀酸钠氢化可的松 100mg,地塞米松 5mg,加生理盐水 100ml 保留灌肠。

(三)手术治疗

对内科药物治疗无效,有严重合并症者,应及时采用手术治疗。一般采用全结肠切除加回肠造瘘术。为避免回肠造瘘缺点,近年采用回肠肛门小袋吻合术。

【护理措施】

(一)基础护理

1.休息 在急性发作期或病情严重时应卧床休息,减少精神负担,减轻体力消耗。给病人提供安静、舒适的休息环境。

2.饮食 急性活动期病人应进食无渣流质饮食,病情好转后给予高蛋白、少纤维、易消化、富营养的少渣饮食,禁食生冷食物及含纤维素多的蔬菜,避免牛奶及乳制品。病情严重者应禁食并给予胃肠外营养,使肠道得以休息减轻炎症。

3.心理护理 耐心向病人介绍疾病保健知识,使病人能积极配合治疗,注意自我调节饮食、心态,使疾病得到长期缓解,从而帮助病人树立战胜疾病的信心和勇气。

(二)疾病护理

1.对症护理 急性发作期或重型病人腹泻次数较多,要指导病人和家属做好肛周皮肤的护理。便后用肥皂与温水清洗肛门及周围皮肤,选择柔软的手纸,轻柔擦拭,必要时给予鞣酸软膏涂擦。

2.专科护理

(1)病情观察:监测病人的体温、脉搏、心率、血压的变化以及全身表现,观察排便次数、粪便的量、性状,并做记录。使用阿托品的病人应注意观察腹泻、腹部压痛及腹部肠鸣音的变化,如出现鼓肠、肠鸣音消失、腹痛加剧等,要考虑中毒性结肠扩张的发生,应及时报告医师,以得到及时抢救。

(2)用药护理:护理人员应向病人及家属说明药物的用法、作用、不良反应等,柳氮磺胺吡啶宜在饭后服用,可减少其恶心、呕吐、食欲缺乏等不良反应;指导灌肠治疗后病人适当抬高臀部,延长药物在肠道内的停留时间。

(三)健康指导

1.生活规律,注意劳逸结合,保持心情舒畅。

2.饮食以高热量、高营养、低纤维、无刺激性食物为主。

3.指导病人及家属遵医嘱坚持用药的重要性及药物不良反应,出院后能正确用药。

4.如出现腹泻、腹痛加剧,大便便血等异常情况,应及时到医院就诊,避免耽误治疗。

(陈雁敏)

第五节　肝硬化

肝硬化是一种常见的慢性进行性弥漫性肝病,由一种或几种病因长期或反复作用引起。发病高峰年龄在 35～48 岁,男女比例约为(3.6～8)∶1。临床上常有多系统受累,以肝功能损害和门脉高压为主要表现,晚期常出现消化道出血、肝性脑病、继发感染等严重并发症。本病无特殊治疗,关键在于早期诊断、针对病因加强一般治疗、改善肝功能和抢救并发症。

一、护理评估

(一)健康史
引起肝硬化的原因很多,在我国以病毒性肝炎所致的肝硬化为主,国外以酒精中毒多见。

1.肝炎后肝硬化　由乙型、丙型或乙型与丁型重叠感染,经过慢性肝炎阶段演变而来。

2.血吸虫性肝硬化　日本血吸虫长期或反复感染后。

3.酒精性肝硬化　长期大量饮酒(每日摄入乙醇 80g 达 10 年以上)。

4.胆汁性肝硬化　持续肝内淤胆或肝外胆管阻塞。

5.心源性肝硬化　慢性充血性心力衰竭,缩窄性心包膜炎,肝静脉和(或)下腔静脉阻塞。

6.工业毒物或药物　长期接触四氯化碳、磷、砷等,或服用双醋酚丁、甲基多巴、四环素等。

7.代谢障碍　肝豆状核变性,血色病。

8.营养障碍　慢性炎症性肠病,食物中长期缺乏蛋白质、维生素、抗脂肝物质等。

(二)身心状态
大多数肝硬化起隐隐匿,病程发展缓慢,可经历多年或 10 年以上才出现肝功能障碍等表现,临床上将肝硬化分为肝功能代偿期和失代偿期。

1.代偿期　患者易疲乏,食欲不振,性欲降低,可伴有腹胀、恶心、上腹隐痛、轻微腹泻等,也有不少人无症状。

2.失代偿期　症状显著,表现为肝功能减退、门脉高压症和全身多系统症状。

(1)肝功能减退的临床表现

1)全身症状:面色晦暗,精神不振,消瘦乏力,皮肤干燥,低热,浮肿。

2)消化道症状:上腹饱胀不适,恶心,呕吐,腹泻,腹胀,黄疸等。

3)出血倾向和贫血:常有鼻出血、牙龈出血、皮肤紫癜、胃肠出血倾向及不同程度的贫血。

4)内分泌紊乱:男性患者性欲减退、睾丸萎缩、毛发脱落及乳房发育;女性患者月经失调、闭经、不孕。患者面、颈、上胸、肩背处出现蜘蛛痣,肝掌。

(2)门脉高压症

1)腹水:这是肝硬化最突出的临床表现。

2)侧支循环建立和开放:食管静脉曲张易致上消化道大出血;腹壁静脉曲张在脐周和腹壁可见迂曲的静脉;痔静脉曲张易形成痔核。

3)脾肿大:晚期脾功能亢进而呈全血细胞减少。

(3)肝触诊:质地坚硬,早期表面光滑,晚期可触及结节或颗粒状,常无压痛。

(三)实验室和其他检查
1.血、尿常规　在失代偿期有轻重不等的贫血,脾亢时全血细胞计数减少。黄疸时尿中有胆红素,尿胆原增加。

2.肝功能试验　失代偿期患者的肝功能多有全面损害。

(1)转氨酶:轻、中度增高,以 ALT(GPT)显著,但肝细胞严重坏死时 AST(GOT)活力大于 GPT。

(2)血清蛋白、总蛋白正常或有变化,但白蛋白降低而球蛋白却增高,A/G 比值降低甚至倒置。

(3)凝血酶原时间:有不同程度的延长。

(4)肝储备功能试验:如磺溴酞钠(BSP)试验、靛青绿(ICG)试验明显异常。

(5)血清蛋白电泳:γ-球蛋白增加。

3.免疫功能检查　肝硬化时出现免疫功能的改变。

(1)细胞免疫:CD3、CD4 和 CD8T 淋巴细胞减少。

(2)体液免疫:免疫球蛋白 IgG、IgA、IgM 增高,以 IgG 最明显。

(3)自身抗体:部分病人可检出抗核抗体、抗平滑肌抗体、抗线粒体抗体等。

(4)病毒性肝炎患者血清乙、丙、丁型肝炎病毒标记呈阳性。

4.肝脏超声显像　能看出肝的形状、大小、有无肿胀等,门脉高压症时可见门静脉直径增宽,检查前禁食 6～8 小时。

5.食管吞钡 X 线检查　食管静脉曲张时,X 线下示虫蚀样或蚯蚓状充盈缺损,胃底静脉曲张时呈菊花样充盈缺损。

6.胃镜检查　纤维胃镜检查能直接看见静脉曲张及其部位和程度,在并发上消化道出血时能查清出血的部位和病因,同时可行食管静脉结扎等止血治疗。

7.放射性核素检查　可显示肝脏的大小、形状、密度,用以探查肝脏是否有病变或肿瘤。

肝硬化者整个扫描像粗糙,肝右叶萎缩,左叶肥大,整个肝内吸收核素少,脾脏有核素浓集。

8.肝穿刺活组织检查　有假小叶形成,可确诊为肝硬化。

9.腹腔镜检查　可直接观察肝脏的外形、表面、色泽、边缘及腹腔内其他脏器,直视下对病变明显处作穿刺活检查,对诊断和鉴别诊断有帮助。

二、护理诊断

1.营养失调——低于机体需要量　食欲不振,恶心,呕吐,消瘦,乏力,皮肤干燥,浮肿,与肝功能减退、胆汁分泌不足有关。

2.体液过多　腹水,腹胀,与门静脉压力增高、血浆白蛋白低等因素有关。

3.有体液不足的危险　口渴,尿量减少,皮肤及黏膜干燥,与利尿、大量放腹水、主动摄水量不足等有关。

4.有皮肤完整性受损的危险　严重衰弱卧床不起,受压处皮肤易发生褥疮,皮肤瘙痒,与营养不良、低蛋白血症引起的全身水肿及黄疸和长期卧床等有关。

5.气体交换受损　呼吸费力,气促,端坐呼吸,与大量腹水、肺部感染有关。

6.潜在并发症——感知改变　淡漠少言或欣快激动,言词不清,随地便溺,扑翼样震颤,与氨代谢紊乱和肝性脑病等因素有关。

7.潜在并发症——出血　饮食不当或受凉而易呕血、便血,与食管胃底静脉曲张、胃黏膜糜烂、溃疡有关。

三、护理目标

1.维持适当营养。

2.减轻腹水。

3.液体摄入充足,水和电解质保持平衡。

4.皮肤保持完整。

5.减轻呼吸困难。

6.保持病人意识清楚,定向力正常。

7.防治并发症。

四、护理措施

(一)减轻消化道症状,供给适当营养

1.提供清洁、整齐、舒适的进食环境。

2.当病人食欲不振、恶心、呕吐时,进餐前给予口腔护理,以增进食欲。

3.一般给予高蛋白、高热能、高维生素、脂肪适量、少粗纤维的易消化饮食,每日进食蛋白质宜在100g左右。若病人有肝性脑病的先兆征象,应限制蛋白质的摄入。

4.根据病人的情况适当补充维生素,尤其是脂溶性维生素。

5.当病人进食少时,遵医嘱静脉补充葡萄糖、氨基酸等营养物质。

(二)减轻腹水及其护理

1.嘱患者卧床休息,使肾血流量增加以利尿,腹水严重时采取半坐卧位。

2.限制水分和食盐的摄入量,饮水(包括食物中水分)宜控制在每日1000ml以下,食盐2～4g。

3.改善低蛋白血症,按医嘱静脉滴注入血白蛋白等。

4.按医嘱使用利尿剂,记录尿量,注意电解质平衡与紊乱的观察。

5.当腹水造成循环、呼吸障碍时,遵医嘱放腹水,每次放2000～3000ml。放腹水后注意有无冷汗、血压急剧下降等情况发生。

6.每天早餐前在同一部位(在腹前、后侧面做标记)、同一体位测量腹围,以了解腹水的消长情况。

7.协助生活自理能力下降病人的生活护理。

(三)皮肤护理

1.注意皮肤、黏膜的保护,如穿着柔软内衣、避免衣着过紧,口唇干燥者涂石蜡油,做好口腔护理,保持口腔清洁,勿用力刷牙,使用软毛刷刷牙或含漱,保持会阴部皮肤清洁、男病人阴囊水肿明显时用纱布托起,长期卧床病人保持床单、衣服整洁,并按时翻身按摩或使用按摩气垫床。

2.对严重瘙痒的病人,按医嘱使用止痒水、薄荷油外擦、醋酸铅清洗等。

3.修剪病人的指甲,以免抓伤皮肤。

4.遵医嘱补充白蛋白,以促进水肿消退。

5.大量腹水使腹壁张力增高,皮肤抵抗力降低,放腹水后注意保持穿刺点无菌并以纱布加压固定,以免腹水漏出而感染。

(四)观察神智变化,防治肝性脑病

1.评价病人的意识状态。

2.对精神错乱、行为失常的病人要有专人陪伴,做好安全防范工作。

3.病人若出现肝性脑病征象,需配合医师进行处理。

(1)消除可诱发和加重肝性脑病的因素:

1)使用麻醉、止痛、镇静、安眠药。

2)当病人狂躁不安或有抽搐时,禁用吗啡及其衍生物。

3)及时控制感染和上消化道出血。

4)避免快速和大量排钾利尿和放腹水。

5)纠正水电解质和酸碱失衡。

(2)减少肠内毒物的生成和吸收:

1)饮食以碳水化合物为主,供给足量维生素,禁食蛋白质,神志清楚后逐渐增加蛋白质至每天 40～60g。昏迷期病人经胃管灌食,以保证能量和营养的供给。

2)使用床栏,以防病人坠床。

3)按医嘱使用导泻剂或用稀醋酸溶液灌肠,禁用碱性皂液。

4)按医嘱给予肠道抗生素及降低血氨的药物。

5)监测血氨水平。

(五)三腔双气囊管压迫止血术的护理

经口或鼻插入三腔双气囊管,进入胃腔后向胃囊充气,向外牵引以压迫胃底的曲张静脉;再向食管囊充气(按血压计维持压力在 30～40mmHg)以压迫食管的曲张静脉,通过压迫可起到满意的止血效果。护理时须加强对其管理:

1.食管囊内压力适当,过高易完全阻断食管壁血流而引起溃疡和坏死,过低则达不到止血效果。

2.每 4～6 小时须放气减压,以改善食管壁的血液循环。

3.出血停止 24 小时后放出气囊空气,留置其管观察,如 24 小时内未再出血,即可拔管。

4.置管 2 天仍未止血,宜手术治疗。

五、评价

1.病人获得适当营养。

2.病人腹水减少,腹围缩小,水肿减轻。

3.病人未发生水电解质紊乱。

4.病人皮肤保持完整,未发生破溃和褥疮。

5.病人呼吸困难得到改善。

6.病人意识清楚,定向力无障碍,或发生肝性脑病后经恰当的护理而神志转清。

7.病人积极配合治疗和护理,注意饮食、休息和日常生活中要求注意的事项,未发生出血;或发生出血后被及时发现和积极处理,出血停止。

(陈雁敏)

第六节　上消化道出血

消化道以屈氏韧带为界,其上的消化道出血称为上消化道出血,其下的消化道出血称为下消化道出血。消化道急性大量出血,临床表现为呕血、黑粪、血粪等,并伴有血容量减少引起的急性周围循环障碍,是临床常见急症,病情严重者,可危及生命。上消化道出血常表现为急性大量出血,是临床常见急症,虽然近年诊断及治疗水平已有很大提高,但在高龄、有严重伴随病患者中病死率仍相当高,临床应予高度重视。

【常见病因】

1.上消化道疾病。

2.门静脉高压引起的食管-胃底静脉曲张破裂或门静脉高压性胃病。

3.上消化道邻近器官或组织的疾病。

4.全身性疾病(如血管性疾病过敏性紫癜、血液病等)。

【临床表现】

上消化道出血的临床表现,主要取决于出血量及出血速度。

1.呕血与黑粪　是上消化道出血的特征性表现。上消化道大量出血之后,均有黑粪。出血部位在幽门以上者常伴有呕血。若出血量较少、速度慢亦可无呕血。反之,幽门以下出血如出血量大、速度快,可因血反流入胃腔引起恶心、呕吐而表现为呕血。呕血多为棕褐色呈咖啡渣样,如出血量大,未经胃酸充分混合即呕出,则为鲜红或有血块。黑粪呈柏油样,黏稠而发亮,当出血量大,血液在肠内推进快,粪便可呈暗红甚至鲜红色。

2.失血性周围循环衰竭　急性大量失血由于循环血容量迅速减少而导致周围循环衰竭。一般表现为头晕、心慌、乏力,突然起立发生晕厥、肢体冷感、心率加快、血压偏低等,严重者呈休克状态。

3.贫血和血常规变化　急性大量出血后均有失血性贫血,但在出血的早期,血红蛋白浓度、红细胞计数与血细胞比容可无明显变化。急性出血患者为正细胞正色素性贫血;在出血后骨髓有明显代偿性增生,可暂时出现大细胞性贫血,慢性失血则呈小细胞低色素性贫血。出血24小时内网织红细胞即见增高,出血停止后逐渐降至正常。上消化道大量出血2~5小时,白细胞计数轻至中度升高,血止后2~3天才恢复正常。但在肝硬化患者,如同时有脾功能亢进,则白细胞计数可不增高。

4.发热　上消化道大量出血后,多数患者在24小时内出现低热,持续3~5天后降至正常。引起发热的原因尚不清楚,可能与周围循环衰竭,导致体温调节中枢的功能障碍等因素有关。

5.氮质血症　在上消化道大量出血后,由于大量血液蛋白质的消化产物在肠道被吸收,血中尿素氮浓度可暂时增高,称为肠源性氮质血症。一般于一次出血后数小时血尿素氮开始上升,24~48小时可达高峰,大多不超出14mmol/(40mg/dl),3~4日及以后降至正常。

【辅助检查】

1.实验室检查　测定红细胞、白细胞和血小板计数,血红蛋白浓度,血细胞比容,肝功能、肾功能、粪隐血等。

2.内镜检查　是上消化道出血病因诊断的首选检查方法,出血后24~48小时行急诊内镜检查,可以直接观察出血部位,明确出血病因,同时对出血灶进行止血治疗。

3.X线钡剂造影检查　对明确病因亦有价值。主要适用于不宜或不愿意行内镜检查者,或胃镜检查未能发现病因,需排除十二指肠降段以下的小肠段有无出血病灶者。一般主张在出血停止且病情基本稳定数天后进行检查。

4.其他　放射性核素扫描或选择动脉造影,如腹腔动脉、肠系膜上动脉造影帮助确定出血部位,适用于内镜及X线钡剂造影未能确诊而又反复出血者。

【治疗原则】

上消化道出血为临床急症,应采取积极措施进行抢救,迅速补充血容量,纠正水电解质失衡,预防和治疗失血性休克,给予止血治疗,同时积极进行病因诊断和治疗。

1.补充血容量　立即配血,等待配血时输入平衡液或葡萄糖盐水,右旋糖酐或其他血浆代用品,尽早输入全血,以尽快恢复和维持血容量及改善急性失血性周围循环衰竭,输液量可根据估计的失血量来确定。

2.止血

(1)非曲张静脉上消化道出血的止血措施:该类出血系指除了食管-胃底静脉曲张破裂出血之外的其他原因所致的上消化道出血,病因中以消化性溃疡最常见。

1)抑制胃酸分泌药:临床上常用 H_2 受体拮抗药或质子泵阻滞药,以提高和保持胃内较高的 pH,有利于血小板聚集及血浆凝血功能所诱导的止血过程。常用药物有西咪替丁、雷尼替丁、法莫替丁、奥美拉唑。

2)内镜下直视止血:消化性溃疡出血约 80% 不经特殊处理可自行止血。内镜止血适合于有活动性出血或暴露血管的溃疡。治疗方法包括激光光凝、高频电凝、微波、热探头止血、血管夹钳夹、局部药物喷洒和局部药物注射。临床上应用注射疗法较多,使用的药物有 1/10000 肾上腺素或硬化剂等。

3)手术治疗:各种病因所致出血的手术指征和方式,参见外科护理学有关章节。

4)介入治疗:少数不能进行内镜止血或手术治疗的严重大出血病人,可经选择性肠系膜动脉造影寻找出血的病灶,给予血管栓塞治疗。

(2)食管-胃底静脉曲张破裂出血的止血措施:本病往往出血量大,出血速度快,再出血率和病死率高。

1)药物止血:血管加压素,为常用药物。其作用机制是使内脏血管收缩,从而减少门静脉血流量,降低门静脉及其侧支循环的压力,以控制食管-胃底曲张静脉的出血。生长抑素类,此药止血效果肯定,能明显减少内脏血流量,研究表明奇静脉血流量明显减少,而奇静脉血流量是食管静脉血流量的标志。

2)双(三)囊三(四)腔管压迫止血:该管的两个气囊分别为胃囊和食管囊,三囊即多了一个固定囊(水囊),三腔管的 3 个腔分别通往 2 个气囊和病人的胃腔,四腔管多了一条在食管囊上方开口的管腔,用以抽吸食管内积蓄的分泌物或血液。用气囊压迫食管-胃底曲张静脉,其止血效果肯定,但病人痛苦,并发症多,早期再出血概率高,故不作为首选止血措施,宜药物不能控制止血时暂时使用。

3)内镜直视下止血:在用药物治疗和气囊压迫基本控制出血,病情基本稳定后,进行急诊内镜和止血治疗。常用方法有:①硬化剂注射止血术:局部静脉内外注射硬化剂,使曲张的食管静脉形成血栓,可消除曲张静脉并预防新的曲张静脉形成,硬化剂可选用无水乙醇、鱼肝油酸钠、乙氧硬化醇等。②食管曲张静脉套扎术:用橡皮圈结扎出血或曲张的静脉,使血管闭合。③组织黏合剂注射法:局部注射组织粘合剂,使出血的曲张静脉闭塞。这些方法多能达到止血目的,可有效防止早期再出血,是目前治疗本病的重要止血手段;亦可作为预防性治疗,预防曲张的食管胃底静脉破裂出血。本治疗的并发症主要有局部溃疡、出血、穿孔、瘢痕狭窄、术后感染等。

4)手术治疗:食管-胃底静脉曲张破裂大量出血内科治疗无效时,应考虑外科手术或经颈静脉肝内门体静脉分流术。

【护理】

1.护理评估

(1)评估患者的一般身体状况和意识状态。

(2)评估是否为上消化道出血:口、鼻腔、咽喉等部位出血及咯血也可从口腔吐出,或吞咽后再呕出,或经胃肠道后以黑粪排出,均不属于上消化道出血。此外,进食大量动物血、肝,服用铁剂、铋剂、碳粉或中药可使粪便发黑,但一般黑而无光泽,隐血试验为阴性。

(3)评估出血量:呕血与黑粪的持续时间、次数、量、颜色及性质变化,可作为出血量的参考。一般粪便隐血试验阳性者提示每日出血量>5ml,出现黑粪提示出血量在 50~70ml,呕血提示胃内积血量达 250~300ml。由于呕血及黑粪常混有呕吐物与粪便,故失血量难以估计。

(4)评估出血部位:一般以幽门以上部位出血多兼有呕血与黑粪,幽门以下出血常引起黑粪。但与出血量的多少及出血速度有关,出血量小或出血速度缓慢的幽门以上的部位出血可仅有黑粪;出血量大、出血速度快的幽门以下部位出血可因血液反流入胃,同时出血呕血与黑粪。

(5)评估出血是否停止:观察中出现下列迹象,提示有活动性出血或再次出血:①反复呕血,甚至呕吐物由咖啡色转为鲜红色;②黑粪次数增多且粪质稀薄,色泽转为暗红色,伴肠鸣音亢进;③周围循环衰竭的表现经补液、输血而未改善,或好转后又恶化,血压波动,中心静脉压不稳定;④血红蛋白、红细胞计数及血细胞比容测定不断下降,网织红细胞计数持续增高;⑤在补液足够、尿量正常的情况下,血尿素氮持续或再次增高;⑥门静脉高压的病人原有脾大,在出血后暂时缩小,如不见脾恢复肿大亦提示出血未止。

2.护理要点及措施

(1)体位与保持呼吸道通畅:大出血时病人取平卧位并将下肢略抬赢,以保证脑部供血。呕吐时头偏一侧,防止窒息及误吸;必要时用负压吸引器清除气道内的分泌物,血液或呕吐物,保持呼吸道通畅。

(2)治疗护理:立即建立多条静脉通道,配合医师迅速、准确地实施输血、输液、各种止血治疗及用药等抢救措施,并观察治疗效果及不良反应。输液开始宜快,必要时测定中心静脉压作为调整输液量和速度的依据。避免因输液、输血过多、过快而引起的急性肺水肿,对老年病人和心肺功能不全者尤应注意。肝病病人忌用吗啡、巴比妥类药物;宜输新鲜血,因库存血含氨量高,易诱发肝性脑病。

(3)病情监测

1)监测指标。①生命体征:有无心率加快、心律失常、脉搏细弱、血压降低、脉压变小、呼吸困难、体温不升或发热,必要时进行心电监护。②精神和意识状态:有无精神疲倦、烦躁不安、嗜睡、表情淡漠、意识不清甚至昏迷。③皮肤和甲床色泽,肢体温暖或是湿冷,周围静脉特别是颈静脉充盈情况。④准确记录出入量,疑有休克时留置导尿管,测每小时尿量,应保持每小时尿量>30ml。⑤观察呕吐物和粪便的性质、颜色及量。⑥定期复查红细胞计数、血细胞比容、血红蛋白、网织红细胞计数、血尿素氮、粪隐血,以了解贫血程度、出血是否停止。⑦监测血清电解质和血气分析的变化:急性大出血时,经由呕吐物鼻胃管抽吸和腹泻,可丢失大量水分和电解质,应注意维持水、电解质、酸碱平衡。

2)周围循环状况的观察。周围循环衰竭的临床表现对估计出血量有重要价值,关键是动态观察病人的心率、血压。

(4)双(三)囊三(四)腔管的应用与护理:熟练操作和插管后密切观察及细致护理是达到预期止血效果的关键。插管前仔细检查,确保食道引流管、胃管、食道囊管、胃囊管通畅并分别做好标记,检查两气囊无漏气后抽尽囊内气体,备用。协助医师为病人做鼻腔、咽喉部局部麻醉,经鼻腔或口腔插管至胃内。插管至 65cm 时抽取胃液,检查管段确在胃内,并抽出胃内积血,先向固定(水)囊注入 60ml 灭菌注射用水,再向胃囊注气 150～200ml,至囊内压约 50mmHg 封闭管口,缓慢向外牵引管道,使胃囊压迫胃底部曲张静脉。如单用胃囊压迫已止血,则食管囊不必充气。如未能止血,继续向食管囊注气约 100ml 至囊内压为 40mmHg 并封闭管口,使气囊压迫食管下段的曲张静脉。管外端以绷带连接 0.5kg 沙袋,经牵引架作持续牵引。将食管引流管、胃管连接负压吸引器或定时抽吸,观察出血是否停止。

置管期间应注意:①严密观察生命体征,并记录引流液的性质、颜色、量及粪便情况,以判断有无继续出血情况,并注意观察双(三)囊三(四)腔管有无移位,如有移位立即放松牵引并放气,重新调整位置。②胃囊注气量必须足够,使胃囊充分膨胀,防止牵引三腔管时因胃囊下滑过贲门进入食管压迫气管造成窒息,若发生窒息立即拔除三腔管。③食管囊注气量不能过大,以免引起呼吸困难或食管黏膜坏死。④每隔 12～24 小时给予放松牵引或放气 1 次,以免发生压迫性溃疡,每次放气时间为 30 分钟。⑤每 4 小时测气囊压力 1 次并抽胃液,每次测压后应立即补气 5ml,如气囊压力低,注气后仍不升,提示气囊已破,需重新更换。⑥双(三)囊三(四)腔管压迫期一般为 72 小时,若出血不止可适当延长时间。⑦拔管前口服液状石蜡 30ml 并抽尽气体,以免损伤黏膜。

(5)饮食护理:活动出血时应禁食;止血停止 1～2 天渐进高热量、高维生素流食,限制钠和蛋白质摄入,避免粗糙、坚硬、刺激性食物,且应细嚼慢咽,防止损伤曲张静脉而再次出血。

(6)安全护理:轻症病人可起身稍事活动,可上厕所大小便。但应注意有活动性出血时,病人常因有便意而频繁上厕所,在排便时或起身时晕厥,应让病人在床上排泄,并加双侧床档给予保护。

(7)心理护理:出血时病人往往有紧张、恐慌情绪,护士应严密观察病人的心理反应,向病人耐心解释安静休息有利于止血,关心、安慰病人。抢救工作应迅速而不忙乱,以减轻病人的紧张情绪。经常巡视,大出血时陪伴病人,使其有安全感。

3.健康教育

(1)针对原发病的指导。引起消化道出血的病因有很多,应帮助病人和家属掌握自我护理的有关知识,减少再度出血的危险。

(2)注意饮食卫生和饮食的规律,进食营养丰富,易消化的食物;避免过饥或暴饮、暴食;避免粗糙、刺激性食物或过冷、过热、产气多的食物、饮料;应戒烟、酒。

(3)保持生活有规律,劳逸结合,保持乐观情绪,保证身心休息。

(4)在医生指导下用药,以免用药不当。

(5)当出现恶心、出虚汗、头晕、心慌、黑粪等出血先兆表现时应立即平卧休息,保持安静,减少身体活动,呕吐时取侧卧位以免误吸,立即送往医院治疗。慢性病者定期门诊随访。

(仇 夏)

第十一章　循环系统常见疾病

第一节　心力衰竭

一、概述

心力衰竭是由于各种心脏疾病导致心功能不全的临床综合征。心力衰竭通常伴有肺循环和(或)体循环的充血,故又称之为充血性心力衰竭。

心功能不全分为无症状和有症状两个阶段,无症状阶段是有心室功能障碍的客观指标如射血分数降低,但无充血性心力衰竭的临床症状,如果不积极治疗,将会发展成有症状心功能不全。

【临床类型】

1.发展速度分类　按其发展速度可分为急性和慢性两种,以慢性居多。急性心力衰竭常因急性的严重心肌损害或突然心脏负荷加重,使心排血量在短时间内急剧下降,甚至丧失排血功能。临床以急性左侧心力衰竭为常见,表现为急性肺水肿、心源性休克。

慢性心力衰竭病程中常有代偿性心脏扩大、心肌肥厚和其他代偿机制参与的缓慢的发展过程。

2.发生部位分类　按其发生的部位可分为左心、右心和全心衰竭。左侧心力衰竭临床上较常见,是指左心室代偿功能不全而发生的,以肺循环瘀血为特征的心力衰竭。

右侧心力衰竭是以体循环瘀血为主要特征的心力衰竭,临床上多见于肺源性心脏病、先天性心脏病、高血压、冠心病等。

全心衰竭常是左侧心力衰竭使肺动脉压力增高,加重右心负荷,长此以往,右心功能下降、衰竭,即表现出全心功能衰竭症状。

3.功能障碍分类　按有无舒缩功能障碍又可分为收缩性和舒张性心力衰竭。收缩性心力衰竭是指心肌收缩力下降,心排血量不能满足机体代谢的需要,器官、组织血液灌注不足,同时出现肺循环和(或)体循环瘀血表现。

舒张性心力衰竭见于心肌收缩力没有明显降低,可使心排血量正常维持,心室舒张功能障碍以致左心室充盈压增高,使肺静脉回流受阻,而导致肺循环瘀血。

【心力衰竭分期】

心力衰竭的分期可以从临床上判断心力衰竭的不同时期,从预防着手,在疾病源头上给予干预,减少和延缓心力衰竭的发生,减少心力衰竭的发展和死亡。心力衰竭分期分为四期。

A期:心力衰竭高危期,无器质性心脏或心力衰竭症状,如病人有高血压、代谢综合征、心绞痛,服用心肌毒性药物等,均可发展为心力衰竭的高危因素。

B期:有器质性心脏病如心脏扩大、心肌肥厚、射血分数降低,但无心力衰竭症状。

C期:有器质性心脏,病程中有过心力衰竭的症状。

D期:需要特殊干预治疗的难治性心力衰竭。

心力衰竭的分期在病程中是不能逆转的,只能停留在某一期或向前发展,只有在A期对高危因素进行有效治疗,才能减少发生心力衰竭,在B期进行有效干预,可以延缓发展到有临床症状的心力衰竭。

【心功能分级】

1.根据病人主观症状和活动能力,心功能分为四级。

Ⅰ级:病人表现为体力活动不受限制,一般活动不出现疲乏、心悸、心绞痛或呼吸困难等症状。

Ⅱ级:病人表现为体力活动轻度受限制,休息时无自觉症状,但日常活动可引起气急、心悸、心绞痛或呼吸困难等症状。

Ⅲ级:病人表现为体力活动明显受限制,稍事活动可有气急、心悸等症状,有脏器轻度瘀血体征。

Ⅳ级:病人表现为体力活动重度受限制,休息状态也有气急、心悸等症状,体力活动后加重,有脏器重度瘀血体征。

此分级方法多年来在临床应用,优点是简便易行,缺点是仅凭病人主观感觉,常有病人症状与客观检查有差距,病人个体之间差异比较大。

2.根据客观评价指标,心功能分为A、B、C、D级。

A级:无心血管疾病的客观依据。

B级:有轻度心血管疾病的客观依据。

C级:有中度心血管疾病的客观依据。

D级:有重度心血管疾病的客观依据。

此分级方法对于轻、中、重度的标准没有具体的规定,需要临床医师主观判断。但结合第一个根据病人主观症状和活动能力进行分级的方案,是能弥补第一分级方案的主观症状与客观指标分离情况的。如病人心脏超声检查提示轻度主动脉瓣狭窄,但没有体力活动受限制的情况,联合分级定为Ⅰ级B。又如病人体力活动时有心悸、气急症状,但休息症状缓解,心脏超声检查提示左心室射血分数(LVEF)为<35%,联合分级定为Ⅱ级C。

3.6min步行试验:要求病人6min之内在平直走廊尽可能的快走,测定其所步行的距离,若6min步行距离<150m,表明为重度心功能不全,150~425m为中度,426~550m为轻度心功能不全。

此试验简单易行、安全、方便,用于评定慢性心力衰竭病人的运动耐力,评价心脏储备能力,也常用于评价心力衰竭治疗的效果。

二、慢性心力衰竭

慢性心力衰竭是多数心血管疾病的终末阶段,也是主要的死亡原因。心力衰竭是一种复杂的临床综合征,特定的症状是呼吸困难和乏力,特定的体征是水肿,这些情况可造成器官功能障碍,影响生活质量。主要表现为心脏收缩功能障碍的主要指标是左心室射血分数下降,一般<40%;而心脏舒张功能障碍的病人左心室射血分数相对正常,通常心脏无明显扩大,但有心室充盈指标受损。

我国引起慢性心力衰竭的基础心脏病的构成比与过去有所不同,过去我国以风湿性心脏病为主,近10年来其所占比例趋于下降,而冠心病、高血压的所占比例明显上升。

【病因及发病机制】

1.病因　各种原因引起的心肌、心瓣膜、心包或冠状动脉、大血管的结构损害,导致心脏容量负荷或压力负荷过重均可造成慢性心力衰竭。

冠心病、高血压、瓣膜病和扩张性心肌病是主要的病因;心肌炎、肾炎、先天性心脏病是较常见的病因;而心包疾病、贫血、甲状腺功能亢进与减退症、脚气病、心房黏液瘤、动脉—静脉瘘、心脏肿瘤和结缔组织病、高原病及少见的内分泌病等,是比较少见易被忽视的病因。

2.诱因

(1)感染:感染是最主要的诱因,最常见的呼吸道感染,其次是风湿热,在幼儿患者中风湿热则占首位。女性病人泌尿系统感染的诱发亦常见,感染性心内膜炎、全身感染均是诱发因素。

(2)心律失常:特别是快速心律失常,如房颤等。

(3)生理、心理压力过大:如劳累过度、情绪激动、精神紧张。

(4)血容量增加:液体摄入过多过快、高钠饮食。

(5)妊娠与分娩。

(6)其他:大量失血、贫血;各种原因引起的水、电解质、酸碱平衡紊乱;某些药物应用不当等。

3.发病机制 慢性心力衰竭的发病机制是很复杂的过程,心脏功能大致经过代偿期和失代偿期。

(1)心力衰竭代偿期:心脏受损初始引起机体短期的适应性和代偿性反应,启动了 Frank-Starling 机制,增加心脏的前负荷,使心回血量增加,心室舒张末容积增加,心室扩大,心肌收缩力增强,而维持心排血量的基本正常或相对正常。

机体的适应性和代偿性反应,激活交感神经体液系统,交感神经兴奋性增强,增强心肌收缩力并提高心率,以增加心排血量,但同时机体周围血管收缩,增加了心脏后负荷,心肌增厚,心率加快,心肌耗氧量加大。

心脏功能下降,心排血量降低、肾素-血管紧张素-醛固酮系统也被激活,代偿性增加血管阻力和潴留水、钠,以维持灌注压;交感神经兴奋性增加,同时激活神经内分泌细胞因子如心钠素、血管升压素、缓激肽等,参与调节血管舒缩,排钠利尿,对抗由于交感神经兴奋和肾素-血管紧张素-醛固酮系统激活造成的水钠潴留效应。在多因素作用下共同维持机体血压稳定、保证了重要脏器的灌注。

(2)心力衰竭失代偿期:长期、持续的交感神经和肾素-血管紧张素-醛固酮系统高兴奋性,多种内源性的神经激素和细胞因子的激活与失衡,又造成继发心肌损害,持续性心脏扩大、心肌肥厚,使心肌耗氧量增加,加重心肌的损伤。神经内分泌系统活性增加不断,加重血流动力学紊乱,损伤心肌细胞,导致心排血量不足,出现心力衰竭症状。

(3)心室重构:所谓的心室重构,就是在心脏扩大、心肌肥厚的过程中,心肌细胞、胞外基质、胶原纤维网等均有相应变化,左心室结构、形态、容积和功能发生一系列变化。研究表明,心力衰竭的发生发展的基本机制就是心室重构。由于基础病的不同,进展情况不同和各种代偿机制的复杂作用,有些病人心脏扩大、肥厚已很明显,但临床可无心力衰竭表现。但如基础病病因不能除,随着时间的推移,心室重构的病理变化,可自身不断发展,心力衰竭必然会出现。

从代偿到失代偿,除了因为代偿能力限度、代偿机制中的负面作用外,心肌细胞的能量供应和利用障碍,导致心肌细胞坏死、纤维化也是重要因素。

心肌细胞的减少使心肌收缩力下降,又因纤维化的增加使心室的顺应性下降,心室重构更趋明显,最终导致不可逆的心肌损害和心力衰竭。

【临床表现】

慢性心力衰竭早期可以无症状或仅出现心动过速、面色苍白、出汗、疲乏和活动耐力减低症状等。

1.左侧心力衰竭

（1）症状

1）呼吸困难：劳力性呼吸困难是最早出现的呼吸困难症状，因为体力活动会使回心血量增加，左心房压力升高，肺瘀血加重。开始仅剧烈活动或体力劳动后出现症状，休息后缓解，随肺瘀血加重，逐渐发展到更轻活动后，甚至休息时，也出现呼吸困难。

夜间阵发性呼吸困难是左侧心力衰竭早期最典型的表现，又称为"心源性哮喘"。是由于平卧血液重新分布使肺血量增加，夜间迷走神经张力增加，小支气管收缩，膈肌位高，肺活量减少所致。典型表现是病人熟睡1～2h，突然憋气而惊醒，被迫坐起，同时伴有咳嗽、咳泡沫痰和（或）哮鸣性呼吸音。多数病人端坐休息后可自行缓解，次日白天无异常感觉。严重者可持续发作，甚至发生急性肺水肿。

端坐呼吸多在病程晚期出现，是肺瘀血达到一定程度，平卧回心血量增多、膈肌上抬，呼吸更困难，必须采用高枕卧位、半卧位，甚至坐位，才可减轻呼吸困难。最严重的病人即使端坐床边，下肢下垂，上身前倾，仍不能缓解呼吸困难。

2）咳嗽、咳痰、咯血：咳嗽、咳痰早期即可出现，是肺泡和支气管黏膜瘀血所致，多发生在夜间，直立或坐位症状减轻。咳白色浆液性泡沫样痰为其特点，偶见痰中带有血丝。如发生急性肺水肿，则咳大量粉红色泡沫痰。

3）其他症状：倦怠、乏力、心悸、头晕、失眠、嗜睡、烦躁等症状，重者可有少尿，是与心排血量低下，组织、器官灌注不足的有关表现。

（2）体征：①慢性左侧心力衰竭可有心脏扩大，心尖冲动向左下移位。心率加快、第一心音减弱、心尖区舒张期奔马律，最有诊断价值。部分病人可出现交替脉，是左侧心力衰竭的特征性体征。②肺部可闻湿啰音，急性肺水肿时可出现哮鸣音。

2.右侧心力衰竭

（1）症状：主要表现为体循环静脉瘀血。消化道症状如食欲缺乏、恶心、呕吐、水肿、腹胀、肝区胀痛等为右侧心力衰竭的最常见症状。

劳力性呼吸困难也是右侧心力衰竭的常见症状。

（2）体征

1）水肿：早期在身体的下垂部位和组织疏松部位，出现凹陷性水肿，为对称性。重者可出现全身水肿，并伴有胸腔积液、腹水和阴囊水肿。胸腔积液是因体静脉压力增高所致，胸腔静脉有一部分回流到肺静脉，所以胸腔积液更多见于全心衰竭时，以双侧为多见。

2）颈静脉征：颈静脉怒张是右侧心力衰竭的主要体征，其程度与静脉压升高的程度正相关；压迫病人的腹部或肝，回心血量增加而使颈静脉怒张更明显，称为肝颈静脉回流征阳性，肝颈静脉回流征阳性则更是具有特征性。

3）肝大和压痛：可出现肝大和压痛；持续慢性右侧心力衰竭可发展为心源性肝硬化，晚期肝脏压痛不明显，但伴有黄疸、肝功能损害和腹水。

4）发绀：发绀是由于供血不足，组织摄取血氧相对增加，静脉血氧降低所致。表现为面部毛细血管扩张、发绀、色素沉着。

3.全心衰竭　右侧心力衰竭继发于左侧心力衰竭而形成全心衰竭，但当右侧心力衰竭后，肺淤血的临床表现减轻。扩张型心肌病等表现左、右心同时衰竭者，肺瘀血症状都不严重，左侧心力衰竭的表现主要是心排血量减少的相关症状和体征。

【实验室检查】

1.X 线检查

(1)心影的大小、形态可为病因诊断提供重要依据,根据心脏扩大的程度和动态改变,间接反映心功能状态。

(2)肺门血管影增强是早期肺静脉压增高的主要表现;肺动脉压力增高可见右下肺动脉增宽;肺间质水肿可使肺野模糊;Kerley B 线是在肺野外侧清晰可见的水平线状影,是肺小叶间隔内积液的表现,是慢性肺瘀血的特征性表现。

2.超声心动图　超声心动图比 X 线检查更能准确地提供各心腔大小变化及心瓣膜结构情况。左心室射血分数(LVEF 值)可反映心脏收缩功能,正常左心室射血分数值>50%,左心室射血分数值≤40%为收缩期心力衰竭诊断标准。

应用多普勒超声是临床上最实用的判断心室舒张功能的方法,E 峰是心动周期的心室舒张早期心室充盈速度的最大值,A 峰是心室舒张末期心室充盈的最大值,正常人 E/A 的比值不小于 1.2,中青年应更大。

3.有创性血流动力学检查　此检查常用于重症心力衰竭病人,可直接反映左心功能。

4.放射性核素检查　帮助判断心室腔大小,反映左心室射血分数值和左心室最大充盈速率。

【治疗要点】

1.病因治疗

(1)基本病因治疗:对有损心肌的疾病应早期进行有效治疗,如高血压、冠心病、糖尿病、代谢综合征等;心血管畸形、心瓣膜病力争在发生心脏衰竭之前进行介入或外科手术治疗;对于一些病因不明的疾病亦应早期干预如原发性扩张型心肌病,以延缓心室重构。

(2)诱因治疗:积极消除诱因,最常见的诱因是感染,特别是呼吸道感染,积极应用有针对性的抗生素控制感染。心律失常特别是房颤是引起心脏衰竭的常见诱因,对于快速房颤要积极控制心室率,及时复律。纠正贫血、控制高血压等均可防止心力衰竭发生和(或)加重。

2.一般治疗　减轻心脏负担,限制体力活动,避免劳累和精神紧张。低钠饮食,少食多餐,限制饮水量。给予持续氧气吸入,流量 2~4L/min。

3.利尿药　利尿药是治疗心力衰竭的常用药物,通过排钠排水减轻水肿、减轻心脏负荷、缓解淤血症状。原则上应长期应用,但在水肿消失后应以最小剂量维持,如氢氯噻嗪 25mg,隔日 1 次。常用利尿药有排钾利尿药如氢氯噻嗪等;襻利尿药如呋塞米、布美他尼(丁脲胺)等;保钾利尿药如螺内酯、氨苯蝶啶等。排钾利尿药主要不良反应是可引起低血钾,应补充氯化钾或与保钾利尿药同用。噻嗪类利尿药可抑制尿酸排泄,引起高尿酸血症,大剂量长期应用可影响胆固醇及糖的代谢,应严密监测。

4.肾素-血管紧张素-醛固酮系统抑制药

(1)血管紧张素转化酶(ACE)抑制药的应用:ACE 抑制药扩张血管,改善瘀血症状,更重要的是降低心力衰竭病人代偿性神经-体液的不利影响,限制心肌、血管重构,维护心肌功能,推迟心力衰竭的进展,降低远期病死率。

1)用法:常用 ACE 抑制药如卡托普利 12.5~25mg,2/d,培哚普利 2~4mg,1/d,贝那普利对有早期肾功能损害病人较适用,使用量是 5~10mg,1/d。临床应用一定要从小剂量开始,逐渐加量。

2)ACE 抑制药的不良反应:有低血压、肾功能一过性恶化、高血钾、干咳等。

3)ACE 抑制药的禁忌证:无尿性肾衰竭、肾动脉狭窄、血肌酐升高≥225μmol/L、高血压、低血压、妊娠、哺乳期妇女及对此药过敏者。

(2)血管紧张素受体阻滞药(ARBBs)的应用:ARBBs 在阻断肾素-血管紧张素系统作用与 ACE 抑制药作用相同,但缺少对缓激肽降解抑制作用。当病人应用 ACE 抑制药出现干咳不能耐受,可应用 ARBBs 类药,常用 ARBBs 如坎地沙坦、氯沙坦、缬沙坦等。

ARBBs 类药的用药注意事项、不良反应除干咳以外,其他均与 ACE 抑制药相同。

(3)醛固酮拮抗药的应用:研究证明螺内酯 20mg,1~2/d 小剂量应用,可以阻断醛固酮效应,延缓心肌、血管的重构,改善慢性心力衰竭的远期效果。

注意事项:中重度心力衰竭病人应用时,需注意血钾的监测;肾功能不全、血肌酐异常、高血钾及应用胰岛素的糖尿病病人不宜使用。

5.β受体阻滞药　β受体阻滞药可对抗交感神经激活,阻断交感神经激活后各种有害影响。临床应用其疗效常在用药后 2~3 个月才出现,但明显提高运动耐力,改善心力衰竭预后,降低病死率。

β受体阻滞药具有负性肌力作用,临床中应慎重应用,应用药物应从小剂量开始,如美托洛尔 12.5mg,1/d;比索洛尔 1.25mg,1/d;卡维地洛 6.25mg,1/d,逐渐加量,适量维持。

注意事项:用药应在心力衰竭稳定、无体液潴留情况下、小剂量开始应用。

患有支气管痉挛性疾病、心动过缓、二度以上包括二度的房室传导阻滞的病人禁用。

6.正性肌力药物　是治疗心力衰竭的主要药物,适于治疗以收缩功能异常为特征的心力衰竭,尤其对心腔扩大引起的低心排血量心力衰竭,伴快速心律失常的病人作用最佳。

(1)洋地黄类药物:是临床最常用的强心药物,具有正性肌力和减慢心率作用,在增加心肌收缩力的同时,不增加心肌耗氧量。

1)适应证:充血性心力衰竭,尤其伴有心房颤动和心室率增快的心力衰竭是最好指征,对心房颤动、心房扑动和室上性心动过速均有效。

2)禁忌证:严重房室传导阻滞、肥厚性梗阻型心肌病、急性心肌梗死 24h 内不宜使用。洋地黄中毒或过量者为绝对禁忌证。

3)用法:地高辛为口服制剂,维持量法,0.25mg,1/d。此药口服后 2~3h 血浓度达高峰,4~8h 获最大效应,半衰期为 1.6d,连续口服 7d 后血浆浓度可达稳态。适用于中度心力衰竭的维持治疗。

毛花苷 C 为静脉注射制剂,注射后 10min 起效,1~2h 达高峰,每次 0.2~0.4mg,稀释后静脉注射,24h 总量 0.8~1.2mg。适用于急性心力衰竭或慢性心力衰竭加重时,尤其适用于心力衰竭伴快速心房颤动者。

4)毒性反应:药物的治疗剂量和中毒剂量接近,易发生中毒。易导致洋地黄中毒的情况主要有:急性心肌梗死、急性心肌炎引起的心肌损害、低血钾、严重缺氧、肾衰竭等情况。

常见毒性反应有:胃肠道表现如恶心、呕吐;神经系统表现如视物模糊、黄视、绿视;心血管系统表现多为各种心律失常,也是洋地黄中毒最重要的表现,最常见的心律失常是室性期前收缩,多呈二联律。快速房性心律失常伴有传导阻滞是洋地黄中毒特征性的表现。

(2)β受体兴奋药:临床通常短期应用治疗重症心力衰竭,常用静脉滴注多巴酚丁胺、多巴胺。适用于急性心肌梗死伴心力衰竭的病人;小剂量多巴胺 2~5μg/(kg·min)能扩张肾动脉,增加肾血流量和排钠利尿,从而用于充血性心力衰竭的治疗。

【护理措施】

1.环境与心理护理　保持环境安静、舒适,空气流通;限制探视,减少精神刺激;注意病人情绪变化,做好心理护理,要求病人家属要积极给予病人心理支持和治疗的协助,使病人心情放松情绪稳定,减少机体耗氧量。

2.休息与活动　一般心功能Ⅰ级:不限制一般的体力活动,但避免剧烈运动和重体力劳动。心功能Ⅱ级:可适当进行轻体力工作和家务劳动,强调下午多休息。心功能Ⅲ级:日常生活可以自理或在他人协助下自理,严格限制一般的体力活动。心功能Ⅳ级:绝对卧床休息,生活需要他人照顾,可在床上做肢体被动运动和翻身,逐步过渡到坐床边或下床活动。当病情好转后,鼓励病人尽早做适量的活动,防止因长期卧床导致的静脉血栓、肺栓塞、便秘和压疮的发生。在活动中要监测有无呼吸困难、胸痛、心悸、疲劳等症状,如有不适应停止活动,并以此作为限制最大活动量的指征。

3.病情观察

(1)观察水肿情况:注意观察水肿的消长情况,每日测量并记录体重,准确记录液体出入量。

(2)保持呼吸道通畅:监测病人呼吸困难的程度、发绀情况、肺部啰音的变化以及血气分析和血氧饱和度等变化,根据缺氧的轻重程度调节氧流量和吸氧方式。

(3)注意水、电解质变化及酸碱平衡情况:低钾血症可出现乏力、腹胀、心悸、心电图出现 u 波增高及心律失常,并可诱发洋地黄中毒。少数因肾功能减退,补钾过多而致高血钾,严重者可引起心搏骤停。低钠血症表现为乏力、食欲缺乏、恶心、呕吐、嗜睡等症状。如出现上述症状,要及时通报医师及时给予检查、纠正。

4.保持排便通畅 病人常因精神因素使规律性排便活动受抑制,排便习惯改变,加之胃肠道淤血、进食减少、卧床过久影响肠蠕动,易致便秘。应帮助病人训练床上排便习惯,同时饮食中增加膳食纤维,如发生便秘,应用小剂量缓泻药和润肠药,病情许可时扶患者坐起使用便器,并注意观察患者的心率、反应,以防发生意外。

5.输液的护理 根据病人液体出入情况及用药要求,控制输液量和速度,以防诱发急性肺水肿。

6.饮食护理 给予高蛋白、高维生素的易消化清淡饮食,注意补充营养。少量多餐,避免过饱;限制水、钠摄入,每日食盐摄入量少于 5g,服利尿药者可适当放宽。

7.用药护理

(1)使用利尿药的护理:遵医嘱正确使用利尿药,并注意有关不良反应的观察和预防。监测血钾及有无乏力、腹胀、肠鸣音减弱等低钾血症的表现,同时多补充含钾丰富的食物,必要时遵医嘱补充钾盐。口服补钾宜在饭后或将水剂与果汁同饮;静脉补钾时每 500ml 液体中氯化钾含量不宜超过 1.5g。

应用保钾利尿药需注意有无胃肠道反应、嗜睡、乏力、皮疹,高血钾等不良反应。

利尿药的应用时间选择早晨或日间为宜,避免夜间排尿过频而影响病人的休息。

(2)使用洋地黄的护理

1)给药要求:严格遵医嘱给药,发药前要测量病人脉搏 1min,当脉搏＜60/min 或节律不规则时,应暂停服药并通知医生。静脉给药时务必稀释后缓慢静脉注射,并同时监测心率、心律及心电图变化。

2)遵守禁忌:注意不与奎尼丁、普罗帕酮(心律平)、维拉帕米(异搏定)、钙剂、胺碘酮等药物合用,以免降低洋地黄类药物肾排泄率,增加药物毒性。

3)用药后观察:应严密观察病人用药后毒性反应,监测血清地高辛浓度。

4)毒性反应的处理:立即停用洋地黄类药;停用排钾利尿药;积极补充钾盐;快速纠正心律失常,血钾低者快速补钾,不低的可应用力多卡因等治疗,但一般禁用电复律,防止发生室颤;对缓慢心律失常,可使用阿托品 0.5～1mg 皮下注射或静脉注射治疗,一般不用安置临时起搏器。

(3)肾素-血管紧张素-醛固酮系统抑制药使用的护理:应用 ACE 抑制药时需预防直立性低血压、皮炎、蛋白尿、咳嗽、间质性肺炎等不良反应的发生。应用 ACE 抑制药和(或)ARBBs 期间要注意观察血压、血钾的变化,同时注意要小剂量开始,逐渐加量。

8.并发症的预防与护理

(1)感染:室内空气流通,每日开窗通风 2 次,寒冷天气注意保暖,长期卧床者鼓励翻身,协助拍背,以防发生呼吸道感染和坠积性肺炎;加强口腔护理,以防发生由于药物治疗引起菌群失调导致的口腔黏膜感染。

(2)血栓形成:长期卧床和使用利尿药引起的血流动力学改变,下肢静脉易形成血栓。应鼓励病人在床上活动下肢和做下肢肌肉收缩运动,协助病人做下肢肌肉按摩。每天用温水浸泡足以加速血液循环,减少静脉血栓形成。当病人肢体远端出现局部肿胀时,提示有发生静脉血栓可能,应及早与医师联系。

(3)皮肤损伤:应保持床褥柔软、清洁、干燥,病人衣服柔软、宽松。对于长期卧床病人应加强皮肤护理,保持皮肤清洁、干燥,定时协助病人更换体位,按摩骨突出处,防止推、拉、扯强硬动作,以免皮肤完整性受损。如需使用热水袋取暖,水温不宜过高,40～50℃为宜,以免烫伤。

对于有阴囊水肿的男病人可用托带支托阴囊,保持会阴部皮肤清洁、干燥;水肿局部有液体外渗情况,要防止继发感染;注意观察皮肤有无发红、破溃等压疮发生,一旦发生压疮要积极给予减少受压、预防感染、促进愈合的护理措施。

9.健康教育

(1)治疗病因、预防诱因:指导病人积极治疗原发心血管疾病,注意避免各种诱发心力衰竭的因素,如呼吸道感染、过度劳累和情绪激动、钠盐摄入过多、输液过多过快等。育龄妇女注意避孕,要在医师的指导下妊娠和分娩。

(2)饮食要求:饮食要清淡、易消化、富营养,避免饮食过饱,少食多餐。戒烟、酒,多食蔬菜、水果,防止便秘。

(3)合理安排活动与休息:根据心功能的情况,安排适当体力活动,以利于提高心脏储备力,提高活动耐力,同时也帮助改善心理状态和生活质量。但避免重体力劳动,建议病人进行散步、练气功、打太极拳等运动,掌握活动量,以不出现心悸、气促为度,保证充分睡眠。

(4)服药要求:指导病人遵照医嘱按时服药,不要随意增减药物,帮助病人认识所服药物的注意事项,如出现不良反应及时就医。

(5)坚持诊治:慢性心力衰竭治疗过程是终身治疗,应嘱病人定期门诊复诊,防止病情发展。

(6)家属教育:帮助家属认识疾病和目前治疗方法、帮助病人的护理措施和心理支持的技巧,教育其要给予病人积极心理支持和生活帮助,使病人树立战胜疾病信心,保持情绪稳定。

三、急性心力衰竭

急性心力衰竭是指心肌遭受急性损害或心脏负荷突然增加,使心排血量急剧下降,导致组织灌注不足和急性瘀血的综合征。以急性左侧心力衰竭最常见,多表现为急性肺水肿或心源性休克。

【病因及发病机制】

急性广泛心肌梗死、高血压急症、严重心律失常、输液过多过快等原因。使心脏收缩力突然严重减弱,心排血量急剧减少或左心室瓣膜性急性反流,左心室舒张末压迅速升高,肺静脉回流不畅,导致肺静脉压快速升高,肺毛细血管压随之升高,使血管内液体渗入到肺间质和肺泡内,形成急性肺水肿。

【临床表现】

突发严重呼吸困难为特征性表现,呼吸频率达30～40/min,病人被迫采取坐位,两腿下垂,双臂支撑以助呼吸,极度烦躁不安、大汗淋漓、口唇发绀、面色苍白。同时频繁咳嗽、咳大量粉红色泡沫痰。病情极重者可以出现意识模糊。

早期血压可以升高,随病情不缓解血压可降低直至休克;听诊可见心音较弱,心率增快,心尖部可闻及舒张期奔马律;两肺满布湿啰音和哮鸣音。

【治疗要点】

1.体位　置病人于两腿下垂坐位或半卧位。

2.吸氧 吸入高流量(6～8L/min)氧气,加入 30％～50％乙醇湿化。对病情严重病人可采用呼吸机持续加压面罩吸氧或双水平气道加压吸氧,以增加肺泡内的压力,促进气体交换,对抗组织液向肺泡内渗透。

3.镇静 吗啡 3～10mg 皮下注射或静脉注射,必要时每 15 分钟重复 1 次,可重复 2～3 次。老年病人须酌情减量或肌内注射。伴颅内出血、神志障碍、慢性肺部疾病时禁用。

4.快速利尿 呋塞米 20～40mg 静脉注射,在 2min 内推注完,每 4 小时可重复 1 次。呋塞米不仅有利尿作用,还有静脉扩张作用,利于肺水肿的缓解。

5.血管扩张药 血管扩张药应用过程中,要严密监测血压,用量要根据血压进行调整,收缩压一般维持在 100mmHg 左右,对原有高血压的病人血压降低幅度不超过 80mmHg 为度。

(1)硝普钠应用:硝普钠缓慢静脉滴注,扩张小动脉和小静脉,初始用药剂量为 $0.3\mu g/(kg \cdot min)$,根据血压变化逐渐调整剂量,最大剂量为 $5\mu g/(kg \cdot min)$,一般维持量 $50～100\mu g/min$。因本药含有氰化物,用药时间不宜连续超过 24h。

(2)硝酸甘油应用:硝酸甘油扩张小静脉,降低回心血量。初始用药剂量为 $10\mu g/min$,然后每 10 分钟调整 1 次,每次增加初始用药剂量为 $5～10\mu g$。

(3)酚妥拉明应用:酚妥拉明可扩张小动脉及毛细血管。静脉用药以 0.1mg/min 开始,每 5～10 分钟调整 1 次,增至最大用药剂量为 1.5～2.0mg/min。

6.洋地黄类药物 可应用毛花苷 C 0.4～0.8mg 缓慢静脉注射,2h 后可酌情再给 0.2～0.4mg。近期使用过洋地黄药物的病人,应注意洋地黄中毒。对于急性心肌梗死在 24h 内不宜使用,重度二尖瓣狭窄患者禁用。

7.平喘 氨茶碱可以解除支气管痉挛,并有一定的正性肌力及扩血管利尿作用。氨茶碱 0.25mg 加入 100ml 液体内静脉滴注,但应警惕氨茶碱过量,肝肾功能减退患者、老年人应减量。

【护理措施】

1.保证休息 立即协助病人取半卧位或坐位休息,双腿下垂,以减少回心血量,减轻心脏前负荷。注意加强皮肤护理,防止因被迫体位而发生的皮肤损伤。

2.吸氧 一般吸氧流量为 6～8L/min,加入 30％～50％乙醇湿化,使肺泡内的泡沫表面张力降低破裂,增加气体交换的面积,改善通气。要观察呼吸情况,随时评估呼吸困难改善的程度。

3.饮食 给予高营养、高热量、少盐、易消化清淡饮食,少量多餐,避免食用产气食物。

4.病情观察

(1)病情早期观察:注意早期心力衰竭表现,一旦出现劳力性呼吸困难或夜间阵发性呼吸困难,心率增快、失眠、烦躁、尿量减少等症状,应及时与医师联系,并加强观察。如迅速发生极度烦躁不安、大汗淋漓、口唇发绀等表现,同时胸闷、咳嗽、呼吸困难、发绀、咳大量白色或粉红色泡沫痰,应警惕急性肺水肿发生,立即配合抢救。

(2)保持呼吸道通畅:严密观察病人呼吸频率、深度,观察病人的咳嗽情况,痰液的性质和量,协助病人咳嗽、排痰,保持呼吸道通畅。

(3)防止心源性休克:观察病人意识、精神状态,观察病人血压、心率的变化及皮肤颜色、温度变化。

(4)防止病情发展:观察肺部啰音的变化,监测血气分析结果。控制静脉输液速度,一般为每分钟 20～30 滴。准确记录液体出入量。

(5)心理护理:病人常伴有濒死感,焦虑和恐惧,应加强床旁监护,给予安慰及心理支持,以增加战胜疾病信心。医护人员抢救时要保持镇静,表现出忙而不乱,操作熟练,以增加病人的信任和安全感。避免在病人面前议论病情,以免引起误会,加剧病人的恐惧。必要时可留亲属陪伴病人。

（6）用药护理：应用吗啡时注意有无呼吸抑制、心动过缓；用利尿药要准确记录尿量，注意水、电解质和酸碱平衡情况；用血管扩张药要注意输液速度、监测血压变化；用硝普钠应现用现配，避光滴注，有条件者可用输液泵控制滴速；洋地黄制剂静脉使用时要稀释，推注速度宜缓慢，同时观察心电图变化。

（谭成群）

第二节　心律失常

一、概述

心脏的传导系统由产生和传导冲动的特殊分化的传导组织构成。包括窦房结、结间束、房室结、希氏束、左右束支及浦肯野纤维网。

冲动由窦房结产生，沿结间束和心房肌传递，到达房室结及左心房，冲动此时传递速度极慢，当冲动传递到希氏束后传递速度再度加速，左右束支及浦肯野纤维网传递速度极快捷，使整个心室几乎同时被激动，最终冲动到达心外膜，完成一次完整的心动周期。

心脏传导系统也接受迷走神经和交感神经的支配，迷走神经兴奋性增加会使窦房结的自律性和传导性抑制，延长窦房结和周围组织的不应期，减慢房室结的传导，延长了房室结的不应期。交感神经作用与迷走神经相反。

各种原因引起心脏冲动频率、节律、起源部位、冲动传导速度和次序的异常均可引起心脏活动的规律发生紊乱，称为心律失常。

【分类】

临床上根据心律失常发作时心率的快慢可分为快速性心律失常和缓慢性心律失常。心律失常按其发生原理可分为冲动形成异常和冲动传导异常两大类。

1.冲动形成异常

（1）窦性心律失常：由窦房结发出的冲动频率过快、过慢或有明显不规则形成的心律失常，如窦性心动过速、窦性心动过缓、窦性心律不齐、窦性停搏。

（2）异位心律：起源于窦房结以外（异位）的冲动，则形成期前收缩、阵发性心动过速、扑动、颤动以及逸搏心律等心律失常。

2.冲动传导异常

（1）生理性：干扰及房室分离。

（2）病理性：传导阻滞常见的有窦房传导阻滞、房室传导阻滞、房内传导阻滞、室内传导阻滞（左、右束支及左束支分支传导阻滞）。

（3）房室间传导途径异常：预激综合征。

【发病机制】

心律失常有多种不同机制，如折返、异常自律性、后除极触发激动等，主要心律失常的电生理机制主要包括冲动形成异常、冲动传导异常以及两者并存。

1.冲动形成异常

（1）正常自律性状态：窦房结、结间束、冠状窦口周围、房室结的远端和希氏束-浦肯野系统的心肌细胞均有自律性。自主神经系统兴奋性改变或心脏传导系统的内在病变，均可导致原有正常自律性的心肌细胞发放不适当的冲动，如窦性心律失常、逸搏心律。

（2）异常自律性状态：正常情况下心房、心室肌细胞是无自律性的快反应细胞，由于病变使膜电位降低－50～－60mV时，使其出现异常自律性，而原本有自律性的快反应细胞（浦肯野纤维）的自律性也增高，异常自律性从而引起心律失常，如房性或室性快速心律失常。

（3）后除极触发激动：当局部儿茶酚胺浓度增高、低血钾、高血钙、洋地黄中毒及心肌缺血再灌注时，心房、心室与希氏束-浦肯野组织在动作电位后可产生除极活动，被称为后除极。若后除极的振幅增高并抵达阈值，便可引起反复激动，可导致持续性快速性心律失常。

2.冲动传导异常　折返是所有快速性心律失常最常见的发病机制，传导异常是产生折返的基本条件。传导异常包括：①心脏两个或多个部位的传导性与应激性各不相同，相互连接形成一个有效的折返环路；②折返环的两支应激性不同，形成单向传导阻滞；③另一通道传导缓慢，使原先发生阻滞的通道有足够时间恢复兴奋性；④原先阻滞的通道再次激动，从而完成一次折返激动。冲动在环内反复循环，从而产生持续而快速的心律失常。

【实验室检查】

1.心电图检查　心电图检查是诊断心律失常最重要、最常用的无创性检查技术。需记录12导联，并记录显示P波清楚导联的心电图长条，以备分析，往往选择Ⅱ或V_1导联。

心电图分析主要包括：①心房、心室节律是否规则，频率如何；②P-R间期是否恒定；③P波、QRS波群形态是否正常，P波与QRS波的相互关系等。

2.长时间心电图记录

（1）动态心电图：动态心电图检查是在病人日常工作和活动情况下，连续记录病人24h的心电图。其作用是：①了解病人症状发生如心悸、晕厥等，是否与心律失常有关；②明确心律失常或心肌缺血的发作与活动关系、昼夜分布特征；③帮助评价抗心律失常药物的疗效、起搏器、埋藏式心脏复律除颤器的效果和功能状态。

（2）事件记录器：①事件记录器。应用于间歇、不频繁发作的心律失常病人，通过直接回访、电话、互联网将实时记录的发生心律失常及其发生心律失常前后的心电图传输至医院。②埋植皮下事件记录器。这种事件记录器可埋于病人皮下，记录器可自行启动、监测和记录心律失常，应用于发作不频繁，可能是心律失常所致的原因不明晕厥的病人。

3.运动试验　运动试验用于运动时出现心悸的病人以协助诊断。但运动试验的敏感性不如动态心电图，须注意正常人进行运动试验时亦可出现室性期前收缩。

4.食管心电图　将食管电极导管插入食管并置于心房水平位置，能记录心房电位，并能进行心房快速起搏和程序电刺激。其作用为：①有助于对常见室上性心动过速发生机制的判断，帮助鉴别室上性心动过速；②可以诱发和终止房室结折返性心动过速；③有助于不典型预激综合征的诊断；④评价窦房结功能；⑤评价抗心律失常药物的疗效。

5.临床心电生理检查

（1）心电生理检查的临床作用

1）诊断性应用：确立心律失常诊断及类型，了解心律失常起源部位及发生机制。

2）治疗性应用：①以电刺激终止心动过速发作，评价某些治疗措施（如起搏器、置入式心脏复律除颤器、导管消融、手术治疗、药物治疗等）能否防止电刺激诱发心动过速；②通过电极导管进行消融如射频、冷冻，达到治愈心动过速的目的。

3）判断预后：通过电刺激确定病人是否易于诱发室性心动过速，有无发生猝死的危险。

（2）心电生理检查适应证：①窦房结功能测定；②房室与室内传导阻滞；③心动过速；④不明原因晕厥。

二、窦性心律失常

心脏的正常起搏点位于窦房结,其冲动产生的频率是 60~100/min,产生的心律称为窦性心律。心电图特征 P 波在 Ⅰ、Ⅱ、aVF 导联直立,aVR 导联倒置,P-R 间期 0.12~0.20s。窦性心律的频率因年龄、性别、体力活动等不同有显著的差异。

(一)窦性心动过速

成人窦性心律 100~150/min,偶有高达 200/min,称窦性心动过速。窦性心动过速通常逐渐开始与终止。刺激迷走神经可以使其频率减慢,但刺激停止有加速原来的水平。

1.病因　多数属生理现象,健康人常在吸烟、饮茶、咖啡、酒,剧烈运动或情绪激动等情况下发生。在某些病时也可发生,如发热、甲状腺功能亢进、贫血、心肌缺血、心力衰竭、休克等。应用肾上腺素、阿托品等药物亦常引起窦性心动过速。

2.心电图特征　窦性 P 波规律出现,频率>100/min,P-P 间期<0.6s。

3.治疗原则　一般不需特殊治疗。祛除诱发因素和针对原发病做相应处理。必要时可应用 β 受体阻滞药如美托洛尔,减慢心率。

(二)窦性心动过缓

成人窦性心律频率<60/min,称窦性心动过缓。常同时伴发窦性心律不齐(不同 P-P 间期的差异>0.12s)。

1.病因　多见于健康的青年人、运动员、睡眠状态,为迷走神经张力增高所致。亦可见于颅内压增高、器质性心脏病、严重缺氧、甲状腺功能减退、阻塞性黄疸等。服用抗心律失常药物如 β 受体阻滞药、胺碘酮、钙通道阻滞药和洋地黄过量等也可发生。

2.心电图特征　窦性 P 波规律出现,频率<60/min,P-P 间期>1s。

3.临床表现　一般无自觉症状,当心率过分缓慢,出现心排血量不足,可出现胸闷、头晕,甚至晕厥等症状。

4.治疗原则　窦性心动过缓一般无症状,也不需治疗;病理性心动过缓应针对病因采取相应治疗措施。如因心率过慢而出现症状者则可用阿托品、异丙肾上腺素等药物,但不宜长期使用。症状不能缓解者可考虑心脏起搏治疗。

(三)病态窦房结功能综合征

病态窦房结功能综合征,简称病窦综合征,是由于窦房结的病变导致功能减退,出现多种心律失常的表现。病窦综合征常合并心房自律性异常,部分病人可有房室传导功能障碍。

1.病因　某些疾病如甲状腺功能亢进、伤寒、布氏杆菌病、淀粉样变、硬化与退行性变等,在病程中损害了窦房结,导致窦房结起搏和传导功能障碍;窦房结周围神经和心房肌的病变,减少窦房结的血液供应,影响其功能;迷走神经张力增高、某些抗心律失常药物抑制窦房结功能,亦可导致窦房结功能障碍。

2.心电图特征　主要表现为:①非药物引起的持续的窦性心动过缓,心率<50/min;②窦性停搏与窦房传导阻滞;③窦房传导阻滞与房室传导阻滞同时并存;④心动过缓与房性快速心律失常交替发作。

其他表现还可为:①心房颤动病人自行心室率减慢,或发作前后有心动过缓和(或)一度房室传导阻滞;②房室交界区性逸搏心律。

3.临床表现　发作性头晕、黑矇、乏力,严重者可出现晕厥等,与心动过缓有关的心、脑血管供血不足的症状。有心动过速症状者,还可有心悸、心绞痛等症状。

4.治疗原则　对于无心动过缓有关供血不足的症状病人,不必治疗,定期随访,对于有症状的病人,应用起搏器治疗。心动过缓-心动过速综合征病人应用起搏器后,仍有心动过速症状,可应用抗心律失常药物,但避免单独使用抗心律失常药物,以免加重心动过缓症状。

三、期前收缩

根据异位起搏点部位的不同,期前收缩可分为房性、房室交界区性和室性期前收缩。期前收缩起源于一个异位起搏点,称为单源性,起源于多个异位起搏点,称为多源性。

临床上将偶尔出现期前收缩称偶发性期前收缩,但期前收缩每分钟>5个称频发性期前收缩。如每一个窦性搏动后出现一个期前收缩,称为二联律;每两个窦性搏动后出现一个期前收缩,称为三联律;每一个窦性搏动后出现两个期前收缩,称为成对期前收缩。

【病因】

各种器质性心脏病如冠心病、心肌炎、心肌病、风湿性心脏病、二尖瓣脱垂等可引起期前收缩。电解质紊乱、应用某些药物亦可引起期前收缩。另外,健康人在过度劳累、情绪激动、大量吸烟饮酒、饮浓茶、进食咖啡因等可引起期前收缩。

【心电图特征】

1.房性期前收缩　P波提早出现,其形态与窦性P波不同,P-R间期>0.12s,QRS波群形态与正常窦性心律的QRS波群相同,期前收缩后有不完全代偿间歇。

2.房室交界性期前收缩　提前出现的QRS波群,其形态与窦性心律相同;P波为逆行型(在Ⅱ、Ⅲ、aVF导联中倒置)出现在QRS波群前,P-R间期<0.12s。或出现在QRS波后,R-P间期<0.20s。也可出现在QRS波之中。期前收缩后大多有完全代偿间歇。

3.室性期前收缩　QRS波群提前出现,形态宽大畸形,QRS时限>12s,与前一个P波无相关;T波常与QRS波群的主波方向相反;期前收缩后有完全代偿间歇。

【临床表现】

偶发期前收缩大多无症状,可有心悸或感到1次心搏加重或有心搏暂停感。频发期前收缩使心排血量降低,引起乏力、头晕、胸闷等。

脉搏检查可有脉搏不齐,有时期前收缩本身的脉搏减弱。听诊呈心律失常,期前收缩的第一心音常增强,第二心音相对减弱甚至消失。

【治疗要点】

1.病因治疗　积极治疗病因,消除诱因。如改善心肌供血,控制炎症,纠正电解质紊乱,防止情绪紧张和过度疲劳。

2.对症治疗　偶发期前收缩无重要临床意义,不需特殊治疗,亦可用小量镇静药或β受体阻滞药;对症状明显、呈联律的期前收缩需应用抗心律失常药物治疗,如频发房性、交界区性期前收缩常选用维拉帕米、β受体阻滞药等;室性期前收缩常选用利多卡因、美西律、胺碘酮等;洋地黄中毒引起的室性期前收缩应立即停用洋地黄,并给予钾盐和苯妥英钠治疗。

四、阵发性心动过速

阵发性心动过速是指阵发性、快速而规则的异位心律,由3个以上包括3个连续发生的期前收缩形成。根据异位起搏点部位的不同,可分为房性、交界区性和室性三种,房性与交界区性心动过速有时难以区别,故统称为室上性心动过速,简称室上速。阵发性室性心动过速简称室速。

【病因】

1.室上速病因　常见于无器质性心脏病的正常人,也可见于各种心脏病患者,如冠心病、高血压、风心病、甲状腺功能亢进、洋地黄中毒等病人。

2.室速病因　多见于器质性心脏病患者,最常见于冠心病急性心肌梗死,其他如心肌病、心肌炎、风湿性心脏病、电解质紊乱、洋地黄中毒、Q-T延长综合征、药物中毒等。

【心电图特征】

1.室上速心电图特征　连续3次或以上快而规则的房性或交界区性期前收缩(QRS波群形态正常),频率为150～250/min,P波为逆行性(Ⅱ、Ⅲ、aVF导联倒置),常埋藏于QRS波群内或位于其终末部分,与QRS波群保持恒定关系,但不易分辨。

2.室速心电图特征　连续3次或3次以上室性期前收缩;QRS波形态畸形,时限>0.12s,有继发性ST-T改变,T波常与QRS波群主波方向相反;心室率140～220/min,心律可以稍不规则;一般情况下P波与QRS波群无关,形成房室分离;常可见到心室夺获或室性融合波,是诊断室速的最重要依据。

【临床表现】

1.室上速临床表现特点　心率快而规则,常达150～250/min。突发突止,持续数秒、数小时甚至数日不等。发作时病人可有心悸、胸闷、乏力、头晕、心绞痛,甚至发生心力衰竭、休克。症状轻重取决于发作时的心率及持续时间。

2.室速临床表现特点　发作时临床症状轻重可因发作时心率、持续时间、原有心脏病变而各有不同。非持续性室速(发作持续时间少于30s,能自行终止)病人,可无症状;持续性室速(发作持续时间长于30s,不能自行终止)由于快速心率及心房、心室收缩不协调而致心排血量降低,血流动力学明显障碍,心肌缺血,可出现呼吸困难、心绞痛、血压下降、晕厥、少尿、休克甚至猝死。听诊心率增快140～220/min,心律可有轻度失常,第一心音强弱不一。

【治疗要点】

1.室上速治疗　发作时间短暂,可自行停止者,不需特殊治疗。

持续发作几分钟以上或原有心脏病病人应采取:①刺激迷走神经的方法:刺激咽部引起呕吐反射、Valsalva动作(深吸气后屏气,再用力做呼气动作)、按压颈动脉窦、将面部浸没于冰水中等。②抗心律失常药物:首选维拉帕米,其他可选用艾司洛尔、普罗帕酮等药物。③对于合并心力衰竭的病人,洋地黄可作首选药物,毛花苷C静脉注射。但其他病人洋地黄目前已少用。④应用升压药物:常用间羟胺、去甲肾上腺素等。

对于药物效果不好病人可采用食管心房起搏,效果不佳可采用同步直流电复律术。

对于症状重、频繁发作、用药物效果不好的病人,可应用经导管射频消融术进行治疗。

2.室速治疗　无器质性心脏病病人非持续性室速,又无症状者,无需治疗。

持续性发作时治疗首选利多卡因静脉注射,首次剂量为50～100mg,必要时5～10min后重复。发作控制后应继续用利多卡因静脉滴注维持24～48h,维持量1～4mg/min防止复发。其他药物有普罗帕酮、索他洛尔、普鲁卡因胺、苯妥英钠、胺碘酮、溴苄胺等。

如应用药物无效,或患者已出现低血压、休克、心绞痛、出血性心力衰竭、脑血流灌注不足时,可用同步直流电复律。洋地黄中毒引起的室速,不宜应用电复律。

五、扑动与颤动

当异位搏动的频率超过阵发性心动过速的范围时,形成的心律称为扑动或颤动。可分为心房扑动(简称房扑)、心房颤动(简称房颤)、心室扑动(简称室扑)、心室颤动(简称室颤)。房颤是仅次于期前收缩的常见心律失常,比房扑多见,是心力衰竭最常见的诱因之一。室扑、室颤是极危重的心律失常。

(一)房扑与房颤

心房内产生极快的冲动,心房内心肌纤维极不协调地乱颤,心房丧失有效的收缩,心排血量比窦性心律减少25%以上。

1.病因　房扑、房颤病因基本相同,常发生于器质性心脏病患者,如风湿性心瓣膜病、冠心病、高血压性心脏病、甲状腺功能亢进、心力衰竭、心肌病等。也可发生于健康人情绪激动、手术后、急性酒精中毒、运动后。

2.心电图特征

(1)房扑心电图特点:P波消失,呈规律的锯齿状扑动波(F波),心房率250～350/min,F波与QRS波群成某种固定的比例,最常见的比例为2∶1房室传导,心室率规则或不规则,取决于房室传导比例,QRS波群形态一般正常,伴有室内差异性传导或原有束支传导阻滞者QRS波群可宽大变形。

(2)房颤心电图特点:为窦性P波消失,代之以大小形态及规律不一的F波,频率350～600/min,R-R间期完全不规则,心室率极不规则,通常在100～160/min。QRS波群形态一般正常,伴有室内差异性传导或原有束支传导阻滞者QRS波群可宽大变形。

3.临床表现　房扑与房颤的临床症状取决于心室率的快慢,如心室率不快者可无任何症状。房颤心室率<150/min,病人可有心悸、气促、心前区不适等症状,心室率极快者>150/min,可因心排血量降低而发生晕厥、急性肺水肿、心绞痛或休克。持久性房颤,易形成左心房附壁血栓,若脱落可引起动脉栓塞。

房颤心脏听诊第一心音强弱不一致,心律绝对不规则。脉搏表现为快慢不均,强弱不等,发生脉搏短绌现象。

房扑心室率如极快,可诱发心绞痛和心力衰竭。

4.治疗要点

(1)房扑治疗:针对原发病进行治疗。应用同步直流电复律术转复房扑是最有效的方法。普罗帕酮、胺碘酮对转复、预防房扑复发有一定药效。洋地黄类制剂是控制心室率首选药物,钙通道阻滞药对控制心室率亦有效。部分病人可行导管消融术治疗。

(2)房颤治疗:积极查出房颤的原发病及诱发原因,并给予相应的处理。急性期应首选电复律治疗。心室率不快,发作时间短暂者无需特殊治疗;如心率快,且发作时间长,可用洋地黄减慢心室率,维拉帕米、地尔硫卓等药物终止房颤。对持续性房颤病人,如有恢复正常窦性心律指征时,可用同步直流电复律或药物复律。也可应用经导管射频消融进行治疗。

(二)室扑与室颤

心室内心肌纤维发生快而微弱的,不协调的乱颤,心室完全丧失射血能力,是最严重的心律失常,相当于心室停搏。

1.病因　急性心肌梗死是最常见病因,洋地黄中毒、严重低血钾、心脏手术、电击伤以及胺碘酮、奎尼丁中毒等也可引起。是器质性心脏病和其他疾病危重病人临终前发生的心律失常。

2.临床表现　室颤一旦发生,表现为迅速意识丧失、抽搐、发绀,继而呼吸停止,瞳孔散大甚至死亡。查体心音消失、脉搏触不到,血压测不到。

3.心电图特征

(1)室扑心电图特征:QRS-T波群消失,带之以相对规律均齐的快速大幅波动,频率为150～300/min。

(2)室颤心电图特征:QRS波群与T波消失,呈完全无规则的波浪状曲线,形状、频率、振幅高低各异。

4.治疗原则　室颤可致心搏骤停,一旦发生立即做非同步直流电除颤,同时胸外心脏按压及人工呼吸,保持呼吸道通畅,迅速建立静脉通路,给予复苏和抗心律失常药物等抢救措施。

六、房室传导阻滞

冲动从心房传至心室的过程中发生障碍,冲动传导延迟或不能传导,称为房室传导阻滞,按其阻滞的程度,分为三度:一度房室传导阻滞、二度房室传导阻滞、三度房室传导阻滞。一度、二度又称为不完全性房室传导阻滞,三度则为完全性房室传导阻滞,此时全部冲动均不能被传导。

1.病因　多见于器质性心脏病,如冠心病、心肌炎、心肌病、高血压病、心内膜炎、甲状腺功能低下等。另外,电解质紊乱、药物中毒、心脏手术等也是引发房室传导阻滞的病因。偶见正常人在迷走神经张力增高时可出现不完全性房室传导阻滞。

2.临床表现　一度房室传导阻滞病人除有原发病的症状外,一般无其他症状。

二度房室传导阻滞又分为Ⅰ型和Ⅱ型,Ⅰ型又称文氏现象或莫氏Ⅰ型,二度Ⅰ型病人常有心悸和心搏脱落感,听诊第一心音强度逐渐减弱并有心搏;二度Ⅱ型又称莫氏Ⅱ型,病人心室率较慢时,可有心悸、头晕、气急、乏力等症状,脉律可不规则或慢而规则,但第一心音强度恒定。此型易发展为完全性房室传导阻滞。

三度房室传导阻滞的临床症状轻重取决于心室率的快慢,如病人心率 $30\sim50/min$,则出现心搏缓慢,脉率慢而规则,有心悸、头晕、乏力的感觉,出现晕厥、心绞痛、心力衰竭和脑供血不全等表现。当心率< $20/min$,可引起阿-斯综合征,甚至心搏暂停。

3.心电图特征　一度房室传导阻滞 P-R 间期>0.20s,无 QRS 波群脱落。

二度房室传导阻滞莫氏Ⅰ型(文氏现象)的特征为:P-R 间期逐渐延长,直至 QRS 波群脱落;相邻的 R-R 间期逐渐缩短,直至 P 波后 QRS 波群脱落,之后 P-R 间期又恢复以前时限,如此周而复始;包含 QRS 波群脱落的 R-R 间期比 2 倍正常窦性 P-P 间期短;最常见的房室传导比例为 3∶2 或 5∶4。

莫氏Ⅱ型的特征为 P-R 间期固定(正常或延长),有间歇性 P 波与 QRS 波群脱落,常呈 2∶1 或 3∶1 传导;QRS 波群形态多数正常。

三度房室传导阻滞,心房和心室独立活动,P 波与 QRS 波群完全脱离关系;P-P 距离和 R-R 距离各自相等;心室率慢于心房率;QRS 波群形态取决于阻滞部位。

4.治疗原则　一度及二度Ⅰ型房室传导阻滞如心室率不慢且无症状者,一般不需治疗。心室率<40/min 或症状明显者,可选用阿托品、异丙肾上腺素,提高心室率。但急性心肌梗死病人应慎用,因可导致严重室性心律失常。二度Ⅱ型和三度房室传导阻滞,心室率缓慢,伴有血流动力学障碍,出现阿-斯综合征时,应立即按心搏骤停处理。对反复发作、曾有阿-斯综合征发作的病人,应及时安装临时或埋藏式心脏起搏器。

七、心律失常病人的护理措施

1.休息与活动　影响心功能的心律失常病人应绝对卧床休息,以减少心肌耗氧量和对交感神经的刺激。协助做好生活护理,保持排便通畅,减少和避免任何不良刺激,以利于身心休息。对于伴有呼吸困难、发绀等症状时,给予氧气吸入。

功能性和轻度器质性心律失常血流动力学改变不大的病人,应注意劳逸结合,避免感染,可维持正常工作和生活,积极参加体育运动,改善自主神经功能。

2.心理护理　给予必要的解释和安慰,加强巡视,给予必要的生活护理,增加病人的安全感。

3.饮食护理　给予低脂、易消化、营养饮食,不宜饱食,少量多餐,避免吸烟、酗酒、刺激性饮料和食物。

4.病情观察

(1)观察生命体征:密切观察脉搏、呼吸、血压、心率、心律,以及神志、面色等变化,同时应注意病人的电解质及酸碱平衡情况变化。

(2)心电监护:严重心律失常病人应实行心电监护,注意有无引起猝死的危险征兆,如心律失常频发性、多源性、成联律、RonT 室性期前收缩、阵发性室上性心动过速、房颤、二度Ⅱ型及三度房室传导阻滞等。如发现上述情况,立即报告医师进行处理,同时做好抢救,如吸氧、开放静脉通道、准备抗心律失常药物、除颤器、临时起搏器等。

5.用药护理

(1)正确、准确使用抗心律失常药物:口服药应按时按量服用,静脉注射及静脉滴注药物速度要严格按医嘱执行,用药过程及用药后要注意观察病人心律、心率、血压、脉搏、呼吸和意识,必要时行心电监测,判断疗效和有无不良反应。

(2)观察药物不良反应:利多卡因对心力衰竭、肝肾功能不全、酸中毒、老年病人,药物半衰期明显延长,应用时须注意减量。另外静脉注射利多卡因不可过快、过量,以免导致中枢神经系统毒性反应,如嗜睡、感觉异常、眩晕、视物不清,甚至谵妄、昏迷等。还可以引起心血管系统不良反应,如传导阻滞、低血压、抽搐,甚至呼吸抑制和心脏停搏。

奎尼丁药物有较强的心脏毒性作用,使用前测血压、心率,用药期间应观察血压、心电图,如有明显血压下降、心率减慢或不规则,心电图示 Q-T 间期延长时,须暂停给药,并给予处理。

胺碘酮的最严重的心外毒性为肺纤维化,应严密观察病人的呼吸状态及早发现肺损伤的情况。

6.健康教育

(1)向病人及家属讲明心律失常的病因、诱因和防治知识。

(2)注意休息,劳逸结合,防止增加心脏负担。无器质性心脏病的病人应积极参加体育运动,改善自主神经功能;器质性心脏病患者可根据心功能适当活动和休息。

(3)积极治疗原发病,避免诱因如发热、寒冷、睡眠不足等。

(4)按医嘱服用抗心律失常药物,不可自行增减和撤换药物,注意药物不良反应,如有不良反应及时就医。

(5)饮食应选择低脂、易消化、富营养,少量多餐。应避免吸烟、酗酒、饱食、刺激性饮食、含咖啡因饮料以免引起心律失常。

(6)教会病人及家属测量脉搏和心律的方法,每天至少 1 次,每次至少 1min。对于反复发生严重心律失常的病人家属,要教会其心肺复苏术以备急救。

(7)对于有晕厥史的病人要避免从事驾驶、高空作业等危险工作,当出现头晕、黑矇时,立即平卧,以免晕厥发作时摔倒。

(8)定期门诊复诊,复查心电图。

(谭成群)

第三节　老年性高血压

高血压是最常见的慢性病,也是心脑血管病最主要的危险因素,其脑卒中、心肌梗死、心力衰竭及慢性肾脏病等主要并发症,不仅致残、致死率高,而且严重消耗医疗和社会资源,给家庭和国家造成沉重负担。

国内外的实践证明,高血压是可以预防和控制的疾病,降低高血压患者的血压水平,可明显减少脑卒中及心脏病事件,显著改善患者的生存质量,有效降低疾病负担。近年来,党和政府日益重视以高血压为代表的慢性病防治工作,2009 年对高血压和糖尿病患者的管理作为促进基本公共卫生服务均等化的重要措施,纳入深化医疗卫生体制改革的 3 年实施方案,截至 2010 年底各地已管理 3553.8 万高血压患者;同时《全国高血压社区规范化管理》项目管理的 50 万例社区高血压患者中管理满 1 年患者的血压控制率达到 70%。

近 20 年来,我国高血压患者的检出、治疗和控制都取得了显著的进步。对比 1991 全国高血压抽样调查和 2002 全国营养调查数据,高血压患者的知晓率由 26.3% 提高到了 30.2%,治疗率由 12.1% 提高到24.7%,而控制率则由 2.8% 提高到 6.1%。对于有上亿高血压患者的中国,这意味着高血压患者降压药物治疗的人数十年内增加了近 3 千万,血压控制达到目标水平的人数增加了 6 百万。在许多高血压防治研究社区,高血压控制率在管理人群中已达 60% 以上。同期高血压的最主要并发症-脑卒中死亡率也在我国部分城市老年人口中以每年 3% 的速度平稳下降。但是,我国人群高血压患者的知晓率、治疗率和控制率与发达国家相比仍非常低,特别是经济文化发展水平较低的农村或边远地区情况尤为严重。脑卒中死亡率在农村地区已超过城市。目前我国约有 1.3 亿高血压患者不知道自己患有高血压,在已知自己患有高血压的人群中,约有 3 千万没有治疗;在接受降压治疗的患者中,有 75% 血压没有达到控制水平。我们面临的高血压防治任务仍十分艰巨。及时修订并推广高血压防治指南对于指导医护人员及基层医疗服务机构提高高血压患者的检出率、管理率及控制率,预防心脑血管疾病,及制定相应的卫生服务政策具有重要的意义。

在我国高血压人群中,绝大多数是轻、中度高血压(占 90%),轻度高血压占 60% 以上。血压正常高值水平人群占总成年人群的比例不断增长,尤其是中青年,已经从 1991 年的 29% 增加到 2002 年的 34%,是我国高血压患病率持续升高和患病人数剧增的主要来源。估计我国每年新增高血压患者 1000 万人。

据 2002 年卫生部组织的全国居民 27 万人营养与健康状况调查资料显示,我国 60 岁及以上人群高血压的患病率为 49%。即约每 2 位 60 岁以上人中就有 1 人患高血压。老年高血压常与多种疾病并存,并发症多:常并发冠心病、心力衰竭、脑血管疾病、肾功能不全、糖尿病等。我国人群脑卒中发生率远高于西方人群。若血压长期控制不理想,更易发生靶器官损害。

一、护理评估

(一)健康史

1.年龄　一般 40 岁以后发病率明显增高。

2.与职业、环境有关　凡需注意力高度集中、长期精神紧张而体力活动较少、对视觉或听觉过度刺激的工作环境均易导致血压升高。高血压的发生还与忧郁、恐惧、悲伤过度的精神应激等有关。

3.钠与高血压　食盐的摄入量与高血压的发生密切相关,高钠摄入可使血压升高。

4.家族史　一般高血压家族史明显者往往发病早,病情偏重,进展较快,治疗效果和预后较差。

5.肥胖。

6.吸烟,酗酒。

7.肾素-血管紧张素-醛固酮系统活性增高。

(二)身心状况

高血压患者早期多无症状,常在体检时发现血压升高,随着病情进展,血压持久升高,可出现心、脑、肾等靶器官受损的表现。

1.早期症状多属交感神经功能兴奋的表现,如心悸、脉快、四肢颤动,也有的表现为副交感兴奋症状,如与苍白交替出现的皮肤潮红、易灼热、便秘、多汗、红斑等。

2.头痛,头晕,头胀,颈项板紧,头痛常发生在早晨、白天。好发部位在颞侧、枕区、额面等。

3.视力模糊眼底出血或渗出,可有视乳头水肿。

4.心悸,气短,心绞痛。

5.多尿,夜尿,浮肿。

6.其他肩酸痛,全身乏力,紧张时出汗,某些部位出血,如鼻出血、月经过多、结合膜下出血。

7.血压测定 24 小时动态血压监测更能反映血压升高的程度和波动状况。

(三)辅助检查

1.眼底检查　眼底的改变常可反映高血压的严重程度。目前多采用 Keith-Wagene 眼底分级法。

Ⅰ级:视网膜动脉变细;

Ⅱ级:视网膜动脉狭窄,动脉交叉压迫;

Ⅲ级:眼底出血或棉絮状渗出,视乳头水肿。

2.心电图检查　左室肥大,缺血,心律失常。

3.胸部 X 线摄片　左心室肥大。

4.超声心动图　诊断左室肥大的阳性率和准确性远比心电图高。

5.尿液检查　以排除肾脏病、库欣综合征、嗜铬细胞瘤的可能性,收集尿样本作尿液分析,测定尿糖、尿蛋白、儿茶酚胺、17-羟类固醇、17-酮类固醇含量。

6.肾功能测定　抽血查尿素氮、肌酐及作静脉肾盂造影、肾动脉造影等。

二、护理诊断

1.疼痛(头痛)　与高血压引起的颈外动脉扩张性膨胀、脑动脉痉挛及颅内压升高有关。

2.活动无耐力　与血压高、心排出量减少、组织获氧减少等有关。

3.心排出量减少　与左心衰竭有关。

4.体液过多　与心力衰竭、肾衰竭致水钠潴留有关。

5.组织灌注量(心、肺、脑、外周血管)改变　与血管阻力增加所致的血流量减少有关。

6.焦虑　与血压高、日常生活受到影响、血压不能迅速达到理想水平等因素有关。

7.知识缺乏　与缺乏对疾病、治疗、危险因素的正确认识及缺乏指导、缺少信息有关。

8.有受伤的危险　与头晕、意识改变、视力模糊、药物引起的低血压等有关。

9.潜在并发症　脑血管疾病,心力衰竭,肾衰竭,视网膜病变。

三、护理目标

1.病人主诉不适减轻或消失。

2.活动量或活动耐力逐渐增加。

3.病人保持良好的心排出量,生命体征在正常范围。

4.尿量正常,水肿减轻。

5.病人能够保持良好的组织灌注量:呼吸型态正常,尿量>30ml/h,神清,皮肤温暖。

6.焦虑减轻。

7.病人能认识到与自身有关的高血压病的危险因素,了解药物的作用和副作用,愿意遵守为促进健康而制定的保健措施。

8.病人保持良好的脑灌注,能认识具有潜在危险的因素及有关的防护措施。

9.预防并发症的发生。

四、护理措施

(一)调节生活方式,去除血压升高的因素

1.饮食

(1)限制食盐:食盐 6g/d 左右,务必使病人能够长期坚持低盐饮食。下列含钠高的食物宜禁食:腌制品,腊制品,乳酪,花生酱,罐头食品,蜜饯,汽水等。

(2)改善膳食结构:维持足量饮食中的钾、钙和镁的摄入,多食蔬菜、水果、鱼类。

(3)减少脂肪的摄入:如猪油、鱼子、动物内脏、蛋黄、牛油、猪脑等食物容易导致动脉硬化,应适当限制。

(4)蛋白质摄入适当:研究指出,鱼蛋白能明显改善高血压和脑卒中的发病率,如为肾性高血压,则应限制蛋白质的摄入。

(5)避免大量饮水。

(6)限制饮酒,少饮刺激性饮料如咖啡、浓茶、可乐等。

(7)摄取低热量的平衡饮食:通过控制膳食总热量达到理想体重,可以减少或预防高血压的发病。

2.预防便秘,保持大便通畅

(1)养成每天定时大便的习惯,并有充足的排便时间。排便时放松心情,安排舒适无干扰的排便环境。

(2)适当增加蔬菜、水果、高纤维素食物的摄入量。

(3)在病人病情允许的情况下,适当增加活动量。

(4)每天顺肠蠕动方向按摩腹部数次,以增加肠蠕动,促进排便。

(5)根据病情适当增加液体入量。

(6)遵医嘱予大便软化剂或缓泻剂,必要时灌肠。

3.适当活动 体力活动是减肥的重要措施,常用以辅佐降压。高血压患者进行体育锻炼时应坚持几个原则:循序渐进,量力而行,不适宜剧烈且大运动量的锻炼,持之以恒,具体活动如行走、跑步、游泳、打太极拳等。

4.去除促使血管收缩的因素

(1)戒烟。

(2)冬天注意保暖。

(3)避免热水浴、蒸气浴:以 40℃ 的水温最安全。

5.减少压力、应激,保持情绪稳定

(1)保持环境安静,避免不良刺激。

(2)减少应激,运用气功、生物反馈法、松弛等方法抑制应激反应。

(3)向病人解释所要作的检查和治疗措施,减轻病人的焦虑、不安。

(4)学习一些放松技巧,如听音乐、呼吸调节法,使活动与松弛之间保持平衡。

(5)必要时给予镇静剂。

6.避免婚外性生活。

(二)维持呼吸道通畅

当病人血压突然升高导致高血压脑病、出现意识状态改变时,应注意将病人的头偏向一侧,保持呼吸道通畅。

(三)控制血压在正常范围

抗高血压治疗的目的包括降低血压至正常范围;防治可能或已经伴随的心脑血管病危险因子,恢复并确保健康的行为和生活方式;最终达到降低并发症和死亡率的目的。

1.教会病人测量血压和记录血压的方法。

2.指导病人用药

(1)药物治疗原则:①自小剂量开始治疗;②适宜的药物联合应用:发挥最大的降压效应和最小的副作用;③适时更换药物:一旦无效或耐受性差,宜换药;④应用长效药物:口服一次维持 24 小时有效,血压控制平稳恒定。

(2)常用的抗血压药物:

1)利尿剂:①噻嗪类(双氢克尿塞):副作用为低血钾、低钾性碱中毒、高血糖、高尿酸血症;②袢利尿剂(呋塞米,利尿酸):副作用为脱水、直立性低血压、低血钾、恶心、呕吐、腹胀等消化道反应、听力障碍、高血糖、高尿酸血症;③保钾利尿剂(螺内酯,氨苯喋啶):螺内酯(安体舒通)的副作用为高钾血症、加重氮质血症、头痛、嗜睡、精神错乱、男性乳房发育、女性乳房胀痛、月经紊乱等。氨苯喋啶的副作用为高钾血症、恶心、呕吐、轻度腹泻、嗜睡、乏力、口干、男性乳房发育、粒细胞减少等。

2)β受体阻滞剂:常用药物有:①普萘洛尔:该药个体效应差异大,骤停时可诱发不稳定型心绞痛、心肌梗死、心律失常等;②阿替洛尔(氨酰心安):单独应用时有发生心动过缓的现象;③美托洛尔(美多心安):副作用为诱发心衰、支气管痉挛、疲劳、失眠、脂质代谢异常等。

3)血管紧张素转换酶(ACE)抑制剂:常用药物有卡托普利、依那普利、苯那普利、福辛普利等。副作用为低血压效应、咳嗽、肾功能损害、粒细胞减少,其他副作用包括味觉障碍、皮肤潮红、血管神经性水肿等。

4)钙通道拮抗剂:常用药物有:①维拉帕米(维拉帕米):副作用为便秘、心动过缓、房室传导阻滞、头痛等;②硝苯地平(心痛定):能选择性扩张冠状动脉和外周血管,起效快,副作用为面潮红、头痛、心悸。③地尔硫草(硫氮䓬酮,恬尔心):适用于合并心律不齐和(或)心绞痛的高血压患者。副作用为头痛、脸潮红、房室传导阻滞。④尼群地平:降压作用温和持久,长期服用无积蓄作用和耐药性,对合并缺血性心脏病患者更适宜。

5)血管紧张素Ⅱ受体抑制剂:常用药物有氯沙坦(科素亚)和缬沙坦。

6)α受体阻滞剂:阻滞α受体导致血管扩张。常用药物有特拉唑嗪、哌唑嗪、酚妥拉明等。副作用为直立性低血压、首剂现象,还有晕厥、乏力、心悸、头痛。其中哌唑嗪有较高的首剂低血压发生率,首剂应从小剂量开始,于就寝时给予,尤其是应用利尿剂或β受体阻滞剂的患者,以避免症状性低血压。

7)直接扩血管药物:通过对血管平滑肌的直接松弛作用降低动脉血压,可分别作用于动脉、静脉或同时作用于二者:①肼苯哒嗪:动脉扩张剂,副作用为头痛、头晕、心悸、恶心、呕吐、腹泻,可诱发狼疮样综合征、类风湿性关节炎等。因该药副作用较多,目前很少单独应用。②硝普钠:扩张小动脉和静脉。保管和使用时应避光,使用过程中须密切观察血压变化。副作用为低血压、恶心、呕吐、肌震及神经精神症状。

8)周围肾上腺拮抗剂:④利血平:副作用为鼻出血、嗜睡、情感抑郁,可加剧甚至诱发溃疡或胃肠道出血。②胍乙啶:是一类肾上腺素能神经元阻滞药物,抑制神经节后交感神经元的功能。副作用为直立性低血压、腹泻等。

9)中枢作用的α₂激动剂:中枢作用的α₂激动剂(可乐定、α-甲基多巴等)刺激中枢α₂受体,通过某些激动特性有效地限制交感神经输出而影响中枢肾上腺素机制;小剂量时,这些药物刺激脑干血管运动中枢内

的 α_2 受体,使交感神经输出减少,周围血管扩张;当剂量增加时,周围 α_2 受体也受到刺激。副作用为嗜睡、口干、疲倦和直立性低血压等。

(3)指导患者遵医嘱准时服药,不可自行改变剂量或增减药物。不可突然停药,以免造成血压突然升高。服药时出现不良反应,应及时就诊。

(4)注意防治直立性低血压。

(5)定期复查。

3.高血压脑病的治疗 治疗目标为迅速降低血压,减轻或减少脑水肿的发生,降压首选硝普钠。防治脑水肿,可静脉给予脱水剂(如甘露醇、山梨醇)和快速利尿剂(如速尿)。

4.高血压脑病的护理

(1)绝对卧床休息,头稍抬高,尽量减少搬动病人。

(2)保持病室安静,避免不良刺激。

(3)持续吸氧,保持呼吸道通畅。

(4)密切观察病人血压、瞳孔、意识变化,监测生命体征。

(5)使用硝普钠时须注意。

(6)静脉滴注甘露醇之类的脱水剂时,应快速滴入,同时防止药物外渗。

(7)加床栏,防止病人坠床,对躁动病人进行保护性约束,必要时给予镇静剂。

(8)做好口腔、皮肤护理。

(9)当病人抽搐时注意保护舌头,一防止咬伤。

5.保证充足的休息和睡眠,消除身心紧张 尤其是餐后休息 1 小时左右,可使身心松弛。

6.控制体重 肥胖是高血压的危险因子,控制体重是预防高血压的必备条件,降低每日热量的摄入、辅以适当的体育活动是控制体重的有效措施。

(四)预防并发症

高血压对机体的影响主要表现在心、脑、肾等重要器官功能和结构的改变以及眼底血管的变化上。

1.脑血管疾病 大脑是最易受高血压影响的靶器官,对大脑的影响是通过高血压对脑血管的损害和压力本身作用造成的。常见的疾病有:

(1)高血压脑病:当血压突然升高超过一定范围时,脑血管自身调节机制就会失效,脑血流量突然增加,毛细血管压力升高,体液外渗,引起脑水肿。

(2)脑出血:脑小动脉和微动脉在高压长期作用下发生机械性扩张,造成动脉瘤,动脉瘤破裂导致脑出血。

(3)脑血栓形成:主要发生在较大的脑血管,不是高血压引起的,但高血压可促进本病变的发生、发展。

2.心力衰竭 是高血压常见的并发症,主要原因是压力负荷过度、心肌耗氧量增多、冠脉供血减少(因小动脉硬化和冠状动脉粥样硬化使管腔狭窄和阻塞),导致心肌缺血缺氧、能量利用障碍,另外,心肌向心性肥大引起心脏舒张充盈障碍。高血压所致的心力衰竭多为慢性充血性心力衰竭。

3.肾衰竭 持续高血压可引起肾小动脉和微动脉硬化、纤维组织增生,从而使肾缺血、肾单位萎缩和纤维化,导致肾功能减退、肾衰竭。

4.视网膜病变 高血压时视网膜血管出现不同程度的改变和损害,如血管痉挛、硬化、渗出和出血,还可发生视乳头水肿。

护理人员应密切观察血压、脉搏、心率、呼吸、尿量、瞳孔、肢体活动情况;注意头痛的性质、意识状态、语言能力,及早发现病情变化并采取有效措施。指导病人遵医嘱服药,规则监测血压,选择适当的饮食,避免情绪紧张,保持排便通畅,保证充足的休息和睡眠,防止并发症的发生。

(于晓琴)

第十二章　糖尿病

第一节　糖尿病

糖尿病是以慢性血葡萄糖(简称血糖)水平升高为特征,伴有脂肪、蛋白质代谢紊乱的一组慢性内分泌代谢性疾病群。主要特点是三多一少,即多尿、多饮、多食、消瘦。

1997年,美国糖尿病学会(ADA)将糖尿病定义为:一组由胰岛素分泌和(或)作用缺陷所导致的以高血糖为特征的代谢性疾病,并与各种器官的长期损害、功能障碍和衰竭有关。2009年,国际糖尿病专家委员会认为糖尿病是一种以高血糖为突出表现的异常代谢疾病,与特异性慢性并发症高风险相关。两者在糖尿病定义方面没有很大区别,都特别强调了长期高血糖与慢性并发症的关系。

【临床表现】

除1型糖尿病多在30岁以前的青少年期发病外,糖尿病典型的自觉症状是"三多一少",即多饮、多食、多尿及体重减轻。原发性2型糖尿病一般在疾病发展到中晚期后,临床上才出现下列轻重不等的典型症状。

1.多尿　糖尿病患者因体内血糖过高,不能被充分利用就要排出。糖尿病患者每昼夜的尿量可达3000~4000ml,最多时可达10000ml以上。此外,排尿的次数也增多,有的患者每日排尿次数可达20多次。血糖越高,排出的尿糖越多,尿量也越多。

2.多饮　由于多尿、水分过多的丢失,自觉口渴,只好以饮水来补充,饮水量和饮水次数都增多。因此,排尿越多,饮水也越多。

3.多食　由于尿中丢糖过多,人体处于半饥饿状态,能量缺乏引起食欲亢进,总有吃不饱的感觉,甚至每天进食五六次,主食达1~1.5kg,副食也比正常人明显增多,血糖升高,尿糖增多,如此反复。

4.体重减轻　由于机体不能充分利用葡萄糖,使脂肪和蛋白质分解加速,消耗过多,出现体重减轻。以致疲乏无力,精神不振。

糖尿病的典型症状虽然是"三多一少",但在临床上,并不是所有的患者都如此。有的患者症状不典型,往往是在体检时才发现出来;还有一部分患者对症状缺乏认识,直至出现并发症才就诊。

【辅助检查】

1.尿糖测定　肾糖阈正常的情况下,当血糖达到8~10mmol/L时,尿糖出现阳性。尿糖阳性是诊断糖尿病的重要线索,但尿糖阴性并不能排除糖尿病的可能。每日4次尿糖定性(三餐前、睡前或分段检查)、24小时尿糖定量测定,可作为判断疗效指标和调整降糖药物剂量的参考。但在并发肾小球硬化症时,肾糖阈升高可呈假阴性,反之肾糖阈降低可呈假阳性。

2.血糖测定　　糖尿病是通过静脉血浆葡萄糖进行诊断(表 12-1)。

表 12-1　糖尿病的诊断标准(mmoVL)

	正常	升高	糖尿病
空腹血糖	<6.0	6.0<血糖<7.0	≥7.0
2 小时血糖	<7.8	7.8≤血糖<11.1	≥11.1

注:空腹的定义是至少 8 小时没有热量的摄入。症状不明显者,诊断糖尿病需再次证实。

3.葡萄糖耐量试验　　葡萄糖耐量试验能看血糖值变化情况,也是诊断糖尿病的重要检查。空腹血糖 6.1～6.9mmol/L 的患者叫空腹血糖受损,需要进行糖耐量检查以明确诊断有无糖尿病。糖耐量 2 小时血糖<7.8mmol/L 为正常糖耐量,≥7.8mmol/L<11.1mmol/L 为糖耐量减低,≥11.1mmol/L 是诊断糖尿病的依据之一。

4.糖化血红蛋白 A1(HbA1c)和糖化血浆清蛋白(FA)的测定　　作为糖尿病控制的监测指标之一,不作为诊断依据。HbA1c 为血红蛋白中 2 条 B 链 N 端的缬氨酸与葡萄糖非酶化结合而成,为不可逆反应,且与血糖浓度正相关。由于红细胞寿命为 120 天,故 HbA1c 测定可反映检查前 8～12 周血糖的总水平,以弥补空腹血糖只反映瞬间血糖值的不足。血浆清蛋白也可与葡萄糖发生非酶糖化反应而形成果糖胺,正常值为 1.7～2.8mmol/L,因清蛋白半衰期为 19 天,故 FA 测定可反映糖尿病患者近 2～3 周的血糖总水平。

5.血浆胰岛素和 C-肽测定　　有助于评价胰岛 B 细胞的储备功能,并指导治疗,但不作为诊断糖尿病的依据。

【治疗原则】

糖尿病的治疗应坚持早期、长期、综合治疗及治疗方法个体化的原则。治疗目标是使血糖达到或接近正常水平,纠正代谢紊乱,消除糖尿病及相关症状,防止和延缓并发症,维持良好的健康和劳动能力,延长寿命并提高患者的生活质量。糖尿病的治疗应通过糖尿病饮食、运动、药物、血糖监测以及糖尿病自我管理教育 5 个环节相互配合。

【护理评估】

1.健康史　　评估患者的患病与治疗经过,详细询问有无糖尿病家族史、巨大胎儿史及血糖情况等;评估患者起病的时间、主要症状及演变;评估患者有无糖尿病神经、血管受损的表现;另外,1 型糖尿病与 2 型糖尿病的病因不同,在进行评估时应予区别。

2.身体状况　　评估患者是否有代谢紊乱综合征,表现为:①多尿、烦渴、多饮;②善饥多食;③消瘦、疲乏无力、体重减轻。

患者还可出现皮肤瘙痒,尤其是外阴瘙痒。高血糖还可使眼房水、晶体渗透压改变,引起屈光改变。

3.心理-社会状况　　由于本病为终身性疾病,漫长的病程及多器官、多组织结构和功能障碍对患者身心产生的压力易使患者产生焦虑、抑郁等情绪,对疾病缺乏信心,或对疾病抱无所谓的态度而不予重视,以致不能有效地应对慢性疾病。社会环境如患者的亲属、同事等对患者的反应和支持是关系到患者能否适应慢性疾病的重要影响因素,应予以评估。

【护理诊断】

1.营养失调——低于机体需要量　　与胰岛素缺乏或功能不足导致葡萄糖利用障碍有关。

2.知识缺乏　　与患者缺乏有关糖尿病治疗、并发症预防和自我保健的知识有关。

3.有皮肤完整性受损的危险　　与皮肤微循环障碍有关。

4.活动无耐力　　与葡萄糖不能被利用,不能有效释放能量有关。

5.潜在并发症　　低血糖反应、酮症酸中毒、感染等。

【护理措施】

1.饮食护理

(1)饮食治疗目标

1)提供糖尿病患者生理所需均衡营养的膳食和能量。

2)纠正代谢紊乱,获得并维持理想的血糖水平,同时使血脂、血糖尽可能达到接近正常水平。

3)减少心血管危险因素,降低微血管及大血管并发症的风险。

4)维持合理体重:超重的患者体重减少的目标是体重在 3～6 个月期间减轻 5%～10%。消瘦的患者应通过均衡的营养计划恢复理想体重,并长期维持理想体重。

5)提高糖尿病患者生活质量。

(2)饮食治疗原则

1)根据患者实际情况合理控制每日摄入总热量。

2)平衡膳食,帮助患者均衡各种营养物质的摄入。

3)进餐定时定量,少量多餐,每日可 3～6 餐。

调整饮食并不意味要求患者完全放弃所有饮食习惯及喜好,而是在患者原有的饮食习惯及喜好的基础上帮助其制定合理的、个性化的饮食计划,并鼓励和督促患者坚持执行。

(3)制定饮食计划

1)计算总热量:患者应注意控制总热量,即患者每天应摄取的食物的总量。应根据患者年龄、性别、标准体重、实际体重、有无合并症及体力活动情况而定。每天总热量的计算方法有:

①计算自己的标准(理想)体重

方法 1:简易法:标准体重(kg)＝身高(cm)－105。

方法 2:体质指数(BMI):目前国际多用此法来评估患者,BMI＝体重(kg)÷[身高(m)]^2。

②确定自己体重是否为标准体重

方法 1:肥胖度(或消瘦度)＝(实际体重－标准体重)/标准体重×100%;实际体重超过标准体重10%为超重,超过 20%为肥胖,超过 40%为重度肥胖。实际体重低于标准体重 10%为体重不足,低于 20%为消瘦。

方法 2:中国成年人体质指数 18.5～24 为正常;少于 18.5 为体重过轻,超过 28 为肥胖。

③成人热量计算:每天需要的热量＝标准体重×热量级别(注意按标准体重,而不是实际体重计算)。

2)总热量的营养分配:常见的三大营养物质包括碳水化合物、蛋白质、脂肪。

①碳水化合物:摄入量占总热量的 50%～60%。它是提供人体热量的主要来源,包括较小分子量的糖类和较大分子量的淀粉类,主要存在于谷类食物,1 克碳水化合物可产生 4kcal 的热量。在营养分配中,可选择复合碳水化合物,尤其是含高纤维的食物如蔬菜、豆类、全麦谷物、燕麦和水果。蔗糖提供的热量不超过总热量的 10%。水果的选择应在医生或专业护士、营养师的指导下,并根据病情决定。可以根据病情摄入少量的食糖。作为健康食谱的一部分,无热量的甜味剂可以用来替代食糖。每日进 3 餐,碳水化合物均匀分配,可在两餐之间适当加餐,但全天碳水化合物的摄入量仍保持不变。

②蛋白质:摄入量占总热量的(无肾损害时)10%～15%。它是机体生长发育、组织修复、细胞更新极为重要的部分,因此每日摄入量充足十分重要,但往往蛋白质丰富的食物其脂肪含量也不容忽视。蛋白质主要存在于肉类、蛋类、豆类、奶类等,1 克蛋白质可产生 4kcal 的热量。微量清蛋白尿的患者每日摄入蛋白量应限制在每千克体重 0.8～1.0g;有显性蛋白尿的患者蛋白摄入量宜限制在每千克体重 0.8g 以下,并以优质动物蛋白为主。富含优质蛋白的食物是鱼、蛋、海产品、瘦肉、低脂奶制品、坚果类,优质蛋白应占每日摄入总量的 1/3。

③脂肪:膳食中由脂肪提供的热量不能超过饮食总热量的30%。饱和脂肪酸的摄入量不要超过饮食总热量的10%。脂肪会产生很高的热量,1克脂肪可产生9kcal的热量。若每日摄入过多会导致体重增加,血脂升高,甚至可能引起大血管粥样硬化斑块,同时增加发生心脑血管疾病的机会。在脂肪摄入量允许的范围内,可选择多不饱和脂肪酸和单不饱和脂肪酸的食物。在营养分配过程中,避免或限制高脂肪、全脂食品、棕榈油、花生油及油炸食品的摄入。食物中胆固醇摄入量每天<300mg,胆固醇主要存在于蛋黄、鱼子、动物内脏的食物中。

④盐:过多的食盐会导致高血压、水肿,对抗降压药的疗效,甚至导致心、肾功能衰竭等。食盐摄入量限制在每天6g以内,尤其是高血压患者。限制摄入含盐量高的食物,例如加工食品、调味酱等。尽量选择含盐量低的食品。

⑤酒:酒中除了热量以外,没有任何营养物质,大约1克酒精产生7kcal热量。饮酒不仅会增加肝的负担,而且还可促进内源性胆固醇和三酰甘油的合成。糖尿病患者如果以往有饮酒习惯也不一定戒酒,而是在病情允许的情况下适当饮酒。在营养分配过程中,应限制饮酒量,每天不超过1~2份标准量(一份标准量为285ml啤酒、375ml淡啤酒、100ml红酒或30ml白酒,约含10g酒精)。尽量不饮白酒。酒精可诱发使用磺脲类或胰岛素治疗的患者出现低血糖,因此不宜空腹饮酒。

3)餐次分配:建议合理分配早、中、晚餐的量,3餐摄入量分别占总摄入量的比例:1/5、2/5、2/5。可根据实际情况具体调整。用胰岛素治疗时,可在两餐之间和睡前加餐,以防止发生低血糖。

(4)注意事项

①饮食计划中的饮食量应基本固定,避免随意增减而引起血糖波动。②应忌食葡萄糖、蔗糖、蜜糖及其制品;蛋白质中要保证1/3以上是动物蛋白;限制动物脂肪和富含胆固醇的食物,提倡使用植物油,忌食油炸、油煎食物;提倡食用富含纤维素的食物。③患者进行体育锻炼时不宜空腹,应随身携带一些方便食品如饼干、糖果,以备在偶然发生低血糖时食用。④注意按时进餐,如已服降糖药或注射胰岛素而未能及时进食,则极易发生低血糖。⑤限制饮酒,每天食盐摄入<6g。⑥每周定期测量体重1次,衣服重量要相同,且用同一磅秤。如果体重改变>2kg,应报告医生。

2.运动护理 运动在2型糖尿病的管理中占有重要的地位和意义。适当的运动可以增加胰岛素敏感性,减轻体重,改善血糖情况。因此坚持有规律的运动是控制糖尿病的基本措施。糖尿病患者如果能坚持规律的运动12~14年,可以显著降低病死率。运动原则是:因人而异,量力而为,循序渐进,持之以恒。

(1)运动疗法的意义:①增加机体对胰岛素的敏感性,从而控制血糖;②调整血脂代谢,降低血压;③控制体重;④预防心脑血管疾病,改善心肺功能;⑤防治骨质疏松,增强身体灵活性;⑥放松紧张的情绪。

(2)运动疗法的适应证:①稳定的1型糖尿病;②稳定期的妊娠糖尿病;③病情控制稳定的2型糖尿病;④体重超重的2型糖尿病。

(3)运动疗法的禁忌证:①合并各种急性感染;②严重糖尿病慢性并发症,如严重的糖尿病肾病、糖尿病足、眼底病变、新近发生的血栓等;③有明显酮症或酮症酸中毒倾向,或血糖波动大,频繁出现低血糖者;④伴有心功能不全、心律失常,且活动后加重。

(4)运动方式的选择

1)有氧运动:是指能增强体内氧气的吸入、运送和利用的耐久性运动。在整个运动过程中,患者的氧气吸入量基本满足氧消耗量,没有缺氧的情况存在。是一种大肌肉群节奏性、连续性较强的运动,如散步、快走、慢跑、骑车、游泳、跳舞、打太极等,可帮助机体消耗葡萄糖和多余的脂肪,增加心肺活动。有氧运动方式是糖尿病患者选择的最佳运动方式。

2)无氧运动:无氧运动是指对特定肌肉的力量训练,是突然产生爆发力的运动,无氧运动可以增加局部肌肉的强度,增加机体对胰岛素的敏感性,如举重、铅球、百米跑、摔跤等,但由于缺氧,血乳酸生成增加,患者易感到气急、肌肉酸痛等不适。

（5）运动前的准备

1）全面检查：患者在开始运动治疗前都应彻底筛查潜在的并发症，以确保运动的安全。运动前准备的筛查内容包括：多点血糖、糖化血红蛋白、血脂、血压、血酮、心电图、眼底、尿常规、下肢血管彩超、足部和关节外形及感觉、神经系统等。

2）运动前的代谢指标：若空腹血糖≥14mmol/L，且出现酮体，应避免运动；血糖＞16.7mmol/L，虽未出现酮体，也应谨慎；如运动前血糖＜5.6mmol/L，应摄入额外的碳水化合物后运动；收缩压＞180mmHg，也应避免运动。

3）制定运动处方：在制定运动处方前，应考虑患者的年龄、体重、病程、有无并发症，以及患者工作生活特点、文化背景、喜好、以往运动量、社会支持系统等。

（6）运动的方法

1）运动疗法的总原则是"循序渐进、量力而行、持之以恒"。

2）运动频率和时间为每周至少150分钟（3～4次/周），应在餐后1小时左右进行，每次运动持续20～30分钟为宜，避免空腹及感觉不适时运动。

3）运动强度不宜过大，运动后的心率以每分钟不超过（170－年龄）次为宜。

4）运动时最好有人陪伴，并随身携带糖尿病救助卡。

5）糖尿病患者宜选择中强度的有氧运动方式，如快走、慢跑、健身操、太极拳、散步等。

6）每周最好进行2次肌肉运动如举重训练，训练时阻力为轻或中度。

7）运动项目要和患者的年龄、经济、文化背景及体质相适应，避免高强度的运动，不要操之过急，要循序渐进。

8）养成健康的生活习惯，将有益的体力活动融入到日常生活中，合理的制定运动方案，克服懒惰情绪。

9）活动量大或剧烈活动时应建议糖尿病患者调整食物及药物，以免发生低血糖。

（7）运动疗法的注意事项

1）为防低血糖，不要在空腹时运动，运动时随身带些糖果，发生低血糖反应时立即进食。

2）运动前应先做低强度的热身运动5～10分钟，即将结束时再做5～10分钟的恢复整理运动。

3）带足够的水，尤其是天气较热的夏天，运动时会丢失大量水分，应注意及时补充水分。

4）防损伤，运动环境应安静、空气清新，暮练好过晨练。

5）穿着鞋袜柔软舒适，透气性强。每次运动结束后仔细检查双足皮肤有无异常情况。如有下肢血管病变和周围神经病变应在医护人员的指导下选择运动方式。

6）防寒防暑，注意添减衣服，冬天较冷时最好选择室内运动。

7）适可而止，心肺功能异常者，出现气促、心悸时，应停止运动。

8）有条件者最好在运动前及运动后分别测一次血糖。

9）伴有心功能不全、冠状动脉供血不足者；有严重急慢性并发症者；血糖波动较大者；活动后心律失常加重者；有活动性的增殖性糖尿病视网膜病变者；伴有严重高血压者（血压＞180/100mmHg）等最好暂停运动，在运动前咨询专业医务人员后，制定切合实际的运动计划。

10）对于糖尿病外周血管病变以及周围神经病变的患者，应注意避免负重运动和需要反复活动的运动项目（如步行）。

3.口服降糖药物的护理　口服降糖药分类较多，但按照其作用机制不同可分为磺脲类、格列奈类、双胍类、噻唑烷二酮类和α-葡萄糖苷酶抑制剂。磺脲类和格列奈类可以促进胰岛素的分泌，又合称胰岛素促泌剂；双胍类和噻唑烷二酮类可以减轻患者胰岛素抵抗，增强组织对胰岛素的敏感性，又合称胰岛素增敏剂；

α-葡萄糖苷酶抑制剂可以延缓葡萄糖在肠道吸收速度,对降低餐后血糖效果明显。

(1)口服降糖药的适应证

1)通过饮食运动治疗尚不能使代谢控制满意的 2 型糖尿病患者,可在上述治疗的基础上加服口服降糖药。

2)用胰岛素治疗而代谢控制不佳的 1 型糖尿病,也可联合应用某些口服降糖药治疗。

(2)磺脲类降糖药的护理要点:磺脲类药物降糖作用最强,患者的达标率也较高,目前被多个国家和国际组织制定的糖尿病指南推荐为控制 2 型糖尿病的主要用药。

1)作用机制:通过药物与 B 细胞膜的钾离子通道相结合,使细胞除极,细胞内钙离子增加,而触发胰岛素的释放。

2)适用人群:磺脲类药物适用于 2 型糖尿病,特别是非肥胖血糖升高者。

3)不适用人群:①1 型糖尿病患者;②单纯饮食运动治疗血糖已能控制的轻型糖尿病患者;③高胰岛素血症者;④有急性并发症的患者或有较严重的慢性并发症或急性感染拟行大手术的患者;⑤孕妇;⑥对该类药物中某种成分过敏者;⑦肝肾功能障碍,白细胞减少者。

4)不良反应:①低血糖反应;②皮肤过敏反应;③胃肠道反应;④神经系统反应;⑤骨髓抑制;⑥个别有转氨酶升高;⑦磺脲类药物失效;磺脲类药物常致高胰岛素血症,导致胰岛 B 细胞出现疲劳,甚至衰竭,内源性胰岛分泌功能进一步减少,形成胰岛素缺乏状态。而 20%～30%糖尿病患者出现对磺脲类产生耐受性,并且每年有 5%～10%的糖尿病患者继发失效。

5)护理要点:①注意服药时间,熟悉药物的作用机制、适应证、禁忌证、不良反应;②每日多次服用的磺脲类药物应在餐前 30 分钟服用,并鼓励监督患者的遵医行为;③教会患者做好血糖监测及日记,并掌握低血糖的症状及处理原则,以及发生低血糖后如何选择医疗支持;④注意药物之间的协同与拮抗,此类药物与磺胺类、水杨酸制剂、β-受体阻滞剂、利舍平等药物合用时会产生协同作用,可增加其降糖效应,应注意发生低血糖;和噻嗪类利尿剂、糖皮质激素、口服避孕药等合用时会产生拮抗作用,降低其降糖作用,应注意观察血糖变化。

(3)格列奈类降糖药的护理要点

1)作用机制:与磺脲类相似,不同之处主要表现在胰岛 B 细胞上结合点不同,通过与胰岛 B 细胞膜上的特异性受体结合来促进胰岛细胞膜上 ATP 敏感性钾离子通道关闭,使细胞膜除极,钙通道开放,促使胰岛素分泌。

2)适用人群:饮食、运动治疗及控制体重均不能满意控制血糖的 2 型糖尿病患者。

3)不适用人群:①1 型糖尿病患者;②对本类药物成分过敏者;③有急性并发症的患者;④妊娠或哺乳期女性。⑤12 岁以下儿童;⑥严重肝功能不全者。

4)不良反应:轻度低血糖。

5)护理要点:①注意服药时间,一般餐前 10～15 分钟给药;②不进餐不服药,服药后按时按量进餐,以预防低血糖的发生;③其余同磺脲类药物。

(4)双胍类药物的护理要点

1)作用机制:①作用于胰外组织,抑制肝糖异生及肝糖原分解,降低肝糖原产生及输出;②促进外周组织(骨骼肌和脂肪细胞)对葡萄糖的摄取和利用;③延缓葡萄糖在肠道吸收,促进糖的酵解。

2)适用人群:①IGT 患者;②肥胖的 2 型糖尿病,伴胰岛素分泌水平升高,用饮食运动治疗效果不理想者;③单用磺脲类药物代谢控制不佳的 2 型糖尿病患者,可联合使用二甲双胍类药物。

3)不适用人群:①孕妇;②用碘化造影剂者;③重型糖尿病伴有严重并发症者;④有急性并发症或有急性感染、创伤、大手术等情况;⑤肝、肾、心、肺功能障碍、休克、低氧血症时用此药易诱发乳酸性酸中毒;

⑥消化道反应严重不能耐受者或原有慢性消化道疾病者;酒精中毒者可诱发低血糖。

4)不良反应:①胃肠道反应:不良反应出现与剂量有关,减量后可减轻或消失;②乳酸性酸中毒:特别是原有肝功能障碍或合并重症感染、缺氧等情况下更容易出现;③皮疹;④双胍类药物以原型从尿中排出,所以肾功能不全者禁用。此类药物单独使用不会发生低血糖。

5)护理要点:①注意服药时间,熟悉药物的作用机制、适应证、禁忌证、不良反应;②一般餐后或餐中服用;③如出现轻微胃肠道反应,应予患者讲解和指导,避免患者不必要的恐惧和疑虑;④用药期间限制饮酒;⑤教会患者做好血糖监测及日记,并掌握低血糖的症状及处理原则,以及发生低血糖后如何选择医疗支持。

(5)噻唑烷二酮类药物的护理要点:噻唑烷二酮类药物是许多国家和国际组织制定的糖尿病指南中推荐控制 2 型糖尿病患者高血糖的主要用药之一,为高选择性过氧化物酶体增殖激活的 γ-受体(PPARγ)的激动药,提高靶细胞对胰岛素受体敏感性。临床试验显示,噻唑烷二酮类药物可以使 HbA1c 下降 1%～1.5%,罗格列酮可防止或延缓 IGT 进展为糖尿病。

1)作用机制:激活脂肪、骨骼肌和肝脏等胰岛素所作用组织的 PPARγ 核受体,从而调节胰岛素应答基因的转录,控制血糖的生产、转运和利用。通过促进靶细胞对胰岛素的反应而改善胰岛素的敏感性。

2)适用人群:①2 型糖尿病患者;②糖耐量降低者;③伴有胰岛素抵抗的患者;④代谢综合征及多囊卵巢综合征患者;⑤用于脂肪萎缩,伴有胰岛素抵抗及肾上腺功能早熟的患者。

3)不适用人群:①对本药过敏者;②有活动性肝病或转氨酶升高超过正常上限 2.5 倍的患者;③有心衰或潜在心衰危险的患者;④<18 岁、哺乳期女性。⑤1 型糖尿病或糖尿病酮症酸中毒的患者。

4)不良反应:①转氨酶升高;②容易引起水钠潴留;③可能增加女性患者骨折的风险;④可能增加心脏病风险,导致病死率增加。

5)护理要点:①每天服用 1 次,可在餐前、餐中、餐后任何时间服用,但服药的时间应尽可能固定。如果发现食欲不振等情况,立即抽血查 ALP,警惕肝损害;②熟悉药物的作用机制、适应证、禁忌证、不良反应;③对患者进行用药指导,教会患者合理安排用药时间,并做好血糖监测及日记;④此类药物疗效大多在开始服药后 1～3 个月才能表现出来,应向患者解释,避免其焦虑情绪。

(6)α-糖苷酶抑制剂的护理要点:α-糖苷酶抑制剂可使 HbA1c 下降 0.5%～0.8%,不增加体重,并且有使体重下降的作用,可与磺脲类、双胍类、噻唑烷二酮类或胰岛素合用。临床研究显示阿卡波糖可防止或延缓 IGT 进展为 2 型糖尿病,STOP-NIDDM 次级终点分析显示可能降低糖耐量异常者发生心血管疾病的风险。

1)作用机制:可竞争及抑制小肠黏膜刷状缘处的各种 α-糖苷酶,使淀粉、麦芽糖、蔗糖分解为葡萄糖的速度减慢;避免葡萄糖在小肠上段大量迅速吸收,使餐后血糖平稳上升,降低餐后血糖高峰而不减少葡萄糖的吸收。

2)适用人群:①轻度到中度的 2 型糖尿病患者;②餐后血糖升高而空腹血糖升高不明显的 2 型糖尿病患者;③预防 IGT 转化为显性糖尿病的患者;④可与二甲双胍类和磺脲类药物合用;⑤对于 1 型糖尿病患者可与胰岛素合用,可减少胰岛素的用量,同时避免血糖大幅度的波动。

3)不适用人群:①糖尿病酮症酸中毒患者;②炎症性肠道疾病患者;③消化性溃疡患者;④部分性小肠梗阻或有小肠梗阻倾向的患者;⑤小于 18 岁的青少年;⑥肾病或严重肝病者;⑦孕妇或哺乳期患者。

4)不良反应:①肠胀气,肛门排气增多;②腹痛或腹泻;③如遇上述情况通常无须停药,在继续使用或减量后不良反应消失。单独服用本类药物通常不会发生低血糖。

5)护理要点:①熟悉药物的作用机制、适应证、禁忌证、不良反应,指导患者正确服药;②加强健康教育,使用时要注意,如果饮食中淀粉类比例太低,而单糖或啤酒过多则疗效不佳;③如果发生低血糖,不能食用淀粉类食物;④本品不宜与抗酸药、考来烯胺、肠道吸附剂、消化酶制剂合用,这些药可降低疗效。

4.胰岛素治疗的护理

(1)作用机制

1)胰岛素的外周作用:胰岛素的作用主要是降血糖,同时影响蛋白质和脂肪代谢。①抑制肝糖原分解及糖原异生作用.减少肝输出葡萄糖;②促使肝摄取葡萄糖及肝糖原的合成;③促使蛋白质和脂肪的合成和贮存;④促使极低密度脂蛋白的分解;⑤抑制脂肪和蛋白质的分解,抑制酮体的生成并促进对酮体的利用;⑥非代谢作用:胰岛素可促进平滑肌舒张作用。

2)胰岛素的中枢作用:胰岛素现已被认为是向大脑摄食中枢传递信号的物质之一。

(2)胰岛素治疗的适应证

1)1 型糖尿病。

2)2 型糖尿病发生以下情况:①血浆胰岛素水平较低,经合理饮食、体力活动和口服降糖药治疗控制不满意者;②糖尿病酮症酸中毒、高血糖非酮症性高渗性昏迷、乳酸酸中毒等急性并发症;③有严重感染、外伤、手术等应激情况;④合并心、脑血管并发症、肾脏或视网膜病变、肝损害;⑤严重营养不良患者、成年或老年糖尿病患者发病急、体重显著减轻伴有明显消瘦者;⑥新诊断的与 1 型糖尿病鉴别困难的消瘦糖尿病患者;⑦经最大剂量口服药物降糖治疗,糖化血红蛋白仍>7％;⑧患者同时需要糖皮质激素治疗。

3)妊娠糖尿病。

(3)胰岛素的种类

1)按来源不同分类

①动物源性胰岛素:从猪和牛的胰腺中提取,或两者的混合物制品。分子结构与人胰岛素有 1～3 个氨基酸不同。

②部分合成人胰岛素:将猪胰岛素第 30 位丙氨酸置换成与人胰岛素相同的苏氨酸,即为部分合成人胰岛素。

③生物合成人胰岛素:是借助 DNA 重组技术,将人的基因植入大肠杆菌或酵母菌,通过复制获得的高纯度的生物合成人胰岛素。

2)按胰岛素浓度和注射器不同分类

①一般胰岛素:40U/ml×10ml,用一次性胰岛素注射器。

②笔芯式胰岛素:100U/ml×3ml,用于胰岛素笔,胰岛素泵一般使用短效或速效胰岛素笔芯。

3)按作用时间分类:按胰岛素起效时间和作用持续时间将胰岛素分为速效胰岛素、短效胰岛素、低精蛋白胰岛素(中效胰岛素)和精蛋白锌胰岛素(长效胰岛素)。预混胰岛素是短效胰岛素和低精蛋白胰岛素的预混物或速效胰岛素和精蛋白锌胰岛素的预混物。

(4)胰岛素的储存

①最好贮藏于冰箱中,2～8℃冷藏,切勿冷冻或放在靠近冰柜的地方,勿放于冰箱门上,以免震荡受损。

②使用的胰岛素可放置在 25℃以内的室温中,应避免光和热,存放在阴凉干燥的地方。

③运输过程中应尽量保持低温,避免光照和剧烈震荡。

④使用中的本品可在室温中保存 1 个月。

(5)胰岛素的不良反应

1)胰岛素过敏:胰岛素过敏以局部过敏反应为主,处理措施包括更换高纯度胰岛素,使用抗组胺药和糖皮质激素以及脱敏疗法,严重反应者应中断胰岛素治疗。

①局部过敏反应:患者偶有注射部位红肿、瘙痒现象称为局部过敏,通常在几天或几周内消失,某些情

况下,也可能是其他原因引起而与注射胰岛素无关。如皮肤消毒剂的刺激、注射技术不佳等,如有局部反应发生,立即告知医生。

②全身过敏反应:这种反应发生较少,一旦发生则病情严重,是对胰岛素的全身过敏,症状包括:全身皮疹、呼吸短促、气喘、血压下降、脉搏加快、多汗,严重病例可危及生命。

2)局部皮下脂肪萎缩:注射部位出现凹陷或硬结,这可能与胰岛素制剂中有杂质有关,当停止该部位的注射后缓慢恢复。处理措施包括勤更换注射部位,更换高纯度胰岛素,也可以局部理疗。

3)低血糖反应:在胰岛素治疗过程中应密切观察血糖,尤其是有严重肝、肾病变的糖尿病患者。如果胰岛素使用过量或注射胰岛素后未及时就餐,可出现低血糖反应。为了预防低血糖反应,必须教患者学会识别和处理低血糖症状,如果经常发生低血糖且症状不易察觉,必须就医,与医生讨论是否改变治疗方案、饮食和运动计划以避免低血糖的发生。

4)高胰岛素血症和胰岛素耐药性:在无酮症酸中毒的情况下,每日胰岛素用量>200U,持续48小时者可以确诊为胰岛素耐药性。以2型糖尿病者常见,而且胰岛素用量偏大。高胰岛素血症确实能使一些人的血糖在几年甚至更长的时间内维持在不是太高的水平。但最终会导致人体胰腺组织分泌胰岛素的功能逐渐减弱以至衰竭。

5)水肿:初用胰岛素的糖尿病患者,有的在用药后数日内出现轻重不同的水肿,以颜面与四肢多见,轻症者在数日内可自行消退,水肿较重者可用利尿药治疗。

6)胰岛素性屈光不正:有的糖尿病患者在接受胰岛素治疗的早期出现一过性视物模糊,这可能与胰岛素治疗后血糖迅速下降,引起晶状体、玻璃体渗透压改变,晶状体内水分外溢而出现视物模糊,屈光率下降,一般2～4周自愈。

7)体重增加:以老年2型糖尿病患者多见。在注射胰岛素后引起腹部脂肪堆积,应指导患者配合饮食、运动治疗控制体重。

(6)胰岛素与其他药物的相互作用

①对抗胰岛素作用:糖皮质激素、促肾上腺皮质激素、胰高血糖素、雌激素、口服避孕药、肾上腺素、苯妥英钠、噻嗪类利尿剂、甲状腺素、某些钙通道阻滞剂、可乐定、丹那唑、二氮嗪、生长激素、肝素、H_2 受体拮抗剂、大麻、吗啡、尼古丁、磺吡酮等可不同程度地升高血糖浓度,同用时应调整这些药或胰岛素的剂量。

②增强胰岛素作用:口服降糖药、抗凝血药、水杨酸盐、磺胺类药、甲氨蝶呤、非甾体消炎镇痛药、氯喹、奎尼丁、奎宁、血管紧张素酶抑制剂、溴隐亭、氯贝丁酯、酮康唑、锂、甲苯达唑、茶碱、某些抗抑郁药、奥曲肽可增强胰岛素降血糖作用,同用时应减少胰岛素的剂量。

(7)影响胰岛素吸收的因素

1)胰岛素类型和剂量:①中、长效胰岛素吸收慢,短效速效吸收快;②大剂量高浓度的胰岛素吸收延缓,建议剂量>40U时分次给药。

2)患者因素:①运动、按摩注射部位增加胰岛素吸收速度;②环境温度低、吸烟减慢胰岛素吸收速度。

3)注射技术:确保胰岛素注射到皮下组织。

4)注射部位:腹部吸收最快,其次为上臂、股部和臀部。

5)胰岛素注入后的位置:皮下脂肪组织。

(8)胰岛素治疗的护理

1)正确选择胰岛素注射的部位:掌握不同胰岛素的作用特点、不良反应、使用方法和操作程序。

2)对胰岛素自我注射患者的指导

①严格按照医嘱用药,不随意停止、更换药物,定期检查血糖。

②指导患者配合糖尿病饮食、运动治疗。

③胰岛素注射部位的选择应考虑患者的运动情况,避免注射在运动所涉及的部位。

④经常保持足够的胰岛素以及注射器和针头,经常佩戴糖尿病患者识别证件以确保离家发生并发症时能得到适当的治疗。

⑤胰岛素应用中的任何改变都应在医生指导下进行。每次使用胰岛素之前都应仔细检查胰岛素的浓度、注册商标、类型、种属(牛、猪、人)、生产方法(重组人胰岛素、动物提纯胰岛素)是否是医生所建议的。

⑥续购胰岛素时向医生讲清楚目前所使用胰岛素的产品名称,最好带上在用药的包装。

⑦每次买药不能太多,以保证用1支备1支为宜。

⑧取药前应仔细检查瓶盖是否完好;瓶签上的名称、字母标志是否清晰,是否与医生所开的处方一致;药物是否在有效期内,并要估计所购药品能否在效期内用完;检查药品的物理性状和外包装,若所买的药品变质、保护盖不严、玻璃瓶破损或有异味,一定要退回药房。

⑨在混合使用两种剂型的胰岛素时,必须在医生指导下进行。注意不要改变抽取胰岛素的顺序。

⑩强调胰岛素的储存条件,不要使用超过有效期的胰岛素。

⑪一次性使用的注射器不得重复使用,针头和注射器不得与他人共用。

⑫患者伴有下列情况时,胰岛素需要量减少:a.肝功能不正常;b.甲状腺功能减退;c.恶心呕吐;d.肾功能不正常:肾小球滤过率减少到小于每分钟50ml以下。

⑬患者伴有下列情况时,胰岛素需要量增加:高热;甲状腺功能亢进;肢端肥大症;糖尿病酮症酸中毒;严重感染或外伤;重大手术等。

⑭用药期间应定期检查血糖、尿常规、肝肾功能、视力、眼底视网膜血管、血压及心电图等,以了解病情及糖尿病并发症情况。

⑮糖尿病孕妇在妊娠期间对胰岛素需要量增加,分娩后需要量减少;如妊娠中发现的糖尿病为妊娠糖尿病,分娩后应终止胰岛素治疗;随访其血糖,再根据有无糖尿病决定治疗。

⑯儿童易产生低血糖,血糖波动幅度较大,调整剂量应0.5～1U,逐步增加或减少;青春期少年适当增加剂量,青春期后再逐渐减少。

⑰老年人易发生低血糖,需特别注意饮食、体力活动的适量。

⑱吸烟可通过释放儿茶酚胺而拮抗胰岛素的降血糖作用,吸烟还能减少皮肤对胰岛素的吸收,所以正在使用胰岛素治疗的吸烟患者突然戒烟时,应观察血糖变化,考虑是否需适当减少胰岛素用量。

5.糖尿病的自我管理措施 在糖尿病"五驾马车"理论中,糖尿病患者的自我管理充当着十分重要的角色,在自我管理中,患者是主角,而医生护士则起协助和教育作用。自我管理包括很多内容,有血糖自我监测,血压、血脂、糖化血红蛋白、体重、并发症的监测,以及患者疾病期间、旅游期间和生活中的饮食、运动管理等。

护理工作人员应帮助患者学会将糖尿病护理纳入日常生活之中,树立"管理"好糖尿病的信念,只有这样才能提高健康状况和生活质量,减少医疗费用,防止和延缓并发症的发生发展。

血糖的控制好坏直接影响到患者的并发症的发生发展以及患者的生活质量,因此也是糖尿病治疗的关键和保障。目前,糖尿病治疗的根本是将血糖水平尽可能控制在接近正常范围,血糖的自我管理可以帮助医护人员与患者及时了解病情,以调整治疗方案。

自我血糖监测(SMBG)是近10年来糖尿病患者管理方法的主要进展之一,是进行糖尿病管理的有效工具,也是糖尿病综合治疗方法中的一个重要组成部分。应加强对患者SMBG认知的教育,让患者积极主动地参与糖尿病管理,提高自我管理能力,从而获得良好的病情控制,提高生活质量,更好地回归社会。

(1)监测血糖的时间通常选择空腹、餐前、餐后2小时、睡前及凌晨2～3时。2007年《中国糖尿病防治指南》明确指出血糖控制差的患者或病情危重者应每天监测4～7次,直到病情稳定,血糖得到控制;当病情稳定或已达血糖控制目标时可每周监测 1～2 次；使用胰岛素治疗者在治疗开始阶段每日至少测血糖 5 次；达到治疗目标后每日自我监测血糖 2～4 次；使用口服药和生活方式干预的患者每周监测血糖 2～4 次。

（2）儿童、老人或妊娠期妇女应该特别加强 SMBG，而在某些特殊情况下也应该特别加强监测，如调整药物期间、改变饮食和运动习惯时、外出旅行时、情绪严重波动时、合并严重感染时、患病期间或处于围手术期时等。

6.糖尿病并发症的护理

（1）预防感染的护理：①保持环境卫生，用空调时要注意通风；②积极防治上呼吸道感染和泌尿生殖道感染；③保持皮肤清洁，防止疖痈感染和皮肤真菌感染。

（2）糖尿病足的护理：①足部的观察与检查：经常检查足部皮肤、趾甲有无感染、有无感觉减退、麻木、刺痛、皮肤温度、足背动脉搏动和踝反射等；②促进肢体的血液循环：冬天足的保暖要适度，了解痛觉减退程度，正确掌握沐浴的适宜水温，避免烫伤。经常按摩足部，每天进行适度的运动，积极戒烟；③选择合适的鞋袜，避免足部受伤：选择宽松柔软的布鞋和袜子；④保持足部清洁，避免感染：勤换鞋袜，每天用温水清洁足部，并及时擦干。及时治疗足部霉菌和小伤口。

（3）糖尿病酮症酸中毒和高渗性非酮症昏迷的护理：①将患者安置在重症监护病房，专人护理，给予吸氧，注意保暖，严密观察生命体征，记 24 小时出入量，按昏迷常规护理；②按医嘱执行治疗方案，迅速建立静脉通道，心功能良好者，补液速度先快后慢；③执行胰岛素治疗时，密切监测血糖变化；④注意脱水、电解质紊乱和酸碱平衡失调的监测和纠正；⑤出现感染、心功能不全、心律失常、肾功能不全时给予相应的护理。

7.心理护理

（1）心理治疗和护理是指用心理学原理与方法医治患者的各种困扰（包括情绪、认知和行为问题），其主要的目标是减轻患者的不良情绪反应，改善患者的不适应社会的行为，提供心理支持，重塑人格，帮助患者建立良好的人际关系和社会支持系统。

（2）在沟通交流中护理人员应具有高尚的道德和真挚的同情心、敏锐的观察力，注重接纳性、支持性、保证性和综合治疗的原则。另外还应运用语言沟通 5 层次，应经常评估自己与患者处于沟通的哪一个层次：①开始沟通时彼此关系生疏，为一般性交谈；②打开局面后引导对方陈述事实；③有了一定信任感后进而交流看法；④在彼此完全信任基础上护患双方诚恳交流；⑤最后达到沟通高峰。

（3）在与患者沟通的初期需耐心细致地进行心理护理，主动找患者谈话，耐心地解释疑问。

1）宣教糖尿病的发生、发展和转归，指导患者掌握饮食、药物、运动、自我管理等方法。

2）指导血糖测量和胰岛素注射方法、注意事项、低血糖反应的应对措施，足部护理的要点等。

3）让患者了解到糖尿病目前虽不能根治，但通过合理控制饮食、适当运动、科学用药、保持良好的情绪可以控制病情，并能像健康人一样工作、学习和生活。

4）消除患者的顾虑，帮助其解决实际困难，减轻其心理负担。

5）此期应以安慰、关怀为主，帮助患者充分发泄愤怒与不满情绪，适当转移注意力，放松心情，消除不良情绪，帮助患者自我调整心态，勇敢地面对疾病。

（4）当患者拒绝承认患病事实时，应耐心向患者讲解糖尿病诊断标准，介绍糖尿病基础知识、高血糖的危害性、饮食治疗的重要性等，使患者消除否认、怀疑、拒绝的不良心理，并积极主动配合治疗。对于有轻视麻痹心理的患者，要耐心细致地讲解不重视治疗的后果以及并发症的危害。此期应谅解患者的不良情绪，不予计较，同时与家属配合做好心理疏导，往往能收到较好的效果。

（5）当患者进入接受期，应利用患者情绪较平稳的这段时间加强对患者自我管理的指导与训练。

1）可根据患者年龄、身高、体重、体力活动量、饮食习惯、血糖、肾功能等综合指标，制定不同类型的饮食、运动和自我监测方案。

2）对儿童患者特别要注意讲究交流方式方法，应轻松愉快地宣教，既让患儿明白身体有病要加强自我保护，又要避免造成依赖或自卑心理。

3）还应注意着重指导家长、家属、陪护，严格执行医嘱，确保疗效。

（6）糖尿病患者心理护理应因人而异，宣教时语言尽量通俗易懂。与患者交流时要有端庄的仪表，专业的护理知识和技术水平。语言科学、举例恰当、和蔼可亲，给患者可信感。针对不同时期，应做到"四个用心"，即用真诚的爱心、耐心、细心、责任心进行心理疏导，以利于身心健康。良好的情绪、乐观的心态、积极的治疗，可以促进患者早日康复，充分体现心理护理的重要性。经过实践证明，综合性心理干预与系统化健康教育不仅能增加糖尿病患者的相关知识及社会支持，还能通过放松训练，纠正错误认知及不良行为，增强患者战胜疾病的信心，消除疑虑和担忧，缓解和改善抑郁和焦虑等负性情感，从而提高生活质量。

【健康教育】

1.糖尿病健康教育包括行为、心理素质教育。倡导健康的饮食、运动等生活方式，改变某些不良的生活习惯，不吸烟、少饮酒。

2.教会患者要监测血糖变化，学会尿糖测定，便携式血糖计的使用和胰岛素注射技术，学会糖尿病饮食配制及自我保健。

3.告诉患者积极配合治疗，养成良好的遵医行为，可以一定程度地预防和延缓并发症的发生，而感染、应激、妊娠和治疗不当等会加重病情。

4.指导患者及其家属识别低血糖反应，掌握其正确的处理方法。不可随意减药和停药。

5.指导患者定期复查，如有症状加重等情况应立即就诊。

（摆　英）

第二节　糖尿病的急性并发症

一、糖尿病酮症酸中毒

糖尿病酮症酸中毒（DKA）是由于胰岛素缺乏、体内葡萄糖不能被利用、大量脂肪分解产生了大量酮体所引起的以高血糖、高酮血症和代谢性酸中毒为主要改变的临床综合征。DKA 是糖尿病最常见的急性并发症之一，临床以发病急、病情重、变化快为特点。

DKA 是糖尿病患者在各种诱因的作用下，胰岛素不足明显加重，升糖激素不适当升高，造成糖、蛋白质、脂肪以至水、电解质、酸碱平衡失调而导致的高血糖、高血酮、酮尿、脱水、电解质紊乱、代谢性酸中毒等为主要生化改变的临床综合征。DKA 以 1 型糖尿病患者多见，但 2 型糖尿病在一定诱因下也可发生。

【临床表现】

1.DKA 的早期症状主要为糖尿病本身症状的加重，多食多饮、多尿症状突出。患者主诉乏力、肌肉酸痛，随着病情的进展，可出现消化系统、呼吸系统、神经系统的症状。

2.在 DKA 早期常出现食欲减退、恶心、呕吐，可发生肠胀气甚至麻痹性肠梗阻，可出现腹痛，酷似急性胰腺炎等急腹症表现。

3.DKA 时可以闻到患者呼出的气体，有烂苹果味，呼吸加快，严重时，出现 Kassmaul 呼吸，患者常有呼吸困难，呼吸中枢可处于麻痹状态，出现呼吸衰竭。

4.轻度的 DKA 仅有头昏、头痛、烦躁等神经系统症状,一般无意识障碍。严重时可出现表情淡漠、反应迟钝、嗜睡、痉挛、肌张力下降、瞳孔对称性扩大、膝腱反射减退或消失,最后昏迷。

几乎所有的 DKA 患者均有不同程度的脱水,病程初期或轻度患者脱水可不明显;随着病情的进展,发展为中度脱水,表现为黏膜干燥、皮肤弹性减退、眼球凹陷、眼压降低等;重度脱水可出现心动加速、血压下降、四肢冰冷、体温下降,最后发生休克、少尿、无尿,以致肾衰竭、心力衰竭。

【辅助检查】

1.尿液检查　尿糖阳性或强阳性,偶可出现弱阳性;尿酮体呈强阳性。肾功能严重损伤,而肾糖阈及酮阈升高者,可出现尿糖与酮体弱阳性,诊断时必须注意血酮检测,可有管型尿与蛋白尿,尿比重常升高,有时可达 1.045 以上,肾小管重吸收功能减弱时,尿比重可以不高。

2.血液检查

(1)血糖明显升高,多在 16.7～33.3mmol/L,有时可达 36.1～55.5mmol/L。

(2)血酮定性强阳性。定量多在 4.8mmol/L 以上,危重患者可达 30mmol/L 以上。

(3)二氧化碳结合力(CO_2CP)降低,碱剩余(BE)负值增大,阴离子间隙常增大。

(4)代偿期,动脉血 pH 值可在正常范围;失代偿时 pH 值常低于 7.35,有时可低于 7.0。

(5)血钠多数下降,少数可正常,偶可升高;血清钾于病程初期正常或偏低,而少尿、失水、酸中毒严重期可升高至 5.5mmol/L 以上,以致出现高钾血症。经补液和胰岛素治疗后,血清钾又可降至 3mmol/L 以下,发生低钾血症。

(6)游离脂肪酸(FFA)、三酰甘油、磷脂、胆固醇均可升高,高密度脂蛋白胆固醇(HDL-C)水平常可降至正常范围的下限以下。

(7)尿素氮、肌酐常因脱水而升高,治疗后常可恢复正常。

(8)白细胞计数常增多,无感染时也可高达$(15～30)×10^9/L$,尤以中性粒细胞增多更为显著,在本症中不能以白细胞计数来判断感染的存在;血红蛋白与血细胞比容常升高,其升高情况与脱水的程度有关。

(9)血淀粉酶升高者应注意是否伴有急性胰腺炎的存在。

【治疗原则】

1.迅速扩容纠正水、电解质紊乱:补液原则为先盐后糖,先晶体后胶体,见尿补钾,2 小时内输入 1000～2000ml,当 pH 值恢复到 7.1 以上时,停止补碱。

2.小剂量胰岛素治疗纠正高血糖症和高血酮症:小剂量胰岛素 0.1U/(kg·h)或每小时 4～6U,病情严重者遵医嘱常规胰岛素 10～20U 静脉推注,并每小时监测血糖。小剂量的胰岛素还可防止低血钾,一般在 7～10 小时就能纠正糖尿病酮症酸中毒。

3.治疗期间,防止低钾血症。

4.纠正酸中毒:给予适当补碱,但宜少、宜慢。

5.去除诱因:治疗感染、外伤、手术、心肌梗死、卒中等。

6.对症治疗及并发症治疗。

【护理评估】

1.健康史　评估患者是否有糖尿病病史及类型,患者有无糖尿病症状加重的表现。了解患者有无感染、胰岛素中断或不适当增减药量、饮食不当、创伤、手术、妊娠和分娩等诱发因素。

2.身体状况　评估患者是否有多尿、烦渴多饮和乏力、食欲减退、恶心、呕吐等症状。评估患者的体温、脉搏、呼吸、血压、意识、面色、末梢温度及尿量,特别注意呼吸频率、深度及有无烂苹果味。了解患者的血糖、血酮等检测结果。

3.心理-社会状况　了解患者及其家属对疾病的认识及心理反应,糖尿病易使患者产生焦虑、抑郁等情绪,对疾病缺乏信心,或对疾病抱无所谓的态度而不予重视,以致不能有效地应对慢性疾病。社会环境如患者的亲属、同事等对患者的反应和支持是关系到患者能否适应慢性疾病的重要影响因素,应予以评估。

【护理诊断】

1.体液不足　与疾病所致的脱水有关。

2.舒适的改变　与疾病所致的一系列临床表现有关。

3.营养失调:低于机体需要量　与胰岛素分泌不足导致体内代谢紊乱有关。

4.生活自理能力下降　活动无耐力,与疾病所致的代谢紊乱,蛋白质消耗过多有关。

5.焦虑　与疾病为终身疾病且并发症多,担心疾病的预后有关。

6.知识缺乏　与不了解疾病的相关知识有关。

【护理措施】

1.补液的护理

(1)补液方式

1)清醒患者可口服补液,昏迷者可通过胃管补液。

2)一般建立 2 个静脉通道补液,严重脱水的可以建立 3～4 条静脉通道。

(2)迅速补液

1)补液原则:先快后慢,先盐后糖。最初 2～3 小时输入 2000ml 生理盐水,待血液循环改善后每 6～8 小时静脉补液 1000ml,一般最初 24 小时的补液总量为 4000～5000ml,个别的可达到 8000ml 左右。

2)对于因休克血容量持续不恢复的可以输入血浆或代血浆以便提高有效血容量。

3)如 pH 值＞7.2,CO_2CP＞9mmol/L,HCO_3^-＞8mmol/L,给以纠酸不必补碱;如 pH 值＜7.1,CO_2CP＜9mmol/L,HCO_3^-＜8mmol/L,应补碱。宜静脉补充 1.25％碳酸氢钠,4 小时内滴注完毕,同时注意监测血 pH 值蛮化,当 pH 值升至 7.2 时应停止补碱。

2.胰岛素应用的护理　胰岛素是治疗 DKA 最关键的药物。明确诊断无休克患者立即使用胰岛素。

(1)使用方法:静脉使用。

(2)补充速度:每小时 5～7U 或 0.1U/(kg·h)。根据血糖水平调整胰岛素的速度。

(3)降糖速度:以每 2 小时血糖值下降幅度＜基础血糖值的 20％或 4 小时血糖下降值＜基础血糖值的 30％为宜。

(4)血糖降到 14mmol/L 左右后改为静脉输入糖胰比(2～4)：1 的糖水。

(5)对于重度脱水至休克者先补充液体,待血容量改善后才使用胰岛素,否则在组织灌注量枯竭的状态下胰岛素发挥的作用不明显。

(6)血糖监测:一般间隔 1～2 小时监测血糖。直到血糖降到 14mmol/L 以后改为每 4 小时监测。

3.病情观察

(1)严密监测患者的生命体征,包括神志、瞳孔等,必要时安置床旁心电监护。

(2)严密监测血糖、血酮变化。

(3)严格记录 24 小时的出入量,特别是尿量。

(4)及时配合医生抽血检查患者的各项生化指标如血糖、血钾、血酮、血气分析等,便于医生调节治疗方案。

4.做好各种管道护理　如胃管、尿管、氧气管及输液管道等护理,气管插管的患者注意保持呼吸道通畅,必要时吸痰等。

5.协助患者生活护理　如口腔、皮肤护理。

6.安全护理　烦躁患者加床档保护防坠床。在积极治疗患者原发病因的同时做好预防并发症的发生。

7.心理护理　给予清醒紧张患者心理护理,昏迷者做好家属的安慰、指导工作。

【健康教育】

1.包括饮食、运动、药物的使用指导。

2.教会患者自我血糖检测的方法。

3.指导糖尿病相关急慢性并发症的知识。让患者了解此次发病的原因及 DKA 的常见诱因及预防措施。

4.告知患者定期门诊复查的重要性。

二、高渗性昏迷

高渗性昏迷是指因高血糖引起血浆渗透压升高,出现严重脱水和进行性意识障碍的临床综合征。病情严重且以神经系统表现为主,患者多处于昏迷状态,病死率可高达 40%。此病多见于老年人及轻型糖尿病或糖耐量(IGT)减低的患者。以老年 2 型糖尿病患者多见。早期诊断尤为重要。

【临床表现】

患者一般起病缓慢,常伴有高血糖症状,2/3 患者有糖尿病病史,且 2 型居多,从发病至出现中枢神经症状需 2 周左右。表现为表情淡漠迟钝、失语、幻觉、偏瘫、斜视、定向力减退,也可表现嗜睡、意识模糊、昏迷、腱反射减弱。严重脱水表现:口渴、皮肤弹性差、眼窝深陷、无冷汗、疲乏无力。体检时体重常明显下降,患者口唇及口腔黏膜干燥,晚期少尿甚至无尿。脉搏细速,体温明显升高,甚至可引起急性肾衰竭。

【辅助检查】

1.血糖　多为 33.3～66.6mmol/L。

2.电解质　血 Na^+>145mmol/L,血 Cl^-、K^+、BUN、Cr 升高。尿糖++++,尿酮+～++。

3.血浆渗透压　血浆渗透压高达 330～440mmol/L。

4.渗透压间隙　测得的渗透压值－计算的渗透压值＝渗透压间隙,渗透压间隙正常值<10mmol/L。导致渗透压间隙增大的原因很多,大多与高糖、高蛋白和高血脂有关。值得注意的是某些化学物中毒如甘露醇、乙醇、甲醇、乙二醇、丙酮也可以导致渗透压间隙增大,需结合病史和其他实验室检查予以鉴别。

【治疗原则】

1.及时补液　补液总量(ml)＝病前体重(kg)×0.6×0.25×1000,应先盐后胶,先快后慢,开始的 2 个小时每小时补 1000ml,补液总量的一半在 12 小时内输入,另一半在 24 小时内输入。补液过程中必须监测血浆渗透压,以防血浆渗透压下降过快诱发脑水肿。

2.纠正电解质紊乱　当每小时尿量不小于 30ml 时可给予 1000～2000ml 生理盐水,并加入 10%氯化钾溶液 20～30ml 补钾,使血钾维持于 4～5mmol/L。当血钾正常或有低血钾,尿量正常时应该立即补钾。

3.小剂量胰岛素疗法　每小时 5U 常规胰岛素静脉滴注,若血糖过高可给予静脉推注或胰岛素泵皮下持续给药治疗。治疗过程中必须密切监测血糖,当血糖下降到 14mmol/L 时可改输 5%葡萄糖液。

4.对瘫治疗,去除诱因　昏迷患者可给予吸氧,记录 24 小时出入量,监测生命体征、神志的变化。脱水症状可在输液过程中自行纠正,积极治疗诱因及并发症,如使用抗凝药物治疗血栓,抗生素治疗或预防感染等。

5.纠正酸中毒　可给予 5%碳酸氢钠溶液。

【护理评估】

1.健康史　在评估高渗性昏迷患者时,应注意评估患者的典型症状,如烦渴、多饮、多尿是否有高血糖、脱水、高血浆渗透压及进行性意识障碍等;既往有无本病的诱发因素,如严重感染、摄糖过多、失水过多、口服大量利尿药物等。

2.身体状况　评估患者是否有恶心、呕吐、腹泻、少尿、反应迟钝、幻觉、嗜睡、昏迷、痉挛、偏瘫等症状；是否有皮肤干燥、弹性降低、舌干唇裂、眼球凹陷、脉搏细速、血压降低等严重脱水症状。

3.心理-社会状况　高渗性昏迷患者由于病程长、昏迷而产生恐惧、焦虑等心理反应,对治疗缺乏信心,在对患者进行评估的同时,有针对性的给予心理疏导,缓解其不良心理反应。

【护理诊断】

1.体液不足　与疾病所致的脱水有关。

2.舒适的改变　与疾病引起的临床症状有关。

3.营养失调——低于机体需要量　与疾病所致的机体代谢紊乱有关。

4.生活自理能力下降　与疾病所致的活动无耐力有关。

5.焦虑　担心疾病预后及此病为终身疾病有关。

6.知识缺乏　与缺乏相关疾病专业知识有关。

【护理措施】

1.补液护理

(1)根据临床表现评估患者脱水的程度,对于重度脱水者,补液量可按照总体液量的 240/计算。

(2)根据血清钠及血浆渗透压的情况决定补液种类,一般补充生理盐水。当血清钠>160mmol/L,血浆渗透压>350mmol/L,患者无休克等情况时,可静脉输入 0.45% 的低渗盐水。低渗盐水输入不宜过量,注意监测患者血压、电解质情况,防止输入过多低渗盐水所引起的溶血、低血压、脑水肿等。

(3)补液应循序渐进,一般失水量可在 12 小时内补入,在最初的 1～2 小时内先输入 2000～3000ml,剩下的部分在 24 小时内补足。

(4)静脉补液时应特别注意防止液体进入过多过快所引起的肺水肿、脑水肿等。

(5)为了减少静脉补液量,清醒患者可口服温开水,昏迷者可管喂温开水,200ml/h。

2.补充胰岛素的护理　参见糖尿病酮症酸中毒的护理。

3.补钾的护理

(1)在应用胰岛素 2 小时内,如患者尿量排出充分可静脉补钾。

(2)临床上采用 10% 氯化钾口服或者静脉补钾。静脉补钾时随时监测患者血钾情况、尿量、补钾的速度及浓度等。

(3)24 小时患者补钾量可达 6～8g。

4.病情观察

(1)严密监测患者的生命体征变化:遵医嘱安置床旁心电监护。

(2)及时监测患者的血糖、血清电解质特别是血清钠、血浆渗透压的变化,以便给医生提供治疗方案缩短抢救时间。及时做好各种基础护理,预防并发症的发生。

(3)及时判断治疗后患者病情恢复情况,对糖尿病非酮症高渗性昏迷患者抢救有效指标包括:患者神志恢复、皮肤弹性恢复、血压升高、尿量每小时 50ml 以上、脉搏搏动有力、血糖<14mmol/L、血浆渗透压下降至 320mmol/L。

5.吸氧　鼻导管吸氧或面罩吸氧。

6.管道护理及生活护理　如气管插管、呼吸机管道、输液管道、尿管、胃管、氧气管、引流管等。做好昏迷患者的常规护理,包括口腔、生活及皮肤护理等。

三、糖尿病乳酸性酸中毒

乳酸是一种有机酸类,主要是糖类在体内代谢过程中产生的,在缺氧的条件下乳酸的生成量增加。正常时身体产生的乳酸可被肝脏作为能量的来源而被利用或再合成葡萄糖,多余的乳酸则经过肾脏排出体外。所以,正常情况下血液中乳酸的浓度不高,不超过2mmol/L。任何原因所致的乳酸产生过多或代谢障碍而使其在体内异常积聚引起的代谢性酸中毒即为乳酸酸中毒。糖尿病患者因丙酮酸氧化障碍及乳酸代谢缺陷引起糖尿病乳酸性酸中毒。

糖尿病乳酸性酸中毒临床上少见,病死率高,糖尿病有肾损害者,可在长期大量服用苯乙双胍(DBI)治疗的过程中出现,二甲双胍所致的乳酸酸中毒极为少见,治疗中也要警惕。

【临床表现】

乳酸性酸中毒发病急,常被原发或诱发疾病所掩盖,症状与体征无特异性。临床可分轻度、中度、重度,分度有时不十分清楚。

1.轻度　可有乏力、恶心、呕吐、腹痛、腹胀、倦怠、食欲缺乏、头晕、嗜睡、呼吸深快等症状和体征。

2.中至重度　可有头痛、头晕、疲乏无力、口唇发绀、血压下降、脉搏细弱、心率快、呼吸深大但无酮味,并有脱水表现,四肢反射减弱、肌张力下降、瞳孔扩大、体温下降;甚至出现意识模糊,深度昏迷或出现休克。

【辅助检查】

1.血乳酸升高,乳酸值>5mmol/L,血中乳酸值与丙酮酸值常>30mmol/L。

2.血糖升高或正常。

3.血pH值<7.0,二氧化碳结合力<10mmol/L,阴离子间隙>18mmol/L,HCO_3^-<10mmol/L。

4.血酮及尿酮多正常,合并酮症酸中毒时升高。

5.血白细胞计数多升高,与感染相关。

【治疗原则】

1.凡有肝肾功能不良者最好停止使用双胍类药物,改用胰岛素治疗。因为糖尿病性心脏病发病时易发生心衰,肾循环障碍可影响双胍类药物排泄,故宜慎用。胰岛素可解除丙酮酸代谢障碍,并促进肌肉组织利用乳酸,抑制其产生乳酸。

2.纠正酸中毒可用1.3% $NaHCO_3^-$ 的等渗溶液.也可用5%的 $NaHCO_3^-$ 溶液纠酸,直到pH值>7.35。

3.避免使用甲醇、乙醇、木糖醇、水杨酸盐、异烟肼等药物,慎用普萘洛尔等药物。

4.充分输液,促进乳酸的排泄。

5.凡有休克、缺氧、肝肾衰竭状态的酸中毒者,应以纠正缺氧、缺血,纠正休克为基本措施,避免本症的发生。6.纠正循环障碍。

【护理评估】

1.健康史　询问患者的起病时间,有无严重心、肺、肝、肾等慢性病,近期有无严重感染以及是否口服双胍类药物;了解患者的生活习惯如饮酒情况等。

2.身体状况　评估患者是否有乏力、恶心、呕吐、食欲缺乏、呼吸深大、脉搏细数、血压下降、意识障碍、休克、皮肤苍白、口唇发绀、瞳孔扩大等症状和体征。

3.心理-社会状况　由于本病发病急、病情危重,极易引起患者恐惧、焦虑,评估时应详细讲解疾病的相关知识,以减轻患者的心理负担,积极地配合治疗。

【护理诊断】

1.舒适的改变　与此病引起的临床症状有关。

2.气体交换受损　与此病所致的呼吸困难有关。

3.体液不足　与此疾病所致的脱水有关。

4.营养失调——低于机体需要量　与此病所致的代谢紊乱有关。

5.生活自理能力下降　与疾病所致的临床症状有关。

6.焦虑、预感性悲哀　与疾病并发症重、多,并为终身性疾病有关。

7.知识缺乏　与缺乏本疾病相关知识有关。

【护理措施】

1.病情观察

(1)患者病情危重,病死率高,入院后立即予以安置床旁心电监护监测患者的生命体征。

(2)严密观察患者的意识状态、血糖、微循环、口唇黏膜、皮肤温度及弹性、脱水的状态。

(3)严密记录患者的出入量,特别是尿量情况。根据患者的临床症状判断酸中毒的程度及脱水的情况。

(4)配合医生检查血气分析、血糖、电解质、血常规等,根据检查结果及时调整用药,用药后观察患者的病情并及时向医生反馈。

2.静脉补液纠酸及应用胰岛素的护理

(1)及时抽血检查患者的各项生化指标,特别是血气分析及血乳酸的变化,为医生的临床治疗提供依据。

(2)补液循序渐进,防止补液过量或补碱过量导致的肺水肿、碱中毒的发生。

(3)遵医嘱应用胰岛素,及时监测血糖变化,防止胰岛素应用不当所致患者的血糖忽高忽低加重病情。

3.吸氧　必要时面罩吸氧。保持呼吸道通畅,痰液堵塞气道可予以吸痰。对于呼吸衰竭出现呼吸困难持续得不到纠正的患者可予以气管插管或气管切开。

4.做好各种管道的护理　做好胃管、导尿管、氧气管、输液管、气管插管及呼吸机管道等的护理。

5.做好皮肤护理及生活护理　做好长期卧床患者的皮肤及口腔护理等。

6.心理护理　患者病情危重,临床症状明显,紧张、恐惧,应积极给予心理安慰,必要时遵医嘱给予地西泮肌注镇静治疗。

【健康教育】

此病后期治疗效果差,所以应做到预防为主。对于有糖尿病并发症如糖尿病肾病、肝肾功能不全者,年龄大于70岁的老年人,心肺功能不全者避免使用双胍类药物,可采用胰岛素的治疗。

大量饮酒患者应告知饮酒的危害,尽量减少乳酸性酸中毒的发生概率。积极去除各种诱因所致的乳酸性酸中毒,如感染及其他原发病因等。

四、低血糖症

是指任何原因导致血浆葡萄糖浓度<2.8mmol/L。低血糖是糖尿病患者治疗过程中常见的并发症之一,表现出汗、手抖、饥饿、震颤、烦躁、面色苍白等临床表现,进食后可缓解,易反复发生,若未及时发现及纠正可导致昏迷,发生不可逆的脑损伤,甚至危及患者的生命。

【临床表现】

1.交感神经兴奋的临床表现　患者表现为自觉症状明显,如心慌、面色苍白、心悸、乏力、饥饿、出汗、全身抖动、腹痛的症状。严重的患者可致晕厥、昏倒等。

2.脑功能障碍的临床表现　患者表现为注意力不集中、反应迟钝、定向力障碍、头昏、视物模糊、步态不稳等。部分患者还会出现幻觉、躁动、行为怪癖等。严重低血糖会致患者意识障碍甚至昏迷。

老年患者对抵抗低血糖的升血糖激素的分泌减弱，易导致低血糖的发生，而且由于老年患者生理器官功能的减退，反应力迟钝，低血糖临床症状可无或者是不典型，不宜发现，所以应该关注老年患者低血糖的发生。老年患者血糖＜3.9mmol/L 即可确诊。

【辅助检查】

1.血糖是诊断低血糖最直接也是最重要的实验室检查，当低血糖发生时监测血浆葡萄糖浓度＜2.8mmol/L 即可确诊。

2.老年患者血糖诊断值可适当放宽，当血糖＜3.9mmol/L 时就具有诊断价值。

【治疗原则】

1.抢救昏迷患者　建立静脉通道，静脉推注 50％的葡萄糖 60～100ml，如果患者神志仍未改善可反复静推治疗，直到患者清醒后可改为口服或进食升糖治疗。对于 α-糖苷酶抑制剂如阿卡波糖所致的低血糖必须口服或静脉推注葡萄糖，进食食物一般无效。在患者血糖得到纠正后还应持续静脉滴入 10％葡萄糖维持血糖 3 天，防止后期低血糖的再次发生，一般将血糖维持在正常或稍高的水平为宜。

2.清醒患者的处理　嘱其立即进食含糖类食物，如葡萄糖、糖果、水果等。

3.应用胰高糖素　一般皮下、肌内或者静脉注射，剂量为 0.5～1.0mg。用药仍未清醒者可反复用药。

【护理评估】

1.健康史　询问患者的病程、起病时间、主要症状及发作频率；既往有无肝肾及内分泌疾病、胰岛素使用过量、感染等诱发因素；了解患者的生活方式、食量等；同时注意询问有无不明原因的昏迷、阵发性精神异常等情况。

2.身体状况　评估患者是否出现饥饿、软弱无力、心悸、出汗、手抖、视物模糊等交感神经兴奋症状及烦躁、抽搐、惊厥、嗜睡、反应迟钝、昏迷等脑功能障碍；是否出现皮肤苍白、潮湿多汗、呼吸浅慢、血压下降、瞳孔缩小等表现。

3.心理-社会状况　低血糖反应时患者易产生恐惧、紧张、焦虑心理，在评估的同时用通俗易懂的语言、和蔼的态度向患者讲解低血糖反应是糖尿病患者治疗中经常出现的情况。患者不必惊慌、恐惧，只要及时治疗，症状很快消失，并针对低血糖发生的原因讲解预防的方法，使患者保持情绪稳定。

【护理诊断】

1.舒适的改变　与此病所致的临床症状有关。

2.有受伤的危险　与疾病所致的跌倒有关。

3.营养失调——低于机体需要量　与此病发生发展有关。

4.生活自理能力下降　与疾病所致的糖代谢、蛋白质消耗过多有关。

5.知识缺乏　与缺乏低血糖的相关知识有关。

6.预感性悲哀与此病为终身疾病，急、慢性并发症多有关。

【护理措施】

1.病情观察

(1)根据患者的临床表现及时判断病情，并监测血糖。

(2)血糖的监测：一般进食或静推高糖后 15～30 分钟监测血糖，直到血糖恢复正常，后期继续监测血糖。直到血糖维持在正常或稍高的范围内。

(3)加强巡视，对于有低血糖诱发因素的患者或是老年糖尿病患者应该加强巡视，及时监测患者的血糖，了解患者的病情动态，防止低血糖的发生，做到早发现早治疗。

2.低血糖的护理

(1)清醒的患者指导其进食,让其了解进食的重要性。

(2)昏迷的患者及时建立静脉通道静推葡萄糖以便恢复血糖,及时监测血糖的变化,将血糖维持在正常或者稍高的范围内。

3.做好患者的基础护理 包括昏迷患者的皮肤、口腔、各种管道的护理,必要时吸氧,安置床旁心电监护监测生命体征的变化,严格记录24小时的出入量。

5.心理护理 低血糖是糖尿病常见的并发症,且反复发作,容易导致患者对治疗失去信心,所以要加强患者对糖尿病及并发症知识的了解,鼓励家属与患者一起面对,增强患者战胜疾病的信心。

【健康教育】

低血糖重在预防,所以应该做好相关的健康教育。健康教育主要包括有饮食、运动、药物、血糖监测等。

1.饮食 按时进餐,低血糖的患者最好少食多餐,不要盲目地进食过多的含糖类食物。在改变饮食时应该循序渐进,积极配合监测血糖,防止调节饮食的同时导致低血糖的发生。

2.运动 合理的运动对糖尿病患者来说是控制血糖的一个措施,但不恰当的运动会造成患者低血糖的发生。有效的运动是指运动后的心率=170-年龄(岁),每次运动时间不宜过长,不超过40分钟,最好是从进餐开始后的1小时进行。运动时随身携带糖果或食物和糖尿病患者卡片,以便及时处理运动过程中发生的低血糖。

3.药物 告知患者服用药物的时间、方法、注意事项及不良反应等,让患者更全面地了解药物的作用机制,减少低血糖的发生。特别是对老年患者,更应该耐心地讲解。

4.血糖监测 教会患者自我监测血糖方法,让其认识到自我监测血糖的重要性。还要告知患者定期门诊复查,积极参加各种糖尿病教育课程。

(于晓琴)

第三节 糖尿病的慢性并发症

一、糖尿病合并心血管疾病

糖尿病合并心脏冠状动脉粥样硬化即糖尿病冠心病是糖尿病合并心血管疾病的一种类型。糖尿病患者心血管系统的发病率明显高于非糖尿病患者。而糖尿病冠心病是糖尿病致死的最主要原因,约占80%。其中男性糖尿病患者患冠状动脉粥样硬化心脏病的危险是正常人的2倍,而女性则高于正常人的5倍。

【临床表现】

1.高血压 可表现为头晕、头痛(排除因嗜铬细胞瘤、原发性醛固酮增多症、皮质醇增多症、肾小球肾炎等其他原因引起的血压升高)。

2.心脏表现 可表现为胸闷、活动后气短、心绞痛,严重者可表现为心力衰竭、心肌梗死、心律失常甚至猝死。

3.脑血管病变 可有失语、神志改变、肢体瘫痪等定位体征,伴脑萎缩可表现智力下降、记忆力减退、反应迟钝等。

4.下肢表现 可出现小腿及足部发凉、久站乏力,休息后可缓解,以后可出现间歇性跛行;行走后出现足部痉挛性疼痛,严重时可表现为昼夜持续性疼痛和感觉异常;患肢皮肤温度降低,皮肤颜色改变,动脉搏动减弱或消失,最终出现下肢溃疡、坏死。

【辅助检查】

1.常规检查　空腹及餐后血糖、胰岛素、C肽、血脂测定。

2.心电图　可有心肌缺血的表现。

3.心脏彩色多普勒超声检查　可出现室间隔和(或)左心室后壁增厚,左心房扩大,主动脉硬化,左心室功能异常,尤其是舒张功能的改变,表现为左心室舒张末期内径减小,峰充盈率降低。

4.放射性心肌机核素检查　心肌核素检查作为直接评估心脏肾上腺能神经支配完整性的方法,可较早地提示亚临床期病变。

5.冠状动脉造影　目前最有效的诊断和治疗方法,可发现局部管腔的狭窄或闭塞病变,常累及多处血管,也可同一血管多处受累。

6.血管彩色多普勒超声　可检测颅内和下肢血管血流动力学情况。经颅超声波(TCD)可诊断颅内血管痉挛、狭窄和闭塞;局部狭窄血流及异常增高的峰值流速,则有力地提示该血管供血区可能有梗死灶。下肢彩色多普勒超声检查可发现血管壁增厚,内膜回声不均,动脉管腔狭窄、扭曲,其频谱呈单相波,血管内径及血流量降低,血流峰值流过及加速度/减速度高于正常。

7.放射性核素脑血流测定。

8.CT或MRI　可确定病灶部位、大小、性质(出血或缺血)。MRI可以更早、更好地显示病灶,磁共振血管显像(MRA)可发现闭塞血管及侧支循环情况。

9.数字减影血管造影(DSA)　可发现阻塞血管的部位、范围(长度)、程度及侧支循环情况。

【治疗原则】

1.降脂治疗　辛伐他汀、非诺贝特等。

2.降压治疗　合理使用降压药物,尽量将患者血压控制在139/85mmHg以下。英国前瞻性糖尿病研究小组(UKP-DS)结果显示,严格控制血压可使心血管(包括微血管)并发症降低24%～56%,心肌梗死的发生率降低21%。

3.严格控制血糖　控制血糖能有效减少心血管突发事件的发生,但对糖尿病合并心血管病变的患者要避免发生低血糖。

4.降低血黏度,改善微循环　应用阿司匹林、低分子肝素、低分子右旋糖酐等药物。

5.糖尿病伴急性心肌梗死治疗　溶栓治疗(发病后6小时内的效果最佳),但预后较非糖尿病患者的急性心肌梗死差。

6.糖尿病合并心力衰竭治疗　包括扩张血管、利尿、强心等。

7.糖尿病合并脑血管病变治疗　在脱水、降压等过程中要注意密切观察患者电解质、血糖、血浆渗透压的变化。

8.消除氧自由基　可应用维生素E和维生素C等。

【护理评估】

1.健康史　评估患者的生命体征、精神状态和神志情况,询问患者有无胸闷、心悸及心前区不适感,有无肢体麻木、疼痛及间歇性跛行;了解患者的生活方式、饮食习惯;评估有无饮食不当、吸烟饮酒、剧烈活动等危险因素。

2.身体状况　评估患者的血压、心率有无异常,心前区的疼痛程度,判断有无记忆力减退、反应迟钝、下肢痛觉、温度异常、间歇性跛行等;是否伴有高血糖、高血脂、高血压等改变。

3.心理-社会状况　评估患者对疾病的了解程度、治疗信心及心理状况,使患者正确认识糖尿病心血管疾病,消除紧张心理,使患者主动配合治疗,帮助患者树立战胜疾病的信心。

【护理诊断】

1.舒适的改变——疼痛 与心肌缺血有关。

2.活动无耐力 与心绞痛导致患者活动减弱有关。

【护理措施】

1.疼痛的护理

(1)评估疼痛的部位、性质、程度、持续时间,严密观察血压、心率、心律变化,有无面色改变、大汗、恶心、呕吐等。

(2)绝对卧床休息,采取舒适卧位。

(3)心理护理,安慰患者,解除紧张不安的情绪,减少心肌耗氧量。

(4)必要时给予氧气吸入 4～6L/min。

(5)患者疼痛缓解后与其讨论本次发作的诱因,总结预防方法。

2.服用硝酸甘油的护理

(1)给予硝酸甘油(心绞痛发作时使用)舌下含服。对于心绞痛频繁发作或含服硝酸甘油无效的,可遵医嘱静滴硝酸甘油。

(2)监测血压、心率变化,应注意输入速度,防止低血压的发生。

(3)部分患者用药后可出现面部潮红、头部胀痛、头晕、心动过速、心悸等不适,应告诉患者是由于药物导致血管扩张所致,以解除顾虑。

(4)第一次用药时,患者应平卧。青光眼、低血压患者禁用。

3.活动指导 评估患者活动受限的程度,制订活动原则,解释合理活动的意义,指导患者活动及监测活动中不良反应。

4.急性心肌梗死的护理

(1)绝对卧床休息,保持环境安静,限制探视,减少陪护。

(2)间断或持续吸氧。

(3)安置心电监护。

(4)镇静镇痛:给予患者适当心理安慰及解释工作,遵医嘱给予吗啡或哌替啶镇痛,烦躁者可给予地西泮。

5.溶栓的护理

(1)迅速建立静脉通道,遵医嘱溶栓治疗。

(2)观察有无寒战、发热、过敏等不良反应。

【健康教育】

1.指导患者提高自我监测及自我护理的能力,定期进行心电图、血糖、血压、血脂等检查,讲解心血管并发症基本知识及处理原则。

2.指导患者生活规律、减肥、戒烟酒、调整日常生活与工作量,适当参加体力劳动和身体锻炼,不宜在过饱或饥饿时洗澡,水温勿过冷过热,时间不宜过长,保持平和乐观的情绪,避免焦虑急躁等。

3.摄入低热量、低脂、低胆固醇、低盐、高纤维素饮食,保持大便通畅,限制单糖类食物(如水果、蜂蜜),鼓励多吃粗粮,少食多餐。

4.坚持按医嘱服药,自我监测药物不良反应,外出时随身携带硝酸甘油应急。

5.定期门诊随访。

【糖尿病合并高血压】

高血压是导致糖尿病大血管和微血管发生病变的危险因素。高血压能使血管进一步收缩变窄,脆性增加,进而发生阻塞或出血;肾脏功能减退,还会加重视网膜病变;它也是糖尿病患者死亡的主要原因。因此,糖尿病患者一旦发现有血压升高的趋势,一定要早治疗。

1.发病机制　糖尿病患者血糖升高,机体为了使血糖能保持正常,代偿性地释放更多的胰岛素。胰岛素是一种促合成的激素,不仅能够促进蛋白质、脂肪等合成,而且能够使水钠潴留和体重增加,促进或加重高血压的发生和发展。同时糖尿病产生的动脉硬化也是加重高血压发生的重要因素。

2.诊断要点

(1)确诊糖尿病。

(2)血压:定期监测血压非常重要。

3.治疗要点

(1)非药物干预:当血压处于 130～139/80～89mmHg 水平时,主张非药物干预。主要是行为治疗:①量化饮食治疗,限制钠盐,每天 6g;②量化运动治疗:每天快走 45 分钟,每周坚持 5 天。合理饮食和运动,以控制体重。

(2)药物治疗:血压≥140/90mmHg 的患者;药物治疗,已经出现微量白蛋白尿的患者,遵医嘱给予药物治疗。定期监测病情,尽快控制血压。

1)首先考虑使用 ACEI(血管紧张素转换酶抑制剂)或 ARBs(血管紧张素Ⅱ)

2)利尿剂、β-受体阻滞剂、钙拮抗剂(CCB)作为二级药物,或者联合用药。

3)阿司匹林或其他抗血小板等辅助药物可减少脑卒中和心血管病死亡的危险。

4.护理诊断

(1)舒适的改变:与血压高导致脑部灌注改变引起的头晕有关。

(2)有跌伤的危险:与疾病有关。

5.护理目标

(1)患者血压控制在既定目标范围。

(2)患者不发生因高血压导致的意外。

6.护理措施

(1)重建良好的生活方式

1)要纠正患者不良的生活方式,加强锻炼、生活规律、戒烟、戒酒。3 个月合理的行为治疗可以使收缩压下降 10～15mmHg。

2)控制体重:体重每减轻 1kg,可使平均动脉压降低 1mmHg,对轻、中度高血压有效。

3)量化饮食,每日摄入钠盐不应超过 6g。多进食低脂、少盐、高纤维饮食。

4)量化运动,每天快走 45 分钟,每周坚持 5 天,运动后注意盐和水的补充。

5)保证充足睡眠。

(2)用药的护理

1)遵医嘱正确用药:ACEI 和 ARBs 为治疗糖尿病合并高血压的一线药物。前者抑制血管紧张素的产生,降低肾小球内压,阻止肾小球肥大,减少尿蛋白,降低肾小球滤过率,主要不良反应是咳嗽、血肌酐升高、血钾高、过敏、皮疹、WBC 降低等。咳嗽不耐受的可以选择 ARBs 但血肌酐＞270μmol/L(3mg/dl)者慎用 ARBs,其主要不良反应是高钾血症、肾功能减退等。当需要联合用药时,也应当以其中一种为基础。

利尿剂、β-受体阻滞剂、钙拮抗剂(CCB)为糖尿病合并高血压二线药物,或者联合用药。血压达标通常需要 2 种或 2 种以上的药物联合治疗。但氢氯噻嗪可以升高血糖,β-受体阻滞剂会掩盖低血糖早期症状,故使用过程中需要注意。

阿司匹林或其他抗血小板药物可减少脑卒中和心血管病死亡的危险,但是要监测是否有出血倾向。

2）观察用药后的反应：如监测血压、观察药物不良反应。

3）预防发生直立性低血压，预防跌伤等意外。服药后注意体位变化，缓慢动作；穿弹力袜促进下肢血液循环；洗澡水温度不能太高，时间不能超过 15 分钟，禁止洗桑拿；运动时禁止突然转身、下蹲、起立、弯腰等动作。

7.健康教育

(1)加强高血压危害的教育。

(2)做好降压药知识宣教，尤其是不良反应的宣教。

(3)坚持长期用药，不随意停药。定期随访。

二、糖尿病合并肾脏疾病

糖尿病肾病是常见的糖尿病合并肾脏的疾病，也是糖尿病患者主要的死亡原因之一。广义上的糖尿病肾病是指与糖尿病有关的肾脏疾病。狭义的糖尿病肾病是特指糖尿病性肾小球硬化症，一种以血管损害为主的肾小球病变。

1 型或 2 型糖尿病患者中 20%～30%的患者会发生糖尿病肾病，终末期糖尿病肾病已占肾透析治疗患者的 50%以上。1 型糖尿病从发病至出现典型糖尿病肾病一般历时 10 年，再经历 10 年左右进入肾衰竭时期。2 型糖尿病患者发生糖尿病肾病的概率比 1 型糖尿病低。

糖尿病肾病早期肾小球并无实质性损伤，经严格控制血糖，能改善肾小球基底膜的滤过环境，从而使微量蛋白从尿液排出减少，阻止病情发展，但若进入晚期，则为不可逆病变，治疗只能延缓病情发展。

【临床表现】

1.糖尿病肾病分期　糖尿病肾病起病隐匿，进展缓慢。早期症状多不明显，随着病情发展，可逐渐出现一系列临床表现。

临床上常从轻到重将糖尿病肾病分为 5 期：

(1)Ⅰ期：肾小球高滤过期。此期改变与高血糖水平一致，血糖控制后病情可以得到缓解。

(2)Ⅱ期：无临床表现肾损害期。此期患者肾小球滤过率可仍较高或已恢复正常，患者多无自觉症状，仅极少数患者有时血压偏高。

(3)Ⅲ期：早期糖尿病肾病期。出现持续性微量清蛋白尿为此期标志，早期肾病期是糖尿病肾病得以完全恢复的最后机会。

(4)Ⅳ期：临床糖尿病肾病期。此期主要特点就是尿中出现大量蛋白，而且，常在此后三四年内迅速进展至大量蛋白尿（每天尿蛋白＞3.5g）及肾病综合征。

(5)Ⅴ期：肾衰竭期。此时糖尿病肾病已进入晚期，常称之为终末肾病。

2.症状与体征

(1)蛋白尿：是糖尿病肾病的特征，是预后不良的征象。24 小时尿蛋白检查是诊断糖尿病肾病和分期的重要依据。

(2)水肿：早期水肿不明显或较轻微，进入临床肾病期后，可有明显水肿，多表现在眼睑，少数可出现全身的水肿。

(3)高血压：严重的糖尿病肾病多合并高血压，而高血压又加速糖尿病肾病的进展和恶化。

(4)肾功能不全：尿毒症多是其最终结局。

(5)贫血：轻度至中度的贫血，铁剂治疗无效。贫血为红细胞生成障碍所致，可能与长期限制蛋白饮食和氮质血症有关。

(6)其他症状：如视网膜病变、恶心、呕吐、食欲缺乏、抽搐等。

【辅助检查】

1.尿常规检查　筛查有无尿蛋白(24小时尿蛋白超过3.5g)，检测尿液微量清蛋白。微量清蛋白尿的标准是：清蛋白/肌酐，男 2.5～25.0mg/mmol；女 3.5～25.0m/mmol。大量的清蛋白尿诊断标准是＞25.0mg/mmol。

2.血清肌酐检查　正常值男性为53～106μmol/L，女性为44～97μmol/L。肌酐升高提示肾功能受损。

【治疗原则】

1.严格控制血糖　根据医生的建议谨慎选择口服降糖药，尽早采用胰岛素治疗。力争控制空腹血糖＜6.1mmol/L、餐后血糖＜8.0mmol/L、糖化血红蛋白＜6.5%。

2.积极治疗高血压　常选用钙拮抗剂(硝苯地平)，血管紧张素转换酶抑制剂(贝那普利)，β-受体阻滞剂(美托洛尔、普萘洛尔)等。如效果不满意，可加用血管扩张剂(哌唑嗪)、利尿剂(呋塞米)等，把血压降至120～130/80～85mmHg。

3.透析治疗　当患者血清肌酐在530.4～707.2μmol/L，肌酐清除率每分钟＜25ml，就应做透析治疗。包括血液透析和腹膜透析。

4.对症治疗　如给予抗凝治疗以改善血液循环；纠正脂代谢紊乱；有低蛋白血症者补充清蛋白及适当应用利尿剂等。

5.手术治疗　肾移植。

【护理评估】

1.健康史　询问患者有无糖尿病家族史、感染史等；评估患者是否有蛋白尿、水肿、高血压及其他肾功能不全的典型症状；了解患者的营养状况、尿液性质；同时注意询问有无诱发因素，如泌尿系感染、服用肾毒性药物、大量蛋白质食物摄入等。

2.身体状况　评估患者有无蛋白尿、高血压、水肿、氮质血症、肾功能不全等症状，是否出现恶心、呕吐、食欲下降、乏力、抽搐等。

3.心理-社会状况　由于本病病程长、难以治愈，患者精神压力大，易产生悲观、失望、无助等心理反应，应了解患者及家属对疾病的掌握程度，并取得患者家属的配合，及时了解患者的需求，鼓励患者克服困难，树立长期与疾病做斗争的信心。

【护理诊断】

1.体液过多　与肾脏排泄功能下降有关。

2.活动无耐力　与贫血、水肿有关。

3.有发生感染的危险　与疾病导致机体抵抗力下降有关。

【护理措施】

1.饮食护理　饮食护理的基本原则是在控制总热量的前提下，强调低钠、低蛋白、高纤维素饮食。

(1)教会患者及其家属根据标准体重、热量来计算饮食中的蛋白质、脂肪和糖类的含量，并教会患者如何分配3餐食物，以及合理安排膳食结构。鼓励患者按时定量进餐。

(2)肾功能正常者蛋白质摄入量为每日每千克体重0.8～0.9g，肾功能不全的患者应控制蛋白质摄入量为每日每千克体重0.6～0.8g，并以优质动物蛋白代替植物蛋白，以减轻肾脏负担，选用高生物效价的蛋白质，如鸡蛋、牛奶、鱼、瘦肉等。

(3)各种糖类的限制不宜过分严格。控制血糖，通过提供足够的热量以减少自体蛋白质的分解，以免发生营养不良。必要时加必需氨基酸或α-酮酸等治疗。并注意纠正贫血，补充铁剂和红细胞生成素。

(4)限制钠的摄入，以减轻水肿和高血压，每日膳食中钠应在2～3g。

（5）限制水的摄入，水的摄入量应控制在前 1 日尿量加 500ml 为宜。

（6）因糖尿病肾病极易出现酸中毒和高钾血症，故应节制含钾饮料及水果。同时应该补充充足 B 族维生素、维生素 C 和微量元素钙、锌、铁等，对肾脏起保护作用。

2.病情观察

（1）监测体重，每日 2 次，每次在固定时间穿着相同衣服测量。

（2）记录 24 小时出入量，观察尿量、颜色、性状变化，有明显异常及时报告医师。

（3）观察患者的血压、水肿、尿检结果及肾功能变化，如有少尿、水肿、高血压，应及时报告主管医师给予相应的处理。

（4）密切观察患者的生化指标：观察有无贫血、电解质紊乱、酸碱失衡、尿素氮升高等情况。如发现异常及时报告医师处理。

3.保护肾脏

（1）避免应用肾毒性的药物：如庆大霉素、链霉素、丁胺卡那霉素等。避免进行静脉肾盂造影。避免使用碘造影剂。

（2）预防和治疗尿路感染：糖尿病患者对感染的抵抗力减弱，易合并肾盂肾炎，加重肾损害。并且症状往往不典型，仅有轻度排尿不适和腰痛。应注意个人清洁卫生。如有感染，立即做细菌培养，根据细菌培养结果在医生指导下用药。

（3）定期检查：每年查肾功能、尿微量清蛋白。以早期发现糖尿病性肾病。如果尿微量清蛋白增加，要 3～6 个月连测 3 次以确定；如为持续性微量清蛋白尿，并排除其他引起其增加的因素，如泌尿系感染、运动、原发性高血压、大量蛋白质摄入等，应高度警惕。

4.心理护理　　安慰患者，鼓励患者讲出心中的感受，以消除紧张情绪，保持思想乐观，情绪稳定；耐心向患者解释病情，使患者认识到大多数糖尿病肾病可以通过治疗得到控制，减轻患者的思想压力，有利于康复。

【健康教育】

1.保持健康的生活方式。

2.适当运动，对水肿明显、血压较高或肾功能不全的患者，强调卧床休息。

3.减轻体重。

4.戒烟、限酒。

三、糖尿病合并眼病

糖尿病可影响虹膜、角膜、结膜、晶状体、视网膜、视神经及眼外肌等，导致各种并发症，造成视力减退，甚至失明，失明率是正常人的 25 倍。其中最常见的是糖尿病性视网膜病变，它是糖尿病致盲的主要原因，对糖尿病患者危害最大，其次是糖尿病性白内障，是糖尿病破坏视力最常见的并发症。

（一）糖尿病性视网膜病变

【视网膜病变分期】

我国眼底病学组于 1985 年参考国外分期标准制订了我国的《糖尿病视网膜病变分期标准》，将糖尿病视网膜病变分为单纯型和增殖型 2 种，共 6 期。

1.单纯型　　Ⅰ期有微动脉瘤或合并小出血点；Ⅱ期有黄白色"硬性渗出"或并发出血斑；Ⅲ期有白色"软性渗出"或并发出血斑。

2.增殖型　　Ⅳ期眼底有新生血管或并发玻璃体出血；Ⅴ期眼底有新生血管和纤维增殖；Ⅵ期眼底有新

生血管和纤维增殖,并发视网膜脱离。

【临床表现】

视网膜毛细血管的病变表现为微动脉瘤、出血点、出血斑、硬性渗出、软性渗出、静脉串珠状、视网膜内微血管异常(IRMA)及黄斑水肿等。广泛缺血会引起视网膜或视盘的新生血管、视网膜前出血、玻璃体积血及牵拉性视网膜脱离。患者有严重的视力障碍。

增殖型视网膜病变,视网膜损害刺激新生血管生长。新生血管可引起纤维增生,有时还可导致视网膜脱离,新生血管也可长入玻璃体或引起玻璃体积血。与非增殖型视网膜病变相比,增殖型视网膜病变对视力的危害更大,可导致严重视力下降甚至完全失明。

【辅助检查】

1.血糖血脂检查　定期测定血糖水平,监控糖尿病病情发展。检查血脂。

2.眼底荧光血管造影　在眼底镜下尚未发现糖尿病性视网膜病变时,眼底荧光血管造影可以发现异常荧光形态,如血管瘤,毛细血管扩张、通透性增加,无灌注区,动静脉异常,渗出及出血,新生血管等。

3.视网膜电图振荡电位(OPS)　OPs是视网膜电图(ERG)的亚成分,它能客观而敏感地反映视网膜内层血循环状态。在眼底未见病变时,它能反映出 OPs 的振幅异常,在有糖尿病性视网膜病变的患者中,它能进一步显示病程的进展和好转。

4.其他检查　如视觉对比敏感度检查,可表现为早期患者的中、高空间频率平均对比敏感度显著降低;应用彩色多普勒血流成像技术可发现患者球后动脉血流动力学改变,表现为低流速、低流量、高阻力型改变;血液黏稠度检测可表现为黏度升高;血清 SOD 活力检测可表现为活力下降等。

【治疗原则】

1.药物治疗　对于早期单纯性视网膜病变,主要采用抗凝治疗,如阿司匹林、肝素、双嘧达莫等,眼底出血时可合用透明质酸酶或普罗碘铵等。药物治疗也可作为眼底激光和手术治疗前后的辅助治疗。

2.激光治疗　用于增殖型视网膜病变。适时采用激光治疗,可以保护患者视力,是目前世界医学界公认的控制糖尿病视网膜病变发展的最好治疗方法,它利用激光凝固出血点,阻止视网膜出血,封闭新生血管,保存现有视力,并防止视网膜病变进一步发展致眼球内部大出血。

3.玻璃体切割术　对于严重的晚期糖尿病视网膜病变,如玻璃体积血、机化、牵拉性视网膜脱离,可采取玻璃体切割术,适当提高视力。

【护理评估】

1.健康史　询问患者的糖尿病病程、目前用药情况及血糖控制情况;评估患者的瞳孔对光反射情况、视力及营养状况;判断既往有无高血糖、高血脂、剧烈活动等诱发因素。

2.身体状况　评估患者是否出现视力减退、飞蚊症、眼压增高、失明等。

3.心理-社会状况　患者由于视力减退会产生焦虑、恐惧、抑郁等心理反应,应评估不同患者的心理状态、家庭背景、文化程度及对疾病的认知程度,有针对性地给予正确的引导,使其面对现实,积极地配合治疗,树立战胜疾病的信心。

【护理诊断】

1.有受伤的危险　与患者视力下降有关。

2.焦虑　与患者担心疾病预后有关。

【护理措施】

1.定期随访　检查确诊糖尿病后,患者要进行眼科检查,并定期随访。检查内容包括视力、瞳孔对光反射、眼底检查、测眼压等。

(1)1 型糖尿病发病 5 年后每年检查 1 次。

（2）2 型糖尿病发现糖尿病后每年检查 1 次。

（3）有眼睛的异常表现,随时进行眼科检查。

（4）糖尿病女性应在计划怀孕前 12 个月到医院检查眼底,怀孕后应于第一孕期内再进行眼底检查,以后定期复查。

（5）有视网膜病变者,应每年复查数次。

2.早期诊断和及时治疗糖尿病。

3.控制血压、血脂　高血压可加重眼底血管病变,增加眼底出血的可能性;高血脂可改变全身血液流变学。因此,将血压、血脂控制在正常范围内对控制早期病变有益。

4.养成良好的生活方式　戒烟、限酒;适当运动,避免剧烈活动及潜水等运动;减肥;减少压力,保持心情愉快。

5.尽快就医　发生以下情况需尽快就医:①视物模糊、视力减退、夜间视力差;②眼前有阴影漂浮(飞蚊症);③视野缩小;④不能解释的眼部症状;⑤戴眼镜后视力下降;⑥眼压增高等。

6.手术后的护理　①保护眼睛,减少用眼;②遵医嘱局部使用滴眼液;③保持正确的体位;④避免增加眼压的动作。

7.安全护理。

【健康教育】

1.向患者解释控制血糖的重要性,监测血糖,每个月至少 1 次。按时服用药物。

2.合理饮食,戒烟限酒,注意休息,适当运动,定期进行健康评估,以达到锻炼的效果,减少并发症的发生。

3.注意用眼卫生,避免熬夜及长时间近距离用眼。

4.保持心情愉快,避免情绪激动及心理压力过大。

（二）糖尿病性青光眼

糖尿病性青光眼是糖尿病眼部并发症中一种发病迅速、危害性大、随时导致患者失明的常见疑难眼病,预后较差。

【发病机制】

糖尿病可引起前房角小梁网硬化、房水外流不畅、眼压升高而发生原发性青光眼;糖尿病血液循环障碍可导致眼部血流灌注减少,引起青光眼性视神经损伤,发生正常眼压性青光眼;在高血糖状态下晶状体发生肿胀,导致前房角关闭,眼压升高,引起继发性青光眼;最重的是糖尿病视网膜病变引起视网膜组织缺氧,产生具有活性的血管形成因子,向眼前部扩张,刺激虹膜形成纤维血管膜,跨越前房角,影响房水排出,致眼压升高,最终引起开角型青光眼;当纤维血管膜收缩,前房角粘连,则变成继发性闭角型青光眼。

【临床表现】

引起青光眼的病因非常复杂,因此它的临床表现也是多种多样。如原发性开角型青光眼早期一般无任何症状,当病变发展到一定程度时,可出现轻度眼胀、视物疲劳和头痛,视力一般不受影响,而视野逐渐缩小,当患者视野缩小呈管状时,出现行动不便,有些晚期病例可有视物模糊和虹视(患者看到白炽灯周围出现彩色晕轮或像雨后彩虹即虹视现象)。急性闭角型青光眼发病急骤,表现为患眼侧头部剧痛,眼球充血,视力骤降的典型症状,疼痛沿三叉神经分布区域的眼眶周围、耳根、牙齿等处放射,眼压迅速升高,眼球坚硬,常引起恶心、呕吐、出汗等。

【辅助检查】

青光眼眼科检查的基本检查项目包括:眼压检查、视神经检查、前房角检查、视野检查等。眼压是最基本的检查项目,前房角检查主要用来区分闭角型青光眼和开角型青光眼,立体眼底照相和视野检查在青光眼诊断中具有重要作用,是诊断青光眼的金标准。

【治疗原则】

1.激光治疗。

2.药物治疗　首选20%甘露醇静滴,必要时可用1‰匹罗卡品和噻吗洛尔滴眼,或加用乙酰唑胺口服。

【护理评估】

1.健康史　询问患者的血糖控制情况,有无诱发因素如过度劳累、情绪激动、剧烈活动等。评估患者的典型症状如眼侧头部剧痛、眼球充血、视力骤减等。

2.身体状况　评估患者是否有剧烈头痛、眼痛、眼胀、虹视、恶心、呕吐、视力下降、眼充血和流泪等症状。

3.心理-社会状况　患者由于视力下降而导致日常生活自理困难,疼痛使其难以入睡,从而产生恐惧、烦躁等负性情绪,在评估时详细讲解疾病的相关知识,有针对性地给予引导和安抚,解除患者精神上的紧张和焦虑,稳定情绪,树立战胜疾病的信心。

【护理诊断】

1.疼痛　与眼压升高导致的眼痛有关。

2.焦虑、恐惧　与视力骤降、担心失明及预后有关。

3.知识缺乏　与缺乏与疾病相关的知识有关。

4.自理缺陷　与视力下降有关。

5.出血、感染　与不注意用眼卫生及糖尿病性微血管病变有关。

【护理措施】

1.保持心情愉快　不良情绪很容易使眼压升高,引起青光眼,所以平时要保持愉快的心情。

2.保持良好的睡眠　失眠容易引起眼压升高,诱发青光眼,必要时服助眠药。

3.少在光线暗示环境中工作或娱乐　在暗室工作的人,每1~2小时要走出暗室或适当开灯照明。情绪易激动的人,要少看电影,看电视时也要在电视机旁开小灯照明。

4.避免过劳　不管是体力劳动还是脑力劳动,过度劳累后都易使眼压波动,所以要注意生活规律,劳逸结合,避免过劳。

5.饮食护理　暴饮暴食会使眼压升高,诱发青光眼。老年人要饭吃八分饱,不吸烟,不饮酒,不喝咖啡、浓茶,不吃辛辣及有刺激性的食物;不可在短时间内饮大量水;多吃西瓜、冬瓜、红小豆等利水的食物,因血浆渗透压升高,可把眼内多余的水分吸收到血液中来,从而降低眼压。

6.自我监测　常摸自己的眼球,看灯光。青光眼的特点是眼球硬,看灯光有虹视,发现有这些症状后及早治疗。老年人每年要量一次眼压,尤其是高血压患者。发现白内障、虹膜炎也要及早治疗,以免引起继发性青光眼。

7.防止便秘　便秘者排便时,常有眼压升高的现象,要养成定时排便的习惯,并多吃蔬菜、水果。

8.坚持体育锻炼　体育锻炼能使血流加快,眼底淤血减轻,房水循环畅通,眼压降低。但不宜做倒立运动,以免使眼压升高。

【健康教育】

1.青光眼患者眼压升高,尤其是急性闭角型青光眼发作,往往与情绪激动、过劳等诱因有关,故青光眼患者生活宜有规律,不宜暴饮暴食,要心情舒畅,注意劳逸结合。

2.看电影、电视时间不宜过长,不要在暗室久留,衣领勿过紧、过高,睡眠时枕头高度适中(以一个半拳头为宜),避免长时间低头,以防因头部充血,导致眼压升高。

3.饮食要易于消化,多吃蔬菜,忌吸烟、饮酒、浓茶、可可、咖啡,勿吃辣椒、油炸食品;保持排便通畅;一次饮水量不超过 300ml,饮水太多。升高眼压。

4.糖尿病患者要到内科治疗,控制血糖。

5.当发现有虹视现象,视物模糊,休息后虽有好转,但不宜拖延,应及早到医院检查,以免病情进一步发展。

6.如出现头痛、眼痛,恶心、呕吐,要请眼科医生诊治,勿误诊误治。

7.如多次滴缩瞳药后出现眩晕、脉快、气喘、流涎、多汗等中毒症状,要注意保暖,及时擦汗、更衣,防止受寒,可适量饮温开水,每次滴药后要压迫泪囊区 2～3 分钟。长期滴药有上述症状出现时,必须及时就诊。

8.服乙酰唑胺(醋唑磺胺)后应少量多次饮水,要与碳酸氢钠同服,以碱化尿液,减少泌尿道磺胺结晶的形成,服后如出现面唇麻痹,足有蚁爬感,一般情况下可继续用药,如出现腰痛、尿少、尿痛等需要立即停药并及时处理。

9.静脉滴注 20%甘露醇,为保证药物在血液中的有效浓度,在 30～40 分钟注入 250ml,用药后不宜立刻起床,以防因直立性低血压而导致意外事故的发生。

10.冬季口服甘油盐水宜适当加温,服药后 2 小时内不宜饮水,可用温水漱口。

11.使用噻吗洛尔期间应观察心率、脉搏,如脉搏每分钟少于 60 次,应报告医生,必要时停药。

12.原发性青光眼患者术后要注意非手术眼有无青光眼急性发作,如非手术眼疼痛、头痛或伴有恶心、呕吐,应立即报告医务人员及时作出处理。

13.行房水引流管植入术的患者,术后不要揉眼及用力眨眼,切勿拉开眼睑查看,避免牵拉植管而引起移位。

14.手术后患者,因有手术伤口,不要碰撞或用力揉眼睛以防伤口裂开出血或感染。

15.出院后定期到门诊复查,并按医嘱坚持合理用药。

(三)糖尿病性白内障

糖尿病是导致白内障的危险因素之一。无论是 1 型糖尿病还是 2 型糖尿病,发生白内障的危险性均比正常人明显增加,其发病率仅次于糖尿病视网膜病变。

【发病机制】

目前认为糖尿病性白内障是由于醛糖还原酶活性增强,葡萄糖转化为山梨醇,导致晶状体代谢紊乱,使晶状体蛋白发生变性、浑浊,影响了物体在视网膜上的成像,使患者视物不清。

【临床表现】

糖尿病性白内障患者的症状一般表现为视物模糊、眼胀、畏光、看物体颜色较暗或呈黄色,甚至复视(双影)及看物体变形等症状,可分为以下 2 类。

1.真性(早期)　糖尿病性白内障:以年轻患者为多,一般 5～25 岁,双眼发病,发展迅速,可在数日,甚至 2 天内成熟,可通过裂隙灯显微镜检查发现。

2.糖尿病性老年白内障　临床表现类似非糖尿病性老年白内障,但发病年龄稍早,成熟较快,发生率较高。

【辅助检查】

眼部检查应包括视功能(光觉、光定位、色觉)、眼的常规裂隙灯检查、眼压测定。对疑有眼底病变者,可做视电生理检查、眼的 B 超检查、黄斑功能检查等。对于曾做过眼手术者根据需要可做角膜内皮细胞计数测定。

【护理评估】

1.健康史　评估患者糖尿病控制情况,患者视力下降的时间、程度、发展速度、治疗经过及生活自理情况等。

2.身份状况　评估患者是否表现为视力下降、晶状体混浊、眼胀、畏光、复视、看物体颜色呈黄色等。

3.心理-社会状况　评估患者对疾病的认知程度、对手术及疗效的反应及预后的心理反应,详细讲解疾病的相关知识,强调心理与疾病的相互关系,使患者解除焦虑、恐惧心理,增强信心,稳定情绪。

【护理诊断】

1.感知改变　与视力障碍、晶状体混浊有关。

2.焦虑　与视力障碍、预后及疗效不佳有关。

3.社会障碍　与视力下降,外部信息难以感受,导致性格改变有关。

4.自理缺陷　与视力下降导致的自理能力减退有关。

5.潜在并发症术后感染、出血。

【治疗原则】

手术更换晶状体。

【健康教育】

1.控制糖、甘蔗、水果、马铃薯、芋头、甘薯、藕、淀粉、荸荠等食物的摄取。

2.饮食宜含丰富的蛋白质、钙、微量元素,多食含维生素 A、B、C、D 的食物。多食鱼类。

3.积极治疗原发病,控制血糖,预防复发。

四、糖尿病合并神经病变

糖尿病神经病变是糖尿病神经系统发生的多种病变的总称,是糖尿病严重的并发症之一,病变可累及中枢神经及周围神经,后者尤为常见。患者可无症状或有疼痛、感觉缺失、无力和自主神经功能失调等。糖尿病神经病变的发生与糖尿病控制情况、有无高血压、是否吸烟等因素有关。早期有效的治疗可使病情得到良好的控制,当病情进一步发展至晚期时,则很难逆转。

【临床表现】

1.周围神经病变　可单侧或双侧,对称或不对称,但以双侧对称性常见。

(1)对称性多发性周围神经病变:多为两侧对称的远端感觉障碍,下肢比上肢明显,是最常见的类型。常表现为双下肢麻木、感觉减退或消失,对冷热、压力、疼痛不敏感,四肢远端有"手套样"或"袜套样"感觉,膝反射、跟腱反射减弱或消失;位置觉减弱或消失;或出现肢体灼痛、针刺样痛,自发性闪电痛或刀割样痛,还可有蚁行感、发热和触电样异常感。

(2)非对称性多发性单神经病变:可出现皮肤苍白、青紫、少汗、无汗、脱毛、皮肤营养障碍等神经营养失调现象,以四肢近端尤其是下肢损害为主,起病较急,常有肌无力、肌萎缩。

2.自主神经病变　可累及心血管系统、消化系统、泌尿系统、生殖系统、瞳孔、汗腺等,在糖尿病神经病变中表现得最复杂。它起病隐蔽,患者多无主诉,其症状易与其他疾病混淆。

(1)心血管系统:主要是血管运动反射受损害,常表现为静息时心动过速、直立性低血压、无痛性心肌梗死,可导致严重心源性休克、心力衰竭,甚至猝死。

(2)汗腺分泌异常:可出现躯干下部出汗减少,而上半身出现多汗,尤其吃饭时大汗淋漓。

(3)消化系统:常常出现胃排空迟缓、胃轻瘫、糖尿病性腹泻与便秘交替等。

(4)不察觉性低血糖:极易导致低血糖昏迷。

(5)无张力性膀胱:即神经源性膀胱。排尿后膀胱中的残余尿超过 50ml,早期可无症状,以后可表现为尿流变细,排尿时间延长,直至出现排尿不尽、滴沥等现象。膀胱排空困难,残余尿增多,引起尿潴留,继而易发生反复尿路感染,甚至累及肾脏,引起肾盂肾炎、肾衰竭。

(6)性功能紊乱:男性可出现阳痿、早泄、逆行射精、不育;女性可有月经紊乱、不孕。

(7)瞳孔调节异常:瞳孔缩小,外形不规则,双侧不对称不等大,对光反射不灵敏。

3.中枢神经病变

(1)糖尿病性脊髓病:较少见,表现为走路不稳、步态蹒跚,如踩棉花感。如有感觉障碍,则出现共济失调。

(2)脑部病变:以缺血性脑血管病多见。根据发生部位的不同,可发生偏瘫、偏盲、失语、智力障碍、血管性痴呆及帕金森病等。

【辅助检查】

肌电图电生理检查、B超测量膀胱内残余尿量等。

【治疗原则】

1.严格控制血糖纠正体内代谢紊乱　　这是预防和治疗糖尿病神经病变的关键。

2.药物治疗　　以改善神经营养、改善微循环、促进神经修复为目的,如服用多种B族维生素,包括维生素$_1$、B_2、B_6、B_{12}及复合维生素B,以及醛糖还原酶抑制剂肌醇。

3.对神经病变引起的各症症状慕取相应的对症治疗

(1)物理疗法。

(2)镇痛剂:常用的有卡马西平、苯妥英钠、奋乃静、阿米替林等。

(3)止泻剂:鞣酸蛋白、碱式碳酸铋。

(4)神经源性膀胱:可试用耻骨上按摩,必要时应留置导尿、膀胱冲洗。

(5)胃肠低张状态:甲氧氯普胺(胃复安)。

(6)直立性低血压:9α-氟氢化可的松。

(7)阳痿:可肌内注射绒毛膜促性腺激素或睾酮。

【护理评估】

1.健康史　　询问患者的病程、发病时间及发病程度;评估患者合并神经病变的情况及足背动脉搏动情况,全身皮肤有无破溃等;同时注意询问患者目前的血糖控制情况、有无尿路感染。

2.身体状况　　评估患者是否有双下肢麻木、感觉缺失及过敏、静息时心动过速、直立性低血压、胃肠道食物不耐受、尿潴留、偏瘫、智力障碍、便秘和腹泻交替、跟腱反射消失等,是否出现皮肤苍白、青紫、少汗、皮肤营养障碍等。

3.心理-社会状况　　并发症的出现导致患者痛苦,对生活失去信心,在评估的同时,应耐心听取患者的倾诉及提出的问题,鼓励患者解除悲观、忧虑心理,保持乐观情绪,积极配合治疗。

【护理诊断】

1.舒适的改变　　与患者的异常感觉有关。

2.有受伤的危险　　与患者感知能力下降有关。

【护理措施】

1.镇痛　　遵医嘱可用吲哚美辛、苯妥英钠、卡马西平、曲马多、麻醉镇痛剂、镇静安眠剂、血管扩张剂等药物镇痛;心理安慰,减轻患者心理负担,转移患者注意力;保持环境安静舒适;适当按摩。

2.止泻　　遵医嘱应用红霉素、甲硝唑、次碳酸铋等西药或中药、针灸等方法止泻;同时给予适当安慰鼓励,帮助患者树立信心;每次便后保持肛周及臀部皮肤清洁干燥,预防压疮;指导患者锻炼盆底肌肉,控制排便。

3.治疗胃轻瘫　　患者应少食多餐,进食低脂、低纤维饮食,配合胃动力药如多潘立酮、西沙比利等。

4.缓解尿潴留　鼓励患者白天每 3～4 小时排尿 1 次,排尿时下腹部用手压迫帮助排尿。

5.减轻直立性低血压　患者改变体位时应缓慢,下肢可穿弹力袜。

【健康教育】

1.养成良好生活习惯,戒烟限酒,适当营养,避免毒性物质等。

2.强调早期筛查和早期治疗的重要性,让患者了解神经病变的症状和体征,强调有些病变可以是无症状的,并解释其危害及发生发展,告知不同病变的不同治疗方法及保护足的重要性。

五、糖尿病合并骨关节病

糖尿病骨关节病变是指糖尿病性神经病变引起的神经性关节病,是 1988 年由学者 Charcot 首次发现的 Charcot 关节病中的一类,又有无痛性关节病之称。常见于 40～60 岁患者,男女之比为＝3∶1。

【临床表现】

关节逐渐肿大、不稳,血性积液,可穿刺抽出血样液体。肿胀关节多无疼痛或仅轻微胀痛,关节受限不明显,关节疼痛和功能受限与关节肿胀破坏不一致为本病的特点。晚期关节破坏进一步发展,可导致病理性骨折或病理性关节脱位。

【辅助检查】

X 线检查、CT 检查等。

【治疗原则】

目前无特异性治疗手段,以保护防治措施为主。

1.关节减负和保护。

2.药物治疗。

3.关节置换。

【护理评估】

1.健康史　询问患者的糖尿病病程,目前的血糖控制情况等;评估有无眼底病、肾脏并发症及周围血管病变的症状和体征;询问有无诱发因素如服用磺脲类药物。

2.身体状况　评估患者有无骨质增生、关节周围炎、骨性关节炎、软组织溃疡的皮肤病变、关节脱位、肿胀及畸形等症状。

3.心理-社会状况　评估患者和家属对疾病的了解程度,详细讲解疾病的相关知识,使他们能正确面对疾病,减轻心理负担。

【护理诊断】

1.舒适的改变——疼痛　与关节受损有关。

2.肢体活动受限　与关节受损有关。

3.有受伤的危险　与关节活动障碍有关。

【护理措施】

1.病变上肢避免用力,下肢尽量减轻负重;破坏较重的关节(如膝、肘和脊柱部位)可用支架保护。

2.卧床休息,将痛肢用被褥等垫起,采取舒适体位,以减轻疼痛,但必须变换体位,以免局部皮肤受压过久造成肌肉失用性萎缩及关节功能不良。

3.避免所有诱发因素,加强自我管理意识,防止关节过度活动,注意关节保暖。

【健康教育】

1.做好糖尿病合并骨关节性疾病的宣传教育,帮助患者及家属正确认识疾病。

2.要注意避免受伤,尤其是足部感觉缺失的患者。

3.坚持适当的体育锻炼,避免剧烈活动,过度劳累。

4.保持良好的饮食习惯,戒烟忌酒。

六、糖尿病足

糖尿病足是糖尿病患者由于机体长期处于高血糖状态,造成下肢血管硬化、血管壁增厚、弹性下降,血管内形成血栓,集结成的斑块使下肢血管闭塞、肢端神经营养缺乏,从而造成的下肢组织病变。根据世界卫生组织(WHO)定义,糖尿病足是指糖尿病患者由于合并神经病变及各种不同程度末梢血管病变而导致下肢感染、溃疡形成的深部组织的破坏。

【临床表现】

1.症状　患者除有糖尿病"三多一少"症状外,更主要的是出现皮肤瘙痒、肢端感觉异常,包括刺痛、灼痛、麻木及感觉迟钝或丧失,可出现脚踩棉絮感、鸭步行走、间歇性跛行、休息痛、无力、下蹲起立困难。

2.体征　可发现肢端皮肤颜色变黑伴有色素沉着,肢端凉,水肿。可有趾间真菌感染、红癣、甲沟炎和趾甲内陷。皮肤干裂,无汗、毫毛少,或形成水泡、血泡、糜烂、溃疡,可出现足的坏疽和坏死,当有产气菌感染时,可闻及捻发音。肢端肌肉营养不良、萎缩、张力差,易出现韧带损伤、骨质破坏,甚至病理性骨折,可出现跖骨头下陷,跖趾关节弯曲,形成弓形足、锤状趾、鸡爪趾、夏科关节等。肢端动脉搏动减弱或消失,血管狭窄处可闻及血管杂音,深浅反射减弱或消失。

3.分级　糖尿病足临床表现常用 Wagner 分级法来划分,具体如表5-8。

【辅助检查】

1.周围血管检查　踝动脉-肱动脉血压比值(ABI)、多普勒超声检查、激光测定血压、跨皮氧分压。

2.血管造影　血管造影可以用于了解下肢血管闭塞程度、部位,既可为决定截肢平面提供依据,又可为血管旁路手术做准备。

3.糖尿病足溃疡合并感染的检查　感染的征象包括局部红肿、疼痛和触痛,有脓性渗出、捻发音(产气细菌所致)或深部的窦道,可利用探针取溃疡底部的标本做细菌培养,也可进行特殊检查(如 X 线平片等)确定有无深部感染。

【治疗原则】

1.全身治疗

(1)控制高血糖、血脂异常、高血压,改善全身营养不良状态和纠正水肿。

(2)处理周围神经病变,扩张血管和改善微循环。

(3)抗感染治疗。

2.局部治疗

(1)溃疡处换药。

(2)手术治疗:包括血管搭桥术、支架植入、截肢、干细胞移植。

(3)血管内超声消融技术。

【护理评估】

1.健康史　评估发生糖尿病足的危险因素,询问患者发生糖尿病足的原因、时间,既往有无本病的诱发因素,了解患者自理程度及依从性,了解患者对糖尿病足预防方法和知识的掌握程度。

2.身体状况　询问患者的足部感觉,检查患者足部有无畸形、皮肤颜色、温度、足背动脉搏动、皮肤的完整性及局部受压情况。测试患者的足部感觉,如振动觉、痛觉、温度觉、触觉和压力觉。

3.心理-社会状况　糖尿病足患者因足部溃疡给工作和生活带来许多不便和影响,特别是面对截肢的危险,对健康和生活失去信心,情绪低落、消极、悲观,甚至有恐惧心理,严重者会拒绝治疗甚至轻生。因此,心理护理是对糖尿病足患者必不可少的护理环节。及时将糖尿病足的发病原因、防治知识和护理方法告知患者和家属,可以让患者对糖尿病足有一个充分的认识,同时还可以缓解患者的精神压力,以消除患者及其家属的顾虑,树立战胜疾病的信心。

【护理诊断】

1.舒适的改变　与皮肤受损和糖尿病神经病变有关。

2.皮肤完整性受损　与糖尿病足引起的皮肤溃疡、糜烂有关。

3.感染　与血糖升高机体抵抗力低下有关。

4.营养失调——低于机体需要量　与糖尿病引起的物质代谢紊乱有关。

5.有受伤的危险　与患者活动能力下降有关。

6.心情低落　与疾病疗效缓慢和治疗效果差有关。

7.知识缺乏　与缺乏糖尿病足的预防与自我护理知识有关。

【护理措施】

1.预防糖尿病足　糖尿病足(DF)重在预防。尽管 DF 的治疗困难,但 DF 的预防却十分有效。

(1)加强足部日常护理

1)保证病室环境、床单及患者皮肤的清洁。

2)改善局部血液循环,防止患部受压,抬高患肢,卧床时注意勤翻身,以减少局部受压时间,必要时使用支被架。指导患者做患肢运动练习是促进患肢血液循环的有效方法。

3)合理饮食,改善全身营养状况,鼓励患者进食高蛋白、高维生素饮食。贫血者轻症可进食含铁丰富的食物,重症应间断输血。限制高脂饮食,荤素搭配,少食辛辣,饮食坚持清淡原则。

4)足部自我检查,许多糖尿病足都起因于足部的外伤,因此足部检查非常重要。如果伤口出现感染或久治不愈合,应及时就诊。自我检查时,重点检查足趾、足底、足变形部位,看是否有损伤、水疱,皮肤温度、颜色,是否干燥、皲裂,趾甲、趾间有无异常,有无鸡眼、足癣、足部动脉搏动有无异常等。

(2)日常预防

1)坚持每天用温水泡脚,温度应<37℃,不要用脚试水温,可用手、手肘或请家人代试水温;并适当用双脚按摩互搓,促进足底血液循环;洗的时间不要太长,10 分钟左右;洗脚后用柔软的毛巾擦干,尤其脚趾间;擦干后用剪刀小心地修整趾甲,并把边缘磨光滑,且不要修剪得过深。

2)出现鸡眼、足癣、甲沟炎、胼胝、水疱、皮肤破损等情况时需要及时就医,不要自己处理;不能用化学物质或膏药除去角化组织或胼胝。

3)不要打赤脚,以防被地面的异物刺伤;也不要穿脚趾外露的凉鞋。

4)尽量选择浅色、吸水、透气性好的棉布袜或羊毛袜,袜子不宜太大或太小,袜边不要太紧,避免袜口勒出印痕,内部接缝不要太粗糙,袜子不能有破洞。

5)天气冷时,不要使用热水袋或热水瓶暖脚,以防烫伤;不能烤火;可用厚袜及毛毯保温。

6)选择适合的鞋子,如选择柔软的、透气性好的面料,圆头、宽松、厚底、有带的鞋子,鞋内部平整光滑;避免穿小鞋、硬底鞋、高跟鞋、尖头鞋,运动时,要穿运动鞋;保持鞋内卫生,勤洗鞋底和袜子;保持鞋内干燥,预防脚气;穿鞋前,要检查鞋内是否有异物,防止足部损伤;最好下午买鞋,双脚要穿着袜子同时试穿;新鞋穿 20～30 分钟后应脱下,检查双脚皮肤是否有异常,每天逐渐增加穿鞋时间以便及时发现潜在问题。

7)如皮肤干燥,应该使用润滑剂或护肤软膏,但不要太油;皮肤皲裂者,可擦含有尿素成分的皲裂霜;

脚出汗较多者,可用滑石粉置于鞋中或脚趾间擦酒精,再以纱布隔开,保持脚部的干爽。

8)适当运动,改善肢端血液循环。双腿不要叠放,不要盘腿。

9)避免足部针灸、修脚等,防止意外感染。

10)戒烟。

11)每年至少进行1次足部的专科检查。

(3)糖尿半足预防5大关键要点《美国 ADA 推荐5P原则)

Podiatriccare——专科医护人员定期随访和检查。

Protectiveshoes——具有保护功能的舒适鞋,必须有特定足够的深度。

Pressurereduction——有压力缓解作用的鞋垫,甚至个性制作鞋垫。

Prophylacticsurgery——预防性外科矫形手术。

Preventiveeducation——患者和医务人员的预防知识教育。

2.糖尿病足筛查

重点是糖尿病足高危人群。

(1)糖尿病足的高危人群

1)有溃疡、穿透性的足底溃疡和截肢病史者。

2)间歇性跛行者。

3)足部畸形,还包括受压点角质层增厚、爪样趾、平足。

4)足部感觉迟钝或丧失:温度辨别、疼痛和(或)震动感消失(至少两者)。

5)有周围血管病变的证据。

(2)筛查的方法和注意事项

1)观察足部皮肤的颜色和营养状况,检查皮肤有无破损。

2)触诊患者足部皮肤的温湿度和足背动脉、胫后动脉搏动。

3)神经系统检查

①10g尼龙丝检查:10g尼龙丝一头接触于患者的大足趾、足跟和前足趾,患者此时能感到尼龙丝,则为正常,否则为不正常。不正常者往往是糖尿病足溃疡的高危人群,并有周围神经病变。

准确使用10g尼龙丝测定的方法为:在正式测试前,在检查者手掌上试验2~3次,尼龙丝不可过于僵硬;测试时尼龙丝应垂直于测试的皮肤,施压力使尼龙丝弯曲约1cm,然后去除对尼龙丝的压力;测定下一点前应停止2~3秒;测定时应避免胼胝,但应包括容易发生溃疡的部位;建议测试的部位是大足趾,跖骨头1、2、3和5处。在不同研究中测试部位包括足跟和足背。如测定10个点,患者仅感觉到8个点或不足8个点,则视2点以上异常。如测定3个点,患者有1个点无感觉就视为异常。

②压力测定:国外已经研究出多种测定足部不同部位压力的方法,如 MatScan 系统、FootScan 系统等。这些系统测定足部压力的工作原理是让受试者站在有多点压力敏感器的平板上,或在平板上行走,通过扫描成像,传送给计算机,计算机屏幕上显示出颜色不同的脚印,如红色部分为主要受力区域,蓝色部分为非受力区域,以此了解患者有否足部压力异常。

③其他检查:音叉振动觉检查、肌电图检查、各种腱反射检查等。

4)周围血管检查

①扪足背动脉、胫后动脉、腘动脉搏动情况。

②踝动脉-肱动脉血压比值(ABI):又称踝肱指数,是非常有价值的反映下肢血压与血管状态的指标,正常值为1.0~1.4。0.7~0.9为轻度缺血;0.5~0.7为中度缺血;<0.5为重度缺血,这些患者容易发生下肢(趾)坏疽。

③彩色多普勒超声检查。

④血管造影：磁共振血管造影、DSA 血管造影。

5)其他检查：关节和骨的 X 线检查、皮肤温度觉检查等。

3.观察护理

(1)监测血糖、血压等。

(2)观察溃疡的大小、分泌物和肉芽生长情况并换药。

(3)患肢制动和减压，注意局部保暖。

4.心理护理

(1)尊重接纳患者，注意倾听患者的诉求。

(2)评估患者心理压力的来源和程度，给予疏导，必要时请心理治疗师会诊。

(3)向患者讲解疾病和治疗的相关知识，取得患者合作。

(4)取得家属的合作和支持。

(5)请成功病例现身说法。

【健康教育】

1.知道糖尿病足的高危因素

(1)糖尿病周围神经病变，感觉丧失。

(2)糖尿病周围血管病变，足畸形，胼胝形成。

(3)糖尿病微血管病变，合并视网膜病变，肾脏病变。

(4)既往足部溃疡或者截肢史。

(5)血糖控制不良，血脂代谢紊乱。

(6)其他：吸烟、男性老年独居者、肥胖、缺乏相关教育、饮酒、精神状态差、社会状况，不能进行有效足部保护者。

2.了解糖尿病足的常见诱因　鞋创伤、切割伤、温度异常致伤、重复应激、压疮、医源性损伤、甲沟炎、鸡眼及其他皮肤病、皮肤水肿；穿鞋、袜子、剪趾甲不合适等。

3.教会糖尿病患者足部护理和预防糖尿病足的方法。

七、糖尿病合并感染

糖尿病患者因抵抗力低，易发生感染，在血糖控制差的患者中更常见且严重，感染也会加重糖尿病的发展，或产生其他并发症，故控制感染也是糖尿病治疗的任务之一。

【临床表现】

1.皮肤感染　皮肤瘙痒症、湿疹、皮肤化脓性感染、皮肤真菌感染等。

2.泌尿生殖系统感染　阴道炎、女性外阴瘙痒、肾盂肾炎、膀胱炎、龟头炎等。

3.呼吸道感染　肺炎、肺结核。

4.口腔感染　牙周病和龋齿。

【辅助检查】

血常规、胸部 X 线、分泌物涂片检查等。

【治疗原则】

控制血糖，积极治疗糖尿病，对症治疗。

【护理评估】

1.健康史　询问患者血糖控制情况，有无泌尿系感染、感冒、发病时间、病情程度；了解患者的生活方式、饮食习惯、体温等。

2.**身体状况**　评估患者有无呼吸系统、泌尿系统、皮肤感染等症状。

3.**心理-社会状况**　评估患者目前的自理程度及依从性,了解患者及家属对疾病的掌握程度及心理反应,有针对性地进行心理疏导和安慰。

【护理诊断】

1.**舒适的改变**　与疾病导致疼痛、瘙痒等有关。

2.**体温异常**　与感染有关。

【护理措施】

1.**皮肤护理**

(1)卧床患者应勤翻身,减少局部组织受压,预防压疮发生。

(2)作好个人卫生,勤洗澡,勤换衣,保持皮肤清洁;洗澡时,水温不宜过热,应轻轻揉搓,防止皮肤破损引起感染;使用刺激性小的中性香皂、浴液,切勿使用刺激大的碱性洗涤剂;老年患者每次洗澡时间不宜过长,最好采用淋浴。

(3)对有反复真菌感染、化脓性皮肤病、顽固性皮肤瘙痒的中老年人,应重视血糖测定,做伤口细菌培养以选用敏感抗生素,伤口局部不可随意用药,尤其是刺激性药物。

2.**泌尿生殖系统护理**　女性患者勤换内裤,内裤不宜过小过紧,避免使用松紧带和各种约束带,选用通气性能好的天然织物内衣,并消毒晾晒。月经期应使用消毒卫生纸或符合卫生要求的卫生巾。

3.**口腔护理**　每日至少早晚各刷牙1次,使用软毛牙刷,每3个月更换牙刷1次;饭后要漱口,注意预防口腔疾病;每日仔细检查牙龈有无发炎组织;重患者给予特殊口腔护理。

4.**呼吸道护理**　预防感冒等上呼吸道传染疾病,避免与肺炎、感冒、肺结核等感染者接触。

【健康教育】

1.养成良好的卫生习惯,戒烟忌酒,保证适当的营养。

2.讲解糖尿病相关知识,做到早预防,早治疗。

3.注意肢体保暖,多喝水,避免上呼吸道感染和皮肤破溃,学会自我检测体温和血糖。

(于晓琴)

第四篇　临床外科常见病护理

第十三章　颈部外科常见疾病

第一节　甲状腺功能亢进

甲状腺功能亢进症简称甲亢,多见于妇女,可分为:①原发性甲亢:最常见,指在甲状腺肿大的同时出现功能亢进症状,好发于 20~40 岁,腺体呈弥漫性肿大,两侧对称,伴有眼球突出者称为"突眼性甲状腺肿"。②继发性甲亢:指在结节性甲状腺肿基础上发生甲亢,先有甲状腺肿大,多年后才出现功能亢进症状。年龄多在 40 岁以上。甲状腺肿大呈结节状,双侧不对称,无眼球突出。③高功能腺瘤:少见,腺体内有单个的自主性高功能结节,常无眼球突出。

甲亢的病因尚未完全明了,原发性甲亢被认为是一种自身免疫性疾病,甲状腺大部分切除术是治疗甲亢的一种有效外科方法。

一、护理评估

(一)健康史
1.病人的年龄、性别。

2.病人是否有情绪急躁、容易激动、失眠、两手颤动、怕热、多汗、食欲亢进而体重减轻、消瘦、心悸、胸闷、脉快有力(每分钟脉率在 100 次以上,休息和睡眠时快)、月经失调等症状。

3.是否进行过甲状腺手术或者放射治疗。

4.甲亢的药物治疗情况。

5.病人及其家属对疾病的认识以及心理反应。

(二)身心状态
1.突眼　多见于原发性甲亢病人。典型突眼是双侧眼球突出,眼裂增宽,严重时上、下睑闭合困难,甚至不能盖住角膜。突眼的原因不明了,可能是由于球后肌肉水肿所致。突眼的严重程度与甲亢的严重程度无明显关系。

2.腺体肿大　可以是弥漫性或结节性肿大。由于腺体肿大、血管扩张和血流加速,可在弥漫性、柔软的肿大腺体上扪到震颤,听到血管杂音。

(三)诊断检查
1.基础代谢率(BMR)　常用的计算公式为:BMR=脉率+脉压-111。BMR 正常为 $\pm 10\%$,增高至 $+20\%$~30% 为轻度甲亢,$+30\%$~60% 为中度甲亢,$+60\%$ 以上为重度甲亢。

2.甲状腺摄碘率的测定　给受试者一定剂量的放射性 ^{131}I,再探测甲状腺摄取 ^{131}I 的程度,可以判断甲状腺的功能状态。正常甲状腺 24 小时摄碘量为人体总量的 30%～40%，如果在 2 小时内甲状腺的摄碘量超过了人体总量的 25%，或在 24 小时内超过了人体总量的 50%，且吸碘高峰提前出现，都提示有甲亢。注意如果病人在近 2 个月内吃含碘较高的食物如海带、紫菜或服用含碘药物如甲状腺素片、复方碘溶液等，需停药 2 个月才能做试验，否则影响检测效果。

3.血清 T_3、T_4 测定　甲亢时 T_3 可高出正常 4 倍左右，T_4 高出正常 2.5 倍。

4.B 超　甲状腺呈弥漫性或结节性肿大。

5.ECG　显示心动过速或房颤，P 波和 T 波改变。

二、护理诊断

1.焦虑　与疾病、手术环境及手术预后等因素有关。

2.营养改变——低于机体需要量　与甲亢引起的机体超高代谢有关。

3.自我形象紊乱　与突眼、甲状腺肿大所致的脖子粗有关。

4.活动无耐力　与增加的能量消耗有关。

5.疼痛　与手术引起的组织损伤有关。

6.潜在并发症

(1)呼吸困难和窒息：与手术切口出血、喉头水肿、气管塌陷、痰液阻塞、双侧喉返神经损伤有关。

(2)喉返神经损伤：与术中切断、缝扎、钳夹、牵拉或血肿压迫神经等因素有关。

(3)甲状旁腺功能低下：与手术中甲状旁腺被误切、挫伤或其血液供应受阻等因素有关。

(4)甲状腺危象：可能与手术应激有关。

三、预期目标

1.焦虑减轻　表现为病人能主动与护士交谈，说出焦虑的原因及缓解焦虑的方法，感觉焦虑减轻，积极配合治疗和护理，主动与亲朋、病友交谈，面部表情愉悦。

2.体重维持在正常范围或体重低于正常者的体重逐渐增加。

3.活动耐力增强，疲倦乏力改善　表现为活动后不容易感到疲劳、乏力。

4.自我形象改善　言行表现出对自我形象的接受，有正常的社交关系，自信心增强。

5.疼痛减轻或消失（术后 48 小时）。

6.没有发生呼吸困难和窒息　表现为呼吸平稳，呼吸道通畅，颈部敷料干燥无渗血，无肿胀和压迫，吞咽自如，无颈部梗阻、紧缩感。

7.没有出现甲状旁腺功能低下的症状　表现为血钙正常，指(趾)感觉正常，未发生抽搐。

8.没有出现甲状腺危象　表现为生命体征平稳，神志清楚，无震颤、恶心、呕吐。

四、护理措施

(一)给予心理支持，解除焦虑

1.了解病人焦虑的原因：甲亢病人性情急躁，容易激动，极易受环境因素的影响，对手术的顾虑较多，医护人员要体贴、关心病人，耐心倾听病人的主诉，给予同情安慰。

2.多与病人及其家属交流、沟通，建立良好的护患关系。鼓励病人说出心里的感受，对病人提出的疑问给予明确、有效的答复。向病人及其家属解释手术的安全性、效果以及术前药物准备和相关检查的目的、术后护理的注意事项等,消除其不必要的顾虑。

3.指导病人精神、心理放松,如听音乐、看书、与同室的病友交谈,尤其是与有相同疾病的病人交流等。

4.提供安静、舒适的环境。

5.鼓励家庭成员多给患者以心理支持。

(二)营养护理

1.向病人及其家属解释营养的重要性和必要性。甲亢病人因脂肪、蛋白质、碳水化合物分解代谢旺盛,机体消耗大,需给予高蛋白、高热量、高碳水化合物及高维生素的食物。

2.限制调味较浓的食物和浓茶、咖啡、可乐等刺激性饮料。

3.避免剧烈活动,减少体力消耗。

4.每日监测基础代谢率,遵医嘱及时调整抗甲状腺素药及碘剂的剂量,控制基础代谢率,降低能量消耗。

5.每周测体重一次,并记录。

(三)调整自我形象紊乱

1.向病人解释突眼形成的原因、术后突眼症状会逐渐消失,使病人能理解。

2.注意突眼保护,卧床睡觉时,头部垫高,减轻眼部肿胀。眼睑闭合不全时,可戴眼罩。睡眠时,可用抗生素眼膏以避免干燥,预防感染。

3.术后保持切口清洁、干燥、引流通畅,防止切口感染导致瘢痕增生,影响外貌。

4.指导病人利用围巾、穿高领衣以及着装掩盖颈部。

5.术后注意颈部功能锻炼,术后半年之内,睡觉时最好保持颈部后仰,防止瘢痕挛缩。

(四)术前药物准备

1.解释用药的目的　降低基础代谢率、减轻甲状腺肿大及充血。

2.介绍术前常用的药物及方法

(1)硫氧嘧啶类药物加碘剂:即先用硫氧嘧啶类药物控制甲状腺症状后,改服 1～2 周的碘剂。常用的碘剂是复方碘化钾溶液,每日 3 次,第 1 日每次由 3 滴开始,逐日每次递增 l 滴,至每次 16 滴为止。然后维持此剂量至手术。

(2)开始即用碘剂,2～3 周后甲亢症状基本控制、脉率稳定在每分钟 90 次以下、BMR 在 ±20% 以下时,便可进行手术。

(3)普萘洛尔:近几年来,有人主张与碘剂合用或单独用普萘洛尔作术前准备。即每 6 小时给药一次,每次 20～60mg,口服,一般在 4～7 天,脉率降至正常时即可手术。

3.用药注意事项

(1)向病人详细解释碘剂一定要在饭后用冷开水稀释后服用,切忌将浓的碘剂直接滴入口腔,以免灼伤口腔黏膜,刺激口腔和胃黏膜引起恶心、呕吐、食欲不振等,且要强调一定要按剂量服用。

(2)碘剂不能单独治疗甲亢,仅用于手术前的准备。因为碘剂只能抑制甲状腺激素的释放,而不能抑制其合成。因此,一旦停药,贮存于甲状腺滤泡内的甲状腺球蛋白分解,大量甲状腺激素释放到血液,使甲亢症状加重。

(3)服用普萘洛尔时,由于普萘洛尔在体内的有效半衰期不到 8 个小时,所以最末一次口服普萘洛尔是在术前 1～2 小时,术后继续口服 4～7 天,并注意术前不用阿托品,以免引起心动过速。

(五)减轻疼痛,促进舒适

1.评估病人疼痛的部位、性质和程度。

2.协助病人舒适的体位：术后神志清醒后改为半坐卧位，颈部垫一沙袋或小枕头支持颈部，降低颈部张力，减轻疼痛。

3.翻身变转体位时，注意要同时托起头颈部。

4.必要时按医嘱给予止痛药。

5.观察病人对止痛药的反应。

6.教会病人放松疗法，如听音乐、与人交谈、想象一些美好的事情，以分散注意力、减轻疼痛。

7.避免咳嗽，痰液粘稠时予雾化吸入，并予消炎、祛痰药物稀释，以促进痰液排出。

8.提供安静、舒适的环境，避免外界刺激，促进舒适。

（六）术后并发症的护理

1.呼吸困难和窒息

(1)评估病人是否有进行性呼吸困难、呼吸费力、烦躁、发绀及气管内痰鸣音。

(2)询问病人是否有颈部压迫感、紧缩感或梗阻感。

(3)术后24～48小时，严密观察病情变化，每2小时测量血压、脉搏、呼吸1次，观察伤口敷料及引流管引流液的情况，尤应注意颈部敷料有无渗血。

(4)预防术后出血：适当加压包扎伤口敷料。予半坐卧位，颈后垫一小枕或沙袋，以支持颈部、减轻术后颈部切口张力。避免大声说话、剧烈咳嗽，以免伤口裂开出血。术后6小时内进食温凉流质、半流质饮食，避免进过热饮食，减少伤口部位充血。

(5)保持呼吸道通畅：术前指导病人有效咳嗽排痰的方法，术后督促、强化并示范，即先深吸一口气，然后用手按压切口处，快速用力将痰咳出，但避免剧烈咳嗽，以免伤口裂开。痰液粘稠不易排出时，给予雾化吸入，每天2～3次，并协助病人翻身拍背，促进痰液排出。

(6)发现病人有颈部紧缩感和压迫感、呼吸费力、烦躁不安、心动加速、发绀时，应立即检查伤口。如果是出血引起，立即就地松开敷料，剪开缝线，敞开切口，迅速除去血肿；如血肿清除后病人呼吸仍无改善，则应当机立断施行气管切开，并予吸氧；待病人情况好转后，再送手术室进一步检查止血和其他处理。

(7)术前常规在床旁准备无菌气管切开包、消毒手套、氧气、吸引器、照明灯和抢救药品，以便急用。

2.喉返神经损伤　评估病人有无声音改变及有无失音和呼吸困难。如果症状出现，注意给予安慰和解释，减轻其恐惧和焦虑，使其积极配合治疗。同时应用促进神经功能恢复的药物，结合理疗、针灸，促进声带功能的恢复。注意声带的休息，避免不必要的谈话。在后期要多与病人交流，并要求病人尽量用简短的语言回答或点头，亦可使用写字板，鼓励病人自己说出来，提高其自信心，促进声带功能的恢复。

3.低钙抽搐　评估病人有无甲状旁腺功能低下的症状和体征，如术后1～3天有面部、口唇周围及手、足针刺感、麻木感或强直感。重者可有面肌和手足阵发性痛性痉挛，甚至喉、膈肌痉挛，出现呼吸困难和窒息。血清钙低于正常。

如果出现症状，护理上需注意以下事项：

(1)限制含磷较高的食物，如牛奶、瘦肉、蛋类、鱼类。

(2)症状轻者可口服葡萄糖酸钙2～4g，每日3次，2～3周后损伤的甲状旁腺代偿性增生，症状消失；症状较重者或长期不能恢复者加服维生素D_3，每日5～10万单位，促进钙在肠道中的吸收。口服二氢速醇(AT_{10})油剂，有提高血清钙含量的特殊作用，从而降低神经肌肉的应激性，效果最好。

(3)抽搐发作时，注意用压舌板或牙垫置于上下磨牙间，并静脉注射10%的葡萄糖酸钙或氯化钙10～20ml。近几年来，用带血管胎儿甲状腺-甲状旁腺移植至腹腔内或腹股沟区有良好疗效。

4.甲状腺危象　评估病人神志及生命体征有无改变。甲状腺危象表现为术后12～36小时内高热、脉快且弱(大于120次/分)、烦躁、谵妄甚至昏迷，常伴恶心，呕吐。

如果症状出现,要及时处理:

(1)降温:物理或药物降温,必要时可用冬眠药,使其体温维持在 37℃ 左右。

(2)吸氧,减轻组织缺氧。

(3)静脉输入大量葡萄糖溶液,降低循环血液中的甲状腺激素水平。

(4)烦躁不安、谵妄者注意采用防范措施。

(5)碘剂:口服复方碘化钾溶液 3~5ml。紧急时用 10％ 碘化钠 5~10ml 加入 10％ 葡萄糖溶液 500ml 中作静脉滴注氢化可的松,每日 200~400mg,分次静脉滴注,拮抗应激;利血平 1~2mg,肌内注射或普萘洛尔 5mg 加入 10％ 葡萄糖溶液 100ml 中静脉滴注,以降低周围组织对儿茶酚胺的反应。镇静剂常用苯巴比妥钠 100mg 或冬眠合剂 Ⅱ 号半量,肌内注射,6~8 小时一次;有心衰者加用洋地黄制剂。

(6)提供心理支持,减轻恐惧和焦虑,促进症状缓解。

5.知识缺乏　不能适应改变了的健康状态。

(1)加强术后健康指导,尤其是颈部的体位和功能锻炼,术中颈部保持过伸体位,因此,术前一天指导病人练习手术时头颈过伸体位。

(2)注意保暖,预防呼吸道感染,吸烟者术前 2 周禁烟,预防术后并发症。

(3)加强自控,避免情绪激动。

(4)告诉病人甲亢复发、甲状腺及甲状旁腺功能低下的症状与体征。

1)甲亢复发的症状:失眠、怕热、腹泻、烦躁、不明原因的体重下降。

2)低甲症状:不明原因的体重增加、持续乏力、头昏、嗜睡、怕冷、便秘。

3)甲状旁腺功能低下:手足及口唇周围麻木、肌肉痉挛。

(5)拆线后指导练习颈部活动,睡觉时保持后仰体位,防止伤口粘连、瘢痕挛缩。

(6)术后按医嘱服用药物,并定期看门诊。

五、评价

1.病人能否主动与护士交谈自己心里的感觉,能否说出引起焦虑的原因和缓解焦虑的方法,是否自诉焦虑减轻。

2.体重是否维持在正常范围或是否增加,食欲是否减退,血尿素氮是否正常。

3.病人是否感觉活动耐力增加,是否从事一般活动后不感觉疲劳。

4.病人是否心情开朗,是否有良好的人际交往,睡眠是否充足。

5.自诉疼痛是否减轻,有无疼痛的体征如眉毛紧锁、痛苦面容、蜷曲颈部等。

6.有无伤口渗血、痰液粘稠,呼吸的频率、节律是否改变。

7.有无抽搐出现,血钙是否正常。

8.病人的声音是否正常。

9.生命体征是否平稳,有无高热、寒战等体征。

(张　敏)

第二节　甲状腺肿瘤

甲状腺肿瘤分良性和恶性两类。良性中多为腺瘤;恶性中多为癌,肉瘤极少见。

一、甲状腺腺瘤

分滤泡状和乳头状囊性腺瘤两种,前者较常见。切面呈淡黄色或深红色,具有完整的包膜。

患者多为女性,年龄常在40岁以下。一般均为甲状腺体内呈圆形或椭圆形的单发结节,位置常近甲状腺峡。结节质较软,表面光滑,随吞咽上下移动,生长缓慢。大部分患者无任何不适感。乳头状囊性腺瘤有时可因囊壁血管破裂而发生囊内出血,此时肿瘤体积可在短期内迅速增大,局部出现胀痛。核素扫描一般为温结节,囊性变时可表现为冷结节。

由于甲状腺腺瘤有癌变的危险(癌变率可高达10%),且有引起甲状腺功能亢进的可能(发生率约为20%),应早期切除。要注意的是,在切除腺瘤时应将腺瘤连同其包膜和周围1cm宽的正常甲状腺组织整块切除,必要时连同切除同侧大部腺体。切除后即行冷冻切片检查;如检查结果有癌变,则应按甲状腺癌处理。

二、甲状腺癌

并不少见,占全身恶性肿瘤的0.2%(男性)~1%(女性)。国内普查报道,其发病率为11.44/10万,其中男5.98/10万,女14.56/10万。病理方面可分为四种:

1.乳头状腺癌 约占60%,恶性较低。一般为单发病灶,多无包膜,主要转移至颈淋巴结;有时原发癌很微小(直径<1cm),未被觉察,但颈部转移的淋巴结已很大。患者常是年轻人。

2.滤泡状腺癌 约占20%,中度恶性。病灶多为单发;有包膜,但不完整,有癌细胞浸润。手术时约有15%患者已有血行转移,颈淋巴结转移较少。患者多为中年人。

Hurthle细胞癌是特殊类型的滤泡状腺癌:癌细胞较大,胞质丰富,嗜酸性,可被伊红染料染成红色,内含很多微小颗粒。占滤泡状腺癌的3%~9%,不吸收放射性碘,预后较差。

3.未分化癌 约占10%,按其细胞形态又可分为小细胞和巨细胞两型,恶性程度甚高。很早转移至颈淋巴结,也经血行转移至骨和肺。患者常为老年人。

4.髓样癌 约占5%。细胞排列呈巢状、带状或束状,无乳头或滤泡结构,其间质内有淀粉样物沉着。髓样癌发生于滤泡上皮以外的滤泡旁细胞(C细胞),分泌大量降钙素。组织学上虽呈未分化状态,但其生物学特性则与未分化癌不同。恶性程度中等。较早出现颈淋巴结转移,晚期可有血行转移。

5.恶性淋巴瘤 约占5%,肿块多无包膜,由异常淋巴细胞广泛浸润。多见于老年妇女,恶性程度高。

【临床表现】

甲状腺结节明显增大,质变硬,腺体在吞咽时的上下移动性减少。这三个症状如果在短时期内迅速出现,则多为未分化癌;如果是逐渐出现,而患者的年龄在40岁以下,则腺癌的可能很大。颈淋巴结的转移在未分化癌很早,在腺癌多较晚。晚期出现波及至耳、枕部和肩的疼痛,声音嘶哑,继之发生压迫症状如呼吸困难、吞咽困难和明显的Homer综合征。远处转移主要至扁骨(颅骨、椎骨、胸骨、盆骨等)和肺。

在髓样癌,5%~10%有明显家族史,是常染色体显性遗传,多为双侧肿瘤。由于肿瘤本身可产生激素样活性物质(5-羟色胺和降钙素),因此,在临床上可出现腹泻、心悸、脸面潮红和血钙降低等症状。血清降钙素多增高。此外,还可伴有其他内分泌腺的增生,如嗜铬细胞瘤、甲状旁腺增生等。

【诊断与鉴别诊断】

约80%的甲状腺癌为分化较好的腺癌,早期予以手术治疗,5年生存率可高达75%以上,这说明甲状腺癌早期确诊的重要性。诊断方面提出下列三点。

1.病史方面要警惕下列情况　①地方性甲状腺肿非流行地区的儿童甲状腺结节;②成年男性甲状腺内的单发结节;③多年存在的甲状腺结节,短期内明显增大;④儿童期曾接受颈部放射治疗者,应予重视。

2.甲状腺结节有时很小,不易触及;体检时要认真做好扪诊。一般来说,多个结节多为良性病变,而单个的孤立结节中有 4%～5% 为甲状腺癌。进一步明确单个结节的性质:①应首选 B 型超声探测来区别结节的囊肿性或实体性。实体性结节并呈强烈不规则反射,则恶性的可能更大;②实体性结节应常规行核素扫描检查,如果为冷结节,则有 10%～20% 可能为癌肿。

X 线检查,包括 CT、MRI,主要用于甲状腺癌转移的发现、定位和诊断。在甲状腺内发现沙粒样钙化灶,则提示有恶性的可能。

3.近年多行针吸细胞学检查,方法简单易行。以 20ml 注射器,配以细针,直径为 0.7～0.9mm。一般不需局部麻醉,直接刺入结节内,即将注射器塞向外拉,在注射器腔内造成负压,然后在结节内以 2～3 个不同方向进行穿刺吸取。需要注意的是,在拔出穿刺针前,一定要让注射器塞慢慢地向前退至原处,以消除注射器腔内的负压,这样,在拔出穿刺针时不会将结节周围组织的细胞群混着被吸入,又避免了已吸入的结节细胞群自穿刺针腔内进入注射器腔内。检查这样吸取的细胞群才有诊断价值,诊断正确率可高达80% 以上,但最终确诊应由病理切片检查来决定。

4.采用放射免疫法测定血清中甲状腺球蛋白(Tg),在分化型腺癌其水平明显增高。特别在手术后的监护和随访中,如果 Tg 水平超过 $10\mu g/L$,就应怀疑癌的复发或有转移。

鉴别诊断方面要与下列三种甲状腺疾病鉴别:

(1)亚急性甲状腺炎:由于在数日内发生甲状腺肿胀,可以引起误诊。要注意病史中多有上呼吸道感染。值得注意的是,血清中 T_4、T_3 浓度增加,但放射性碘的摄取量却显著降低,这种分离现象很有诊断价值。试用小剂量泼尼松后,颈部疼痛很快缓解,甲状腺肿胀接着消失,也是值得推荐的鉴别方法。

(2)慢性淋巴细胞性甲状腺炎:由于甲状腺肿大,质又较硬,可以误诊为甲状腺癌。此病多发生在女性,病程较长,甲状腺肿大呈弥漫性、对称、表面光滑。试用左甲状腺素后腺体常可明显缩小。

(3)乳突状囊性腺瘤:由于囊内出血,短期内甲状腺腺体迅速增大,特别是平时忽略了有甲状腺结节存在,更易引起误诊。追问病史常有重体力劳动或剧烈咳嗽史。

【治疗】

以手术为主,而手术的范围和疗效与肿瘤的病理类型有关:①乳头状腺癌:如果颈淋巴结没有转移,癌肿尚局限在一侧的腺体内,应将患侧腺体连同甲状腺峡全部切除、对侧腺体大部切除;如果癌肿已侵及左右两叶,就需将两侧腺体、连同峡部全部切除。切除时要尽量不损伤喉返神经;至少要保留一侧的甲状旁腺。临床实践证明,对没有颈淋巴结转移的乳头状腺癌一般不需同时清除患侧颈淋巴结,五年治愈率可达80% 以上。即使在日后随访中再出现颈淋巴结转移,再行清除手术仍能达到较好疗效。但如已有颈淋巴结转移,则应在切除原发癌的同时清除患侧的颈淋巴结;②滤泡状腺癌:即使癌肿尚局限在一侧腺体内,也应行两侧腺体、连同峡部全部切除。但如颈淋巴结已有转移,大都也已有远处血行转移,因此,即使彻底清除颈淋巴结,也多不能增高手术疗效;③未分化癌:发展甚快,发病后 2～3 个月即出现压迫症状或远处转移;强行手术切除不但无益,且可加速癌细胞的血行扩散。因此,临床上有怀疑时,可先行针吸细胞学检查或做活检以证实;治疗以放射为主;④髓样癌:由于其生物学特性不同于未分化癌,积极采用手术切除两侧腺体连同峡部,同时清除患侧或双侧颈淋巴结,仍有较好疗效;⑤恶性淋巴瘤:以放射治疗为首选。

需要指出的是,在施行甲状腺腺体全部切除时,最好施行所谓甲状腺囊内切除,也就是说要尽量保留腺体背面的囊壁。囊壁上面残留的腺体组织可用锐缘的刮匙刮去,这样可避免损伤喉返神经,也能保护甲状旁腺。文献统计,行囊内腺体全部切除时,双侧喉返神经麻痹的发生率仅为 0.2%(囊外切除约为 2%),手足搐搦的发生率也降至 1%(囊外切除约为 10%)。要知道,喉返神经麻痹和手足搐搦的术后处理远比甲状腺腺癌复发的处理困难得多。

关于颈淋巴结的清除,近年都主张行改良的功能性颈淋巴结清除术,也就是保留胸锁乳突肌、颈内静脉和副神经,而清除颈前、颈后三角中的淋巴脂肪组织。但若病期较晚,颈淋巴结受侵的范围广泛,则仍宜行传统的颈淋巴结清除术。

在内分泌治疗方面,由于分化型乳头状腺癌和滤泡状腺癌均有 TSH 受体,TSH 可通过其受体影响分化型腺癌的生长和功能,因此病人在手术后均应终身服用甲状腺素片,以抑制 TSH 的分泌。国内一般用干甲状腺片,每日 $90\sim120\mathrm{mg}$,也可选用左甲状腺素,每日 $100\sim200\mu\mathrm{g}$。要定期测定血浆 T_4 和 TSH 来调整用药剂量。

应用放射性碘治疗甲状腺癌,其疗效完全视癌细胞摄取放射性碘的多少而定;而癌细胞摄取放射性碘的多少,多与其分化程度成正比。未分化癌已失去甲状腺细胞的构造和性质,摄取放射性碘量极少,因此疗效不良;对髓样癌,放射性碘也无效。分化程度高的乳头状腺癌和滤泡状腺癌,摄取放射性碘量较高,疗效较好,特别适用于手术后 40 岁以上的高危病人、多发性乳头状癌灶、包膜有明显侵犯的滤泡状腺癌以及已有远处转移者。

如果已有远处转移,对局部可以全部切除的腺癌,不但应将患侧的腺体全部切除、患侧的颈淋巴结加以清除,同时还应切除对侧的全部腺体。这样才可用放射性碘来治疗远处转移。腺癌的远处转移,只能在切除全部甲状腺后才能摄取放射性碘。但如果远处转移摄取放射性碘量极微,则在切除全部甲状腺后,由于垂体前叶促甲状腺激素的分泌增多,反而促使远处转移的迅速发展。对这种试用放射性碘无效的病例,应早期给予足够量左甲状腺素,远处转移可因此缩小,至少不再继续迅速发展。

晚期腺癌多穿破甲状腺固有膜,广泛地侵入邻近组织和器官,一般已不能手术治疗。仅在引起严重的呼吸困难时,可切除压迫气管的癌肿部分,以减轻患者的痛苦。如已发生窒息的威胁,应即行气管切开。

【治疗原则】

甲状腺多发结节一般多属良性病变,但多发结节可有继发功能亢进或癌变,故仍以手术治疗为妥。甲状腺单发结节,尤硬而有弹性者,B 超为囊性的,可用甲状腺素治疗,如肿块消失不须行手术。对发展快,质地硬的实质性肿块,特别伴有颈部淋巴结肿大的,或在小儿,青少年及男性患者的单发结节,恶性可能性极大须即时手术治疗。

【护理评估】

评估患者性别、年龄、甲状腺肿物增长速度。评估患者有无压迫症状:呼吸困难、吞咽困难、声音嘶哑、面部淤血、青紫、水肿,浅表静脉怒张等。

【护理要点及措施】

1.术前护理要点

(1)按普通外科疾病术前一般护理常规。

(2)全面评估患者身体情况:包括健康史及其相关因素、身体状况、生命体征,以及神志、精神状态、行动能力等。

(3)皮肤的准备:男性患者刮胡子,女性患者发髻低需要理发。

(4)胃肠道的准备:术前 1d 晚 22:00 禁食水。

(5)体位训练:术前指导患者进行头颈过伸位的训练。

(6)心理护理:通过交流和沟通,了解患者及其家属情绪和心理变化,采取诱导方法逐渐使其接受并正视现实;医护人员应热情、耐心、服务周到,对患者给予同情、理解、关心、帮助,告诉患者不良的心理状态会降低机体的抵抗力,不利于疾病的康复。解除患者的紧张情绪,更好地配合治疗和护理。

(7)术前常规在床旁准备气管切开包和抢救药品。

2.术后护理要点

（1）按普通外科术后一般护理常规。

（2）观察生命体征变化：术后密切观察患者血压、脉搏、氧饱和度等变化，注意观察患者的主诉，及时发现可能发生的内出血。

（3）体位：患者术后清醒返回病房后，给予去枕平卧位，头偏向一侧；麻醉完全清醒后若病情允许，可取半卧位，减轻术后颈部切口张力，以利呼吸和引流。为防止术后伤口出血，避免剧烈咳嗽。术后 6h 内持续低流量吸氧。

（4）甲状腺引流管的护理：术后患者留置甲状腺切口引流管，活动、翻身时要避免引流管打折、受压、扭曲、脱出等。保持引流通畅，定时挤压引流管，避免因引流不畅而造成皮下血肿，甲状腺切口引流管引流的血性液应每日更换引流袋以防感染。

（5）引流液的观察：术后引流液的观察是重点，每日记录和观察引流液的颜色、性质和量，如在短时间内引流出大量血性液体，应警惕发生继发性大出血的可能，同时密切观察血压和脉搏的变化，发现异常及时报告医师给予处理。

（6）手术伤口护理：密切观察伤口有无渗血，一旦发现，应观察出血量、速度、血压、脉搏，如有呼吸困难等征象，应及时报告医师进行处理。除药物止血外，必要时准备手术止血。

（7）并发症的观察和护理

1）出血：多发生在术后 48h 内。表现：颈部迅速肿大、呼吸困难、烦躁不安、窒息。伤口渗血或出血的护理如下。

①预防术后出血：适当加压包扎伤口敷料。予半坐卧位，减轻术后颈部切口张力。避免大声说话、剧烈咳嗽，以免伤口裂开出血。术后 6h 内进食温凉流质、半流质饮食，避免进过热饮食，减少伤口部位充血。

②观察伤口：观察伤口渗血情况及颈后有无渗血；患者呼吸情况，有无呼吸困难；观察患者颈部情况，有无颈部肿大。如发生出血应立即剪开缝线，消除积血，必要时送手术室止血。

③观察伤口引流液颜色、性质、量，并准确记录。如有异常及时通知医师。

2）呼吸困难和窒息：表现为颈部压迫感、紧缩感或梗阻感，还可表现为进行性呼吸困难、呼吸费力、烦躁、发绀及气管内痰鸣音。护理如下。

①观察病情：术后 24～48h，严密观察病情变化，每 2h 测量血压、脉搏、呼吸 1 次，观察伤口敷料及引流管引流液的情况，尤应注意颈部敷料有无渗血。

②预防术后出血：适当加压包扎伤口敷料。予半坐卧位，减轻术后颈部切口张力。避免大声说话、剧烈咳嗽，以免伤口裂开出血。术后 6h 内进食温凉流质、半流质饮食，避免进过热饮食，减少伤口部位充血。

③保持呼吸道通畅：术前指导患者有效咳嗽排痰的方法，术后督促、强化并示范，即先深吸一口气，然后用手按压伤口处，快速用力将痰咳出，但避免剧烈咳嗽，以免伤口裂开。痰液黏稠不易排出时，给予雾化吸入，每天 2～3 次，并协助患者翻身拍背，促进痰液排出。

④及时处理：发现患者有颈部紧缩感和压迫感、呼吸费力、烦躁不安、心动加速、发绀时，应立即检查伤口。如果是出血引起，立即就地松开敷料，剪开缝线，敞开切口，迅速除去血肿；如血肿清除后患者呼吸仍无改善，则应立即施行气管切开，并予吸氧；待患者情况好转后，再送手术室进一步检查止血和其他处理。

⑤手术后如近期出现呼吸困难，宜先试行插管，插管失败后再做气管切开。

3）喉返神经损伤：可分暂时性（2/3 以上的患者是暂时性损伤）和持久性损伤两种。一侧喉返神经损伤，多引起声音嘶哑，可由健侧声带代偿性地向患侧过度内收而恢复发音；两侧喉返神经损伤可导致两侧声带麻痹，引起失声、呼吸困难，甚至窒息，多需立即做气管切开。评估患者有无声音嘶哑、失声：如果症状出现，注意给予安慰和解释，减轻其恐惧和焦虑，使其积极配合治疗。同时应用促进神经功能恢复的药物，结合理疗、针灸，促进声带功能的恢复（暂时性损伤可在术后几周内恢复功能）。注意声带的休息，避免不必要的谈话。在后期要多与患者交流，并要求患者尽量用简短的语言回答或点头，亦可使用写字板，鼓励患者自己说出来，提高其自信心，促进声带功能的恢复。

4)喉上神经损伤：喉上神经外支损伤可引起环甲肌瘫痪，使声带松弛，患者发音产生变化，常感到发音弱、音调低、无力、缺乏共振，最大音量降低。喉上神经内支损伤，可使咽喉黏膜的感觉丧失，易引起误咽，尤其是喝水时呛咳。要指导患者进食，或进半固体饮食，一般理疗后可恢复。

5)手足抽搐：手术时甲状旁腺被误切、挫伤或其血液供应受累，都可引起甲状旁腺功能低下。随着血钙浓度下降，神经肌肉的应激性显著提高，引起手足抽搐。症状多在术后 1~2d 出现。多数患者症状轻且短暂，仅有面部，唇或手足部的针刺、麻木或强直感；经 2~3 周后，未受损伤的甲状旁腺增生、代偿，症状消失。严重者可出现面肌和手足有疼痛感觉的持续性痉挛，每天发作多次，每次持续 10~20min 或更长，甚至可发生喉和膈肌痉挛，引起窒息死亡。预防的关键在于切除甲状腺时，注意保留位于腺体背面的甲状旁腺。饮食适当限制肉类、乳品和蛋类等食品，因其含磷较高，影响钙的吸收。指导患者口服葡萄糖酸钙或乳酸钙 2~4g，每日 3 次，症状较重或长期不能恢复者，可加服维生素 D_3，以促进钙在肠道内的吸收。最有效的治疗是口服双氢速甾醇油剂，有提高血钙含量的特殊作用。抽搐发作时，遵医嘱立即静脉注射 10％葡萄糖酸钙或氯化钙 10~20ml。

【健康教育】

1.甲状腺全部切除的患者需终身服用甲状腺素制剂以满足机体对甲状腺素的需要。常用甲状腺制剂有甲状腺素片、左甲状腺素钠片等。要使患者了解不正确的用药可导致严重心血管并发症。嘱患者：①每天按时服药；②出现心慌、多汗、急躁或畏寒、乏力、精神委靡不振、嗜睡、食欲缺乏等甲状腺激素过多或过少表现时应及时报告医师或护士，以便调整剂量；③不随意自行停药或变更剂量；④随年龄变化药物剂量有可能需要变更，故最好至少每年到医院复查 1 次。

2.告诉患者有些甲状腺癌恶性程度不大，例如发病占甲状腺癌 60％左右的乳头状腺癌，手术治疗预后良好。滤泡状腺癌占 20％，预后也不错。局限于甲状腺的癌症手术切除通常可以治愈。在积极治疗的同时，良好的心理、躯体和社会适应状态是战胜癌症的主要力量。

（陈秋菊）

第三节 原发性甲状旁腺功能亢进

一、概述

原发性甲状旁腺功能亢进症是由于甲状旁腺本身病变(肿瘤或增生)引起的甲状旁腺素合成、分泌过多，从而引起钙、磷和骨代谢紊乱的一种全身性疾病。

【临床表现】

主要表现为骨吸收增加的骨骼病变、肾结石、高钙血症和低磷血症。

【治疗方法】

外科手术是首选的治疗方法。

【护理措施】

1.术前护理

(1)配合完成术前常规检查：胸片、心电图、血尿常规、出凝血常规、B超、声带检查，注意血甲状腺素全段、血磷、血钙，严防高钙血症及低磷血症，并全面了解患者心、肺、肝、肾等重要器官功能。

（2）饮食指导：指导低钙、高蛋白清淡饮食、多饮水。

（3）预防骨折：指导患者动作轻缓，不可提重物、避免做剧烈活动，并发严重骨质疏松患者，协助生活护理，搬动患者时注意预防骨折。

（4）指导保持情绪稳定。

2.术后护理

（1）物品准备：氧气、气管切开包、吸痰装备、必要时给予心电监护。

（2）体位：麻醉清醒，血压稳定者可采取半坐卧位。

（3）监测生命体征：每小时 1 次观察患者体温、脉搏、呼吸变化，平稳后改每 2～4 小时观察 1 次。

（4）观察伤口局部情况：引流量、发音、饮水后有无呛咳。

（5）观察有无出血、窒息、神经损伤、手足麻木、抽搐等并发症，及时报告医生。

（6）按医嘱监测血甲状腺素全段、血钙、血磷的变化。

（7）观察腰痛、尿量情况。

（8）饮食指导：给予高钙饮食。

二、心理问题

（一）睡眠紊乱

【原因】

1.环境改变。

2.担心手术失败。

3.对疾病转归不了解导致的精神困扰。

【表现】

1.主诉入睡困难，疲倦。

2.精神萎靡不振。

【处理】

提供安静环境，做好心理护理，教会患者促进睡眠的方法。

【防范】

1.提供安静、舒适、无不良刺激的环境。

2.各项治疗、护理及检查尽量集中进行，减少频繁刺激。

3.做好心理护理，讲解本病的发展过程及治疗、护理要点，消除患者的紧张心理，使患者能够进行自我调节，解除其精神困扰。

4.告诉患者睡前避免喝咖啡、浓茶等刺激性饮料，宜喝热牛奶或听轻音乐，使大脑放松，促进睡眠。

5.必要时，按医嘱使用镇静、催眠药，并观察其疗效。

（二）情绪不稳定

【原因】

1.担心手术失败。

2.担心手术后留下瘢痕。

3.担心术后复发。

【表现】

不同程度的精神紧张、恐惧、忧郁或烦躁、易怒。

【处理】

安抚患者,告诉患者甲状腺癌治疗效果及成功例子。

【防范】

1.耐心告诉患者甲状腺癌治疗效果及成功例子。

2.要主动关心患者病情变化,使其消除思想压力,树立战胜疾病的信心。

3.指导患者使用分散注意力的方法,如听音乐,看书等。

三、术前准备不足

【原因】

1.术前患者身体心理状态不佳影响术后康复,增加并发症发生的风险。

2.患者不能适应术后的变化,影响术后的康复。

3.术前准备不足,增加术后感染的机会。

【表现】

1.术后康复受影响。

2.术后并发症发生。

【处理】

做好健康教育及术前准备,排除影响术后康复或易导致术后并发症发生的因素。

【防范】

1.术前应配合医生做好各方面的检查、检验,评估患者的营养状况及重要器官的功能,以便发现问题,在术前给予纠正,增强患者对手术的耐受力。

2.对于营养不良、贫血、低蛋白血症的患者,给予术前营养支持:应给予高蛋白、高热量、高维生素、易消化吸收饮食;对不能进食者,给予静脉输液,补充足够的热量,必要时输血浆或全血,以改善患者的营养状况,提高其对手术的耐受性。

3.为适应手术后的变化,术前应指导患者进行各项适应性锻炼,包括:①练习床上大小便。②有效咳嗽、咳痰。③戒烟。④呼吸功能锻炼。⑤床上翻身及活动。⑥术后早期活动。

4.预防术后感染。①进行手术野皮肤准备:观察皮肤情况、剃毛、皮肤清洗等。备皮范围为手术切口周围 15～20cm 皮肤,腹部手术者清洗肚脐。②胃肠道准备:如肠道手术患者,入院后给予低渣饮食,非肠道手术患者,一般不限制饮食;按麻醉要求术前 12h 禁食、4～6h 禁饮,必要时进行胃肠减压;胃肠道手术者术前给予泻药、清洁灌肠、口服肠道制菌药物。③呼吸道准备:戒烟酒,注意保暖,预防呼吸道感染;年老体弱或术后需长时间卧床的患者需进行呼吸功能锻炼,方法为协助患者坐位或卧位,放松肩膀,用鼻慢慢吸气,把气深深吸入肺的底部,憋气 3～5s,再缩唇从口缓缓呼出,每小时做 10 次,也可使用呼吸功能训练器,它能使患者更了解自己做呼吸运动时的表现,而姿势和次数与上述相同。④术前处理患者已有的感染:如上呼吸道感染、口腔感染、泌尿系统感染、皮肤感染等。⑤女性患者避开月经期。

四、术前骨折

【原因】

1.由于大量甲状腺素全段入血而出现高钙危象。

2.由于血钙高,易造成骨质疏松。

【表现】

骨骼脱钙,骨质疏松,伴疼痛、骨骼弯曲或变形,易发生病理性骨折。

【处理】

及时发现问题,及时处理。

【防范】

1.嘱患者卧床休息,协助上下床,避免坠床、摔伤、滑倒造成骨折。

2.使用床栏、穿防滑鞋子、保持病房地面干燥。

3.操作时动作轻柔,禁推、拖、拉等硬动作,避免因外力造成患者骨折。

4.应告知患者防止骨折发生,禁做剧烈运动,不可提重物,上下床和上厕所时动作要轻缓,外出检查要坐轮椅,由专人陪护。

5.护理人员静脉穿刺时避免使用止血带,以免外力过大造成骨折。

6.患者需做检查,应尽量安排在床边进行或直接用病床运送。

五、术后留置引流管

(一)引流不畅

【原因】

1.引流管扭曲、受压、脱落。

2.引流管堵塞。

3.管道留置时间过长使其老化、变脆,管腔内粘连。

4.管道前段贴壁。

5.负压过低,负压装置连接不紧密。

6.引流管通气口未打开。

【表现】

引流管无液体引出或引流液突然减少、伤口敷料有较多渗血、渗液、引流管有液体但无波动、引流管通气口有液体外渗。

【处理】

1.迅速查找判断无效吸引的原因。

2.调整引流体位。

3.向离心方向挤压。

4.或有阻塞可用注射器回抽,但禁止擅自冲洗。

5.必要时通知医生处理。

【防范】

1.耐心告知患者留置各种引流管的目的、重要性及注意事项,防止引流管受压。

2.吸引前检查吸引管道是否通畅,妥善固定。检查引流管通气口是否打开。

3.检查中心负压装置、负压压力情况,管道连接是否漏气、脱落、移位、堵塞。

4.若因引流液过稠堵塞管道,报告医生,及时处理。

5.严密观察引流是否有效。观察伤口敷料有无渗血、渗液及腹部情况。

(二)引流管脱出

【原因】

1.管道受外力牵拉。

2.固定不牢固、连接不紧密。

3.患者拔出管道。

【表现】

1.引流管脱出或引流管中间接口分离。

2.引流瓶无引流液引出或引流液明显减少或引流液从伤口流出。

【处理】

妥善固定各管道并做好宣教。引流管脱出应立即报告医师,若为胸腔闭式引流者,立即用手顺皮肤纹理方向捏紧引流口周围皮肤。

【防范】

1.妥善固定引流管,引流管固定时需保留足够的长度,防止牵拉管道

2.向患者详细解释留置引流管的目的,指导活动的注意事项,避免管道拔出。

3.对于烦躁或昏迷患者应给予适当约束。

（三）感染

【原因】

1.没有严格执行无菌技术操作。

2.引流不畅。

3.引流液反流入体内。

【表现】

1.发热。

2.引流液浑浊。

3.引流液培养可找到致病菌。

【处理】

1.监测体温每1～4小时1次。

2.观察引流液的量、颜色、性质并记录。

3.每3天更换引流瓶(袋)1次,严格执行无菌技术操作。

4.协助做好引流液细菌培养,遵医嘱使用敏感的抗生素。

【防范】

1.保持引流管通畅,及时清倒引流液。

2.引流瓶/袋每3天更换1次,更换时严格执行无菌技术操作。

3.指导患者活动注意事项。引流瓶/袋不得高于伤口位置,防止引流液反流入体内。

4.加强对体温和引流液的量、颜色、性质的观察,及时发现异常通知医生处理。

六、术后出血

【原因】

1.甲状腺的血液供应非常丰富,主要来自两侧的甲状腺上、下动脉,这些动脉又分别来自颈总动脉、左右锁骨下动脉,甚至直接发自头臂干、主动脉弓,距离心脏近,血管内压力高,血流量大,正常情况下,甲状腺血流量100～150ml/min。

2.手术后结扎线因颈部活动过度易脱落,如脱落易出血速度快,数分钟内就能迅速产生明显的局部压迫症状,引起呼吸困难而窒息。

3.过早进食过热食物。

【表现】

1.引流袋内引出鲜红色血性液体。

2.颈部轻度紧迫感或进行性肿胀,进行性呼吸困难。

3.颈部敷料渗血多。

【处理】

做好预防、及时发现、及时处理。

【防范】

1.充分的术前准备:对伴有严重咳嗽、咳痰的,提前给予化痰止咳药,待症状控制稳定,再行手术;对患有高血压病史的,术前亦应控制血压于基本正常范围之内。

2.术中严格止血是预防术后出血的关键,对较大血管用双重结扎,防止滑脱出血,并应在术野常规放置引流管,随时观察积血情况。

3.做好心理护理,讲解本病的发展过程及治疗、护理要点,消除患者的紧张心理,使患者能够进行自我调节,解除其精神困扰。

4.术后床头常规放置气管切开包和急救器械等,以备急用;护士在气管切开方面应进行严格培训,以便关键时配合医生抢救。

5.术后 48h 内,活动时避免过度活动颈部。

七、术后低血钙抽搐

【原因】

因术后切除病变的腺体,使体内甲状旁腺素下降或由于骨骼大量再吸收血钙,致使神经肌肉兴奋性增高。

【表现】

1.患者出现憋气、情绪急躁。

2.患者出现口唇、面部、手足麻木感或抽搐。

3.心电监护示:经皮血氧饱和度下降。

4.严重时可出现喉支气管痉挛发生窒息。

【处理】

1.认真评估患者出现症状原因,立即给予相应处理。

2.根据术后复查的血钙值予及时的静脉或口服补钙。

【防范】

1.监测血钙并倾听患者的主诉,有无口唇、面部、手足麻木感或抽搐,一旦出现予及时补钙。

2.饮食指导:先流质后半流质,鼓励患者多饮水(3000ml/d),高钙、高纤维性饮食,如牛奶、鱼、虾、豆制品、新鲜蔬菜水果等。保持大便通畅。

3.观察有无低钙危象,每天监测血钙。

4.床旁备气管切开包、吸痰器等抢救用物。

（张　敏）

第十四章　胸部外科常见疾病

第一节　支气管扩张

【概述】

支气管扩张症是由于肺内支气管反复感染、阻塞,支气管壁肌肉与弹性组织受炎症破坏,引起管壁产生不可逆转的变形的一种慢性化脓性疾病。病因与发病机制。

1.病因　支气管扩张症的主要病因是支气管及周围组织感染和支气管阻塞,阻塞多继发于气管内脓性分泌物的滞留。其次为支气管外周病变牵拉或压迫支气管,使之扭曲或受压阻塞,最终形成扩张。因此支气管扩张症多为继发性。

(1)感染多起源于儿童时期,如麻疹、百日咳、流行性感冒并发肺炎经久不愈者。

(2)鼻窦炎、中耳炎、扁桃体炎、慢性支气管炎及支气管哮喘反复合并感染,肺结核等均能引起支气管扩张症。

2.病理　支气管内感染引起黏膜充血、水肿、分泌物增多,而管内壁柱状纤毛上皮细胞因炎症受损,丧失了清除异物、排除分泌物的能力,造成分泌物滞留化脓而加重感染。支气管壁和肺泡间大量淋巴细胞积聚,形成淋巴滤泡并向管腔内突出,造成支气管阻塞。其周围肺组织可因细小支气管炎性闭塞呈现不张。长期反复演变,肺组织产生广泛纤维化、肺不张、肺泡破裂及突变,临床上称为"毁损肺"。

【临床表现】

1.长期咳嗽咳痰　尤其是体位改变后如躺下或起床前,患者咳出大量黏稠的脓性痰,痰液静置后分3层,多有恶臭味。部分患者痰中带血,可反复咯血或突然大量咯血。

2.全身症状　因患者反复发生支气管感染,导致肺部感染,有高热、胸痛、食欲缺乏、盗汗、消瘦、贫血等症状。有的患者因慢性缺氧可有发绀、杵状指(趾)。

3.体征　听诊时病变部位可闻及细湿啰音。

4.辅助检查

(1)X线和CT检查:确定病变的部位,为手术提供依据。X线片显示,重症患者有肺门纹理增多,蜂窝状阴影,胸膜增厚、纤维化,节段性肺不张,肺门收缩,纵隔向患侧移位等表现。

(2)支气管碘油造影:两侧支气管造影可明确诊断,不仅了解扩张的形态,而且明确病变部位及范围。可发现囊状、柱状或囊柱状改变,目前仅在外科手术前采用。

(3)胸部薄层CT扫描:对支气管扩张的诊断具有一定的价值。

(4)痰细菌学培养:怀疑有肺结核或混合性感染者,应反复进行痰培养以明确诊断,及时控制感染,防止术中和术后感染播散。

(5)肺功能及核素检查:肺功能检查可了解能否忍受手术,便于更好地设计手术方案,并作为观察手术疗效的标准。核素扫描检查:了解双侧肺血流灌注情况,对切除方式的决定及预测术后情况有帮助。

【治疗原则】

1.抗感染　患者无痰或痰量不多,也应在术前3d开始用广谱抗生素。

2.体位引流　痰量多的患者应指导其进行体位排痰,并口服祛痰药,术前每日痰量控制在50ml以下。

3.输血输液　患者如伴有大咯血,应及时输血输液补充血容量,并应用止血药物控制出血。嘱患者取患侧卧位,预防出血流入健肺引起窒息。

4.加强营养　给予高蛋白、高热量、高维生素饮食,必要时应用静脉高营养,以改进全身营养状况。

【护理评估】

1.病史询问要点　详细询问慢性咳嗽、咯血史;是否有呼吸道感染反复发作史;注意了解患者是否有支气管肺炎迁延不愈的病史。

2.体格检查要点

(1)一般情况:患者的年龄、性别、职业、婚姻状况、营养状况等,尤其注意与现患疾病相关的病史和药物应用情况及过敏史、手术史、家族史、遗传病史和女性患者生育史等。

(2)相关因素:家族中有无此系列发病者,患者是否吸烟。

【护理要点及措施】

1.术前护理

(1)按胸外科疾病术前护理常规。

(2)呼吸道准备:①无痰或痰量不多者以预防呼吸道感染为主。术前1～3d给予雾化吸入,雾化吸入液中加入广谱抗生素。②遵医嘱注射抗生素,预防术后感染。③痰多、肺部有较重感染症状的患者,指导其做好体位引流排痰,并嘱患者取患侧卧位,防止痰液或咯血流入健侧肺引起窒息。④认真留取痰液标本,以保证准确的细菌培养结果和敏感抗生素的选择。⑤痰液黏稠不易咳出者,应增加超声雾化吸入次数;加入药物,以稀释痰液便于咳出。

(3)病情观察:认真观察痰液的性状,尤其是痰中带血者,须密切观察其病情变化,备齐急救用物,随时准备急救。同时准确记录每日的痰量,以提供手术的最佳时机。

(4)饮食护理:给予高蛋白、高热量、高维生素饮食,鼓励多食新鲜水果。由于病史较长,长期反复用药,多数患者食欲较差,可遵医嘱给予开胃助消化药物。

(5)协助患者配合术前相关检查工作:如影像学检查、心电图检查、X线胸片、血液检查、尿便检查等。

(6)做好术前护理:备皮,给患者口服泻药,术前1d中午14:00嘱患者口服50%硫酸镁40ml,30min内饮温开水1000～1500ml。如果在晚7:00前大便尚未排干净,应于睡前进行清洁灌肠。

(7)做好术前指导:嘱患者保持情绪稳定,避免过度紧张焦虑,备皮后洗头、洗澡、更衣,准备好术后需要的各种物品如一次性垫巾、痰杯等,术前晚10:00以后禁食水,术晨取下义齿,贵重物品交由家属保管等。

2.术后护理

(1)按胸外科术后护理常规。

(2)保持呼吸道通畅:防止肺部感染或余肺不张。由于支气管和肺部感染基础,加之大部分患者病变不局限,手术治疗是切除失去功能或感染最重、最明显出血的病肺,术后余肺感染或不张的可能性较大,能否有效咳嗽排痰,成为术后能否顺利康复的关键之一,因此必须高度重视其咳痰的效果和肺呼吸音的变化。

（3）引流管的护理：术后患者留置肺部切口引流管及尿管，活动、翻身时要避免引流管打折、受压、扭曲、脱出等。胸腔闭式引流管引流期间保持引流通畅，定时挤压引流管，避免因引流不畅而造成感染、积液等并发症。维持引流装置无菌状态，防止污染，引流管皮肤出口处必须按无菌技术换药。

（4）观察出血情况：术后引流液的观察是重点，每日记录和观察引流液的颜色、性质和量，高度警惕进行性出血，如在短时间内引流出大量血性液体（一般＞200ml/h），连续观察3h无好转者，应及时做好开胸手术止血的准备。

（5）体位：术后禁止健侧卧位。因手术操作时翻提病肺可流出肺内脓痰，若麻醉时未使用双腔管、支气管插管，或术后拔除气管插管时气管内分泌物吸除不彻底，都会导致脓性分泌物流入健侧肺，造成健肺痰阻或感染等严重并发症。因此，术后应取患侧卧位、半卧位及坐位。

【健康教育】

1.出院前向患者及家属详细介绍出院后有关事项，并将有关资料交给患者或家属，告知患者出院后3个月来院复诊。

2.告诫患者术后注意劳逸结合，避免过度劳累，适当进行户外活动及轻度体育锻炼，以增强体质，防止感冒及其他并发症，戒烟，禁酒。

3.保持心情舒畅和充足的睡眠，每晚持续睡眠应达到6～8h。

4.告诫患者如有异常情况应及时来院就诊。

（杨会见）

第二节　肺结核

【概述】

肺结核俗称痨病，是由结核杆菌引起的一种常见的肺部慢性疾病。是青年人容易发生的一种慢性和缓发的传染病。一年四季都可以发病，15～35岁的青少年是结核病的高峰年龄。潜伏期4～8周。病因与发病机制：肺结核主要经呼吸道传播，传染源是接触排菌的肺结核患者通过咳嗽、打喷嚏、高声喧哗等使带菌液体喷出体外，健康人吸入后被感染。当结核杆菌经吸入途径侵入人体后，机体发生一系列免疫和变态反应，病理上常表现为受累组织发生渗出、增生、纤维化或干酪型坏死等改变。

【临床表现】

1.症状和体征　肺结核起病缓慢，病程较长。典型的结核中毒症状为午后低热、盗汗、食欲缺乏、乏力和消瘦等；呼吸道表现有咳嗽咳痰、咯血、胸痛或气急，偶尔肺尖部可闻及啰音，约1/3患者伴有不同程度的咯血。当炎症波及壁层胸膜时表现为胸壁刺痛，不剧烈，随呼吸咳嗽加重。病程长的重症肺结核出现呼吸功能减弱、呼吸困难。多数患者病情轻微，常无明显症状。结核病分原发和继发性，初染时多为原发（Ⅰ型）；而原发性感染后遗留的病灶，在人抵抗力下降时，可能重新感染，通过血循环播散或直接蔓延而致继发感染（Ⅱ～Ⅳ型）。

（1）原发性肺结核（Ⅰ型）：常见于小儿，多无症状，有时表现为低热、轻咳、出汗、心搏快、食欲差等；少数有呼吸音减弱，偶可闻及干性或湿性啰音。

（2）血行播散型肺结核（Ⅱ型）：急性粟粒型肺结核起病急剧，有寒战、高热，体温可达40℃以上，多呈弛张热或稽留热，血白细胞可减少，红细胞沉降率加速。亚急性与慢性血行播散性肺结核病程较缓慢。

（3）浸润型肺结核（Ⅲ型）：肺部有渗出、浸润及不同程度的干酪样病变。多数发病缓慢，早期无明显症状,后渐出现发热、咳嗽、盗汗、胸痛、消瘦、咳痰及咯血。血常规检查可见红细胞沉降率增快,痰结核菌培养为阳性,X线检查,出现大小不等、边缘模糊的云絮状阴影。

(4)慢性纤维空洞型肺结核(Ⅳ型):反复出现发热、咳嗽、咯血、胸痛、盗汗、食欲减退等,胸廓变形,病侧胸廓下陷,肋间隙变窄,呼吸运动受限,气管向患侧移位,呼吸减弱。血常规检查可见红细胞沉降率值增快,痰结核菌培养为阳性,X线显示空洞、纤维化、支气管播散三大特征。

(5)结核性胸膜炎(Ⅴ型):患者常有呼吸困难和发绀,患侧胸部饱满、呼吸运动减弱或消失、语颤消失、叩诊呈浊音或实音,呼吸音明显减弱或消失,X线检查可提示胸腔积液。

2.辅助检查

(1)X线检查:根据肿大淋巴结的轮廓清楚与否,分为以下二型。

1)肿瘤型:特异性的结核性肉芽组织和淋巴结内的病灶周围炎使淋巴结显著肿大。X线表现为圆形或椭圆形边缘清楚的致密肿块影片。气管旁的淋巴结肿大,表现为上纵隔两旁的凸出影;气管支气管淋巴结群则位于肺门区,以右侧为显著;气管隆嵴下淋巴结肿大时,在正位上不易显示,必须斜位或侧位检查才能辨认。

2)炎症型:主要为肿大的淋巴结同时伴有淋巴结周围炎,X线表现为肺门影增大,边缘模糊,边界不清楚。

(2)结核菌素试验

阳性:表示有结核菌感染,但并不一定患病。但呈强阳性者,常提示体内有活动性结核灶。

阴性:提示没有结核菌感染。但仍要排除下列情况:①结核菌感染后需4~8周变态反应才能充分建立;所以在变态反应前期,结核菌素试验可为阴性。②应用糖皮质激素等免疫抑制药者,营养不良以及麻疹、百日咳患者,结核菌素反应可暂时消失。③严重结核病和各种危重患者对结核素无反应。④其他如淋巴免疫系统缺陷(白血病、结节病)患者和老年人的结核菌素反应也常为阴性。

(3)痰培养(观察菌落成形、结核杆菌阳性);痰结核菌检查(涂片检查,显微镜观察抗酸染色阳性)。

【治疗原则】

1.内科治疗

(1)早期治疗:早期肺泡结构尚保持完整、可逆性大。同时细菌繁殖旺盛,体内吞噬细胞活跃,抗结核药物对代谢活跃、生长繁殖、旺盛的细菌最能发挥抑制和杀灭作用。

(2)联合适量用药:无论初治还是复治患者均要联合2种或2种以上的药物治疗,这样可避免或延缓耐药性的产生,又能提高杀菌效果。

(3)规律全程用药:结核菌是一种分裂周期长,生长繁殖缓慢,杀灭困难大的顽固细菌。医师根据患者的病情判定方案,1个疗程3个月。全疗程1年或1年6个月。短疗程不少于6个月或10个月。

2.手术治疗 经内科治疗仍长期排菌的肺结核空洞和干酪性病灶;也包括肺结核并发大咯血、合并脓胸、空洞性结核并发真菌感染、症状明显的结核性肺毁损,以及不能与肺癌相鉴别的结核球等。

【护理评估】

1.健康史及相关因素

(1)一般情况:患者的年龄、性别、职业、婚姻状况、营养状况等,尤其注意与现患疾病相关的病史和药物应用情况及过敏史、手术史、家族史、遗传病史等。

(2)发病特点:患者有无咳嗽咳痰、咯血、胸痛或气急,午后低热、盗汗、食欲缺乏、乏力和消瘦等,不适是否影响患者的生活质量。

2.身体状况

(1)一般情况:血压、心率等生命体征。

(2)局部:肿块位置、大小、数量。

(3)全身:重要脏器功能状况。

(4)辅助检查:包括特殊检查及有关手术耐受性检查的结果。

【护理要点及措施】

1.术前护理措施

(1)按胸外科疾病术前护理常规。

(2)全面评估患者:包括健康史及其相关因素、身体状况、生命体征,以及神志、精神状态、行动能力等。

(3)做好心理护理:及时了解患者思想情况和对疾病的认识,有针对性的给予解释,解除患者的紧张情绪,更好地配合治疗和护理。

(4)禁止吸烟:应对吸烟的患者,讲清吸烟会使抗结核药物的血浓度降低,对治疗肺结核不利,又可使呼吸道黏膜运动减弱、迟缓,降低其对肺部的净化作用,增加气道阻力。为此,要求患者在术前2周停止吸烟,以减少分泌物,减轻术后痛苦,防止肺部并发症。

(5)饮食营养护理:患者应进高蛋白,高铁、高钙,高维生素饮食,观察患者的进食情况。

(6)做好术前指导:针对患者术后卧位、饮食、引流管及各种治疗、术后的各种功能锻炼等,给予详细的介绍和具体指导。向患者讲明术后咳痰的重要性,训练正确有效的咳痰方法。术前1d协助患者卫生整顿,备好术后需要的各种物品如胸带、尿垫、痰杯、大小便器等,术前晚19:00后禁食水,术晨取下义齿、首饰等。

(7)做好术前护理:备皮,给患者口服泻药,术前1d中午嘱患者口服50%硫酸镁溶液30ml,30min内饮温开水1000～1500ml。如果在晚8:00前未有排便,应于睡前进行清洁灌肠。保证患者良好的睡眠,必要时遵医嘱给予地西泮2片口服促进睡眠。

(8)协助患者做好术前相关检查工作:如影像学检查、心电图检查、X线胸片、血液检查、尿便检查等。

2.术后护理措施

(1)按胸外科术后一般护理常规及全麻手术后护理常规护理。

(2)严密观察患者生命体征的变化:包括体温、血压、脉搏、呼吸。观察并记录生命体征,15min测1次;病情平稳后可改为1～2h测1次。病情稳定者改每日监测生命体征1次。

(3)保持呼吸道通畅:麻醉未清醒前去枕平卧,头偏向一侧,防止呕吐物吸入呼吸道。清醒后摇高床头30°～45°,垫枕,鼓励患者咳嗽、深呼吸并协助排痰,观察记录痰液的形状和量。生命体征平稳后,协助患者坐起,叩背、咳痰,必要时按压胸骨上窝处气管,以刺激咳嗽排痰。给予雾化吸入湿化气道,稀释痰液,使其痰咳出,必要时给予吸痰。做正中切口者,应注意有无血肿压迫引起的呼吸困难和颈静脉怒张。

(4)氧气吸入:根据病情行鼻导管或面罩吸氧。一般鼻导管吸氧,氧流量给予2～4L/min(小儿酌减),至无缺氧现象时方可停用。

(5)引流管的护理:经常检查引流管头部连接和球囊固定情况,活动、翻身时要避免引流管打折、受压、扭曲、松动、脱出等。定时挤压引流管,检查是否通畅,胸腔引流袋内是否破损漏气,如使用水封瓶应确保引流管口在水面以下2～3cm处,注意水柱波动的幅度,随时防止瓶身倾斜或破碎。更换引流袋或引流瓶时,注意保持无菌,应先夹闭引流管,防止气体、液体进入胸腔造成气胸或感染。

(6)引流液的观察:观察引流液的颜色、量和性质,如引流液鲜红、浓稠,每小时超过300ml;或持续5h,每小时超过200ml,且生命体征不稳定,说明有活动性出血,应及时报告医师,做好手术止血的准备。

（7）并发症的预防和护理：准确记录出入量，控制输液速度，以防发生心力衰竭或急性肺水肿。协助并鼓励患者早期活动及功能锻炼，以利肺膨胀，防止肺不张。

（8）心理护理：对患者给予同情、理解、关心、鼓励、帮助，告诉患者不良的心理状态会降低机体的抵抗力，不利于疾病的康复。

（9）基础护理：卧床期间，保持半卧位，以利于引流液引流。协助床上排便，保持床单位整洁和卧位舒适。定时翻身，按摩骨突处，防止皮肤发生压疮。满足患者生活上的合理需求，给予晨晚间护理。女患者会阴冲洗 1/d。

【健康教育】

1.出院前应向患者及家属详细介绍出院后有关事项，并将有关资料交给患者或家属，告知复诊时间及日常生活、锻炼中的注意事项。

2.告诫患者术后注意劳逸结合，避免过度劳累，适当进行户外活动及轻度体育锻炼，以增强体质，防止感冒及其他并发症，戒烟，禁酒。

3.老人家中应备有氧气袋或氧气瓶，活动后若感觉憋气、呼吸加快，可给予低流量吸氧。

4.进食有营养、易消化的食物，多食蔬菜、水果，保持大便通畅。

5.术后伤口不适、疼痛可持续数月，可口服合适的镇痛药。同时注意保持皮肤清洁，可擦澡或淋浴，短期内不可泡澡。

6.预防上呼吸道感染，尽量避免去空气污浊，人群嘈杂的地方。

7.保持心情舒畅和充足的睡眠，每晚持续睡眠应达到 6～8h。

8.遵医嘱按时用药，根据余肺内病变情况，术后应遵循联合用药，强化治疗的原则，用药 6 个月以上，3 个月到门诊复查，以后定期随诊，以便及时了解病情变化，如有异常及时来院就诊。

（张玉凤）

第三节　肺良性肿瘤

【概述】

支气管肺部良性肿瘤比较少见，不到支气管肺部所有肿瘤的 5%，占外科手术治疗肺部肿瘤的 10%。大多数肺部良性肿瘤位于肺实质内，仅 6% 位于支气管内。约 90% 的支气管肺良性肿瘤为孤立性肿瘤，并且在肺的周边部，多发性病变罕见。除在支气管内生长，引起阻塞性肺炎表现外，极少有症状。此类肿瘤一经确诊并经手术切除即可治愈。支气管肺部良性肿瘤中，以错构瘤最多见。

1.肺错构瘤　错构瘤可发生于全身许多器官。Hart 于 1906 年首先报道了肺内错构瘤。肺错构瘤以软骨为主要成分，也含脂肪组织、纤维组织和少量其他成分。肺错构瘤约占肺内球形孤立性病灶的 4%～8%，占肺良性肿瘤的 40% 以上。肺错构瘤分为管内型和肺内型，以肺内型多见。以孤立性病灶为主，偶见多发性。极少数病例可合并其他脏器的错构瘤、良性肿瘤、先天畸形，也可与其他恶性病变共存。如 Carney triad 综合征，即肺错构瘤与胃平滑肌肉瘤、肾外嗜铬细胞瘤共存。

（1）病因和发病机制：肺错构瘤是肺部正常组织成分的异常排列混合而形成的，它的形成有以下两种观点。

1）先天性：某种因素使支气管或肺胚基异常发育生长形成的。有一例男婴夭折尸检见左肺有一错构瘤，支持该病是先天性。

2)后天性:发现成年的错构瘤患者在发病前有未见异常的胸片及发病后肿瘤渐长大的胸片资料,有的长达 15 年,支持该病是后天性的的。

(2)病理:肿瘤多呈球形或不规则分叶状,边界清楚,有完整的薄层纤维包膜,质地硬。直径从数毫米到 30cm,一般<4cm。切面为灰白色或黄白色的半透明状结节,被境界不清的裂隙分割,可有黏液或囊腔。

光镜下见该瘤几乎都有软骨成分。肺内型主要由呈岛状分布的成熟软骨组成,管内型软骨减少。软骨间都混有脂肪、平滑肌、血管和黏液样纤维结缔组织,并见由纤毛柱状上皮或无纤毛的呼吸上皮内衬不规则裂隙,有时可见支气管黏液腮腺体。软骨可发生钙化,有时可在成熟软骨细胞灶的中央见到骨化。Stone 等用电镜和组化技术观察肺错构瘤,发现中胚层和内胚层两种成分都。

(3)临床表现:肿瘤多发生于 40 岁以上中年人,其中以 50~60 岁居多,男性多于女性,约为 2∶1。该瘤生长缓慢,Hansen 等报道约每年平均瘤体增大 3.2±2.6mm。

患者临床症状与肿瘤的发生部位和大小密切有关。患者多无症状,常在体检时偶然发现。管内型错构瘤仅占 10% 左右,但症状出现较早,可引起咳嗽、咯血痰等。如瘤体引起呼吸道阻塞,常引起阻塞性肺炎和肺不张,表现出发热、咳脓痰和气促等症状。肺内型错构瘤症状一般较轻,如低热、轻咳、轻度胸闷、胸痛。如瘤体巨大,可压迫周围组织,引起相应症状。

(4)辅助检查:肺错构瘤的 X 线特征为圆形或分叶状阴影,边缘光滑锐利,边界清楚。有些含多量钙质或骨质,一般均可经普通胸部 X 线片证实,病变有细小、点状钙质沉着,似爆玉米花样,但在断层片上看得更清楚。

术前往往难以确诊。支气管镜检查对诊断支气管内错构瘤可有帮助。痰细胞学检查阴性。只要 X 线片上的病灶呈典型的爆米花样钙质沉着,基本上可以肯定为错构瘤。

(5)治疗原则:对肺错构瘤应及早采取手术切除。手术方式可采用单纯剔除、局部摘除、楔形切除或肺段切除。除非较大的中心型错构瘤,否则不必采用肺叶切除术。本病预后良好。

2.肺炎性假瘤　肺炎型假瘤是指由于炎症致肺内多种细胞成分增生,伴以炎性细胞浸润所形成的瘤样病变,并非真性肿瘤。

肺炎型假瘤由于其组织结构及细胞成分多样、复杂,不同的病程、不同的继发性改变,加之不同学者研究方法与侧重点的不同,故长期以来诊断名称较混乱。Philips(1937 年)首先报道命名为黄色瘤,而后又有各种不同命名出现,如:纤维黄瘤、组织细胞瘤、浆细胞肉芽肿、黄色纤维瘤、黄色肉芽肿、巨细胞肉芽肿、炎性肌纤维母细胞瘤等,也有谓称"硬化性血管瘤"。"肺炎性假瘤"名称由 Umilker 和 Inverson 于 1954 年首次提出。

目前临床诊断的肺炎性假瘤是一大类未能细分的病理改变总称,其中既含有反应性增生,也有真性肿瘤,既有良性病变,也有低度恶性病变存在。如所谓的"硬化性血管瘤",目前认为属于良性真性肿瘤,不宜归入炎性假瘤。

(1)病因:肺炎性假瘤病因有多种假说。有学者认为是一种免疫反应过程,也有认为由代谢紊乱所致,更多认为与肺部炎症和病毒感染等有关。近年来临床上呈局限性瘤样肿块病例有增多趋势,推测与非特异性肺部炎症慢性演化有密切关系。

(2)病理:肺炎性假瘤多位于肺周围实质内,以单发为主,偶可见于气管内。瘤体与肺组织分界清楚,呈圆形、椭圆形或结节状,无完整包膜。部分病例可由胶原纤维结缔组织形成假包膜。由于组织成分多样性,病程发展长短不一,瘤组织表现为质地不等,可伴局灶性液化、坏死或钙化。病变切面杂色,主要为灰白色、黄白色,或有暗红、暗黑相间。一般与支气管不相通。

　　镜下可见瘤样病变部位肺组织基本结构消失。组织形态多样化,不同病例不尽相同,同一病例不同区域也有差异。大量成纤维细胞增生和炎性细胞浸润为其共同的基本病变特征。炎性浸润细胞主要为淋巴细胞和浆细胞。不同的病变和不同的部位可见肉芽组织多寡不等,成纤维细胞、浆细胞、淋巴细胞、组织细胞、上皮细胞以及内含中性脂肪和胆固醇的泡沫细胞、假性黄瘤细胞等可成分不同或分布比例不等。由此,组织学上通常可分为4大类型:假乳头状瘤型、纤维组织细胞瘤型、浆细胞肉芽肿型和假性淋巴瘤型,各型间可有广泛交叉。

　　超微结构显示在明显增生的间叶梭形细胞中,除成纤维细胞外,还包括肌纤维母细胞、血管周细胞及原始间叶细胞。

　　(3)临床表现:本病可发生在任何年龄,但青壮年居多,无性别差异。患者的症状与炎性假瘤的位置密切相关。大约60％以上的患者无症状,在胸部X线检查时偶然发现肺部阴影。如炎性假瘤位于大的支气管附近,可刺激支气管引起咳嗽、咳痰和痰中带血,少数患者咯血。炎性假瘤压迫上腔静脉,可引起静脉回流受阻。位于肺表面的炎性假瘤,可引起胸膜炎和胸膜粘连而出现胸痛。

　　(4)辅助检查:①胸部X线检查可发现肺部阴影,50％以上的炎性假瘤表现为边缘光滑、锐利、界限清楚、孤立的圆形或椭圆形结节影。如果炎性假瘤周围有炎症未吸收,也可表现出边缘模糊,有"毛刺"。两个相邻的假瘤互相融合或生长过程中受到血管的阻挡,可出现"脐凹"征和呈"哑铃"形。假瘤缺血、坏死,CT扫描片上可见空洞。少数有钙化。肺内的小支气管可保持通畅而表现为"气道"征。②纤维支气管镜检查和经皮肺穿刺活检,可初步确诊病变性质。

　　(5)治疗原则:肺炎性假瘤因常不能与肺癌明确鉴别,且非手术治疗效果欠佳,故多数学者主张以"及早手术,彻底切除,尽量多保留健肺组织"为治疗原则。手术切除即可明确诊断,又能治愈本病。

　　1)肺楔形切除:适用于肺周边部及体积较小的炎性假瘤,或心肺功能较差者。

　　2)肺叶或全肺切除:肿瘤较大,位置较深、靠近肺门或术中冷冻切片检查不能完全排除恶性,并且患者心肺功能良好者应施行肺叶切除,甚至全肺切除。

　　3.其他良性肿瘤　肺部其他良性肿瘤,包括纤维瘤、脂肪瘤、平滑肌瘤、神经纤维瘤、骨瘤、黏液腺瘤等,均很少见。肿瘤位于支气管内,可有支气管阻塞变化。位于肺实质内,一般均在周边部,多在常规胸部X线检查时发现。为了明确诊断,预防支气管内肿瘤引起阻塞性并发症,宜予手术切除。此类肿瘤有少数可变为肉瘤。支气管内小的良性瘤可行支气管切开肿瘤切除术。对于周围型良性瘤,在病变未经切除和显微镜检查之前,往往不能确诊,故应首选肺段或肺叶切除术。黏液腺腺瘤罕见,应注意与来自黏液腺的恶性肿瘤——支气管腺瘤鉴别。黏液腺腺瘤也称为支气管囊腺瘤或乳头状腺瘤,是发生在支气管的良性肿瘤,无侵袭或转移倾向。

【护理评估】

　　1.有无吸烟史,吸烟时间和数量,家族中有无类似病史。

　　2.全身营养状况,有无体重减轻、贫血、低蛋白血症;肺部疾病表现,如发热、咳嗽、咳痰及痰的量及性状,有无咯血、咯血量和次数;有无放射痛、牵涉痛,有无呼吸困难、发绀、杵状指等。

　　3.了解X线胸片、CT、MRI等检查结果。

　　4.评估患者对疾病和手术的认识以及心理状态。

【护理要点及措施】

　　1.术前护理措施

　　(1)按胸外科疾病术前护理常规。

　　(2)全面评估患者:包括健康史及其相关因素、身体状况、生命体征,以及神志、精神状态、行动能力等。

(3)心理护理:对患者给予同情、理解、关心、帮助,告诉患者不良的心理状态会降低机体的抵抗力,不利于疾病的康复。解除患者的紧张情绪,更好地配合治疗和护理。部分咳血痰患者可出现紧张和焦虑情绪,应给予疏导。

(4)禁止吸烟:应对吸烟的患者讲清吸烟可使呼吸道黏膜纤毛运动减弱、迟缓,降低其对肺部的净化作用,增加气道阻力,为此要求患者在入院时停止吸烟,以减少分泌物,减轻术后痛苦,防止肺部并发症。

(5)饮食护理:指导患者多进食富有营养、易消化、口味清淡的膳食,以加强营养,增进机体抵抗力,纠正贫血,改善一般状态,必要时给予补液、输血。

(6)胃肠道准备:备皮,给患者口服泻药,术前 1d 中午嘱患者口服 50％硫酸镁溶液 30ml,30min 内饮温开水 1000～1500ml。如果在晚 7:00 前大便尚未排干净,应于睡前进行清洁灌肠。

2.术后护理措施

(1)按胸外科一般护理常规及全麻手术后护理常规护理。

(2)病情观察:严密观察患者生命体征的变化,尤其是血压、脉搏、呼吸、血氧饱和度的变化,术毕 15min 测 1 次,病情平稳后改为 30min 测 1 次,平稳后改为 1～2h 测 1 次,并做好记录。

(3)引流管的护理:术后患者留置胸腔引流管及尿管,活动、翻身时要避免引流管打折、受压、扭曲、脱出等。引流期间保持引流通畅,定时挤压引流管,避免因引流不畅而造成感染、积液等并发症。维持引流装置无菌状态,防止污染,引流管皮肤出口处必须按无菌技术换药。

(4)引流液的观察:术后引流液的观察是重点,每日记录和观察引流液的颜色、性质和量,如在短时间内引流出大量血性液体(持续 2～3h,每小时＞200ml),应警惕发生继发性大出血的可能,同时密切观察血压和脉搏的变化,发现异常及时报告医师给予处理。

(5)基础护理:①患者术后清醒后,可改为半卧位,有利于呼吸及有利于胸腔引流管引流;②患者卧床期间,应协助其保持床单位整洁和卧位舒适,定时翻身,按摩骨突处,防止皮肤发生压疮;③满足患者生活上的合理需求;④做好晨晚间护理;⑤雾化吸入 3/d,祛痰清肺仪治疗 2/d,会阴冲洗 1/d(女患者)。协助叩背、有效咳痰;⑥增进患者的舒适:术后会出现疼痛,恶心,呕吐,腹胀等不适,及时通知医师,对症处理,减少患者的不适感;⑦心理护理:根据患者的社会背景、个性及不同手术类型,对每个患者提供个体化心理支持,并给予心理疏导和安慰,以增强战胜疾病的信心。

【健康教育】

1.出院前向患者及家属详细介绍出院后有关事项,并将有关资料交给患者或家属,告知患者出院后 3 个月来院复诊。

2.嘱患者禁止吸烟。

3.告诫患者术后注意劳逸结合,避免过度劳累,适当进行户外活动及轻度体育锻炼,以增强体质,防止感冒及其他并发症,戒烟,禁酒。

4.保持心情舒畅和充足的睡眠,每晚持续睡眠应达到 6～8h。

5.告诫患者如有异常情况应及时来院就诊。

(张玉凤)

第四节　肺癌

一、概述

肺癌大多数起源于支气管黏膜上皮,因此也称支气管肺癌。20 世纪 50 年代以后,随着世界工业化进程的加快,大气污染和环境恶化,吸烟人群的增加和人口的老龄化,肺癌的发病率在世界范围内迅速增长。到 20 世纪 90 年代,肺癌已成为恶性肿瘤中的头号杀手。据统计,许多国家大城市中肺癌的发病率居各种肿瘤的首位。近年来,我国肺癌的发病率增加更为明显。北京、上海、天津等城市中,肺癌的发病率和病死率居恶性肿瘤的首位。

肺癌病人大多数是男性,男女之比为 3～5：1,但近年来,女性肺癌的发病率也明显增加。发病年龄大多在 40 岁以上。

【病因】

肺癌的病因至今不完全明确。大量资料表明,长期大量吸烟是肺癌的一个重要致病因素。纸烟燃烧时释放致癌物质。多年每日吸烟 40 支以上者,肺鳞癌和小细胞癌的发病率比不吸烟者高 4～10 倍。目前,研究已鉴定出烟中含有的致癌物质有多环芳香烃(PAHs)、亚硝胺、芳香胺、氮氧苯肿醛、肼类及重金属类等 50 多种,这些化合物在动物实验中可通过多种途径诱发肺癌,如与 DNA 反应形成突变的 DNA 加合物,诱导 p53 基因突变等。

某些工业部门和矿区职工,肺癌的发病率较高,这可能与长期接触石棉、铬、镍、铜、锡、砷、放射性物质等致癌物质有关。城市居民肺癌发病率比农村高,这可能与大气污染和烟尘中致癌物质含量较高有关。因此,应提倡不吸烟,并加强工矿和城市环境保护工作。

人体内在因素如免疫状态、代谢活动、遗传因素、肺部慢性感染等,也可能对肺癌的发病有影响。肺癌分子生物学方面的研究表明,基因中,K-ras,C-myc,C-erbB-1(EGFR),C-erbB-2(HER2/neu),bel-2 等与抑癌基因 Rb,p53,CDKN2A(p161NK4A),3pLOH 等的异常、突变、缺失或过度表达与肺癌的发生、发展、生长转移均有密切关系。

【病理】

肺癌起源于支气管黏膜上皮。癌肿可向支气管腔内或(和)邻近的肺组织生长,并可通过淋巴、血行或经支气管转移扩散。癌肿的生长速度和转移扩散的情况与癌肿的组织学类型、分化程度等生物学特性有一定关系。

肺癌的分布情况,右肺多于左肺,上叶多于下叶。起源于主支气管、肺叶支气管的肺癌,位置靠近肺门者称为中心型肺癌;起源于肺段支气管以下的肺癌,位置在肺的周围部分者称为周围型肺癌。

早期肺癌仅局限于黏膜基底膜内者称为原位癌,在其生长发展过程中,癌肿向管腔内生长可引起支气管部分阻塞或完全阻塞,产生局限性肺气肿、阻塞性肺炎或肺不张;癌肿向邻近肺组织内生长,在 X 线片上呈现肺部阴影。

1.分类　2004 年世界卫生组织(WHO)对肺癌的组织学分类进行了修订,包括侵袭前病变在内,将肺癌的组织学类型分为 11 种。

(1)鳞状细胞癌(鳞癌):在肺癌中最为常见,约占 50%。患者年龄大多在 50 岁以上,男性占多数。大多起源于较大的支气管,常为中心型肺癌。虽然鳞癌的分化程度不一,但生长速度尚较缓慢,病程较长,对放射及化学疗法较敏感。通常先经淋巴转移,血行转移发生较晚。

鳞状细胞癌按照细胞类型的差异又可分为许多类型:如变异型、乳头型、透明细胞型、小细胞型、基底细胞型。按照分化程度可分成高分化、中分化和低分化三种。

(2)小细胞癌(未分化小细胞癌):发病率比鳞癌低,发病年龄较轻,多见于男性。一般起源于较大支气管,大多为中心型肺癌。少数也可起源于较小支气管,表现为周围型肺癌。小细胞癌的特点是小细胞弥漫性生长或形成实体癌巢,细胞核椭圆或梭形,呈颗粒状,核仁不显著,胞浆淡染或呈细颗粒状,内含神经内分泌颗粒,细胞边界不清。癌细胞小于正常的淋巴细胞,分裂象常见。小细胞癌可分为燕麦细胞癌、中间型小细胞癌、混合型小细胞癌几种类型。

小细胞癌恶性程度高,生长快,较早出现淋巴和血行广泛转移。对放射和化学疗法虽较敏感,但在各型肺癌中预后较差。

(3)腺癌:发病年龄较小,女性相对多见。多数起源于较小的支气管上皮,多为周围型肺癌,少数则起源于大支气管。早期一般没有明显临床症状,往往在胸部 X 线检查时发现,表现为圆形或椭圆形分叶状肿块。一般生长缓慢,但有时在早期即发生血行转移,淋巴转移则较晚发生。

按细胞类型可分为多种类型,如腺泡状腺癌、乳头状腺癌、细支气管肺泡癌、黏液腺癌、混合型腺癌、高分化胎儿型腺癌、黏液囊性腺癌、印戒腺癌、透明细胞腺癌等。

细支气管肺泡癌是腺癌的一种类型,起源于细支气管黏膜上皮或肺泡上皮,故又称为细支气管肺泡细胞癌。发病率低,女性较多见,常位于肺野周围部分。一般分化程度较高,生长缓慢,癌细胞沿细支气管、肺泡管和肺泡壁生长,而不侵犯肺泡间隔。淋巴和血行转移发生较晚,但可侵犯胸膜或经支气管播散到其他肺叶。在 X 线形态上可分为结节型和弥漫型两类。前者可以是单个结节或多个结节,后者形态类似支气管肺炎。根据细胞类型不同,细支气管肺泡癌又可分为非黏液型(Clara 细胞/ Ⅱ 型肺泡上皮)、黏液型(Goblet 细胞)、中间型(三种细胞)三型,其中黏液型肺泡癌容易表现为散在多发结节和弥漫性浸润肺组织。

(4)大细胞癌:是一种低分化癌,细胞呈大多角形,泡状核,核仁突出,中等量胞浆。多起源于大支气管,常在发生脑转移后才被发现,预后很差。

(5)腺鳞癌:同时有鳞状细胞癌成分和腺癌成分,占整个瘤体至少10％以上,为混合癌。

(6)含多形性、肉瘤样或含肉瘤成分癌:低分化癌中混有肉瘤或肉瘤样成分,可分为五型:癌肉瘤、肺母细胞瘤、梭形细胞癌或巨细胞癌和多形性癌。

(7)类癌:癌细胞胞浆呈细颗粒状,免疫组化检查,神经内分泌标记物阳性,并可含有免疫活性 5-羟色胺、胰源性多肽、肾上腺皮质激素等,当出现肝转移时可有类癌综合征。类癌可为典型类癌和不典型类癌,前者预后较好,后者预后很差。

(8)唾液腺样癌:在组织学上与同名的唾液腺肿瘤相同,分为三种:

1)黏液表皮样癌起源于肺段与亚段支气管,常在黏膜内生长,含鳞状细胞、黏液细胞和间质细胞,常有腺泡或导管状结构,为低度恶性;黏液表皮样癌也可以为高度恶性,应与低分化黏液腺癌和腺鳞癌相区别。

2)囊性腺样癌起源于气管和主支气管。

3)其他唾液腺样癌如腺泡状细胞癌、肌上皮样癌及恶性支气管混合癌等,非常少见。

(9)未分类癌:无法归入以上任何一种分类的癌。

2.转移　肺癌的扩散和转移,有下列几种主要途径:

(1)直接扩散:肺癌形成后,癌肿沿支气管壁并向支气管腔内生长,可以造成支气管腔部分或全部阻塞。癌肿可以直接扩散侵入邻近肺组织,并穿越肺叶间裂侵入相邻的其他肺叶。癌肿的中心部分可以坏死液化形成癌性空洞。此外,随着癌肿不断地生长扩大,还可侵犯胸内其他组织和器官。

(2)淋巴转移:淋巴转移是常见的扩散途径。小细胞癌在较早阶段即可经淋巴途径转移。鳞癌和腺癌也常经淋巴转移扩散。癌细胞经支气管和肺血管周围的淋巴管道,先侵入邻近的肺段或肺叶支气管周围的淋巴结,然后根据肺癌所在部位,到达肺门或气管隆突下淋巴结,或侵入纵隔和气管旁淋巴结,最后累及锁骨上前斜角肌淋巴结和颈部淋巴结。纵隔和气管旁以及颈部淋巴结转移一般发生在肺癌同侧,但也可以在对侧,即所谓交叉转移。肺癌侵入胸壁或膈肌后,可向腋下和上腹部主动脉旁淋巴结转移。

(3)血行转移:血行转移是肺癌的晚期表现。小细胞癌和腺癌的血行转移较鳞癌更为常见。通常癌细胞直接侵入肺静脉,然后经左心随着大循环血流而转移到全身各处器官和组织,常见的有肝、骨骼、脑、肾上腺等。

(4)支气管内播散:肺泡细胞癌病例,细支气管和肺泡壁上的癌细胞很容易脱落;癌细胞可以经支气管管道扩散到邻近的肺组织中,形成新的癌灶。

(5)胸膜转移:靠近肺表面的癌肿,侵透脏层胸膜后,癌细胞可在胸膜腔内种植转移到壁层胸膜;也可通过胸膜的微血管、淋巴管以及粘连部位转移至壁层胸膜。胸膜转移可以造成恶性胸腔积液,积液常为渗出液,细胞学检查可发现癌细胞。

【临床表现】

肺癌的临床表现与癌肿的部位、大小、是否压迫、侵犯邻近器官以及有无转移等情况有着密切关系。早期肺癌特别是周围型肺癌往往没有任何症状,大多在胸部 X 线检查时发现。癌肿在较大的支气管内长大后,常出现刺激性咳嗽,极易误认为伤风感冒。当癌肿继续长大影响引流,继发肺部感染时,可以有脓性痰液,痰量也较前增多。另一个常见症状是血痰,通常为痰中带血点、血丝或断续的少量咯血;大量咯血则很少见。有的肺癌病人,由于肿瘤造成较大的支气管不同程度的阻塞,造成阻塞远端发生阻塞性肺炎、局限性肺气肿等。

肺癌最常见的初始症状依次为咳嗽(45%~75%)、胸闷气短(30%~50%)、痰中带血(19%~29%)及胸痛(25%~30%)。

晚期肺癌压迫侵犯邻近器官、组织或发生远处转移时,可以产生下列征象:

1.压迫或侵犯膈神经,引起同侧膈肌麻痹。多见于近纵隔面的肺癌,X 线可见膈肌抬高,透视下可见膈肌反常运动。

2.压迫或侵犯喉返神经,引起声带麻痹,声音嘶哑,喉镜检查可见声带麻痹,处于正中位。

3.压迫上腔静脉,引起面部、颈部、上肢和上胸部静脉怒张,皮下组织水肿,上肢静脉压升高,即上腔静脉综合征。

4.侵犯胸膜,可引起胸膜腔积液,往往为血性;大量积液,可以引起气促;胸水常为渗出性,胸水蛋白/血浆总蛋白比>0.5,胸水乳酸脱氢酶/血浆乳酸脱氢酶比>0.6,胸水细胞以淋巴细胞为主,可以找到癌细胞。有时癌肿侵犯胸膜及胸壁,可以引起持续剧烈胸痛。

5.癌肿侵入纵隔,压迫食管,可引起吞咽困难。

6.上叶顶部肺癌,亦称 Pancoast 肿瘤,可以侵入纵隔和压迫位于胸廓上口的器官和组织,如第 1 肋骨、锁骨下动脉和静脉、臂丛神经、颈交感神经等,产生剧烈胸肩痛、上肢静脉怒张、水肿、臂痛和上肢运动障碍,同侧上眼睑下垂、瞳孔缩小、眼球内陷、面部无汗等颈交感神经综合征。肺癌血行转移后,按侵入的器官不同而产生不同症状。

少数肺癌病例,由于癌肿产生内分泌物质,临床上呈现非转移性的全身症状:如骨关节病综合征(杵状指、骨关节痛、骨膜增生等)、Cushing 综合征、重症肌无力、男性乳腺增大、多发性肌肉神经痛等。这些症状在切除肺癌后可能消失。

【诊断】

早期诊断具有重要意义。只有在病变早期得到诊断、早期治疗，才能获得较好的疗效。为此，应当广泛进行防癌的宣传教育，劝阻吸烟，建立和健全肺癌防治网。对 40 岁以上成人，每隔半年定期进行胸部 X 线普查。中年以上久咳不愈或出现血痰，应提高警惕，做周密的检查；如胸部 X 线检查发现肺部有肿块阴影时，应首先考虑到肺癌的可能，宜进行详细的进一步检查，不能轻易放弃肺癌的诊断或拖延时间，必要时应剖胸探查。目前，80％的肺癌病例在明确诊断时已失去外科手术的治疗机会，因此，如何提高早期诊断率是一个十分迫切的问题。

诊断肺癌的方法有：

1.影像学检查　这是诊断肺癌的一个重要手段。大多数肺癌可以经胸部 X 线摄片和 CT 检查获得临床诊断。

中心型肺癌早期 X 线胸片可无异常征象。当癌肿阻塞支气管，排痰不畅，远端肺组织发生感染，受累的肺段或肺叶出现肺炎征象。若支气管管腔被癌肿完全阻塞，可产生相应的肺叶或一侧全肺不张。当癌肿发展到一定大小，可出现肺门阴影，由于肿块阴影常被纵隔组织所掩盖，需作胸部 CT 检查。电子计算机体层扫描(CT)可显示薄层横断面结构图像，避免病变与正常组织互相重叠，密度分辨率很高，可发现一般 X 线检查隐藏区(如肺尖、膈上、脊柱旁、心后、纵隔等处)的早期病变，对中心型肺癌的诊断有重要价值。CT 可显示位于纵隔内的肿块阴影、支气管受侵的范围、癌肿的淋巴结转移状况以及对肺血管和纵隔内器官组织侵犯的程度，并可作为制定中心型肺癌的手术或非手术治疗方案的重要依据。

周围型肺癌最常见的 X 线表现，为肺野周围孤立性圆形或椭圆形块影，直径从 1～2cm 到 5～6cm 或更大。块影轮廓不规则，常呈现小的分叶或切迹，边缘模糊毛糙，常显示细短的毛刺影。周围型肺癌长大阻塞支气管管腔后，可出现节段性肺炎或肺不张。癌肿中心部分坏死液化，可示厚壁偏心性空洞，内壁凹凸不平，很少有明显的液平面。

结节型细支气管肺泡癌的 X 线表现，为轮廓清楚的孤立球形阴影，与上述的周围型肺癌的 X 线表现相似。弥漫型细支气管肺泡癌的 X 线表现为浸润性病变，轮廓模糊，自小片到一个肺段或整个肺叶，类似肺炎。

由于 CT 检查的分辨率高，可清楚显示肺野中 1cm 以上的肿块阴影，因此可以发现一般胸部 X 线平片容易遗漏的较早期周围型肺癌。目前认为 CT 的普及应用是肺癌诊断的一次革命性变化，应用螺旋 CT 检出的肺癌 I 期者高达 80％，远高于胸部 X 线片的 15％ 检出率。对于周围型肺癌肺门及纵隔淋巴结转移的情况，是否侵犯胸膜、胸壁及其他脏器，少量的胸腔积液，癌肿空洞内部情况等都可提供详细的信息。因此，CT 检查对周围型肺癌的诊断和治疗方案的选择也具有重要意义。

肿瘤侵犯邻近的肺组织和转移到肺门及纵隔淋巴结时，可见肺门区肿块，或纵隔阴影增宽，轮廓呈波浪形，肿块形态不规则，边缘不整齐，有时呈分叶状。纵隔转移淋巴结压迫膈神经时，可见膈肌抬高，透视可见膈肌反常运动。气管隆突下肿大的淋巴结，可使气管分叉角度增大，相邻的食管前壁，也可受到压迫。晚期病例还可看到胸膜腔积液或肋骨破坏。胸部 CT 可以更清楚准确地显示纵隔淋巴结转移，胸内器官受累及胸壁组织受侵的范围和程度。

磁共振(MRI)在肺癌的诊断中不作为常规检查。有时由于呼吸循环运动可以导致伪影，费用也偏高，应用有限。但在评估肿瘤侵犯胸壁、椎体及纵隔组织时更为准确，对需要显示心包、大血管是否受侵、上腔静脉综合征、肺上沟瘤及椎间神经孔受侵的病例是十分有用的辅助检查手段。

2.痰细胞学检查　肺癌表面脱落的癌细胞可随痰液咯出。痰细胞学检查,找到癌细胞,可以明确诊断,多数病例还可以判别肺癌的病理类型。痰检查的准确率为80%以上。起源于较大支气管的中央型肺癌,特别是伴有血痰的病例,痰中找到癌细胞的机会更多。临床上对肺癌可能性较大者,应连续数日重复送痰液进行检查。中央型肺癌痰细胞检查阳性率可达80%,但周围型肺癌则较低,仅为20%。鳞状细胞癌和大细胞癌更容易呈阳性。临床上,痰细胞学阳性率同时与细胞病理学家的经验、训练及技能有直接关系。

3.纤维支气管镜检查　本检查已成为肺癌诊断的常规手段。使用柔软的纤维支气管镜可以达到支气管树三级亚段支气管,并可对异常病变部位取得病理或细胞学标本。对中心型肺癌诊断的阳性率较高,可在支气管内直接看到肿瘤,并可采取小块组织(或穿刺病变组织)作病理切片检查,亦可经支气管刷取肿瘤表面组织或吸取支气管内分泌物进行细胞学检查。

对于周围型肺癌可在 X 线或 CT 指引下经气道穿刺活检(TBNA),也可对纵隔肿大淋巴结进行TBNA,其敏感度为50%,特异度为90%,用于肺癌的分期有一定价值。TBNA 有一定并发症,国内开展较少。

4.纵隔镜检查　纵隔镜术是一种用于上纵隔检查及活检的手术技术,操作简便,安全可靠,敏感性和特异性都很高,目前仍然是肺癌术前病理分期的重要检查方法之一。对于临床诊断 Ⅱ 期以上肺癌进行纵隔镜检查的重要目的是排除或证实纵隔淋巴结转移,明确术前分期,对于影像上大于 1cm 的纵隔淋巴结,纵隔镜具有特殊意义,是值得提倡的方法。

5.放射性核素肺扫描检查　肺癌及其转移病灶与枸橼酸[71]镓、[97]汞氯化物等放射性核素有亲和力。静脉注射后作肺扫描,在癌变部位显现放射性核素浓集影像,阳性率可达90%左右。但肺部炎症和其他一些非癌病变也可呈现阳性显像,因此必须结合临床表现和其他检查资料综合分析。肺通气和灌注扫描对肺癌诊断价值较小,但对术前协助评估病人肺功能状态有一定意义,尤其是预测是否能耐受一侧全肺切除,有其应用价值。

6.经胸壁穿刺活组织检查　在 CT 定位下,采用细针直接穿刺病灶,吸取肿瘤组织进行病理检查,对周围型肺癌阳性率较高,约90%的病例可以确诊,但阴性结果病例并不能排除肺癌。本检查可能产生气胸、胸膜腔出血或感染,以及癌细胞沿针道播散等并发症,故应严格掌握检查适应证。

7.转移病灶活组织检查　晚期肺癌病例,亦有锁骨上、颈部、腋下等处淋巴结转移或出现皮下转移结节者,可切取转移病灶组织做病理切片检查,或穿刺抽取组织做涂片检查,以明确诊断。

8.胸腔积液检查　抽取胸腔积液经离心处理后,取其沉淀做涂片检查,寻找癌细胞,以确定肺癌胸膜转移的诊断或鉴别恶性胸腔积液与良性胸腔积液。

9.正电子发射断层扫描(PET)　利用[18]氟-脱氧葡萄糖(FDG)作为示踪剂,FDG 分子结构与葡萄糖相似,可以被细胞摄取并磷酸化,由于其与葡萄糖有一定差异,因而磷酸-FDG 不能进一步分解而滞留在细胞内,恶性肿瘤细胞的糖酵解代谢高于正常细胞,磷酸-FDG 在肿瘤细胞内聚集程度可高于正常细胞数十倍,PET 显像时表现为局部异常浓聚。

目前 PET 扫描主要用于直径<3cm 的肺内实性结节和病灶的定性诊断,只要病灶有 FDG 的明显浓聚,就要考虑肺癌的诊断。大约有85%~90%的肺内孤立性结节可用 PET 检查作出正确诊断。全身 PET 检查可以发现远隔转移(M_1)。PET 对淋巴结转移的诊断敏感度为83%,特异度为94%,均高于 CT(62%和69%)和 MRI(48%和64%),尤其对纵隔淋巴结转移(N2)的判断准确率为90%。PET 的假阴性率为10%左右。

目前 PET 为肺癌定性诊断和分期的最好最准确的无创检查。对于指导确定手术适应证,评价手术效果,观察放疗、化疗疗效,均有重要意义。最近,将 CT 与 PET 结合在一起,即 PET/CT,诊断效果更好。

10.电视胸腔镜检查　目前已经用于肺癌的诊断和分期,常用于肺周围型结节的切除活检,纵隔淋巴结和胸膜结节活检,当确定无明显转移时,并可立即转为开胸肺切除术。对于肺癌胸腔积液,应用电视胸腔镜可以准确地评估胸膜转移的情况,胸腔积液的性质,并可同时施行引流术,注射抗癌药物及胸膜固定术。

11.剖胸探查　肺部肿块经多种检查,仍未能明确病变性质,而肺癌的可能不能排除时,如病人全身情况许可,可作剖胸探查术。术时可根据病变情况或活检结果给予相应治疗,以免延误病情。目前,由于各种无创和微创诊断方法的进步,剖胸探查的病人已很少。

12.肿瘤标志物的检测　目前用于肺癌诊断的标记物有癌胚抗原(CEA)、CYFRA21-1、NSE,但敏感度和准确率高的分子标记物,犹待进一步开发。

【肺癌 TNM 分期】

肺癌的分期对临床治疗方案的选择具有重要意义。世界卫生组织按照肿瘤的大小(T),淋巴结转移的情况(N)和有无远处转移(M)将肺癌加以分类,为目前世界各国所采用,现介绍如下,见肺癌 TNM 分期表及各期肺癌示意图及胸部 CT 表现。

不多见的表浅肿瘤,不论其大小,局限于支气管壁,即使在主支气管仍属 T1 准确的 TNM 分期对于肺癌的治疗方案选择具有决定性意义。目前肺癌术前分期,由于各方面条件的限制,尚不能十分准确地完全得到病理学依据(金标准),不少病例只能根据 X 线胸片、CT、PET 等进行评估,尤其是 N 分期根据上述检查,完全准确地分期尚存一定困难。因此,应进一步推广电视纵隔镜、电视胸腔镜等微创检查。目前,各国学者都在努力进行这一方面的临床研究。

【鉴别诊断】

肺癌病例按肿瘤发生部位、病理类型和病程早晚等不同情况,在临床上可以有多种表现,易与下列疾病混淆。

1.肺结核

(1)肺结核球易与周围型肺癌相混淆。肺结核球多见于青年,一般病程较长,发展缓慢。病变常位于上叶尖后段或下叶背段。在 X 线片上块影密度不均匀,可见到稀疏透光区和钙化点,肺内常另有散在结核病灶。

(2)粟粒性肺结核易与弥漫型细支气管肺泡癌混淆。粟粒性肺结核常见于青年,全身中毒症状明显,抗结核药物治疗可改善症状,病灶逐渐吸收。

(3)肺门淋巴结结核在 X 线片上肺门块影可能误诊为中心型肺癌。肺门淋巴结结核多见于青少年,常有结核感染症状,很少有咯血。

应当指出,肺癌可以与肺结核合并存在。二者的临床症状和 X 线征象相似易被忽视,以致延误肺癌的早期诊断。对于中年以上肺结核病人,在原有肺结核病灶附近或其他肺内出现密度较浓的块状阴影、肺叶不张、一侧肺门阴影增宽,以及在抗结核药物治疗过程中肺部病灶未见好转,反而逐渐增大等情况时,都应引起对肺癌的高度怀疑,必须进一步做痰细胞学检查和支气管镜检查。

2.肺部炎症

(1)支气管肺炎:早期肺癌产生的阻塞性肺炎,易被误诊为支气管肺炎。支气管肺炎发病较急,感染症状比较明显。X 线片上表现为边界模糊的片状或斑点状阴影,密度不均匀,且不局限于一个肺段或肺叶。经抗菌药物治疗后,症状迅速消失,肺部病变吸收也较快。

(2)肺脓肿:肺癌中央部分坏死液化形成癌性空洞时,X 线片表现易与肺脓肿混淆。肺脓肿在急性期有明显感染症状,痰量多,呈脓性,X线片上空洞壁较薄,内壁光滑,常有液平面,肺脓肿周围的肺组织或胸膜常有炎性变。支气管造影空洞多可充盈,并常伴有支气管扩张。

3.肺部其他肿瘤

(1)肺部良性肿瘤:如错构瘤、纤维瘤、软骨瘤等有时需与周围型肺癌鉴别。一般肺部良性肿瘤病程较长,生长缓慢,临床上大多没有症状。在X线片上呈现接近圆形的块影,密度均匀,可以有钙化点,轮廓整齐,多无分叶状。

(2)支气管腺瘤:是一种低度恶性的肿瘤。发病年龄比肺癌轻,女性发病率比较高。临床表现可以与肺癌相似,常反复咯血。X线片上的表现,有时也与肺癌相似。经支气管镜检查,诊断未能明确者宜尽早作剖胸探查术。

4.纵隔淋巴肉瘤　可与中心型肺癌混淆。纵隔淋巴肉瘤生长迅速。临床上常有发热和其他部位表浅淋巴结肿大。在X线片上表现为两侧气管旁和肺门淋巴结肿大。对放射疗法高度敏感,小剂量照射后即可见到块影缩小。纵隔镜检查亦有助于明确诊断。

【治疗】

目前,肺癌的治疗多为综合治疗,方法很多,可归纳为外科手术治疗、放射治疗、化学药物治疗、免疫及生物治疗、中医中药治疗等。小细胞肺癌和非小细胞肺癌在治疗方法的选择和模式上有很大的不同。

小细胞肺癌常在较早阶段就已发生远处转移,手术很难治愈。小细胞肺癌细胞未分化,对化疗和放疗敏感性高。因此,目前小细胞肺癌的治疗仍以化疗和放疗为主,手术作为一种局部治疗措施可选择性地应用于周围型小细胞肺癌及较早期的中心型小细胞肺癌,与化疗和放疗密切配合。

治疗模式可采用化疗-手术-化疗,化疗-放疗,手术-化疗,或化疗-放疗-化疗,以及附加预防性全脑照射和其他疗法的综合治疗,已使疗效比过去有明显提高。

总的来讲,非小细胞肺癌的治疗的原则是以手术为主的综合治疗,尽管80%的肺癌病人在明确诊断时已失去手术机会,但手术治疗仍然是最重要和最有效的治疗手段。然而,目前所有的各种治疗肺癌的方法效果均不能令人满意,必须适当地联合应用,进行综合治疗以提高肺癌的治疗效果。具体的治疗方案应根据肺癌的分期和TNM分类,病理细胞类型,病人的心肺功能和全身情况以及其他有关因素等,进行认真详细的综合治疗分析后再作决定。

1.手术治疗　手术治疗的原则是尽可能彻底地切除肺部原发癌肿病灶和局部及纵隔转移淋巴结,同时尽可能保留健康的肺组织和肺功能。在全身情况及心肺功能许可,没有手术禁忌证的情况下,手术治疗非小细胞肺癌的适应证和治疗模式根据分期而不同,现介绍如下:

(1)Ⅰ期肺癌($T_{1\sim2}N_0M_0$):首选治疗为肺叶切除加肺门纵隔淋巴结清扫术。完全性切除的Ⅰ期肺癌,无需辅助化疗或辅助放疗。切缘阳性的不完全性切除的Ⅰ期肺癌,推荐再次手术,争取完全性切除。不宜手术和不愿手术的Ⅰ期肺癌,推荐单纯立体定向放疗。不宜手术和不愿再次手术的不完全切除的Ⅰ期肺癌,可选择术后放疗加化疗。

(2)Ⅱ期肺癌($T_{1\sim2}N_1M_0$,$T_3N_0M_0$):N_1Ⅱ期肺癌的首选治疗仍为肺叶切除加肺门纵隔淋巴结清扫术,可行一叶切除,双叶切除或全肺切除,袖状切除更扩大了手术适应证。最近临床试验证明,N_1Ⅱ期肺癌术后需辅助化疗,可提高5年生存率。

T_3Ⅱ期肺癌仍以手术切除为主要手段,包括侵犯胸壁、纵隔,侵及距隆突不足2cm的主支气管和Pancoast瘤(肺上沟瘤或肺尖肺癌),首选治疗为包括受侵组织在内肺叶或全肺切除加纵隔淋巴结清扫,术前后可加辅助治疗。

(3)Ⅲ期肺癌($T_{1\sim3}N_2M_0$,$T_3N_1M_0$,N_3或T_4):对可切除的N_2肺癌,建议治疗模式为新辅助化疗＋手

术切除(肺叶切除＋纵隔淋巴结清扫)。对 T_3,T_4 局部晚期的肺癌,可争取行完全性切除(也称扩大切除,切除范围包括受侵的心脏、大血管及其他可切除的器官组织),术后辅以放疗或化疗。ⅢB 期病人除临床研究目的外,治疗采用放疗和化疗。

(4)Ⅳ期病人根据情况进行化疗和放疗等综合治疗,除特殊情况外,一般不宜手术治疗。

肺切除的范围,决定于病变的部位和大小。对周围型肺癌,一般施行解剖性肺叶切除术;对中心型肺癌,一般施行肺叶或一侧全肺切除术。有的病例,癌变位于一个肺叶内,但已侵及局部主支气管或中间支气管,为了保留正常的邻近肺叶,避免作一侧全肺切除术,可以切除病变的肺叶及一段受累的支气管,再吻合支气管上下缘,临床上称为支气管袖状肺叶切除术。如果相伴的肺动脉局部受侵,也可同时作部分切除,端端吻合,称为支气管袖状肺动脉袖状肺叶切除术。手术中,应同时行系统性肺门及纵隔淋巴结清扫术。

对于一些局部晚期的肺癌,即癌肿已侵犯胸膜、胸壁、心包等情况($T_{3,4}$)以及纵隔淋巴结已有转移(N_2)者,可根据情况(如能切除者)考虑进行扩大的肺切除术,例如合并胸壁切除及重建术、心包部分切除术、胸膜剥脱术、左心房部分切除术及纵隔淋巴结清扫术等。术前后辅助放疗或化疗。扩大的肺癌切除术手术范围很大,损伤严重,故在病例选择方面应特别慎重。这些病人的手术适应证仍有争论,需进一步研究和讨论。

关于纵隔淋巴结的切除方式,目前多主张进行系统性清扫术,即按照纵隔淋巴结的解剖分组,逐一分离将它们切除,并分组装瓶进行病理检查。临床随机对照研究标明,该切除方式有利于准确分期和提高生存率。

手术治疗结果:非小细胞肺癌,T_1 或 $T2N_0M_0$ 病例经手术治疗后,约有半数的人能获得长期生存,有的报告其 5 年生存率可达 70％以上。据国内外的文献报告,综合 19 个单位累计 11083 例病理Ⅰ期的肺癌手术病例,术后 5 年生存率为 63％,鳞癌为 68％,腺癌为 61％;$T_1N_0M_0$ 为 71％,$T_2N_0M_0$ 为 55％;Ⅱ期肺癌,总结文献 11 个单位累计 3011 例病理Ⅱ期肺癌,术后 5 年生存率 41％,其中 $T_1N_1M_0$ 为 52％,$T_2N_1M_0$ 为 39％,鳞癌 47％,腺癌 29％;Ⅲ期 N_2 病人手术 5 年生存率大约为 20％～25％。

据统计,我国目前肺癌手术的切除率为 85％～97％,术后 30 天死亡率在 2％以下,总的 5 年生存率为 30％～42％左右。

手术禁忌证:

(1)远处转移,如脑、骨、肝等器官转移(即 M_1 病例);

(2)心、肺、肝、肾功能不全,全身情况差的病人;

(3)广泛肺门、纵隔淋巴结转移,无法清除者;

(4)严重侵犯周围器官及组织,估计切除困难者;

(5)胸外淋巴结转移,如锁骨上(N_3)等,肺切除应慎重考虑。

2.放射治疗　放射治疗是肺癌局部治疗主要手段之一。半个多世纪以来,放射治疗设备有了很大的改进,从深部 X 线机、^{60}钴治疗机发展到直线加速器。除肺癌的常规放射治疗外,近年来又发展起三维适形放疗,X-刀,伽马刀和调强放射治疗,多种现代放射治疗技术,使放射治疗的剂量深度和剂量分布得到了相应的改善,治疗范围进一步扩大,在肺癌的综合治疗中发挥了重要作用。

在各种类型的肺癌中,小细胞癌对放射疗法敏感性较高,鳞癌次之,腺癌和细支气管肺泡癌最低。肺癌的单纯常规放射治疗效果不够满意,其 5 年生存率不到 10％。因此,常规放射治疗的适应证通常为中晚期不能手术的非小细胞肺癌、小细胞肺癌的化疗后的局部治疗以及非完全性切除手术后非小细胞肺癌的局部辅助治疗。通常剂量为 40～60Gy,疗程 4～6 周。有时,为了提高ⅢA 期非小细胞肺癌的切除率和生存率,术前进行部分剂量的放射治疗,作为新辅助化疗的组成部分。

体部伽马刀技术,采用 201 个 60 钴放射源聚焦或 30 个 60 钴放射源旋转聚焦对肺癌进行立体定向治疗,治疗时病灶靶点受到持续的高剂量照射,而周围正常组织仅受到瞬时的剂量极低的照射。部分Ⅰ、Ⅱ期非小细胞肺癌,由于全身情况和心肺功能的限制,不能或不愿手术治疗的病人为体部伽马刀最好的适应证,CR(完全缓解率)达 90%。体部 X-刀也是一种立体定向放射治疗,其放射源为直线加速器,原理和适应证与体部伽马刀相同。三维适形放疗(3DCRT)是通过采用立体定向和三维计划,在直线加速器上附加特制铝板或多光栏等技术实施非共面或共面不规则野照射,使照射野的形状与病变靶区相一致,使靶区获得大剂量照射而非靶区周围正常组织的受量减少,使疗效提高,局部合并症减轻。有报道Ⅰ、Ⅱ期患者三维适形放疗 2 年存活率为 90%,Ⅲ期为 53%,效果显著好于常规放疗。强调放疗是在三维适形放疗的基础上进一步改进,改进发展的新放疗技术,其原理利用 CT 成像原理反推而来,在 CT 定位下,根据对靶区的 CT 成像原理,在发出射线处反向射入射线,其靶区获得大剂量照射,而其他部位及周围组织照射更为减少。

晚期肺癌病例,并有阻塞性肺炎、肺不张、上腔静脉阻塞综合征或骨转移引起剧烈疼痛以及癌肿复发的病例,也可以进行姑息性放射疗法,以减轻症状。

放射疗法可引起倦乏、低热、骨髓造血功能抑制、放射性肺炎、肺纤维化和癌肿坏死液化空洞形成等放射反应和并发症,应给予相应处理。

下列情况一般不宜施行放射治疗:

(1)健康状况不佳,呈现恶病质者;

(2)高度肺气肿,放射治疗后将引起呼吸功能代偿不全者;

(3)全身或胸膜、肺广泛转移者;

(4)癌变范围广泛,放射治疗后将引起广泛肺纤维化和呼吸功能不全者;

(5)癌性空洞或巨大肿瘤,后者放射治疗将促进空洞形成。

对于肺癌脑转移病例,若颅内病灶较局限,可采用伽马刀照射治疗,有一定的缓解率。

3.化学治疗　有些分化程度低的肺癌,特别是小细胞癌,疗效较好。化学疗法作用遍及全身,临床上可以单独应用于晚期肺癌病例,以缓解症状,或与手术、放射等疗法综合应用,以防止癌肿转移复发,提高治愈率。

目前,化疗是小细胞肺癌的主要治疗方法,在所有不同细胞类型的肺癌中,小细胞肺癌对化疗最敏感。过去,单药化疗可客观上看得见的疗效,但完全缓解很罕见,生存期超过 12 周的病人很少。目前所用的适当的联合化疗,使小细胞肺癌的中位生存率提高了 5 倍,长期无病生存率已达 5%~10%。目前,治疗小细胞肺癌常用的药物有伊托泊苷(VP-16)、顺铂、紫杉醇类、吉西他滨、托普替康、阿霉素、环磷酰胺、长春新碱等。

对非小细胞肺癌来讲,化疗是以手术为主的综合治疗中的重要组成部分,约 3/4 以上的非小细胞肺癌病人在病程的某一阶段适合全身化疗。尽管过去 50 年中不断有新的化疗药物的出现,但非小细胞肺癌化疗的生存率仅有很小的改善。目前,临床上广泛推荐铂类药物联合第三代化疗药物如紫杉醇类、吉西他滨、诺维本(长春瑞滨)以及近来开发的分子靶向治疗药物,如吉非替尼、厄罗替尼、恩度等,其中位生存率、缓解率有一定程度的提高,用于Ⅱ期、ⅢA 期病人术后辅助治疗,Ⅲ期病人的术前诱导化疗(新辅助化疗)以及晚期(Ⅳ期)病人的化疗等。

应根据肺癌的类型和病人的全身情况合理选用药物,并根据单纯化疗还是辅助化疗选择给药方法、决定疗程的长短以及哪几种药物联合应用、间歇给药等,以提高化疗的疗效。

　　需要注意的是,目前化学药物对肺癌的疗效依然较低,症状缓解期较短,不良反应较多。临床应用时,要掌握药物的性能和剂量,并密切观察不良反应。出现骨髓造血功能抑制、严重胃肠道反应等情况时要及时调整药物剂量或暂缓给药。

　　4.生物学治疗　包括免疫治疗和基因治疗,基因治疗仍在研究中,临床大规模应用,尚未成熟,有待继续研究和开发。免疫治疗是通过诱发免疫反应或其他方法增强人体抗肿瘤能力的一种治疗方法。研究证明,很多免疫过程可以导致肿瘤细胞的溶解,T淋巴细胞,B淋巴细胞,巨噬细胞和自然杀伤细胞尤其是细胞毒性T淋巴细胞(CTL)在受体或抗体介导下都具有溶解肿瘤细胞的能力。免疫细胞也可以分泌各种产物介导细胞溶解,如白介素Ⅱ,干扰素和肿瘤坏死因子(TNF)及蛋白酶,可溶性蛋白等直接或间接地导致肿瘤细胞的溶解。肺癌病人循环中淋巴细胞减少,细胞免疫能力下降,说明病人的免疫机制受到抑制,促使人们采用生物学疗法来调节病人的免疫反应以达到抑制肺癌生长的目的。

　　免疫治疗的具体措施有:

　　(1)特异性免疫疗法:用经过处理的自体肿瘤细胞或加用佐剂后,做皮下接种进行治疗。此外尚可应用各种白介素、肿瘤坏死因子、肿瘤核糖核酸等生物制品。

　　(2)非特异性免疫疗法:用卡介苗、短小棒状杆菌、转移因子、干扰素、胸腺肽等生物制品,或左旋咪唑等药物以激发和增强人体免疫功能。

二、常规护理

　　1.术前护理

　　(1)配合完成各项检查:胸片、心电图、CT、支纤镜、血尿常规、出凝血时间等。

　　(2)术前常规准备:包括备皮、配血。

　　(3)进食清淡易消化食物,练习床上大、小便等。

　　(4)饮食指导:术前禁食8h,禁饮4～6h。

　　(5)病情观察

　　1)观察咳嗽、咳痰情况,了解咳痰的性质、量及颜色。如咳出较多血性痰,应通知医生处理。

　　2)观察患者体温情况,38℃以上者连续3d监测体温,每4小时1次。

　　(6)心理护理:注意患者情绪,给予耐心的安慰解释,术前晚观察睡眠情况,必要时按医嘱用药。

　　(7)健康宣教

　　1)戒烟,手术患者术前常规戒烟2周以上。

　　2)指导患者做深呼吸、有效咳痰、呼吸功能锻炼及肢体功能锻炼。

　　2.术后护理

　　(1)体位:术后患者意识清醒及生命体征稳定的情况下采取半坐卧位,但全肺切除术者应避免过度侧卧,可取1/4侧卧位,以防纵隔过度移位及大血管扭曲,导致循环呼吸异常。

　　(2)治疗护理

　　1)根据病情及医嘱给予低流量吸氧及床边心电监护。

　　2)保持呼吸道通畅:常规进行气道雾化,定时翻身拍背,以稀释痰液及促进痰液的排出。

　　3)遵医嘱使用抗生素、化痰药,注意观察药物的疗效及副作用。

　　4)保持引流管通畅、固定。如引流管意外脱出,应立即通知医生处理。

　　(3)饮食指导:全身麻醉清醒后6h给予清淡、易消化饮食。从术后第一天起鼓励患者进食高热量、高蛋白、高纤维素食物。

（4）病情观察

1）观察生命体征，尤其是呼吸的频率及节律、血氧饱和度的变化。

2）观察患者有效咳嗽的情况。

3）观察胸腔闭式引流瓶水柱波动情况、引流液的颜色、量及性质。

4）观察伤口的渗液情况以及周围是否有皮下气肿。

（5）健康宣教

1）指导有效的咳嗽：患者可采取坐位或半坐卧位，用手掌轻按胸部，深吸气后屏气，做爆发性咳嗽，可将深部细小支气管内痰液排出。

2）肺功能训练及早期活动：指导患者行腹式呼吸、吹气球或行呼吸功能训练器的训练。术后鼓励患者进行早期床上活动，着重加强患侧上肢锻炼。

3.出院指导

（1）增强营养食物的摄入。

（2）生活规律、劳逸结合，适量的体育锻炼，增强体质。

三、主要问题的护理措施

（一）无效吸氧

【原因】

1.吸氧装置连接不紧密。

2.吸氧管扭曲、堵塞或脱落。

3.吸氧流量未达病情要求。

4.气道内分泌物过多，未及时咳出或吸出，导致氧气不能进入呼吸道。

5.气管切开患者采用鼻导管（鼻塞）吸氧，氧气从套管溢出，未能有效进入气管及肺。

【表现】

自感空气不足，呼吸费力、胸闷、烦躁、不能平卧。口唇甲床发绀，鼻翼翕动，心电监护显示血氧饱和度＜90％，实验室检查血气分析示氧分压＜70mmHg。

【处理】

找出根源，去除影响因素，维持有效通气，根据病情调节吸氧浓度。

【防范】

1.检查吸氧装置、管道连接情况，发现问题及时处理。

2.吸氧管妥善固定，避免脱落、移位；吸氧过程中随时检查吸氧导管有无堵塞、扭曲。

3.遵医嘱或根据患者的病情调节吸氧流量。

4.及时清除呼吸道分泌物，保持气道通畅。

5.严密观察患者呼吸频率、呼吸形态、血氧饱和度等情况。

6.对气管切开患者，采用气管套管供给氧气。

（二）感染

【原因】

1.吸氧装置污染，吸氧管道、氧气湿化瓶、湿化瓶内湿化液等容易滋生细菌。

2.插管动作粗暴导致鼻腔黏膜破损,而患者机体免疫力低下,抵抗力差易发生感染。

【表现】

患者出现局部或全身感染症状,如畏寒、发热、咳嗽、咳痰、败血症等。

【处理】

去除引起感染的原因,应用抗生素抗感染治疗。

【防范】

1.定期更换吸氧管、氧气湿化瓶及湿化液,湿化瓶每日消毒。

2.湿化瓶内液体为灭菌处理的冷开水或蒸馏水。

3.每日口腔护理2次。

4.插管动作轻柔,以保护鼻腔黏膜的完整性,避免发生破损。

5.如有感染者,去除引起感染的原因,应用抗生素抗感染治疗。

(三)气道黏膜干燥、出血

【原因】

气道干燥、湿化不足。

1.湿化瓶内湿化液不足。

2.气管切开患者由于水分经气道丢失较多,需要特别湿化设备给予气道湿化。

3.吸氧流量过大,浓度>60%。

【表现】

刺激性咳嗽、无痰或痰液黏稠,不易咳出,痰中带血。

【处理】

1.安慰患者及其家属、做好解释工作。

2.连接湿化装置,湿化瓶内盛放1/3~1/2注射用水,注射用水每天更换。

3.气道干燥及排痰不畅者给予气道湿化。

【防范】

1.及时补充氧气湿化瓶内湿化液,按照《鼻导管吸氧法操作规程》操作。

2.伴气道烧伤的气管切开患者使用加热式湿化器给予持续气道湿化;不伴有气道烧伤的气管切开患者使用人工鼻连接吸氧系统维持气道湿化;痰多浓稠或气道出血患者禁止使用人工鼻,以防窒息。

(四)氧中毒

【原因】

1.吸入氧浓度过高:高于60%。

2.吸氧时间过长,持续时间超过24h。高浓度氧进入人体后产生的过氧化氢、过氧化物基、羟基和单一态激发氧,能导致细胞酶失活和核酸损害,从而使细胞死亡。

【表现】

1.轻者面色发红,口唇呈樱桃红,嗜睡。

2.重者胸骨后锐痛、咳嗽、恶心、呕吐、烦躁不安、面色苍白、呼吸困难或出现视听觉障碍,抽搐等神经系统症状。

【处理】

1.立即降低吸氧浓度或停止吸氧。

2.报告医生对症处理。

【防范】

1.严格掌握吸氧、停氧指征,选择恰当的给氧方式及氧流量。

2.避免长时间高流量吸氧,吸入纯氧最好不超过 4～6h。根据氧疗情况及时调整吸氧流量、浓度和时间。

3.对氧疗患者做好健康教育,告诫吸氧过程中勿自行调节氧流量。

4.每小时记录患者意识、呼吸频率、节律、面色口唇颜色变化,吸氧流量或浓度等。

(五)疼痛

【原因】

1.创伤、炎症、手术导致疼痛。

2.精神紧张引起。

【表现】

主诉疼痛,痛苦表情。患者心率快、血压升高、呼吸急促、烦躁不安、大汗淋漓等。

【处理】

分散患者注意力,安抚患者,寻找疼痛原因,及时给予有效处理,原因不明时,禁止使用镇痛药。

【防范】

1.做好疾病疼痛知识的健康教育,教会患者疼痛加重时及时告知医护人员。

2.及时巡视患者,耐心倾听患者主诉,排除导致不适原因。

3.科学使用疼痛量表,仔细观察疼痛的部位、性质和程度及伴随症状。

4.提高护士病情观察、处理能力,掌握疼痛的病情发展规律,及时报告医生协助处理。

(六)清理呼吸道无效

【原因】

1.术后肺的顺应性下降。

2.痰多、黏稠、不易咳出。

3.切口疼痛,惧怕咳嗽。

【表现】

呼吸急促,痰鸣音明显,氧饱和度下降。

【处理】

1.指导患者有效咳嗽,协助拍背排痰。

2.遵医嘱使用止咳祛痰药物。

3.必要时予吸痰机或支气管镜吸痰。

【防范】

1.指导患者有效咳嗽的意义及方法。

2.定时协助患者进行拍背排痰,咳嗽时保护切口减少疼痛。

3.定时遵医嘱使用祛痰药物。

4.保证患者摄入充足的水分。

(七)引流无效

【原因】

1.引流管堵塞。

2.引流瓶位置过高。

【表现】

1.引流管内水柱不随呼吸上下波动,引流瓶液面无气体逸出。

2.肉眼可见引流物堵塞引流管,或引流管扭曲折叠。

3.患者呼吸困难加重,出现大汗、烦躁、发绀、胸闷、气管偏向健侧等症状。

【处理】

1.通知医师同时立即寻找原因。

2.若为引流瓶位置过高或引流管扭曲折叠,迅速给予纠正;若为引流管堵塞,协助医师在无菌操作下更换引流管。

【防范】

1.行胸腔闭式引流术前需严格检查整套引流装置是否通畅。

2.引流瓶应放在低于患者胸部的位置,引流瓶内液平面应低于引流管胸腔出口平面60cm。

3.保持引流管通畅,防止引流管扭曲、打折或受压;密切观察引流管内的水柱是否随呼吸上下波动以及有无气体自液面逸出;密切观察引流液的颜色、量及性状,并及时准确记录。

4.离心方向捏挤引流管,防止引流液堵塞引流管。

5.当水柱不波动或液面无气体逸出时,应及时准确地判断是患者肺组织已复张还是引流管堵塞。

6.告知患者更换体位或下床活动时保护管道的措施。

(八)人为气胸形成

【原因】

1.胸腔与闭式引流装置间未形成密闭系统。

2.水封瓶打破或接头滑脱。

3.引流管不慎滑脱。

【表现】

患者表现出不同程度的大汗、烦躁、胸闷、发绀及呼吸困难或原有气胸症状加重。

【处理】

1.水封瓶打破或接头滑脱时要立即夹闭或反折近端胸腔引流管。

2.一旦发现脱管现象,应嘱患者呼气,迅速用凡士林纱布或胶布等封闭引流口,并立即通知医师。

3.给予氧气吸入。

4.气胸严重者应立即实施紧急排气。

5.迅速准备一套新的胸腔闭式引流装置,并保证其密闭性。

6.必要时遵医嘱酌情给予镇静、镇痛药物。

【防范】

1.行胸腔闭式引流术前,需严格检查整套闭式引流装置是否密闭,水封瓶长管设入无菌生理盐水中3～4cm,并保持直立,以确保患者的胸腔与引流装置间的密闭性。

2.引流瓶应妥善放置,防止被踢倒时打破;引流管应妥善固定,且长度应适中,防止患者翻身或活动时脱出。

3.搬动患者时需用2把血管钳将引流管双重夹闭,防止搬动过程中发生脱管或漏气现象。

4.更换引流瓶时应先将近心端引流管用2把血管钳夹闭,更换完毕检查装置无误后再松开血管钳。

5.引流全过程中均应密切观察引流液的情况和水柱波动情况,并做好记录。

(九)胸腔感染

【原因】

1.在插管、引流和伤口医疗护理过程中,未严格执行无菌操作。

2.伤口感染。

3.引流反流入胸腔。

4.患者抵抗力低下。

【表现】

1.伤口处红肿,脓性分泌物增多。

2.引流瓶内引流液增多。

3.患者体温升高,实验室检查示白细胞增高。

【处理】

1.立即更换并妥善连接整套闭式引流装置,低于胸壁引流口平面60～100cm,以防止瓶内的液体反流入胸腔。

2.伤口处给予消毒换药,留取适量分泌物、胸腔引流液送检。

3.根据药敏结果合理使用抗生素。

【防范】

1.插管时严格无菌操作。

2.引流瓶每3天更换1次,更换时应严格执行无菌操作;引流瓶内所需注入的水应为无菌蒸馏水或生理盐水;尽量使用一次性负压引流瓶。

3.引流瓶上的排气管外端应用1～2层纱布包裹,避免尘埃和脏物进入引流瓶内。

4.伤口敷料应保持干燥,如敷料被分泌物浸湿或污染,应立即更换,更换时严格无菌操作。

5.告知患者更换体位或下床活动时保护管道的措施。

(十)潜在并发症——胸腔大出血

【原因】

1.术中血管损伤或结扎不紧。

2.术后血压升高,血管结扎线脱落。

3.过度活动。

4.剧烈咳嗽。

【表现】

切口渗血、渗液。胸腔引流管排出鲜红血性色液>200ml/h,持续>3h血压下降、心率增快,甚至出现休克。

【处理】

1.每15～30min测量血压、脉搏、呼吸。

2.密切观察引流液的颜色和量并记录尿量。

3.半卧位或休克卧位,给予吸氧,氧流量一般在3L/min以上。

4.遵医嘱使用止血药。

5.出血量大时,迅速输液、输血抗休克。

6.做好手术止血准备。

【防范】

1.密切观察生命体征及引流液的颜色和量。

2.保持胸腔引流管通畅。

3.术后患者避免剧烈咳嗽及活动。

(十一)潜在并发症——支气管胸膜漏

【原因】

1.支气管残端血循环不良、感染。

2.支气管缝合处张力过大。

3.营养不良。

【表现】

胸痛、呼吸急促、咳嗽加重、咳脓血痰,胸腔引流管排出大量气体,随体位改变有刺激性咳嗽、咳铁锈色或暗褐色痰、发热。

【处理】

1.采取患侧卧位或半卧位。

2.中流量吸氧。

3.保持有效及时的胸腔闭式引流,进行引流液的细菌培养和药敏试验。

4.遵医嘱使用抗生素治疗及全身支持治疗。

【防范】

1.保持呼吸道通畅。

2.保持胸腔引流管通畅。

3.密切观察引流液的量、颜色、性质及有无大量气体持续排出。

(十二)潜在并发症——气胸

【原因】

1.手术中损伤胸膜腔。

2.胸腔引流管阻塞、脱管、引流瓶破损。

3.合并肺气肿。

4.剧烈咳嗽。

【表现】

胸闷、胸痛、呼吸困难、发绀、皮下气肿、严重的开放性或张力性气胸,纵隔向健侧移位,出现心慌、心悸,甚至休克。

【处理】

1.观察患者胸痛、咳嗽、呼吸困难的程度,及时与医生联系采取相应措施。

2.观察胸腔闭式引流术后应观察创口有无出血、漏气、皮下气肿及胸痛情况。

3.半卧位,给予吸氧,氧流量一般在 3L/min 以上。

4.根据病情准备胸腔穿刺术、胸腔闭式引流术的物品及药物,并及时配合医生进行有关处理。胸腔闭式引流时按胸腔引流护理常规护理。

5.尽量避免咳嗽,必要时遵医嘱给止咳药。

6.减少活动,保持大便通畅,避免用力屏气,必要时采取相应的排便措施。

【防范】

1.避免剧烈运动,避免抬举重物,避免屏气。

2.保持大便通畅,2d 以上未排大便应采取有效措施。

3.预防上呼吸道感染,避免剧烈咳嗽,保持呼吸道通畅。

(张玉凤)

第五节　食管癌

　　在我国,食管癌是最常见的恶性肿瘤之一,2000 多年前称此病为"噎膈"。中国是世界上食管癌的高发区,在河南林县有将近 1/4 的男人和 1/6 的女人发生或死于食管癌,中国食管癌世界标化死亡率为 23.40/10 万,占各种癌症死亡的 23.53％,仅次于肺癌、胃癌,居第三位。最近完成的随机维生素补充试验在中国高发区发病率有降低趋势,但我国食管癌的发病率和死亡率仍居世界第一,估计每年有 16 万～20 万病人死于食管癌。此病对我国人民健康危害极大,如何更好防治是 21 世纪广大医务人员肩负的重大任务。

　　20 世纪 90 年代,来北京协和医院治疗的食管癌病人仍多来自河北、河南、山西和安徽,上述省份的不同地区也存在不同的发病率,男性与女性之比为 2∶1;我院外科收治的病人中 60％属 50～60 岁,最小年龄 25 岁,最大年龄 85 岁。来自新疆以哈萨克族居民发病率最高,其死亡率也比其他少数民族高 2～3 倍。食管癌高发区多属于各省内土地贫瘠,缺水缺物,食品单调缺乏营养,有些居民仍不怕食用发霉食品,其中可能含有致癌物质。食管癌病人多有家庭史,90 年代我院收治 3～4 代男性食管癌的病人增多,确实存在相同基因的群体、在相同生活方式和相同环境的影响下的遗传现象。

　　由于肿瘤诊断技术的改进和外科技术的提高,接受外科手术病人中晚期的病例增多(占 70％),病变长度大(＞10cm),合并有冠心病、高血压、糖尿病、肺功能受损的病例增多,70～80 岁以上高龄病人的比例增高,颈段和胸上段食管癌病例占总数的百分比较 20 世纪 80 年代明显增高。

【病因】

　　对食管癌的病因研究,其结果在国内外不很相同,说明食管癌的病因较复杂,因人因地而异。国外认为吸烟喝酒是主要病因。国内认为不注意口腔卫生、暴食、粗食和过热食物使食管黏膜受损后引起慢性炎症,导致上皮增生而易癌变。临床也发现某些食管憩室、反流性食管炎的病人,由于其食管黏膜长期的慢性炎症,较易引起上皮细胞癌变。

　　在从地中海到日本,横贯地球的亚热带,都发现有食管癌高发区,说明该地区的环境、水源和食品中含有致癌和促癌物质。以往动物实验早已证实亚硝胺能诱发上消化道癌。在我国高发区林县的环境中,已检测出 7 种挥发性亚硝胺,玉米面也含有非挥发性肌氨酸亚硝胺,萝卜条有辅氨酸亚硝胺,大部分腌菜中含有红甲酯的亚硝基化合物。近来国外研究发现,亚硝胺诱发食管癌还必须有口腔真菌感染的协调。在我国食管癌高发区,也已发现多种食物被真菌感染,如串珠镰刀菌、黄曲霉菌等。这些霉菌除产生毒素外,还能促使亚硝胺的合成。食管黏膜长期接触亚硝胺后,其上皮出现不典型增生、重度不典型增生,最终发展为癌。食管上皮重度增生者的癌变机会较正常人高 140 倍。

　　在土地贫瘠地区,食物中缺乏微量元素锌、钼、铂、镁、铜和铁等,均可造成硝酸盐的积聚。食物中缺乏维生素 A、核黄素和维生素 C,就会影响人体内阻断亚硝基化合物合成的功能,易促使食管上皮增生。

　　20 世纪 90 年代以来,各国对食管癌组织及其癌旁组织鳞状上皮的 DNA 进行检测,相继发现 C-myc、Int-2、Cyclin、Her-1 等基因的过度表达和扩增,可能与食管癌的发生密切相关。研究结果表明:食管癌的发生、发展与多种基因失控有关。

【病理】

　　食管上皮与某种致癌和促癌因素接触后,其基底细胞发生变化,由上皮轻度增生到重度不典型增生而癌变,原位癌周围都有不典型增生的基底细胞。在高发区,前瞻性观察发现:食管上皮从重度不典型增生到癌变早期,可能需要 5 年;从早期癌变发展到晚期(并发溃疡、狭窄)还需要 3～5 年,在这 10 年期间,食管可呈现各种病理学改变。

食管鳞癌约占 95％，起源于食管腺体或异位胃黏膜的食管腺癌约占 4％，小细胞癌、腺棘癌、癌肉瘤和黑色素瘤较少见。食管癌发生在中段较多，占 50％，下段食管癌占 30％，上段食管癌约占 10％～20％。

对手术切除大体标本观察，早期食管癌可分为：①隐伏型：食管黏膜局部充血，呈粉红色；②斑块型：局部黏膜水肿增厚，表面粗糙不平；③糜烂型：病变黏膜轻度糜烂；④乳头型：病变部黏膜呈乳头或息肉状，表面光滑。

关于中晚期食管癌的病理分型，国内于 1958 年提出髓质、蕈伞、溃疡和缩窄四型。1973 年又增添腔内型，经 30 年的实践，证明此种分型有临床参考价值，各型均有其独特的病理特征：①髓质型：又称巨块型，肿瘤较大，常累及食管壁全层，引起明显的梗阻症状。食管造影可见充盈缺损和软组织影；②蕈伞型：瘤体向腔内突入，呈蘑菇状，食管造影显示局部食管壁呈不对称的蝶形充盈缺损；③溃疡型：食管壁有大小不等的溃疡，食管造影可见溃疡龛影，梗阻症状轻；④缩窄型：又称硬化型，肿瘤环形侵犯全层食管壁，造成狭窄，狭窄上段食管高度扩张；⑤腔内型：肿瘤呈息肉状突入腔内，有短蒂，病变段食管扩张，可见椭圆形阴影。国内资料报道：50％为髓质型，腔内型只占 5％，其他型分别占 10％～15％。

食管癌通过三种方式播散：

1.直接浸润　癌细胞沿黏膜和黏膜下播散，癌组织沿食管长轴和横径蔓延至肌层、食管纤维外膜，进一步侵蚀食管周围相邻组织和器官，如心包、大血管、气管和支气管，当破溃时发生严重并发症致死。

2.淋巴管转移　癌细胞沿黏膜下淋巴管沿长轴和横轴转移，进入食管旁、纵隔及颈部和上腹部淋巴结，这是食管癌的主要扩散方式，约 25％病例的淋巴结转移为跳跃式。

3.血行转移　此转移方式多属晚期病例，但某些病例由于其独特的生物特性，较早期即有血行转移至肝、肺、骨和肾上腺等。

【临床表现】

食管癌病人有轻度下咽不适症状。即使早期病例也有不同程度的吞咽时胸骨后烧灼感或针刺样胸骨后疼痛，吞咽时轻度哽噎或在食管内、咽部异物感，进粗食和过热食物时症状加重，多可自行缓解。症状时轻时重，特别是嗜酒病人，多不能引起重视。

随着病情的加重，病人出现进行性吞咽困难的典型症状，由于不同的病理类型和病变程度，可出现持续性胸痛（多见于溃疡型和穿透食管壁侵犯后纵隔的病例）、声音嘶哑（肿瘤或转移性淋巴结侵犯喉返神经的病例）。当肿瘤侵犯气管和支气管，可引起呛咳。发生食管气管瘘后.可并发肺炎、肺脓肿，甚至窒息致死。晚期病例可出现脱水、贫血、消瘦等恶病质体征，也可发现锁骨上有转移的淋巴结团块。如有远处转移，则可引起相应症状。20 世纪 90 年代以来，由于人民生活水平提高，营养改善，即使晚期病例，也很少发现恶病质的病人。

【诊断】

随着临床经验的积累和科技的进步，食管癌的诊治技术不断完善和更新，每位胸外科医师在临床实践中，应根据病人的具体病情，医师自身的技术水平并结合客观医疗条件，选择适合该病例的最佳诊治方法，争取收到理想的疗效。

1990 年以来，我国坚持在高发区进行食管癌普查，使食管癌早期发现率提高到 80％，但在城市医院，早期食管癌病例只占食管癌病人总数的 2％～4％，目前已开展多种诊断方法可供选择。

1.拉网普查　食管拉网脱落细胞学检查是我国医师在高发区，为早期发现食管癌病例而开展的一种有效方法。食管黏膜鳞状上皮基底细胞癌变为原发癌的生长过程中，癌细胞逐渐取代表层上皮细胞，暴露在食管腔内。1971 年沈琼设计的双腔网囊食管脱落细胞采取器，阳性率可达 90％以上，早期食管癌的发现率高达 80％。为避免误诊,要求每例病人有两次以上的阳性结果。在林县,逾万例无症状的居民接受过拉网普查。对发现上皮增生的人群进行前瞻性观察,发现重度增生的癌变率为 26.6％～30.3％,食管上皮细胞增生者的癌变率比正常者高 140 倍。

分段拉网法可协助定位及指导手术,如距门齿 25cm 以上食管水平发现鳞癌细胞,应作食管大部切除,在颈部作食管胃吻合术;在 25～35cm 之间发现癌细胞,应作胸中、下段切除,食管胃弓上吻合术;如癌细胞在 35cm 以下水平阳性,则只作胸下段食管及贲门部切除,弓下食管胃吻合术。此法简便易操作且价廉。

2.X 线钡餐造影　X 线钡餐上消化道造影是诊断食管癌的常用方法,为使钡剂易粘贴在食管黏膜上,钡内可加入阿拉伯胶,调成黏稠均匀的钡胶浆,让病人分次小口吞服,多轴细致观察,以免漏诊。早期食管癌的 X 线征,主要表现在黏膜形态的改变:①食管黏膜皱褶变粗,紊乱或中断;②小于 1cm 的黏膜充盈缺损,较扁平边不整;③小溃疡龛影,其直径＜0.5cm;④食管壁无蠕动,舒张度差、僵硬,时有钡剂滞留。早期食管癌 X 线钡餐的诊断率为 74.7％,误诊率为 25.3％。在中晚期病例,多见病变段食管黏膜紊乱,管壁蠕动消失,溃疡龛影,巨大充盈缺损及病变段食管周的软组织影。如为缩窄型改变,则其近段食管高度扩张;巨大充盈缺损的病例,则见该段食管腔变窄。

3.食管镜检查　内镜检查是诊断早期食管癌的另一种方法。我院自 1974 年起采用可弯曲的纤维光学镜检查食管以来,已提高此项检查的安全度和准确性,其检出率可达 85.2％,早期食管癌的镜下表现:①食管黏膜局限性充血,黏膜内小血管模糊不清,触之易出血;②黏膜局限性糜烂,可呈点片状分布,界清而边缘不整,形如地图;③食管黏膜表面粗糙不平,呈小颗粒状或大小不等的斑块,色潮红;④癌肿呈息肉状或小蕈伞型向腔内生长,偶有短蒂间有糜烂。

根据王国清等在 1980 年统计,用细胞学普查发现的早期食管癌,经纤维内镜检能确定病变者只有 53.8％。为提高内腔镜的发现率,20 世纪 90 年代以来,采用 Lugol 液对食管黏膜进行双重染色,导向活检。正常食管上皮的糖原可被 Lugol 碘液染色,而癌变的细胞则不染色,对不着色黏膜区做活检,发现食管鳞癌占 61.2％,中度和重度不典型增生占 38.8％,说明碘染色法可确诊,定位及确定是否有卫星病灶。此法对微小癌及表浅癌的诊断十分可靠,可提高检出率达 90％。

近年对早期食管癌手术标本做病理检查,均可查出其癌旁上皮细胞有不典型增生,癌与非癌上皮呈现斜坡状移行过渡,从单纯增生、不典型增生到原位癌,癌灶常位于不典型增生的上皮细胞之中,如做内镜活检采材不当,深度不够,则可能只发现不典型增生的上皮细胞。在本院临床实践中,两次内镜活检只发现食管鳞状上皮细胞高度不典型增生的 21 例病人,都按癌做了手术,其病理检查均证实为Ⅰ期食管鳞癌,提示食管鳞状上皮高度不典型增生,也可视为早期食管癌的病理诊断指标中晚期食管癌的镜下表现较易判定,肿块呈菜花样或结节状,食管黏膜水肿充血或苍白发硬,但触之易出血。晚期肿瘤形成溃疡或造成管腔狭窄。

对中晚期颈段和胸上段病例,作支气管镜检有助于了解肿瘤外侵气管的程度及判断肿瘤能否切除。

4.胸部电子计算机断层 X 线扫描(胸 CT)　胸部 CT 可观察食管腔是否变形,管壁变厚程度,肿瘤大小,与周围脏器如气管、支气管、主动脉弓、心包和心房和降主动脉粘连或侵犯情况,更可确定肝脏、上腹淋巴结及双肺有否转移灶,气管旁、主动脉窗及双锁骨上有否肿大淋巴结,但胸部 CT 难以鉴别肿大淋巴结的性质,更无法发现直径小于 1cm 的转移灶,对侵犯邻近脏器的准确性也差。因此,不能只靠胸部 CT 所见而作分期,不少人认为胸部 CT 检查在食管癌诊断方面价值有限,CT 判断食管癌淋巴转移的敏感度只有 45％。

5.食管内超声及体表超声检查　EUS 用于判断癌肿浸润食管壁的深度,其准确率可达 90％,还可测出食管壁外肿大的淋巴结及判断肿瘤位于食管腔内或壁外,术后随诊可观察吻合口有否肿瘤复发,但当病变造成食管严重狭窄时,则限制其使用。近年来,也采用体表超声诊断高位食管癌及判断颈部、腹部淋巴结转移及腹内脏器转移,在体表超声引导下用细针做颈淋巴结穿刺活检,以明确其病变性质。

6.食管癌的基因诊断研究　对 1996 年在本院手术治疗的食管癌病人,采用 PCR 方法,对食管癌及癌旁正常组织(手术切除病理阴性)进行多个位点的微卫星 DNA 序列的不稳定性及其杂合性缺失的检测,结果显示在 3p14.2、3、9q22-31 及 9q22-23 处有最多的共同缺失片段。在此基础上采用 RT-PCR 方法,对位于 3p14.2 处的抑癌基因脆性组氨酸三联体(FHIT)在食管癌及其癌旁组织中的缺失情况进行筛查及检测,结果表明其 CDNA 的缺失率分别为 64.2% 和 20%。故 FHIT 可望作为食管癌早期诊断的分子参考指标。

7.正电子发射断层扫描(PET)　近 10 年来,PET 技术应用较广,特别在肿瘤诊断方面,已成为现代核医学的热点。正电子是带电荷的电子,从 ^{11}C、^{13}N、^{15}O、^{18}F 等发射正电子的核素中射出来后,很快与负电子碰撞,发生"湮灭",能量转化为两个方向相反的 511Kev 的光子。两个光子被相对的两个探头同时检测到,称为"符合事件",可用 PET 照相机获得它们在体内分布的图像。用于诊断肿瘤的示踪剂有多种,由于恶性肿瘤细胞代谢高,增殖快,对糖代谢需求增加,因而最常用为 FDG(^{18}F-luorodeoxyglu-cose ^{18}F-2-脱氯葡萄糖),FDG 在体内磷酸化生成的 FDG-6-P04 不被进一步代谢,在一定时间内积聚在肿瘤细胞内,成为肿瘤成像的基础。组织对 FDG 吸收的相对量可作为判断肿瘤生长及转移的指标,PET 成像能准确反映特定组织中 FDG 的聚积程度,可用标准吸收值(SUV)表示,一般认为 SUV＞2.5 即可诊断为恶性肿瘤。近 2 年,我院开展此项检查以来,PET 预测食管癌淋巴结转移的敏感度为 76%,用 PET 对食管癌进行分期,对淋巴结性质的判断更准确和具体,对选择手术方案,术中指导切除有转移的淋巴结.选择放疗方案及判断术后疗效有较大的价值。术后复查 PET,可判断肿瘤及淋巴结转移灶是否切净及发现复发和新的转移病灶。目前最困难的选择是检查费用昂贵。

【食管癌分期及食管分段的诊断】

术前为判断食管癌的可切除性和能否根治,术后估计手术疗效和预后,每例手术病人都应有术前临床分期和术后病理分期的诊断。常用的分期和分段诊断方法有 X 线食管造影,食管内腔镜检查,超声及食管腔内超声检查,核素扫描,胸部 CT,MRI,近几年也采用电视胸腔镜技术和 PET 检查。病理分期主要依据病理标本检查结果。

我国分期 T 级由食管癌肿的长度决定,而 UICC 分期 T 级由肿瘤浸润的深度决定,在临床实践中,深度较长度与预后更相关。UICC 分期法对 N 的区分还不够详细,有待进一步补充完善。日本 Kato 认为应将ⅡA 和ⅡB 合并,根据淋巴结转移的数目分为 N_1 和 N_2,但此意见尚未得到公认。食管的分段,为了明确食管癌的病变部位和长度,以选择手术径路和手术方法,必须有食管分段法。90 年代大多数胸外科医师采用国际抗癌联盟的分段标准,将食管分为:①颈段自环状软骨食管入口(相当 C_6 水平到胸骨上切迹(距上门齿约 18cm 左右);②胸上段:从胸骨上切迹到气管分叉水平(距上门齿约 24cm);③胸中段:气管分叉水平到食管胃交界处全长分为二等段的上半段(下界距上门齿约 32cm);④胸下段为此二等分之下半段(下界距门齿约 40～42cm)。此分段法标记较固定且明显,在临床实践中证明很适用。

【治疗】

食管癌外科治疗已有 200 余年历史,1877 年 Czerny 首次为 1 例 51 岁女性病人切除颈段食管癌,并采用食管远段造瘘口灌食,病人生存了 15 个月。自 1877 年至 1940 年,各国医生试用各种手术方法,以提高手术的成功率,但手术死亡率高达 50% 以上。

在我国,1940 年吴英恺教授在北京协和医院首次成功切除下段食管癌,采用胸内食管胃吻合治疗胸段食管癌。1951 年我科黄家驷教授在上海成功完成我国第 1 例颈部食管胃吻合术。

目前,食管癌的治疗,仍以外科手术为主。在我国,食管癌手术已普及到县级医院,食管癌外科手术病人已逾5万例。手术技巧不断提高,在大医院相继开展空肠、结肠移植代食管,倒置胃管颈部食管胃吻合术,血管带蒂的结肠原位移植和游离空肠段移植代食管术。1972年邵令方教授研制了我国的食管胃吻合器以来,已得到推广应用。

综合文献资料,在我国,20世纪90年代食管癌的手术切除率达58%～92%,并发症发生率降至6.3%～15%,住院死亡率只2.3%～5%。切除术后5、10年生存率分别为8%～30%和5.2%～24%。邵令方教授报道一组204例早期食管癌和贲门癌病例的手术切除率为100%,术后5年生存率为90%以上。90年代,食管癌切除术后的吻合口瘘发生率仍为3%～25%,而且17%～25%吻合口瘘的病例最终死亡。因此,不少单位仍努力改进吻合方法,例如采用器械吻合,将肌层和黏膜层分别缝合,食管胃黏膜下套入式吻合,用邻近组织和大网膜掩盖吻合,采用食管导管协助作食管胃肠吻合。90年代末,无论手工缝合或器械吻合,不少医院都有几百例连续无吻合口瘘的成功经验。为把食管胃肠吻合口瘘的发生率控制在1%以下,使我国食管癌外科继续保持国际领先地位,还有不少工作要做。

1.食管癌外科治疗的手术适应证

(1)国际抗癌联盟TNM分期中的0、Ⅰ、ⅡA、ⅡB及Ⅲ期中的$T_3N_1M_1$病例。

(2)放疗后未能控制或放疗后复发的病例,只要局部无外侵,远处无转移者均争取手术。

(3)食管癌长度与预后无密切相关,即使病变长10cm的ⅢA期病例,估计可切除者,不应放弃手术。术前判断可切除性的参考指标:①无背痛;②食管走向无扭曲;③病变段溃疡龛影的深度不超出壁外;④食管病变段旁的软组织影环绕降主动脉不足1/4圈。

(4)80岁以上高龄食管癌病例的手术适应证要严格掌握,仅在病变早期,全身情况较好,无严重并发症,预计存活时间较长者,方可考虑手术,以提高生存质量为目的。

(5)有严重合并症的病例,经处理后病情稳定者:

1)高血压病控制血压在150/90mmHg以下;

2)冠心病经安放冠状动脉支架2周后,射血分数>60%,估计能生存2年以上(预激综合征经消融治疗,心动过缓经安放心脏起搏器1周后);

3)糖尿病即使胰岛素依赖的病例,如能控制空腹血糖在200mg%以下,尿糖、酮体阴性者;

4)脑梗死、心肌梗死半年后病情稳定者。

(6)有下列并发症的病例,心肺肝肾功能尚能耐受手术,应争取作姑息性手术,避免死于严重并发症:①食管高度梗阻、滴水不进;②食管气管瘘又不宜安放带膜支架者,术中可同时切除受累的肺叶;③累及心包引起心包大量积液者。

2.手术禁忌证

(1)高龄,90岁以上。

(2)病人有严重心肺功能不全、射血分数<50%,肺功FEV_1<50%。

(3)食管癌已有明显外侵及穿孔征象,如声嘶哑、呛咳等。

(4)已有远处转移,包括肝、肺及腹水症。有颅脑单发转移灶的病例,作开颅切除后是否作食管手术,应视情而定。

(5)恶病质晚期病例。

3.食管癌切除及消化道重建的选择

(1)切除食管癌的方法:20世纪90年代已开展多种手术方法,主要根据不同的临床分期而选择手术方法:①食管原位癌可经内窥镜在原位癌黏膜下注射生理盐水,使肿块鼓起,然后切除该区黏膜及肿块;②肿瘤只浸润达黏膜下的Ⅰ期病例,可经颈部和上腹部切口,非开胸径路将食管癌钝性翻转剥脱;③癌肿已浸润黏膜下层尚无淋巴结转移,或侵达肌层和外膜且有淋巴结转移,均要开胸作根治性食管癌切除及二野(胸、腹部)淋巴结清扫;④考虑到一旦已有淋巴结转移的食管癌难以根治,Oringer 采用经裂孔不清扫淋巴结的食管癌切除术,1997 年报道 636 例术后 5 年生存率为 26%;⑤近 10 余年来采用经电视胸腔镜作食管癌切除,但有较大的争论。

(2)开胸切除食管癌,重建消化道的手术径路

1)左后外侧切口:本院 96%的病例都采用左侧径路。此切口从左第 6 肋床进胸作食管癌切除及重建消化道,除位于主动脉弓水平(距门齿 22~25cm)的食管癌外都可采用此切口,其优点是:①暴露主动脉弓及降主动脉较好,避免损伤,如损伤后也易处理;②容易剥离食管,经左膈切口进一步游离胃及清扫胃贲门旁和胃左动脉区淋巴结的操作较易完成;③如遇腹部粘连、左上腹转移淋巴团块较多,暴露困难的病例,可向左伸延为左胸腹联合切口;④不需改变体位及重新消毒铺单。

2)左颈,左胸后外侧切口:此种切口适用于颈段、主动脉弓上水平的食管癌切除及重建术,不需变换体位。

3)右胸后外侧、腹部正中和右颈三联切口:适用于胸上段食管癌,容易游离切除癌瘤及清扫右纵隔及隆突下淋巴结。作食管胸段游离后,在胸下段水平切断,胸下段送入腹腔,胸上、中段送入左颈根部,其中以双粗线相连。缝合胸部切口后改为平卧位,重新皮肤消毒铺巾。由两组医生分别作右颈(或左颈),上腹正中(左腹直肌)切口。游离胃,清扫腹部转移淋巴,扩大裂孔切口达 4cm 左右。将游离的食管胸下段和胃经裂孔托入右胸内,然后经右颈切口,十分小心轻柔地将食管胸中、上段,继之与其相连的胸下段食管和胃底、胃体从肺门后拉向上,将胃底拉入右颈切口,缝合固定,作食管次全切除后,最终作颈部食管胃吻合术。此术式盲目将胃拉入右胸,容易并发出血和扭转。

4)右胸前外侧、腹部正中和右颈三联切口:此三联切口不需改变体位,重新铺单,可缩短手术时间。游离食管后只需摇床改为左半卧位,也不需先关胸,待将胃固定于右胸腔顶后才缝合胸部切口,避免盲目操作。

在外科实践中,有人建议作左颈切口,在左颈作食管胃吻合术,其目的是避免造成右侧喉返神经损伤。这些病例在游离主动脉弓后水平紧密相粘的食管癌肿时,有可能已损伤左喉返神经。一旦双侧喉返神经损伤,术后只好作气管切开通气。

2001 年邵令方教授提出对胸上段食管癌与气管紧贴的病例,采用右胸后外侧胸腹联合和右颈两切口,认为容易剥离食管及游离胃脏,也不需重新改变体位。国外采用非开胸的颈、腹二联切口作胸段食管癌切除,颈部胃食管吻合术。此切口只适用于 0 期~Ⅰ期的病例,心肺功能低下不宜接受开胸手术的病人。由于盲目推拉及剥脱,在血管硬化、高血压的病例,易撕破食管动脉,引起出血,或损伤大动脉出血致死,而且撕破气管的并发症发生率也高。

近 5 年来,有报道作胸骨正中切口,切除胸上段食管癌,但此切口暴露并不充分。总之,要根据食管癌的位置,病变范围及分期,病人的体型,更主要的是外科技术水平而选择较熟练的切口,以达到创伤小,暴露充分,操作容易和并发症少的目的。

(3)食管癌切除的范围:彻底切除食管癌组织及其转移病灶称为根治性手术。20 世纪 90 年代医学界认为:食管部分或次全切除(切端阴性)加胸腹二野淋巴结清扫是标准的根治性切除术。

外科手术仍是现有治疗手段中最好和首选的方法,但至今仍有两种相反的观点。其一认为手术应尽可能局限(经裂孔非淋巴结清扫),另一观点主张尽可能广泛切除,而大多数人认为二者的生存率和并发症发生率并无明显差异,Skinner 的大块切除更难以公认。由于采用的手术途径,切除范围,消化道重建及吻合方法各异,甚至对切除性及生存率的统计也不尽相同,要比较所报道的外科疗效实非易事。90 年代以

来,我国大多数胸外科医师对胸上段食管癌采用右后外开胸径路,而胸中下段食管癌作左后外侧开胸径路,施行食管部分切除及二野淋巴结清扫作为标准手术,其5年生存率在25%～30%左右。

在外科实践中,尽管距肿瘤7cm切除食管标本,术中采用Lugol液染色法检查切缘及冷冻切片检查残端阴性,但术后病理报告仍有10%～15%的病例残端阳性;由于发现有些病例的食管黏膜全长都是不典型增生,处于癌变前期,即使早期食管癌切除后,随诊16～26年因食管癌复发致死的病例达29.5%;以往发现食管癌有多发点起源,互不相连,跳跃式转移的病例;2001年,日本大平雅一医师发现食管多发癌的发生很可能与微卫星遗传不稳定(MSI)有关。由于上述发现,不断有人建议:凡是确诊为食管癌的病例,都应作食管次全切除、颈部吻合术,一旦发生吻合口瘘,处理也易。但是,将手术扩大到颈部,创伤较大,对病人不利。临床也有报道作食管部分切除的食管癌Ⅱ、Ⅲ期病例,术后生存30年以上而无肿瘤复发者,说明具体病人食管癌的生物特性决定其预后,我们对早中期病例常规作食管次全切持慎重态度。

为预防术后胃排空障碍,对早中期食管癌尚无外侵的病例,应尽可能保留迷走神经干,以预防术后心动过速及保持较好的消化功能。食管癌切除术中是否常规结扎胸导管仍各持己见,我们认为只当怀疑或证实损伤胸导管时,才在膈上,主动脉弓与脊椎交界三角区做胸导管结扎术。

(4)淋巴结清扫:对食管癌周围淋巴结的清扫范围目前尚无统一意见。胸上、中、下段癌转移至颈部淋巴结的转移率分别为40%、30%和20%,本院胸中、下段食管癌Ⅲ期病例中约80%有贲门区及胃左动脉旁淋巴结转移癌。我国大多数医生对胸中、下段食管癌切除后,常规清除主动脉窗,隆突下,左侧纵隔及上腹肿大的淋巴结。胸上段食管癌切除后,不常规清扫颈部淋巴结,而术后作双锁骨上区放疗。日本Akiyama主张三野(颈、胸、腹)淋巴结清扫,其5年生存率较二野淋巴结清扫明显提高(53.3%：37.5%)。三野清扫创伤大,手术时间长,特别是喉返神经损伤率高达50%,呼吸道及吞咽并发症也增多。Omger不开胸作淋巴结清扫,经裂孔作食管癌切除,术后2年生存率也达60%。20世纪90年代我院做食管癌切除术中所清扫的肿大淋巴结经病理检查,约1/4为阴性。自1999年,为术前准确判断淋巴结的性质及术中指导只清扫转移性淋巴结,我们对某些病例做了术前PET检查,并在术后复查PET检查,用以判断手术是否达到根治性切除。结果提示对早期病例常规作二野淋巴结清扫,并无必要。

(5)替代食管的器官及移植径路:食管癌切除后在消化道重建术中,要选择合适的食管替代器官。在我国,大多数医生首选胃,即使经胸腔打开膈肌,分离胃的操作也简便,上提至颈部作吻合,其长度足够,只靠胃网膜右动脉也有良好的血供。胃的物理强度高,柔韧可塑。其缺点是胃的上皮与食管上皮相容性差,胃的体积太大,在胸内影响心肺功能,但万幸可以纵行缝缩,以限制其扩张。近几年不少医生主张采用结肠襻。结肠游离后,其长度更充足,血运也可,其黏膜上皮相容性好。利用结肠襻重建消化道,胃仍在上腹,有利于术后恢复消化功能,但此手术操作复杂,必须作颈、胸和腹部三联切口和作3个吻合口,术后并发症多,死亡率高。空肠襻的血运脆弱,长度有限,也有应用显微外科技术游离空肠襻间置代食管和作颈部吻合的报道。剪裁胃大弯,缝成顺置或倒置的胃管与食管吻合,由于此操作更复杂,现很少采用。替代食管的胃和空肠襻可经食管床或左肺门后推向上,与食管作颈部、胸腔顶、弓上和弓下吻合术,其中经食管床的距离最短,但在主动脉弓屈曲延长的病例,进食时食团可能在弓上停滞,引起吞咽不畅。游离的结肠襻可经胸骨后前纵隔或胸前皮下隧道,向上拉入左颈作食管结肠端侧吻合术。经皮下径路的距离最长,但万一发生吻合口瘘或血运障碍时,处理较易。为避免脓胸,目前很少有人将结肠襻拉入胸腔做吻合术。

(6)食管胃吻合方法:在我国,自1940年以来,经三代胸外科医生的努力,已开发了多种食管胃吻合方法,包括两层缝合和单层缝合两类。两层缝合即将食管壁与胃壁作全层缝合(内层),再将食管的肌层、外膜纤维与胃的浆肌层缝盖内层(外层)。为了利用胃壁加固吻合口及预防反流,常用的方法有望远镜式或胃底围脖式包埋法,经改良的隧道式吻合,置入食管胃吻合法也属此类。单层缝合只缝合食管壁及胃壁全层,然后用胸膜,下肺韧带或大网膜覆盖加固吻合口。近5年来,不少单位采用国产或进口吻合器作器械吻合,其疗效较满意,器械吻合也属两层的全层钉合。20世纪90年代以来,各大医院都改进了吻合技术,例如将肌层和黏膜层分别缝合,食管胃黏膜下套入式吻合,胸内食管胃黏膜延长不同平面分层吻合,采用食管导管协助作食管胃吻合及胃腔内弹力环扎式食管胃吻合等。一种好的吻合方法应该是操作简便,容易操作,术后无瘘,也无狭窄和反流。无论哪种吻合方法,只要达到上述目的都应坚持下去。近年,无论手工缝合或器械钉合,不少医院都有连续几百例无吻合口瘘的成功经验。

我院20世纪90年代采用的食管胃手工缝合属两层吻合法,将食管近切端与胃底前壁最高点吻合:

1)先将游离的食管与拉入左胸后纵隔的游离胃底靠拢,距食管癌肿5～7cm处,将正常的食管右侧壁(患者右侧卧位)纤维外膜和肌层与胃底最高点前壁的浆肌层,用中丝线作横行间断缝合5针,针距为0.5cm(第1排缝线)。

2)距第1排缝线下方1cm切开胃前壁,切口略大于正常食管的直径,不小于3cm,胃前壁切缘黏膜下出血点须用细丝线缝扎彻底止血。应吸尽胃内容物,严防外溢污染胸腔。距第1排缝线1cm处切开食管右侧壁,用中丝线将胃切口上缘与食管切口上缘作全层内翻间断缝合,先在正中及前后两侧三点缝合,以防食管黏膜内缩,然后在其中补加2～4针(第2排缝线),每针距切缘0.5cm,各针距0.5cm。

3)沿食管右侧壁切口水平切断食管左侧壁,除去食管癌标本,将胃肠减压管送入胃腔内。用同样方法及缝线,内翻全层间断缝合食管左切缘与胃前壁切口下缘(第3排缝线),完成吻合口的内层吻合。

4)距内层吻合第3排缝线1.5cm水平,将胃前壁浆肌层与食管外膜,肌层和后胸膜(距第3排缝线0.5cm)作间断缝合,以缝盖吻合口(第4排缝线),完成外层缝合。纵行缝缩胃体4～5针,缝固胃底和胃体于后胸壁。如作颈部食管胃吻合术,务必缝固胃底于颈深肌层,严防回缩入胸腔。

(7)结肠移植代食管术:我院在20世纪80年代多用于颈、胸中上段病例,90年代有人亦应用于胸下段食管癌病例。由于胃病变或已作过胃部分切除,不能再利用胃代食管的病人,食管癌已属晚期不能切除,已移植结肠作短路手术者,只好采用此术。根据结肠动脉的解剖分支而选用移植的结肠襻:以结肠中动脉供血,取用右半结肠及部分横结肠作顺蠕动吻合;以结肠中动脉或左结肠动脉供血,选用左半结肠及部分横结肠作顺蠕动或逆蠕动吻合。结肠上提至颈段最常用胸骨后途径,非开胸食管癌切除后可经食管床途径。原则上在供血良好的条件下,尽可能作顺蠕动吻合。

作结肠移植吻合手术时一定注重下列要领:

1)将肠襻上提时一定要轻柔,位置要摆顺,避免血管扭曲;

2)上提后要检查肠管的小动脉是否跳动,肠管壁色泽是否变紫,血供一定要良好;

3)上提的结肠襻长度一定要足够;

4)争取作食管端与上段结肠对系膜的侧壁作端侧吻合术;

5)结肠襻下端与胃前壁靠近胃小弯侧吻合;

6)术者最好分成两组同时进行手术:胸组负责开胸游离食管并切除之,然后开颈作食管结肠吻合术,腹组负责游离结肠,作结肠襻远端与胃吻合,结肠结肠端端吻合术;

7)结肠系膜的缺口应严密缝闭,以免发生内疝。

(8)器械食管胃吻合术:自1995年起,在食管癌切除后,我们采用进口吻合器作弓上或弓下食管胃吻合术。具体操作方法如下:

1)常规游离食管和胃脏,在贲门部切断食管,用叩克钳夹住贲门断端备用。

2)在食管病灶上方预定切除的部位(距食管癌肿5～7cm水平)夹上荷包钳,将两根荷包线缝针先后穿过荷包钳的孔道。小心操作,避免刺破相邻脏器及大血管。在荷包钳远端剪断食管和癌肿,除去食管癌标本,食管断端用络合碘液消毒。

3)除去荷包钳后,快速用 4 把长弯止血钳分别夹住 2、4、8 及 10 点相应食管壁断端。食管壁出血点必须缝扎止血,严防食管黏膜内缩滑脱。撑开食管残端开口,将吻合器的圆形钉槽头插入食管腔内。如撕破食管壁,可用中丝线缝合,但要避免缝扎住荷包线。收紧荷包线,将钉槽圆头牢固地固定在食管腔内,食管残端结扎在钉槽头的中心杆上。如发现食管残端部分组织滑脱,可补加缝线结扎加固。

4)选用适合食管直径的吻合器(25 号或 26 号),将弯形或直形吻合器从贲门部断端开口插入(先吸尽胃内溶液),将胃上拉人胸腔,拧动吻合器螺母,使吻合器的中心粗针杆从胃底后壁最高点,拟作吻合部位,无血管区穿出,准确地将粗针杆插入钉槽圆头的中心杆孔中(发出咔吱响声)。继续拧紧螺母,将胃底吻合部位对接食管残端(严防夹入肺组织)直达吻合器标尺的对位线上。打开保险钮,用力握压手柄进行吻合。

5)完成吻合后松动螺母 3～4 圈,左右摆动钉槽头,退出吻合器。

6)撑开贲门部开口,检查无活动出血后,将胃肠减压管自食管上段送入胃腔内。

7)用闭合器钉闭贲门部断端,外加浆肌层间断缝线数针,包埋闭合部,向胃腔内突入,形成腔内防反流挡板。

8)检查吻合口,如发现金属钛钉外露、出血,食管或胃壁对合不够严密或撕裂,应用间断缝线将胃壁包埋吻合部位,但包埋不宜过深,缝针不宜太多,以免术后引起吻合口狭窄。

9)纵行缝缩胃体,以免影响肺功能。

10)为减小吻合口张力,将胃底,胃体缝固于后胸壁。

自 1995～2002 年,我院常规使用进口食管胃吻合器,总例数已达 600 余例。术后并发吻合口瘘 2 例(瘘口<0.5cm),经保守治疗 2 个月出院。术后吻合口出血(出血量>500ml)3 例,其中 1 例手术止血,其余 2 例经药物保守治疗后出院;使用 25 号的进口吻合器,约 10% 的病例术后并发吻合口狭窄(吻合口直径<1cm)。全部吻合口狭窄的病例在术后 2 个月内,经器械扩张后症状改善。近几年来,国内各医院相继采用食管胃器械吻合技术,确实吻合口瘘的发生率明显减少,年轻的胸外科医生也比较容易掌握此操作,但务必强调加强训练及改进操作方法,选用灵巧、质高,适合具体病例的吻合器,而且目前吻合器的设计及质量也有待改进。

【治疗原则】

1.手术治疗　是治疗食管癌的首选方法,应根据病变的范围及侵及的程度采用不同手术方式。

2.放射疗法　对鳞癌、未分化癌效果较好,腺癌作用较差。

3.药物治疗　单纯化疗效果较差,与化学药物、中医中药、免疫药物治疗相结合,可以使症状缓解。

4.综合治疗　以手术为主结合放疗、化疗、药物治疗及激光、冷冻、微波等综合性治疗。特别强调早期诊断、早期治疗才能进一步提高远期疗效。

【护理评估】

1.健康史及相关因素　包括家族中有无食管癌发病者,初步判断食管癌的发生时间,有无对生活质量的影响,发病特点。

(1)一般情况:患者的年龄、性别、职业、婚姻状况、营养状况等,尤其注意与现患疾病相关的病史和药物应用情况,询问过敏史、手术史、家族史、遗传病史和女性患者生育史等。

(2)发病特点:患者有进食哽噎、吞咽困难等症状。本次发病是体检时无意发现还是出现进食哽噎、吞咽困难而就医。不适是否影响患者的生活质量。

(3)相关因素:家族中有无食管癌发病者,男性患者是否吸烟,女性患者是否有饮咖啡的习惯等。

2.全身状态及疾病进展情况

(1)有无进食后哽噎感加重,其程度、性质如何。

(2)有无口腔慢性疾病或口腔卫生不佳,其程度如何。

(3)有无发热,其程度如何。

(4)有无全身症状如疲倦、食欲减退、体重减轻等。

(5)注意肿瘤的进展情况,有无转移。

(6)注意生命体征和实验室检查有无异常。

【护理要点及措施】

1.术前护理措施

(1)按胸外科疾病术前护理常规。

(2)全面评估患者:包括健康史及其相关因素、身体状况、生命体征,以及神志、精神状态、行动能力等。

(3)心理护理:对患者给予同情、理解、关心、帮助,告诉患者不良的心理状态会降低机体的抵抗力,不利于疾病的康复。解除患者的紧张情绪,更好地配合治疗和护理。部分患者可出现紧张和焦虑情绪,应给予疏导。

(4)饮食指导:根据梗阻程度,能进食者给予高蛋白、高热量、高维生素流质或半流质饮食,注意食后有无潴留和反流现象。不能进食者按医嘱静脉补液或输血。

(5)保持口腔清洁:指导患者术前 3d 用复方硼砂溶液漱口。

(6)协助患者做好术前相关检查工作:如影像学检查、心电图检查、X 线胸片、血液检查、尿便检查等。

(7)做好术前护理:备皮,给患者口服泻药,术前 1d 中午嘱患者口服 50％硫酸镁 30ml,30min 内饮温开水 1000～1500ml。如果在晚 7:00 前大便尚未排干净,应于睡前进行清洁灌肠。

(8)术前晚 10:00 开始禁食,手术日晨留置胃管,如梗阻严重者,术前 3d 晚用温生理盐水冲洗食管,行肠代食管者,术前需做肠道准备,全麻术者,术前留置尿管。

(9)做好术前指导:嘱患者保持情绪稳定,避免过度紧张焦虑,备皮后洗头、洗澡、更衣,准备好术后需要的各种物品如一次性垫巾、痰杯等,术前晚 9:00 以后禁食水,术晨取下义齿,贵重物品交由家属保管等。

2.按胸外科术后及麻醉后护理常规护理

(1)详细了解手术过程情况,包括病情、输液、输血量、尿量、胸腔引流液量。

(2)常规吸氧。

(3)麻醉清醒后无不适者,采用半卧位。

(4)严密观察血压、脉搏、呼吸变化,术后 4h 内,每 30min 测量 1 次血压,稳定后可延长间隔时间。

(5)持续胃肠减压,保持引流通畅,观察并记录引流液性状和量。准确记录 24h 出入量。

(6)密切观察病情,定时翻身,协助患者作有效的咳嗽,必要时用胸带和腹带以降低伤口张力,减轻疼痛。

(7)胸腔引流管保持通畅,一般术后 24h 引流量减少。若引流量过多,可能是损伤胸导管,淋巴液流出,造成乳糜胸,应手术结扎胸导管。

(8)肠蠕动恢复后,按医嘱做好饮食护理。一般术后 3～4d 肛门排气后可拔除胃管;第 5 天饮水试验 50ml,每天 6 次,无发热、胸痛;第 6 天饮水 200ml,每天 6 次,若无不适,第 7 天清流质 200ml,每 4 小时 1 次,以后流质半量—全量。1 周后进半流食,术后 4 周进食无渣软饭,进食过程观察患者反应,出现吞咽困难,吸困难,肠吻合口瘘现象,立刻报告医师。

(9)术后 1 周左右,有高热、气促、心率加快,注意是否发生食管瘘,有胸腔引流管者,可口服亚甲蓝,观察引流液是否变成蓝色。如无胸腔引流管者,可吞服小量碘油做 X 线检查。如证实为食管瘘者,应立即禁食,手术修补瘘口或做空肠造瘘术。

(10)为预防肺不张,应鼓励和协助患者咳嗽咳痰,雾化吸入,3/d 必要时可用吸痰器吸出口鼻腔内分泌物。食管贲门术后早期咳嗽,往往有血痰咳出,应给予耐心解释,消除顾虑。注意双侧肺呼吸音。

(11)避免因疼痛而影响患者正常呼吸,应及时使用镇痛药。

(12)鼓励患者早期下床活动,逐渐增加活动量。胸腔引流管拔除后,一般无特殊禁忌者,应鼓励患者离床活动,并适当做患侧肩肘关节活动。

(13)卧床期间做好基础护理,保持床单位清洁、干燥,防止压疮发生。禁食期间加强口腔护理。注意口腔清洗,漱口、刷牙每日 2 次,预防腮腺炎及上呼吸道感染。

3.胸腔闭式引流护理常规

(1)患者取半坐卧位或半卧位,以利引流。

(2)牢固固定引流管,引流袋用别针,挂于床旁,防止脱落。常挤压引流管,保持通畅。避免因胶管扭曲、受压而造成阻塞。引流袋应低于胸腔引流管出口平面 60cm。

(3)密切观察引流液的性状、颜色、量及气体排出、水柱波动等情况,并详细记录。如每小时引流量超过 200ml,连续 2~3h 或短时间流出 100ml 以上,色鲜红黏稠提示有活动性出血的可能,应立即报告医师,做好配血和手术止血准备。如有两根引流管,应分别记录。

(4)更换引流袋时注意无菌操作,先用两把血管钳夹闭引流管,然后换管,防止气体进入胸腔。

(5)嘱患者离床活动时,防止引流管移位脱出或牵拉引流袋,勿使引流袋和连接管高于胸壁引流口水平,以防引流液反流进入胸腔。

【健康教育】

1.出院前向患者及家属详细介绍出院后有关事项,并将有关资料交给患者或家属,告知患者出院后 3 个月来院复诊。

2.饮食原则:①少量多餐是术后 3 个月的饮食原则。因为食管术后,胃的形态、容积都发生了改变,吃得太多,饱胀的胃会增加对胸腔的压力,从而对心肺功能及食管吻合口造成危害。②维持正常饮食,以高热量、高蛋白、含维生素丰富、新鲜易消化的食物为主(禽蛋类配以豆制品,新鲜蔬菜、水果)。③饮食规律,每日 3 餐之间可定时定量的增加 2~3 次流食或半流食,且在每餐后饮用温开水 100ml 左右以冲洗食管,预防食管炎症。④尽量少食或不食辛辣刺激的食物。熏、炸、腌制食品尽量少食。避免暴饮暴食,避免因进食过量造成心悸、胸闷、气短等不适。

3.注意气候冷暖的变化,尽量避免感冒。如发生上呼吸道感染及时就医治疗,以免发生肺炎。不要在空气浑浊、人群嘈杂的场所停留,避免吸入二手烟。防止因术后抵抗力、免疫力下降而感染其他传染病。

4.告诫患者术后注意劳逸结合,避免过度劳累,适当进行户外活动及轻度体育锻炼,以增强体质,戒烟,禁酒。

5.保持心情舒畅和充足的睡眠,每晚持续睡眠应达到 6~8h。

6.告诫患者如有异常情况应及时来院就诊。

（张　敏）

第六节　贲门失弛缓症

【概述】

食管-贲门失弛缓症又称贲门痉挛、巨食管、是由食管神经肌肉功能障碍所致的疾病,其主要特征是食管缺乏蠕动,食管下端括约肌(LES)高压和对吞咽动作的松弛反应减弱。临床表现为咽下困难、食物反流和下端胸骨后不适或疼痛。本病为一种少见病(估计每10万人中仅约1人),可发生于任何年龄,但最常见于20～39岁的年龄组。儿童很少发病,男女发病大致相等,较多见于欧洲和北美。病因及发病机制:一般认为系由于食管壁肌肉中的Auerbach神经丛的神经细胞丧失功能,萎缩或分解(节细胞变化的原因不明)以及副交感神经(迷走神经)分布缺陷,致使食管壁的蠕动和张力消失,它还会引起食管下端肌肉痉挛、肥厚、管腔狭窄及近端食管腔扩张,黏膜也因此增厚、充血,呈慢性炎症性改变。有人认为它与先天性巨结肠的病因可能相似。

【临床表现】

1.无痛性咽下困难　为本病最常见最早出现的症状,占80%～95%。起病多较缓慢,但亦可较急,初起可轻微,仅在餐后有饱胀感觉而已。咽下困难多呈间歇性发作,常因情绪波动、发怒、忧虑、惊骇或进食过冷和辛辣等刺激性食物而诱发。病初咽下困难时有时无,时轻时重,后期则转为持续性。少数患者咽下液体较固体食物更困难,有人以此征象与其他食管器质性狭窄所产生的咽下困难相鉴别。但大多数患者咽下固体比液体更困难,或咽下固体和液体食物同样困难。

2.疼痛　占40%～90%,性质不一,可为闷痛、灼痛、针刺痛、割痛或锥痛。疼痛部位多在胸骨后及中上腹;也可在胸背部、右侧胸部、右胸骨缘以及左季肋部。疼痛发作有时酷似心绞痛,甚至舌下含硝酸甘油片后可获缓解。疼痛发生的机制可由于食管平滑肌强烈收缩,或食物滞留性食管炎所致。随着咽下困难的逐渐加剧,梗阻以上食管的进一步扩张,疼痛反可逐渐减轻。

3.食物反流　发生率可达90%,随着咽下困难的加重,食管的进一步扩张,相当量的内容物可潴留在食管内至数小时或数日之久,而在体位改变时反流出来。从食管反流出来的内容物因未进入过胃腔,故无胃内呕吐物的特点,但可混有大量黏液和唾液。在并发食管炎、食管溃疡时,反流物可含有血液。

4.体重减轻　体重减轻与咽下困难影响食物的摄取有关。对于咽下困难,患者多采取慢食、进食时或食后饮汤水将食物冲下,或食后伸直胸背部、用力深呼吸或屏气等方法以协助咽下动作,使食物进入胃部,保证营养摄入。病程长久者仍可有体重减轻,营养不良和维生素缺乏等表现,呈恶病质者罕见。

5.出血和贫血　患者常可有贫血,偶有由食管炎所致的出血。

6.其他症状　由于食管下端括约肌张力的增高,患者很少发生呃逆,乃为本病的重要特征。在后期病例,极度扩张的食管可压迫胸腔内器官而产生干咳、气急、发绀和声音嘶哑等。

7.辅助检查

(1)钡剂检查:对本病的诊断和鉴别诊断最为主要。钡剂常难以通过贲门部而潴留于食管下端,显示为1～3cm,黏膜纹鸟嘴状狭窄,其上段食管呈现不同程度的扩张与弯曲,无蠕动波。如予热饮,舌下含服硝酸甘油片或吸入亚硝酸异戊酯,可见食管贲门弛缓;如予冷饮,则使贲门更难以松弛。潴留的食物残渣可在钡剂造影时呈现充盈缺损,故检查前应做食管引流与灌洗。

(2)胸部X线平片:本病初期,胸部X线片可无异常。随着食管扩张.可在后前位胸片见到纵隔右上边缘膨出。在食管高度扩张、伸延与弯曲时,可见纵隔增宽而超过心脏右缘,有时可被误诊为纵隔肿瘤。当食管内潴留大量食物和气体时,食管内可见液平面。大部分病例可见胃泡消失。

(3)醋甲胆碱试验:正常人皮下注射醋甲胆碱 5～10mg 后,食管蠕动增加压力无显著增加。但在本病患者则注射后 1～2min,即可产生食管强力的收缩;食管内压力骤增,从而产生剧烈疼痛和呕吐,X 线征象更加明显(做此试验时应准备阿托品,以备反应剧烈时用)。食管极度扩张对此药不起反应,以致试验结果为阴性;胃癌累及食管壁肌间神经丛者以及某些弥漫性食管痉挛者,此试验也可为阳性。可见,该试验缺乏特异性。

(4)内镜和细胞学检查:内镜和细胞学检查对本病的诊断帮助不大,但可用于本病与食管贲门癌等病之间的鉴别诊断。

诊断:咽下困难、食物反流和胸骨后疼痛为本病的典型临床表现。若再经食管吞钡剂 X 线检查,发现具有本病的典型征象,就可作出诊断。

8.鉴别诊断

(1)假性失弛缓症患者有吞咽困难症状,X 线检查食管体部有扩张,远端括约肌不能松弛,测压和 X 线检查均无蠕动波。这种情况发生在食管接合部的黏膜下层及肠肌丛有浸润性病变存在的疾病。最常见的原因是胃癌浸润,其他少见疾病如淋巴瘤及淀粉样变,肝癌亦可发现相似的征象。内镜检查中未经预先扩张,该段不能将器械通过,因为浸润病变部位僵硬。大多数情况下活检可确诊,有时须探查才能肯定诊断。

(2)迷走神经切断后的吞咽困难经胸或腹途径切断迷走神经后能发生吞咽困难。经高选择性迷走神经切断术后约 75% 的患者可发生暂时性吞咽困难。大多数情况下术后 6 周症状可以逐渐消失。X 线及测压检查中,可见到食管远端括约肌不能松弛及偶然无蠕动,但很少需要扩张及外科治疗。根据病史可以鉴别。

(3)老年人中食管运动功能紊乱是由于器官的退行性变在食管上的表现。大多数老年人在测压检查中发现食管运动功能不良,原发性及继发性蠕动均有障碍,吞咽后或自发的经常发生无蠕动性收缩。食管下端括约肌松弛的次数减少或不出现,但食管内静止压不增加。

(4)Chagas 病可以有巨食管,为南美局部流行的锥虫寄生的疾病,并同时累及全身器官。其临床表现与失弛缓症不易区别。由于继发于寄生虫感染使肠肌丛退化,在生理学、药物学及治疗反应上与原发性失弛缓症相似。Chagas 病除食管病变外,尚有其他内脏的改变。诊断前必须确定患者曾在南美或南非居住过,用荧光免疫及补体结合试验可确定锥虫病的过去感染史。

(5)食管、贲门癌贲门失弛症是 LES 不能松弛,仅表现食管下端紧闭不开放,贲门食管黏膜无明显异常,食管下端及贲门壁被动扩张良好,因此内镜通过除稍有阻力外,均能顺利进入胃腔。食管贲门癌造成的狭窄是由于癌组织浸润管壁所致,黏膜有破坏,可形成溃疡、肿块等改变,病变多以管壁的一侧为主,狭窄被动扩张性差,内镜通过阻力较大,狭窄严重者,常无法通过,强力插镜易造成穿孔。

【治疗原则】

1.内科疗法　宜少食多餐、饮食细嚼,避免过冷过热和刺激性饮食。对精神神经紧张者可予以心理治疗。部分患者采用 Valsalva 动作,以促使食物从食管进入胃内,解除胸骨后不适。舌下含硝酸甘油可解除食管痉挛性疼痛,如速食管排空。前列腺素 E 能降低患者 LES 的静止压力,对本病有一定疗效。1978 年 Weiser 等首先发现钙通道阻滞药硝苯地平 10mg,每天 4 次,数周后可缓解症状,且食管动力学测定也可证实本品能降低 LES 的静止压、食管收缩的振幅和频率,同时也能改善食物在食管中的排空。其后,相继发现钙通道阻滞药维拉帕米和硫氮革酮也具类似降低 LES 静息压作用,但后者的临床疗效不甚显著。食管极度扩张者应每天在睡前做食管引流灌洗,并予禁食、输液,及时纠正水、电解质和酸碱代谢紊乱。

2.食管扩张疗法　应用气囊或探条扩张,使食管与胃的连接处松弛。在透视下经口插入以探条为前导的气囊,使探条进入胃口,而气囊固定于食管与胃的连接处,注气或注液,出现胸痛时停止注气或注液。留置 5～10min 后拔出。一次治疗后经 5 年随访,有效率达 60%～80%。有效标准为咽下困难消失,可以恢复正常饮食。但本疗法的食管破裂发生率达 1%～6%,应谨慎操作。

3.外科手术疗法　手术方法较多。以 Heller 食管下段肌层切开术为最常用。食管过度扩张,食管在膈裂孔处纤维增生严重或食管下段重萎缩者,宜做贲门和食管下段切除和重建术。手术治疗后症状好转率为 80%～85%,但可能发生食管黏膜破裂、裂孔疝和胃食管反流等并发症。

【护理评估】

1.术前评估

(1)了解简要病史,病变位置。

(2)评估重要器官功能:有无伴随疾病,如糖尿病、冠心病、高血压等。

(3)评估营养状况、体重下降情况、有无贫血、脱水或衰竭。

(4)饮食情况:有无吞咽困难或呕吐,目前进食状况。

(5)疼痛部位、性质,是否影响睡眠。

(6)患者对疾病的认识程度,有何不良心理问题。

(7)亲属对患者的关心程度、支持力度,家庭对手术治疗的经济承受能力。

2.术后评估

(1)手术情况:手术方式、术中发现、病变组织是否切除,术中出血情况、输血、补液情况。

(2)生命体征:生命体征是否平稳、麻醉是否完全苏醒、呼吸状况是否良好、血氧饱和度是否满意、肺部呼吸音是否清晰。

(3)伤口和各管道:伤口有无渗血,各管道是否通畅,胸腔闭式引流及胃肠减压引流液的量和性状。

(4)心理状况与认知程度。

【护理要点及措施】

1.术前护理措施

(1)按胸外科疾病术前护理常规。

(2)心理护理:使患者在了解手术的基础上,解除焦虑情绪、恐惧心理,镇定地接受手术治疗,术后需转入 ICU 者,向其介绍 ICU 的环境、医生、护士姓名,并在术前带患者参观 ICU,消除陌生感,使患者了解术后的配合事项,明确咳嗽排痰、留置胃管、早期活动的目的。

(3)营养支持:术前保证患者的营养摄入。①口服:能口服者,指导患者合理进食高热量、高蛋白、含丰富维生素的流质或半流食。②深静脉营养支持:由于营养不良和禁食,患者常有低蛋白血症,故给予深静脉营养对手术和术后康复有利。留置套管针遵医嘱给予完全胃肠外营养,20～40 滴/分匀速滴入,维持 16～20h,以免发生低血糖。

(4)口腔卫生:口腔内细菌可随食物或唾液进入食管、贲门,在梗阻或狭窄部位停留、繁殖,易造成局部感染,故应保持口腔清洁,进食后漱口,并积极治疗口腔疾病。

(5)呼吸道准备:对吸烟者,术前应劝其戒烟。指导并训练患者有效咳嗽和腹式深呼吸,以利术后减轻伤口疼痛,主动排痰,达到增加肺部通气量、改善缺氧、预防术后肺炎和肺不张并发症的目的。

(6)胃肠道准备:术前留置胃管。

2.术后护理

(1)按胸外科一般护理常规及全麻手术后护理常规护理。

(2)常规监测:术后患者连续监护 72h,24h 内监测神志、心率、心律、呼吸、血压每小时 1 次,监测体温、中心静脉压每 4 小时 1 次,并做记录,神志转清醒后抬高床头 15°～30°,24h 后酌情减少监测频率。全麻未清醒前给予呼吸机辅助呼吸,明确呼吸机的潮气量、氧浓度、频率、吸呼比等,观察患者的呼吸与呼吸机工作是否协调,有无对抗呼吸机现象,听诊患者两肺呼吸音是否清晰,有无湿啰音,定时吸痰,保持呼吸道通畅,监测血氧饱和度情况。在患者神志清醒、血流动力学平稳、胸部摄片肺膨胀良好的前提下,建议医师及早拔除气管插管,拔管后要注意患者呼吸情况,给予吸氧,半卧位,定时翻身拍背,必要时雾化吸入,预防术后并发肺不张、肺部感染。严密观察有无胃内容物反流吸入呼吸道和窒息现象。

(3)胸腔引流的观察和护理:保持引流管的通畅,定时挤压,观察引流液量、性状并记录,若 3h 内胸腔闭式引流量为每小时 200ml,呈鲜红色并有较多血凝块,患者出现烦躁不安、血压下降、脉搏增快、尿少等血容量不足的表现,应考虑有活动性出血;若引流液量多,由清亮转变浑浊,则提示有乳糜胸,应及时报告医师,协助处理。术后 2～3d,胸腔闭式引流出的暗红色血性液逐渐变淡,量减少,24h 量<50ml 时,可拔除引流管。拔管后注意伤口有无渗出,有无胸闷、气促,是否有胸腔内较多残留积液的征象,若有异常及时报告医师,给予处理。

(4)胃肠减压的护理:术后 3～4d 持续胃肠减压、保持胃管通畅,每 4～6 小时用生理氯化钠盐水冲洗胃管 1 次,少量多次,妥善固定胃管,防止脱出。严密观察引流液的量、性状、气味并准确记录。

(5)体位与早期活动:给予舒适的半卧位或斜坡卧位,使膈肌下降,有利于呼吸,并能减轻切口张力,使疼痛缓解,必要时遵医嘱使用镇痛药。拔除胸腔引流管后,可向健侧卧位,使切口减少受压,有利于切口愈合。术后第 2 天鼓励患者早期床上活动,被动锻炼与主动锻炼相结合,护士要协助患者活动肢体、翻身、按摩下腹部等。病情许可的情况下,遵医嘱协助患者下床活动,在护士搀扶下先坐于床边,再站立慢慢在病房内行走,逐步增加活动量,以促进胃肠蠕动的恢复。

(6)并发症的观察:拔除胃管后观察有无胃液反流,经典 Heller 手术,其术后胃-食管反流发生率为 22%～50%;患者可表现为嗳气、反酸、胸骨后烧灼样疼痛、呕吐等症状。在患者进食时注意观察患者有无咽下困难等进食梗阻症状复发。如有上述症状出现,及时合医师给予制酸药和胃动力药。

(7)饮食护理:①术后 3～4d 伤口处于充血水肿期,需禁饮禁食。②禁食期间持续胃肠减压,注意经静脉补充水分和营养。③术后 3～4d 待肛门排气、胃肠减压引流量减少后拔出胃管。④停止胃肠减压 24h 后,若无呼吸困难、胸痛等症状,可遵医嘱行饮水试验,术后 5～6d 可给予清流食 100ml,6/d,患者无不适症状,次日给予流食 200ml,6/d,第 8 天给予流食全量,逐渐过渡到口腔半流食、普食。

【健康教育】

1.解释病情,说明手术治疗的必要性,明确必要的术前检查和准备是手术成功的重要保证。医护人员会尽力从患者的实际情况考虑,制定出周密的手术计划以及治疗、护理计划。

2.禁食的目的:术前禁食是防止因麻醉或术中呕吐而引起吸入性肺炎或窒息;防止术后胃胀满,减轻吻合口张力,利于吻合口的愈合。

3.禁食的原则:少量多餐,由稀到干,食量逐渐增加,注意观察禁食后的反应。避免刺激性食物与碳酸饮料,避免进食过快过量及硬质食物,质硬的药片可碾碎后服用,避免进食带骨刺的肉类、花生、豆类等,以免导致吻合口瘘。

4.半卧位的意义:防止进食后呕吐,利于肺膨胀,利于引流。

5.深呼吸、咳嗽排痰的意义:利于肺膨胀,预防肺部并发症的发生。

6.做好详细的出院指导。

(张　敏)

第七节　乳腺癌

乳腺癌是女性中常见的恶性肿瘤,世界上乳腺癌的发病率及死亡率有明显的地区差异。欧美国家高于亚非拉国家。在我国京、津、沪及沿海一些大城市的发病率较高,上海市的发病率居全国之首。2005年上海市女性乳腺癌发病率为60.1/10万,标准发病率为37.7/10万,为全部恶性肿瘤中的6.3%,占女性恶性肿瘤中的16%,是女性恶性肿瘤中的第一位。

【病因】

乳腺癌大都发生在40~60岁,绝经期前后的妇女。病因尚未完全明了,但与下列因素有关:①内分泌因素。已证实雌激素中雌醇与雌二醇对乳腺癌的发病有明显关系;孕酮可刺激肿瘤的生长,但亦可抑制垂体促性腺激素,因而被认为既有致癌又有抑癌的作用。催乳素在乳腺癌的发病过程中有促进作用。临床上月经初潮早于12岁,停经迟于55岁者的发病率较高;第1胎足月生产年龄迟于35岁者发病率明显高于初产在20岁以前者;未婚、未育者的发病率高于已婚、已育者;②饮食与肥胖影响组织内脂溶性雌激素的浓度,流行病学研究脂肪的摄取与乳腺癌的发病率之间有明显的正相关,尤其在绝经后的妇女;③放射线照射以及乳汁因子与乳腺癌的发病率亦有关。此外,直系家属中有绝经前乳腺癌病人,其姐妹及女儿发生乳腺癌的机会较正常人群高3~8倍。有良性乳腺肿瘤史者发病机会亦较正常人群高。

【临床表现】

乳腺癌最常见的第一个症状是乳腺内无痛性肿块,大多是病人自己在无意中发现的。10%~15%的肿块可能伴有疼痛,肿块发生于乳房外上象限较多,肿块质地较硬,边界不清,逐步增大,如肿块侵犯Cooper韧带(连接腺体与皮肤间的纤维束)使之收缩,常引起肿块表面皮肤出现凹陷,即称为酒窝征。肿块侵犯乳管使之收缩可引起乳头凹陷,肿块继续增大,与皮肤广泛粘连,皮肤可因淋巴的滞留而引起水肿,由于皮肤毛囊与皮下组织粘连较紧密,在皮肤水肿时毛囊处即形成很多点状小孔,使皮肤呈桔皮状。癌细胞沿皮下淋巴网广泛扩散到乳房及其周围皮肤,形成小结节,称为卫星结节。晚期时肿瘤可以浸润胸肌及胸壁,而呈固定,乳房亦因肿块的浸润收缩而变形,肿瘤广泛浸润皮肤后融合成暗红色,弥漫成片,甚至可蔓延到背部及对侧胸部皮肤,形成盔甲样,可引起呼吸困难。皮肤破溃,形成溃疡,常有恶臭,容易出血,或向外生长形成菜花样肿瘤。

有5%~10%病人的第一症状是乳头溢液、乳头糜烂或乳头回缩。少数病人在原发灶被发现前已有腋淋巴结转移或其他全身性的血道转移。癌细胞可沿淋巴管自原发灶转移到同侧腋下淋巴结,堵塞主要淋巴管后可使上臂淋巴回流障碍而引起上肢水肿。肿大淋巴结压迫腋静脉可引起上肢青紫色肿胀。臂丛神经受侵或被肿大淋巴结压迫可引起手臂及肩部酸痛。

锁骨上淋巴结转移可继发于腋淋巴结转移之后或直接自原发灶转移造成。一旦锁骨上淋巴结转移,则癌细胞有可能经胸导管或右侧颈部淋巴管进而侵入静脉,引起血道转移。癌细胞亦可以直接侵犯静脉引起远处转移,常见的有骨、肺、肝等处。骨转移中最常见是脊柱、骨盆及股骨,可引起疼痛或行走障碍,肺转移可引起咳嗽、痰血、胸水;肝转移可引起肝肿大、黄疸等。有10%的病人可有脑转移。

【乳腺癌的分期】

恶性肿瘤局部发展累及的范围与区域性及远处转移的程度对治疗及治愈率、生存率有直接的影响,治疗前进行准确及合理的临床分期对设计治疗计划及其治疗效果可作出正确的评价。乳腺癌的分期仍以国际TNM分期为主,UICC 1997年的分期已被广泛应用。

T～原发肿瘤累及范围，

T_x：原发灶无法确定（治疗前已被切除）

T_0：原发癌未扪及

T_{is}：原位癌（导管内癌，小叶原位癌，乳头 Paget 病）

T_1：原位灶最大径＜2cm

T_1mic：微小浸润性癌，最大径≤0.1cm

T_{1a}：肿瘤最大径＞0.1cm，≤0.5cm

T_{1b}：肿瘤最大径＞0.5cm，≤1.0cm

T_{1c}：肿瘤最大径＞1.0cm，≤2.0cm

T_2：肿瘤最大径＞2.0cm，≤5.0cm

T_3：肿瘤最大径＞5.0cm

T_4：肿瘤不论大小，直接侵犯胸壁或皮肤（胸壁包括肋骨、肋间肌及前锯肌）

T_{4a}：肿瘤直接侵犯胸壁

T_{4b}：肿瘤侵犯乳房皮肤，引起皮肤水肿（包括桔皮样变），溃破，卫星结节

T_{4c}：T_{4a} 与 T_{4b} 并存

T_{4d}：炎性乳腺癌

N～区域淋巴结

N_x：区域淋巴结无法估计（例如曾经切除）

N_0：区域淋巴结无转移

N_1：区域淋巴结肿大，可以活动

N_2：区域淋巴结相互融合，或与其他组织固定

N_3：同侧内乳区淋巴结转移

M_1：处转移

M_x：不能肯定有无远处转移

M_0 无远处转移

M_1 有远处转移（包括锁骨上淋巴结转移）

注：①乳头 Paget 病如乳房内扪及肿瘤者按肿瘤的大小分类；②胸壁侵犯不包括胸肌的侵犯；③锁骨上淋巴结转移以往被视为 N_3，1997 时列入 M，但单纯锁骨上淋巴结转移者的预后不同于其他内脏部位的转移，因而 2002 年时又将其列为 N_3；④内乳淋巴结在术前常不易扪及。

【临床分期】

根据上列不同的 T，N，M 作出临床分期如下

0 期	T_{is}	N_0	M_0
Ⅰ 期	T_1	N_0	M_0
Ⅱ A 期	T_0	N_1	M_0
	T_1	N_1	M_0
	T_2	N_0	M_0
Ⅱ B 期	T_2	N_1	M_0
	T_3	N_0	M_0

ⅢA 期	T_0	N_2	M_0
	T_1	N_2	M_0
	T_2	N_2	M_0
	T_3	$N_{1,2}$	M_0
ⅢB 期	T_4	任何 N	M_0
	任何 T	N_3	M_0
Ⅳ 期	任何 T	任何 N	M_1

【病理分型】

国内将乳腺癌的病理分型如下。

(一)非浸润性癌

1.导管内癌　癌细胞局限于导管内,未突破管壁基底膜。

2.小叶原位癌　发生于小叶内,未突破末梢腺管或腺泡基底膜。

3.乳头 Paget 病　乳头或乳晕区表皮内有散在或成巢的癌细胞。

(二)早期浸润性癌

1.导管癌早期浸润　导管内癌细胞突破管壁基底膜,开始生芽,向间质浸润。

2.小叶癌早期浸润　癌细胞突破末梢腺管或腺泡壁基底膜,开始向小叶间质浸润,但仍局限于小叶内。

(三)浸润性特殊型癌

1.乳头状癌　癌实质主要呈乳头状结构,其浸润往往出现于乳头增生的基底部。

2.髓样癌伴大量淋巴细胞浸润　癌细胞密集成片,间质少,癌边界清楚,癌巢周围有厚层淋巴细胞浸润。

3.小管癌(高分化腺癌)　细胞呈立方或柱状,形成比较规则的单层腺管,浸润于基质中,引起纤维组织反应。

4.腺样囊性癌　由基底细胞样细胞形成大小不一的片状或小梁,中有圆形腔隙。

5.黏液腺癌　癌实质中上皮黏液成分占半量以上,黏液大部分在细胞外,偶在细胞内,呈印戒样细胞。

6.大汗腺癌　癌细胞大,呈柱状,可形成小巢、腺泡或小乳头。主、间质常明显分离。

7.鳞状细胞癌　可见细胞间桥、角化。

8.乳头湿疹样癌　起源于乳头的大导管,癌细胞呈泡状,在乳头或乳晕表皮内浸润,几乎常伴有导管癌。

(四)浸润性非特殊型癌

1.浸润性小叶癌　小叶癌明显向小叶外浸润,易发生双侧癌。

2.浸润性导管癌　导管癌明显向实质浸润,是乳腺癌中最常见的一种病理类型。

3.硬癌　癌细胞排列成细条索,很少形成腺样结构,纤维间质成分占 2/3 以上,致密。

4.单纯癌　介于硬癌与髓样癌之间,癌实质与纤维间质的比例近似。癌细胞形状呈不规则条索或小梁,也有腺样结构。

5.髓样癌　癌细胞排列成片状或巢状,密集,纤维间质成分少于 1/3,无大量淋巴细胞浸润。

6.腺癌　癌实质中,腺管状结构占半数以上。

(五)其他罕见癌

有分泌型(幼年性)癌,富脂质癌(分泌型癌)、纤维腺瘤癌变、乳头状瘤病癌变、化生性癌以及鳞状细胞癌等。

【临床检查和诊断】

乳腺是浅表的器官,易于发现,体格检查时病人取坐位或卧位,应脱去上衣,以便作双侧比较。

1.视诊

(1)双侧乳房是否对称、大小、形状,有无块物突出或静脉扩张。

(2)乳头位置及有无内陷或抬高,乳房肿块引起乳头抬高,常是良性肿瘤的表现;如伴乳头凹陷则以恶性可能大。此外,观察乳头有无脱屑、糜烂、湿疹样改变。

(3)乳房皮肤的改变,有无红肿、水肿凹陷、酒窝症以及静脉扩张等。检查时嘱病人两手高举过头,凹陷部位可能更明显。

2.扣诊　由于月经来潮前乳腺组织常肿胀,因而最好在月经来潮后进行检查。乳腺组织的质地与哺乳有关,未经哺乳的乳腺质地如橡皮状,较均匀;曾哺乳过的乳腺常可能触及小结节状腺体组织;停经后乳腺组织萎缩,乳房可被脂肪组织代替,扣诊时呈柔软,均质感。

一般在平卧时较易检查,并与坐位时检查作比较。平卧时,肩部略抬高,检查外半侧时应将患侧上肢上举过头,让乳腺组织平坦于胸壁;检查内半侧时手可置于身旁,检查时用手指掌面平坦而轻柔地进行扣诊,不能用手抓捏,以免将正常乳腺组织误认为肿块。应先检查健侧,再检查患侧乳房。检查时应有顺序地扣诊乳腺的各个象限及向腋窝突出的乳腺尾部。再检查乳头部有无异常以及有无液体排出。检查动作要轻柔,以防止挤压而引起癌细胞的播散。最后检查腋窝、锁骨下、锁骨上区有无肿大淋巴结。

检查乳房肿块时要注意:

(1)肿块的部位,50%以上的乳腺肿瘤发生在乳腺的外上方。

(2)肿块的形状、质地、光滑度与活动度。

(3)肿瘤与皮肤有无粘连,可用手托起乳房,有粘连时局部皮肤常随肿瘤移动,或用两手指轻轻夹住肿瘤两侧稍提起,观察皮肤与肿瘤是否有粘连。

(4)肿瘤与胸肌筋膜或胸肌有无粘连。病员先下垂双手,使胸肌松弛,检查肿瘤的活动度。然后嘱两手用力叉腰挺胸,使胸肌收缩,作同样检查,比较肿瘤的活动度。如果胸肌收缩时活动度减低,说明肿瘤与胸肌筋膜或胸肌有粘连。

(5)有乳头排液时应注意排液的性质、色泽。如未明确扣及乳房内肿块者,应在乳晕旁按顺时钟方向仔细检查有无结节扣及或乳头排液。排液应作涂片细胞学检查。

(6)检查腋淋巴结,检查者的右手前臂托着病员的右前臂,让其右手轻松地放在检查者的前臂上,这样腋窝可以完全松弛。然而检查者用左手检查患者右侧腋部,可以扣及腋窝的最高位淋巴结,然后自上而下检查胸大肌缘及肩胛下区的淋巴结。同法检查对侧腋淋巴结,如果扣及肿大淋巴结时要注意其大小、数目、质地、活动度以及与周围组织粘连等情况。

(7)检查锁骨上淋巴结,注意胸锁乳突肌外侧缘及颈后三角有无肿大淋巴结。

3.其他辅助检查方法　与病理检查比较,临床检查有一定的误差,即使有丰富临床经验的医师对原发灶检查的正确率约为70%～80%。临床检查腋窝淋巴结约有30%假阴性和30%～40%假阳性,故尚需其他辅助诊断方法配合,以提高诊断的正确率。常用的辅助诊断方法有:

(1)乳腺X线摄片检查:常用的为钼靶X线摄片,适用于观察软组织的结构。恶性肿瘤的图像呈形态不规则、分叶和毛刺状的阴影,其密度较一般腺体的密度为高,肿块周围常有透明晕,肿块的大小常较临床触及的为小。30%的恶性病灶表现为成堆的细砂粒样的小钙化点。此外,位于乳晕下的肿块引起乳头内陷在X线片上可表现为漏斗征。X线片的其他表现有导管阴影增粗增多,血管影增粗、皮肤增厚等。

X线检查也可用作乳腺癌高发人群中的普查,使能发现早期病灶。早期病变常表现为成堆细砂粒样钙化点或小结节状,临床一般未能扪及肿块,可在定位下活检以明确诊断。

(2)B型超声波检查:可以显示乳腺的各层结构、肿块的形态及其质地。恶性肿瘤的形态不规则,回声不均匀,而良性肿瘤常呈均匀实质改变。国内医院应用超声波诊断乳腺恶性肿瘤的正确率达87%。超声波检查对判断肿瘤是实质性还是囊性较X线摄片为好,但对肿瘤直径在1cm以下时的鉴别能力较差。

(3)乳腺磁共振及CT检查:较乳腺X线摄片更能明确乳腺内的结构,腋下及纵隔内有无肿大淋巴结。

(4)脱落细胞学检查及空心针活检:如有乳头排液,可将液体作涂片检查,一般用苏木-伊红或巴氏染色。有乳头糜烂或湿疹样改变时,可作印片细胞学检查。

不能明确肿瘤性质时,可用6.5或7号细针穿刺肿块,抽吸组织液作涂片细胞学检查,其正确率可达85%左右。但对直径小于1cm的肿块,检查成功率较小。然而细胞学检查不能代替组织学类型,对诊断有一定的局限性。近年应用空芯针活检应用较粗的包括内针芯及外套管的活检针,依靠外套管的锋利边缘,获得肿瘤组织,术前可以明确肿瘤性质及作各种预后指标的检测。

切除活组织病理检查是最可靠的方法,是其他检查方法不能代替的。作活检时应将肿块完整切除,并最好在肋间神经阻滞麻醉或硬脊膜外麻醉下进行,避免局麻下手术,以减少肿瘤的播散。如果证实为恶性肿瘤,应根据检查情况进行辅助治疗及施行根治性手术。

【治疗】

乳腺癌的治疗方法有手术、放疗、化疗、内分泌以及靶向治疗等。早期乳腺癌主要的治疗方式是以手术为主,术后予以必要的放疗、化疗以及内分泌治疗等的综合措施;对中、晚期的乳腺癌,手术可以作为配合全身性治疗的一个组成部分。

(一)治疗原则

按照临床病期及肿瘤部位各期乳腺癌治疗方法的选择大致如下:

1.早期乳腺癌　指临床Ⅰ、Ⅱ期的能手术治疗的乳腺癌,以手术治疗为主,手术方式可采用改良根治术、根治术或保留乳房的手术方式。病灶位于内侧或中央者必要时需同时处理内乳淋巴结,术后根据病人的年龄、病灶部位、淋巴结有无转移以及激素受体等决定是否需要辅助治疗。

2.局部晚期乳腺癌　指临床ⅢA及部分ⅢB期病例,此类病例以往单纯手术治疗的效果欠佳,目前采用术前新辅助化疗,使肿瘤降期以后再决定手术的方式,如术前化疗后肿瘤退缩不明显,必要时可给予放射治疗,手术后应继续予以必要的辅助治疗。

3.晚期　指临床部分ⅢB及Ⅳ期病例应以化疗及内分泌治疗为主,而手术及放疗可作为综合治疗的一部分。

(二)手术治疗

自从1890年Halsted建立了乳腺癌根治术以来,该术式一直被认为是治疗乳腺癌的经典术式。1948年Handley在根治术的同时作第2肋间内乳淋巴结的活检,证实内乳淋巴结也是乳腺癌转移的第一站淋巴结,从而开展了各种清除内乳淋巴结的扩大根治术,以后又有学者将手术范围扩大到锁骨上及前纵隔淋巴结,但此类手术增加了并发症而疗效无提高而被弃用。1970年以后较多采用的是保留胸肌的改良根治术。1980年以后由于对乳腺癌生物学行为的进一步了解,同时从大量的资料中看到,虽然手术范围不断地扩大,但治疗后的疗效无明显提高,手术治疗后的失败原因主要是肿瘤细胞的血道转移,即使一期病例中术后仍有10%~15%的病人因血道转移而失败,因而认为乳腺癌自发病起即是一个全身性疾病。同时由于目前所发现的病人的病期较以往为早,淋巴结转移率较以往低,并且由于化疗的应用,放射治疗设备的改善,放射技术的改进,如目前应用的超高压直线加速器及三维立体定位适形放疗等治疗方法的应用,使病灶部位可达到恰当的剂量,因而近年来保留乳腺的手术得到了逐步的推广应用。

以往对乳腺癌的手术治疗时,不论采用何种手术方式仍需常规作腋淋巴结的清除,目的是防止区域淋巴结的复发,同时根据淋巴结的病理检查决定术后辅助治疗的应用及判断预后。然而各期乳腺癌的淋巴结转移率平均为 $40\%\sim50\%$,而一期病例的转移率为 $20\%\sim30\%$,因而如常规的淋巴结清除可使 $50\%\sim60\%$ 的病人接受了不必要的手术,同时增加了术后的并发症如上肢水肿、淋巴积液及功能障碍等,实际上肿瘤向区域淋巴结转移时总是有一个淋巴结首先受到癌细胞的转移,称之为前哨淋巴结,该淋巴结如有转移时表明腋淋巴结已有癌转移,在该淋巴结阴性时,那么其他淋巴结有转移的可能性<3%。因此,近年来研究如何正确找到该淋巴结,并予以活检,称前哨淋巴结活检,如该淋巴结病理证实有转移时则进一步作腋淋巴结清扫,如无转移时则可不必施行淋巴清扫术。

1.**手术指征**　临床 0、Ⅰ、Ⅱ 及部分Ⅲ期病,无其他内科禁忌证者。

2.**手术禁忌证**　有以下情况不适合手术治疗:①乳房皮肤有广泛水肿,范围超过乳房面积的一半以上;②肿块与胸壁固定;③腋淋巴结显著肿大且与深部组织紧密粘连;④患者上肢水肿或有明显肩部胀痛;⑤乳房及周围皮肤有卫星结节;⑥锁骨上淋巴结转移;⑦炎性乳腺癌;⑧已有远处转移。

3.**手术方法**　乳腺癌的手术方式很多,手术范围可自局部切除及合并应用放射治疗直到扩大根治手术,但是没有一种固定的手术方式适合各种不同情况的乳腺癌。对手术方式的选择应结合具体的医疗条件来全面考虑,如手术医师的习惯,放射治疗和化疗的条件,病人的年龄、病期、肿瘤的部位等具体情况,以及病人对外形的要求。

(1)乳腺癌根治术及扩大根治术:是传统的手术方式,一般可在全身麻醉或高位硬膜外麻醉下进行。切口上缘在锁骨与三角肌之间,相当于喙突部位,下缘达肋弓,亦可采用横切口。皮肤切除范围在肿瘤外 $4\sim5cm$。剥离范围内侧到胸骨缘,外侧达腋中线,尽量剥除皮肤下脂肪组织。先后切断胸大、小肌的附着点,保留胸大肌的锁骨份,可用以保护腋血管及神经,仔细解剖腋窝及锁骨下区,清除所有脂肪及淋巴组织,保留胸长、胸背神经,使术后上肢高举及向后动作不受障碍。最后将乳房连同其周围的脂肪组织、胸大肌、胸小肌、腋下和锁骨下淋巴结及脂肪组织一并切除,皮肤不能缝合或缝合时张力较大者,予以植皮。在腋下另作小切口,置负压吸引 $48\sim72$ 小时,以减少积液,使皮片紧贴于创面。

Handley(1948)在根治术的同时作第 2 肋间内乳淋巴结的活检。国内学者报道根治术时内乳淋巴结活检的阳性率为 19.3%($23/119$),证实内乳淋巴结与腋下淋巴结同样是乳腺癌的第一站转移的淋巴结。国内医院在 1242 例乳腺癌扩大根治术病例中,腋下淋巴结转移率为 51%,内乳淋巴结转移率为 17.7%。肿瘤位于乳房外侧者内乳淋巴结转移率为 12.9%,位于内侧及乳房中央者为 22.5%。因而开展了根治术的同时清除内乳淋巴结称为扩大根治术,手术时保留胸膜。切除第 $2\sim4$ 软骨,将内乳血管及其周围淋巴脂肪组织连同乳房、胸肌及腋淋巴脂肪组织整块切除。在第二、三期病人的 5 年及 10 年生存率较根治术有提高。对病灶位于内侧及中央时该手术方式还是值得应用的。

(2)乳腺癌改良根治术:本手术的特点是保留胸肌,但尽量剥离腋窝及胸肌间淋巴结,方法有:①保留胸大、小肌的改良根治Ⅰ式(Auchinc10ss 手术);②仅保留胸大肌的改良根治Ⅱ式(Patey 手术)。手术切口大都采用横切口,皮瓣分离时保留薄层脂肪。术后可有较好的功能及外形,便于需要时作乳房重建手术。此方式适合于微小癌及临床第Ⅰ、Ⅱ期乳腺癌。然而,由于胸肌的保留,淋巴结清除不易彻底,因而不适合用于临床已有明显淋巴结转移的病例。

(3)单纯乳房切除:仅切除乳腺组织、乳头、部分皮肤和胸大肌筋膜。术中放射线照射锁骨上、腋部及内乳区淋巴结,此方法适用于非浸润性癌、微小癌、湿疹样癌限于乳头者,亦可用于年老体弱不适合根治手术或因肿瘤较大或有溃破、出血者配合放射治疗。

(4)保留乳房的治疗方法:近年来由于对乳腺癌生物学特性的进一步了解,手术后失败的原因主要是癌细胞的血道扩散,因而即使扩大手术切除范围也不能减少血道扩散。自1972年起国际上有六组临床随机分组的研究比较对早期乳腺癌采用肿瘤局部切除,术后应用放射治疗与乳房切除术的效果相似。

保留乳房的手术指征主要是肿瘤位于乳腺周围,距乳头2cm以外,病灶为单个性,直径不大于4cm,同时没有其他手术及放射治疗的禁忌证。常用的术式有肿瘤广泛切除或象限切除。术时希望做到肿瘤及其周围切缘至少有1cm的正常乳腺组织及肿瘤基底的胸肌筋膜一并切除,同时清除腋淋巴结,术后用超高压放射线照射乳腺部及内乳、锁骨上区,在恰当的病例其疗效与根治术相仿。

根治性及腋淋巴结清除手术后,手术侧上肢的功能常受到一定的障碍,同时上肢常因淋巴回流受障而引起肿胀。术后应用负压吸引,防止腋窝积液,术后早期开始上肢功能锻炼,可使功能恢复,减少肿胀。近年只有应用前哨淋巴结活检的方法,如前哨淋巴结阴性患者。可避免作腋淋巴结清除,以减少手术并发症。

手术死亡率较低,国内外报道约为0.175%~3.0%,国内医院报道根治术及扩大根治术无手术死亡病例。治疗失败原因中2/3是因血道转移,1/3为局部复发。国内肿瘤医院各期乳腺癌的局部复发率在根治术及改良根治术为9%,扩大根治术为3%。

手术治疗的预后主要与年龄、绝经与否、有无妊娠、哺乳以及病理类型等有关,但主要影响预后的因素为手术时的病期及淋巴结有无转移。国内肿瘤医院根治性手术的10年生存率在Ⅰ期病例为85%~88%,Ⅱ期为65%~70%,Ⅲ期为35%~45%,淋巴结有转移者为40%~50%,无转移者为80%~90%。

(三)放射治疗

与手术相似,也是局部治疗的方法。放射治疗以往常用于乳腺癌根治手术前、后作为综合治疗的一部分,近年来已成为与早期病例的局部肿瘤切除组合成为一种主要的治疗手段。

1.术后放疗 常用于根治术或改良根治术后有腋淋巴结转移的病人,照射锁骨上及内乳区淋巴结。亦有用于肿瘤位于乳房中央或内侧而无腋淋巴结转移的病例,照射锁骨上及内乳区。如病灶位于乳房外侧而无腋淋巴结转移者,一般不需术后照射。放射设备可以用^{60}Co或直线加速器,照射野必须正确,一般剂量为50Gy(5000rad)/5周。对术后照射的疗效目前尚难定论,大多报道可以减少局部及区域淋巴结的复发,但不改变病人的生存率。

保留乳房手术后常规需作放射治疗,可以减少局部复发,靶区范围包括整个乳房、腋尾部乳腺组织。胸壁照射可采用双切线野,照射剂量为46~50Gy,肿瘤床局部再追加10Gy,同时作内乳及锁骨上区照射。

2.术前放疗 主要用于第三期病例或病灶较大、有皮肤水肿者。照射使局部肿瘤缩小,水肿消退,可以提高手术切除率。术前放疗可降低癌细胞的活力,减少术后局部复发及血道播散,提高生存率。一般采用乳腺两侧切线野,照射剂量为40Gy/4周,照射结束后2~4周手术。

炎性乳腺癌可用放射治疗配合化疗。

3.复发肿瘤的放射治疗 对手术野内复发结节或锁骨上淋巴结转移,放射治疗常可取得较好的效果。局限性骨转移灶应用放射治疗的效果也较好,可以减轻疼痛,少数病灶可以钙化。脑转移时可用全脑放射减轻症状。

(四)化学治疗

在实体瘤的化学治疗中乳腺癌应用化学治疗的疗效较好,对晚期或复发病例也有较好的效果。化疗配合术前、术中及术后的综合治疗是近年来发展的方向。常用的化疗药物有环磷酰胺、氟尿嘧啶、甲氨蝶呤、蒽环类及丝裂霉素等,近年来还有一些新的抗癌药物如紫杉醇类(泰素,泰素帝)去甲长春花碱(诺维本)等对乳腺癌都有较好的效果。联合应用多种化疗药物治疗晚期乳腺癌的有效率达40%~60%。

术前化疗又称新辅助化疗的目的是使原发灶及区域淋巴结转移灶缩小使肿瘤降期,以提高手术切除率。同时癌细胞的活力受到抑制,减少远处转移且对循环血液中的癌细胞及亚临床型转移灶也有一定的杀灭作用。新辅助化疗也可了解肿瘤对化疗的敏感性。术后辅助化疗的目的是杀灭术时已存在的亚临床型的转移灶,又减少因手术操作而引起的肿瘤播散。一般都采用多药联合治疗的方案,常用的方案有环磷酰胺、甲氨蝶呤、氟尿嘧啶三药联合方案(CMF 方案)及环磷酰胺、阿霉素(或表阿霉素)、氟尿嘧啶方案(CAF 或 CEF 方案),以及近年来应用紫杉醇及诺维本等为主的联合方案。术后化疗对绝经期前已有淋巴结转移的病灶能提高生存率,对绝经后病人的疗效提高并不显著。术后化疗应在术后 1 个月内开始应用,每次用药希望能达到规定剂量的 85％以上,低于规定量的 65％以下时效果较差。用药时间为 6～8 疗程,长期应用并不提高疗效,同时对机体的免疫功能亦有一定的损害。

晚期或复发性乳腺癌一般多采用抗癌药物及内分泌药物治疗,常用的方案有 CMF、CEF 及紫杉醇、阿霉素(TA、TE)或诺维本、阿霉素(NA、NE)等方案,对激素受体测定阳性的病例,同时可予以内分泌药物合并治疗。

(五)内分泌治疗

1894 年 Beatson 应用卵巢切除治疗晚期乳腺癌取得一定的疗效后,内分泌治疗已作为乳腺癌的一种有效治疗方法。以往根据病人的年龄、月经情况、手术与复发间隔期、转移部位等因素来选用内分泌治疗,其有效率约为 30％～35％。20 世纪 70 年代以来,应用甾体激素受体的检测可以更正确地判断应用内分泌治疗的效果。

1.内分泌治疗的机制　乳腺细胞内有一种能与雌激素相结合的蛋白质,称为雌激素受体。细胞恶变后,这种雌激素受体可以继续保留,亦可以丢失,如仍保存时,细胞的生长和分裂仍受体内的内分泌控制,这种细胞称为激素依赖性细胞;如受体丢失,细胞就不再受内分泌控制,称为激素非依赖性细胞或自主细胞。雌激素对细胞的作用是通过与细胞质内的雌激素受体的结合,形成雌激素与受体复合物,转向核内而作用于染色体,导致基因转录并形成新的蛋白质,其中包括孕酮受体。孕酮受体是雌激素作用的最终产物,孕酮受体的存在也说明雌激素受体确有其活力。雌激素受体测定阳性的病例应用内分泌治疗的有效率约为 50％～60％,如果孕酮受体亦为阳性者,有效率可高达 70％～80％,雌激素受体测定阴性的病例内分泌治疗有效率仅为 5％～8％。

雌激素受体的测定方法有生化法(如葡聚糖包埋活性炭法及蔗糖梯度滴定法),但近年来都采用免疫组织法,可用肿瘤组织的冷冻或石蜡切片检测,一般阳性率为 50％～60％。绝经后病例的阳性率高于绝经前病例。

雌激素受体及孕酮受体的测定可用以预测治疗的疗效和制订治疗方案。手术后受体测定阳性的病例预后较阴性者为好,此类病例如无转移者,则术后不必用辅助治疗或可用内分泌治疗。在晚期或复发病例中如激素受体测定阳性的病例可以选用内分泌治疗,而阴性的病例应用内分泌治疗的效果较差,应以化疗为主。

2.内分泌治疗的方法　有切除内分泌腺体及内分泌药物治疗两种。

(1)切除内分泌腺体中最常用的方法是双侧卵巢切除或用放射线照射卵巢两种方法,对绝经前雌激素受体测定阳性的病人常有较好的效果,尤其对有骨、软组织及淋巴结转移的效果较好,对肝、脑等部位转移则基本无效。此外,晚期男性乳腺癌病例应用双侧睾丸切除也有较好的效果。

卵巢切除作为手术后的辅助治疗,一般用于绝经前,雌激素受体测定阳性,有较广泛的淋巴结转移的病人,手术后应用预防性卵巢切除可以推迟复发,但对生存期的延长并不明显。

（2）内分泌药物治疗

1）抗雌激素类药物：目前最常用的内分泌药物是三苯氧胺，其作用机制是与雌激素竞争细胞内的雌激素受体，从而抑制癌细胞的生长。对雌激素受体测定阳性病例的有效率为55%～60%，而阴性者的有效率<8%。一般剂量为每日20～40mg口服，其毒性反应较少，常见为肝功能障碍，视力模糊，少数病人应用后有子宫内膜增厚，长期应用者发生子宫内膜癌的机会增多，因而应用过程中应定期作超声波检查。对绝经后，软组织、淋巴结及肺转移的效果较好。

三苯氧胺用于手术后作为辅助治疗，对雌激素受体阳性病例可预防复发及减少对侧乳腺发生第二个原发癌的机会。

2）芳香化酶抑制剂：绝经后妇女体内雌激素来自肾上腺皮质分泌的胆脂醇及食物中的胆固醇经芳香化酶的作用转化而成，芳香化酶抑制剂可以阻断绝经后妇女体内雌激素的合成，因而主要用于绝经后病人。第一代的芳香化酶抑制剂为甾体类的氨鲁米特，在应用的同时有抑制肾上腺的作用，需同时服用氢化考的松，以抑制垂体的负反馈作用。目前常用的为第三代芳香化酶抑制剂，有非甾体类的阿那曲唑，每日1次，每次1mg；及来曲唑，每日1次，每次20.5mg口服；及甾体类的芳香化酶抑制剂乙烯美坦，每日1次，每次25mg口服，副反应不大，常见如恶心等，长期应用可引起骨关节酸痛，骨质疏松。对激素受体阳性，以及有骨、软组织、淋巴等部位转移的病人效果较好。芳香化酶抑制剂正进入作为手术治疗后的辅助治疗。

（3）孕酮类：如甲地孕酮、甲孕酮、安宫黄体酮等对激素受体阳性的病例有一定的疗效，有效率约为10%～15%，主要用于绝经后的妇女，副反应有阴道排液、皮疹、水钠潴留等。

（4）垂体促生殖激素释放素类似物（LH-RHa）：有诺雷得（ZOLADEX），其作用为抑制垂体促生殖腺激素的释放，因而在绝经前妇女应用后可起到类似卵巢切除的作用，多数病人应用后可以停经，但停用后可以有月经恢复，用法每月1次，3.6mg肌内注射。

（5）雄激素：如丙酸睾酮，可用于绝经前病例，对骨转移有一定的疗效，常用剂量每周肌注2～3次，每次50～100mg，总量4～6g，副作用常有男性化症状、水钠潴留、高血钙等。女性激素如乙烯雌酚等已较少应用，对老年病例，长期应用三苯氧胺失效者可以试用。

（六）靶向治疗

对肿瘤有her-2基因高表达者可应用靶向治疗药物赫赛汀治疗。

乳腺癌是常见的浅表肿瘤，早期发现，早期诊断并不困难。早期手术治疗的效果较好，预防要选择既符合计划生育要求，又能防止乳腺癌增加的合理生育方案；提倡母乳喂养，绝经后减少脂肪摄入量。在妇女中提倡自我检查，对高危险人群进行定期筛查，有助于乳腺癌的早期发现。

【乳腺癌护理常规】

（一）病情观察要点

1.生命体征。

2.术后伤口引流管是否通畅；引流液颜色、性质、量；皮瓣和切口愈合情况；伤口有无疼痛、渗血、感染等。

3.肢体功能：患侧上肢有无水肿，血液循环及功能状态，锻炼计划实施情况。

4.全身情况：面色、神志、精神状态、表情等。

5.患者的心理状态。

（二）主要护理问题及相关因素

1.恐惧/焦虑　与对癌症的恐惧、乳房缺失后的焦虑、担心预后、治疗费用高等有关。

2.睡眠紊乱　与恐惧、焦虑、环境的改变及治疗的影响、切口疼痛等有关。

3.有感染的危险　与手术时间长、切口长、引流管留置或患者合并糖尿病等有关。

4.清理呼吸道低效　与术后伤口疼痛不敢用力咳嗽；呼吸道炎症引起黏稠分泌物增多；全身麻醉术后咳嗽反射减弱等有关。

5.疼痛　与手术创伤、局部加压包扎等有关。

6.潜在并发症——出血　与术后剧烈咳嗽、体位变化、凝血机制不良等有关。

7.潜在并发症——皮下积液　与术后创面出血，伤口并发感染、较大的淋巴管损伤等有关。

8.潜在并发症——上肢水肿　与患侧腋窝淋巴结切除后上肢淋巴回流不畅或头静脉被结扎、腋静脉栓塞、局部积液或感染等因素导致回流障碍有关。

(三)主要护理问题的护理措施

1.恐惧/焦虑

(1)多了解和关心患者，加强心理疏导，向患者和家属耐心解释手术的必要性和重要性，解除其思想顾虑。

(2)向患者介绍病室环境，主管医生和护士，与疾病相关的治疗及预后。

(3)介绍患者与曾接受过类似手术且已痊愈的妇女谈心，通过成功者的现身说法帮助患者度过心理调适期，以良好的心态面对疾病和治疗。

(4)术后继续给予患者及其家属心理上的支持，鼓励夫妻双方坦诚相待，正确面对现状；鼓励患者表述手术创伤对自己今后角色的影响；注意保护患者隐私。

(5)根据患者的兴趣，鼓励患者参加一些增加舒适和松弛的活动，如听音乐、呼吸练习等。

2.睡眠紊乱

(1)创造有利于睡眠的环境。

(2)合理安排治疗护理时间，尽量减少对患者睡眠的干扰。

(3)做好心理护理，使其以良好的心态接受手术。

(4)因切口疼痛致入睡困难时遵医嘱给予镇痛药。

3.有感染的危险

(1)严格无菌技术，保持伤口敷料干洁；伤口维持有效的负压，保持引流通畅，防止引流管阻塞、扭曲、脱落，记录引流量、颜色、性质；每天更换引流袋。

(2)术前指导患者预防感冒，遵医嘱预防性使用抗生素。

(3)术后遵医嘱使用抗生素，监测患者体温、脉搏，及时发现感染征象。

(4)术后加强营养，适度运动，保证休息以增强自身抵抗力。

(5)如患者合并糖尿病应控制好血糖。

4.清理呼吸道低效

(1)给予患者持续低流量吸氧。

(2)向患者及其家属说明有效咳嗽的必要性，指导并鼓励患者进行有效的咳嗽排痰，以防术后肺部感染。

(3)定时翻身拍背，促进痰液排出；如无力咳出，可用负压吸痰。

(4)多饮水，氧气雾化吸入，30min/次，2次/d。

5.疼痛

(1)关心体贴患者，解释疼痛原因及大致持续时间，给予精神安慰和心理疏导。

(2)调整舒适体位，于术后6～8小时可取半卧位，减轻切口张力。

（3）提供安静舒适的休息环境,减少外界刺激。

（4）观察疼痛的性质,因加压包扎所致者,可根据情况给予适当调整胸带的松紧度。

（5）必要时遵医嘱予以止痛药并观察效果。

6.潜在并发症——出血

（1）术后局部伤口用胸带加压包扎,并观察有无出血及伤口敷料渗湿情况,必要时及时更换敷料。

（2）患者取半卧位,持续皮下负压吸引,保持负压引流固定、通畅,观察引流液的量及颜色。

（3）协助患者咳嗽及更换体位。

（4）遵医嘱予以止血治疗并观察效果。

7.潜在并发症——皮下积液

（1）保持负压引流管固定通畅,持续负压引流,每天更换引流瓶。

（2）术后绷带包扎松紧度适宜,首次换药不宜过早。术后 3 天换药,若发现有积液,应及时穿刺抽吸并加压包扎,引流管延迟拔除。

8.潜在并发症——患侧上肢水肿

（1）观察患肢水肿的情况,术后应抬高患肢、不得经患肢测血压、抽血、注射等。

（2）出现患肢水肿时,还可以采用按摩患肢,进行适当的手臂运动,局部热敷等措施。

（3）向患者解释患肢水肿的原因并说明通常在 1 个月内可减轻或消失。

（4）注意患肢皮肤护理,避免使用强力洗涤剂,避免负重。

（四）重点沟通内容

1.语言沟通

"请问您是不是害怕手术呀?"

"您现在伤口疼不疼? 需要打止痛针吗?"

"您胸带的松紧度适宜吗? 是不是有点呼吸不畅呀?"

"您今天进行了这侧手指的活动了吗?"

"您好,您伤口敷料渗湿了吗?"

"您好,是不是想咳嗽而又不敢咳? 咳嗽对您有好处,呼吸道内分泌物也应咳出来。请不要怕,坐起来张嘴轻轻咳嗽。"

"您好,昨晚睡得还好吧?"

"您输液完后有什么不舒服的感觉吗?"

2.非语言沟通

（1）根据病情(随时/及时/按医嘱)监测生命体征等。

（2）查看有无伤口出血、渗血,伤口引流装置情况及引流液颜色、性状、量;患肢皮肤颜色、温度,有无水肿,活动情况;面色、精神状态等全身情况。

（3）帮助进行术后患肢功能锻炼。

（4）了解患者的心理状态。

（5）协助执行特殊检查、化验等。

【健康指导】

1.讲解疾病治疗和护理相关知识、药疗作用和不良反应等,简明介绍手术及麻醉方式。

2.注意饮食搭配,少吃多餐,给予高蛋白、高维生素、低脂、富含膳食纤维的清淡食物,多饮水,以防便秘。

3.告诉患者注意休息、避免劳累;术后不宜穿戴过紧的衣袖、手表和首饰。

4.保护伤口,避免外伤,近期避免妊娠,以免促使疾病复发。

5.功能锻炼:术后 2～3 天开始手指的主动和被动活动;术后 3～5 天活动肘部;术后 1 周,待皮瓣基本愈合后可进行肩部活动、手指爬墙运动,逐渐递增幅度,直至患侧手指能高举过头、自行梳理头发。

6.提供患者改善自我形象的方法:佩带义乳和假体。根治术后 3 个月行乳房再造术,但有肿瘤转移或乳腺炎者,严禁假体植入。

7.出院后遵医嘱来院化疗,巩固治疗效果;术后患者每月自查 1 次,健侧乳房每年 X 线摄片检查 1 次,以便早期发现复发征象;如有不适应及时就诊。

(陈秋菊)

第八节　夹层动脉瘤

【概述】

主动脉夹层动脉瘤,又称主动脉夹层血肿(简称主动脉夹层),并非真正是肿瘤,只是向外突出像瘤子。它是指循环血液渗入主动脉夹层,形成血肿的一种致命性疾病,而主动脉中层退行性病变或中层囊性坏死是发病的机制。一般发病通过两个途径:一是主动脉滋养血管压力升高,破裂出血导致主动脉内层分离;二是由于主动脉内压升高,特别是老年人的主动脉弹性差,内膜破裂,血液从破入口进入,使内膜分裂、积血而成血肿。多见于 40～70 岁的中老年人,有 70％的患者有高血压病史,这可能是由于高血压使主动脉长期处于应激状态,久而久之,使中层弹性组织发生退行性变所致。此外,动脉粥样硬化,结缔组织遗传性疾病,妊娠,严重外伤和重体力劳动也是常见原因。

主动脉夹层除原发病的病理改变外,由于血流冲击作用,其主动脉内膜破口常位于升主动脉瓣上 2～3cm 内或降主动脉峡部,形成夹层血肿后,局部明显增大,呈梭状或囊状。可向近心端和(或)远心端扩展,但以后者多见。

升主动脉夹层向近心端扩展时,可引起主动脉瓣膜水肿、增厚、撕裂、移位和瓣环扩大,导致主动脉瓣关闭不全;亦可引起冠状动脉开口狭窄或闭塞,导致冠脉供血不足,甚至心肌梗死。升主动脉夹层向远心端扩展时,可波及主动脉弓部的头臂动脉、左颈总动脉和左锁骨下动脉,可引起脑部和(或)上肢供血不足,甚至出现偏瘫或昏迷。降主动脉夹层向远端扩展时,可累及腹主动脉及其分支、甚至髂总动脉,可引起相关内脏(肝、胃、肠或肾等)及下肢缺血症状。其扩展范围大小取决于主动脉壁基础病变轻重、血压高低、破口大小及血流冲击量多少等因素。部分严重患者可发生主动脉外膜破裂,使大量血液流入心包腔、纵隔、胸腔或腹膜后间隙,如不及时发现和有效救治,常迅速死亡。

少数主动脉夹层患者内膜完整,并无裂孔,其夹层血肿可能由主动脉壁中层病变处的滋养血管破裂而内出血所致。亦有主动脉夹层在扩展时穿破远端内膜,使夹层血液回流入主动脉腔导致"自行愈合"。

主动脉中膜层已有病变的基础上,由于管腔内压力升高使主动脉内膜和中膜之间的急剧破裂、纵向分离,血液通过裂口进入主动脉壁内导致血管分层,进而发生顺行、逆行或者双向性的夹层动脉瘤或夹层动脉瘤破裂。

1.分期　小于 14d 的夹层称急性夹层;亚急性夹层指夹层后 14d 至 2 个月;大于 2 个月夹层称慢性夹层。

2.分型

(1)DeBakey 分型:根据主动脉夹层累及部位,分为 3 型:Ⅰ型、Ⅱ型、Ⅲ型;根据夹层累及范围又分为Ⅲa、Ⅲb。

1)Ⅰ型:原发破口位于升主动脉或主动脉弓部,夹层累及升主动脉、主动脉弓部、胸主动脉、腹主动脉大部或全部,少数可累及髂动脉。

2)Ⅱ型:原发破口位于升主动脉,夹层累及升主动脉,少数可累及部分主动脉弓。

3)Ⅲ型:原发破口位于左锁骨下动脉开口远端。

Ⅲa 型:夹层累及胸主动脉;未累及腹主动脉。

Ⅲb 型:夹层累及胸主动脉、腹主动脉大部或全部,少数可累及髂动脉。

(2)Stanford 分型

1)A 型:夹层累及升主动脉,无论远端范围如何。

2)B 型:夹层累及左锁骨下动脉开口以远的降主动脉。

【临床表现】

1.急性主动脉夹层的临床表现

(1)疼痛:主动脉夹层撕裂的症状;主动脉瓣关闭不全的症状;重要脏器供血障碍的症状。疼痛多为突发的剧烈疼痛,持续性锐痛如"刀割样"。患者烦躁不安,大汗淋漓。DeBakeyⅠ、Ⅱ型主动脉夹层初起表现为胸前区疼痛,继而出现颈部疼痛;DeBakeyⅢ型表现为胸背部疼痛,向腰腹部转移。疼痛可因假腔血流重新破入主动脉腔(真腔)使假腔内压力下降,剥离停止而减轻。但有时可反复出现,提示夹层继续扩展。上述症状或疼痛持续不能缓解者,预后多不良。

(2)主动脉夹层破裂的症状:升主动脉破裂时,由于血液进入心包腔而产生急性心包压塞,多数患者在几分钟内猝死。胸主动脉破裂可造成左侧胸腔积血,腹主动脉破裂后血液进入腹膜后间隙。上述患者均有失血表现,如口渴、烦躁等症状。

(3)主动脉瓣关闭不全的症状:若夹层位于主动脉根部累及主动脉瓣而造成瓣膜完整性受损亦可出现主动脉瓣关闭不全的症状。轻度关闭不全患者可无症状或被疼痛所掩盖。中度以上关闭不全时,患者可出现心悸、气短等症状,严重者可有粉红色泡沫痰、不能平卧等急性左侧心力衰竭症状。

(4)重要脏器供血障碍的症状:冠状动脉供血障碍时,可表现为心绞痛、心肌梗死,严重者可引起死亡;头臂干动脉受累引起脑供血障碍时可出现晕厥、昏迷、偏瘫等;肋间动脉供血障碍严重者可有截瘫。腹腔脏器供血障碍可引起腹痛、腹胀、肠麻痹、肠坏死、肾功能不全等。

2.慢性主动脉夹层的临床表现

(1)除急性发作病史外,慢性主动脉夹层患者的临床表现以夹层部位主动脉增粗、压迫症状为主,如发音嘶哑、吞咽困难、呼吸困难、左侧肺部感染等。

(2)血压与脉搏:除失血外,多数患者虽有面色苍白、四肢末梢潮凉等创伤性休克表现,但血压正常甚至升高若出现血压下降应警惕夹层破裂的可能。DeBakeyⅠ、Ⅱ型主动脉夹层患者如无名动脉受累,则右上肢血压低于对侧,脉搏减弱;DeBakeyⅢ型累及左锁骨下动脉开口时,左上肢血压低于右侧,脉搏减弱,下肢血压下降,足背动脉搏动减弱提示夹层累及髂动脉或股动脉。

(3)心脏体征:心率较快;多数患者在胸骨左缘第 2、3 肋间,右缘第 2 肋间可闻 2~3 级收缩期杂音;合并主动脉关闭不全时,可闻及胸骨左缘第 2、3 肋间舒张期杂音,主动脉第二心音减弱。

(4)心音减弱并有心浊音界扩大时,提示心包积液。

3.并发症的表现 常因动脉组织脆弱,人造血管质量不佳,可致吻合口破裂大出血,或造成假性动脉瘤,可发生破裂大出血而死亡,主动脉全弓或半弓置换术后,易发生脑组织缺血性损害,降主动脉夹层动脉瘤手术损伤肋间动脉,可致脊髓缺血性损伤,造成下肢瘫痪。

4.辅助检查

(1)X线:最简便,但不能够反映破口的具体位置及夹层所涉及的范围。

(2)B超:三维B超比较简便,可以观察到整个主动脉的形态、管腔大小、管壁厚度、血流情况等,但检查者个人因素会影响结果,产生误差。

(3)CT:增强CT,诊断明确,有助于鉴别诊断主动脉瘤与夹层动脉瘤,影像清晰,但缺乏主动脉的整体形态。

(4)MRI:在CT的效果基础上可以清晰准确勾勒出主动脉的形态,但价格是最高的,且装有起搏器、金属物等不能够做。

(5)造影:有刨检查,但能够提供主动脉解剖异常及血流动力学改变的细节,目前作为制订手术方案的主要依据。

【治疗原则】

1.非手术治疗　适用于急性病例,一旦疑为主脉夹层动脉瘤,就立即给予处理,其目的是为了防止夹层血肿扩展。因为夹层血肿不断扩展,可使重要脏器受压,造成脏器缺血与功能障碍,血肿向外破裂等,这势必会严重危及患者生命。所以,必须降低收缩压和心室喷射速度,以减少对主动脉的激惹作用。

(1)镇痛:可用哌替啶或吗啡静脉注射。因该药有抑制呼吸等不良反应,应由内科医师应用。疼痛缓解是夹层动脉瘤停止发展、治疗显效的指标,只有疼痛缓解后,才可行主动脉造影检查。

(2)降压:尽快将收缩压降至13.3~16.0kPa(100~120mmHg)或以下,可用硝普钠静脉滴注,以减轻心脏后负荷和降压,但应注意按血压控制水平,及时调节滴速。

(3)还可给予β受体阻滞药,如美托洛尔、普萘洛尔等,以减轻心肌收缩力和减慢、心率。

2.手术治疗　主动脉夹层动脉瘤在急性期(6周内)病死率很高。近端夹层内科治疗病死率70%,外科治疗病死率30%。远端夹层内科治疗组为20%,外科治疗组为50%。内科治疗组复发率高于外科组,故远端夹层若条件适宜,应选择外科手术治疗。无论非手术治疗或手术治疗,抢救成功后仍应继续服用降压药物和减弱心肌收缩力的药物,以防复发,如β受体阻滞药,将收缩压控制在17.3kPa(130mmHg)以下,即可避免分裂继续发生。

【护理评估】

1.身体状况评估　包括体温、脉搏、呼吸、血压、神志、入院方式、行动能力、健康史及精神状态等。

2.主要临床表现　疼痛多为突发的剧烈疼痛,持续性锐痛如"刀割样"。患者烦躁不安,大汗淋漓,同时注意疼痛部位及程度。

3.查体　患者急性面容,高血压及重要脏器功能状况。

4.辅助检查评估　化验检查、血常规及凝血功能等情况;心电图、超声心动图检查、心导管检查、营养状况。

【护理要点及措施】

1.观察神经系统的变化　应严密观察患者神志、瞳孔大小及对光反射的情况。由于术中阻断了向脑部供血的动脉,术中瘤囊内血块脱落或移植的血管内有积气、血栓形成或狭窄,均可造成供氧不足或脑栓塞。密切注意瞳孔、神志、肢体情况防止栓塞。

2.各种管道的护理　术后密切观察患者的生命体征,注意电解质的变化,注意观察引流及出入量变化,注意适当补充液体,维持有效循环血容量,保持血压心律平稳,确保血管活性药物安全输入,平均动脉血压维持在 90～100mmHg。血压高可引起出血、吻合口破裂。保护各种管道的通畅,活动、翻身时要避免引流管打折、受压、扭曲、脱出等。引流期间保持通畅,定时挤压引流管,避免引流不畅而造成感染。

3.基础护理　为保持口腔清洁,戴气管插管时,按时进行口腔护理,3/d,口腔护理前应注意先把气管插管气囊打紧。定时吸痰严格无菌操作,拔管后加强肺部护理,多做雾化吸入、祛痰清肺仪振肺等物理治疗,鼓励患者自己咳痰,间断叩背,尽量减少吸痰的刺激,必要时请医师在场。

4.心理护理　患者术后由于对陌生环境感到恐惧、焦虑,护士操作时尽量轻柔,语言尽量温和,给予健康心理指导来缓解患者情绪。

【健康教育】

1.做好患者的健康教育及出院指导,告之遵医嘱使用抗凝药及降压药。

2.向患者详细讲解抗凝药及降压药的.服用方法及重要性,指导患者正确及时用药。

3.告诉患者注意调整饮食结构,合理膳食,预防便秘。

4.嘱保持良好的心理状态,劳逸结合,避免情绪激动。

5.定期复查(术后 1、3、6、12 个月,以后每年 1 次),观察瘤体情况、夹层血栓情况、支架形态、位置及通畅性,脏器供血情况等。

(杨会见)

第九节　心脏黏液瘤

【概述】

心脏黏液瘤是临床上最常见的心脏原发性肿瘤,多属良性,恶性者少见。黏液瘤可发生于所有心脏的心内膜面,95％发生于心房,约 75％位于左心房,20％位于右心房,左、右心室各占 2.5％。左心房黏液肿瘤常发生于卵圆窝附近,临床上常因瘤体堵塞二尖瓣口,导致二尖瓣口狭窄或关闭不全,黏液瘤可发生于任一年龄,但最常见于中年,以女性多见。黏液瘤虽为良性,但如切除不彻底可复发,微瘤栓可发生远处种植再发;瘤组织脱落可引起回流栓塞;瘤体活动严重阻塞瓣孔可发生昏厥,甚至突然死亡。

黏液瘤多为单发,也有多发及家族性的病例。可分为单纯或散发的黏液瘤和复杂黏液瘤两类。前者占绝大多数,多为单发,多见于典型部位(即左心房内房间隔与卵圆窝相应的部位),后者包括黏液瘤综合征、家族性黏液瘤、多中心发生的黏液瘤,家族性黏液瘤患者也较年轻,肿瘤更易累及右侧或双侧心腔,且易复发。单发的黏液瘤女性多见,而家族性黏液瘤可见于男女两性。对家族性黏液瘤的研究提示,它呈不同表现型的常染色体显性方式遗传或 X 连锁的显性遗传。有人发现家族性黏液瘤患者的细胞中染色体均存在异常,而非家族性散发性黏液瘤患者中仅 20％有此改变。

由于肿瘤大小不一,多有蒂与心房或心室壁相连,外形多样,外观富有光泽,呈半透明胶胨状。切面呈实质性,间有斑片状出血区及充满凝血块的小囊腔。显微镜下可见肿瘤细胞呈星芒状、梭形、圆形或不规则形,散在或呈闭索状分布于大量黏液样基质中,胞核多为单核也可呈多核瘤巨细胞。黏液肉瘤瘤细胞形态不一,胞核大,染色深,可见核分裂,瘤细胞可浸润至小血管内形成瘤栓。

【临床表现】

本病的临床表现取决于肿瘤的部位、大小、性质及蒂的有无和长短。瘤体大蒂长者易致房室瓣的狭窄或关闭不全,发生血流动力学的改变,出现一系列的症状,常见于血流梗阻、栓塞以及全身症状 3 个方面。偶尔发现无症状的患者,肿瘤往往较小。

1.血液回流障碍症状　心悸、气短、端坐呼吸、晕厥、心脏杂音(舒张期或收缩期、双期)随体位改变而变化。左心房黏液瘤如梗阻肺静脉或二尖瓣口可产生酷似二尖瓣病变的肺淤血症状;阵发性夜间呼吸困难、咯血丝痰,重者可有颈静脉怒张,肝大及下肢水肿。右房黏液瘤如梗阻腔静脉、三尖瓣口可出现与心包积液相似的症状;颈静脉怒张,肝大及水肿。本病的梗阻症状有随体位变动而发作的特点,如有与体位相关的发作性眩晕及呼吸困难,肿瘤突然堵塞房室瓣口引起心搏量显著降低,可发生突然昏厥或心脏骤停。

2.栓塞　栓塞的发生率约40%。左心黏液瘤较多,故体循环栓塞多见。右心黏液瘤可致肺动脉栓塞,肺动脉栓塞可发生休克、呼吸困难、胸痛、咯血等症状;左心黏液瘤较常栓塞于脑、肢体、脾、肾、视网膜、冠脉等处。脑栓塞最常见,约占栓塞者的50%,可出现偏瘫、昏迷、失语等症状。黏液瘤发生感染时具有更大栓塞危险,有报道栓塞率高达80%。

3.全身症状　许多患者有全身表现如:乏力、发热、体重减轻、皮肤红斑、关节痛、肌痛、贫血、红细胞沉降率加速、白细胞增多、血浆 C 反应蛋白及球蛋白水平增高、Raynauds 现象等。其发生机制可能与机体对肿瘤本身及肿瘤组织的变性和多系统栓塞的免疫反应有关。肿瘤切除后上述全身症状可消失。

4.并发症表现

(1)短暂性脑缺血发作:心脏黏液瘤瘤体疏松、脆弱,一旦瘤体组织或形成的栓子脱落后随血流进入脑血管可导致短暂性脑缺血发作。表现为突然发作的局灶性症状和体征,大多数持续数分钟至数小时,最多在 24h 内完全恢复,可阻塞心腔血流,引起不同程度的脑缺血症状如头晕、晕厥甚至癫痫发作。

(2)心力衰竭:心脏黏液瘤最常见的并发症为心力衰竭,20%的左房黏液瘤、30%的右房黏液瘤或右心室黏液瘤、50%的左心室黏液瘤可出现心力衰竭并引发晕厥或导致突然死亡。

(3)动脉栓塞:心脏黏液瘤患者栓塞的发生率为9%~50%,但在多数病例均为1/3。共同原因是黏液瘤易碎、易脱落而且又位于心腔。栓塞是许多患者出现的第一个并发症,其后果是梗死出血及血管瘤形成。

(4)心律失常:心律失常的发生与心脏黏液瘤、心腔的结构重构有关。心脏黏液瘤局部浸润,侵蚀心房、心室肌导致房室性心律失常,侵蚀传导系统或相应的供血冠状动脉侧支而导致完全性房室传导阻滞和束支阻滞等传导障碍。而且黏液瘤所致的血流梗阻、大血管阻塞及心功能不全等原因所致心肌缺血、缺氧,心肌细胞的低钾低镁等内环境紊乱等均可致心律失常的发生。

(5)黏液瘤复发:手术后复发率为 4%~6%。左心房黏液瘤复发率较低,即使复发也多在手术 4 年后复发。

5.辅助检查

(1)化验:贫血、红细胞沉降率快、血清蛋白电泳 α_2 及 β 球蛋白增高。

(2)心电图:可有心房、心室增大,一至二度房室传导阻滞,不完全右束支传导阻滞的心电图改变。也可有心房颤动发生。病情较重者可有 ST-T 的改变。

(3)X 线左房黏液瘤者有肺淤血、肺动脉段突出,左心房、右心室扩大,右房黏液瘤者显示上腔静脉阴影增宽,右心房、右心室扩大。

(4)超声心动图:左心房黏液瘤在左心腔内见到异常的点片状反射光团,活动于左心房、左心室之间,收缩期回到左房腔,舒张期达二尖瓣口进入左心室,二尖瓣前叶 EF 斜率减低,左心房增大。右心房黏液瘤异常反射光团在右心腔内,收缩期在右心房,舒张期随三尖瓣向右室方向移动或通过三尖瓣口进入右室腔,右心房、右心室增大。

(5)心血管造影:选择性肺动脉造影或连续摄片,可显现左房内占位性充盈缺损阴影,间接证实心房内肿瘤,右心房黏液瘤一般做腔静脉或右房造影,也可显现右房内占位性充盈缺损阴影。

(6)心导管检查:可显示心肺功能改变,但无助于心脏黏液瘤之诊断,且为有创检查,有使肿瘤破溃、碎片脱落而引致栓塞的危险,尤其是左心房穿刺应列为禁忌。

(7)CT 及磁共振(MRI)检查:CT 及 MRI 检查对黏液瘤的诊断及预后判断的价值也很大,但因价格较贵,不作为常规检查。

【治疗原则】

1.手术治疗:是唯一有效的方法,心脏黏液瘤一经确诊,不论有无症状、体征皆应尽早手术。因为在等待手术期间约有 8% 的患者可能发生猝死,尽快手术是原则,手术切除是本病唯一有效的方法。

2.有慢性心力衰竭表现,身体衰弱,夜间不能平卧、端坐呼吸、肝大、腹水、下肢水肿病例,应在查明无其他因素,积极控制心力衰竭,待病情平稳后安排手术治疗。

【护理评估】

1.身体状况评估　包括体温、脉搏、呼吸、血压、神志、入院方式、行动能力、健康史及精神状态等。

2.主要临床表现　出现端坐呼吸、下肢水肿、发热,有无血流梗阻、栓塞、心律失常等现象。

3.查体　患者黏液瘤的位置、大小、性质及重要脏器功能状况。

4.辅助检查评估　化验检查、血常规及凝血功能等情况;心电图、超声心动图检查、心导管检查、营养状况。

【护理要点及措施】

1.栓塞　密切注意瞳孔、神志、肢体情况,如术后发现麻醉不醒、抽搐、偏瘫等症状时,以利于及时处理。

2.低心排血量综合征的监护　由于左心室继发性肥厚,心肌顺应性下降,术后易出现低心排血量综合征。术后应及时应用血管活性药,减轻后负荷,同时应用正肌性药物,增加心肌收缩力。

3.循环系统监护　由于患者心脏体外循环直视手术后,常因术中低温、手术应激、血容量不足、血容量过多、心肌缺氧、心肌缺血等而易发生心律失常及血流动力学的改变,血压高可增加出血量,因此,注重心律、心率变化,维持循环稳定非常重要。术后患者入 ICU 接受严密的心电、血压、呼吸、CVP 监护,同时严格控制输液速度,加强强心、利尿、补钾、扩血管处理。

4.心律失常的监护　如果左心室心功能受损,术后易发生室性心律。严密监测心律,如有频发室性期前收缩,应及时用药控制。详见心律失常监护常规。

5.应用抗凝药物的监测　每日检查血凝三项,调整抗凝药物使用量,使患者凝血酶原时间保持稳定的标准的抗凝时间。

6.引流液的观察　每小时记录和观察引流管的颜色、性质和量,如在短时间内引流出大量血性液体,应警惕发生继发性大出血的可能,同时密切观察血压和脉搏的变化,发现异常及时报告医师给予处理。如果中心静脉压增高,血压降低,引流量少,应警惕心包填塞,报告医师,及时行床旁开胸。

7.心理护理　术后住进监护室的患者往往会出现紧张、焦虑、精神压力增加的现象,要及时地向患者进行宣教介绍和讲解治疗方案和病房器械设备使用意义,要鼓励患者树立战胜疾病的信心,使患者顺利渡过痛苦阶段,早日康复。

【健康教育】

1.患者出院前向患者及家属详细介绍出院后有关事项,并将有关资料交给患者或者家属。

2.定期回院复查,术后 3～6 个月复查 1 次。连续复查 3 年,每年 1 次。

3.嘱患者出院后注意休息,循序渐进地增加活动量。预防感冒,保持大便通畅,加强营养,除了常规的休息、服药、饮食等指导外,告诉患者如出现胸闷不适、气短、昏厥和发热等不适,应及时回院就诊。保持心情愉快和充足的睡眠,每晚持续睡眠应达到 6～8h。

(杨会见)

第十五章　腹部外科常见疾病

第一节　胃、十二指肠溃疡穿孔

一、概述

1.胃、十二指肠溃疡急性穿孔　胃、十二指肠溃疡急性穿孔为常见的外科急腹症,起病急、病情重、变化快,诊治不当可危及生命。

90％十二指肠溃疡穿孔发生在球部前壁,胃溃疡穿孔60％发生在胃小弯。急性穿孔后,有强烈刺激的胃酸、胆汁、胰液等消化液和食物溢入腹腔,引起化学性腹膜炎,导致剧烈腹痛和大量腹腔渗出液,约6～8小时后细菌开始繁殖并逐渐转变为细菌性腹膜炎。病原菌以大肠埃希菌、链球菌为多见。因强烈的化学刺激、细胞外液丢失及细菌毒素吸收等,患者可出现休克。胃、十二指肠后壁溃疡可穿透全层并被周围组织包裹,形成慢性穿透性溃疡。

(1)临床表现与诊断:多数患者有溃疡病史,穿孔前症状加重。情绪波动、劳累、刺激性饮食等常为诱发因素。穿孔多在夜间空腹或饱食后突然发生,表现为突然上腹部刀割样剧痛,迅速波及全腹,患者疼痛难忍,可有面色苍白、出冷汗、脉搏细速、血压下降等表现,常伴恶心、呕吐。当胃内容物沿右结肠旁沟向下流时,可出现右下腹痛。当腹腔有大量渗出液稀释漏出的消化液时,腹痛可减轻。继发细菌感染后,腹痛可再次加重。患者常取仰卧屈膝位,腹式呼吸减弱或消失,全腹压痛、反跳痛,腹肌紧张呈板样强直,尤以右上腹最明显。叩诊肝浊音界缩小或消失,可有移动性浊音,听诊肠鸣音明显减弱或消失。患者有发热,实验室检查白细胞及中性粒细胞增高,血清淀粉酶轻度升高。立位X线检查80％患者可见膈下新月状游离气体影。诊断性腹腔穿刺可抽出含消化液或食物残渣的液体。

(2)鉴别诊断:无典型溃疡病史,位于十二指肠及幽门后壁的溃疡小穿孔,胃后壁溃疡向网膜囊穿孔,年老体弱者的溃疡穿孔,空腹时发生的小穿孔,临床表现不典型,较难诊断。需与下列疾病鉴别:

1)急性胆囊炎:表现为右上腹绞痛或持续性疼痛阵发性加剧,疼痛向右肩放射,伴畏寒发热。右上腹局部压痛、反跳痛,可触及肿大的胆囊,Murphy征阳性。胆囊坏疽穿孔时有弥漫性腹膜炎表现,但X线检查膈下无游离气体。B超提示胆囊炎或胆囊结石。

2)急性胰腺炎:腹痛发作多不如溃疡急性穿孔急骤,腹痛位于上腹部偏左并向背部放射。腹痛由轻转重,肌紧张相对较轻。血清、尿液和腹腔穿刺液淀粉酶明显升高。X线检查膈下无游离气体,CT、B超提示胰腺肿胀。

3)急性阑尾炎:溃疡急性穿孔后消化液可沿右结肠旁沟流到右下腹,引起右下腹痛和腹膜炎体征,易误诊为急性阑尾炎。但溃疡穿孔腹膜炎、腹痛尤以右上腹最明显,且阑尾炎症状多较轻,体征多局限于右下腹,无腹壁板样强直,X线检查无膈下游离气体。

(3)治疗

1)非手术治疗:适用于无其他并发症、一般情况好、症状较轻、体征局限的空腹穿孔;穿孔超过24小时,腹膜炎已局限者,或经胃十二指肠造影证实穿孔已封闭的患者。治疗包括:半坐卧位,禁饮食,持续胃肠减压,以减少胃肠内容物漏入腹腔;输液以维持水、电解质平衡;加强营养支持;全身应用抗生素控制感染;经静脉给予 H2 受体阻断剂等制酸药物。严密观察病情变化,若治疗 6～8 小时后不见好转,应及早手术治疗。

2)手术治疗:若患者一般情况良好,穿孔在 8 小时左右,腹腔污染不严重,可施行胃大部切除术,否则仅行穿孔修补术。单纯穿孔修补术是目前治疗急性穿孔的主要手术方式,操作简便,安全性高。适用于穿孔超出 8 小时,腹腔感染及炎症水肿严重,有其他系统器质性疾病不能耐受彻底性溃疡手术者。通常采用经腹手术,穿孔以丝线间断横向缝合,再用大网膜覆盖,或以网膜补片修补;也可经腹腔镜行穿孔缝合大网膜覆盖修补。胃溃疡穿孔患者,需做活检或术中快速病理检查除外胃癌,若为恶性病变,应行根治性手术。

2.胃、十二指肠溃疡大出血　胃、十二指肠溃疡出血是上消化道大出血最常见原因之一,系病变侵蚀溃疡基底血管破裂所致,大多为动脉出血,溃疡通常位于十二指肠球部后壁或胃小弯。

(1)临床表现:取决于出血量和出血速度。主要症状是呕血和排柏油样黑便,多数患者只有黑便而无呕血。呕血前常有恶心,便血前后可有心悸、头晕眼黑、全身疲软,甚至晕厥。短期内失血量超过 800ml,患者可出现四肢湿冷、脉搏细速、呼吸急促、血压下降等休克表现。大出血通常指每分钟出血量超过 1ml 且速度较快的出血。腹部体征不明显,上腹部可有轻度压痛,肠鸣音亢进。腹痛严重者应注意是否伴发溃疡穿孔。大出血早期,由于血液浓缩,血常规变化不大,以后红细胞计数、血红蛋白值、红细胞比容均呈进行性下降。

(2)诊断与鉴别诊断:有溃疡病史者,发生呕血与黑便,诊断较易。急诊纤维胃镜检查可迅速明确出血部位并指导治疗,大出血时不宜行上消化道钡餐检查。无溃疡病史者,应与应激性溃疡出血、胃癌出血和食管曲张静脉破裂出血等鉴别。

(3)治疗:原则是补充血容量,防治失血性休克,尽快明确出血部位并有效止血。

1)非手术治疗:①补充血容量:建立畅通的静脉通道,快速滴注平衡盐溶液,做输血配型试验。根据血压、脉搏、尿量和周围循环状况判断失血量并指导补液。失血量达全身血量的 20％时,应输注羟乙基淀粉、右旋糖酐等血浆代用品。出血量较大时可输注浓缩红细胞或全血,维持血细胞比容在 30％以上。输入液体中晶体与胶体之比以 3:1 为宜。②留置鼻胃管:用生理盐水冲洗胃腔至胃液变清,持续低负压吸引,动态观察出血情况。可经胃管注入 200ml 含 8mg 去甲肾上腺素的生理盐水溶液,每 4～6 小时一次。③应用纤维胃镜:可明确出血病灶,还可施行内镜下电凝、激光灼凝、注射或喷洒药物等局部止血措施。检查前必须纠正患者的低血容量状态。④应用止血、制酸、生长抑素等药物:静脉或肌注立止血;静脉给予西咪替丁等 H2 受体拮抗剂或奥美拉唑等质子泵抑制剂;静脉应用善宁、施他宁等生长抑素。

2)手术治疗:约 90％胃、十二指肠溃疡大出血可经非手术治疗止血;少数需急症手术止血的指征为:①出血速度快,短期内发生休克,或 6～8 小时内输入 800ml 以上血液才能维持血压和血细胞比容者。②年龄在 60 岁以上伴动脉硬化症者,应及早手术。③近期发生过类似大出血、合并穿孔或幽门梗阻。④正在进行药物治疗的胃、十二指肠溃疡患者发生大出血。⑤胃镜检查发现动脉搏动性出血,或溃疡底部血管显露再出血危险很大。急诊手术应争取在出血 48 小时内进行。胃溃疡较十二指肠溃疡再出血概率高 3 倍,应及早手术。

二、胃、肠穿孔护理

【病情观察要点】

1.生命体征及意识、瞳孔、面色、精神状态、体位等全身情况,判断有无感染或休克。

2.腹部体征与腹痛的部位、范围与程度,有无恶心、呕吐。

3.观察胃肠减压情况及小便的量、性状、颜色。

4.了解各项检查化验的结果,判断有无水、电解质代谢和酸碱平衡失常等。

5.术后注意观察伤口、各引流管及引流液与胃肠功能恢复情况(听肠鸣音及观察排气、排便等)。

6.患者的心理状态。

【主要护理问题及相关因素】

1.疼痛   与胃肠内容物进入腹腔刺激腹膜、继发化学性与细菌性腹膜炎、术后切口等有关。

2.恐惧/焦虑   与穿孔所致腹部剧痛及担心预后等有关。

3.有感染的危险   与胃肠内容物进入腹腔等有关。

4.有体液不足的危险   与腹腔产生大量渗出液、禁食、胃肠减压等有关。

【主要护理问题的护理措施】

1.疼痛

(1)严密观察疼痛的部位、范围与程度及伴随症状等。

(2)禁食、持续胃肠减压。

(3)紧急做好各项手术准备(抽血、皮试、备皮更衣、与手术室联系、术前谈话签字等),急诊手术;少数非手术治疗患者应严密观察病情,若6～8小时后病情未见好转反而加重者,宜改行手术治疗。

(4)遵医嘱应用抗生素防治感染。

(5)指导患者使用放松技术如听音乐、看书、深呼吸等。

(6)术后切口疼痛可遵医嘱予止痛药。

2.恐惧/焦虑

(1)向患者解释腹痛的原因,稳定其情绪,取得患者及其家属的配合。

(2)在患者接受各项检查和治疗前作耐心解释,使患者了解其意义并积极配合。

(3)避免在患者面前谈论病情的严重性。

(4)告知患者急诊手术的重要性、必要性。

(5)介绍同病种已手术恢复的病友与患者交流、介绍经验。

3.有感染的危险

(1)禁食,持续有效的胃肠减压。

(2)遵医嘱给予广谱抗生素防治感染,确保按时、足量给药,以维持有效血药浓度。

(3)术中配合医生彻底冲洗腹腔。

(4)术后密切观察腹腔引流液的颜色、性状、量以及切口情况,尽早发现与处理感染。

(5)遵医嘱予静脉营养支持,提高患者机体抵抗力。

(6)加强基础护理与管道护理,执行各项治疗护理时严格无菌技术。

(7)密切观察生命体征,尤应注意体温的变化。

4.有体液不足的危险

(1)观察血压、脉搏、意识、皮肤黏膜情况,必要时定时监测中心静脉压以评估体液不足的程度。

(2)禁食期间补充足量的液体,血压降低者应快速输入,力争使收缩压维持在＞90mmHg。

(3)观察记录胃液、尿液的量、色及性质,必要时记录24小时出入水量,为补液提供有效的依据。

(4)术中配合医生彻底冲洗腹腔,减少化学性腹膜炎引起的渗出。

(5)根据化验结果及时调整补液方案,防治水、电解质代谢和酸碱平衡失常。

【重点沟通内容】

1.语言沟通

"请问您现在感觉肚子哪个部位疼? 疼的性质是怎样的?"

"请问您现在腹痛有没有比刚才好转?"

"请问您出现呕吐有多久了? 呕吐物是什么颜色? 什么气味?"

"请问您是不是害怕手术呀? 您不要紧张.您看他(邻床)就是上周做的穿孔修补手术的。"

"您好,您今天肛门排气了没有? 有没有腹部胀痛?"

2.非语言沟通

(1)根据病情(随时/及时/遵医嘱)监测生命体征、腹部体征等;查看各管引流液颜色、性状、量;观察神志、面色、精神状态等全身情况;

(2)疼痛剧烈时给予握手、触摸患者肩部、头部等支持。

(3)协助术前特殊检查等。

(4)术后卧床时协助生活护理。

【健康指导】

1.讲解胃肠穿孔非手术治疗与手术治疗的选择原则,若拟手术治疗则解释其重要性、必要性,简明介绍手术及麻醉方式,以及患者及其家属该配合的注意事项。

2.保持各导管的固定通畅,特别是胃肠减压管,应持续处于负压引流状态,防止松动脱出或扭曲、受压、堵塞,注意观察各管引流液的颜色、性状、量,若有较多鲜血,应立即报告医生。

3.体位与饮食指导:伴有休克者或术后应平卧,血压平稳后改半卧位;禁食禁饮;胃肠功能恢复后遵医嘱拔除胃管,当日可少量饮水或米汤,第2天酌情进半量流质饮食,第3天进全量流质,若无腹痛、腹胀第4天可进半流质,以稀饭为好,第10～14天可进软食。少食产气食物,忌生、冷、硬、刺激性食物。开始少量多餐,逐步恢复正常饮食。

4.鼓励患者术后早期活动。活动量应根据患者个体差异而定,一般术后第1天做轻微床上活动,第2天下地,床边活动,第3天可在室内活动。

5.教会患者自我观察,判断有无并发症。指导患者及其家属如术后出现呕血、便血、疼痛突然加剧以及进食后上腹饱胀、绞痛、头晕、面色潮红或苍白、心悸、大汗、全身无力、腹泻等异常现象,应立即通知医生查看、处理。

6.保持良好的心理状态,避免不良心理反应。

7.出院后要适当休息,加强锻炼,增加营养,促进康复。定期复查,告知其复查时间、地点及联系方式,有异常及时就诊。

(姜芳芳)

第二节　胃、十二指肠大出血

一、概述

胃十二指肠溃疡患者大量呕血、排柏油样黑粪,引起红细胞、血红蛋白和血细胞比容明显下降,血压下降,出现休克前期症状或休克状态,称为溃疡大出血。

【临床表现】

主要症状是呕血和排柏油样黑粪,多数患者只有黑粪而无呕血,迅猛的出血则为大量呕血与紫黑血便。短期内失血量超过 800ml,可出现休克症状。

【治疗方法】

1.非手术治疗　多数患者经止血、补充血容量等非手术治疗后可止血。

2.手术治疗　少数患者(约 10%)需手术治疗。

二、常规护理

1.非手术治疗或术前护理

(1)物品准备:根据病情床边备好氧气、心电监护、胃肠减压及其他急救用物。

(2)注意卧床休息,伴休克者取平卧位或休克体位。

(3)饮食指导:出血明显者禁饮、禁食,必要时停留胃管。

(4)完善术前常规检查。

(5)治疗护理

1)补充血容量,按医嘱快速的输液、输血。

2)根据医嘱应用止血、抗炎、抑制胃酸分泌药。

3)按医嘱停留胃管,从胃管注入含去甲肾上腺素 8mg 的生理盐水溶液 200ml,每 4～6 小时 1 次。

4)遵医嘱做好术前准备。

(6)病情观察

1)观察和记录出入液量,监测生命体征的变化。

2)观察患者腹痛、腹胀、呕血的量、颜色和性质、有无烦躁、脉速、血压下降、皮肤湿冷等休克表现。

(7)心理护理。

(8)健康教育

1)用药、治疗、护理及检查配合注意事项。

2)自我病情观察:包括呕血的量、性质、颜色的变化。排便、排尿的颜色、性质及量。

2.术后护理

(1)体位与活动:全身麻醉术后予去枕平卧 6h,头偏一侧,完全清醒后,术后 6h 血压平稳后取半卧位。卧床休息 3d 左右,根据病情可离床活动。

（2）治疗护理

1）根据病情及医嘱吸氧 2～3d。

2）遵医嘱予抗炎、制酸、营养支持等治疗。

（3）做好基础护理满足患者的生活所需。

（4）饮食指导：术后禁食，肠蠕动恢复当日予少量水或米汤，第 2 日进食半量流质，每次 50～80ml，第 3 日进食全量流质，每次 100～150ml，逐渐过渡到半流质、普食。饮食原则遵循少量多餐、避免生、冷、硬、刺激饮食，少食产气食物。

（5）病情观察

1）测量并记录生命体征，记录 24h 尿量或 24h 出入液量。

2）保持有效胃肠减压，观察并记录腹部症状和体征以及引流液的颜色、性状、量等。

3）观察腹部切口敷料有无渗血、渗液。

4）术后并发症的观察。

（6）健康教育

1）自我病情观察指导：观察有无心悸、气促、头晕、眼花、出冷汗等情况，观察排便的颜色、性状、量等。

2）术后进行早期床上活动、指导离床活动的时间与方法，进行呼吸功能锻炼的意义及方法。

3. 出院指导

（1）保持心情舒畅愉快，适当进行锻炼，劳逸结合。避免服用对胃黏膜有损害的药物。

（2）遵循高热量、高维生素、高蛋白、易消化、低粗纤维食物，禁忌辛辣、浓咖啡、浓茶及油炸、坚硬食物，忌烟戒烟。避免过甜食物，进食后平卧 10～20min。遵循少量多餐原则。

（3）出院后 2～3 个月复查电子胃镜一次。出现腹痛、腹胀、恶心、呕吐、呕血、黑粪等及时就诊。

三、非手术治疗或术前主要问题的护理措施

（一）患者的生命安全受到威胁

【原因】

患者起病急，变化快，病情重甚至危及生命。

【表现】

患者出血量大，有出现失血性休克甚至死亡的危险。

【处理】

1. 积极抗休克治疗。

2. 胃镜下止血或手术止血。

【防范】

1. 医务人员需对上消化道出血的抢救流程熟练掌握，能对患者做快速的处理。

2. 接到收治患者通知时，应马上备好氧气、心电监护仪、胃肠减压、止血药物及其他急救用物。

3. 病情观察：观察患者黑粪、呕血的量、性状、颜色并做好记录，以判断患者出血量。观察患者生命体征、神志、尿量等，注意患者有无休克症状。

4. 给予吸氧，卧床休息。

5. 按医嘱输液、输血：建立两条以上静脉通道，快速输注平衡盐液，配血、输血。

6. 胃肠减压，可按医嘱经胃管注入冰盐水或含去甲肾上腺素 8mg 的生理盐水 200ml。

7.按医嘱使用止血、制酸药物,按医嘱使用生长抑素。

8.必要时做好胃镜下止血或手术止血的准备和配合。

(二)患者及其家属的心理因素易被忽视

【原因】

由于病情的突发性、紧迫性,患者及其家属的心理因素、知情权容易被忽视。

【表现】

1.患者及家属对疾病相关的治疗、护理及预后情况缺乏认知,心情急躁、恐惧。

2.医生、护士忙于抢救患者,未履行告知或告知不全,易引起医疗纠纷。

【处理】

在抢救的同时对患者及家属进行充分及通俗易懂的解释,以取得患者及家属的信任和配合。

【防范】

1.医务人员应在急救的同时注意与患者及家属沟通,对病情及手术的必要性做好解释,缓解其紧张、恐惧的情绪,积极配合治疗及护理。

2.术前应履行书面知情同意手续,各项同意书应由患者(或委托家属)签署。

四、术后主要问题的护理措施

(一)术后出血

【原因】

1.手术止血不确切:发生在术后 24h 内。

2.吻合口黏膜坏死脱落:发生在术后 4～6d。

3.吻合口缝线处感染,黏膜下脓肿腐蚀血管:发生在术后 10～20d。

4.胃肠减压或腹腔引流的负压过大。

【表现】

1.胃管或腹腔引流管短时间内引出大量的血性液。

2.患者腹胀、呕血或黑粪,持续不止。

3.严重者有脉率增快、血压下降、皮肤湿冷、神志淡漠等休克早期表现。

【处理】

1.遵医嘱使用止血药物或输血。

2.必要时可做纤维胃镜检查或行选择性的血管造影,以明确出血部位和原因,还可局部使用血管收缩药或进行栓塞相关的动脉止血。

3.当非手术治疗不能有效止血或出血量大时,应立即做好术前准备,行手术止血。

【防范】

1.指导患者禁食,未经医生允许,禁止胃管冲洗、随意调整或从胃管内注入液体和药物。

2.维持适当的胃肠减压的负压,避免压力过大损伤胃黏膜。

3.维持适当的腹腔引流的负压,避免压力过大损伤周围血管引起出血。

4.病情观察。严密观察患者胃管、腹腔引流管的颜色、量、性状并做好记录,发现异常应及时报告医生处理。严密观察患者的生命体征、神志、尿量、腹部体征的变化。

（二）吻合口瘘或残端破裂

【原因】

1.手术缝合技术不当、吻合口张力过大。

2.吻合口组织血供不足,患者贫血、低蛋白血症、糖尿病。

3.胃肠减压无效或低效,胃肠内压力大,影响胃肠吻合口愈合。

【表现】

高热、脉速、腹痛以及弥漫性腹膜炎的表现。

【处理】

1.症状重、有弥漫性腹膜炎者应立即做好术前准备,需行手术治疗。

2.症状轻、无弥漫性腹膜炎者,配合医生予禁食、胃肠减压、充分引流、肠外营养、抗感染等治疗。

【防范】

1.术前纠正患者贫血、低蛋白血症、低血糖。

2.术中提高缝合技术。

3.术后维持有效的胃肠减压,有效的胃肠减压可防止胃肠道积液、积气,减轻胃肠内压力,有利于胃肠吻合口愈合。

4.病情观察。观察腹腔引流液的情况:一般情况下,腹腔引流液逐日减少和变清。若术后数日腹腔引流液仍不减,伴有黄绿色胆汁或脓性、带臭味,提示有吻合口漏,应马上通知医生处理;观察患者生命体征变化;观察患者腹部情况,患者主诉疼痛时,应进行腹部体查区分伤口疼痛和腹部疼痛,以免漏诊,耽误病情。

5.按医嘱使用制酸药及生长抑素。

（三）术后感染

【原因】

1.术前准备不足及未做好健康教育。

2.未做好基础护理。

3.术后体位不佳及术后未进行早期活动。

4.腹腔引流无效或低效。

【表现】

肺部感染、肺不张,切口感染,口腔溃疡、感染,尿路感染,腹腔感染,膈下积液及脓肿。

【处理】

1.伤口感染者及时更换伤口敷料。

2.控制体温变化:使用物理降温,无效者使用药物降温。

3.按医嘱使用抗生素。

4.保持引流管通畅,必要时协助医生行腹腔冲洗。

【防范】

1.充分的术前准备:术前良好的胃肠道准备、呼吸道准备和皮肤准备,戒烟,呼吸功能训练,可有效预防术后感染。

2.做好基础护理,保持床单位及病房环境的清洁卫生,控制陪人做好口腔护理和会阴擦洗。

3.做好体位及活动的指导。

4.保持腹腔引流的通畅,及时更换伤口敷料,预防伤口感染。

5.做好病情观察,以及时发现异常,及时处理。

(四)消化道梗阻

【原因】

术后吻合口水肿、感染,术后粘连性梗阻。

【表现】

术后短期内出现恶心、呕吐、腹胀甚至腹痛和肛门停止排气排便,应警惕消化道梗阻或胃蠕动无力所致的胃排空障碍。

【处理】

1.按医嘱给予禁食、胃肠减压。

2.给予肠外营养支持治疗,维持水、电解质和酸碱平衡。

3.对胃蠕动无力所致的胃排空障碍患者,按医嘱给予促胃动力药物。

4.观察腹痛、腹胀及肛门排气排便情况。经非手术处理,梗阻不能缓解者,做好术前准备。

5.做好心理护理,解释引起此并发症的原因及处理方法,缓解患者焦虑、抑郁的不良心理状态。

【防范】

1.术前充分的肠道准备可预防术后吻合口水肿、感染导致的梗阻。

2.术后早期活动可预防粘连性梗阻。

(五)倾倒综合征

【原因】

是由于胃大部分切除术后,原有的控制胃排空的幽门窦、幽门括约肌及十二指肠球部结构不复存在,加上部分患者胃肠吻合口过大,导致胃排空过速所产生的一系列综合征。早期倾倒综合征是由于餐后大量高渗透性食物快速进入十二指肠或空肠,致肠道内分泌细胞大量分泌肠溶性血管活性物质,从而引起一系列血管舒缩功能紊乱和胃肠道症状。晚期倾倒综合征是由于食物过快进入空肠,葡萄糖过快吸收,血糖呈一时性增高,刺激胰腺分泌过多的胰岛素而发生反应性低血糖所致。

【表现】

1.早期倾倒综合征表现为进食流质 10～20min,出现剑突下不适、心悸、乏力、出汗、头晕、恶心、呕吐甚至虚脱等一过性血容量不足的表现。

2.晚期倾倒综合征表现为进食后 2～4h,出现心慌、无力、眩晕、出汗、手颤甚至虚脱。

【处理】

饮食调节,进餐后平卧 10～20min。多数患者在半年到一年内能逐渐自行缓解。晚期倾倒综合征出现症状时稍进糖类食品既可缓解。

【防范】

少量多餐,细嚼慢咽。避免过甜、过热的流质食物,进餐后平卧 10～20min。

(姜芳芳)

第三节　胃癌

胃癌在我国各种恶性肿瘤中占首位,50 岁以上者好发,男女发病率之比为 2∶1。

【病因】

胃癌的发生与下列因素有关:

1.地域环境及饮食生活因素　①地域环境:如我国西北与东部沿海地区胃癌发病率明显高于南方地区。②饮食因素:长期食用熏烤、盐腌食品者胃癌发病率高,与食品中亚硝酸盐、真菌毒素、多环芳烃化合物等含量高有关,食物中缺乏新鲜蔬菜与水果也与胃癌发病有关。③生活习惯:吸烟者胃癌发病危险较不吸烟者高50%。

2.幽门螺杆菌(HP)感染　是引发胃癌的主要因素之一。HP感染后是否发生胃癌与年龄有关,儿童期HP感染发生胃癌的危险性增加,而成年后感染多不足以发展成胃癌。

3.癌前疾病和癌前病变　胃的癌前疾病是指易发生胃癌的胃疾病,包括胃息肉、慢性萎缩性胃炎及胃大部切除后的残胃等,这些病变时间长久可能转变为胃癌。胃的癌前病变指的是易发生癌变的胃黏膜病理组织学变化,目前公认的是不典型增生。

4.遗传和基因　遗传与分子生物学研究表明,与胃癌患者有血缘关系的亲属胃癌发病率较对照组高4倍。

【病理】

胃癌好发于胃窦部,约占1/2;其次为胃底贲门部,约占1/3;胃体较少。

1.组织学分型　世界卫生组织1979年提出的国际分类法,将胃癌组织学分为:

(1)普通型:①乳头状腺癌;②管状腺癌;③低分化腺癌;④黏液腺癌;⑤印戒细胞癌。

(2)特殊型:有腺鳞癌、鳞状细胞癌、类癌、未分化癌等。

2.大体分型

(1)早期胃癌:指胃癌仅限于黏膜或黏膜下层,不论病灶大小或有无淋巴结转移。癌灶直径在10mm以下为小胃癌,5mm以下为微小胃癌;胃镜黏膜活检组织中查见癌,但切除后的胃标本虽经全黏膜取材未见癌组织称为"一点癌"。早期胃癌根据病灶形态可分为三型:Ⅰ型为隆起型,癌灶突向胃腔。Ⅱ型为浅表型,癌灶较平坦无明显隆起与凹陷,有3个亚型:Ⅱa浅表隆起型、Ⅱb浅表平坦型、Ⅱc浅表凹陷型。Ⅲ型为凹陷型,为较深的溃疡。

(2)进展期胃癌:癌组织超出黏膜下层侵入胃壁肌层为中期胃癌;病变达浆膜下层或超出浆膜向外浸润至邻近脏器,或有转移为晚期胃癌。中、晚期胃癌统称进展期胃癌。可分四型:Ⅰ型结节型;Ⅱ型溃疡局限型;Ⅲ型溃疡浸润型;Ⅳ型弥漫浸润型。若全胃受累,胃腔缩窄、胃壁僵硬如革囊状,称皮革胃,此型恶性度极高。

3.转移方式

(1)直接浸润:癌细胞向深层和周边浸润,可累及食管下段、十二指肠、腹膜、结肠、肝、脾、胰等邻近器官。

(2)淋巴转移:是胃癌最主要的转移途径,早期胃癌的淋巴转移率近20%,进展期胃癌的淋巴转移率约达70%。一般按淋巴流向循序逐步转移,少数发生跳跃式转移。最早转移到胃周围淋巴结,最后汇集到腹腔淋巴结。终末期胃癌可经胸导管向左锁骨上淋巴结转移,或经肝圆韧带转移至脐部。

(3)血行转移:发生在晚期,癌细胞进入门静脉或体循环向其他部位播散。常见转移器官有肝、肺、骨骼等处,以肝转移多见。

(4)种植转移:癌细胞浸润至浆膜外脱落入腹腔,种植在腹膜和其他脏器表面。

4.临床病理分期　国际抗癌联盟(UICC)1987年公布了胃癌TNM分期法,分期的病理依据主要是肿瘤浸润深度、淋巴结以及远处转移情况。T代表原发肿瘤浸润胃壁深度,T_1:肿瘤侵及黏膜或黏膜下层;T_2:肿瘤浸润至肌层或浆膜下;T_3:肿瘤穿透浆膜层;T_4:肿瘤直接侵及邻近结构或器官。N表示局部淋巴结转移情况,N_0:无淋巴结转移;N_1:距原发灶边缘3cm以内的淋巴结转移;N_2:距原发灶边缘3cm以外的淋巴结转移。M 代表肿瘤远处转移情况，M_0：无远处转移；M_1：有远处转移。

【临床表现】

①早期胃癌：多无明显症状，有时出现上腹部隐痛不适、恶心、呕吐或是类似溃疡病的上消化道症状，因无特异性，早期胃癌诊断率低。②进展期胃癌：腹痛与体重减轻是进展期胃癌最常见的临床症状。患者常有较明确的上消化道症状，如上腹不适、进食后饱胀，随着病情进展上腹疼痛加重，食欲下降、乏力、消瘦，部分患者有恶心、呕吐。③不同部位肿瘤的特殊表现：贲门胃底癌可有胸骨后疼痛和进行性吞咽困难，幽门附近胃癌有幽门梗阻表现。肿瘤破坏血管后可有呕血、黑便等消化道出血症状。腹部持续疼痛常提示肿瘤扩散超出胃壁。④胃癌转移表现：约 10% 的患者有胃癌扩散的症状和体征，如锁骨上淋巴结肿大、腹水、黄疸、腹部包块、直肠前凹扪及肿块等。⑤晚期表现：晚期胃癌患者常可出现贫血、消瘦、营养不良甚至恶病质等表现。

【诊断】

通过 X 线钡餐检查和纤维胃镜加活组织检查，诊断胃癌已不再困难。为提高早期胃癌诊断率，应对有胃癌家族史或原有胃病史的人群定期检查。对 40 岁以上有上消化道症状而无胆道疾病者，原因不明的消化道慢性失血者，短期内体重明显减轻、食欲减退者，需对胃做下列检查，以防漏诊胃癌。

1.X 线钡餐检查　为诊断胃癌的常用方法。常采用气钡双重造影，早期可见黏膜异常；进展期可见肿块（充盈缺损）、溃疡（龛影）、弥漫浸润（胃壁僵硬、胃腔狭窄）等。

2.纤维胃镜检查　可直接观察病变部位和范围，钳取病变组织（不应少于 4 处）做病理学检查，是诊断胃癌的最有效方法。

3.腹部超声　主要用于观察胃的邻近脏器（特别是肝、胰）受浸润及淋巴结转移情况。

4.螺旋 CT 与正电子发射成像检查　多排螺旋 CT 扫描结合三维立体重建和模拟内腔镜技术，是一种新型无创检查手段，有助于胃癌诊断和术前临床分期。采用正电子发射成像技术可以判断淋巴结与远处转移病灶情况，准确性较高。

5.胃液检查　胃酸降低或缺乏，可查到癌细胞。

【治疗】

早发现、早诊断、早治疗是提高胃癌疗效的关键。手术治疗是首选方法。

1.手术治疗

(1)根治性手术：原则为整块切除包括癌灶和可能受浸润胃壁在内的胃的部分或全部，按临床分期标准整块清除胃周围的淋巴结，重建消化道。胃壁切线必须距肿瘤边缘 5cm 以上；十二指肠侧或食管侧切线应距幽门或贲门 3～4cm，然后根据病情清除胃周淋巴结。①早期胃癌：因病变局限较少淋巴结转移，施行胃切除术就可获得治愈性切除，可行腹腔镜或开腹胃部分切除术。对小于 1cm 的非溃疡凹陷型胃癌，小于 2cm 的隆起型黏膜癌，可在内镜下行胃黏膜切除术。②进展期胃癌：行根治性胃大部切除，切除胃的 3/4～4/5，清除局部淋巴结，切除大小网膜、横结肠系膜前叶与胰腺被膜；消化道重建可选胃空肠毕 Ⅱ 式吻合或毕 Ⅰ 式手术，或 Roux-en-Y 吻合术等。③扩大胃癌根治术：适用于胃癌侵及邻近组织或脏器，是指包括胰体、尾及脾的根治性胃大部切除或全胃切除；有肝、结肠等邻近脏器浸润可行联合脏器切除术。

(2)姑息性手术：原发病灶无法切除，为了减轻由于梗阻、穿孔、出血等并发症引起的症状而做的手术，如胃空肠吻合术、空肠造口、穿孔修补术等。

2.化疗　用于根治术的术前、术中和术后，延长生存期。晚期胃癌患者采用适量化疗，能减缓肿瘤的发展速度，改善症状。

(1)适应证：早期胃癌根治术后原则上不必辅助化疗，下列情况应辅助化疗：病理类型恶性程度高；癌

灶面积大于 $5m^2$;多发癌灶;年龄低于 40 岁。进展期胃癌根治术后、姑息手术后、根治术后复发者需要化疗。化疗的胃癌患者需有明确的病理诊断,一般情况良好,心、肝、肾与造血功能正常,无严重合并症。

(2)化疗方法:①给药途径:常用给药途径有口服给药、静脉给药、腹膜腔给药、动脉插管区域灌注给药等。②常用化疗药:常用的口服化疗药有替加氟(喃氟啶,FT207)、优福定(复方喃氟啶)、氟铁龙(去氧氟尿苷)等。常用的静脉化疗药有氟尿嘧啶(5-Fu)、丝裂霉素(MMC)、顺铂(CDDP)、阿霉素(ADM)、依托泊苷(VP-16)、甲酰四氢叶酸钙(CF)等。③化疗方案:为提高化疗效果、减轻化疗的毒副反应,常选用多种化疗药联合应用。如 FAM(5-Fu+ADM+MMC)方案、MF(MMC+5-Fu)方案、EIP(CF+5-Fu+VP-16)方案等。

3.免疫治疗 主要有卡介苗、香菇多糖、白细胞介素、干扰素、肿瘤坏死因子等。

4.其他治疗 包括放疗、基因治疗、中医中药治疗等。

【护理诊断】

1.疼痛 与癌肿侵及或压迫神经及手术创伤有关。

2.营养改变 低于机体需要,与食欲减退、恶心、呕吐、疼痛、术后禁食或限量进食、消化吸收不良等因素有关。

3.恐惧 与死亡威胁、手术、化疗等治疗,以及住院和生活方式改变等因素有关。

4.体液不足 与呕吐、胃肠减压有关。

5.活动耐力下降 与胃癌引起的高代谢和营养不良有关。

6.潜在并发症 ①吻合口梗阻:与术后吻合口周围水肿、癌肿侵犯吻合口有关;②吻合口瘘:与吻合口血运不佳、张力过大、组织水肿有关;③胃潴留:与术后胃张力减退、胃蠕动消失有关;④倾倒综合征:与食物排出过快引起上段肠腔内高渗有关。

7.知识缺乏 化疗知识缺乏和未接受过化疗有关。

【预期目标】

1.疼痛减轻或缓解。

2.维持理想体重或通常的体重。

3.恐惧减轻 表现为能主动找出恐惧、焦虑的原因,知道减轻恐惧和缓解焦虑的方法,主诉恐惧焦虑均减轻。

4.活动耐力逐渐增强 能离床活动,自己穿衣、吃饭,生活自理。

5.组织灌注良好 表现为循环血容量正常,皮肤黏膜颜色、弹性正常,生命体征平稳,尿量每小时大于 30ml。

6.未发生并发症 表现为无腹胀、腹痛、呕吐等现象,食欲渐进恢复。

7.病人知道化疗的重要性和化疗常见的不良反应及处理方法,能遵照医嘱定期化疗。

【护理措施】

(一)加强营养

1.评估病人的营养状态,了解有无贫血、低蛋白血症。

2.术前给予高蛋白、高热量、高维生素、易消化的食物。注意少量多餐,供给色、香、味俱全的食物,以促进食欲。如进食量少、有贫血、低蛋白血症者,术前应予静脉高营养,以改善营养状态。

术后禁食,静脉输液补充足够的营养和水、电解质,必要时给予血浆、全血。术后 24~48 小时肠道功能恢复后,可拔除胃管,拔管当日给少量饮水,每次 4~5 汤匙,1~2 小时 1 次;第 2 日进半量流质,每次 50~80ml;第 3 日进全量流质,每次 100~150ml;进食后如无不适,第 4 日可进半流质,以稀饭为宜,术后

10～14 天可进软食。

3.每周称体重一次,监测血浆白蛋白及血红蛋白、尿素氮等生化指标的变化,并记录。

(二)解除疼痛不适

1.评估疼痛的部位、性质及持续时间。分析疼痛的原因是心理因素还是生理因素。

2.针对疼痛的性质给予相应的护理干预。安排舒适的体位,如术后病人神志清楚、血压平稳后给予半坐卧位,松弛腹肌,减轻疼痛,同时膈肌下移,促进呼吸和循环。告诉病人咳嗽时用手或小枕头按压伤口,减轻疼痛。观察伤口渗液情况,有无红、肿、热、痛,换药时严格执行无菌操作。固定好引流管,以免病人翻身活动时牵拉引起伤口疼痛。及时掌握病人的心理动态,做好心理护理,减轻焦虑和恐惧,能有效缓解心理因素引起的疼痛。必要时按医嘱给予止痛药,同时注意观察止痛药的效果、副作用并予记录。

(三)纠正体液不足和酸碱失衡

1.评估病人是否有脱水、伤口出血引起的循环血容量不足及电解质紊乱。

2.术后禁食期间静脉补液,根据出入水量及评估结果决定输液的量和种类。

3.严密观察生命体征、神志及皮肤黏膜的情况,并记录。

4.观察伤口有无渗液、渗血;保持引流管通畅,避免扭曲、压迫;注意胃肠减压,保持持续的负压状态;观察引流物的量、色和性状是否正常,并记录。

5.准确记录 24 小时出入水量,注意维持每小时尿量大于 30ml。

6.监测电解质的变化。

(四)减轻恐惧与焦虑

1.评估恐惧与焦虑的原因与程度。

2.鼓励病人说出心里的感受,了解其过去处理压力事件的方法,与病人及其家属共同探讨应付目前心理问题的有效途径。

3.提供有关疾病的治疗和自我护理的知识,介绍癌症治疗的最新技术及其发展前景,增强患者自信心。

4.加强与其支持系统如亲戚、朋友的联系,激发他们的责任感,多给病人生活上的照顾和心理上的支持。

5.向病人介绍有关的癌症组织、团体,如癌症病人活动中心、俱乐部,鼓励病人积极参与社会活动,发挥病人自身的主观能动性,并充分利用同伴之间的相互影响力,促使病人尽快适应新的生活。

(五)预防术后并发症的护理

1.**术后胃出血**　严密观察神志、生命体征的变化,术后最初 3 小时应每半小时测量一次血压、脉搏、呼吸,以后改为每小时 1 次至术后 4～6 小时病情平稳。如果病人出现烦躁不安、脸色苍白、大汗淋漓、生命体征不平稳,则提示休克的发生,须立即检查伤口有无渗血,查看胃管引流是否通畅以及尿量情况,立即报告医生处理。观察伤口敷料情况及引流物的量、色及性状。术后 24 小时因术中残留或缝合创面渗血,胃管内可引流出少量暗红色或咖啡色胃液。如果胃管内引流出鲜红色的胃液,甚至呕血或黑便持续不止,须警惕胃内大出血,做好紧急处理的准备。发现出血即予禁食,用止血药物、输液、输鲜血,绝大多数能停止。若积极的药物处理未能止血,血压渐进性下降,应及时再次行手术止血。

2.**术后梗阻**　向病人及家属解释梗阻的原因及其临床表现。分析梗阻的部位,术后梗阻分为输入段、吻合口和输出段三大类。

输入段梗阻:分为急性完全性和慢性不完全性梗阻。急性完全性输入段梗阻表现为急性闭袢性梗阻症状:上腹部发作性剧烈疼痛,频繁呕吐,不含胆汁,量少。上腹部偏右有压痛,甚至扪及包块,血清淀粉酶升高,可有黄疸、休克症状,应紧急手术治疗。慢性不完全性输入段梗阻表现为进食后 15～30 分钟左右上腹突感胀痛或绞窄,大量喷射性呕吐胆汁,而不含食物,呕吐后症状消失,如数周或数月内不能缓解者,亦需手术治疗。

吻合口梗阻:①机械性梗阻表现为进食后上腹饱胀、呕吐,呕吐物为食物,不含胆汁。X线吞钡检查可见钡剂完全停留在胃内,须再次手术解除梗阻。②胃吻合排空障碍常发生在术后 7~10 天,患者由进食流质改为半流质或不消化食物后突然发生呕吐。轻者经禁食 3~4 天自愈;严重者呕吐频繁,可持续 20~30天,病人须禁食、胃肠减压、输液输血及应用皮质激素治疗,有时可肌内注射新斯的明,每次 0.5~1.0mg,每日 1~2 次,但绝对禁忌再次手术。

输出段梗阻:表现为上腹饱胀、呕吐食物和胆汁,如不能自行缓解,应立即手术解除梗阻。

3.胃潴留　注意观察术后 3~4 天肠蠕动的恢复情况,拔除胃管后病人是否出现上腹不适、饱胀、呕吐胆汁和食物。X线吞钡检查可见胃扩张,大量潴留,无排气。处理方法为症状出现后禁食、持续胃肠减压、输血、输液。用温热高渗盐水每天多次洗胃,亦可用新斯的明 0.5~1mg,每天 1~2 次,皮下或肌内注射。

4.倾倒综合征　向病人及其家属详细解释胃大部分切除术后引起倾倒综合征的机制,告诉病人及其家属倾倒综合征的临床表现。指导病人术后早期应少量多餐,避免进食甜的、过热流质,进食后平卧 10~20分钟,多数病人在半年到 1 年内逐渐自愈。

5.化疗知识缺乏　与缺乏经历及信息有关。

(1)向病人解释化疗的必要性。

(2)说明化疗的不良反应有恶心、呕吐、白细胞下降、脱发等,以及处理这些不良反应的对策,使病人有心理准备。

(3)告诉病人胃癌联合化疗的基本方案,如 MF 方案:常用法为严格控制滴速,MMC 8~10mg 静脉注射,第 1 天;5-Fu 每天 500~750mg,静脉滴注,连续 5 天,防渗出外漏,24 小时连续均匀输入,每 3~4 周重复 1 次。另一方案为 MFC 方案:MMC 0.08mg/kg,5-Fu 10mg/kg,Arac 0.8mg/kg,均为静脉给药,每周 1次或 2 次,然后半周~3 周 1 次维持给药。

(4)腹腔内化疗时,嘱病人改变体位,使药液在腹腔内均匀分布,增加药液与腹膜的接触面。

(5)常规监测血象,如白细胞计数低于 4×10^9/L 时,应及时处理。

(6)指导病人做好口腔护理,预防口腔炎等并发症的发生。

(7)进食清淡易消化的食物。

【评价】

1.病人是否感觉疼痛减轻或消失,是否知道缓解疼痛的方法。

2.出入水量是否平衡,生命体征是否正常,尿量、色、质是否正常。

3.能否维持原来的体重或体重增加。

4.手术伤口是否愈合良好,有无红、肿、热、痛及不正常渗出物。

5.病人的活动耐力是否渐进增强。

6.病人能否主动说出自己的心理不适,如恐惧、焦虑,是否知道应对不良心理反应的措施。是否表现为情绪稳定、积极配合治疗及主动参与自我护理。

(姜芳芳)

第四节　腹部损伤

【概述】

腹部损伤约占各种损伤的 0.4%～1.8%,在平时和战时都较多见。

(一)分类

腹部损伤可分为开放性和闭合性两大类。开放性损伤有腹膜破损者为穿透伤,无腹膜破损者为非穿透伤;其中投射物有入口、出口者为贯通伤,有入口无出口者为盲管伤。闭合性损伤可能仅局限于腹壁,也可能伴有内脏损伤。各类损伤根据有无内脏损伤分为单纯性腹壁伤和腹内脏器伤,腹内脏器伤又可分为实质脏器与空腔脏器损伤。

(二)病因

开放性损伤常由火器或利器所致,闭合性损伤常由挤压、碰撞、爆震等钝性暴力引起,较少见的医源性损伤可由内镜、刮宫、穿刺等引起。

(三)临床表现

1.腹壁损伤　一般单纯腹壁损伤的症状和体征较轻,可表现为受伤部位疼痛,局限性腹壁肿胀、压痛,有时可见皮下瘀斑,其程度和范围随时间推移逐渐减轻。

2.实质性脏器或大血管破裂　肝、脾、胰、肾等实质性器官或大血管破裂后,发生腹腔内或腹膜后出血,主要临床表现是面色苍白、脉率加快,严重时脉搏微弱,血压不稳,甚至休克。腹痛呈持续性,脾损伤后一般腹痛和腹膜刺激征不严重,但肝破裂伴有肝内胆管断裂时因含有胆汁的血液刺激腹膜,或胰腺损伤胰管断裂胰液溢入腹腔刺激,腹膜刺激征和腹痛较严重,最重处多为损伤部位。

3.空腔脏器破裂　胃肠道、胆道、膀胱等空腔脏器破裂主要表现为弥漫性腹膜炎。除胃肠道症状(恶心、呕吐、便血、呕血等)及全身性感染表现外,最为突出的是腹膜刺激征。通常胃液、胆汁、胰液刺激最强,肠液次之,血液最轻。胃肠破裂可有气腹征,肠麻痹可引起腹胀,严重时可发生感染性休克。

(四)诊断和鉴别诊断

腹部开放性损伤的诊断要考虑是否为穿透伤。

腹部闭合性损伤的诊断应包括以下 4 点:

1.有无内脏损伤　多数伤者根据临床表现即可确定内脏是否受损,但仍有部分伤者的诊断较难。为了防止漏诊,必须做到:①详细了解受伤史;②重视病情观察,包括脉率、呼吸、体温和血压的测定,注意有无休克征象;③全面而有重点的体格检查,包括腹部压痛、肌紧张和反跳痛的程度和范围,是否有肝浊音界改变或移动性浊音,肠蠕动是否受抑制,直肠指检是否有阳性发现等;④进行必要的实验室检查,红细胞、血红蛋白与血细胞比容下降,表示有大量出血。血、尿淀粉酶升高提示有胰腺损伤或胃肠穿孔的可能。

在上述检查中,如发现下列情况之一,应考虑有腹内脏器损伤:①早期出现休克征象者(尤其是出血性休克);②有持续性甚至进行性腹部剧痛,伴恶心、呕吐等消化道症状者;③有明显腹膜刺激征者;④有气腹表现者;⑤腹部出现移动性浊音者;⑥有便血、呕血或尿血者;⑦直肠指检发现前壁有压痛或波动感,或指套染血者。腹部损伤患者如发生顽固性休克,尽管同时有其他部位的多发性损伤,但其原因一般都是腹腔内损伤所致。

2.什么脏器受到损伤　应先确定是哪一类脏器受损,然后考虑具体脏器。单纯实质性器官如肝、脾、肾等损伤时,主要表现为内出血及休克,腹痛一般不重,肌紧张和压痛也不明显。出血量多时可有腹胀和移动性浊音。但肝、脾破裂后,因局部积血凝固,在测试移动性浊音时可出现固定性浊音。空腔器官破裂所致腹膜炎,不一定在伤后很快出现,尤其是下消化道破裂,腹膜炎体征通常出现较晚。肠壁的破口很小时,可因黏膜外翻或肠内容残渣堵塞暂时闭合而不发展为弥漫性腹膜炎。

以下各项表现对于确定哪一类脏器破裂有一定价值:①有恶心、呕吐、便血、气腹者(肝浊音界缩小或消失,立位 X 线检查见膈下游离气体)多为胃肠道损伤,再结合暴力打击部位、腹膜刺激征最明显的部位和程度,可确定损伤在胃、上段小肠、下段小肠或结肠;②有排尿困难、血尿、外阴或会阴部牵涉痛者,提示泌尿系脏器损伤;③有膈面腹膜刺激表现(同侧肩部牵涉痛)者,提示上腹脏器损伤,其中尤以肝或脾破裂多见;④有下位肋骨骨折者,提示有肝或脾破裂的可能;⑤有骨盆骨折者,提示有直肠、膀胱、尿道损伤的可能。

3.是否有多发性损伤 各种多发损伤可能有以下几种情况:①腹内某一脏器有多处破裂;②腹内有一个以上脏器受到损伤;③除腹部损伤外,尚有腹部以外的合并损伤;④腹部以外损伤累及腹内脏器。

4.诊断遇有困难怎么办 以上检查和分析未能明确诊断时,可采取以下措施:

(1)其他辅助检查①诊断性腹腔穿刺术和腹腔灌洗术。阳性率可达 90% 以上,根据吸出液协助判定损伤器官。如抽出不凝血液为实质脏器损伤;混有胆汁为肝胆系统损伤;有消化液或食物残渣,则为胃肠道损伤等。②X 线检查:如伤情允许,可拍胸片及平卧位腹部平片,酌情拍骨盆片。观察有无膈下游离气体、肋骨骨折或骨盆骨折,协助发现相邻器官的损伤。③B 超检查:主要用于诊断肝、脾、肾的损伤,查看有无腹腔积血。④CT 检查:对实质性脏器损伤及其范围、程度有重要的诊断价值。⑤其他检查:选择性血管造影、MRI、腹腔镜等。

(2)严密观察对于一时不能明确有无腹部内脏损伤而生命体征尚平稳的患者,严密观察也是诊断中的一个重要步骤。观察期间要反复检查伤情,并根据伤情演变不断综合分析,尽早做出结论而不致贻误治疗。观察的内容一般包括:①每 15~30 分钟测定一次脉率、呼吸和血压;②每 30 分钟检查一次腹部体征,注意腹膜刺激征程度和范围的改变;③每 30~60 分钟测定一次白细胞计数、红细胞计数、血红蛋白和血细胞比容;④必要时可重复进行诊断性腹腔穿刺术或灌洗术。

在随时掌握伤情变化的基础上,观察期间应做到:①不随便搬动伤者,以免加重伤情;②不注射止痛剂,以免掩盖伤情;③禁食禁饮,以免有胃肠道穿孔而加重腹腔污染。为了给可能需要的手术治疗创造条件,观察期间应进行以下处理:①积极补充血容量,防治休克;②注射广谱抗生素以预防或治疗腹内感染;③疑有空腔脏器破裂或有明显腹胀时,应进行胃肠减压。

(五)急救与治疗

1.急救 遵循急救三原则:先救命,防再损伤,早转送。

(1)先救命:首先处理窒息、开放性气胸、急性外出血等威胁生命的损伤。

(2)防再损伤:腹壁伤口宜及时妥善包扎;肠管脱出原则上暂不送回,以免污染腹腔,但要妥善保护等。

(3)早转送:高度怀疑内脏损伤或休克等严重情况,应尽快送有条件的医院抢救。

2.治疗原则

(1)若能肯定是无合并内脏损伤的单纯性腹壁损伤,则按一般软组织损伤处理。开放性腹壁损伤应及时清创,并常规使用破伤风抗毒素和抗生素。

(2)若不能排除合并腹内脏器损伤,应在严密观察下实施非手术治疗:①禁食禁饮;②胃肠减压;③营养支持;④防治感染和休克(重要措施);⑤对症处理等。

(3)已确诊或高度怀疑腹内脏器损伤,无条件手术则尽早转送,有条件手术则做好紧急手术术前准备,力争早期手术。

3.剖腹探查

(1)适应证：①腹痛和腹膜刺激征进行性加重或范围扩大者；②肠鸣音逐渐减弱、消失或出现明显腹胀者；③全身情况有恶化趋势，出现口渴、烦躁、脉率增快或体温及白细胞计数上升者；④红细胞计数呈进行性下降者；⑤血压由稳定转为不稳定甚至下降者；⑥胃肠出血者；⑦积极抗休克而情况不见好转或继续恶化者。⑧膈下有游离气体者。⑨腹腔穿刺吸出气体、不凝血液、胆汁或胃肠内容物者。

(2)原则：遵循"先止血、后修补"的原则。首先控制活动性出血，继而暂时钳闭胃、肠破口，待查明伤情再统一处理破损器官。

(3)要求：探查要按顺序、有重点、不遗漏、不重复，动作轻柔。探查要点：①可能受伤的部位；②淤血及血块凝结处；③充血明显或大量脓苔覆盖区。

(4)内容：主要包括可靠止血、处理腹腔内脏损伤以及腹腔清洗引流三项。

4.术后处理　包括静脉营养、胃肠减压、使用有效抗生素和腹腔引流等。患者宜早期下床活动，以防术后肠粘连等并发症。

【常见腹内器官损伤】

(一)脾破裂

脾是腹部内脏中最易受损的器官，占腹部各种损伤的40%～50%。脾破裂有中央型破裂（破在脾实质深部）、被膜下破裂（破在脾实质周边部）和真性破裂（破损累及被膜）三种。临床上真性破裂常见，约占85%。

1.临床表现与诊断　①有外伤史，特别是左下胸或左上腹受伤史，尤其伴左下位肋骨骨折者。②左上腹痛，可向左肩部放射，以后逐渐扩散为全腹痛，但以左上腹为主。③内出血表现，如面色苍白、四肢湿冷、脉率加快、血压下降等。中央型破裂和被膜下破裂因被膜完整，出血量受限，临床上并无明显内出血征象。真性破裂出血量大，患者可迅速发生休克。如撕裂脾蒂，患者常来不及抢救而死亡。④左上腹有压痛、轻微反跳痛及肌紧张，移动性浊音阳性，肠鸣音减弱。⑤红细胞计数和血红蛋白检查呈进行性下降。⑥腹部X线检查可见脾区阴影增大、左膈升高、活动受限。⑦B超及CT检查，可根据脾的大小、完整性及实质密度做出诊断。⑧于左下腹穿刺抽出不凝固血液即可确诊。

2.治疗　坚持"抢救生命第一，保留脾第二"的原则，尽量保留脾。①无休克或容易纠正的一过性休克，影像学检查(B超、CT)证实脾裂伤比较局限、表浅，无其他脏器合并伤者，可在严密观察血压、脉搏、腹部体征、血细胞比容及影像学变化的条件下行非手术治疗。②观察中如发现继续出血或发现有其他脏器损伤，应立即中转手术。③明确保留脾者，可根据伤情采用生物胶黏合止血、物理凝固止血、单纯缝合修补、脾破裂捆扎、脾动脉结扎及部分脾切除等。④脾中心部碎裂、脾门撕裂、高龄及多发伤情况严重者需迅速施行全脾切除术。为防止小儿日后发生脾切除后凶险性感染(OPSI)，可将1/3脾组织切成薄片或小块埋入大网膜囊内进行自体移植。成人的OPSI发生率甚低，多无此必要。⑤在野战条件下或病理性肿大的脾发生破裂，应行脾切除术。⑥脾被膜下破裂形成的血肿和少数脾真性破裂后被网膜等周围组织包裹形成的局限性血肿，可发生延迟性脾破裂，此时应将脾切除。

(二)肝破裂

肝破裂在各种腹部损伤中约占15%～20%。右肝破裂较左肝多见。肝破裂也分中央型破裂、被膜下破裂和真性破裂三种。肝被膜下破裂也有转为真性破裂的可能；肝真性破裂血与胆汁流入腹膜腔，腹膜炎表现严重；中央型肝破裂易继发感染变为肝脓肿。

1.临床表现与诊断　①有外伤史，特别是右下胸或右上腹受伤史。②持续性剧烈腹痛，从右上腹逐渐蔓及全腹。肝膈面受损，疼痛可向右肩胛部放射。③内出血表现。④全腹压痛、反跳痛、肌紧张，腹式呼吸减弱,移动性浊音阳性,肠鸣音减弱或消失。⑤肝破裂后血液可经胆道进入十二指肠而出现黑粪或呕血,发生外伤性血胆症,表现为腹外伤,胆绞痛及上消化道出血等三联征。⑥红细胞计数和血红蛋白检查呈进行性下降,白细胞计数明显升高。⑦X线检查示右膈升高活动受限,肝影增大变形。⑧B超及CT检查,可根据肝的大小、完整性及实质密度做出诊断。⑨右下腹穿刺抽出不凝固血液或胆汁即可确诊。

2.治疗　肝破裂手术治疗的基本要求是彻底清创、确切止血、消除胆汁溢漏和建立通畅的引流。①暂时控制出血,尽快查明伤情:开腹后发现肝破裂并有凶猛出血时,可用纱布压迫创面暂时止血,同时用手指或橡皮管阻断肝十二指肠韧带控制出血。②肝单纯缝合:探明肝破裂伤情后,应对损伤的肝进行清创缝合。③肝动脉结扎术:如果裂口内有不易控制的动脉性出血,可考虑行肝动脉结扎。④肝叶或肝部分切除术:对于有大块肝组织破损,特别是粉碎性肝破裂,或肝组织挫伤严重的患者应采取此种术式。⑤纱布块填塞法:适用于裂口较深或肝组织已有大块缺损而止血不满意、又无条件进行较大手术的患者。

(三)小肠损伤

小肠占据中、下腹的大部分空间,受伤机会较多。小肠损伤后,具有强烈化学刺激的小肠液溢入腹腔,早期即产生明显的腹膜炎。裂口小或裂口被堵塞也可能无弥漫性腹膜炎的表现。

1.临床表现与诊断　①腹部受伤后立即出现剧烈腹痛,逐渐蔓延至全腹,伴恶心、呕吐。②可有内出血甚至休克表现。③腹膜炎体征,以肠损伤处最显著。④少数患者有气腹,无气腹表现也不能否定小肠损伤。⑤白细胞计数及中性粒细胞升高,或并发红细胞、血红蛋白进行性下降。⑥腹腔穿刺抽出黄绿色小肠内容物即可确诊。

2.治疗　小肠破裂的诊断一旦确定,应立即进行手术治疗。手术时要对整个小肠和系膜进行系统、细致的探查,系膜血肿即使不大也应切开检查以免遗漏小的穿孔。手术方式以简单修补为主。一般采用间断横向缝合以防修补后发生肠腔狭窄等。

(四)结肠损伤

结肠损伤发病率低于小肠。结肠内容物液体成分少,细菌含量多,故结肠损伤后腹膜炎出现较晚,但较严重。一部分结肠位于腹膜后,受伤后容易漏诊,常导致严重的腹膜后感染。

1.临床表现与诊断　①腹部或腰背部,尤其是腹周围部位受伤史。②腹痛或压痛轻,而感染中毒症状重。③腹腔内结肠穿孔,有气腹、血便及腹膜炎表现,腹腔穿刺可抽出粪臭而混浊的液体。④腹膜后结肠穿孔,可有腰部胀痛、血便、腹膜外气肿等。⑤白细胞计数及中性粒细胞增高。

2.治疗　除少数裂口小、腹腔污染轻、全身情况良好的患者可以考虑一期修补或一期切除吻合(限于右半结肠)外,大部分患者先采用肠造口术或肠外置术处理,待3~4周后患者情况好转时,再行封闭瘘口。

【腹部损伤护理常规】

(一)病情观察要点

1.伤情检查与观察:损伤是否开放,其具体部位、性质、深度,出血量,有无空腔脏器内容物外漏,或内脏脱出。

2.有无腹痛及腹痛的部位、性质、程度、发生的缓急等,有无恶心、呕吐及呕吐物的量、颜色、气味、性质,有无血尿等症状。

3.腹部体征:有无腹胀、腹膜刺激征、移动性浊音、肝浊音界有否缩小或消失等。

4.血压、脉搏、呼吸、体温及面色、神志、瞳孔、表情、体位及精神状态等全身情况,注意皮肤有无苍白、湿冷,及时发现内出血、休克、弥散性血管内凝血(DIC)等早期表现。

5.及时了解各项检查化验的结果,判断患者有无脏器破裂、出血、穿孔及水、电解质代谢和酸碱平衡失常等。

6.严密观察病情动态变化,做好手术前准备。

7.术后继续注意生命体征、腹部体征、伤口、管道及引流液等情况。

(二)主要护理问题及相关因素

1.体液不足　与损伤致腹腔内脏器出血、液体渗出及呕吐、禁食等有关。

2.疼痛　与腹部损伤、手术创伤等有关。

3.焦虑/恐惧　与意外创伤的刺激、出血及内脏脱出的视觉刺激等有关。

4.潜在并发症——腹腔感染、腹腔脓肿、失血性休克。

5.知识缺乏　与患者未患过此类疾病有关。

(三)主要护理问题的护理措施

1.体液不足

(1)观察血压、脉搏、意识、皮肤黏膜情况,计算 24 小时出入水量,必要时定时监测中心静脉压以评估体液不足的程度。

(2)遵医嘱给予止血药控制内出血,或急诊手术止血。

(3)禁食期间补充足量的液体,血压降低者应快速输入,如有循环血量严重不足的患者可快速至 15 分钟内输入 1000~2000mL,力争使收缩压维持在>90mmHg。

(4)根据化验结果及时调整补液方案,防止水、电解质代谢和酸碱平衡失常。

2.疼痛

(1)评估患者疼痛原因、部位、特点、程度、频率、持续时间并发症状和体征及已采用过的减轻疼痛的措施。

(2)鼓励并教会患者放松的技巧。

(3)协助患者取舒适卧位,血压平稳后取半卧位。

(4)遵医嘱使用抗生素、静脉补液。

(5)指导患者使用疼痛视觉模拟评分法。

(6)明确诊断后遵医嘱适当给予解痉、止痛处理。

(7)指导并协助患者咳嗽时保护腹部伤口。

(8)减少可以增加疼痛的因素,尽可能控制周围环境因素,如噪声、温度和光线。

3.焦虑/恐惧

(1)评估患者焦虑、恐惧的原因、程度及表现。

(2)入院时热情接待患者,向其介绍工作人员、医院环境及规章制度。

(3)根据患者的性格、心理状态及病情发展情况选择适当时间讲解手术大致过程、手术人员编排、麻醉方式及预后情况,帮助患者树立信心,消除对手术的恐惧。

(4)讲解各项检查治疗的必要性,取得患者配合。

(5)术后继续给予患者及其家属心理上的支持,详细解释术后注意事项,使其放松身心配合治疗。

(6)避免在患者面前谈论病情的严重性。

(7)给予积极暗示,介绍同病种、已恢复的患者与其交谈。

4.潜在并发症——出血

(1)嘱患者注意伤口的清洁,术后短期内卧床休息、减少搬动。

(2)观察患者伤口敷料及引流液颜色,重视患者主诉。

(3)监测血压、脉搏、中心静脉压、尿量等。

（4）指导协助患者咳嗽及更换体位。

（5）遵医嘱予以止血治疗并观察疗效。

5.知识缺乏

（1）评估患者知识缺乏的程度、理解能力及文化程度。

（2）宣教本病的相关知识，使患者及其家属认识疾病的性质，积极配合治疗。

（3）主动与患者及其家属沟通，及时解疑答惑。

（4）加强指导，告知患者及其家属住院和出院后注意事项。

（张　敏）

第五节　腹膜后肿瘤

【概述】

原发性腹膜后肿瘤（PRPTs），指起源于腹膜后潜在腔隙内的肿瘤，但不包括腹膜后脏器如肝、十二指肠、胰、脾、肾、肾上腺、输尿管、骨骼等脏器结构的肿瘤，以及源于他处的转移肿瘤。呈膨胀性生长，一般不具有浸润性，有完整的包膜，不易远处转移，易出现局部复发等生物特性。腹膜后肿瘤发病率低，占全身肿瘤的 0.07%～0.20%，占全身软组织肿瘤的 10%～20%，据统计我国居民的发病率为 0.3/10 万～0.8/10 万。腹膜后肿瘤可发生于任何年龄，高发年龄为 50～60 岁，发病率男性较女性略高。原发性腹膜后肿瘤因病理类型多样而预后有所不同，但恶性往往预后不佳。据报道腹膜后软组织肉瘤的 5 年生存率为 35%，10 年生存率为 15%，高分化肿瘤患者存活期 80 个月，低分化肿瘤患者存活期 20 个月，肿瘤全切除者 60 个月，部分切除者 24 个月。原发性腹膜后肿瘤手术完全切除后仍有较高的复发率，高达 49%～88%，中位复发时间为 1.3 年。肿瘤病理类型和分化程度以及手术的彻底性和肿瘤切除的完整性是影响 PRT 术后复发的重要因素。原发性腹膜后肿瘤多为原位复发，极少远处转移，绝大多数患者死于肿瘤的局部浸润。腹膜后肿瘤因此术后应密切随访，一旦复发，应争取早日再次手术，必要时可多次手术，以缓解症状，提高生活质量，延长生存时间。

【病因与发病机制】

腹膜后肿瘤的病因尚不清楚。已知原因包括：理化因子、暴露于电离辐射、遗传及获得性免疫缺陷。因此接触危害因子至发病的潜伏期长，以及该期间多种环境及遗传因子的参与，难以判断该类肿瘤确切病因。由良性肿瘤恶变为腹膜后肉瘤者罕见，有关文献报道良性畸胎瘤恶变为恶性畸胎瘤者，恶性周围神经鞘瘤也多由良性神经纤维瘤转变而来。

【临床表现】

腹膜后肿瘤来自不同组织，种类繁多，表现多种多样，任何年龄均可发病，10% 的人发生在 10 岁以下，80% 显示恶性肿瘤特征。腹膜后肿瘤发展较慢，一般较晚才累及邻近器官和转移，故较迟才发现些模糊的非特异的症状，且肿瘤位置深，缺乏特有的临床症状，早期诊断有一定困难。

1.症状

（1）腹部肿块：早期多无症状，在查体时或无意中发现。随着肿瘤逐渐增大可出现相应的症状如在上腹部可有饱胀甚至影响呼吸；下腹部易有坠胀感。肿瘤生长慢、适应性较强，症状较轻；肿瘤生长快突然增大且有出血坏死则出现胀痛或剧痛。

（2）压迫症状：由于压迫脏器而产生的刺激症状，如肿瘤压迫胃可有恶心呕吐；压迫直肠可出现排便次数增多或慢性肠梗阻征象;压迫膀胱则出现尿频尿急;压迫输尿管则有肾盂积水;侵入腹腔神经丛可引起腰背疼痛、会阴部及下肢疼痛;压迫静脉及淋巴管可引起下肢水肿。

（3）全身症状:恶性肿瘤发展到一定程度可出现一系列全身症状,如体重减轻、发热、乏力、食欲缺乏甚至恶病质。如嗜铬细胞瘤因其分泌肾上腺素和去甲肾上腺素可出现阵发性高血压,如肿瘤压迫胰腺可刺激胰岛素的分泌出现低血糖。

2.辅助检查

（1）术前常规检查

1）血液检验:包括血常规、血生化、血清四项、凝血功能和血型,为常规术前检查,了解心、肝、肾、肺、凝血功能,排除异常疾病,为手术做好充分准备。尿便常规检验,了解泌尿和消化系统情况。

2）心电图检查:检查心率和心律,评估手术安全性。

3）胸片检查:为常规术前检查,以了解呼吸系统状况,评估手术安全性,并为术后预防肺部并发症做准备。

4）影像学检查:B型超声、CT、MRI等,可以了解病变的部位、范围,为选择治疗方案提供依据。

（2）术前特殊检查

1）消化道造影检查:胃肠钡剂检查和钡灌肠检查可以排除胃肠道肿瘤或腹腔内肿瘤及了解消化道受压程度。

2）尿路造影:位于腹膜后的肿瘤最易对肾及输尿管造成压迫与侵犯。静脉尿路或逆行尿路造影可显示肾盂、输尿管受压移位及有无扩张积液等改变,对判断肿瘤部位、了解泌尿道受压情况及对侧肾的功能有一定的帮助。

3）血管造影:主要根据供养动脉的走行、分布及形态改变情况,来判断肿瘤的来源、显示血管受侵的程度、发现较小的肿瘤,以利于手术方案的制订。

①下腔静脉造影:能够显示肿瘤对静脉壁的侵犯和推挤程度,有助于术前设计针对受累的下腔静脉的处理方法,并予以适当的术前准备,发生于腹膜后右侧软组织或器官的肿瘤,可能侵及下腔静脉并使其移位、变形、部分或完全阻塞或血栓形成。须指出的是,腹膜后纤维化亦能使下腔静脉向前移位,但主要以下腔静脉发生周围性的狭窄甚或梗阻为特征,若是移位显著者应考虑是肿瘤所致。

②逆行主动脉造影:经股动脉插管主动脉造影可显示肿瘤的部位及其血管分布情况,从而推测其性质,恶性肿瘤可侵犯邻近器官。单纯从血管分布来看很难分辨是原发还是继发。一般说来,如果瘤体内血管分布异常、不规则或血管粗细不匀,肿瘤区有造影剂斑块,动静脉互通以及造影剂从静脉回流很快等反常情况,多为恶性肿瘤动脉造影征象。

③数字减影血管造影:数字减影血管造影能够较好地显示瘤体血管来源及分布。丰富的新生血管常提示恶性肿瘤的存在。也可了解大血管受侵情况并可同时行血管栓塞治疗,减少肿瘤血供以便于手术。通过显示与重要血管及部分脏器的关系,为正确判断病情,制订切除巨大肿瘤或与血管相通的囊性肿瘤的手术方案,减少术中失血提供重要依据。

【治疗原则】

1.手术治疗　手术切除是大多数腹膜后肿瘤的主要治疗方法,不少腹膜后肿瘤可完整地手术切除,达到治愈目的。故对手术应持积极的态度。有些腹膜后肿瘤能否切除,需经术中探查后方能确定。

2.化疗　原发性腹膜后恶性淋巴瘤对化疗十分敏感,一经确诊应首选化疗,可获得较高完全缓解率。

3.放疗　对原发的未分化肿瘤和恶性淋巴瘤有一定的疗效。

【护理】

1.评估

(1)健康史及相关因素:包括家族有无遗传病史,发病时间,发病特点。

1)一般情况:患者的年龄、性别、职业、婚姻状况、营养状况等,并注意与现患疾病相关的病史和药物应用情况及过敏史、手术史、家族史、遗传病史和女性患者生育史等。

2)发病特点:患者有无自行无意识发现肿块、腹痛、腰痛、下肢神经性疼痛。本次发病是体检时发现还是腰痛、腹痛或自己扪及包块而就医,是否给生活带来不便。

3)相关因素:有无家族史,男性患者是否吸烟,女性患者是否有饮咖啡习惯等。

(2)身体状况

1)局部:肿块位置、大小、数量,肿块有无触痛、活动度情况。

2)全身:重要脏器功能状况。

3)辅助检查:包括常规检查及相关特殊检查的结果。

2.护理要点及护理措施

(1)术前护理措施

1)按普通外科疾病术前护理常规。

2)心理护理:护理人员应了解患者的心理状况,有计划地向患者介绍有关疾病的治疗、手术方式及结肠造口术的知识,增强患者对治疗的信心,使患者能更好地配合手术治疗及护理。同时也应取得患者家属的配合和支持。关心体贴患者,及时解答患者提出的问题,尽量满足其合理要求。

3)维持足够的营养:腹膜后肿瘤患者手术前的营养状况欠佳。术后患者需有足够的营养进行组织修补、维持基础代谢。因此术前需纠正贫血和低蛋白血症,提高患者对手术的耐受力,利于术后康复。应给予静脉补液,输入营养液体。指导患者多进食带有营养丰富、易消化、口味清淡的膳食,加强机体免疫力。

(2)术后护理措施

1)按普通外科一般护理常规及全麻手术后护理常规护理。

2)观察病情:术后给予心电监护,严密监测血压、脉搏、呼吸、神志,尤其是副神经节瘤或良、恶性嗜铬细胞瘤,血压高者选用降压药,血压低者根据中心静脉压调节输液滴速或选用升压药,以维持血压的稳定。

3)引流管的护理:妥善固定各种引流管,防止牵拉滑脱,保持引流管的通畅,避免扭曲、折叠,间断挤压引流管,防止血凝块阻塞,胃肠减压应保持持续的负压,每日在无菌操作条件下,更换引流袋,观察引流液的量、颜色、性状,并做好记录。

4)并发症的观察和护理:腹膜后肿瘤与腹膜后重要脏器和血管紧密相连,致手术复杂,创伤大,极易出现多种并发症,如术后出血、感染、吻合口瘘、静脉血栓、脏器衰竭等。

①出血:如切口渗血较多,腹腔引流液每小时大于200ml,颜色鲜红或伴有血凝块,脉搏>100/min,提示有活动性出血,应立即汇报医师,迅速建立两路静脉通道,快速输液、止血、输血,必要时手术。

②感染:密切监测体温,观察腹部体征以及引流液的性状,及时发现感染症状,保持引流通畅,并根据引流液的细菌培养＋药敏试验选用抗生素。

③静脉血栓:由于出血而大剂量地使用止血药物;创伤疼痛使患者卧床时间长以及手术后血液呈高凝状态是导致静脉血栓的主要原因。因此术后应指导患者尽早活动四肢、翻身,病情许可尽早下床活动,如出现下肢肿胀疼痛应做下肢血管彩色多普勒超声,以便及早发现静脉血栓而制止下肢的活动、按摩、防止栓子的脱落导致肺栓塞。

④吻合口瘘的观察和护理:吻合口瘘属腹膜后肿瘤术后一个严重并发症,导致手术后病死率升高。复发腹膜后肿瘤患者病变多累及胃肠道。护理措施有:固定好引流管,防止滑脱,注意腹腔引流管引流液的性质及量,如发现引流量增加、引流液的颜色及性质肠道物、体温持续超过 38℃,伴有腹痛、肌紧张且白细胞升高,应考虑吻合口瘘的发生。对于吻合口瘘者应立即配合医师放置双套管,行腹腔双套管冲洗,持续负压吸引,同时辅以广谱抗生素,认真观察引流液的性质,准确记录冲洗和引流量。引流量逐渐减少和引流液性质逐渐变清亮是冲洗有效的指标。要求保持内吸管通畅和有效的负压吸引,并妥善固定内吸管和冲洗管,防止脱出和堵塞。

【健康教育】

1.注意保持室内清洁卫生,舒适,定时通风换气,保持室内空气清新,室温保持在 18～20℃,注意保暖防止感冒。

2.出院后注意多食营养均衡的食品,为了减轻内脏负担,应多食主食,而肉食、油脂适量为宜。蔬菜在体内消化和吸收过程中多产生碱性物质,而肉食类在体内可产生酸性物质,为此每次进食的酸、碱食物比应是 1:3,酸性食物如肉类、鱼、蛋、糖、面等,碱性食物如蔬菜水果、牛奶、豆腐、含酸味的橘类等。

3.出院后避免重体力劳动,不要做剧烈运动,避免负重过久、久蹲、久立。适当参加户外活动,适当的运动和饮食有助于睡眠,但需要劳逸结合,以保持良好的精神状态。

4.腹膜后肿瘤复发率高,术后 5 年内定期(每 3～6 个月)到正规大医院复查,行 CT、MRI 或 B 超检查,了解有无肿瘤复发。

(张玉凤)

第六节　急腹症

急腹症是以急性腹痛为主要表现的临床综合症状,是一种急诊情况,而不是指某种单一的疾病。除了外科疾病外,内科、妇产科、神经科以至于全身性疾病都可引起或表现为急性腹痛。急腹症很常见,几乎每个人在一生中都有过急性腹痛的经历。外科急腹症是泛指常需手术治疗的腹腔内非创伤性急性病变,是许多种急性病变的集中表现,对一个病人来说毕竟是由某一具体疾病引起,接诊医生应该作出疾病的诊断。然而由于引起急性腹痛的病种繁多,腹腔内各器官多层次紧密比邻,临床表现十分复杂,情况又多变,再加上病人对疾病反应和耐受的差异,有一部分病人常难以迅速作出诊断,但应尽可能作出正确的判断,所谓判断是指确定有无外科情况,如果确属外科急腹症,是否需要急诊手术探查,抑或先采用非手术治疗,暂时观察一段时间,并进行各种必要的检查,以明确诊断。由于导致急腹症发生的诸多疾病中,多数是常见病,如急性阑尾炎、急性胆囊炎、溃疡病急性穿孔、急性肠梗阻之类,所以急腹症在外科急诊工作中每天都会遇到,在一般综合医院中,约占普通外科病人的 25% 以上。多数急腹症发病急剧,腹腔内病变为进行性,发展较快,如果病人就诊过晚,或接诊医生诊治不及时甚至失误,可造成一定的死亡率。

一、急性腹痛的机制

急腹症的突出症状是急性腹痛,而腹痛的症状又多种多样而且多变,同一疾病可以表现不同的腹痛,不同的疾病也可以表现类似的腹痛,腹痛的轻重程度,以及病人本人对腹痛发作和性质的叙述更因人而异,相应的体征在不同病人的身上又不完全一致,所以急腹症的诊断常有一定困难。腹部疼痛的感觉不同于体表,有其特殊的感觉途径并相互掺杂,因而了解急性腹痛发生的机制,掌握其发生和变化的规律,对诊断是很有帮助的。

来自腹腔各器官的生理性和病理性刺激,通过自主神经传入中枢神经系统。内脏神经的传入纤维属自主神经系统,其神经末梢的感受体广泛存在于空腔器官的腔壁和实质器官的被膜之中。腹腔内绝大部分器官,包括食管下段的传入纤维循交感神经通路上行,经腹腔神经丛及内脏大、小神经,交感神经干神经节和白交通支,进入脊髓后神经节而达脊髓后角,交换第2神经元交叉至对侧,沿脊髓丘脑束上行至丘脑。

膀胱底部、肾、子宫体部和底部、卵巢、输卵管以及睾丸也和腹腔其他器官一样,其传入纤维循交感神经途径上行,而来自盆腔的膀胱体部、颈部、前列腺、子宫颈部、直肠和乙状结肠末端的传入纤维则循盆腔副交感神经通路,经腹下神经丛进入骶髓。

腹壁及壁层腹膜的感觉通过躯体神经,即脊神经传入,和体表的感觉无异。

在生理性刺激下,传入的冲动不为人所察觉,以此完成内脏各种功能的调节反射。但如刺激超过一定强度,达到疼痛阈,则成为病理性刺激而有感觉或产生疼痛,实验证明用玻璃棒顶压胃黏膜及胃壁,压力在2.94kPa时即感到不适,随着压力的继续增加而感到疼痛。内脏的感觉还和产生刺激的速度和时间有关,突然受到一定强度的刺激远比缓慢受到渐进的刺激所产生的疼痛感觉为重。比如胆道发生急性梗阻,压力骤然上升,尽管胆管尚无扩张,却产生剧烈疼痛,而慢性进行性胆道梗阻,虽然胆管已有明显扩张,但并不产生疼痛。此外,疼痛的发生和疼痛阈的高低也有关系,有些情况特别是存在炎症时,疼痛阈降低,对疼痛更为敏感。

腹部的疼痛感觉有三种:

(一)内脏痛

腹膜由相互连续的脏层腹膜和壁层腹膜构成,虽然都源于中胚叶,但在发生过程中由不同的神经分别长入,壁层腹膜紧贴腹壁,由脊神经支配,脏层腹膜由自主神经,或称内脏神经支配,包括交感神经和副交感神经,脏层腹膜覆盖包裹腹腔内各个器官,形成各器官的被膜。内脏痛即真性内脏痛,病理性刺激完全由内脏传入纤维传导,躯体神经未参与。内脏痛有以下一些特点。

1.定位不明确 常表现在中线附近,性质为深在的弥散性隐痛,病人很难指出确切的疼痛部位。定位模糊的原因除内脏传入纤维本身的解剖和神经生理特性外,不同部位的冲动均通过腹腔神经节或腹下神经节再传入脊髓,容易发生交错和重叠。此外,一般体表感觉可借助视觉来定位,而内脏痛则无此条件。内脏痛的定位虽然模糊,但大致有节段性的区分,这是由于消化道各部分均起源位于中线的胚胎原肠。前肠发育成胃、十二指肠、肝、胆囊、脾和胰腺,中肠发育成空肠、回肠、阑尾、升结肠和近侧2/3的横结肠,后肠发育成脾曲以下的结肠,直至直肠下端,但不包括肛管。所以来自前肠器官的疼痛表现在上腹部,中肠器官的疼痛在脐周围,后肠器官的疼痛在下腹部。

由于内脏传入神经,循交感神经以及盆腔的副交感神经通路进入不同的脊髓段,一定强度的冲动传入后,使疼痛的感觉限于相应脊髓段的范围。腹腔内有多条自主神经通路,如内脏大、小、最下神经、骶神经等,最后分别进入腹腔神经丛和腹下神经丛(骶前丛)。腹腔神经丛又分出膈丛、肝丛、脾丛、肠系膜上丛、胃上丛、肠系膜下丛、主动脉丛、肾丛等次级丛。

2.内脏痛的特殊性 内脏传入纤维多数为很细的无髓神经C纤维,直径在$2\mu m$左右,所含的有髓神经Aδ纤维也以直径$3\sim4\mu m$者居多,最粗不过$10\mu m$左右,远较躯体神经的Aδ纤维为细。细的神经纤维传导速度较慢,直径$<2\mu m$的C纤维,传导速度仅$2m/s$,而躯体神经的脊髓Aδ纤维,直径$20\mu m$者可达$20m/s$。内脏传入纤维及其在内脏感受体的数目也远较躯体神经稀少,感觉到的疼痛为慢痛,远不如躯体神经的快痛敏锐。内脏对外界的强烈刺激,如刀割、针刺、烧灼等感觉很迟钝,但对张力变化,如过度牵拉、

突然膨胀、剧烈收缩,特别是缺血,疼痛感觉十分灵敏。

3.常伴有恶心、呕吐等消化道症状 呕吐中枢位于延脑的网状结构,内脏受到的刺激经传入纤维,包含迷走神经的传入纤维,传至呕吐中枢,当冲动达到一定强度,超过呕吐阈后,即兴奋附近的迷走神经背核,其传出纤维,主要是躯体神经成分,也含有迷走神经纤维,将冲动经相应神经传至膈、肋间、腹壁以及咽、喉等部位的肌,轻者出现恶心,重者肌剧烈收缩,引起反射性呕吐。在急腹症时反射性呕吐有别于胃肠道梗阻性呕吐,后者主要是胃肠道内容物的逆返,呕吐频繁且呕吐量大,但由于梗阻时胃肠遭的痉挛和膨胀,也间有反射性呕吐。

(二)牵涉痛

又称放射痛或感应痛,指内脏痛达到一定强度后,出现相应的浅表部位疼痛和感觉过敏,这种疼痛的发生有躯体神经的参与。内脏传入纤维在进入脊髓的解剖通路中,同时也有体表的躯体神经纤维加入,一同进入脊髓后角。不同的脊髓段有不同的躯体神经纤维参加。到达脊髓后角交换第2神经元。由于第2神经元数目较传入的纤维数目为少,有些内脏传入纤维和躯体传入纤维需要共用同一神经元,使两个似乎毫不相干的部位发生疼痛关联的现象,此即会聚-辐散机制。

由于躯体神经对冲动的传导速度很快而且灵敏,所以内脏传入的疼痛刺激常诱发同一神经元所接受的躯体神经纤维感觉区的疼痛。牵涉区分布显然和不同的脊髓段有关。在脊神经中,膈神经做为深入腹腔的神经,有其解剖和功能的特点,膈神经来自颈髓3、4、5,主要是运动神经,但也掺杂少量的内脏传入神经纤维。左、右膈神经经膈的腔静脉裂孔进入腹腔,分布于膈的腹膜面,并与内脏神经丛相关。右支通过膈丛接受肝被膜、冠状韧带及镰状韧带的传入纤维冲动,并可经肝丛和胆囊的传入纤维连接,左支通过膈丛和脾发生联系。膈的周围部位由下六肋间神经支配。

根据病变内脏和相关的浅表部位距离的远近,可分为:

1.近位牵涉痛 例如胃十二指肠急性病变和胸7～9的脊神经支配区相关联,牵涉痛表现在上腹部。阑尾急性病变和胸11～12的脊神经支配区相关联,牵涉痛表现在右下腹部,腹腔内病变和牵涉区位置接近或基本重叠。

2.远位牵涉痛 例如膈中央部分受刺激可牵涉到颈3～5脊神经支配区,即同侧肩胛部位疼痛;胆囊急性病变也可经该通路发生牵涉痛;同样胸腔内病变刺激膈周围,也可牵涉下六肋间神经的支配区疼痛,表现为上腹部痛;输尿管的痉挛可牵涉腰1脊神经支配区,表现阴囊部位疼痛。病变部位和牵涉区距离较远,从表面上看二者似无联系。

(三)躯体痛

或称壁层腹膜痛,即通常的体表疼痛,为壁层腹膜受刺激后产生的痛觉,由于壁层腹膜,可能包括一部分肠系膜,由相应段的脊髓神经司感觉,无内脏传入神经参与,其痛觉与体表疼痛无异,定位准确,痛感敏锐,传入冲动强烈时,在脊髓后角形成兴奋区,使同侧脊髓前角的运动细胞受到刺激,产生反射性肌紧张或僵直。

在某一急腹症的发展过程中,产生腹痛的机制有其相应的变化,虽然痛的表现受到很多因素的影响,但仍可大致了解其变化的一般规律。以急性阑尾炎为例。在发病的早期,阑尾的炎症和水肿较轻,或有阑尾梗阻,阑尾腔扩张,冲动沿内脏神经传入,产生真性内脏痛,腹痛表现在腹中线,通常是脐周围,病人很难明确指出腹痛的部位,疼痛性质为隐痛。随着炎症的发展,阑尾肿胀加重,疼痛阈降低,传入的冲动变为强烈,兴奋脊髓后角的共同神经元,出现牵涉痛,病人感到疼痛转移到右下腹部,由于有躯体神经参与,疼痛部位较明确,程度也加重。最后阑尾浆膜开始有渗出刺激系膜及附近的腹膜,右下腹痛局限而剧烈,并有局部肌紧张。再以急性胆囊炎为例,发病时如果仅有胆囊张力的轻度增加,单纯内脏痛表现为上腹正中隐痛不适,如果发生在夜间,病人甚至没有这一段隐痛的感觉经历。一旦有结石嵌顿,胆囊剧烈收缩,或发生血运障碍,则强烈的内脏传入冲动诱发右肋缘下的牵涉痛,并可经膈神经放射至右肩胛区,疼痛剧烈,并随着胆囊的收缩而阵发性加重。等到胆囊炎性渗出侵及局部腹膜后,右上腹疼痛更重,局部肌紧张也很明显。

二、急腹症的诊断基础

急腹症的诊断实际上是对表现为急腹症的某一疾病的诊断,同时还应力求诊断出病变发展的程度及波及的范围。比如早期急性阑尾炎可以诊断为急性阑尾炎,但如发展为局限性腹膜炎时,则应根据严重程度诊断为蜂窝织炎性阑尾炎或急性阑尾炎合并穿孔或坏疽性阑尾炎,因急腹症病情多较急,发展较快,诊断不但要准确,而且应迅速及时;

急腹症的诊断过程由医生刚一接触病人即已开始,由病人的表现即可大致了解病情的轻重缓急。详细而准确的病史、全面和细致的物理检查、必要的实验室检查和特殊检查是诊断急腹症的基础。

(一)病史

急腹症患者病情较急甚至危重,要求接诊医生迅速做出诊断,询问病史不宜泛泛而谈,应有重点和有针对性地引导病人叙述发病经过,必要时参考家属的补充或代诉,做到重要病史不遗漏,收集的资料准确可靠。急腹症的突出表现是急性腹痛,所以采取病史应以腹痛为重点,全面了解有关腹痛的一切情况,以及和腹痛有关的其他情况,重要的阴性症状也同样要注意,同时不应漏掉有关的既往史,女性患者应询问月经史。

1.急性腹痛的现病史

(1)开始腹痛至就诊的准确时间:应以小时计算而不应粗略的以天数或上、下午来表示。准确的时间常常对诊断帮助很大,例如溃疡病急性穿孔可以很快出现广泛的上腹痛,随之蔓延至全腹,特别是消化道内容物很快沿升结肠侧沟波及右下腹,而急性阑尾炎并发穿孔一般在24小时之后。

(2)腹痛开始的部位和以后部位的变化:根据急性腹痛的机制来考虑病变的原发部位,例如胃、十二指肠、胆道、胰腺的病变一般表现为上腹正中疼痛,小肠、阑尾、右侧结肠引起的腹痛多在脐周围,左侧结肠、盆腔器官引起的腹痛主要为下腹。随着病变的发展,腹痛渐移向病变部位,最终以病变部位的腹痛最为明显。例如阑尾炎的疼痛在右下腹,胆囊炎在右上腹,胰腺炎在上腹部偏及左侧。

(3)腹痛性质的变化:腹痛的性质常可反映病变的类型。阵发性绞痛是空腔器官痉挛性疼痛或梗阻性疼痛的表现,如肠梗阻、胆石症和泌尿系结石等,因平滑肌的间歇性强烈收缩而引起绞痛发作。持续性疼痛多为内脏的炎症,急性充血和水肿所致,壁层腹膜的炎症造成的持续性腹痛更为严重。内脏突然缺血时,持续性腹痛尤为严重。持续性疼痛伴有阵发性加剧常表示上述两种情况同时存在,例如绞窄性肠梗阻,兼有肠襻缺血和近侧肠管痉挛性蠕动,胆囊结石合并急性胆囊炎也可以有这种表现。某些部位所表现的特殊牵涉痛对诊断很有帮助,例如急性胆囊炎牵涉右肩背疼痛,输尿管结石牵涉大腿内侧或阴部疼痛等。腹痛性质的变化可显示病变的发展情况,如阵发性绞痛发展为持续性剧痛说明急性肠梗阻已由单纯性演变为绞窄性;右下腹钝痛变为锐痛表示急性阑尾炎已发展为蜂窝织炎甚至穿孔导致限局性腹膜炎。

(4)影响腹痛的因素:病人常感觉到在某种情况下腹痛加重或减轻,空腔器官痉挛性疼痛,病人常喜辗转翻身和按摩腹部,甚至愿意放置热水袋以减轻腹痛。如为器官或腹膜的炎症,上述动作或措施反而使腹痛加重。急性阑尾炎时病人有时有便意,但便后腹痛不减,而急性肠炎则便后觉轻松。

2.腹痛的伴随症状　腹腔内的急性病变多发生在消化道,腹腔内的急性病变如腹膜炎或腹腔内出血也会影响消化道的功能,所以常伴有消化道症状,如食欲不振、腹胀、腹泻、不排便等,其中恶心和呕吐尤为常见,如急腹症不伴有任何消化道症状,应考虑腹腔以外病变产生腹痛的可能,其他的伴随症状如发热、排尿情况也应询问。

(1)恶心和呕吐:腹膜或肠系膜突然受到强烈的刺激,如胃、十二指肠溃疡性穿孔或小肠扭转等,或者空腔器官的腔内压力突然增加以及痉挛,如胆道被结石阻塞、肠梗阻诱发近侧肠管强力收缩等,均可引起反射性呕吐,呕吐频繁,但呕吐物不多。胃和小肠梗阻,可发生梗阻性呕吐,呕吐量较大,梗阻位置越低,呕吐量越大,呕吐物的性状应了解,有助于判断梗阻的位置。

(2)排便情况:主要帮助鉴别有无肠炎,但肛门下坠感和里急后重也可以是盆腔炎症或积血刺激直肠的表现。此外如有黏液血便应考虑到肠套叠的可能,暗黑色血便还需想到肠系膜血管栓塞或缺血性肠炎。

(3)发热:外科急腹症一般都是先有腹痛,然后逐渐有体温上升,但胆道感染,如急性梗阻性化脓性胆总管炎往往在腹痛发作后很快就有高热,常伴有寒颤。如腹痛开始以前即先有高热,应更多想到内科疾病。

3.发病诱因　注意了解急性腹痛开始前有无过度饱餐、饮酒、剧烈活动、精神紧张、生活习惯的突然变化以及外伤等,对诊断可提供线索,例如暴饮暴食常是急性胰腺炎、急性胃扭转或急性胃扩张的发病诱因,饱食后剧烈活动可导致小肠扭转的发生;腹部有外伤史则不属于急腹症范畴,而考虑腹部损伤的各有关问题。

4.既往史　有意义的既往史对急腹症的诊断很有帮助,溃疡病急性穿孔的病人多有溃疡病史,特别是近一时期症状加重或饮食不规律,胆石症常有反复发作类似腹痛的历史,有腹部手术史应想到急性粘连性肠梗阻的可能。目前由于各种检查手段,特别是影像学检查的进步和普遍应用,不少病人都可能对自己的既往病史有所了解,如胆石症、肝囊肿、溃疡病等,应注意了解这些情况。

5.月经史　女性病人应注意询问月经史,生育年龄妇女的急腹症需与妇科急腹症相鉴别,而妇科宫外孕破裂常有近期停经史,卵巢滤泡破裂出血约发生在月经周期的中期,卵巢黄体破裂出血多发生在下次月经之前。急性盆腔炎常有月经量过多,卵巢囊肿扭转可以有少量不规则性出血的历史。

(二)物理检查

急腹症是一种严重情况,常因存在感染中毒、脱水等而危及全身。检查病人首先要注意全身情况,包括脉搏、血压、呼吸、面部表情、神志,有无脱水、苍白、黄疸等。体位也需注意,腹腔内有炎症时病人平卧不敢活动,如病人频繁翻身,曲膝弓腰,按摩腹部,常为痉挛性疼痛表现。心、肺情况不容忽视,有助于排除引起腹痛的腹腔外原因。然后着重腹部检查,应按顺序进行。

1.视诊　腹式呼吸减弱或消失表明有腹膜炎存在。全腹膨隆提示有低位肠梗阻,局部膨隆或双侧腹部不对称可能为肠扭转或闭襻型肠梗阻。胃型为急性胃扩张的表现。肠型及蠕动波常是机械性梗阻的体征,但在正常情况下,年迈且消瘦的病人,因腹壁很薄,也可看到肠型,怀疑肠梗阻时,应查看一下腹股沟部,排除嵌顿疝引起的肠梗阻。

2.触诊　获得准确触诊材料的条件是放松的病人、检查者温暖的手和轻柔的动作。触诊应由怀疑病变部位或病人感到疼痛最重部位的对侧开始,逐渐移向病变部位,注意两侧对比。婴幼儿的触诊最好在啼哭间歇吸气时再下按,触诊时应注意病人面部表情的变化,一般说来,压痛程度的指标是:病人只回答疼痛,为轻度;同时面部有表情变化,为中度;如身体有震动或呼叫则为重度。在触诊时还应注意有无肌紧张和肌紧张的程度,此为炎症的可靠依据,但需注意与病人有意识的绷紧腹肌相区别,和病人谈话或嘱病人平静呼吸可避免病人的自主性肌紧张。轻度肌紧张或肌抵抗,在按压时始出现,为内脏痛的防卫机制,提示该部位的内脏有炎症。明显的肌紧张即肌肉强直,在未按压时即已存在,触诊时检查者略加按压即感到该处肌僵硬,甚至如木板样,为腹膜反射,说明该处壁层腹膜已受到刺激,有腹膜炎存在。反跳痛是触诊时应检查的另一重要体征,在按压至一定深度后突然抬手,腹膜随着被压下的肌突然复位或反弹,如病人感到突然疼痛则为阳性,提示有腹膜炎存在,但应注意假阳性和假阴性。出现假阳性的原因多为病人无思想准备,检查者突然抬手使病人惊恐,再次检查更不准确,也可能是按压过深,内脏有移位,抬手时内脏突然复位而产生疼痛。出现假阴性的原因可能是患者腹膜炎过重,压痛和反跳痛已经无法区别,也可能是腹肌强直,腹膜不能被下压移位,或者是检查者按压深度不够,均不能造成腹膜反弹。触诊应注意有无包块,由于常有肌紧张存在,往往不能清楚摸到。如果能触及肿块则对诊断有帮助,如肿大的胆囊、扭转的卵巢囊肿或闭袢的肠管等。在触诊时应考虑到老年或衰弱病人,以及休克病人,由于反应迟钝,体征与腹腔内病变程度常不符合。

3.叩诊　鼓音表示肠管胀气。移动性浊音表示腹腔内有大量渗出液或有积血。深叩痛提示腹腔内脏器有炎症,浅叩痛有助于确定有无反跳痛存在。肝浊音界缩小或消失表示胃、十二指肠或结肠等含气的空腔器官有穿孔。如腹部有限局性隆起,叩诊可帮助鉴别是膨胀的空腔器官还是实性肿物。

4.听诊　主要是了解肠蠕动音的变化,对诊断有重要的参考价值。肠蠕动音是否正常,需根据其频率和音质来判断。频率可分为三种,肠蠕动音基本上连续不断为活跃;听诊 1 分钟以上出现一次肠蠕动音为减弱;听诊至少两个部位,每个部位 2～3 分钟仍听不到肠蠕动音可判断为消失。需要注意听诊的时间要够长,不宜草率即得出肠蠕动音消失的结论。关于音质可分为正常、亢进、气过水音、金属音等几种。肠蠕动音减弱或消失说明有弥漫性腹膜炎存在。肠蠕动音活跃、高亢或有气过水音为急性肠梗阻的特征。麻痹性肠梗阻时可听到断续的轻敲金属的声音,为淤滞的肠内容,在麻痹的肠管中溢出气泡,震动高度扩张的肠壁所致。腹腔外疾病表现为急腹症者,肠蠕动音一般不会出现异常。

5.肛管指诊　对于诊断不能确定的病人,是必要的检查。盲肠后位阑尾炎右侧直肠壁可有触痛,老年人结肠梗阻如摸到坚实粪块可考虑为粪块堵塞,肠套叠常有血性黏液沾污指套,妇科急症如急性盆腔炎、卵巢囊肿扭转等可有宫颈举痛或摸到肿物。

(三)实验室检查和特殊检查

1.实验室检查　白细胞计数是必要的检查,有助于判断腹腔内有无感染或感染的严重程度,但需注意老年人或衰弱病人不一定升高或升高程度较轻。怀疑内出血或脱水时应查血红蛋白。尿淀粉酶是诊断急性胰腺炎必不可少的检查。胆道疾病患者应查尿胆素和尿胆原。尿中有红细胞应考虑泌尿系结石的可能。大便镜检可确定有无肠炎。有的病人需作白细胞分类确定有无感染,作血细胞比容以证实贫血或脱水的程度。上述各项均为接诊时必要的实验室检查。对疑难或危重病人,在作出初步诊断或一般判断后,仍需进行血液或尿液的其他生化检查和特殊检查,如血电解质、血淀粉酶、血胆红素、肝、肾功能、血气、尿紫质等,可根据情况作相应的检查。失血的病人应检查血型。

2.腹腔穿刺　诊断困难的病人,如腹部叩诊有移动性浊音存在时,可作腹腔穿刺,常能获得非常有价值的资料。穿刺点选择在右侧或左侧下腹部叩诊浊音处。腹水不多时,让病人侧卧片刻再于靠床一侧穿刺,阳性率较高。穿刺用普通 20ml 针管和针头即可,肥胖病人宜用长针头,穿刺于局麻后进行。穿刺液为血性,说明腹腔内有出血,淡血性提示有绞窄性肠梗阻或肠系膜血管栓塞的可能。穿刺液为浑浊液体说明有化脓性腹膜炎,多为消化道穿孔引起。如为胆汁性液体,可能是上消化道穿孔或胆囊穿孔。怀疑急性胰腺炎时,一般可穿刺吸出淡血性液体,淀粉酶明显升高。穿刺液应送镜检,并做细菌学检查。如穿刺无所获,可注入等渗盐水至少 500ml,然后再抽吸作涂片,如红细胞多于 $0.1 \times 10^{12}/L$,或白细胞超过 $0.5 \times 10^9/L$,则有诊断意义。病人无移动性浊音或肠管有明显胀气时,不宜作腹腔穿刺。

3.影像学检查　目前由于各项影像学检查手段的进步,在急腹症诊断中的价值已越来越重要。

（1）X线透视或平片：胸部检查可帮助诊断有无肺炎或胸膜炎。腹部X线检查如发现膈下有积气一般可确定有上消化道穿孔，50ml的气体溢出即可显示。肠梗阻时可看到积气的肠管和液平面，包括结肠在内的广泛肠管积气为麻痹性肠梗阻的特点，孤立肠管扩张伴有液平面应想到闭襻型肠梗阻的可能。腹部平片可显示有无泌尿系结石。钡灌肠造影在肠套叠和乙状结肠扭转时有典型的杯状或鸟嘴状改变。对已能作出诊断或诊断不明但确认已有腹腔内感染的患者，一般不宜采用钡灌肠检查。

（2）B型超声检查：由于无损伤，而且简便、经济，必要时可作为首选的影像学检查。因能准确判断有无肝内外胆管扩张，胆囊有无肿大，胆囊壁有无增厚水肿，对急性胆囊炎，梗阻性胆总管炎，特别是伴有黄疸者有重要的诊断价值。对肝脓肿、肝恶性肿瘤破裂以及寄生虫性和非寄生虫性囊肿破裂均可提供诊断依据。B型超声检查也是诊断急性胰腺炎、肾周围感染、腹腔内脓肿、腹腔内实性肿瘤以及动脉瘤并发症等的有价值的诊断方法。B型超声检查对不典型急性阑尾炎的诊断也有帮助，正常的阑尾B型超声不易显示，而有急性炎症时则能扫查到肿胀的阑尾和阑尾渗出所致的周围暗区，还可以显示阑尾腔内粪石及钙化，结合挤压检测压痛部位，可以提高诊断率。B型超声检查还有助于鉴别妇科急症，如卵巢囊肿扭转、宫外孕等。

（3）CT：因费用较高，一般不作为首选，B超检查后如有必要可作CT。对实性器官的占位性病变，如肝脓肿、肝癌破裂等的诊断帮助很大。增强扫描对急性坏死性胰腺炎的诊断，了解其坏死范围和胰腺周围的侵犯都很有意义，还可动态观察坏死的发展。此外CT还有助于发现腹腔内的急性病变，如膈下脓肿、盆腔脓肿，以及腹主动脉夹层动脉瘤等。

（4）选择性动脉造影：在怀疑腹腔内血管疾患，如肠系膜血管栓塞、缺血性小肠或结肠炎时可采用。主动脉瘤破裂、脾动脉瘤破裂引起的急腹症也可采用。胆道出血伴发急性腹痛时，这种检查对诊断也很有帮助。对确认腹腔内有大出血，情况危重的病人，不宜作血管造影来诊断及定位，以免延误病情，应直接开腹探查。

（5）内镜检查：除非伴有上消化道出血的急腹症，一般不采用胃镜检查，但可疑有结肠梗阻或伴有下消化道出血的急腹症病人可采用纤维结肠镜检查。上腹部疼痛而又无全身和腹部感染迹象的病人，在经过其他各项必要的特殊性检查仍不能明确诊断时，可考虑作逆行胰胆管造影以排除胆道和胰腺疾患。

（6）腹腔镜检查：近年来诊断性腹腔镜检查已用于疑难的急腹症，特别是不能排除妇科急症的病人，腹腔镜检查除可发现病变外，还可除外某些可疑的病变，实际上等于小型的开腹探查，通过腹腔镜及屏幕显像用肉眼进行直接观察，对有适应证的疾病，如急性胆囊炎、急性阑尾炎、肝囊肿破裂、宫外孕等还可同时进行腹腔镜手术治疗。由于病人需进行麻醉和腹腔内充气，以及需要腹腔镜检查的仪器设备，使用受到一定的限制。

三、急腹症的处理原则

外科急腹症多数发病很急，发展快，病情常很危重。处理的方针是及时，正确.有效。在作出诊断的同时，首先要对病人的全身情况做一估计，再对腹部情况进行判断，系统地考虑各项处理问题。病人是否属于危重情况，需要作何紧急处理。无论诊断是否明确，均应考虑病人有无急诊手术，包括开腹探查的适应证。如果暂时不需手术，如何观察，在观察过程中，怎样掌握中转手术的指征。开腹探查的病人，术中明确诊断后，采取何种手术最为妥善，术中发现与术前诊断不符又如何处理。此外切口的选择，术后的处理也应加以考虑。凡此种种都是对外科医生的考验，也都直接影响到病人的治疗效果。

（一）危重情况的估计

1.年龄与死亡率有关：婴幼儿因不能及时发现病情，或就诊过晚，或病史不清，而且抵抗力差又不能耐受脱水,病情多较严重,发展快,变化也大。65 岁以上老年人对急剧的病理生理变化常不能耐受,又常有心、肺等伴随疾患,死亡率较年轻人高,应根据情况降低各项危重指标的标准。

2.病人出现血压偏低或休克,或急性弥漫性腹膜炎,伴有脉快(>130 次/min),高热(体温$\geqslant39℃$)或体温不升($\leqslant36℃$),烦躁,冷汗等严重感染中毒症状,白细胞计数$>20\times10^9$/L 或不相应升高反而低于正常,白细胞分类中性多核细胞增多等。

3.黄疸伴有高热的病人,见于胆道系统严重感染,波及肝,容易发生感染性休克。

4.病人因呕吐,腹膜炎,出现脱水征,尿少(留置尿管尿量<25ml/h)者。

5.有明显体液或酸碱失衡,血清钠<130mmol/L,钾<3.5mmol/L,CO_2 结合力<18mmol/L 或>32mmol/L,碱丢失>4mmol/L 或碱剩余>4mmol/L。

6.血氧分压<60mmHg(8kPa),说明病人有发生 ARDS 的倾向。

7.长期慢性消耗性疾病及伴有严重营养不良和低蛋白血症的病人发生急腹症者。

8.急腹症而伴有急性失血表现的病人。

9.妊娠病人因盆腔充血,特别是下腹部炎症容易扩散,而且由于增大子宫的影响,不易得出准确的体症,诊断易延误,导致病情发展。

10.腹部手术后近期出现急腹症,绝大多数和手术有关,如出血,吻合口漏,肠梗阻等,少数是腹腔内暴发性感染(如产气性细菌感染)、手术后急性胰腺炎或血管栓塞导致器官梗死等。病情多严重复杂,且腹部手术后,病人有关腹部症状的叙述和体征也常不明确,特别是腹部大手术后,一般情况本来就比较衰弱,使病情的处理十分困难。

(二)一般处理和重症监护

一般急腹症病人无需特殊处理,如需急诊手术则按一般术前常规备皮,禁忌灌肠,无论手术与否均应禁食。如病人有急性腹膜炎征,腹胀或准备进行上腹部手术,应放置鼻胃管行胃肠减压。病人有脱水时应予补液。

抗生素的使用是一项重要措施,但注意合理使用。有感染表现的病人,在非手术治疗或围术期应给予抗生素,主要靠经验给药。感染较轻者给予一般抗生素,如庆大霉素、氨苄青霉素、丁胺卡那霉素、喹诺酮类等。稍重者给予头孢唑啉,感染严重者则选用第二代头孢菌素如头孢呋肟,第三代的头孢三嗪噻肟、头孢氨噻肟、头孢哌酮、头孢噻甲羧肟含有 β-酰胺酶抑制剂的头孢菌素以及亚胺培南等。因常有厌氧菌混合感染,一般均同时给予甲硝唑。以后有细菌培养药敏资料时,如病情需要再作调整。

危重病人则需进行重症监测,必要时置入漂浮导管,以便取得多项血流动力学数据。同时还要监测呼吸功能、血气、肝肾功能等。随时调整用药、给氧和输液的量与成分。尿管也应考虑留置,详细记录出入量。有手术指征,或有失血迹象的病人,应配血并准备输血。对估计短时期内不能恢复经口进食的病人,早期给予胃肠道外营养是有益的。

如病人有休克表现,应尽快抢救休克。值得注意的是有时休克病因不去除,休克常不能好转或有反复,例如腹腔内活动性出血,化脓性梗阻性胆总管炎或绞窄性肠梗阻,在这种情况下则需在抢救休克的同时,做好积极准备,进行急诊手术治疗,开腹止血,胆道引流,或切除坏死肠段,病情才能稳定。

(三)诊断明确的急腹症需根据具体情况,采取不同的治疗方针

1.需要进行急诊手术的疾病:常见的有急性阑尾炎,化脓性梗阻性胆总管炎,化脓性或坏疽性胆囊炎,溃疡病急性穿孔伴有弥漫性腹膜炎,绞窄性肠梗阻,肝癌破裂出血等。凡诊断明确,估计非手术治疗不能遏制病情发展者,均应急诊手术。注意围手术期抗生素的应用,在术前即应给予抗生素,如手术超过 3 小时,术中应追加 1 次。术后除非有持续感染症状,一般不宜用药时间过长。

2.暂时采用非手术治疗,密切观察其发展,或中转急诊手术,或以后择期手术,或无需手术治疗。属于此类的疾病包括单纯性急性胆囊炎,空腹情况下的溃疡病急性穿孔而腹膜炎局限者,单纯性肠梗阻等。急性水肿性胰腺炎不需手术治疗;急性坏死性胰腺炎可暂时不手术,但如经过严格的非手术治疗,包括腹腔灌洗,而病情继续恶化,并有感染证据时,应及时手术。单纯性阑尾炎如病情很轻,病人又不同意手术,可行非手术治疗。胆道蛔虫症可经内镜取出蛔虫,无需手术治疗。暂时采用非手术治疗的病人,除给予各种积极的治疗外,密切观察病情是非常重要的。每隔数小时即应看视病人,注意全身情况和腹部体征的变化。

(四)诊断不明确的急腹症,同样可根据情况采用手术或非手术治疗

1.病人无明显腹膜炎,一般情况较好,可进行密切观察,同时给予必要的治疗,包括输液、应用抗生素,必要时行胃肠减压,作各种必要的辅助检查。注意避免给予镇痛剂、泻剂或灌肠,以免掩盖或促进病情发展。在观察期间定时反复检查病人,复查血象及生化指标的变化,有可能逐步明确诊断。诊断不明而病情较重者切不可轻易让病人离开医院,以免延误治疗。一般观察 24 小时,如病情不见好转,病情恶化,腹痛加重,腹膜炎发展,即或仍未确诊,也应考虑开腹探查。

2.病人感染中毒表现严重,伴有弥漫性腹膜炎或麻痹性肠淤胀,血压不稳定,或者有腹腔内活动性出血的表现,在妥善准备,病人条件允许的情况下,进行开腹探查。

(五)手术切口的选择

诊断明确时应采用常规切口,如阑尾切除用麦氏切口,胆囊切除和(或)胆总管探查用右上腹直肌切口或右肋缘下切口,溃疡病穿孔缝合或胃大部切除用上腹正中切口,乙状结肠扭转用左下腹切口等。急性胰腺炎坏死灶清除术多用上腹横切口。诊断不明的探查手术,除非肯定病变位于左侧,比如左侧摸到包块,或左侧压痛十分明显,一般均采用右侧腹直肌切口,因右侧腹部内脏发病的机会较多,便于探查,然后根据探查的情况将切口向上或向下延长。诊断急性阑尾炎而又不完全肯定时,最好不要用常规的麦氏切口,因暴露范围有限,又不便延长,处理阑尾以外的病变十分困难,采用右下腹直肌切口为宜。

(六)手术的选择

开腹最后明确诊断后,原则上是作较为彻底的手术,一次为病人解决问题,如溃疡病急性穿孔行胃大部切除术,急性胆囊炎作胆囊切除术,肠坏死行肠切除术,胆总管结石行胆总管切开,取净结石,T 管引流术等。结肠梗阻如病人情况较好,在尽可能彻底地清除结肠内容物后,切除可切除的病变,考虑行一期吻合,但应加强局部灭菌、引流和围手术期抗生素的应用。如病人一般情况较差,麻醉后血压不稳定,或者腹腔内感染严重,则不宜作复杂的手术,如溃疡病急性穿孔只作单纯缝合,肠坏死只作肠外置手术,化脓性胆总管炎只作胆总管切开引流,不宜过多掏取胆总管以上的结石。如果病变的局部感染严重,解剖不清,或恶性肿瘤切除困难时,只能进行姑息手术或分期手术,如胆囊造瘘,结肠造瘘,阑尾脓肿引流等。病情好转后再根据情况择期行二次手术。

(七)腹腔的处理

急症手术关腹前,应注意预防一些手术后并发症,如腹腔内残余感染,伤口裂开,切口感染等。腹腔内有脓液或渗出液,一定要尽量吸净,如已扩散到全腹腔,可用温生理盐水反复冲洗再吸净。如为局限性腹膜炎,将局部洗净,不宜广泛冲洗以免感染扩散。一般无需放置引流,但如手术区有渗出或渗血,或胃肠以及胆道切开或吻合处有发生漏的可能时,应放置双套管引流。腹腔内一般不置入抗生素,但腹腔感染严重时可用稀释 $10\sim20$ 倍的碘伏原液冲洗。年老体弱,营养不良,高度肥胖的病人使用腹直肌切口时,应采用减张缝合加固切口,防止术后切口裂开。

(八)术后处理

术后应继续进行观察,危重病人术后应送重症监护室,对血压、脉搏、呼吸、体温、尿量、胃肠减压的量

和性状,病人的神志、胸部和腹部的体征,以及血气和各项生化检测结果,均应有记录。如放置腹部引流管应特别注意引流液的量和性状及其逐日的变化。术后监护的目的是使病人安全度过手术期,预防和及早发现各种手术后并发症的发生,及时给予相应的处理。一般说来腹腔内感染和空腔器官的各种漏,老年人的肺部感染是应该关注的问题,有术前或术中低血压或休克的病人尤应注意。除观察病情和监测各项有关的实验室检查外,根据情况作床边胸部或腹部X线平片、B超,以及CT检查来帮助了解病情的变化。

四、急腹症护理常规

【病情观察要点】

1.腹痛的性质、部位、时间、方式,胃肠道反应,腹胀情况,有无排气,大、小便的次数、性质、颜色,呕吐物的量、色、味等。

2.生命体征及面色、神志、表情、体位、精神状态,皮肤黏膜有无苍白、湿冷、脱水等全身情况。

3.腹部体征:有无腹膜刺激征,有无手术指征。

4.了解各项检查化验的结果,判断患者有无脏器出血、穿孔、梗阻、腹膜炎及水、电解质代谢和酸碱平衡失常等。

5.严密观察病情动态变化,随时做好手术准备。

6.术后注意观察伤口、各引流管及引流液情况。

【主要护理问题及相关因素】

1.疼痛 与腹腔内病变有关。

2.有体液不足的危险 与禁食、体液丢失,胃肠减压等有关。

3.知识缺乏 缺乏与疾病相关的知识。

4.自理缺陷 与疼痛及手术创伤有关。

5.恐惧、焦虑 与起病急骤、剧烈疼痛、紧急手术及担心预后有关。

6.潜在并发症——腹腔内出血或感染、空腔脏器穿孔、切口裂开、吻合口瘘 与疾病本身或手术等有关。

7.体温过高 与腹腔器官炎症或腹腔感染等因素有关。

【主要护理问题的护理措施】

1.疼痛

(1)患者诉疼痛时,应立即采取相应的处理措施,同情安慰患者。

(2)严密观察疼痛的性质、程度、时间及发作规律、伴随症状等。

(3)在未确诊之前,应禁用强止痛药、禁止热敷,以防止掩盖症状而延误诊断,并要耐心说服患者取得合作。

(4)在明确诊断和确定治疗方法后,遵医嘱可以应用强止痛药物,如布桂嗪、哌替啶等,但有呼吸困难和血压低时不宜应用。

(5)遵医嘱使用抗生素,预防和控制感染。

2.体液不足的危险

(1)观察血压、脉搏、意识、皮肤黏膜情况,必要时定时监测中心静脉压以评估体液不足的程度。

(2)禁食期间补充足量的液体,血压降低者应快速输入,如有循环血量严重不足的患者可快速至15分钟内输入1000~2000mL,力争使收缩压维持在>90mmHg。

(3)胃肠减压者应及时抽吸胃液及气体,观察记录胃液、尿液的量、颜色及性质,必要时记录24小时出入水量,为补液提供有效的依据。

(4)根据化验结果及时调整补液方案,防止水、电解质代谢和酸碱平衡失常。

3.知识缺乏

(1)宣教疾病的有关知识,使患者清楚地认识疾病的性质,积极配合治疗。

(2)安慰体贴患者,倾听其主诉,并及时给予反馈解答。

(3)在诊断未明确前,解释保守疗法的重要性、禁止使用强镇痛药、禁用腹部热敷的意义。

(4)告知患者要随时报告疼痛的性质及变化的情况。

(5)讲明禁食的原因及重要性。

4.自理缺陷

(1)评估自理缺陷的程度。

(2)指导和鼓励患者完成生活自理。

(3)协助完成进食、排便、个人卫生。

(4)预防不活动引起的并发症。

5.焦虑

(1)护士要主动、热情迎诊患者,予以关心、询问。

(2)向患者介绍病室环境、负责医生和护士,解释有关疾病的治疗及预后,嘱其避免各种不良刺激。

(3)向患者解释腹痛的原因,稳定患者情绪,并耐心解释,取得患者及其家属的配合。

(4)在患者接受各项检查和治疗前作耐心解释,使患者了解其意义并积极配合,操作轻柔,尽量减少引起患者恐惧的医源性因素。

(5)术后继续给予患者及其家属心理上的支持。

(6)避免在患者面前谈论病情的严重性。

6.潜在并发症——出血

(1)观察记录呕血、便血、伤口出血的色、量,协助医生予以处理。

(2)监测血压、脉搏、呼吸,注意有无突发的腹痛、腹胀明显加重或腹部包块增大的异常情况。

(3)使患者保持适宜的体位,尽量减少搬动,防止窒息及休克。

(4)给予输液、止血、输血治疗。

(5)嘱患者绝对卧床休息,尽量减少不良刺激,同情安慰患者,使其消除紧张心理,能主动地配合治疗和护理。

7.潜在并发症——感染

(1)接触患者前后洗手,防止交叉感染。

(2)进行各项治疗护理时,严格无菌技术操作。

(3)有引流袋者,及时更换引流袋,保持引流通畅。

(4)加强皮肤护理,保持皮肤的清洁,及时变换体位防止压疮的发生。

(5)遵医嘱使用抗生素并观察药物作用和不良反应。

(6)加强营养支持治疗,增强患者抗病能力,促进伤口愈合。

【重点沟通内容】

1.语言沟通

"您今天腹痛有没有比昨天好转?"

"您现在感觉肚子哪个部位痛？左边？还是右边？"

"请问您出现呕吐有多久了？呕吐物是什么颜色？什么气味？"

"您多久没排大便？肚子胀痛吗？"

"您今天解大便没有？有没有肚子胀痛？肛门排气了没有？"

2.非语言沟通

(1)根据病情(随时/及时/遵医嘱)监测生命体征、腹部体征等；术后查看有无伤口出血、渗血，腹腔引流装置情况及引流液色、性状、量；神志、面色、精神状态等全身情况；有无排便及其性状、量。

(2)术后卧床时协助生活护理。

(3)协助术前特殊检查等。

【健康指导】

1.讲解疾病治疗和护理相关知识、药疗作用和不良反应等，简明介绍手术及麻醉方式。

2.保持皮肤的完整性，指导并协助患者定时、正确翻身，卧床患者避免局部长时间受压，保持床单位及衣服整洁干燥。

3.胃肠功能不佳者，应保持良好的饮食、卫生习惯；保证清洁，易消化、无刺激的均衡膳食；术后应待肛门排气后方可进食；肝胆疾病和慢性胰腺炎患者需适当控制油腻饮食。

4.反复发生粘连性肠梗阻者避免暴饮暴食及饱食后剧烈运动，保持大便通畅。

5.有溃疡病者，应遵医嘱定时服药，并学会自我观察、判断有无并发症。

6.腹腔内手术患者应在术后早期开始下床活动，以预防粘连性肠梗阻。

7.保持各引流管道通畅。

8.保持良好的心理状态。

9.出院后要适当休息，加强锻炼，增加营养，促进康复。若有腹痛、腹胀、肛门排气排便停止等情况应及时就诊。

10.定期回医院复查，告知其复查时间、地点及联系方式。

（曲明苓）

第七节 肠系膜血管缺血性疾病

【概述】

肠系膜缺血性疾病是由各种原因引起肠道急性或慢性血流灌注不足或回流受阻所致的肠壁缺血坏死和肠管运动功能障碍的一种综合征。

【病因与发病机制】

凡全身血液循环动力异常、肠系膜血管病变以及其他全身或局部疾病引起的肠壁缺血，均可引发本病。此病可累及全消化道。但以左半结肠较为常见。尤以结肠脾曲多见。这是由于结肠脾曲是由肠系膜上、下动脉末梢吻合部供血，对抗缺血的能力最弱，易于发生供血不足。常见原因：①肠系膜动脉栓塞；②肠系膜动脉血栓形成；③肠系膜静脉血栓形成；④非阻塞性的肠系膜血管缺血，多发生于充血性心力衰竭、心肌梗死等可导致低血流量低灌注的疾病中。

本病是一种绞窄性动力性肠梗阻，以老年人居多。由于肠管可能在短时间内广泛坏死，术前诊断困难，术中需要切除大量肠管，术后遗留营养障碍，故病情较一般绞窄性机械性肠梗阻更为严重。

【临床表现】

1.临床表现因血管阻塞的部位、性质和发生的缓急而各有不同。血管阻塞发生过程越急,范围越广,表现越严重。动脉阻塞的症状较静脉阻塞急而严重。剧烈的腹部绞痛是最开始的症状,难以用一般药物所缓解,可以是全腹性或局限性。早期由于肠痉挛所致,此后有肠坏死,疼痛转为持续,伴有频繁呕吐,呕吐物多为血性,部分患者有腹泻,并排出暗红色血便。患者的早期症状明显且严重,但腹部体征与其不相称,是急性肠缺血的一个特征。开始时腹软不胀,轻压痛,此后腹部逐渐膨胀,压痛明显,肠鸣音消失,出现腹膜刺激征,表明已发生肠坏死,患者很快出现休克症状。

2.辅助检查:化验室检查可见白细胞计数在 $20 \times 10^9/L$ 以上,并有血液浓缩和代谢性酸中毒表现。腹腔穿刺可抽出血性液体。腹部 X 线平片在早期仅显示肠腔中等或轻度胀气,当有肠坏死时,腹腔内有大量积液,X 线平片显示密度增高。腹部选择性动脉造影对本病有较高的诊断价值,不仅能帮助诊断,还可鉴别是动脉栓塞、血栓形成或血管痉挛。

【治疗原则】

急性肠系膜血管缺血一经确诊,必须立即进行处理,腹痛8h以内无腹膜刺激征者可给予非手术治疗。手术治疗中肠切除术最常用。肠系膜上动脉栓塞早期(12h以内)应积极开展取栓术可避免肠坏死或缩小肠切除的范围。动脉血栓形成,大多数伴有动脉粥样硬化,常用自体大静脉行旁路手术,当血流重建后,观察肠管的情况,如有坏死,待界线清楚后行肠切除。肠系膜静脉血栓形成者,就诊时往往已有肠坏死,应及时手术探查。术中发现小肠大范围坏死者,要尽量保留有活力肠管。手术后应继续抗凝治疗,防止血栓再次形成。

【护理】

1.评估

(1)健康史:询问患者以往是否有冠心病史或有心房纤颤、动脉硬化等病史。了解患者腹痛的发生时间、部位、性质及腹痛相关的伴发症状。

(2)肠系膜缺血性疾病往往发病突然,腹痛较剧烈,且病情发展快,患者缺乏思想准备,担心不能得到及时治疗或预后不良,表现出急躁情绪和焦虑。评估患者对疾病突然发生产生的精神上的变化,评估患者对肠系膜缺血性疾病预防及治疗知识的掌握程度。

2.护理要点及护理措施

(1)术前护理措施

1)严密观察生命体征的变化:定时测量记录体温、脉搏、呼吸、血压。若患者脉搏增快、血压下降、面色苍白、皮肤湿冷,为休克征象。

2)禁食、胃肠减压:可减少肠液积聚,减轻腹胀,改善肠道血供,有利于肠道功能的恢复。

3)腹痛护理:密切观察患者腹痛的性质,若由腹部绞痛转为持续疼痛,提示有肠坏死、肠穿孔的发生,要通知医师,做好手术前准备。对于明确诊断的患者,可以适当给予解痉镇痛药,缓解疼痛。

4)补充液体,维持水、电解质、酸碱平衡:迅速建立静脉通道,根据医嘱,合理安排输液顺序、输液速度。

(2)术后护理措施

1)病情观察:术后24h严密观察生命体征变化、伤口渗血、渗液情况及患者腹部体征。

2)体位:全身麻醉清醒后改半卧位,以减弱切口疼痛及有利于引流。

3)早期活动:鼓励早期下床活动,以促进肠蠕动的恢复,防止肠粘连的发生。

4)胃管、腹腔引流管的护理:妥善固定;保持通畅;注意无菌;观察引流液的颜色、量和性状;保持引流管的清洁。

5)抗凝治疗的护理:术后 3~5d 持续静脉肝素维持[1mg/(kg·d)]或低分子皮下注射(5000U/d),至改用口服抗凝药。护理中要防止患者身体部位和硬物碰撞,注射点压迫时间较正常延长,并注意观察有无出血现象,监测出凝血时间活动度、血常规。

6)饮食指导:术后禁食,待胃肠减压排气后给予少量饮水 1~2d 后给予流质饮食,根据病情好转情况逐步增量。忌油腻、生、冷、硬食物,给予易消化含丰富维生素食物,如鲜果汁、炖蛋等。

7)术后并发症的护理。①切口感染,术后 3~5d 体温持续升高,切口红肿者应拆除部分切口缝线,加强换药。②肠瘘,肠管在短时间内出现缺血,坏死等病理生理改变,当手术时坏死的肠管切除不够或肠管血供差,可导致吻合口愈合不良,形成肠瘘。肠瘘一般发生在术后 1 周,伤口敷料被肠液污染,引流液量突然增加并有粪臭味。③再栓塞,手术后要警惕再次发生栓塞造成肠坏死,监测出凝血时间活动度、血常规,注意患者腹部体征的变化。给予必要的抗凝治疗。

【健康教育】

1.提供肠系膜缺血性疾病的有关预防、治疗和自我护理的知识,告知患者此病多与血管硬化、血液黏稠、血栓脱落等有关,要积极治疗原发病,晨起饮水、低脂饮食,必要时进行抗凝治疗,防止血液黏稠。通过健康教育提高自我保健意识。

2.若需持续进行抗凝治疗,应向患者详细介绍药物的剂量、作用及不良反应,说明定期进行出凝血时间活动度、血常规检查的重要性,若有异常,及时就诊。

3.肠管大部分切除后,小肠消化吸收功能降低,饮食上应给予低渣、易消化、高蛋白饮食,加强营养支持。

4.保持心情通畅,注意劳逸结合,患者病情得到缓解或相对平稳后,生活要有规律,建立和调节好自己的生物钟,采用适当放松技巧,缓解生活及工作的压力,从而控制病情的发展和促进健康。

(姜芳芳)

第八节　肠梗阻

一、概述

肠内容物通过肠道发生障碍,称为肠梗阻,是外科常见急腹症之一。

(一)病因及分类

按肠梗阻发生的基本原因可将其分为三类:

1.机械性肠梗阻　最常见。由各种原因引起肠腔狭窄,使肠内容物通过发生障碍。①肠腔堵塞,如粪块、异物等,一般梗阻不重。②肠管受压,如肠粘连、肠扭转、嵌顿疝、腹腔内肿瘤压迫等。③肠壁病变,如肿瘤、先天性肠道闭锁、炎症性狭窄等。

2.动力性肠梗阻　由于神经反射或毒素刺激引起肠壁肌功能紊乱,使肠蠕动丧失或肠管痉挛,致肠内容物不能正常运行,但无器质性肠腔狭窄。如急性弥漫性腹膜炎、腹部大手术、低血钾、腹膜后血肿或感染引起的麻痹性肠梗阻。痉挛性肠梗阻少见,见于肠道功能紊乱、慢性铅中毒引起的肠痉挛。

3.血运性肠梗阻　由于肠系膜血管栓塞或血栓形成,使肠管血运障碍,继而发生肠麻痹而使肠内容物不能运行。现有增多趋势。

肠梗阻可按肠壁有无血运障碍,分为:①单纯性肠梗阻:肠内容物通过受阻而无肠管血运障碍。②绞窄性肠梗阻:梗阻并伴肠壁血运障碍,可由肠系膜血管受压、血栓形成或栓塞等引起,肠管失去活力。

肠梗阻还可按梗阻部位分高位(如空肠上段)和低位(如回肠末段和结肠)两种。根据梗阻程度,分为完全性和不完全性肠梗阻。按发展过程快慢可分为急性和慢性肠梗阻。若一段肠袢两端完全阻塞,如肠扭转、结肠肿瘤等,称闭袢性肠梗阻。各种类型肠梗阻在一定条件下是可以互相转化的。如单纯性可转化为绞窄性,不完全性可转化为完全性梗阻。

(二)病理生理

1.局部改变 单纯性机械性肠梗阻发生后,梗阻部位以上肠管因肠内容物、大量积气积液而扩张,为克服梗阻肠蠕动增强,产生阵发性腹痛和呕吐,梗阻部位愈低、时间愈长,症状越明显。梗阻以下肠管则瘪陷,扩张肠管和瘪陷肠管交界处即为梗阻部位。急性完全性肠梗阻因肠管高度膨胀而肠壁变薄,肠壁血管受压引起血运障碍,最初主要表现为静脉回流受阻,肠壁充血水肿呈暗红色;继而出现动脉血运受阻,肠壁失去活力,肠管变成紫黑色,单纯性肠梗阻转变为绞窄性肠梗阻。由于肠壁变薄、缺血和通透性增加,腹腔内出现带有粪臭的渗出物,肠管可缺血坏死而溃破穿孔。慢性不完全梗阻,梗阻以上肠管扩张,因长期肠蠕动增强,肠壁呈代偿性肥厚,故腹部视诊常可见扩大的肠型和肠蠕动波。

2.全身变化 ①体液丧失:由于不能进食、频繁呕吐和肠腔积液,肠管过度膨胀,血管通透性增强血浆外渗,使水分及电解质大量丢失,引起水、电解质紊乱与酸碱失衡。②感染和中毒:梗阻以上肠腔内细菌大量繁殖产生多种毒素,肠壁血运障碍致通透性增加,细菌进入腹腔引起严重的腹膜炎和中毒,甚至休克。③呼吸和循环障碍:肠腔膨胀使腹压升高,膈肌上升,影响肺内气体交换,阻碍下腔静脉血液回流,而致呼吸循环功能障碍。严重的缺水、血液浓缩、血容量减少、电解质紊乱、酸碱平衡失调、细菌感染、中毒等均可导致休克,甚至多器官功能障碍。

(三)临床表现

1.症状 各类肠梗阻的共同表现是腹痛、腹胀、呕吐及肛门停止排气排便。

(1)腹痛:机械性肠梗阻由于梗阻部位以上肠蠕动强烈,表现为阵发性绞痛,可伴有肠鸣音亢进。如腹痛间歇期缩短,演变为剧烈持续性腹痛,应警惕肠绞窄。麻痹性肠梗阻常为持续性满腹胀痛。

(2)呕吐:早期为反射性,吐出物为食物或胃液,后期为反流性。呕吐频率与吐出物随梗阻部位高低而有所不同。梗阻部位愈高,呕吐出现愈早、愈频繁,多为胃十二指肠内容物;低位梗阻呕吐出现迟、次数少、可为粪性。结肠梗阻晚期才出现呕吐。麻痹性肠梗阻呕吐呈溢出性。呕吐物如呈棕褐色或血性,是肠管血运障碍表现。

(3)腹胀:其程度与梗阻部位有关,梗阻部位越低,腹胀越显著。高位梗阻因频繁呕吐腹胀不明显,低位及麻痹性肠梗阻全腹腹胀显著。腹部隆起不对称,是肠扭转等闭袢性肠梗阻特点。

(4)排便排气停止:完全性肠梗阻发生后多不再排便排气。但梗阻早期、高位梗阻,梗阻以下肠内残存气体和粪便仍可自行或在灌肠后排出,不可因此否定肠梗阻。某些绞窄性肠梗阻,如肠套叠、肠系膜血管栓塞或血栓形成,可排出血性黏液样粪便。

2.体征

(1)全身表现。单纯性肠梗阻早期,全身表现不明显。梗阻晚期或绞窄性肠梗阻患者可有唇干舌燥、眼窝内陷、皮肤弹性消失,尿少或无尿等明显缺水征。或脉搏细速、血压下降、面色苍白、四肢发凉等中毒和休克征象。

(2)腹部表现。①机械性肠梗阻可见肠型和肠蠕动波,轻压痛,肠鸣音亢进、有气过水声或金属音。②绞窄性肠梗阻可有固定压痛和腹膜刺激征,压痛包块常为绞窄的肠袢。因腹腔渗液,移动性浊音可呈阳性。③麻痹性肠梗阻腹胀均匀,肠鸣音减弱或消失。④肿瘤或蛔虫性肠梗阻,有时可在腹部触及包块或条索状团块。⑤直肠指检如触及肿块,可能为直肠肿瘤、极度发展的肠套叠的套头或低位肠腔外肿瘤。

3.辅助检查　①血红蛋白、红细胞比容可因缺水、血液浓缩而升高。②尿比重增高。③绞窄性肠梗阻白细胞计数和中性粒细胞比例增高。④血气分析和血生化检查可了解酸碱失衡、电解质紊乱和肾功能状况。⑤呕吐物和粪便检查,有大量红细胞或隐血阳性,提示肠管有血运障碍。⑥X线检查:肠梗阻发生4～6小时后,可见多数液平面及气胀肠袢;空肠梗阻,其黏膜环状皱襞可显示"鱼肋骨刺"状;结肠梗阻时,腹部周边可见结肠胀气及结肠袋形。

(四)诊断

在肠梗阻诊断过程中,必须辨明下列问题:

1.是否肠梗阻　根据肠梗阻痛、胀、吐、闭四大症状和腹部体征等,一般可做出诊断。

2.是机械性还是动力性梗阻　机械性肠梗阻具有上述典型临床表现,胀气限于梗阻以上部分肠管。麻痹性肠梗阻肠蠕动减弱或消失,腹胀显著,X线检查可显示大、小肠全部胀气扩张。

3.有无肠绞窄　绞窄性肠梗阻已发生肠壁血运障碍,必须及早手术。有下列表现者,应考虑绞窄性肠梗阻的可能:①起病急骤,为持续性剧烈疼痛(可阵发加剧),有时伴腰背痛,呕吐早、剧烈而频繁。②病情发展迅速,休克出现早且难纠正。③腹膜刺激征明显,发热、脉快、白细胞计数增高。④腹胀不对称,腹部有局部隆起或触及有压痛的肿块(胀大的肠袢)。移动性浊音或气腹征(＋)。⑤呕吐物、胃肠减压抽出液、肛门排出物或腹腔穿刺液为血性。⑥经积极非手术治疗症状体征无明显改善。⑦腹部X线检查见孤立、突出胀大的肠袢,或有假肿瘤状阴影;或肠间隙增宽,提示有腹腔积液。

4.梗阻部位　高位小肠梗阻的特点是呕吐发生早而频繁,腹胀不明显。低位小肠梗阻的特点是腹胀明显,呕吐出现晚而次数少,并可吐粪样物。结肠梗阻与低位小肠梗阻临床表现相似,X线检查有助鉴别。低位小肠梗阻,扩张的肠袢在腹中部,呈"阶梯状"排列。结肠梗阻胀大的肠袢分布在腹部周围,可见结肠袋,结肠影在梗阻部位突然中断。

5.梗阻程度　完全性梗阻病情发展快,肛门停止排便排气。腹部X线检查见梗阻以上肠袢明显充气和扩张,梗阻以下结肠内无气体。不完全梗阻呕吐与腹胀都较轻或无呕吐,肛门有少量排气排便,X线见肠袢充气扩张不明显。

6.梗阻原因　应根据年龄、病史、临床表现、X线、CT等影像学检查全面分析。粘连性肠梗阻多发生在既往有腹部手术、损伤或炎症史的患者;机械性肠梗阻应仔细检查有无腹外疝;结肠梗阻多系肿瘤所致;新生儿肠梗阻多由先天性肠畸形引起;2岁以内患儿,以肠套叠多见;蛔虫团所致肠梗阻常发生于儿童;老年人常见于肿瘤及粪块堵塞。

(五)治疗

原则应尽快解除梗阻,纠正全身生理紊乱。具体治疗方法要根据肠梗阻的类型、部位和患者全身情况而定。

1.基础疗法　无论非手术或手术治疗,均需应用。①胃肠减压:吸出胃肠道内的气体和液体,降低肠腔内压力,改善肠壁血液循环,减轻腹胀和毒素吸收。②纠正水、电解质紊乱和酸碱失衡:早期补液为主,后期尚需输血浆或全血,补钾及碱性溶液。③防治感染:针对大肠埃希菌和厌氧菌应用抗生素。④对症处理:给氧、镇静、解痉、营养支持(TPN)等。

2.解除梗阻　可分手术治疗和非手术治疗两大类。

(1)非手术治疗。主要适用于单纯性粘连性肠梗阻、麻痹性或痉挛性肠梗阻、蛔虫或粪块所致肠梗阻、肠结核等炎症引起的不完全性肠梗阻、肠套叠早期等,方法同基本处理。针对肠梗阻病因另加口服或胃肠灌注生植物油、低压空气或钡剂灌肠使肠套叠复位，或经乙状结肠镜插管、腹部按摩等方法复位以及中医中药、针刺疗法等。在治疗期间，必须严密观察，如症状、体征不见好转或反有加重，即应手术治疗。

（2）手术治疗。适用于各种绞窄性肠梗阻、肿瘤和先天性肠道畸形引起的肠梗阻、非手术治疗无效者。手术原则和目的：在最短手术时间内，以最简单的方法解除梗阻或恢复肠腔通畅。手术主要种类有：①去除梗阻病因：有粘连松解术、肠套叠或肠扭转复位术、肠切开取异物等。②肠切除肠吻合术：用于肠肿瘤、炎性肠狭窄、肠壁坏死等。肠绞窄的判断：肠壁呈黑色并塌陷；肠壁失去张力、无蠕动，肠管扩大，对刺激无收缩反应；相应的肠系膜小动脉无搏动。③短路手术：做梗阻近端与远端肠袢侧一侧吻合术。适用于梗阻原因不能简单解除或不能切除者，如肿瘤广泛浸润、肠粘连成团与周围组织愈合者。④肠造口或肠外置术：适用于全身情况差不允许做复杂手术，又伴急性结、直肠梗阻者，可待二期手术治疗原发病。另可根据情况做腹腔引流，有腹腔内严重感染时（如绞窄性肠梗阻）均应引流。

二、粘连性肠梗阻

粘连性肠梗阻是肠粘连或腹腔内粘连带所致的肠梗阻，较常见，多为单纯性不完全性肠梗阻，约占肠梗阻的 20%～40%。

（一）病因和病理

肠粘连和腹腔内粘连带形成，可分先天性和后天性两种。后天性多见，常因腹腔内手术、炎症、创伤、出血、异物等引起；先天性少见，因发育异常或胎粪性腹膜炎所致。手术后粘连性肠梗阻在临床最多见。

肠粘连在一定条件下引起肠梗阻。肠袢间紧密粘连成团或固定于腹壁，使肠腔变窄或影响了肠管的蠕动和扩张，管因粘连牵扯扭折成锐角；粘连带压迫肠管；肠袢套粘连带构成的环孔；肠袢以粘连处为支点发生肠扭转等。在此基础上，以肠道功能紊乱、暴饮暴食、突然改变体位为诱因，导致肠梗阻发生。

（二）诊断

主要是小肠机械性肠梗阻表现。既往多有腹腔手术、创伤或感染病史，有慢性肠梗阻症状和多次急性发作者多为广泛粘连引起的梗阻。如突然出现急性梗阻症状，腹痛较重，且有腹部局部压痛，甚至腹肌紧张者，应考虑粘连带等引起的肠绞窄。

（三）预防

①及时正确地治疗腹腔炎症。②术中止血彻底，避免血肿形成。③减少肠管暴露在腹腔外或敷料覆盖肠管的时间。④术前洗净手套上的滑石粉，防止异物带入腹腔。⑤手术操作要精细，避免腹膜损伤或大块结扎组织。⑥严格掌握放置腹腔引流的指证。⑦术后防治腹腔或腹壁切口感染。⑧术后早期活动，促进肠蠕动及早恢复。

（四）治疗

手术治疗不能消除肠粘连，却能形成新粘连。对单纯性肠梗阻，不完全性肠梗阻，特别是广泛粘连者，一般选用非手术治疗。因而区别肠梗阻属单纯性还是绞窄性，完全性还是不完全性很重要。如经非手术治疗病情不见好转甚至加重，或疑似绞窄性肠梗阻，手术须及早进行，以免发生肠坏死。对反复频繁发作的粘连性肠梗阻也考虑手治疗。

手术方法应根据粘连具体情况而定。①粘连带和小片粘连施行简单的切断和分离术。②广泛粘连不易分离，且易损伤肠壁再度引起粘连者，不应强行分离，可采用小肠插管内固定排列术。③肠袢紧密粘连成团引起梗阻，又不能分离，可切除行一期肠吻合；无法切除者，行梗阻部分近、远端肠侧一侧吻合或端一侧吻合等短路手术。

三、蛔虫性肠梗阻

蛔虫结聚成团并引起局部肠管痉挛而致肠腔堵塞,称蛔虫性肠梗阻,为单纯性机械性肠梗阻。农村发病率较高,多见于卫生条件差的儿童,驱虫治疗不当常为诱因。

(一)临床表现与诊断

脐周阵发性腹痛、呕吐,可有便蛔虫或吐蛔虫史。腹胀常不显著,梗阻多为不完全性,也无腹肌紧张,腹部常可扪及可变形、变位的条索状团块,并可随肠管收缩而变硬,肠鸣音亢进或正常。体温、白细胞计数多正常,大便常检出蛔虫卵。腹部 X 线平片及 B 超有时可看到肠腔内成团虫体阴影。大蛔虫团可引起肠壁坏死穿孔,蛔虫进入腹腔引起腹膜炎。

(二)治疗

单纯性蛔虫堵塞采用非手术疗法效果较好。除禁食、输液外,可口服生植物油,也可口服枸橼酸哌嗪等驱虫。腹痛剧烈,可解痉止痛,或腹部轻柔按摩,症状缓解后驱虫治疗。如非手术治疗无效,并发肠扭转,或出现腹膜刺激征时,应手术切开肠壁取虫,应尽量取净,以免发生残留蛔虫从肠壁缝合处钻出,引起肠穿孔和腹膜炎。术后继续驱虫治疗。

四、肠扭转

肠扭转是一段肠袢沿其系膜长轴旋转造成的闭袢性肠梗阻,肠系膜血管受压,属绞窄性肠梗阻。多因肠袢及其系膜过长,系膜根部附着处过窄或粘连收缩靠拢等解剖因素,加上肠内容重量骤增、肠管动力异常以及突然改变体位等引起。肠扭转部分在其系膜根部,以顺时针方向旋转多见,轻者扭转程度在 36° 以下,重者可达 2~3 圈。常见的是小肠部分或全部扭转及乙状结肠扭转。

(一)临床表现与诊断

肠扭转表现为急性机械性肠梗阻,因部位不同,临床特点各异。

1.小肠扭转　多见于青壮年,常有饱食后剧烈活动等诱发因素;儿童则多与先天性肠旋转不良等有关。表现为突发剧烈腹部绞痛,脐周多见,常为持续性疼痛阵发性加重。腹痛常牵涉至腰背部,患者往往不敢平卧,喜取膝胸位或蜷曲侧卧位。呕吐频繁,腹部不对称膨隆,有时可扪及压痛的扩张肠袢,易发生休克。腹部 X 线检查除有绞窄性肠梗阻影像外,还可见空、回肠换位,或排列成多种形态的小跨度蜷曲肠袢等特有征象。

2.乙状结肠扭转　多见于老年男性,常有便秘习惯,或以往有多次腹痛发作,经排便、排气后缓解病史。腹部绞痛,腹胀明显,常在左下腹,呕吐轻,可触及压痛紧张肠袢。低压灌肠不足 500ml 就不能再灌入。腹部 X 线平片显示马蹄状巨大的双腔充气肠袢,圆顶向上,两肢向下。X 线钡剂灌肠见扭转部位钡剂受阻,钡影尖端呈"鸟嘴"形。

(二)治疗

肠扭转可在短期内发生绞窄、坏死,死亡率为 15%~40%,主要死因为就诊过晚或治疗延误。早期除禁食、胃肠减压、输液、控制感染外,可在严密观察下行手法复位。乙状结肠扭转,可在乙状结肠镜直视下,将肛管通过扭转部减压,标志是粪水和气体排出、腹胀缓解,留置肛管 2~3 日。如怀疑有肠绞窄,必须及时手术治疗。①扭转复位术:将扭转的肠袢按其扭转的相反方向回转复位。复位后需解决预防复发问题。②肠切除术:适用于已有肠坏死病例,小肠做一期切除吻合;乙状结肠一般切除坏死肠段后将断端做肠造口术,以后再二期手术做肠吻合术,较为安全。

五、肠套叠

一段肠管套入与其相连的肠管腔内称肠套叠,其发生常与盲肠活动度过大等解剖特点,肠息肉、肿瘤等病理因素及肠功能失调、蠕动异常等有关。按发生部位可分为回盲部套叠(回肠套入结肠)、小肠套叠(小肠套入小肠)、结肠套叠(结肠套入结肠)等型。

(一)临床表现与诊断

肠套叠是小儿肠梗阻的常见病因,80%发生于 2 岁以下儿童。回肠末端套入结肠最为多见。其三大典型症状是腹痛、血便和腹部肿块。表现为突然发作剧烈阵发性腹痛,病儿阵发性哭闹不安、面色苍白,伴有 呕吐和果酱样血便。逐步出现腹胀等肠梗阻症状。常在腹部扪及腊肠形、表面光滑、稍可活动的压痛肿块,多位于脐右上方,而右下腹角诊有空虚感。空气或钡灌肠 X 线检查,可见空气或钡剂在结肠受阻,阻端钡影呈"杯口"状,甚至呈"弹簧状"阴影。

除急性肠套叠外,慢性复发性肠套叠多见于成人,发病与肠息肉、肿瘤等病变有关。多 为不完全梗阻,症状较轻,可表现为阵发性腹痛,少有便血。由于套叠常可自行复位,发作过后检查常为阴性。

(二)治疗

1.非手术治疗　禁食,输液,控制感染。48 小时内用空气(或氧气、钡剂)灌肠复位,疗效可达 90% 以上。若套叠不能复位,或病程已超过 48 小时,或疑有肠坏死,或空气灌肠复位后出现腹膜刺激征及全身情况恶化,都应行手术治疗。

2.手术治疗　行手术复位或肠切除吻合术。对手术复位失败、肠壁损伤严重或已有肠坏死者,可行一期肠切除吻合术。若病儿全身情况差,则可先切除坏死肠管,将断端暂置切口外,关闭腹壁,以后再行二期肠吻合术。成人肠套叠多有引起套叠的病理因素,多主张手术治疗。

六、护理诊断

1.疼痛　与梗阻上部肠管肿胀及肠蠕动增强有关。

2.体液不足　与肠壁吸收功能下降、肠腔积液、呕吐引起肠液丢失有关。

3.呕吐　与肠管近端肠内压增高有关。

4.营养改变　低于机体需要与禁食、呕吐及梗阻致肠吸收障碍有关。

5.清理呼吸道低效　与伤口疼痛、腹胀、胃管、麻醉插管刺激有关。

6.潜在感染　肠瘘:与严重的营养不良、腹腔感染、饮食不当等因素有关。

七、护理目标

1.疼痛减轻或消失。

2.维持有效的循环血容量　表现为生命体征平稳,静脉充盈正常,皮肤弹性和湿度良好,尿量正常。

3.呕吐减轻或停止。

4.维持良好的营养状态　表现为体重、白蛋白、血红蛋白、尿素氮等值在正常范围之内。

5.无呼吸道并发症发生　表现为能有效地咳嗽、排痰,呼吸平稳,肺部呼吸音清晰。

6.伤口如期愈合,没有发生肠瘘。

八、护理措施

1.减轻疼痛、腹胀,促进舒适

(1)评估疼痛的性质、部位和程度:如果疼痛间歇期缩短或呈持续性伴阵发性加剧、局部压痛、隆起包块,应警惕肠绞窄的发生。

(2)评估腹胀的部位和程度。

(3)禁食:如梗阻缓解,腹痛、腹胀消失,排气排便,12小时后可进流质,如无不适,24小时后可进半流质饮食,3日后可进软食。

(4)胃肠减压:吸出肠道内液体和气体以减轻腹胀,减少肠腔内细菌和毒素的吸收;改善肠壁血液循环,促进局部和全身情况的好转,促进舒适。

(5)适当的体位:半坐卧位可减轻腹胀,促进胸廓扩张,改善呼吸,使病人感到舒适。

(6)确定无肠绞窄后,可用654-2解除胃肠道平滑肌痉挛,抑制胃肠道腺体分泌,缓解腹痛,但不能用吗啡类强止痛剂,以免掩盖病情。

(7)腹部热敷或按摩,促进肠蠕动,减轻腹胀。

(8)给予抗生素,防治感染,控制炎症,一般可选用氨苄西林、甲硝唑等。

(9)给予心理支持,消除恐惧,减少焦虑。

2.纠正水、电解质及酸碱失衡　评估病人水、电解质及酸碱失衡的症状与体征,如神态的改变、皮肤黏膜是否干燥、眼眶是否凹陷、小便是否减少。静脉补充液体和电解质。监测神志及生命体征的变化,据此调节输液的速度。监测每小时尿量、尿比重及颜色。观察呕吐物、胃肠减压引流物的量、色及性状。准确记录24小时出入水量,据此调节补液量。观察皮肤黏膜的颜色、静脉充盈的速度及皮肤的弹性、温度,以了解周围循环情况。及时采集生化标本,监测血中电解质及肾功能变化,指导输液,维持水电解质及酸碱平衡。

3.胃肠减压的护理　妥善固定胃管,保持胃管通畅及有效的负压状态,以利于持续性引流。观察引流液的量、色及性状并记录,出现血性引流液则提示绞窄性肠梗阻的发生,应及时处理。保持口腔清洁卫生,每日作口腔护理两次,防止口腔感染。口唇黏膜干燥者,涂石蜡油保持湿润。呕吐时应坐起或头偏向一侧,及时清除口腔内呕吐物,以免引起吸入性肺炎或窒息。

4.严密观察病情变化　注意腹痛、腹胀等腹部体征的变化,及时掌握绞窄性肠梗阻的手术指征。肠梗阻经保守治疗12～24小时后,梗阻症状无好转或腹部透视有固定不变的液气面并出现下列绞窄性肠梗阻的指征时,应及时手术。

(1)腹痛为持续性剧烈疼痛,或在阵发性加重之间仍有持续性疼痛。

(2)呕吐频繁而剧烈,出现血性呕吐物。

(3)有固定的腹部压痛点、肌紧张、腹膜刺激征。腹部不对称、局部隆起或触及固定压痛包块。

(4)肛门未排气排便,或排出血性物。

(5)体温上升,白细胞计数增加。

(6)病情发展迅速,早期出现休克,经抗休克治疗后改善不明显。

5.术后护理　术后禁食,静脉补液,当肠蠕动恢复后,改进半流质饮食,如无不适,3天后进半流质,10天后进软食。肠切除吻合术后,进食时间应稍推迟。胃肠减压:注意观察引流液的量、色和质,肠蠕动恢复后即停止胃肠减压。术后生命体征平稳后即采取半坐卧位。留有腹腔引流管者,注意保持引流管通畅,观察引流液的量、色和质;保持伤口的清洁干燥。监测生命体征,尤注意腹痛、腹胀、呕吐及肛门排气排便的情况。预防术后并发症。

九、评价

1.观察病人神志及生命体征是否平稳。

2.出入水量是否平衡,尿量是否正常。

3.疼痛是否减轻,面部表情是否放松,是否为自动体位。

4.皮肤弹性、湿度及静脉充盈是否正常。

5.体重是否维持不变或增加。

6.口腔黏膜是否红润,有无干裂。

7.切口有无红、肿、热、痛等炎症表现。

8.腹胀是否减轻或消失,是否排气排便,肠蠕动是否恢复正常。

9.引流液的颜色、量、质是否正常,引流管是否通畅。

(姜芳芳)

第九节　急性阑尾炎

【概述】

阑尾位于右髂窝部,外形呈蚯蚓状,长 5～10cm,直径 0.5～0.7cm。阑尾起源于盲肠根部,其体表投影约在脐与右髂前上棘连线中外 1/3 交界处,该点称为麦氏点,是阑尾手术切口的标记点。绝大多数阑尾属腹膜内器官。阑尾为一管状器官,管腔容积仅 0.1ml,远端为盲端,近端开口于盲肠,位于回盲瓣下方 2～3cm 处。阑尾系膜为两层腹膜包绕阑尾形成的一个三角形皱襞,其内含有血管、淋巴管和神经。

阑尾的组织结构与结肠相似,阑尾黏膜由结肠上皮构成。黏膜上皮细胞能分泌少量黏液,黏膜和黏膜下层含有丰富的淋巴组织,是阑尾感染常沿黏膜下层扩散的原因。此外,阑尾黏膜深部有嗜银细胞,是发生阑尾炎癌变的组织学基础。

急性阑尾炎是临床最常见的外科急腹症,可发生于任何年龄,以青壮年最多见,老年人和婴儿较少。急性阑尾炎是各种原因引起的阑尾急性感染。其原因可由阑尾管腔梗阻、细菌感染引起。常见的致病菌为大肠埃希菌、肠球菌和厌氧菌。临床分为单纯性、化脓性、坏疽穿孔性阑尾炎及阑尾周围脓肿四种。阑尾一旦发炎,如果得不到及时治疗,会危及生命。

【病因及病理分型】

1.病因　阑尾管腔梗阻,阑尾管腔细,开口狭小,弯曲成弧形,易于梗阻。淋巴结增生占 60%,粪石占 35%,异物、炎性狭窄、食物残渣、蛔虫、肿瘤等少见。管腔阻塞后,阑尾黏膜分泌黏液积聚,腔内压力上升,血供发生障碍,使阑尾炎症加剧。

2.病理分型

(1)单纯性阑尾炎:阑尾轻度肿胀,浆膜表面充血,失去正常光泽并有少量纤维素性渗出物,各层组织均有充血、水肿和中性多核白细胞浸润,以黏膜和黏膜下层最为显著,黏膜上可出现小的溃疡,腔内可有少量炎性渗出液。

(2)化脓性阑尾炎:又称蜂窝织炎性阑尾炎。阑尾明显肿胀,浆膜面高度充血,并有脓性和纤维素性渗出物附着。各层组织除充血、水肿和大量中性粒细胞浸润外,常有壁间小脓肿,黏膜面可有溃疡和坏死,腔内常有积脓。腹腔内有少量浑浊渗液。

(3)坏疽性阑尾炎及穿孔:阑尾管壁已完全或部分坏死,外观呈暗紫色或黑色,表面及其周围有大量脓性、纤维素性渗出物,阑尾腔内积脓。如为嵌顿梗阻,则嵌顿远端坏死;如炎症或阑尾系膜血管血栓形成,则整个阑尾坏死,并为大网膜包裹。2/3病例可见穿孔,细菌和脓液通过坏死区或穿孔进入腹腔。

3.急性阑尾炎的转归

(1)炎症消退:单纯性阑尾炎在黏膜尚未形成溃疡前,及时药物治疗可能使炎症消退而不遗留病理改变。早期化脓性阑尾炎如经治疗即使炎症消退,也将是瘢痕性愈合,致阑尾腔变狭窄、壁增厚,阑尾发生扭曲,易复发。

(2)炎症局限化:化脓或坏疽、穿孔后,阑尾被大网膜包裹形成阑尾周围脓肿或炎性包块,炎症被局限化、如脓液不多,可被逐渐吸收。

(3)炎症扩散:如机体防御功能差,或未予及时治疗,炎症扩散而致阑尾化脓、坏疽穿孔乃至弥散性腹膜炎,化脓性肝门静脉炎等,极少数患者细菌栓子可随血流进入门静脉在肝内形成脓肿,出现严重的脓毒血症,伴有高热、黄疸、肝大及感染性休克。

【临床表现】

1.症状

(1)腹痛:多起于脐周和上腹部,开始疼痛不甚严重,位置不固定,呈阵发性,这是阑尾阻塞后,管腔扩张和管壁肌收缩引起的内脏神经反射性疼痛。数小时后,腹痛转移并固定在右下腹部疼痛呈持续性加重,这是阑尾炎症侵及浆膜,壁腹膜受到刺激引起的体神经定位疼痛,70%~80%的急性阑尾炎具有这种典型的转移性腹痛特点,但也有一部分病例发病开始即出现右下腹疼痛。

不同位置的阑尾炎,其腹痛部位也有区别,如盲肠后位阑尾炎痛在右侧腰部;盆腔位阑尾炎痛在耻骨上区,肝下区阑尾炎可引起右上腹痛;极少数左侧腹部阑尾炎出现左下腹痛。

不同病理类型阑尾炎的腹痛亦有差异,如单纯性阑尾炎是轻度隐痛;化脓性呈阵发性胀痛和剧痛;坏疽性呈持续性剧烈腹痛,穿孔性阑尾炎因阑尾管腔压力骤减,腹痛可暂时减轻,但出现腹膜炎后,腹痛又会持续加剧。

(2)胃肠道症状:恶心、呕吐最常见。早期呕吐多为反射性,常发生在腹痛的高发期,晚期呕吐则与腹膜炎有关。1/3的患者有便秘或腹泻症状,腹痛早期排便次数增多,可能是肠蠕动增强的结果。盆腔位阑尾炎时,炎症刺激直肠和膀胱,引起排便里急后重和排尿疼痛,并发腹膜炎、肠麻痹,则出现腹胀和持续性呕吐。

(3)全身症状:初期有乏力、头痛。炎症加重时可有发热等全身中毒症状,体温多在37.5~39℃。化脓性、坏疽性阑尾炎或腹膜炎时可出现畏寒、高热,体温可达39~40℃或以上。肝门静脉炎时可出现寒战、高热和轻度黄疸。

2.体征

(1)强迫体位:患者就诊时常见弯腰行走,且往往以手按在右下腹部。在床上平卧时,其右髋关节呈屈曲位。

(2)右下腹压痛:是急性阑尾炎常见的重要体征,压痛点通常在麦氏点,可随阑尾位置变异而改变,但压痛点始终在一个位置上。病变早期腹痛尚未转移至右下腹时,压痛已固定于右下腹部。当炎症扩散到阑尾以外时,压痛范围也随之扩大,但仍以阑尾部位压痛最为明显。

(3)腹膜刺激征象:有腹肌紧张、反跳痛(Blumberg 征)和肠鸣音减弱或消失等,这是壁腹膜受到炎症刺激的一种防御反应,常提示阑尾炎已发展到化脓、坏疽或穿孔的阶段。但小儿、老年人、孕妇、肥胖、虚弱患者或盲肠后位阑尾炎时,腹膜刺激征象可不明显。

(4)其他体征

1)结肠充气试验(Rovsing 征):用一手压住左下腹部降结肠部,再用另一手反复压迫近侧结肠部,结肠内积气即可传至盲肠和阑尾部位,引起右下腹痛感者为阳性。

2)腰大肌试验(Psoas 征):左侧卧位后将右下肢向后过伸,引起右下腹痛者为阳性,说明阑尾位置过深或在盲肠后位靠近腰大肌处。

3)闭孔内肌试验(Obturator 征):仰卧位,将右髋和右膝均屈曲 90°,病侧右股向内旋转,如引起右下腹疼痛者为阳性,提示阑尾位置较低,靠近闭孔内。

4)直肠指检:当阑尾位于盆腔或炎症已波及盆腔时,直肠指检有直肠右前方的触痛。如发生盆腔脓肿时,可触及痛性肿块。

5)腹部包块:阑尾周围脓肿形成时,右下腹可触到有触痛的包块。早期(尤其阑尾腔有梗阻时)可出现右下腹皮肤感觉过敏现象,范围相当于第 10~12 胸髓节段神经支配区,位于右髂嵴最高点、右耻骨棘及脐构成的三角区,也称 Sheren 三角,它并不因阑尾位置不同而改变。如阑尾坏疽穿孔,则该三角区皮肤感觉过敏现象消失。

3.辅助检查

(1)血常规检查:多数急性阑尾炎患者的白细胞计数及中性粒细胞比例增高,但升高不明显不能否定诊断,应反复检查,如逐渐升高,则有诊断价值。

(2)尿常规检查:尿检一般无阳性发现,但盲肠后位阑尾炎可刺激邻近的右输尿管,尿中可出现少量红细胞和白细胞。

(3)粪常规检查:盆位阑尾炎和穿孔性阑尾炎合并盆腔脓肿时,粪便中也可发现红细胞。

(4)X 线检查:胸腹透视列为常规。急性阑尾炎在腹部 X 线平片上也可出现阳性结果:5%~6% 的患者右下腹阑尾炎部位可见一块或数块结石阴影,1.4% 的病变阑尾腔内有积气。急性阑尾炎合并弥漫性腹膜炎时,为除外溃疡穿孔、急性绞肠梗阻等,立位腹部 X 线平片是必要的,如出现膈下游离气体,阑尾炎基本上可以排除。

(5)腹部 B 超检查:病程较长者,应行右下腹 B 超检查,了解是否有炎性包块存在。在决定对阑尾脓肿切开引流时,B 超可提供脓肿的具体部位、深度及大小,便于选择切口。

【治疗原则】

1.急性阑尾炎一经确诊,应尽早手术切除阑尾。因早期手术既安全、简单,又可减少近期或远期并发症的发生。如发展到阑尾化脓坏疽或穿孔时,手术操作困难且术后并发症显著增加。即使非手术治疗可使急性炎症消退,日后有 3/4 的患者还会复发。

2.非手术治疗仅适用于不同意手术的单纯性阑尾炎,急性阑尾炎的诊断尚未确定,以及发病已超过 72h 或已形成炎性肿块等有手术禁忌证者。主要措施包括选择有效的抗生素和补液治疗等。

【护理】

1.评估

(1)健康史及相关因素

1)一般情况:患者的年龄、性别、职业、婚姻状况、文化程度、营养状况等,尤其注意与现患疾病相关的病史和药物应用情况及过敏史、手术史、家族史、遗传病史和女性患者生育史等。

2）发病特点：患者是否有明显的腹部包块，有无腹痛，腹痛的特点，有无压痛、反跳痛，是否伴有发热。

（2）身体状况

1）局部：疼痛位置、特点等。

2）全身：重要脏器功能状况。

3）辅助检查：包括特殊检查及有关手术耐受性检查的结果。

2.护理要点及护理措施

（1）术前护理措施

1）按普通外科疾病术前一般护理常规。

2）全面评估患者：包括健康史及其相关因素、身体状况、生命体征，以及神志、精神状态、行动能力等。

3）心理护理：通过交流和沟通，了解患者及其家属情绪和心理变化，采取诱导方法逐渐使其接受并正视现实；医护人员应热情、耐心、服务周到，对患者给予同情、理解、关心、帮助，告诉患者不良的心理状态会降低机体的抵抗力，不利于疾病的康复。解除患者的紧张情绪，以便更好地配合治疗和护理。

4）术前护理：备皮，上至乳头连线，下至耻骨联合，两侧至腋后线，并剃去阴毛。腹腔镜手术时应清洁肚脐。

5）术前指导：嘱患者保持情绪稳定，避免过度紧张焦虑，备皮后洗头、洗澡、更衣，准备好术后需要的各种物品，通知患者立即禁食水，术前取下义齿，贵重物品交由家属保管等。

（2）术后护理

1）按普通外科术后一般护理常规。

2）患者术后清醒返回病房后，取去枕平卧位，头偏向一侧；麻醉完全清醒后，可取半卧位，以利于伤口引流及减轻疼痛。麻醉清醒后鼓励患者早期下床活动，以促进肠蠕动，预防肠粘连。

3）术后6h内持续低流量吸氧。

4）病情观察：术后密切观察患者血压、脉搏等变化，注意观察患者的主诉，及时发现可能发生的内出血。

5）密切观察伤口有无渗血，一旦发现，应观察出血量、速度、血压、脉搏；有无呼吸困难等征象，及时报告医师，及时进行处理。除药物止血外，必要时准备手术止血。

6）引流管的护理：急性化脓性阑尾炎或阑尾炎合并穿孔的患者，术后需留置腹腔引流管，活动、翻身时要避免引流管打折、受压、扭曲、脱出等。保持引流通畅，定时挤压引流管，避免因引流不畅而造成感染，如腹腔引流管引流出血性液应每日更换引流袋以防感染。

7）引流液的观察：术后引流液的观察是重点，每日记录和观察引流液的颜色、性质和量，如在短时间内引流出大量血性液体，应警惕发生继发性大出血的可能，同时密切观察血压和脉搏的变化，发现异常及时报告医师给予处理。

8）并发症的观察和护理

腹腔出血：术后6h内每30min测生命体征一次，如病情平稳后改4～6h测一次，如患者出现烦躁不安，面色苍白，需立即报告医生，做好紧急处理准备。

切口感染：术后3～5d每日测量生命体征4次，同时密切观察伤口情况，协助医师定时换药并注意无菌原则。

【健康教育】

1.保持心情舒畅，注意劳逸结合，生活有规律，适量运动，勿过度劳累。

2.饮食注意少量多餐,避免辛辣刺激食物的摄入,禁止吸烟、饮酒。

3.注意保暖,避免感冒。

4.保持伤口清洁,待伤口完全愈合后洗澡。

5.给予有关疾病、手术及康复知识的指导。

6.定期门诊复查,如有腹痛、发热,及时就诊。

（姜芳芳）

第十节　结、直肠癌

大肠癌包括结肠和直肠癌,是我国常见恶性肿瘤之一,其发病率呈上升趋势,尤其在经济发展较快的城市和地区。据上海市统计,1990年大肠癌的发病率已由原来恶性肿瘤的第四位上升为次于肺和胃癌之后第三位。2002年以后已超越胃癌跃居第二位,仅次于肺癌。而大肠癌中直肠癌的发病率保持不变,增加较多的是结肠癌,而且结肠癌的实际发病率已超过直肠癌,从而明显改变了我国长期以来大肠癌中以直肠癌为主的格局。值得注意的是在结肠癌中右侧结肠癌的比例亦呈明显增长之势。这种发病趋势与西方经济发达国家中结直肠癌的发病情况趋向一致。因此,如何预防其发生以降低其发病率和早期发现并采取积极有效的治疗措施以降低其死亡率已成为广大医务工作者的共同任务和目标。从整个大肠而言,癌肿的好发部位依次为直肠、乙状结肠、盲肠、升结肠,降结肠和横结肠。目前,直肠和乙状结肠癌加在一起仍占大肠癌的60%以上。两性发病率相仿,中位发病年龄在45～50岁,但我国发病年龄普遍比西方国家平均提早10年左右,30岁以下的青年人约占11%～15%,40岁以下则占40%左右。

【病因】

结直肠癌的发病原因尚未完全阐明,从大量资料来看,导致结直肠发生癌肿的因素总的可归纳为两大类:

1.环境因素

(1)饮食习惯:根据1974年世界肿瘤流行病学调查统计,结直肠癌以北美、澳大利亚、新西兰和西欧的大部分地区为高发,中美洲的加勒比海、非洲的撒哈拉沙漠、东地中海、南亚和日本则属低发。虽然莫桑比克和乌干达黑人的结直肠癌发病率居世界最低,但美国黑人的发病率却和美国白人相仿。移居夏威夷的日本人,其第二、三代的结直肠癌发病率与美国白人相仿,已远比日本本土的日本人高。这些情况说明发病率的高低与种族无关,重要的是环境因素。

当进一步分析环境因素时,发现在结直肠癌高发国家或地区中,人们以高蛋白质、高脂肪、低纤维素的精制食品为主。美国人饮食中的脂肪含量占总热量的41.8%,而日本人饮食中脂肪含量仅占总热量的12.2%。高脂饮食的危险性在于它在肠道中刺激胆汁大量分泌,致使进入肠道中胆汁酸和胆固醇量明显增加,胆汁酸的代谢产物次级胆汁酸如石胆酸、去氧胆酸和胆固醇的代谢产物如类固醇及类固酮均与致癌物质多环芳香烃的结构相似,很可能这些物质就是致癌物质。因为无论在实验性结肠癌或临床结直肠癌病例中,粪便中胆汁酸和胆固醇代谢产物的含量均明显高于对照组或正常人。此外,美国人粪便中石胆酸、类固醇和类固酮的含量比日本人和中国人要高4～5倍。这些都反映了与肠癌的发生存在着的密切关系。只是目前尚缺乏有力的直接证据。

在饮食习惯中另一个重要因素是饮食中纤维素的含量,因为高纤维素不但有助于促进肠内容物的传递和排出,从而减少肠内致癌物质在肠内停留时间和对肠黏膜的刺激作用,同时还可稀释肠腔内致癌物质的浓度,以降低其致癌的危害性。反之,低纤维素饮食将大大延迟粪便的排出,使致癌物质对肠黏膜的接触和刺激时间明显延长,同时肠内容物中致癌物质的浓度也将明显增高,从而加强了它们的致癌作用。Rozen(1981)的报道更证实了纤维素在肠癌发生中的重要地位,当增加蔬菜和水果的摄入量后,可使摄入相同热卡、脂肪和蛋白质量人群的结直肠癌发生率降低 2/3。

(2)肠道细菌:肠道内细菌,特别是厌氧菌对结直肠癌的发生具有极为重要的作用。动物实验证明在鼠中以 1,2-二甲肼(DMH)诱发结肠癌的成功率为 93%,但在无菌鼠中 DMH 诱发结肠癌的成功率仅 20%,从而有力地显示了肠道内细菌在肠癌发生中占有的重要地位,而在肠道细菌中则以厌氧菌尤其是梭状芽孢杆菌极为重要。结肠癌病人不但粪便中厌氧菌量明显增加,细菌的 β-葡萄糖醛酸苷酶、7α-脱羟酶和胆固醇的脱氢酶活性均增高。这些酶在胆汁酸核的去饱和与多环芳香烃的形成过程中,以及胆固醇环的芳香化中都起着极为重要的作用。体内有毒物质、包括致癌物质,经肝脏解毒,以 β-葡萄糖醛酸苷的形式经胆汁排泄至肠道、肠腔内的 β-葡萄糖醛酸苷酶又将其激活使之起毒性作用;7α-脱羟酶则使胆汁酸变为脱氧胆酸,从而具有致癌作用。Finegold 指出粪便中厌氧菌的数量随着肠内容物自回肠向结肠推进而增多,至乙状结肠时达最高值,因而乙状结肠是结肠癌最好发的部位。反之,回肠内容物虽含有同样多的胆汁酸和胆固醇,但回肠中厌氧菌量仅为乙状结肠中的 1/10000,这也许可以解释为什么回肠癌肿极为罕见和乙状结肠癌和直肠癌高发的原因。

(3)化学致癌物质:肠癌的发生显然与某些化学致癌物质有密切的关系。除上述胆汁酸和胆固醇的代谢产物外,亚硝胺是导致肠癌发生最强烈的致癌物质,动物实验显示亚硝胺类化合物是诱发胃肠道癌肿的重要物质,与食管癌、胃癌和结直肠癌的发生均有密切关系。亚硝酸盐与二级或三级胺在胃内酸性环境中可形成亚硝酸盐化合物。如有细菌存在,即使在中性环境中亦能合成亚硝胺。事实是亚硝酸盐和亚硝胺广泛存在于食物(如蔬菜)和唾液中,而 2 级或 3 级胺还存在于经亚硝酸盐处理的肉类和鱼类,例如咸肉、火腿、香肠、咸鱼以及熏制品食物中,也存在于匹拉米酮、利眠宁、土霉素等药品中。此外,肠道中有不少代谢产物也是属于二级胺的,因此胃肠道中完全有可能形成亚硝胺类化合物。油煎和烘烤的食品也具有致癌作用,因为在动物实验中显示蛋白质经高温热解后形成的甲基芳香胺可诱发结直肠癌。目前我国的饮食习惯中脂肪、蛋白质和热卡的量还远不及西方国家,近年来结直肠癌发病率的急剧上升可能还与这些化学致癌物质有关。

在化学致癌物质中还有一个应予重视的是香烟,已知有种肼类化合物在实验动物中可诱发结肠癌,DMH 是众所周知的致癌剂,如给大鼠每周皮下注射 DMH 10mg/kg,20 周后即可诱发结肠肿瘤。每支香烟含烟草 1g,每 20 支香烟(包)含 DMH 3mg,因此长期吸烟经呼吸道黏膜吸收,诱发结直肠癌的可能性是不容忽视的。此外,香烟还含有苯并芘,这是另一种致癌物质。总之,吸烟对结直肠癌的发生是一危险因素。

(4)土壤中缺钼和硒:Janson 等报道在美国土壤中缺钼和缺硒最显著地区,结直肠癌的发病率也最高,因为钼是植物硝酸还原酶的重要组成部分。土壤缺钼可导致硝酸盐在农作物内积聚,从而使食物中可形成亚硝胺的亚硝酸盐和硝酸盐含量显著增高。我国河南省林县食管癌高发的原因之一即为土壤缺钼。

一般所谓的活化作用也就是氧化过程,钼是一种抗氧化剂。食物缺钼必将导致体内缺钼,从而使抗氧化作用减弱,这样一方面摄入食物中亚硝酸盐和硝酸盐的含量增加,另一方面阻止致癌物质活化的抗氧化剂又减少。这样就为结直肠癌的发生提供了条件。

硒对人体来说是一种微量元素,但却是一种强抗氧化剂,它的主要作用在于抑制过氧化反应。因为过氧化反应使致癌原黏附于细胞脱氧核糖核酸(DNA)上,引起 DNA 的损害。缺硒后,抗体不能抑制过氧化反应,也就无法抵御致癌原带来的危害。

2.内在因素

(1)基因变异:从细胞学角度来看,一般认为癌的发生只是正常细胞生长和更新过程的病理性扩展、正常结肠黏膜上皮细胞 5～6 天更新 1 次,更新的细胞在达到黏膜表面时已停止 DNA 合成和细胞增殖活动。如在细胞生长更新时有过多胸腺嘧啶核苷酸酶形成和 DNA 合成,贮存于黏膜内,将促使上皮细胞异常增生。

从正常的结肠上皮细胞发展为癌肿,必然经历细胞异常增生的过程,结肠上皮细胞异常增高的增生是一常见的现象,可造成几种不同的情况,但并不认为这是一种癌前病变,增生性息肉并不是发生结直肠癌的诱因,增生性变化亦不伴有基因的突变,但可伴有基因的甲基化过低。正常基因的转录部分受基因甲基化程度的调节,DNA 甲基化程度越大,DNA 转录为 mRNA 越少,DNA 甲基化过低意味增加 mRNA 的转录,结果是 DNA 甲基化过低伴有增生过程。Feinberg 和 Vogelstein 首先报道了在结肠癌和肺癌中特殊基因与邻近黏膜中的基因相比,甲基化过低,他们观察到在这些癌肿时特异的原癌基因如 c-Ha-ras 和 c-ki-ras 都是甲基化过低的。因此,目前认为在结肠癌发生中甲基化过低是早期的基因改变。总之现有证据表明某些发生在增生性息肉中的增生现象与肿瘤发生中的现象是相仿的。究竟腺瘤发生前 DNA 甲基化有无特异变化有待进一步研究。增生性息肉中无基因突变,以及增生性息肉是否发生腺瘤的标志也尚有争议,需要进一步研究。

目前认识到在结肠癌发生和进展过程中有两种分子学改变是具有重要意义的,主要是有一些基因或特殊的基因结构发生突变。这些突变的基因包括原癌基因和抑癌基因,明显起作用的原癌基因如 c-Ha-ras 对正常细胞生长起正调节作用。单个 ras 基因的突变可造成蛋白质产物中单个氨基酸发生变化,这就足以使这一蛋白质起肿瘤基因的表型。但原癌基因罕有遗传的,因此在非遗传性病例中,更可能是暴露在环境中突变原的作用所致。除原癌基因的激活外,抑癌基因的灭能也与许多人类肿瘤的发生有关,与结直肠癌发生相关的抑癌基因已知不少,例如 APC、MCC、DCC、p53 基因等,但确切的作用机制以及它们在肿瘤发生中的地位尚有待进一步阐明。

(2)癌前病变的存在

1)腺瘤:结直肠腺瘤是与结直肠癌关系最密切的一种良性病变。根据 Morson 的观点认为结直肠癌都来自腺瘤,对此引起不少争论,无疑有一部分癌肿是原发的。但腺瘤与癌肿间的密切关系也是毋庸置疑的,因为在结直肠癌高发的国家或地区,腺瘤的发病率明显增高,反之在结直肠腺瘤低发的国家或地区,结直肠癌的发病率也是低的。Gilbertsen 报道在 25 年中对 45 岁以上无症状的人群每年作一次乙状结肠镜检查,并摘除所见到的腺瘤,共为 85487 人次作了乙状结肠镜检查,结果使直肠乙状结肠癌的发病率比预计减少 85%。从近 20 年的统计资料表明,美国直肠癌在结直肠癌中的比例已由 20 世纪 40 年代的 55% 降为 60 年代的 23%,充分反映了这些年美国广泛开展乙状结肠镜检查,并对直肠乙状结肠腺瘤采取积极处理的结果。从周锡庚等报道 1226 例大肠癌的资料中显示,当癌肿局限于黏膜层时,2/3 病变显示腺瘤癌变;当癌肿侵犯黏膜下层时,仅 20% 病变显示腺瘤癌变;当癌肿侵及肌层后,显示腺瘤癌变的比例更低。这说明随着癌肿发展,使原有腺瘤结构遭破坏,因而显示腺瘤癌变者逐步下降。这里再次体现了结直肠腺瘤与癌肿间的密切关系,同时也是腺瘤-癌肿序列的客观反映。对此,多数学者认为当结直肠腺瘤发展为癌肿时,平均需时约 10 年。

2)血吸虫性结肠炎:血吸虫病是与结直肠癌肿关系非常密切的另一种良性病变,特别在我国一些血吸虫病流行区中表现尤为突出,例如浙江省嘉善县是血吸虫病流行区,也是结直肠癌的高发区,结直肠癌的发病率和死亡率分别为 22.36/10 万和 18.33/10 万,高居全国农村之首。结直肠癌的死亡率占恶性肿瘤死亡的 27.84%,较其他省市高 4～9 倍。从上海市 10 个郊县的情况来看,青浦、松江和金山是血吸虫病流行最严重的三个县,而其结直肠癌的死亡率排序也是最高。从各家报道的临床资料来看,据周锡庚等报道1754 例结直肠癌中合并血吸虫病者 266 例,占 15.17％。上海医科大学附属肿瘤医院统计 1120 例结直肠癌标本中 18.1％伴血吸虫病。浙江医科大学附属第一医院在 661 例结直肠癌中 23.8％伴血吸虫病。杭州肿瘤医院报告 507 例结直肠癌中 27.4％伴血吸虫病。浙江嘉兴第一医院报道 314 例结直肠癌中 96.1％伴血吸虫病,这些资料充分反映了血吸虫病与结直肠癌间的密切关系。由于血吸虫卵长期存积于结直肠黏膜上,慢性炎症、反复的溃疡形成和修复,导致黏膜的肉芽肿形成,继之发生癌变。

3)慢性溃疡性结肠炎:是一种非特异性炎症,好发在直肠和乙状结肠,严重者则逐渐累及降结肠和全结肠。病程慢而长,反复发作,病程越长,癌变率越高,一般在发病 10 年后每 10 年增加 10％～20％的癌变率。病程达 30 年时,癌变率可达 40％。大约有 2％病人在确诊慢性溃疡性结肠炎时已有癌变。如发病时<10 岁,最终将有 1/3 病人发生癌变。因此,这也是一种比较肯定的癌前病变,其癌肿发生率为正常人的5～10 倍。但一时性的慢性溃疡性结肠炎病人并无癌变的危险。此病在西方国家发病率极高,我国的发病率虽无欧美那么高,但不应忽视,一经确诊即应积极治疗,并防止其反复以致癌变。

【病理】

1.好发部位　结肠癌中以乙状结肠发病率最高,盲肠其次,以下依次为升结肠、肝曲、降结肠、横结肠和脾曲。

2.形态学分类

(1)早期结肠癌可分为三型:①息肉隆起型(Ⅰ型),可分为有蒂型(Ⅰp)和广基型(Ⅰs)两种,此型多属黏膜内癌(M 癌);②扁平隆起型(Ⅱa 型),形似盘状,此型多属黏膜下癌(SMV 癌);③扁平隆起溃疡型(Ⅱa＋Ⅱc 型),亦有称为Ⅲ型,呈小盘状隆起,中央凹陷为一浅表溃疡。此型亦系黏膜下层癌。

(2)一般结肠癌在形态学上可分为三类:①隆起型,以右半结肠为多见,肿瘤向肠腔内生长,呈球状、半球状、菜花样,或盘状突起,瘤体较大,脆而易出血。肿瘤表面部易发生缺血而引起坏死、脱落、继发感染、溃烂、出血。肿瘤生长较慢,可长至较大,浸润性小,预后较好;②浸润型,常见于左半结肠癌肿,首先沿黏膜下在肠壁内呈浸润型生长,伴较多纤维组织反应,故较快引起肠腔狭窄。发展快,易导致急性结肠梗阻,恶性度高,预后差;③溃疡型,以直肠为多见。按溃疡的外形和生长情况,病理上又将其分为两类,一类为局限溃疡型,貌似火山口状,由不规则的溃疡形成。溃疡常呈碟形,边缘隆起外翻,基底则为坏死组织,癌肿向肠壁深层呈浸润性生长,恶性程度高;另一类为浸润溃疡型,肿瘤向肠壁深层呈浸润性发展,与周围分界不清,中央坏死,形成底大的深在溃疡,溃疡边缘黏膜略呈斜坡状抬高,而非肿瘤组织的外翻,其形状与局限性溃疡明显不同,在这类病例中,如在溃疡边缘采取活组织作检查,结果常可呈阴性,使人误认为非癌肿,值得注意。

部分结直肠腺癌是在腺瘤基础上发生的,细胞明显呈多形性,核分裂增多,并有间质浸润,即为癌变。由于癌变极少侵犯蒂部或基底,故又称为原位癌。当癌肿浸润穿透黏膜、侵入黏膜下或肌层时,才称为浸润性癌。

3.组织学分类　根据 1982 年全国大肠癌病理研究协作组所拟订的统一标准,大肠上皮恶性肿瘤的组织学分型如下:①管状腺癌,癌组织呈腺管样或腺泡状结构。根据其细胞分化程度,可分为高、中和低分化三种;②乳头状腺癌,癌细胞排列组成粗细不等的乳头状结构,并按其分化程度,癌细胞可呈高柱状,低柱状和介于两者之间的柱状;③黏液腺癌,其特点为癌组织中出现大量黏液,并根据黏液所在部位,又可分为两类:一类为细胞外黏液或称为间质黏液,即大量黏液主要位于间质中,黏液可表现为大片"黏液湖"形成,或呈囊腺癌结构,囊内充满黏液,并衬以分化较好的黏液柱状上皮。另一类则为细胞内黏液,状如印戒细胞,故又有印戒细胞癌之称,其恶性度较细胞外黏液者更高;④未分化癌,细胞弥散成片状或团块状,不形成管状结构或其他组织结构。细胞较小,与恶性淋巴瘤细胞难以区别。未分化癌的细胞核浆比例大,核异形性明显;⑤腺鳞癌,又称腺棘细胞癌,是一种腺癌与鳞癌并存的肿瘤。腺癌部分细胞分化较好,而鳞癌部分细胞分化则多较差;⑥鳞状细胞癌,其细胞分化多为中度至低度,呈典型鳞癌结构,腺鳞癌与鳞癌主要见于直肠和肛管,结肠黏膜不会发生这两种癌。

结直肠癌在组织学上有一个特点,即可以同时在一个肿瘤中出现两种或两种以上的组织学类型,在细胞分化程度上也不是均匀一致的。因此术前活组织检查,甚至术中冰冻切片检查均不能完全反映该肿瘤的实际情况,唯有对整个标本全面病理检查后,才能作出确切的组织学的诊断。

4.恶性程度　按 Broders 分级,视癌细胞分化程度分为四级:Ⅰ级:2/3 以上癌细胞分化良好,属高分化、低恶性;Ⅱ级:1/2～2/3 癌细胞分化良好,属中等分化,一般恶性;Ⅲ级:癌细胞分化良好者不足 1/4,属低分化,高恶性;Ⅳ级:为未分化癌。

5.播散途径　结直肠癌有四条播散途径:

(1)直接浸润:结直肠癌的局部浸润向三个方向扩散:①沿肠壁上下纵形方向的扩散较慢,一般局限在5～8cm 范围内,很少超越 8cm;②沿肠壁水平方向呈环状浸润,一般浸润直肠周径 1/4 约需时 6 个月,浸润1/2 周径约需时 1 年,浸润一圈约历时两年;③向肠壁深层浸润,自黏膜向黏膜下,肌层和浆膜层浸润、最后穿透肠壁、侵入邻近结构、器官组织,例如十二指肠、输尿管、胃、子宫、附件、小肠、膀胱、骶骨、髂血管等。

(2)淋巴转移:引流结肠的淋巴结可分为四组:①结肠上淋巴结,位于肠壁的肠脂垂内;②结肠旁淋巴结,位于结肠系膜边缘血管旁的淋巴结;③中间淋巴结,位于结肠系膜中部动脉旁的淋巴结;④中央淋巴结,供应该段结肠的主干动脉根部淋巴结。通常癌肿的淋巴转移是依次通过肠壁内淋巴管由①组向④组扩散,少数可出现跳跃式转移,①和②组淋巴结阴性,而③和④组淋巴结却可阳性,在个别情况中可发生左锁骨上淋巴结的转移。

(3)血行播散:结肠的静脉回流分别经肠系膜上、下静脉汇入门静脉。因此,肝脏是首先受累最常见的血行播散脏器。癌细胞经门静脉进入体循环,播散至全身,导致肺、骨和脑等脏器转移。在极少数情况下可以先出现肺或骨骼的转移。

(4)种植播散:脱落癌细胞的种植通常也是晚期病变的一种表现,腹膜腔种植是临床上最常见的一种类型,通常由于癌肿穿透肠壁浆膜层后,癌细胞脱落种植于脏层或壁层腹膜,并可弥散至全腹腔,但原发癌肿附近以及盆腔底部腹膜可能更为密集。吻合口种植则由于癌细胞脱落于肠腔内,然后种植于吻合口上。一般认为癌细胞在健全完整的黏膜面上是不会存活的,但在创面上则完全可以种植存活。根据最近的认识即使没有创面,肿瘤细胞还是可以种植存活的。腹壁切口的种植大多由于术中未注意切口保护,以致使脱落的癌细胞种植于切口中。

(5)神经周围播散:癌肿侵袭神经周围间隙或神经鞘后沿供应结肠的神经扩散,发生这种情况者不多见,提示预后不佳。

6.临床病理分期　根据肿瘤局部浸润扩散范围,有无区域淋巴结转移以及有无远处脏器播散三项指标来划分。其重要性在于为判断病情发展阶段决定治疗方案以及为估计预后提供依据。目前常用的分期方法有二:Dukes 分期和国际 TNM 分期。Dukes 分期自 1932 年提出后几经改良修正已与原始含义有很大出入,如不注明何种改良已无法判断其含义,各家报道结果更无法进行比较。为此,1978 年我国第一次大肠癌科研协作会议提出了大肠癌临床病理分期的改良方案作为全国统一使用标准。这一改良方案的特点是保持 Dukes 原始分期中各期的含意,然后再细分。具体如下:

A 期:肿瘤局限于肠壁。

A_0 肿瘤局限在黏膜。

A_1 肿瘤侵及黏膜下。

A_2 肿瘤侵犯肌层。

B 期：肿瘤穿透肠壁，侵入邻近组织结构或器官，但能切除，且无淋巴结侵犯。

C 期：不论肿瘤局部浸润范围如何，已有淋巴结转移者。

C_1 肿瘤附近淋巴结有转移。

C_2 肠系膜上或下血管根部淋巴结有转移。

D 期：远处器官如肝、肺、骨、脑等发生转移；远处淋巴结如锁骨上淋巴结或主动脉旁淋巴结有转移；肿瘤广泛浸润邻近器官已无法全部切除或形成冰冻盆腔；腹膜腔有广泛播散者。

国际 TNM 分期是 1950 年国际抗癌联盟（UICC）提出用以统一恶性肿瘤的临床分期。此后美国癌症分期和疗效总结联合委员会（AJCCS）承担大肠癌分期的研究，并建议采用 UICC 的 TNM 分期系统，至 1978 年 AJCCS 的建议在 UICC 的会议上得到认可和推荐。

Tx　原发肿瘤。

Tis　原位癌。

T_0　临床未发现肿瘤。

T_1　肿瘤局限于黏膜或黏膜下层（包括腺瘤癌变）。

T_2　癌肿侵犯肌层或浆膜层，但未超越肠壁。

T_3　癌肿穿透肠壁侵及邻近组织器官。

T_4　癌肿穿透肠壁侵入邻近器官形成瘘管者。

Tx　局部浸润深度不详。

N　区域淋巴结。

N_0　淋巴结无转移。

N_1　1～3 个淋巴结有转移。

N_2　≥4 个淋巴结有转移。

M　远处转移。

M_0　无远处转移。

M_1　有远处转移。

Mx　远处转移情况不详。

【临床表现】

结直肠癌是一种生长较慢的恶性肿瘤，原发癌肿的倍增时间平均为 620 天，表示在产生临床症状前肿瘤已经历了长时间的生长和发展。早期可无症状或因其早期症状缺乏特异性而不引起病人和医师的注意和重视，及至发现常已非早期；后期症状又视其发病部位，病变范围，类型以及有无并发症而异。

1.右侧结肠癌　右侧结肠在解剖上具有腔大、壁薄的特征；右侧结肠腔内的内容物多呈液状。从病理学上看右侧结肠以隆起型病变为多见，此类病变恶性度较低，发展缓慢，癌肿向肠腔内发展可生长成较大，易导致肿瘤远端缺血、坏死、溃破、出血和继发感染。临床上常表现为原因不明的贫血、乏力、疲劳、食欲减退、消瘦、消化不良、发热等症状。病人并无肠道症状，偶有腹部隐痛不适。由于早期这些症状缺乏特异性，常不引起病人注意，而诊治医师亦常不易想到本病的可能，但此时粪便隐血试验多呈阳性，后期在 60%～70% 病人中右侧腹部可扪及一质硬肿块，这是提示右侧结肠癌可能的一个征象，可惜已不是早期征象。

2.左侧结肠癌　左侧结肠腔较细，肠腔内容物多呈半固体状，而左侧结肠癌以浸润型多见，易导致肠腔狭窄和梗阻。早期临床上可表现为排便习惯改变,可出现腹泻、便秘或腹泻与便秘交替,但严格地说多数病人是便频,不是真正的腹泻,可有黏液血便或便血,血液与粪便相混,多呈暗红色或紫褐色,发生大出血者罕见。当肠腔变细,癌肿浸润浆膜层时,病人常有左侧腹部或下腹部隐痛,并随着肠腔狭窄的发展出现进行性便秘,排便困难,腹胀以及最后发生梗阻。

【诊断】

对临床医师来说,面对越来越多的结肠癌病例,其首要任务将是尽早作出诊断,以期进行积极有效的治疗。但按目前情况而言,从出现症状至明确诊断,平均60%病人需历时6个月以上。鉴于早期病人常无症状或症状极轻微,易被病人和初诊医师忽视,故文献报道各组病例中早期病例仅占2%～17%。由此可见,早期诊断已成为当前全体临床医师的共同努力目标。为此目的,应从下列几方面着手抓起。

1.识别并警觉早期症状　鉴于癌肿部位不同,临床症状各异,故对具有下列任何一组症状的病人都必须予以进一步检查:①原因不明的贫血、乏力、消瘦、食欲减退或发热;②出现便血或黏液血便;③排便习惯改变,便频或排便不尽感;④沿结肠部位腹部隐痛不适;⑤发现沿结肠部位有肿块。

2.对具有可疑症状的病人应有步骤地进行检查

(1)直肠指检:应列为常规检查的首要项目,因为从总体来看,目前我国大肠癌中直肠癌仍居多数,而直肠癌中75%位于直肠指检可及范围内。即使直肠指检未扪及肿瘤,但指套染有血性粪便则应高度怀疑结肠癌的可能,是一具有重要诊断意义的阳性发现。

(2)纤维结肠镜检查:是诊断结肠癌最主要、最有力的工具。因为它能直接看到病灶,了解其大小、范围、形态、单发或多发,最后还能通过活组织检查明确病变性质。因此,它是非常有效的检查手段。但纤维结肠镜检仍有一定的缺陷,不但它有盲点,在少数病人中由于肠痉挛使进镜困难,或因肿瘤引起肠腔狭窄前进受阻,但镜中又看不到肿瘤,从而给人以假阴性结果。另外有一种情况,即肉眼中貌似恶性或不能肯定者,活组织检查结果为良性,给人以假安全感,因此肠镜检查结果如能确定诊断固然价值很大,但如结果否定而症状可疑时,则尚应进一步作气钡双重对比灌肠造影 X 线摄片检查。此外,纤维结肠镜检查还有一个缺点,就是对病变的定位较差。

(3)气钡双重对比灌肠造影 X 线摄片检查:是诊断结肠癌最常应用而有效的方法。采用薄钡和空气灌肠双重对比的检查方法有利于显示结肠内较小的病变,其清晰度远优于单纯钡剂灌肠摄片检查。大体形态不同的癌肿在 X 片中可呈现不同的形状,由于癌肿首先破坏黏膜,继之浸润肠壁,因而 X 线片上共同显示黏膜紊乱、黏膜纹中断、肠壁僵硬、边缘不规则和结肠袋消失。隆起型癌肿常表现为肠腔一侧的充盈缺损;溃疡型癌肿则表现为肠壁不规则并有龛影,其周围较透明;浸润型癌肿当还局限于肠壁一侧时则表现为此侧肠壁的收缩,当癌肿已浸润肠壁一圈时,则可见环状或短管状狭窄。但不论何种类型癌肿当侵及肠周径一圈时均可出现肠腔变细、狭窄,甚至钡剂通过受阻。一般结肠癌侵犯肠管的长度较短,不超过10cm。在 X 线中黏膜从正常变为破坏较为突然。

结肠癌与良性腺瘤在 X 线片中的区别主要在于后者不破坏黏膜结构,亦无浸润,故同样充盈缺损其表面光滑,边缘整齐,结肠袋存在,肠腔亦无狭窄。气钡造影的最大缺点是对所见病变不能定性。

(4)B 型超声波扫描检查:并不是诊断结肠癌的主要手段,仅在腹部扪及肿块时,对判断肿块属实质性或非实质性有帮助。因为肿块周围均为肠段,肠腔反射常使实质性的图像不能正确地反映出来,故阴性结果并不可靠。但结肠癌时腹部 B 型超声扫描对判断肝脏有无转移有一定价值,故应列为术前常规检查的内容之一。此外,目前已有一种在内镜中可用的 B 超探头,可判断肿瘤的浸润深度甚至局部淋巴结的受侵情况,对术前病期判断有很大帮助,只是目前尚未推广,在有条件的单位宜作为常规检查。

(5)CT 扫描和 MRI 成像检查:不应作为每一病例的常规检查项目,主要适应证有:①当 B 型超声显示肝内有占位病变时,肝脏 CT 扫描有助于精确判断转移病变的大小、数目、部位,是否有可能手术切除;②临床检查结肠肿瘤活动度降低时,为了解癌肿对周围结构或器官有无浸润,判断手术切除的可能性和危险性时;③血液肿瘤标志物检测明显升高者,例如 CEA、CA-19-9、aFP 等,应作腹部 CT 扫描。

(6)血清肿瘤标志物测定:目前尚无一种特异的肠癌抗原。癌胚抗原(CEA)则是结肠癌时临床上应用最广泛的一种细胞膜糖蛋白,在大肠癌和其他组织中均可测到此种抗原,它在结肠癌和其他非胃肠道癌肿时均可升高。从总体而言,结肠癌时血清 CEA 值高于正常者仍为数不多,并与癌肿的侵袭范围正相关,它主要对术后复发的监测和预后的判断有帮助。糖抗原 19-9(CA-19-9)是 Kopowski 等(1979)从结肠癌细胞株 SW1116 中分离出来的一种肿瘤相关抗原,但它对胰腺癌具有较高敏感性和特异性,对结直肠癌的敏感性不及 CEA,但特异性则较 CEA 高。CEA 和 CA-19-9 间并无明显相关性,然而当 CA-19-9 与 CEA 联合检测时敏感性可达 86.36%,特异性为 88.79%,尤其适用于术后监测,有助于早期发现复发和转移,可作为结直肠癌病人术后的常规监测手段。

3.诊断要点　综合临床表现和诊断措施,可归纳为下列几条:

(1)右半结肠癌的诊断要点:①不明原因的贫血和乏力;②消化不良;③持续性右侧腹部隐痛不适;④右侧腹部可扪及肿块;⑤粪便隐血试验阳性;⑥结肠镜检查看到具有特征性的病变;⑦气钡灌肠造影可见特征性 X 线表现。

(2)左侧结肠癌的诊断要点:①排便习惯改变,便频、便秘或二者交替;②血便或黏液血便;③结肠梗阻性症状,包括进行性排便困难,便秘和腹部胀痛;④结肠镜或乙状结肠镜检查看到具有特征性的病变;⑤气钡双重对比灌肠造影 X 线片中显示特征性病变。

【治疗】

1.治疗原则　至今为止,手术切除仍是治疗结肠癌最主要而有效的方法:

(1)对于癌肿尚局限于肠壁内的病人来说,切除病变肠段及其淋巴引流区,可以达到彻底根治的目的;

(2)对癌肿已穿透肠壁或已伴区域淋巴结转移的病例,按照根治手术切除的要求和范围,有可能取得彻底根治的效果,但也有可能残留肉眼看不到的微转移灶,对这类病变,单纯手术切除显然是不够的。为了防止这种情况的发生,以及考虑到手术前要正确判断病变范围是很难的,必须加强手术前后的综合治疗,并争取对转移灶行手术切除,以达到根治切除的要求。

(3)对原发癌肿尚能切除,但已有远处转移的病例,首先应争取尽量切除原发肿瘤;如转移病变为单发,则视病人情况可一期或分期切除转移灶;如转移灶为多发,则应在切除原发肿瘤前后,进行综合治疗,并争取再次手术时能尽量将转移灶切除,当前对肝转移的切除,在综合治疗的配合下趋向更为积极的态度。

(4)对于无远处转移,肿瘤局部较为固定的肿瘤,只要无重要结构或器官受累,仍应尽量争取切除原发肿瘤后进行综合治疗。因为肉眼鉴别炎性固定与癌性固定极为困难,临床上常遇到判断为癌性浸润的病变病理诊断却为炎性浸润,故不应轻易放弃切除原发肿瘤的努力;

(5)对局部癌肿确已无法切除的病例,为防止梗阻或解除梗阻,首选内转流术;对无法作内转流术的病例,则可选作近端结肠的造口减压术;

(6)对不适于手术切除的多发性肝转移病例,可经胃右或胃网膜右动脉插管放置肝动脉注射泵备术后经肝动脉化疗之用,同时进行全身化疗。

(7)由于结肠癌不适宜进行手术前后的辅助放疗,故对术中发现肿瘤已穿透肠壁(浆膜)有邻近组织结构浸润或伴淋巴肿大疑有转移的病例,除非有术中放疗设备可考虑术中放射外,在切除手术后腹腔内可留置化疗泵备术后腹腔化疗之用。

2.手术前准备　病员术前必须进行全面检查,以了解浸润范围和有无远处转移,包括腹部肿块、腹水、肝脏大、结肠梗阻、左锁骨上或腹股沟淋巴结肿大。胸部摄片有无肺部转移,以及检查盆腔有无转移。同时应全面了解重要脏器的功能,包括心、肺、肝、肾功能和凝血机制,有无糖尿病、贫血、营养不良等情况,以便判断有无手术禁忌证和估计手术的风险有多大。根据全面检查结果,术前应尽可能纠正各种存在的失衡和缺陷,以提高手术安全性。此外,在精神上应鼓励病人,使其明确手术与各种治疗措施的必要性,去除恐惧心理,树立战胜疾病的信心和对医师的信任,更好地配合治疗,以期获得较好的疗效。

肠道准备是结直肠切除手术前极为重要的一个部分,它是保证手术后吻合口一期愈合的关键,包括机械性肠道清洁与抗生素准备两部分,可是当前对这种认识出现了全盘否定、认为准备与否差异不大的观点。但在目前国内外尚未完全一致认同时,仍应重视术前肠道准备。对无梗阻的患者术前不必禁食,可于术前 2 天起给进流汁饮食,同时给予静脉补液,以补充口服的不足,保证术前体内良好的水化和电解质平衡。术前 1 天给口服磷酸化钠(Fleet 磷酸苏打液)45ml 两次,每次服 1 杯 200ml 水,或 10％甘露醇 250ml和水 1000ml。术前 1 天给口服甲硝唑 400mg 和庆大霉素 8 万 u,每 4 小时 1 次,共 4 次。对伴不全梗阻或慢性梗阻的患者不宜用上述导泻药,入院后即应给予液体石蜡油 50mg,每日 1 次,一直服用至手术,大约服用 5～7 天。

3.结肠癌根治性切除术　结肠癌根治性切除的范围应包括病变肠段及其系膜和供应血管及引流淋巴区。就癌肿本身而言,切除近远端各 5～10cm 肠管已经足够,无需切除过多的肠段,但为了清除系膜血管根部淋巴结,在结扎切断主要系膜血管后,其供应的肠段也就不得不随之切除。

(1)右半结肠切除术:主要适用于盲肠、升结肠和结肠肝曲癌肿。切除范围应包括大网膜、15cm 末端回肠、盲肠、升结肠、肝曲和右侧横结肠及其系膜血管和淋巴结。

手术多取右侧脐上下正中旁切口,进腹后先全面探查了解播散情况和有无其他伴发病变,在确定肿瘤可切除后,于肿瘤近、远端肠段系膜缘穿过纱带或粗丝线,结扎、阻断肠腔,向肿瘤段肠腔内注入 5-FU1000mg。首先分离、结扎、切断胃网膜血管分支和胃结肠韧带、清除胃网膜血管旁和幽门下淋巴结。将断离的大网膜自横结肠左侧附着处分离至横结肠中部。切开胰腺下缘与横结肠系膜根部返折处浆膜,显露肠系膜上血管,从肠系膜上血管根部清除淋巴结。显露结肠中动、静脉,在其起始部双重结扎并切断之。依次显露结肠右和回结肠血管根部,分别双重结扎切断。清除血管根部淋巴结。沿横结肠向右游离肝曲,注意勿损伤位于后上方的十二指肠水平部,切开右侧结肠旁沟处腹膜返折,游离全部右侧结肠,注意勿损伤后内方的右侧输尿管。最后在横结肠中部切断结肠和距回盲瓣 15cm 处断离回肠,整块切除右半结肠及其系膜、淋巴结和大网膜,作回肠横结肠端端吻合术,间断法一层内翻缝合。缝闭系膜裂孔,逐层关腹。

(2)横结肠切除术:主要适用于横结肠中部癌肿。切除范围为全部大网膜、横结肠包括肝曲、脾曲及其系膜和淋巴结。

手术步骤基本同右半结肠切除。切口宜偏高。探查腹腔后,同样结扎肿瘤段肠腔和注入 5-FU1000mg。结扎切断胃网膜血管分支,切开横结肠系膜与胰腺下缘交界处向下分离至结肠中动脉根部,予以双重结扎后切断之,清除其周围淋巴结、然后沿横结肠向右分离肝曲,注意保护上后方的十二指肠水平部;沿横结肠向左分离脾曲,注意勿损伤脾脏。整块切除横结肠及其系膜,淋巴结和大网膜,行升结肠和降结肠端端吻合,间断法一层内翻缝合,缝闭系膜裂孔,逐层关腹。

(3)左半结肠切除术:适用于结肠脾曲和降结肠癌肿。切除范围为全部大网膜、横结肠左半、脾曲和降结肠及其系膜和淋巴结。乙状结肠是否切除需视癌肿部位而定。

取左侧正中旁切口,起自左肋缘下至脐下三横指。腹腔探查,阻断肿瘤近远端肠腔,注入 5-FU1000mg。分离、结扎、切断胃网膜血管分支,沿横结肠系膜根部与胰体下缘交界处切开后腹膜,自上向下清除腹主动脉周围脂肪、淋巴组织,在结肠左动、静脉根部分别双重结扎后切断。并视癌肿部位的高低,决定乙状结肠血管结扎切断与否。然后切开左结肠外侧后腹膜,游离左侧结肠,分别在横结肠中部和乙状结肠或直肠上端断离,整块切除大网膜和左半结肠及其系膜和淋巴结.将横结肠近端与乙状结肠或直肠上端行端端吻合术,间断法、内翻一层缝合术。在清扫淋巴结和结扎切断结肠左血管时需注意勿误伤其内后方的左侧输尿管、精索静脉或卵巢静脉。脾曲癌肿和降结肠上段癌肿无需切除乙状结肠,降结肠下段癌则需一并切除乙状结肠。

(4)乙状结肠切除术:适用于乙状结肠癌。切除范围包括乙状结肠及其系膜和淋巴结。取下腹左正中旁切口,进腹后探查、阻断肿瘤段肠腔,注入 5-FU 1000mg,其操作同上述手术。沿乙状结肠系膜根部切开两侧后腹膜,游离乙状结肠及其系膜,向上分离至肠系膜下血管根部,清除其周围淋巴结,向下至乙状结肠动脉起始部予以双重结扎后切断之,然后断离降结肠下端和直肠上端,移去乙状结肠及其系膜和淋巴结,行降结肠直肠端端吻合术,间断,一层内翻缝合。如吻合时感到有张力,则应游离脾曲。

4.**梗阻性结肠癌的手术处理** 癌肿导致梗阻是结肠癌最常见的一种并发症,也可以是一部分病人最早的临床表现或作出诊断时的状况。鉴于结肠梗阻形成一个闭锁肠襻,肠腔极度扩张,肠壁血运易发生障碍而致缺血、坏死和穿孔。癌肿部位越近回盲瓣,闭锁肠襻越短,发生穿孔的危险性越大。因此对结肠梗阻病人宜取积极态度,在胃肠减压、补充容量、纠正水电解质紊乱和酸碱平衡失调后,宜早期进行手术。盲肠癌如引起梗阻时,临床上常表现为低位小肠梗阻的征象。虽然发生坏死穿孔的危险性似乎较小,但梗阻趋向完全性,无自行缓解的可能,故亦以早期手术为宜。在手术处理上可遵循下列原则:①右侧结肠癌并发急性梗阻时应尽量争取做右半结肠切除一期吻合术;②对右侧结肠癌局部确已无法切除时,可选作末端回肠与横结肠侧侧吻合术-内转流术(捷径手术);③盲肠造口术由于减压效果不佳,目前已基本被废弃;④左侧结肠癌引起的急性梗阻在条件许可时应尽量一期切除肿瘤。切除手术有 3 种选择,一是结肠次全切除,回肠乙结肠或回肠直肠吻合术;二是左半结肠切除,一期吻合、近端结肠失功性造口术,二期造口关闭;三是左半结肠切除,近远端结肠造口或近端造口,远端关闭,二期吻合;⑤对肿瘤已无法切除的左侧结肠癌可选作捷径手术或横结肠造口术。

5.**结肠癌穿孔的处理** 结肠癌并发穿孔大多发生在急性梗阻后,少数亦可发生在癌肿穿透肠壁后溃破。不论其发生的机制属哪一种都是极其严重的临床情况,急性梗阻时发生的穿孔大多发生在盲肠,由于肠腔内压力过高导致局部肠壁缺血、坏死而穿孔,此时将有大量粪性肠内容进入腹腔,产生弥漫性粪性腹膜炎,并迅速出现中毒性休克。因此感染和中毒将成为威胁病人生命的两大因素。至于癌肿溃破性穿孔则除粪汁污染腹腔外,尚有大量癌细胞的腹腔播散、种植。因此,即使闯过感染和中毒关,预后仍然不佳。在处理上首先强调一旦明确诊断即应急诊手术,同时加强全身支持和抗生素治疗。手术原则为不论那一类穿孔,都应争取一期切除癌肿,右侧结肠癌引起穿孔者可一期吻合,左侧结肠癌并发穿孔者切除后,宜近侧断端造口。对癌肿溃破而不作切除的病例,结肠造口宜尽量选在肿瘤近端,并清除造口远端肠腔内粪质,以免术后粪质随肠蠕动不断进入腹腔。

6.**结肠癌的辅助化学治疗** 虽然外科手术是结肠癌的首选治疗手段,但手术的能力有限,当病变超出手术范畴时,外科手术也就无能为力,此外,在不少情况下手术已把原发肿瘤切除,似乎感到手术很彻底,但事隔一年半载,远处器官出现了病变或局部又再出现复发,防止和面临这些情况的出现,有赖于综合治疗。鉴于腹腔器官特别是小肠对射线太敏感,耐受性差,故放射治疗不宜应用于结肠癌,化学治疗就成了结肠癌时重要辅助治疗手段,以往一直认为肠癌对化疗是不敏感的,至多是一种安慰治疗,20 世纪 90 年代以来这种概念已被大量事实证实是错误的。随着给药方法和途径的改变,生物调节剂的应用、药物结构的改变和新药的开发,化疗在进一步提高疗效、防止复发、延长生存时间及改善生活质量等方面发挥了显著作用,因而当前化学治疗已成为结肠癌综合治疗中不容轻视的一个重要手段。

5-氟尿嘧啶(5-FU)是结直肠癌中应用最广、药疗效较为可靠的国际公认选用药物,但单剂治疗结直肠癌的反应率仅在 10%~20%,有效时间持续<12 个月,且对生存率并无影响。大量资料显示如果肿瘤细胞暴露在大剂量高浓度 5-FU 中或长时间持续暴露在 5-FU 中,5-FU 的抗癌活性将明显提高。从一项 6 个临床试验包括在 19 例结直肠癌化疗的研究中显示,接受 5-FU 持续静脉滴注的病例反应率明显比静脉推注的高,其血液系统副反应亦相对少,唯手足综合征的发生率偏高(34%:13%),这些资料支持了延长肿瘤细胞暴露于 5-FU 中的给药方法是合理和有效的,但持续静脉滴注的给药方法在欧洲已被广泛接受,在美国则未被接受,因为感到静脉推注比静脉滴注更方便,费用亦以前者为高,此外需留置中央静脉导管和泵,从而产生相关并发症等缺点。目前国内采用一种经外周静脉留置导管便携式化疗泵的方法,它避免了住院、卧床静脉滴注和留置中心静脉导管及由此引起的各种并发症。费用差别不大,而疗效和毒副反应却有明显的不同,病员并不感到不方便反而感到现在没有了以往对化疗的那种恐惧感。

近年来,许多研究观察了亚叶酸钙(LV)对 5-FU 的生物调节作用,从一项对 9 个临床试验包括 1400 例病人的综合分析中显示 5-FU/LV 联合治疗的反应率为 23%,较单药 5-FU 的 11%明显为高,只是中位生存期两者并无差异,然而当用于辅助治疗时,5-FU/LV 联合应用可明显提高术后 5 年生存率。因而5-FU/LV 联合应用已被国际第一个公认作为结直肠癌术后辅助化疗的标准方案和进展期结直肠癌的一线选用方案。

在具体应用时有多种方案,应用最广泛的要算美国 Mayo Clinic 方案与欧洲的 DeGramont 方案:

(1)MayoClinic 方案:LV 20mg/(m² · d),静脉推注,5-FU 425mg/(m² · d)静脉推注,每 4 周连用 5 天每天 1 次。

每 4 周给 5 天作为一疗程,在这一方案中原本药物是静脉推注的,现在可以将 5 天药量灌注在一250ml 容量的化疗泵中,药物和 5%葡萄糖液或 0.9%生理盐水加至 240ml,以 2ml/h 的速度自动滴注。

(2)DeGramont 方案:LV 200mg/(m² · d)2 小时滴注,5-FU 400mg/(m² · d)静脉推注,然后 5-FU600mg/(m² · d)静脉输注 24 小时,每 2 周连续给药 2 天。

每 2 周给药 2 天,作为 1 周期,2 次为一个疗程,在这一方案中原本采用静脉推注与滴注相结合,现在同样可以灌注在一 250ml 容量的化疗泵中自动滴注,其速度为 5ml/h。但在药物剂量上必须进行调整,LV可按 20mg/(m² · d)给予,因为如按 200mg/(m² · d)势必引起严重口腔溃疡,使病人无法忍受而中断治疗。5-FU 剂量亦略予减少,由原来方案中 1000mg/(m² · d)改为 750mg/(m² · d),以保证疗效的同时避免严重毒副反应的发生。

卡培他滨是新一代 5-FU 的前体,一种口服液的氟尿嘧啶氨基甲酸酯,可以迅速吸收在肝脏内被代谢为 5′脱氧.5-氟胞苷(5′-DFCR)和 5′脱氧-5-氟尿苷(5-DFUR),这是两种没有细胞毒性的中间代谢产物,它们在进入肿瘤细胞后,通过胸腺嘧啶磷酸化酶(TP)的作用才迅速转化成 5-FU,而正常细胞因为缺乏 TP酶,故不会产生 5-FU,因此 5-FU 在肿瘤细胞中具有选择性产生和发挥作用的特点。卡培他滨具有模拟持续滴注的作用,疗效高、耐受性好、使用方便,其单药的疗效完全可与 5-FU 媲美。希罗达的给药方案有二:①希罗达 2000mg,每日 2 次(2500mg/(m² · d),分 2 次口服)。服用 14 天停 7 天为一疗程;②希罗达1250mg/(m² · d),分 2 次口服,相当 1000mg,每日 2 次,连续服用,中间不停,4 周为一疗程。当前美国FDA 也已批准卡培他滨可作为Ⅲ期结直肠癌术后标准辅助化疗方案之一。

第三个被国际批准的是 MOSAIC 的 FOLFOX 方案,即奥沙利铂+5-FU/LV,采用的是 de-Gramont的两周方案。两周为一周期,两周期为一疗程,同样术后应用 6 个疗程。具体 OXA 85mg/m²,iv 2h d1,LV 200mg/m²,iv 2h,5-FU 400mg/m²,静脉推注。继之 5-FU 600mg/m²,gtt 22h d1~2,Q2W×12。鉴于

卡培他滨已被证明不但疗效不比 5-FU/LV 差,且更具毒副反应轻,使用方便的优点,故也可用 XELOX 方案,即用希罗达 $1000mg/m^2$,Bid po,服两周停 1 周取代 5-FU/LV,OXA 改为每 3 周 1 次×8 次。

【治疗原则】

1.手术治疗　结肠、直肠癌一经确诊,应尽早行根治性切除术,手术可分为开腹手术和腹腔镜手术。

2.放疗与化疗　作为辅助治疗有一定效果。

3.免疫治疗。

4.中医中药治疗。

【护理】

1.评估

(1)健康史及相关因素:包括家族中有无发病者,初步判断肿瘤的发生时间,有无对生活质量的影响,发病特点。

(2)一般情况:患者的年龄、性别、职业、婚姻状况、营养状况等,尤其注意与现患疾病相关的病史和药物应用情况及过敏史、手术史、家族史、遗传病史和女性患者生育史等。

2.护理措施

(1)术前护理措施

1)按普通外科疾病术前护理常规。

2)全面评估患者:包括健康史及其相关因素、身体状况、生命体征,以及神志、精神状态、行动能力等。

3)心理护理:护理人员应了解患者的心理状况,有计划地向患者介绍有关疾病的治疗、手术方式及结肠造口术的知识,增强患者对治疗的信心,使患者能更好地配合手术治疗及护理。同时也应取得患者家属的配合和支持。

4)维持足够的营养:结肠、直肠癌患者由于长期的食欲下降、腹泻及癌肿的慢性消耗,手术前的营养状况欠佳。术后患者需有足够的营养进行组织修补、维持基础代谢。因此术前须纠正贫血和低蛋白血症,提高患者对手术的耐受力,利于术后康复。应尽量多给予高蛋白、高热量、高维生素、易消化的少渣饮食,如因胃肠道准备需要限制饮食,可由静脉补充。

5)做好术前准备:协助患者做好术前相关检查工作,如影像学检查、心电图检查、胸片、血液检查、尿便检查等;备皮;肠道准备。①控制饮食,术前 2~3d 进流质饮食,有肠梗阻症状者,应禁食补液。②给患者口服泻药,术前 1 日中午 12:00 及晚间 19:00 分别嘱患者口服 50%硫酸镁 50ml,服药后半小时内饮温开水 1500~2000ml。如果在睡前大便尚未排净,应进行清洁灌肠。③术前日服肠道不吸收抗生素。

6)做好术前指导:嘱患者保持情绪稳定,避免过度紧张焦虑,备皮后洗头、洗澡、更衣,准备好术后需要的各种物品如一次性尿垫、痰杯等,术前晚 22:00 以后禁食水,术晨取下义齿,贵重物品交由家属保管等。

(2)术后护理措施

1)按普通外科术后护理常规及全麻手术后护理常规护理。

2)体位:术后取去枕平卧位,头偏向一侧,6h 后病情稳定,可改为半卧位,以利呼吸和腹腔引流。

3)严密观察病情变化

①观察生命体征:术后每 30min 测脉搏、血压、呼吸 1 次。病情稳定后改为每 4h 测 1 次。

②局部出血情况:由于肠癌手术范围大,渗血多,若有止血不全、缝线脱落等,均可引起术后出血。术后应观察腹部引流液及骶尾引流液的颜色、性状和量,同时要观察腹部及会阴部创面敷料,如局部渗出较多需及时处理。

4)饮食:应禁食、静脉补液,至肛门排气或结肠造口开放后进流质,1 周后改为半流质,2 周左右方可进普食,且选择易消化的少渣饮食。

5)应用抗生素:由于肿瘤患者抵抗力下降,结肠、直肠癌手术创面暴露时间长,术后可能发生切口或腹腔感染,为防止感染常应使用有效的抗生素。

6)术后尿潴留的观察与护理:直肠癌根治术易损伤骶部神经或造成膀胱后倾,可致尿潴留,故术后均需放置导尿管。术后 5～7d 起开始训练膀胱舒缩功能,即夹闭导尿管 2～3h 开放 1 次,并观察患者尿意和排尿量是否正常,如基本恢复正常,术后 10d 左右可拔除尿管。

7)会阴部切口的护理:由于 Miles 手术范围大,会阴部残腔大,术后渗血渗液易潴留残腔引起局部感染,应采取措施加以预防。①保持切口外层敷料的清洁干燥,如被污染或被血液渗湿,应及时更换。亦可根据全身情况,于术后 7～10d 起用 1:5000 高锰酸钾溶液温水坐浴,每天 2 次。②保持骶尾引流管通畅,防止引流管堵塞、弯曲、折叠;观察记录引流液的量和性质;骶尾引流管一般在术后 7d 引流量减少时可逐渐向外拔出。拔除引流管后,要填塞纱条,防止伤口封闭,形成无效腔。

8)结肠造口的护理:结肠造口是将近端结固定于腹壁外,粪便由此排出体外,故又称人工肛门。护理包括以下几种。

①结肠造口一般于术后 2～3d 待肠蠕动恢复后开放。造口开放前注意肠段有无回缩、出血、坏死等情况,因造口的结肠张力过大、缝合不严、血供障碍等,均可导致上述情况。

②保护腹部切口:造口开放后早期,粪便稀薄,次数多,因此患者取左侧卧位,应用塑料薄膜将腹部切口与造口隔开,目的是防止流出的稀薄粪便污染腹部切口,导致切口感染。

③保护肠造口四周皮肤:造口开放后连接人工肛门袋,早期,粪便稀薄,不断流出,对腹壁皮肤刺激大,极易引起皮肤糜烂,应彻底清洗造口周围皮肤,并在瘘口周围皮肤处涂以皮肤保护剂(如:复方氧化锌软膏、溃烂粉等)。

④并发症的观察与护理:造口坏死、感染:观察造口血液循环情况,有无出现肠黏膜颜色变暗、发绀、发黑等异常。造口狭窄:为预防造口狭窄,术后 1 周开始用手指扩张造口,每周 2 次,每次 5～10min,持续 3 个月。每次操作时手指套上涂上液状石蜡,沿肠腔方向逐渐深入,动作宜轻柔,忌用暴力,以免损伤造口或肠管。便秘:患者术后 1 周后,应锻炼定时排便。当进食后 3～4d 未排便或因粪块堵塞发生便秘,可插入导尿管,一般不超过 10cm,常用液状石蜡或肥皂水灌肠,但注意压力不能过大,以防肠道穿孔。

【健康教育】

1.疾病复发的观察:遵医嘱正确应用抗癌药,定期复查。

2.造口术后康复护理

(1)衣着:以柔软、舒适、宽松为原则,不需要制作特别的衣服,适度弹性的腰带并不会伤害造口,也不妨碍肠道的功能,不要引起造口受压。

(2)饮食:原则上不需忌口,只需均衡饮食即可。多食些新鲜水果蔬菜,保持大便通畅。进食时尽量做到干湿分开,以便使粪便成形,同时可增加饮用酸牛奶以调节肠造口菌群,起到调节肠功能的作用。不易消化、产气较多或有刺激性的食物尽量避免食用,如糯米类的粽子、汤圆,带壳类的瓜子、花生、绿豆等,啤酒、可乐,引起异味的食物如辣椒、咖喱、洋葱等。就餐时,应细嚼慢咽,尝试新品种的食物时应逐渐增加,以免引起腹泻。对尿路造口者,饮食中要特别注意食物的酸碱性。

(3)工作:一般造口患者术后半年即可恢复原有的工作,而且无需担心造口影响正常工作,只要避免过重的体力劳动,注意劳逸结合。

(4)沐浴:造口者一旦伤口愈合就能享受沐浴的乐趣,水对造口没有害处。以淋浴方式清洁身体及造口,最好选用无香精的中性沐浴液。若戴着造口袋沐浴,可选用防水胶布贴在造口袋底盘的四周,浴毕揭去胶布即可。

（5）运动：为了保持身体健康及生理功能，可维持适度的运动，如游泳、跑步等。游泳时可选用迷你造口袋或使用造口栓，要避免碰撞类的运动，如拳击、篮球等。运动时加造口腹带约束效果更好。

（6）坚持定期复查，2年之内3个月复查1次，2～5年每半年复查，发现问题及时就诊。

（陈秋菊）

第十一节　胆囊炎

【病理】

在解剖上，胆囊是一个盲袋，有细长而弯益的胆囊管与胆管相通，因而容易发生梗阻并引起急性胆囊炎，或在急性炎症消退之后，留下慢性炎症的改变。引起胆囊胆汁流出梗阻的最常见的原因，是胆囊结石，80%～95%的急性胆囊炎病人，胆囊内含有结石。其他引起梗阻的原因尚有胆道蛔虫、胆囊肿瘤、胆囊扭转、胆囊管狭窄。由于细菌感染或胆囊内浓缩胆汁的刺激，亦可引起胆囊颈部黏膜的充血水肿，并发生梗阻，此等原因所致的急性胆囊炎，一般统称为急性非结石性胆囊炎，便于与急性结石性胆囊炎相区别。继发于胆道感染时胆囊的急性炎症改变，一般不作为一个单独的疾病。

另外的一种非结石性胆囊炎是发生于严重创伤、重大手术后的病人，病人多有过低血压、休克等循环动力紊乱，并伴有多器官功能障碍的表现，故此时急性非结石性胆囊炎是全身多器官功能障碍综合征（MODS）的一项表现。

急性胆囊炎开始时均有胆囊管的梗阻，胆囊内压力升高，胆囊黏膜充血、水肿，胆囊内的渗出增加。外观上，胆囊肿大，张力较高，胆囊壁呈水肿、增厚、血管扩张、浆膜面上有纤维素性渗出，并常与附近的脏器有纤维素粘连。如果胆囊梗阻不能缓解，胆囊内压力将继续升高，促使囊壁发生血循环障碍，导致胆囊壁坏疽及穿孔。当合并有细菌感染时，上述的病理过程将发展得更为迅速。当胆囊的梗阻一旦解除，胆囊内容得以排出，胆囊内压降低之后，胆囊的急性炎症便迅速好转，部分黏膜修复，溃疡愈合，形成纤维瘢痕组织，胆囊壁水肿消退，组织间出血被吸收，急性炎症消退，取代之为慢性炎性细胞浸润和胆囊壁的纤维增生而变厚，呈现慢性胆囊炎的病理改变。反复多次的胆囊管梗阻及急性胆囊炎发作，胆囊壁纤维瘢痕化、肌纤维萎缩、胆囊黏膜脱落、胆囊萎缩，完全丧失其生理功能。

【发病机制】

引起急性胆囊炎的原因主要有：

1.胆囊管梗阻，多由结石引起，当胆囊管突然受阻，存留在胆囊内的胆汁浓缩，高浓度的胆盐可损伤胆囊黏膜，引起急性炎症改变，当胆囊内已有细菌感染存在时，则胆囊的病理改变过程将加快并加重。

2.细菌入侵，细菌可通过血液循环或胆道而达胆囊。血行性感染引起的急性胆囊炎比较少见，有时见于肠伤寒病，此时胆汁中可培养出伤寒杆菌。通过胆道达胆囊是急性胆囊炎时细菌感染的主要途径，胆囊结石病人的胆囊胆汁、胆囊壁、胆囊淋巴结中，常可以培养出细菌。急性胆囊炎时的细菌感染多为肠道菌属，其中以大肠杆菌最为常见，其次如链球菌、梭状芽胞杆菌、产气杆菌、沙门菌、肺炎球菌、葡萄球菌、厌氧细菌等。由于合并产气厌氧菌的感染，在胆囊内、胆囊壁及其周围，有时可从腹部X线平片上见到有积气现象，临床上称之为气肿性急性胆囊炎。

3.化学性刺激可导致胆囊的急性炎症改变，如胆囊胆汁停滞胆盐浓度增高，由于细菌的作用，去结合化的胆汁酸盐对组织的刺激性更大，这可能是导致严重创伤、其他部位手术后的非结石性急性胆囊炎的原因。胰液反流至胆道内,亦可能是引起急性胆囊炎的一个原因。

合并多器官功能障碍时的非结石性胆囊炎则胆囊黏膜曾受到低血液灌注、缺氧性损害,胆囊内的高浓度胆汁酸盐更促使胆囊黏膜的坏死、脱落改变,此种情况多发生于老年伴有心血管疾病、代谢性疾病、创伤、感染、手术后,或发生在患有全身性严重疾病的病人;由于病情发展迅速,并发症率和死亡率均较高。胆囊化脓、胆囊坏疽、胆囊穿孔等严重并发症率可高达40%,需要早期手术处理。

【症状】

腹痛是急性胆囊炎的主要症状,常在进油腻食物之后,开始时可为剧烈的绞痛,位于上腹中部,可能伴有恶心、呕吐;在绞痛发作过后,便转为右上腹部疼痛,呈持续性,疼痛可放射至右肩或右腰背部。急性结石性胆囊炎较常表现有胆绞痛。部分病人,特别是急性非结石性胆囊炎,起病时可能没有明显的胆绞痛,而是上腹部及右上腹部持续性疼痛。当胆囊肿大,胆囊的炎症刺激邻近腹膜时,则右上腹部疼痛的症状更为突出。但是,如果胆囊的位置很高,则常没有右上腹部痛,右肩背部疼痛则表现得更为突出。

随着腹痛的持续加重,常有畏寒、发热,若发展至急性化脓性胆囊炎或合并有胆道感染时,则可出现寒颤高热,甚至严重全身感染的症状,此情况在老年病人更为突出。

大多数病人在右上腹部有压痛、肌肉紧张,Murphy征阳性,常可以触到肿大而有触痛的胆囊。有时由于病程较长,肿大的胆囊被大网膜包裹,在右上腹部可触及一边界不清楚的炎性肿块。部分病人可出现黄疸,其中部分由于同时有胆总管内结石,但另一些病人则主要由于急性炎症、水肿,波及肝外胆管而致发生黄疸。

【实验室检查】

血象检查常表现为白细胞计数及中性多核白细胞增高,白细胞计数一般为$(10\sim15)\times10^9/L$,但在急性化脓性胆囊炎、胆囊坏疽等严重情况时,白细胞计数可上升至$20\times10^9/L$以上。约10%的急性胆囊炎病人可发生黄疸,但原有轻度的高胆红素血症者则更要高些,黄疸一般为轻度至中等度,若血清胆红素超过$85\mu mol/L$时,常提示胆总管结石或胆管炎并肝脏功能损害。血清淀粉酶常呈不同程度升高,部分病人是由于同时有急性胰腺炎,小结石从胆囊排出过程中,可以引起急性胰腺炎,而Oddi括约肌部的痉挛、炎症、水肿,亦可能是导致血清淀粉酶升高的原因。较多的病人表现有SGOT和SGPT升高,特别是当有胆管阻塞及胆道感染时,则SGPT升高更为明显,提示有肝实质的损害。血清碱性磷酸酶亦可升高。

X线肝胆区平片在少数病人在胆囊区显示钙质沉着的结石影;在急性气肿性胆囊炎时,可见胆囊壁及胆囊周围有积气;有时,若有胆囊十二指肠瘘,可发现胆囊内积气,并可能发现回肠下段处引起机械性肠梗阻肠道内的结石阴影。急性胆囊炎一般均有胆囊管梗阻,静脉法胆道造影或经胆道排泄的放射性核素^{99m}Tc-HIDA肝胆区扫描时,胆总管可以显示,但胆囊不显影。超声检查可发现胆囊肿大、壁厚、胆石光团及声影、胆汁内沉淀物、胆囊收缩不良等。实时超声显像因操作简便、能及时得到结果,故是一较好的辅助诊断技术。在临床上若怀疑为急性胆囊炎的病人,如果^{99m}Tc-HIDA检查胆囊显影的话,则可以排除急性胆囊炎的诊断。

【并发症】

急性胆囊炎晚期的主要严重并发症常见者有:

1.胆囊穿孔　胆囊是个盲袋,当胆囊管梗阻复因急性炎症使胆囊内压力升高时,可引起胆囊壁的血循环障碍、胆囊坏疽,并可发生穿孔。急性胆囊炎时胆囊穿孔的发生率和其发生的时间,尚难有一准确的资料,因为影响急性胆囊炎穿孔的因素可能有:①胆囊内压力上升的速度;②胆囊壁厚度及纤维化程度;③胆囊的可膨胀性;④胆石的机械性压迫作用;⑤胆囊与周围组织的粘连等。因此,急性胆囊炎穿孔与病程的时限关系如何,难于确定。常有些病人甚至在发病后24小时内施行手术者,亦可能有胆囊壁坏疽甚至穿孔。上海中山医院 109 例急性胆囊炎在发病 48 小时内施行手术者,17 例(15.6%)已有胆囊坏疽,有的已发生穿孔。从较大量临床资料的统计,14460 例急性胆囊炎平均的穿孔发生率约为 10%,此数字在老年病人中可能要高些,因为老年性的动脉硬化性改变亦可以累及胆囊血管,局部组织的供血较差,容易发生坏疽、穿孔。有些病人经保守治疗后,当病人的自觉症状有好转、体征开始减轻时,却突然发生穿孔。发生穿孔的病人,多为胆囊内压力升高迅速,胆囊膨胀较显著,张力较大者,亦即是多发生于胆囊壁的原有改变较轻或原来尚有一定功能者,故有 1/3～1/2 的穿孔是发生在首次发作的急性胆囊炎。至于胆囊原来已有明显的慢性炎症、壁厚、纤维化、萎缩者,则发生急性穿孔的可能性很少;临床上对于有胆囊明显肿大、紧张、局部腹膜刺激征明显者,则发生急性穿孔的可能性较大。急性胆囊炎急性穿孔的发生率虽然不若急性阑尾炎,但当穿破至游离腹膜腔引起胆汁性腹膜炎时,则死亡率较高,特别是在年老的病人。结石性胆囊炎穿孔可能同时合并有胆囊癌。

急性胆囊炎穿孔可以有以下的几种形式:

(1)急性穿孔至游离腹膜腔,引起弥漫性胆汁性腹膜炎。

(2)胆囊已与邻近组织形成粘连,穿孔后为周围组织所包裹,形成胆囊周围脓肿。

(3)胆囊结石的压迫,逐渐破溃、穿透至邻近空腔脏器,常见的是形成胆囊、十二指肠、结肠或胆管瘘。

(4)向肝脏胆囊床穿破,可发生肝脓肿。

(5)胆囊周围脓肿向腹壁穿破,若经手术切开,可形成胆汁瘘或分泌黏液的慢性窦道。

其中以穿孔后形成胆囊周围脓肿最为多见,其次为穿破至游离腹膜腔;穿孔部位以胆囊底部最多见,因该处壁较薄,血循环亦较差。

2.胆囊内瘘　最常见的胆囊十二指肠瘘。在急性胆囊炎过程中,胆囊与邻近脏器发生炎症粘连,当结石嵌顿于胆囊颈部时,胆囊壁炎症、水肿、静脉血回流受阻、血液供应障碍,在胆囊内压力继续增高的情况下,最后胆囊壁发生坏疽、穿透,并使与其紧贴着的肠壁发生血管栓塞而致破溃,结果胆囊便与十二指肠腔沟通,胆囊内容物排至肠道内,胆囊得到减压,结石可经瘘口排至肠道内,急性胆囊炎的症状得以暂时缓解,遗下一胆囊十二指肠瘘。较少见的是横结肠、胃、小肠等亦可与胆囊形成瘘。以相同的方式,胆囊可与胆总管或肝管形成瘘,使胆囊内的结石不经胆囊管而直接进入胆管内。胆内瘘多见于有长时间胆道病史的老年病人,约见于 1.5% 的胆囊手术病人,但由于近年对胆囊结石的手术治疗采取较积极的态度,所以胆内瘘的发病率也有减少。巨大的胆囊结石经十二指肠瘘口排出后,可以发生十二指肠梗阻,或向下运行的过程中,在小肠下端引起机械性梗阻,称为胆结石性肠梗阻。有时,当结石破溃入十二指肠时,亦可以发生消化道大出血。胆结石性肠梗阻的临床特点常为:年老病人,急性胆囊炎的临床症状突然自行缓解,随而出现小肠梗阻的症状,X 线腹部平片可能见到胆囊或胆管内有气体充盈,有时可以见到小肠内的胆石阴影。

3.急性气肿性胆囊炎　这是急性胆囊炎的一种类型,在临床上有一定的重要性。其特点是在一般的胆囊管梗阻和急性胆囊炎的基础上,胆囊壁的血循环障碍,组织的氧分压低下,造成一适合于厌氧性细菌如梭状芽孢杆菌生长的条件,因而厌氧菌在胆囊壁内滋生并产生气体,气体首先在胆囊壁内,然后沿组织的分隔向胆囊周围扩展。在以往的病例中,约在 25% 的病例的胆囊中,培养出梭状芽孢杆菌;另外的一些细菌如大肠杆菌、某些链球菌等感染时,亦可以产气和发生组织气肿。此种情况较多见于年老的糖尿病病人。临床表现类似一般重症的急性胆囊炎,但在肝胆区 X 线平片上,发病 24～48 小时后,可见胆囊壁增厚并积气,随后,胆囊内积气,晚期,气体影像扩散至胆囊周围组织。急性气肿性胆囊炎的 X 线影像需与胆囊肠道内瘘或 Oddi 括约肌关闭不全时胆道积气相鉴别。此症的死亡率较高,应选用一些对厌氧菌感染和梭状芽孢杆菌感染有效的抗生素,特别是用于手术前后的处理。需要时,亦可用多价的气性坏疽抗毒素。

【治疗】

急性胆囊炎是指局限在胆囊的病理过程,但引起急性胆囊炎的原因并非是单一的,治疗方法的选择和手术治疗的时机,应根据每个病人的具体情况,区别对待。结石性急性胆囊炎在一般的非手术治疗下,60％~80％的病人,病情缓解,需要时可择期施行手术,择期性胆囊切除术比急性期时手术的并发症率和死亡率均要低得多。因而需要掌握最有利的手术时机。非结石性急性胆囊炎的情况较为复杂,严重并发症的发生率高,故多趋向于早期手术处理。继发于胆道系统感染的急性胆囊炎应着重处理其原发病变。

1.非手术治疗　包括对病人的全身支持,纠正水、电解质和酸碱平衡紊乱,禁食,解痉止痛,抗生素使用和严密的临床观察。对伴发病如老年人的心血管系统疾病、糖尿病等给予相应的治疗,亦同时为一旦需要手术治疗时做好手术前准备。

2.手术治疗

(1)手术时机:临床症状较轻的病人,在非手术治疗下,病情稳定并显有缓解者,宜待急性期过后,需要时择期手术。此项处理适用于大多数病人。

起病急,病情重,局部体征明显,老年病人,应在纠正急性生理紊乱后,早期施行手术处理。

病程已较晚,发病3天以上,局部有肿块并已局限性,非手术治疗下情况尚稳定者,宜继续非手术治疗,待后期择期手术。

急性胆囊炎时的早期手术是指经过短时间(6~12小时)的积极支持治疗纠正急性生理紊乱后施行手术,有别于急症时的紧急手术。

(2)急症手术指征:急性胆囊炎病人若发生严重并发症(如化脓性胆囊炎、化脓性胆管炎、胆囊穿孔、败血症、多发性肝脓肿等)时,病死率高,应注意避免。在非手术治疗过程中,有以下情况者,应急症手术或尽早手术:①寒颤、高热,白细胞计数在$20×10^9/L$以上;②黄疸加重;③胆囊肿大,张力高;④局部腹膜刺激征;⑤并发重症急性胰腺炎;⑥60岁以上的老年病人,容易发生严重并发症,应多采取早期手术处理。

(3)手术方式:急性胆囊炎的彻底手术方式应是胆囊切除术。胆囊切除术在当前是一个较安全的手术,总手术死亡率<1.0％,近年大系列的择期性开放法胆囊切除术病例统计,总手术死亡率为0.17％,但单就急症时胆囊切除术的死亡率就要升高。Glenn统计6367例择期性胆囊切除术死亡率为0.5％,而单就1700例急性期手术死亡率为2.6％,在老年病人,急性期手术的死亡率更高些。国内调查1年内连续的4655例开放法胆囊切除术死亡率为0.18％,7例手术后死亡病人中,5例为60岁以上的老人和在急性期施行手术。因此,对于急性胆囊炎病人,不但要考虑手术的彻底性亦要考虑手术的安全性,达到减少手术后并发症的目的,对一些高危病人,手术方法应该简单有效,如在局部麻醉下施行胆囊造瘘术,以达到减压和引流,若勉强施行较复杂的胆囊切除术,反而可出现并发症或误伤肝门部的重要结构,增加手术死亡率。

【护理评估】

(一)健康史

胆囊炎与胆囊结石互为因果,下面几个方面的因素均可引起胆囊炎。

1.胆囊梗阻　胆囊结石或胆囊颈结石或蛔虫等阻塞或嵌顿,造成胆汁滞留、浓缩,产生化学刺激损伤胆囊壁,同时,结石和蛔虫可直接引起机械性胆囊损伤。梗阻的胆囊内压力增高,引起胆囊壁黏膜缺血,又进一步加重胆囊壁的损伤。

2.细菌感染　细菌大多数可通过胆道逆行侵入胆囊,也可自血液经门静脉入肝后随胆汁顺行人胆囊。致病菌以大肠杆菌多见,其次有葡萄球菌、伤寒杆菌、绿脓杆菌、克雷伯氏杆菌、梭状芽胞杆菌等。

3.其他　严重创伤或大手术后、胰腺炎时胰液反流入胆囊等亦可引起急、慢性胆囊炎。

(二)身心状态

1.腹痛　右上腹剧烈绞痛,系由于胆囊收缩试图克服胆囊管梗阻所致。常在进食油腻食物或饱餐后数小时发作。疼痛常常放射到右肩或后背部,持续性并阵发性加重。若炎症侵及浆膜、刺激腹膜,病人在深呼吸时疼痛亦加剧。

2.恶心、呕吐　约85%～90%合并恶心,但呕吐一般不常见。如结石经胆囊管进入胆总管,压迫并刺激 Oddi 括约肌、胆总管突然扩张时,可出现频繁和严重的呕吐。

3.寒战、发热　一般早期无寒战、发热,如合并有胆管炎或胆囊积脓、坏死穿孔和弥漫性腹膜炎时可出现。

4.右上腹局部压痛和肌紧张　胆囊周围有炎性渗出或脓肿形成时,压痛范围增大。

5.Murphy 征阳性　检查者以左手掌平放于病人右肋下部,以拇指指腹置于右肋下胆囊区,嘱病人缓慢深吸气,此时因肝下移可引起胆囊区触痛,病人会突然屏住呼吸。

(三)诊断检查

1.实验室检查

(1)白细胞计数和中性粒细胞计数升高,急性化脓性或坏疽性胆囊炎时白细胞计数可高达$(15～20)×10^9/L$。

(2)SGOT、SGPT 可升高,甚至达到正常值的2～4倍。

(3)碱性磷酸酶和胆红素可有轻度升高,一般不超过 $34\mu mol/L(2mg/dl)$,若$>85\mu mol/L(5mg/dl)$,则应考虑胆总管继发结石成 Mirizzi 综合征的可能。

2.影像学检查

(1)B超检查:是临床上首选的检查,显示胆囊增大、囊壁增厚,甚至有双边征。如有结石,可见增强回声光团,并伴有声影。慢性炎症时,胆囊萎缩,囊壁增厚,排空功能障碍。

(2)口服胆囊造影和静脉胆道造影可显示结石阴影及其大小、数量、胆囊浓缩及收缩功能,但受肝功能的影响。

(3)X 线腹平片可显示10%～15%的阳性结石。

【护理诊断】

1.焦虑　与疼痛、手术、担心住院费用及环境陌生等有关。

2.疼痛　与胆囊炎症或梗阻、手术损伤、胆瘘等有关。

3.睡眠形态的改变　与疼痛、呕吐、腹胀、焦虑、环境改变有关。

4.潜在并发症——体液不足　与呕吐、禁食、胃肠减压有关。

5.感染　与手术切口、引流管有关。

6.知识缺乏　与缺乏有关术后康复方面的知识信息来源有关。

【预期目标】

1.焦虑减轻　表现为能主动说出焦虑的原因和解除焦虑的方法,自觉焦虑减轻,注意力集中。

2.疼痛减轻　表现为表情放松,自动体位,感觉疼痛减轻或消失,生命体征平稳。

3.睡眠改善或恢复正常　表现为有效睡眠时间延长或正常,精力充沛,眼眶无黑袋。

4.体液平衡　表现为生命体征平稳,尿量正常,皮肤黏膜红润,毛细血管充盈时间正常。

5.未发生伤口感染　表现为伤口周围皮肤无红、肿、热、痛及异常分泌物或引流物;伤口如期愈合。

6.病人能说出术后康复的有关知识　如饮食、活动的原则。

【护理措施】

1.减轻焦虑　评估焦虑的程度,确定焦虑的原因,护士主动、热情介绍病室环境、主管医生与护士、同室的病友,与其建立信任的护患关系。认真倾听病人的情况,了解其焦虑的原因,予以同情和安慰。针对引起焦虑的因素,有的放矢地干预,如详细、准确地向病人解释疾病的过程、治疗方案、手术和麻醉的方式、手术的预后情况,以消除病人对这些问题的焦虑和压力。如果是疼痛引起,应告诉并向病人示范减轻疼痛的方法与技巧,必要时使用止痛剂。帮助病人解除或减轻身体不适,如呕吐、瘙痒,给予适当的药物。鼓励病人将焦虑说出来,将疑问提出来,并予及时、恰当的解释。鼓励与同室病友交流,增强自信心。加强与家属、朋友的联系,激发他们对病人身心、护理的责任感,多给病人关心照顾,提供安静舒适的环境。

2.减轻疼痛与促进舒适　评估疼痛的部位、性质、持续时间、有无放射痛及其诱因,观察腹部体征。严密观察生命体征、疼痛及腹部情况的变化。如果疼痛持续并阵发性加剧、腹膜刺激征明显、体温升高、脉搏增快,应警惕胆囊穿孔并作好紧急手术准备。禁食,胃肠减压,按医嘱给予适当的止痛剂,并观察和记录止痛药的疗效。禁用吗啡,阿托品可减轻 Oddi 括约肌收缩,减轻疼痛。指导病人减轻疼痛的方法:如翻身、移动或咳嗽时,用小枕头或手按压疼痛部位;术前采用胸膝卧位,术后可采用半坐卧位,减轻腹肌张力,缓解疼痛;听听音乐,与人交谈分散注意力等等。给予心理支持,减轻焦虑,消除心因性疼痛。

3.维持水电解质平衡　评估呕吐频率、量、性状并记录。评估胃肠减压、腹腔引流管引流液的量、色和性状并记录。严密观察生命体征变化。记录 24 小时出入水量,输液,补充适量电解质,急性期病人须迅速建立静脉输液途径,适量补充液体和电解质,以保持体液平衡。给予维生素 K 等止血药,防止术后出血。

4.预防感染　观察伤口敷料有无渗液,保持伤口皮肤的清洁、干燥,及时更换污染的敷料,严格无菌操作。保持腹腔引流管通畅,观察伤口引流物、分泌物的量、颜色和性状,并记录。加强营养,提高机体的抵抗力。术后胃肠功能恢复后,可予少量多餐,进低脂、高碳水化合物、高蛋白、易消化的饮食。适当使用抗生素。

5.术后康复指导　术前告诉病人及其家属术后早期离床活动的目的和意义,使其能理解并积极配合,并督促术后第二日下床活动,防止术后肠粘连。向病人示范和讲解有效咳嗽排痰的方法,并指导其有意识地咳嗽,预防术后肺部感染。向病人解释并示范减轻疼痛的方法与技巧。指导术后合理饮食:术后应少量多餐、进食低脂、高碳水化合物、高蛋白饮食。胆固醇结石患者尽量避免食用胆固醇含量高的食物,如蛋黄、鱼卵、家禽类及动物内脏。不吃油炸食品,避免食用花生、核仁类食物,以减少食油用量。如胆汁引流过多,应增加含钾食物。指导病人对异常现象的观察:胆囊切除术后常有大便次数增多现象,数周或数月后逐渐减少。若持续存在或有腹胀、恶心、呕吐、黄疸、白陶土样大便或出现茶色尿液,发生伤口红、肿、热、痛等应及时去医院检查。留置 T 形管出院者,按本章第九节胆结石 T 形管的护理给予指导。

【评价】

1.病人能否主动说出焦虑的感受、原因,以及是否掌握缓解焦虑的方法。精力是否集中,是否积极配合治疗和护理。

2.病人有效睡眠时间是否延长,精力是否充沛。

3.伤口皮肤颜色是否正常,有无肿胀、发热、疼痛,伤口有无异常分泌物和引流物,伤口是否如期愈合。

4.能否说出术后饮食的原则、注意事项、伤口护理及 T 形管的自我护理。

5.生命体征是否平稳,尿量是否正常,皮肤黏膜是否红润。

6.24 小时出入水量是否平衡。

（张　敏）

第十二节　胆管癌

一、概述

胆管癌是指发生在肝外胆管,即左、右肝管至胆总管下端的恶性肿瘤。其病因尚不明确,但大量研究表明,胆管癌与胆管结石、原发性硬化性胆管炎、先天性胆管扩张症、慢性炎性肠病、胆管空肠吻合术及肝吸虫等有关。

【临床表现】

1.黄疸　90％以上患者出现,进行性加重,可伴厌食、乏力,大便灰白或白陶土样,50％患者伴皮肤瘙痒和体重减轻。

2.腹痛　多表现为上腹饱胀不适、隐痛或绞痛,可向腰背部放射。继发感染时可出现急性胆管炎的临床表现。

3.胆囊肿大　病变在中、上段的患者可触及肿大的胆囊。

4.肝大　肋缘下可触及肝,晚期患者可出现腹水或双下肢水肿。

【治疗方法】

1.治疗方法以手术为主,中、上段胆管癌切除肿瘤后行胆管空肠吻合术;下段胆管癌可行胰十二指肠切除术。

2.肿瘤晚期无法手术切除等者,可选择作胆管空肠 Rou-Y 吻合术、U 管引流术、PTCD 和经 PTCD 或 ERCP 放置内支架引流等姑息性手术。

二、常规护理

1.术前护理

(1)进食高热量、高维生素、优质蛋白、低脂饮食,有腹水者采用低盐饮食。

(2)按医嘱给予支持、护肝等治疗。

(3)完善术前检查,并进行相关知识宣教。

(4)做好皮肤护理,嘱患者勿抓伤皮肤,忌用有刺激性沐浴液。

(5)协助做好术前减黄治疗及管道护理。

(6)做好术前皮肤准备,交代术前注意事项及手术配合。

2.术后护理

(1)按全身麻醉后及外科术后一般常规护理进行护理。

(2)测生命特征、尿量。

(3)血压平稳后取半坐卧位,根据患者情况可早期下床活动。

(4)吸氧 2~3d。

(5)术后禁食,待肛门排气后进食流质,逐渐过渡到半流质、普食。

(6)予护肝、止血、抗炎、营养治疗,使用胃黏膜保护药,防止应激性溃疡。

（7）监测肝功能、血红蛋白、血肌酐、尿素氮、血氨指标。

（8）观察记录 U 管引流液,引流液量减少或无液体引出,配合医生冲洗 U 管。

（9）保持有效的负压引流,勿折叠、扭曲,严防脱出。

（10）观察有无腹腔内出血、胆瘘、胰瘘、肠瘘等表现,及时报告医生。

3.出院指导

（1）低脂饮食。

（2）若需带 U 管出院,应妥善固定,3～6 个月回院更换 U 管。如有寒战、发热、黄疸、腹痛,应立即开放引流,并到医院就诊。

三、主要问题的护理措施

（一）自杀

【原因】

1.担忧肿瘤预后不良。

2.经济压力大。

3.剧烈的疼痛。

【表现】

患者出现悲伤抑郁、沉默寡言、依从性差。

【处理】

1.做好疾病治疗的健康宣教,进行积极的心理疏导。

2.争取患者家属的心理支持,争取各种社会支持作用。

3.予有效的镇痛。

【防范】

1.耐心倾听患者的主诉,加强与患者的交流。

2.列举成功病例,鼓励患者与乐观的病友进行交流。

3.观察有无失眠,指导协助患者改善睡眠。

4.发现患者有心理障碍、情绪或行为异常等自杀或自伤倾向时,应主动关心、尽可能了解其心里问题,耐心疏导,并加强巡视及做好护理记录。

5.及时与家属联系,留家属陪护;家属未到医院之前要有具体的防范措施,如注意关闭门窗,收好利器等物品,有条件时专人陪护,必要时予适当约束。

6.及时报告值班医生、上级护士、护士长等,必要时报医务科、保卫科。

7.详细记录患者的情况及采取的应对措施,并提醒下一班注意。

8.协助争取各种支持。

9.按医嘱给予镇痛。

（二）皮肤受损

【原因】

1.长期卧床局部受压。

2.患者烦躁不安与约束。

3.机体抵抗力下降。

4.患者感觉和反应迟钝,基础护理不到位。

【表现】

1.受压皮肤水肿、淤血。

2.患者皮肤湿冷、发绀。

3.患者烦躁不安。

【处理】

1.积极纠正休克,改善周围微循环灌注,提高皮肤抵抗力。

2.使用气垫床,每 2 小时翻身叩背观察受压皮肤情况。

3.每 2 小时放松约束带 15min。

4.保持床单元清洁、干燥、平整。

【防范】

1.做好患者及家属健康宣教工作。

2.协助患者修剪指甲,防止抓破皮肤。

3.每班做好床边皮肤交接班,每 2 小时翻身叩背及放松约束带 1 次。

4.对于有皮肤破损的高危者及时采取预防措施。

(三)跌倒

【原因】

1.肿瘤致高代谢状态,食欲缺乏,患者营养低于机体需要量。

2.患者或家属对预防跌倒措施认知不足。

【表现】

患者跌倒。

【处理】

向患者或家属做好预防跌倒措施的宣教,患者活动时给予必要的协助。

【防范】

1.向患者或家属做好预防跌倒措施的宣教,并签知情书。落实防跌倒措施。

2.加强改善患者的营养。

3.保持病区环境的整洁,及时上床栏,设置防跌倒标识牌。

4.评估患者活动能力并指导活动,必要时给予协助。

(四)引流不畅

【原因】

1.引流管扭曲、受压、脱落。

2.引流管堵塞。

3.管道留置时间过长使其老化、变脆,管腔内粘连。

4.管道前段贴壁。

5.负压过低,负压装置连接不紧密。

6.引流管通气口未打开。

【表现】

引流管无液体引出或引流液突然减少、伤口敷料有较多渗血、渗液、引流管有液体但无波动、引流管通气口有液体外渗。

【处理】

1.迅速查找判断无效吸引的原因。

2.调整引流体位。

3.向离心方向挤压。

4.或有阻塞可用注射器回抽,但禁止擅自冲洗。

5.必要时通知医生处理。

【防范】

1.耐心告知患者留置各种引流管的目的、重要性及注意事项,防止引流管受压。

2.吸引前检查吸引管道是否通畅,妥善固定。检查引流管通气口是否打开。

3.检查中心负压装置、负压压力情况,管道连接是否漏气、脱落、移位、堵塞。

4.若因引流液过稠堵塞管道,报告医生,及时处理。

5.严密观察引流是否有效。观察伤口敷料有无渗血、渗液及腹部情况。

(五)引流管脱出

【原因】

1.管道受外力牵拉。

2.固定不牢固、连接不紧密。

3.患者拔出管道。

【表现】

1.引流管脱出或引流管中间接口分离。

2.引流瓶无引流液引出或引流液明显减少或引流液从伤口流出。

【处理】

妥善固定各管道并做好宣教。引流管脱出应立即报告医师,若为胸腔闭式引流者,立即用手顺皮肤纹理方向捏紧引流口周围皮肤。

【防范】

1.妥善固定引流管,引流管固定时需保留足够的长度,防止牵拉管道

2.向患者详细解释留置引流管的目的,指导活动的注意事项,避免管道拔出。

3.对于烦躁或昏迷患者应给予适当约束。

(六)感染

【原因】

1.没有严格执行无菌技术操作。

2.引流不畅。

3.引流液反流入体内。

【表现】

1.发热。

2.引流液浑浊。

3.引流液培养可找到致病菌。

【处理】

1.监测体温每1～4小时1次。

2.观察引流液的量、颜色、性质并记录。

3.每 3 天更换引流瓶(袋)1 次,严格执行无菌技术操作。

4.协助做好引流液细菌培养,遵医嘱使用敏感的抗生素。

【防范】

1.保持引流管通畅,及时清倒引流液。

2.引流瓶/袋每 3 天更换 1 次,更换时严格执行无菌技术操作。

3.指导患者活动注意事项。引流瓶/袋不得高于伤口位置,防止引流液反流入体内。

4.加强对体温和引流液的量、颜色、性质的观察,及时发现异常通知医生处理。

(七)并发症——出血

【原因】

1.术中止血不彻底。

2.结扎血管缝线脱落。

3.手术后腹腔感染、胰漏、胆漏腐蚀血管。

4.凝血功能障碍。

【表现】

手术切口渗血、经引流管引流出血性液体、呕血、便血等,患者同时出现出冷汗、脉速、血压下降等现象。

【处理】

1.加强观察和预防出血。

2.报告医生,遵医嘱止血输血治疗。

3.大量出血者需手术治疗止血。

【防范】

1.术前改善凝血功能。

2.手术中彻底止血,并认真做好血管缝线结扎,防止脱落。

3.手术后患者卧床休息 3～5d,翻身活动时宜缓慢。

4.保持引流通畅,密切观察引流液颜色与量、切口敷料渗液、腹部体征。认真倾听患者的主诉。

5.加强支持疗法及常规制酸药物使用。

(八)并发症——胆漏、胰漏、肠漏

【原因】

1.吻合口处理欠妥、胆管损伤、胆总管下端梗阻。

2.支架管或 U 管引流不畅,过早拔出支架管。

【表现】

1.患者出现持续的发热、腹痛腹胀。

2.腹腔引流出胆汁、胰液或肠液。

【处理】

保持引流管通畅,必要时给予负压引流,抗感染,加强营养。

【防范】

1.术后血压稳定后络半坐卧位。

2.保持引流管的固定、通畅。

3.观察患者的体温及腹部体征、引流液的变化。

4.糖尿病或年老体弱者延迟拔支架管时间。

(陈秋菊)

第十三节　急性胰腺炎

　　急性胰腺炎是各种原因使胰腺分泌的多种消化酶消化和破坏胰腺自身及其周围组织的病理过程。临床上以急性上腹部疼痛和血、尿淀粉酶升高为特征,病变程度轻重不等。轻者以胰腺水肿为主,临床多见,病情常呈自限性,预后良好,又称为轻症急性胰腺炎。少数重者的胰腺出血坏死,常继发感染腹膜炎和休克等多种并发症,病死率高,称为重症急性胰腺炎,是消化系统最为常见的疾病之一。

一、病因

　　1.机械性　胆道梗阻、胰管梗阻、ERCP、腹部手术等。尤其是胆道疾病仍是我国最常见的急性胰腺炎发病的原因之一,约占全部病例的40%左右。胆道梗阻、胰管梗阻的患者如不解决原发疾病,其急性胰腺炎可反复发作。

　　2.代谢性　酒精中毒、甲状旁腺功能亢进、高脂血症等。酒精中毒是西方国家常见的发病原因,据国外文献报告,其所占比例约为30%左右。但近年来国内多数文献报告,国内酒精中毒引起急性胰腺炎所占全部病例比例与国外差距不大,其与胆石症是我国国内最常见的急性胰腺炎的病因。有国外资料显示,高脂血症引起的急性胰腺炎所占比例约为1.3%～3.8%,甲状旁腺功能亢进约占8%～19%。

　　3.血管性　低血容量休克、结节性多动脉炎等。胰腺对缺血极其敏感,缺血性损伤也是急性胰腺炎的常见病因之一,常见于老年人、手术后患者等。

　　4.药物性　近年来关于药物引起急性胰腺炎的报道越来越多,迄今已发现逾260种药物与其发病有关,临床上常见的有糖皮质激素、口服避孕药、利尿剂等。

　　5.感染性　包括病毒感染、寄生虫感染等。常见的病毒有腮腺炎病毒、柯萨基病毒B等。寄生虫感染具有明显的地域性,西方发达国家并不多见,在落后和发展中国家的寄生虫流行区域则有较高的发病率,常见的寄生虫有蛔虫、华支睾吸虫等。

　　6.其他病因　如暴饮暴食、肿瘤等。暴饮暴食可刺激胰液大量分泌、十二指肠乳头水肿、Oddi括约肌痉挛,使增加的胰液排出受阻引起胰管内压增高、胰腺泡破裂而起病。常见的肿瘤则包括胰腺癌、壶腹部癌及部分转移性肿瘤。

　　7.特发性　部分胰腺炎未能发现明确病因者,临床上称为特发性胰腺炎,其发生率国内外报道差异较大,我国约为15%～20%。

二、临床表现及检查

(一)症状

　　1.腹痛　95%以上的患者有腹痛表现,多呈突然发作,常于饱餐和酗酒后发生(由酗酒所引起的急性胰腺炎的临床症状常出现在酒后12～36h),腹痛多为持续性,呈刀割样痛、钝痛或绞痛,以上腹多见,亦有为左或右上腹,脐周和下腹部少见。约半数患者的腹痛可向腰背部放射,呈"一"字样分布。疼痛时前倾体位或蜷曲体位可使疼痛缓解。当伴有腹膜炎时,疼痛可累及全腹。疼痛常持续48h,偶可超过一周。极少数年老体弱患者可无腹痛表现,仅表现为腹胀。

2.发热　多为中度发热,一般持续 3～5 天,重症者可表现为高热。如发热不退或逐日升高,尤其是持续 2～3 周以上者,要警惕胰腺脓肿可能。发热一般认为是由胆道感染或胰腺炎症、坏死组织的吸收等引起。

3.恶心、呕吐　多数患者有恶心呕吐症状,呕吐物为胃内容物,剧烈者可混有胆汁,甚至血液,呕吐后腹痛不能缓解。恶心、呕吐的发生可能是机体对腹痛或胰腺炎症刺激的防御反射,亦有可能是由肠胀气、肠梗阻或腹膜炎等引起。

4.黄疸　病情较轻者可无黄疸,多于发病后 2～3 天出现轻度黄疸,数天后消退。其原因可能是胆道感染、胆石症、肿大的胰头压迫等引起了胆总管梗阻,或者胰腺炎合并了肝脏功能的损害等。

(二)体征

1.急性间质水肿型患者体征较轻,主要有腹部的深压痛,但与患者自觉症状不成比例;急性出血坏死型患者上腹压痛明显,合并腹膜炎时还可伴有肌紧张、反跳痛,压痛累及全腹。

2.大多数患者有持续 24～96h 的假性肠麻痹,查体肠胀气明显,肠鸣音减弱或消失。

3.10%～20% 的患者可在起病 2～4 周后于上腹部扪及肿块。肿块常为急性胰腺假性囊肿或胰腺脓肿。

4.约 5% 急性出血坏死型胰腺炎患者可出现皮下青紫表现,出现在两肋者称为 Grey-Tuner 征,出现在脐周者,称为 Cullen 征。Grey-Tuner 征是由于血性液体从肾旁间隙后面渗透至腰方肌后缘,再通过肋腹部筋膜流至皮下。Cullen 征是由于后腹膜出血渗入镰状韧带,然后又覆盖于韧带复合体周围的结缔组织流至皮下。

5.部分急性出血坏死型胰腺炎患者由于低血钙,常出现手足抽搐表现,预示病情较重,预后不佳。

(三)辅助检查

1.血、尿淀粉酶　起病后 6～12h 后开始升高,血淀粉酶>500U/L(Somogyi 法),尿淀粉酶>1000U/L,尿淀粉酶升高较血淀粉酶迟,淀粉酶的值越高,诊断的正确率也越高。但淀粉酶值的高低,与病变的轻重程度并不一定成正比。

2.血脂肪酶　在急性胰腺炎发病后 4～8h 后开始升高,24h 达到峰值,可持续 10～15 天,脂肪酶增高可与淀粉酶增高平行,但有时其增高时间更早,持续时间更长,增高程度更明显,特异性亦较高,有助于就诊较晚患者的检测。

3.血象　白细胞总数和分类均增高,重者有血细胞比容降低。

4.血钙　血钙值的降低提示胰腺有广泛的脂肪坏死。血钙<1.87mmol/L 可作为一个诊断重症胰腺炎的标准。

5.血生化　了解有无肝功能损伤、血脂有无升高,对病因诊断有一定帮助,亦可了解肾功能、血糖和机体电解质平衡情况。

6.C-反应蛋白(CRP)　在重症急性胰腺炎中,CRP 的升高常提示假性囊肿和胰腺脓肿形成。

7.其他的实验室检查　胰蛋白酶原激活肽、弹力酶、白细胞介素-6 等一些指标亦可用来诊断急性胰腺炎,但目前临床上应用尚不普遍。

8.CT　可明确胰腺炎的范围、严重程度和局部并发症。尤其是增强扫描对急性胰腺炎的诊断、治疗和预后的判断有重要意义,其改变与临床严重程度有平行关系。具体表现为:胰腺体积增大,边缘模糊,胰腺组织坏死灶,增强后坏死区密度降低,约为 20～50Hu(正常胰腺平扫为 30～50Hu,增强后为 50～150Hu),出血区密度可增高,胰腺包膜增厚掀起,胰腺及胰腺周围可有积液,部分患者可见胰腺假性囊肿(<20Hu)及胰腺脓肿(病灶内有气、液体,增强后脓肿壁强化出现环征),胆石症引起急性胰腺炎的患者可见胆道

结石。

9.心电图 可有 ST 段或 T 波异常,提示心肌缺血或损失,对本病诊断并无明显帮助。

10.X 线 可以帮助判断有无胸腹水,并可排除部分急腹症,协助诊断。

三、治疗要点

1.减少胰腺外分泌,包括禁食、胃肠减压、静脉输液以维持营养、水、电解质和酸碱平衡;抗胆碱能药、组胺 H_2 受体拮抗剂或质子泵抑制剂可减少胃酸分泌;生长抑素类药物用于重症胰腺炎。

2.解痉止痛,可用抗胆碱药或哌替啶等,禁用吗啡以避免肝胰壶腹括约肌(Oddi 括约肌)痉挛。

3.抑制胰酶活性,仅用于出血坏死型胰腺炎的早期,可用抑肽酶或加贝酯等。

4.抗生素,重症胰腺炎可常规用抗生素,对防合并感染。

5.抗休克,用于重症胰腺炎出现血压下降或休克征象时,应积极进行抗休克治疗。

6.出血坏死型胰腺炎经内科治疗无效,或并发胰腺脓肿、假性囊肿、弥漫性腹膜炎、肠麻痹坏死病例可手术治疗。

四、护理要点

(一)一般护理

1.病情观察患者入院后,护士要密切观察患者的病情变化,包括一般生命体征、意识、瞳孔、皮肤颜色等,使用心电监护仪,监测患者的心电图变化。配合医生对患者进行各种检查,并将采集的标本及时送检,将结果及时反馈给医生,以辅助医生对疾病进行判断。观察患者有无呼吸困难、血氧饱和度下降等低血容量表现;有无意识模糊、烦躁、谵妄等胰性脑病出现。详细记录患者的尿量。护士要与医生一起对患者进行整体的判断,包括患者的腹部体征,全身症状等。如患者出现有抽搐和高热,要采取措施,防止患者出现舌咬伤。

2.导管护理急性胰腺炎患者一般需留置各种引流管。如患者采取保守治疗方法,多需进行胃肠减压;如患者采取手术治疗方法,则术后多需要在手术部位进行常规引流。因此,护士要做好各种导管的护理工作。将导管妥善固定在患者的合适部位,并对每个导管做好标记。护士不但要分清楚每个导管的名称、作用及注意事项,还需要详细向患者和家属讲明,以取得患者的配合。嘱患者在翻身活动时,注意避免导管出现牵拉、扭曲和受压情况。详细观察每条导管的引流液颜色、性质和量,确保每个导管通畅,并做好记录工作。一旦出现异常情况,及时通知医生给予处理。

3.营养支持由于急性胰腺炎患者可能会出现恶心、呕吐等各种消化道症状,因此,护士和医生要根据患者的实际情况,给予良好的营养支理持。对症状较轻的患者,可给予柴芍承气汤等口服,以缓解腹部疼痛和胃肠道痉挛。而一般急性胰腺炎患者,常规禁食3~5天,以促进胰腺的恢复。此时,护士要给予胃肠减压,并给予静脉营养,促进患者康复。在禁食后,需根据患者的实际情况,逐渐增加饮食,在饮食中,避免掺入脂肪及蛋白质食物,可给予患者米汤、藕粉等,少食多餐,每次进食在 100ml 左右。随着病情好转,可逐渐增加蛋白质等食物。

4.预防并发症急性胰腺炎患者可出现有多种并发症,因此护士要加强对并发症的预防。观察患者的腹痛情况,例如疼痛的性质、部位和程度,以避免出现弥漫性腹膜炎等。患者情况允许,可半卧位,每两小时为患者翻身一次,对受压部位进行按摩,防止压疮。教会患者进行深呼吸和有效咳嗽,以促进排痰,使肺部扩张,避免感染等并发症。如患者痰液粘稠不易咳出,可给予祛痰类药物,或采取机械吸痰。

5.心理护理急性胰腺炎患者入院时,患者多病情危重,出现剧烈疼痛,就医的陌生环境会使患者感到孤独感,因此往往有严重的焦虑、恐惧、抑郁心理。因此要将心理护理贯穿到整个治疗过程。护士要主动与患者交流和沟通,在配合医生进行积极的治疗同时,向患者讲解有关疾病的知识以及治疗操作的目的。鼓励和安慰患者,可向患者提供临床治愈的病例,提高患者治疗的信心。同时,为患者寻找各种社会支持系统,共同鼓励患者,使其树立生活的勇气。为患者讲解可能会出现的各种不适症状,并提供缓解的方法。

6.用药护理遵医嘱为患者提供给各种药物,观察患者用药期间的反应,注意有无副作用。在使用生长抑素、静脉营养时,尽量选择粗直的静脉,并避免药物外渗。输液过程中,护士要加强对患者的巡视,根据患者情况,及时调整药物滴速。

7.健康教育根据患者的病情,为患者给予针对性的健康教育,嘱患者积极治疗原发病。饮食宜清淡,避免暴饮暴食,戒除烟酒。患者出院后要进行充分的休息,并适当进行活动,以逐渐增加机体抵抗力。此外,护士需要在患者出院后,应主动与患者沟通,了解患者的病情恢复情况。

(二)急性胰腺炎的重点护理诊断

1.*疼痛*　与胰腺及其周围组织炎症、酶激活渗漏有关。

护理目标:减轻疼痛。

护理措施:

(1)明确患者疼痛位置,对其疼痛程度作出分级。

(2)根据医嘱使用镇痛剂时,注意一般不适用吗啡,因吗啡可引起Oddi括约肌痉挛,导致胆、胰液排泄不畅,同时吗啡具有止泻作用,可能会加重胰腺炎患者的腹胀。使用菲甾体类抗炎药如吲哚美辛(栓),应观察消化道出血不良反应,另外在低血容量没有被纠正前使用,有一定的肾脏损害风险。应用抗胆碱能制剂可能会诱发或加重肠梗阻,应加强观察。注意用药后疼痛有无减轻,疼痛的性质和特点有无改变,若伴有高热、腹痛加剧,应考虑有无胰腺脓肿、腹膜炎等并发症发生。

(3)禁食和胃肠减压通过禁食、胃肠减压可避免呕吐,同时也可避免食物和胃酸刺激十二指肠分泌大量肠激素而增加胰液的分泌,从而降低酶对胰腺的自溶作用,减轻腹胀。禁食应持续到腹痛消失、发热减退、血白细胞数和淀粉酶基本正常,方可拔去胃管,观察1~2天后可逐渐恢复饮食。饮食应从流质、半流质、软食到普食逐渐过渡,以清淡、低脂饮食为主,少量多餐。临床上,因为患者禁食时间过长,饥饿感明显,进食欲很强,故需特别做好患者和家属的解释工作,讲解饮食过渡的重要性,以取得患者的配合,防止胰腺炎复发。

(4)给予合适体位,使患者处于前倾体位或蜷曲体位可使疼痛缓解。

(5)卧床休息,以降低机体基础代谢率和减少胃泌素分泌。

(6)按照医嘱使用抑制胰腺和胃酸分泌的药物:使用生长抑素及其衍生物,临床上常用的有肽类激素生长抑素、14肽生长抑素如斯他宁及人工合成8肽生长抑素如奥曲肽(善宁)。H_2受体拮抗剂目前临床上常用的有雷尼替丁或奥美拉唑等。注意观察药物的疗效和副作用。

2.*营养改变*　低于机体需要量,与恶心呕吐、禁食和应激消耗有关。

护理目标:能摄取足够营养。

护理措施:

(1)评估患者健康营养状况,每天观察患者口腔、黏膜、舌、头发等营养状况,记录每天体重变化。

(2)观察呕吐物、胃肠减压和留置导尿管引流液的性状、量,准确记录出入量。

(3)持续监测心电、血压、血氧饱和度的变化,严密观察患者的精神状态、体温、血压、脉搏、呼吸,观察有无口干、皮肤弹性及外周静脉血充盈情况,记录 24h 出入水量,监测血电解质,注意水、电解质及酸碱平衡。尽早建立有效的静脉输液通道。快速输入生理盐水迅速补充血容量,补充晶体同时需要补充胶体,以免血浆胶体渗透压过低导致的不但有效容量未能补充,反而使肺水肿加重情况的出现。快速补液的后期要注意患者的心功能变化,尤其是老年或合并心血管系统基础疾病的患者。液体复苏成功的标志之一是尿量维持在>30ml/h。

(4)营养支持疗法:根据医嘱给予肠外或肠内营养,详见第二篇第八章。

3.体温升高　与感染有关。

护理目标:使体温下降至正常。

护理措施:

(1)定时监测体温变化,可绘制体温变化曲线图,了解变化趋势。

(2)体温超过 39℃应采用物理降温,亦可酌情使用退热药物,并做好口腔及皮肤护理。

(3)定期监测血象、C-反应蛋白等指标,及时做血、尿、粪、痰的细菌、真菌培养。对各种置管,如深静脉置管、导尿管、胃肠减压管、空肠营养管等,做好消毒护理工作;拔管时应注意无菌操作,必要时拔管后可送细菌及真菌培养。

(4)正确使用抗生素(如上所述)。

4.潜在并发症 pc　休克、成人呼吸窘迫综合征(ARDS)、急性肾功能衰竭、心功能不全、胰性脑病等。

（姜汝萍）

第十四节　胰岛细胞瘤

胰岛细胞瘤多数为良性,少数恶性。分为功能性与非功能性两大类,根据疾病来源不同,胰岛细胞瘤分为 3 类:胃泌素瘤、胰岛功能性 β 细胞瘤、胰高血糖素瘤。其中以胰岛功能性 β 细胞瘤(胰岛素瘤)最常见,占 60%~90%。其次是促胃液分泌素瘤,少见的胰岛细胞瘤是胰高血糖素瘤,肿瘤通常很大,甚至可超过 10cm。

一、胃泌素瘤(ZES)

【概述】

胃泌素瘤是由胰岛 G 细胞形成的产生胃泌素为主的肿瘤,是腹部较常见的神经内分泌肿瘤,其中 70% 为散发性,30%属多发性神经内分泌肿瘤型(MEN-1)。1955 年 Zollinger 和 Ellison 首先描述了一组以顽固性溃疡、高胃酸分泌和胰腺非 β 细胞瘤为特征的临床病例,称为 Zollinger-Ellison 综合征(ZES),亦称胰源性溃疡,1960 年从 ZES 患者的肿瘤中提取出胃泌素,从而定名为胃泌素瘤。

ZES 的病因除胰岛 G 细胞的肿瘤外,还有胰岛或胃窦 G 细胞的增生。胃泌素的主要作用是:①刺激胃的壁细胞分泌大量胃酸;②胃泌素有营养胃肠黏膜和胰腺的作用,可增加黏膜细胞 DNA/RNA 的合成。本病患者的胃黏膜增生肥厚,壁细胞数显著增加,更加剧了胃酸的分泌。

【临床表现】

1.ZES 的临床表现　主要是由高酸导致食管炎、溃疡病、腹泻。腹泻有多种原因,主要是过高的胃酸分泌刺激胰脂酶和过高的胃肠内酸度,导致肠黏膜表面出现微观或肉眼可见的损伤。常出现顽固性糜烂性食管炎、多发性消化性溃疡(溃疡发生在十二指肠远端或空肠)、溃疡并发症(出血、梗阻、穿孔),减酸手术后再发性溃疡、溃疡合并腹泻、有家族史的 MEN-1 型或 MEN-1 相关疾病,此时应疑诊 ZES。ZES 中有 65%的患者以腹泻为突出临床表现;10%～25%的 ZES 的患者腹泻是唯一的临床表现。

2.辅助检查

(1)胃酸分泌测定。大多数(79%)胃泌素瘤患者基础胃酸分泌率>15mmol/h,并可高达 150mmol/h。

(2)胃泌素测定。临床上有消化性溃疡症状和高胃酸分泌的患者,空腹血清胃泌素浓度明显增高时(>1000pg/ml),胃泌素瘤的诊断即可成立。

(3)X 线钡剂检查:放射影像异常对诊断胃泌素瘤有一定价值,胃皱襞常明显突起且胃内含有大量液体。

(4)激发试验:如患者临床表现高度可疑胃泌素瘤而血清胃泌素浓度为临界值或轻度增加(150～1000pg/L),则刺激试验是确立或排除诊断所必需的。主要的刺激试验分别是:促胰液素激发试验;钙剂激发试验;标准餐刺激试验。每种试验均需多次测定血清胃泌素浓度。

(5)定位检查:方法有影像学检查,经肝选择性门静脉取血样检查术,选择性动脉内注射胰泌素检查法及放射性核素扫描检查法等。

【治疗原则】

1.药物治疗 内科治疗的主要目的是减轻临床症状、抑制胃酸分泌和防止消化性溃疡,治疗的基础是抑制胃酸分泌药物的使用。包括:质子泵抑制药、H_2 受体拮抗药和生长抑素。

2.全胃切除术 目前用全胃切除术治疗胃泌素瘤已日趋减少,多数学者主张将之主要用于经术前检查和手术探查找不到肿瘤,而又不能采用药物治疗或药物治疗效果不佳的年轻患者及术后效果不佳随访又有困难者。

3.瘤根治切除术 术前应作胃泌素瘤的仔细定位和评估,除有手术禁忌证、拒绝手术及有多发肝转移已不可能手术切除者外,其他患者均应行手术治疗。

4.转移的处理 部位深且难以切除者,可行瘤体内无水乙醇注射,肝动脉栓塞或结扎。无手术适应证者应积极进行化疗,常用 5-氟尿嘧啶、多柔比星、链佐星素。另外,奥曲肽、干扰素、白细胞介素-2、MLT 等亦有一定疗效。

【护理评估】

了解患者有无消化性溃疡家族史,有无消化道出血,胃泌素瘤的发生时间,有无对生活质量的影响,发病表现及特点。了解患者有无腹泻、脂肪泻、腹部疼痛、甲状旁腺功能亢进、消化性溃疡、消化道出血、低血糖、肢端肥大症、库欣综合征和甲状腺功能亢进等。家族中有无胃泌素瘤患者,有无消化性溃疡及胃癌发病者,作息时间及饮食是否规律等。

【护理要点及措施】

1.术前护理要点及措施

(1)按肝胆外科疾病术前护理常规。

(2)全面评估患者的一般情况,包括体温、脉搏、呼吸、血压、神志、行动能力、健康史、精神状态及身心状况等。

(3)心理护理:评估患者焦虑程度及造成其焦虑、恐惧的原因;鼓励患者说出不安的想法和感受。及时向患者列举同类手术后康复的病例,鼓励同类手术患者间互相访视;同时加强与家属及其社会支持系统的沟通和联系,尽量帮助解决患者的后顾之忧。教会患者减轻焦虑的方法。

(4)饮食护理:了解患者喜欢的饮食和饮食习惯,与营养师一起制定易消化且对消化道少刺激的食谱。

记录进食量,并观察进食后消化情况,腹泻程度,根据医嘱给予助消化及止泻药物。

(5)对于有摄入障碍及腹泻严重的患者,按医嘱合理安排补液,补充营养物质,纠正水、电解质、酸碱失衡等。

(6)观察胃溃疡的程度,注意患者有无消化道出血症状,及时报告医师处理。

(7)按医嘱输注白蛋白、氨基酸、新鲜血、血小板等,纠正低蛋白血症、贫血、凝血机制障碍等。

(8)测肝功能、电解质、凝血图等。

(9)做好术前护理:备皮,配血,抗生素皮试,给患者口服泻药,术前 1d 中午嘱患者口服 50% 硫酸镁 50ml,1h 内饮温开水 1000～1500ml;或口服聚乙二醇电解质散 246.6g,1h 内饮温开水 2000ml。如果在晚 7:00 前大便尚未排干净,应于睡前进行清洁灌肠。

(10)做好术前指导:嘱患者保持情绪稳定,避免过度紧张焦虑,备皮后做好个人卫生,准备好术后需要的各种物品,如一次性尿垫、便器、痰杯等,术前晚 22:00 开始禁食水,术晨取下饰品,义齿,贵重物品交由家属保管等。

2.术后护理要点及措施

(1)按肝胆外科术后一般护理常规及全麻手术后护理常规护理。

(2)病情观察:严密观察患者生命体征的变化,尤其是血压、脉搏的变化。

(3)引流管的护理:术后患者留置切口引流管及尿管,活动、翻身时要避免引流管打折、受压、扭曲、脱出等。引流期间保持引流通畅,定时挤压引流管,避免因引流不畅而造成感染。

(4)引流液的观察:术后引流液的观察是重点,每日记录和观察引流液的颜色、性质和量,如在短时间内引流出大量血性液体,应警惕发生继发性大出血的可能,同时密切观察血压和脉搏的变化,发现异常及时报告医师给予处理。

(5)行胃部切除患者应密切留意胃管引流液颜色及性状,如引流出鲜红色血性液应警惕吻合口及胃肠道出血。

(6)基础护理:①患者术后清醒后,可改为半卧位,以利于伤口引流及减轻腹压,减轻疼痛。②患者卧床期间,应协助其保持床单位整洁和卧位舒适,定时翻身,按摩骨突处,防止皮肤发生压疮。③满足患者生活上的合理需求。④做好晨晚间护理。⑤口腔护理、雾化吸入 3/d,会阴冲洗 1/d。

【健康教育】

1.饮食上要选择易消化、富营养、少刺激性、低脂肪的饮食。要避免暴饮、暴食、喝酒和高脂肪、辛辣刺激的饮食。就餐要有规律性,1d 3 餐至 5 餐,温度适宜,手术后早期进无脂流食,可进米汤、果汁、菜汁、藕粉、蛋白水等。以后可进低脂半流食,每日 5～6 餐。禁止食用高脂肪、难消化和粗纤维食物,避免增加胃及胰腺负担,粗纤维食物易激发消化道出血。宜进食鱼、鸡蛋白、虾仁、鸡肉、豆腐、豆浆、新鲜蔬菜及水果等。

2.术后注意劳逸结合,避免过度劳累,适当进行户外活动及轻度体育锻炼,以增强体质,防止感冒及其他并发症的发生。

3.保持心情舒畅和充足的睡眠,每晚持续睡眠应达到 6～8h。

4.遵医嘱按时用药,定期复查,一般术后每年测量胃酸的分泌和肠促胰泌素及血胃泌素的浓度。在有复发迹象时,补加其他影像学检查后可以考虑再手术。胃泌素瘤的多灶性导致手术反复实施。以及大多数胃泌素瘤是恶性,导致肝转移,因此也导致肝手术反复实施。

二、胰岛功能性β细胞瘤(胰岛素瘤)

【概述】

胰岛β细胞瘤,是由胰岛β细胞形成的具有分泌功能的腺瘤或癌。20~50岁多发,多单发,90%属良性,是临床最多见的一种胰腺内分泌肿瘤,占全部胰腺肿瘤的70%~80%。多发性肿瘤占10%,其中绝大多数与Ⅰ型多发性内分泌肿瘤综合征(MENs-Ⅰ)有关。

【临床表现】

1.阵发性低血糖。

2.发作时血糖低于50mg/dl。

3.口服或静脉注射葡萄糖后症状立即消失,即Whipple三联征或胰岛素三联征。病程早期低血糖每隔数日、数周或数月发作1次,以后则发作越发频繁,多于清晨、空腹和劳作后发作。如反复多次发作低血糖则可引起大脑退行性改变,出现狂躁、抑郁、痴呆、幻觉及行为异常等,常被误诊为精神病。有的患者为缓解症状而频繁进食,可出现肥胖症。

4.辅助检查

(1)空腹血糖测定:最佳抽血时间是清晨6:00,如空腹血糖<2.8mmol/L(50mg/dl)提示低血糖。

(2)延迟糖耐量试验:当出现持续低血糖曲线(约2/3病例)或早期低血糖曲线时(约1/3病例)时有诊断意义。

(3)胰岛素测定:①空腹周围血胰岛素测定(血浆免疫反应性胰岛素IRI)。②经皮经肝穿刺门静脉置管分段取血(PTPC)测定胰岛素。测定门、脾静脉不同部位血中胰岛素含量。当门静脉主干IRI>200μU便可确诊为胰岛素瘤。胰岛素含量特别高的峰值(高于肿瘤远侧3~15倍)所在部位即可能为胰岛素瘤的部位。

(4)血浆胰岛素原(Plc)与胰岛素的比值测定。Plc/IRI>30%有诊断意义。如Plc/IRI>50%则多提示恶性胰岛素瘤。

(5)空腹周围静脉血胰岛素浓度与葡萄糖浓度的比值测定。如>0.3则可作为胰岛素瘤的诊断指标。

(6)C-肽抑制试验:正常人注射胰岛素使血糖降至2.2mmol/L(40mg/dl)时,B细胞分泌的胰岛素和C-肽下降50%~70%。如C-肽不下降或下降甚微,说明体内胰岛素分泌呈自主性,则提示胰岛素瘤存在。

(7)胰高血糖素试验。静脉注射胰高血糖素1mg。注射后每10~15min抽血1次,1h后每半小时抽血1次,直到注射后3h,每份血标本测IRI及血糖。当注射后5~15min内胰岛素>150μU/ml为阳性。

(8)甲苯磺丁脲(D860)激发试验。正常人空腹时静脉注射1gD860(或按20~25mg/kg溶于生理盐水20ml中静脉注射),5min后血浆胰岛素可短暂升高至60~130μU/ml,20~30min后血糖逐渐降低,1.5~2h即可恢复正常。而胰岛素瘤患者注射后5~15min时反应加强,且2~3h后低血糖仍不恢复。

(9)钙剂激发试验和促胰液素激发试验。

(10)B型超声检查。

(11)CT扫描。

(12)磁共振。

(13)腔内B超。

【治疗原则】

对于术前、全身情况差难以耐受手术或恶性胰岛素瘤有远处转移等患者,可给予药物治疗,以偶氮嗪、生长抑素等药物治疗,控制饮食,控制低血糖,对恶性或已有肝脏及淋巴结转移者可使用链佐星、替加氟、重组人一干扰素等控制恶性肿瘤的进展。手术治疗:胰岛素细胞瘤摘除术、胰尾切除术、胰十二指肠切除术、腹腔镜胰岛细胞瘤摘除术。

【护理评估】

了解患者与现患疾病相关的病史和药物应用情况及过敏史、手术史、家族史、遗传病史和女性患者生育史等;低血糖发作时间及规律,有无身体逐渐肥胖,伴记忆力、反应力下降等;家族中有无胰岛素瘤及胰腺疾病者,患者饮食是否规律等。有无腹部不适,各关节活动度情况;重要脏器功能状况,有无转移灶的表现及恶病质。

【护理要点及措施】

1.术前护理要点及措施

(1)按肝胆外科疾病术前护理常规护理。

(2)预防和处理低血糖发作:有功能性胰岛素瘤患者内源性胰岛素分泌过多,常在清晨、空腹或情绪紧张时有低血糖发作,轻者表现为心慌、饥饿感、手抖、腿软、口渴等症状,重者可以有低血糖昏迷。严重的低血糖昏迷可以是患者住院死亡原因之一。在白天出现的低血糖发作较容易得到及时的诊断和处理,而在清晨时的发作则有很大的危险性。要预防和及时处理低血糖发作,护理人员应做到以下几点。

1)心理护理:有功能性的胰岛素瘤患者都曾有低血糖发作史,患者往往心有余悸,情绪紧张,及时增加与患者交谈次数,了解患者心理动态,并介绍同类救治成功的例子,增加夜查房次数,并教会患者床边备糖以及及时进糖,采取这些措施建立患者对医护人员的信任。

2)建立严格的交接班制度,做到每班必须特别床旁交接班,增加夜查房次数,观察患者有无低血糖反应,根据患者低血糖发生规律,督促患者床边备糖以及及时进食,防患于未然。

3)增加患者的餐次:让患者平时准备好糖类食品,避免患者饥饿和过度疲劳诱发低血糖发作。

4)出现低血糖昏迷的紧急处理:对于发生低血糖的患者,如果还能吞咽,给予口服糖水,如患者不能口服,立即静脉注射 25%葡萄糖 40ml。护士发现病情变化,及时汇报医师的同时准备抢救物品,分别口服糖水及静脉注射 25%葡萄糖 40ml,于 10min 后均症状缓解。

(3)术前准备:在手术前 1d 应给予足够的葡萄糖,由于术前要禁食 12h,故应睡前口服葡萄糖或静脉持续滴注 5%~10%的葡萄糖液以避免夜间低血糖发作。

2.术后护理要点及措施

(1)按肝胆外科一般护理常规及全麻手术后护理常规护理。

(2)体位:全麻未清醒时去枕平卧,头偏向一侧,以防因呕吐引起窒息等并发症。清醒后采取半卧位,有利于患者的呼吸和引流。

(3)密切观察生命体征 T、P、R、BP,观察神志精神状态,给予吸氧,预防脑缺氧发生。必要时给予心电、血氧、血压监测。

(4)准确记录 24h 出入量,保证患者出入量平衡。每班小结 1 次,如发现不平衡,及时通知医师给予处理。

(5)监测血糖:胰岛素瘤切除后胰腺分泌胰岛素的功能相对于术前处于瘫痪状态,出现反跳性高血糖,因而,术后每瓶含糖液体需加入一定量胰岛素,待液体余 100ml 后给予血糖监测,根据血糖值调节含糖液中胰岛素的量,使输液中血糖控制在 100~200mg%,待胰腺内分泌功能恢复时,不需加入胰岛素,血糖即可控制在正常范围。术后前 3d,中午 12:00 后将含糖液体换为生理盐水或林格液,以便监测清晨空腹血糖。

（6）术后活动：术后第 1 天鼓励患者床上活动,第 2 天床下活动,以增进胃肠蠕动,减少静脉血栓的形成。

（7）引流管的护理：妥善固定引流管,防止引流管受压或脱出,严密观察引流液的量及颜色,如引流液为大量血性液及时通知医师进行处理。

（8）基础护理：①患者术后清醒后,可改为半卧位,以利于伤口引流及减轻腹压,减轻疼痛。②患者卧床期间,应协助其保持床单位整洁和卧位舒适,定时翻身,按摩骨突处,防止皮肤发生压疮。③满足患者生活上的合理需求。④做好晨晚间护理。⑤口腔护理、雾化吸入 3/d,会阴冲洗 1/d。

【健康教育】

1.术后注意劳逸结合,避免过度劳累,适当进行户外活动及轻度体育锻炼,以增强体质,防止感冒及其他并发症,戒烟,禁酒。

2.食用低糖、高蛋白、高维生素、易消化、无刺激性饮食,忌暴饮暴食。

3.保持心情舒畅和充足的睡眠,每晚持续睡眠应达到 6～8h。

4.定期检测血、尿糖,发生糖尿病时给予药物治疗,对于胰腺功能不足、消化功能差的患者,除应用胰酶替代药外,同时予以高蛋白、低脂肪饮食,配合脂溶性维生素。

5.按时用药,不得私自停药,如有异常及时来院就诊。

三、胰高血糖素瘤

【概述】

胰高血糖素瘤是胰岛 A 细胞肿瘤,肿瘤细胞分泌过量的胰高血糖素,临床上主要表现为皮肤坏死性迁移性红斑,口角、唇、舌等部位的慢性炎症,指甲松动,外阴阴道炎,贫血,糖尿病等,故又称为高血糖皮肤综合征。

胰高血糖素是由胰岛 A(α_2)细胞分泌的。正常人血浆中胰高血糖素基础水平为 50～100pg/ml。在胰高血糖素瘤患者中血浆胰高血糖素基础水平常有明显升高,往往在 1000pg/ml 以上。胰高血糖素瘤的病理生理基础在于过多胰高血糖素的分解代谢作用;胰高血糖素可以促进肝糖原分解成葡萄糖;它还有促进糖原异生的作用,肝糖原的异生作用及肝糖原分解作用致血糖升高、糖耐量降低,脂肪分解常被继发性增高的胰岛素分泌所拮抗,而不致表现过量的酮体生成,但蛋白质分解代谢亢进则常明显,表现为低氨基酸血症及营养不良,皮炎的发生类似于长期注射外源性胰高血糖后的皮肤改变。

【临床表现】

1.移行性坏死溶解性皮炎　这是本病最显著的特征性临床改变。开始时主要表现为区域性红斑,或为脱屑性红色斑丘疹,皮损常呈环形或弧形;接着这些红斑呈环行或匍行向周围扩展,并相互融合;红斑向表面隆起,其中央出现大疱;继之这些大疱糜烂、坏死、结痂,发展为坏死溶解性大疱状斑丘疹。这些皮损一般在 2～3 周愈合,愈合处有色素沉着。

2.糖尿病　胰高血糖素瘤最常见的临床表现是一定程度的糖尿病,其发生率为 83%。由本病引起的糖尿病程度都很轻,很少需要用胰岛素治疗的,也不会发生与糖尿病相关的并发症。

3.贫血、体重减轻　约 85% 的患者有贫血,它属于正色素性和正细胞性的贫血。实验表明胰高血糖素能抑制红细胞生成素的活性。66% 的患者会出现体重减轻。

4.口炎、舌炎和外阴阴道炎　有 34% 的患者会发生口炎和舌炎,有的患者还有疼痛性口周炎,或者出现真菌性双重感染。约 12% 的患者有慢性外阴阴道炎。

5.血栓栓塞　　血栓栓塞也是胰高血糖素瘤患者常见的临床表现,发生率为 30% 左右。常见的为深静脉血栓形成和肺栓塞。

6.腹泻　　有 15%～50% 的患者可有腹泻症状,胰高血糖素瘤过度分泌其他肽类物质,其中某些肽类引起小肠高功能状态,从而导致腹泻。

7.辅助检查

(1)一般化验检查:低氨基酸血症、尿糖阳性、血糖升高或葡萄糖耐量下降,红细胞沉降率增加、正细胞正血色素性贫血。

(2)血浆胰高血糖素放射免疫测定:①基础测定胰高血糖素。可超过 1000pg/ml,为正常值 5～10 倍。②血浆胰高血糖素激发试验。此试验并非胰高血糖素瘤的特异性诊断方法。

(3)甲苯磺丁脲(D860)试验:在胰高血糖素瘤的患者中静脉注射甲苯磺丁脲,可引起胰高血糖素明显升高,胰岛素也缓慢升高,但血糖下降不明显或只缓慢下降,这一试验提示有胰高血糖素瘤的可能性。

(4)外源性胰高血糖素的反应。

(5)钡剂检查及十二指肠低张造影。

(6)腹腔动脉和胰动脉血管造影。

(7)肝胰超声扫描和 CT 扫描。

(8)肿瘤组织电子显微镜观察。

【治疗原则】

通过手术切除肿瘤;皮肤损害的对症治疗;全身化疗。手术原则为:如果瘤体小而孤立,可采用肿瘤剜除术;对于瘤体较大、癌瘤及少数多个瘤灶者,则需行胰腺切除术;对于已经发生肝转移的患者,除了行肝叶或肝段切除外,部分难以切除的患者,也可以行肝动脉栓塞,栓塞时还可以经动脉注射化疗药物或链佐星增强栓塞的效果。

【护理评估】

了解患者有无糖尿病,家庭成员是否存在其他内分泌疾病,如糖尿病、巨型甲状腺肿以及顽固性皮肤病,症状的发生时间、程度,有无对生活质量的影响。尤其注意与现患疾病相关情况和药物应用情况及过敏史、手术史、家族史、遗传病史和女性患者生育史等。患者皮肤有无破损、特征性皮炎,贫血、体重减轻、腹泻、血糖紊乱等症状。家族中有无内分泌疾病患者,患者作息饮食是否规律,有无特殊饮食癖好等。各关节活动度情况。全身皮肤完整性,重要脏器功能状况,有无转移灶的表现及恶病质。

【护理要点及措施】

1.术前护理要点及措施

(1)按肝胆外科疾病术前护理常规护理。

(2)全面评估患者的一般情况,包括体温、脉搏、呼吸、血压、神志、行动能力、健康史、精神状态及身心状况等。

(3)心理护理:患者术前确诊时间较长,对疾病有一定了解,知道预后欠佳,在术前与患者建立良好护患关系,进行术前宣教,尽量减轻患者心理负担。同时,和患者家属沟通,取得家属的支持与配合。给予健康指导,进行心理疏导,使其对自己的病情有正确的认识,介绍成功病例,增强患者战胜疾病的信心。

(4)饮食护理:遵医嘱给予糖尿病饮食;记录进食量,并观察进食后消化情况,根据医嘱给予助消化药物。

(5)血糖的监测:患者在术前由于疾病的影响,血糖控制不稳定,应及时监测空腹及三餐后血糖,必要时还应睡前加测一次。出现低血糖时应及时通知医师,并进行必要的处理。如抽血查血胰岛素、血糖,补充含糖食物,防止因低血糖发生意外。

(6)安全的护理:患者由于长期有血糖不稳的情况,在发生低血糖时易发生跌倒、坠床等意外。因此在患者入睡和外出检查时应注意加床挡和保证家属陪伴。

(7)对于有摄入障碍及体质弱的患者,术前应给予充分的营养,以改善患者的代谢状态。按医嘱合理安排补液,补充营养物质,纠正水、电解质、酸碱失衡等。

(8)做好术前护理:术前1d备皮,配血,抗生素皮试,肠道准备予口服硫酸镁和灌肠,术日晨留置胃管。并与患者进行沟通,取得患者理解,嘱患者保持情绪稳定,避免过度紧张焦虑,备皮后做好个人卫生,准备好术后需要的各种物品,术前晚22:00以后禁食、水,术晨取下饰品,义齿,贵重物品交由家属保管。

2.术后护理要点及措施

(1)按肝胆外科一般护理常规及全麻手术后护理常规护理。

(2)病情观察:严密观察患者生命体征的变化,尤其是血压、脉搏的变化。

(3)疼痛的护理:患者术后配置镇痛泵,另外通过体位的改变,交流沟通转移注意力,按摩等方法,患者均可减轻疼痛或疼痛消失。疼痛剧烈时报告医师,遵医嘱给予镇痛药对症处理。

(4)引流管的护理:术后患者留置切口引流管及尿管、胃管,患者活动、翻身时要避免引流管打折、受压、扭曲、脱出等。引流期间保持引流通畅,定时挤压引流管,避免因引流不畅而造成感染。

(5)引流液的观察:术后引流液的观察是重点,每日记录和观察引流液的颜色、性质和量,如在短时间内引流出大量血性液体,应警惕发生继发性大出血的可能,同时密切观察血压和脉搏的变化,发现异常及时报告医师给予处理。

(6)监测血糖:胰高血糖素瘤切除术后,胰腺分泌功能相对处于瘫痪和紊乱状态。会出现反跳性高血糖或低血糖状态。因此,术后需测输液前后血糖。及时调整胰岛素的剂量,使血糖控制在100~200mg/dl,如果血糖>350mg/dl需要及时通知医师给予相应处理。待胰腺内分泌功能恢复后,血糖可维持在正常水平。

(7)并发症的观察:①胰瘘多为胰液的强腐蚀性使胰液侵蚀周围组织形成窦道。多发生在术后5~7d,表现为上腹部剧烈疼痛伴发热。胰液从引流管流出。引流液淀粉酶明显升高。为预防胰瘘,遵医嘱应用胰酶抑制药,如善宁、生长抑素、天普洛安等争取最佳疗效。②术后出血主要观察伤口敷料情况及引流管有无血性不凝液体流出,结合生命体征,有无活动性出血可能。发生出血时及时通知医师进行处理。

(8)基础护理:①患者术后清醒后,可改为半卧位,以利于伤口引流及减轻腹压,减轻疼痛。②患者卧床期间,应协助其保持床单位整洁和卧位舒适,定时翻身,按摩骨突处,防止皮肤发生压疮。③满足患者生活上的合理需求。④做好晨晚间护理。⑤口腔护理、雾化吸入3/d,会阴冲洗1/d。

【健康教育】

1.进食高蛋白、易消化、富含多种维生素的饮食。

2.在身体能接受的情况下多进行适当活动,增强抵抗力。

3.按时服用出院带药,包括胰酶替代药物,不能私自停药和减量。

4.按时复诊,有条件的应定期监测血糖变化。

5.注意保暖,防止感冒,防止伤口感染,1个月后再进行淋浴。

6.根据情况复查血常规和肝肾功能,了解疾病恢复情况。需继续化疗时,按医生要求进行计划好的化疗方案。

（张　敏）

第十六章　泌尿外科常见疾病

第一节　肾损伤

一、概述

肾损伤多见于成年男子,根据病因分为开放性、闭合性、自发性及其他如医源性肾损伤等。根据肾损伤的程度可分为肾挫伤、肾部分裂伤、肾全层裂伤、肾蒂损伤。临床上以闭合性肾损伤、肾挫伤及裂伤多见。

【临床表现】

与创伤、出血和尿外渗密切有关。主要症状有休克、血尿、腰部疼痛、腰腹部肿块,合并感染时可出现发热及全身中毒症状。

【治疗方法】

轻微肾挫伤经短期休息可治愈,多数肾挫裂伤多能经非手术疗法治愈,包括绝对卧床休息、密切观察生命体征、血尿颜色和腰腹部肿块的变化,使用镇痛、镇静和止血等药物,及时补充血容量,应用广谱抗菌药预防感染等。重者需手术治疗,手术方式根据具体情况可以采用肾周引流术、肾修补术及肾部分切除术、血管修补术、肾切除术。

二、常规护理

1.术前护理

(1)配合完成各项检查。

(2)治疗护理:肾损伤的患者要绝对卧床休息,及时补充血容量和热量,维持水、电解质平衡,保持足够尿量。必要时输血。

(3)饮食指导:予清淡、易消化、适当热量的饮食,术前晚禁食。

(4)病情观察:密切观察患者神志变化,定时测量血压、脉搏、呼吸、体温,注意腰、腹部肿块范围有无增大,注意有无出现腹膜炎症状。观察每次排出尿液颜色深浅的变化,定期检测血红蛋白、血细胞比容、尿液分析及肾功能测定。

(5)心理护理:给予患者或家属介绍肾损伤的治疗方法、目前采取的相关措施和目的,如需手术治疗应讲述手术的必要性和重要性,解除思想顾虑,以取得配合。

(6)健康教育:用药、治疗、活动宣教及讲解手术治疗的目的和重要意义。

2.术后护理

(1)体位:去枕平卧6h,完全清醒后予抬高床头30°～40°。

(2)治疗护理:遵医嘱正确使用抗生素及止血药物。

(3)饮食指导:术后有肛门排气后开始进食,恢复期患者应鼓励其多饮水。

(4)病情观察

1)密切监测体温、脉搏、呼吸、血压的变化。

2)观察伤口敷料,了解伤口出血情况。

3)严密观察引流液的颜色、性状、量、气味及严格记录。

(5)预防感染

1)预防呼吸道感染,鼓励患者做深呼吸,痰液黏稠者,给予雾化吸入。

2)严格遵守无菌操作,注射部位要严格消毒,并保持皮肤清洁干燥。

3)保持患者会阴部清洁。

4)保持管道引流通畅。

(6)健康教育

1)活动:出院后2～3个月不可参加重体力活动。

2)饮食:多吃水果蔬菜,保持大便通畅。鼓励多喝水。

3)用药:遵医嘱用药,肾全切除的患者,应注意保护健侧肾,避免使用肾损害的药物。

4)自我病情观察:观察伤口有无肿胀、疼痛、瘀斑及尿量颜色。

5)5年内定期复查,进行尿液及肾功能的检查。

三、主要问题的护理措施

(一)患者身份确认被忽略

【原因】

1.急诊入院。

2.医护缺乏沟通,对身份确认没有明确责任。

3.对身份确认的重要性不够重视。

4.肾源短缺,活体肾移植发展迅速。活体移植数量迅速增加,部分患者缺乏相关法律知识,不能自觉配合。

【表现】

缺律师见证书及伦理审批,身份确认表缺相关人员签名。

【处理】

建立完善的身份认证系统。

【防范】

1.加强医护沟通,由办理入院的医生和护士负责患者身份证的验证。

2.检查手术前相关的资料是否完善。

3.送手术前再次确认患者的身份是否一致。

（二）引流不畅

【原因】

1.引流管扭曲、受压、脱落。

2.引流管堵塞。

3.管道留置时间过长使其老化、变脆，管腔内粘连。

4.管道前段贴壁。

5.负压过低，负压装置连接不紧密。

6.引流管通气口未打开。

【表现】

引流管无液体引出或引流液突然减少、伤口敷料有较多渗血、渗液、引流管有液体但无波动、引流管通气口有液体外渗。

【处理】

1.迅速查找判断无效吸引的原因。

2.调整引流体位。

3.向离心方向挤压。

4.或有阻塞可用注射器回抽，但禁止擅自冲洗。

5.必要时通知医生处理。

【防范】

1.耐心告知患者留置各种引流管的目的、重要性及注意事项，防止引流管受压。

2.吸引前检查吸引管道是否通畅，妥善固定。检查引流管通气口是否打开。

3.检查中心负压装置、负压压力情况，管道连接是否漏气、脱落、移位、堵塞。

4.若因引流液过稠堵塞管道，报告医生，及时处理。

5.严密观察引流是否有效。观察伤口敷料有无渗血、渗液及腹部情况。

（三）引流管脱出

【原因】

1.管道受外力牵拉。

2.固定不牢固、连接不紧密。

3.患者拔出管道。

【表现】

1.引流管脱出或引流管中间接口分离。

2.引流瓶无引流液引出或引流液明显减少或引流液从伤口流出。

【处理】

妥善固定各管道并做好宣教。引流管脱出应立即报告医师，若为胸腔闭式引流者，立即用手顺皮肤纹理方向捏紧引流口周围皮肤。

【防范】

1.妥善固定引流管，引流管固定时需保留足够的长度，防止牵拉管道

2.向患者详细解释留置引流管的目的，指导活动的注意事项，避免管道拔出。

3.对于烦躁或昏迷患者应给予适当约束。

（四）引流管引起的感染

【原因】

1.没有严格执行无菌技术操作。

2.引流不畅。

3.引流液反流入体内。

【表现】

1.发热。

2.引流液浑浊。

3.引流液培养可找到致病菌。

【处理】

1.监测体温每1～4小时1次。

2.观察引流液的量、颜色、性质并记录。

3.每3天更换引流瓶（袋）1次,严格执行无菌技术操作。

4.协助做好引流液细菌培养,遵医嘱使用敏感的抗生素。

【防范】

1.保持引流管通畅,及时清倒引流液。

2.引流瓶/袋每3天更换1次,更换时严格执行无菌技术操作。

3.指导患者活动注意事项。引流瓶/袋不得高于伤口位置,防止引流液反流入体内。

4.加强对体温和引流液的量、颜色、性质的观察,及时发现异常通知医生处理。

（五）体液不足

【原因】

1.肾损伤大出血。

2.输液总量不足。

3.禁食、发热。

【表现】

1.脉搏加快、血压下降。

2.口干、尿少。

【处理】

1.抗休克处理紧急状态下,应首先进行抗休克或各种急救处理,给予休克体位,同时做好术前准备。

2.给予高流量吸氧,保暖。

3.按医嘱给予止血、输液、输血、抗炎、支持治疗。

【防范】

1.密切观察患者神志变化,定时测量血压、脉搏、呼吸、体温,注意腰、腹部肿块范围有无增大,注意有无出现腹膜炎症状。

2.观察每次排出尿液颜色深浅的变化,定期检测血红蛋白、血细胞比容及尿液分析。

3.及时补充血容量和热量,维持水、电解质平衡,保持足够尿量。必要时输血。

4.早期应用广谱抗生素以预防感染。

5.对症使用镇痛、止血、镇静药物。

6.给予清淡、易消化、适当热量的饮食。

7.绝对卧硬板床2～4周,严禁坐起及不必要的翻动。送患者做检查时,应平抬至平车上。病情稳定、血尿消失后才可以允许患者离床活动。

(六)感染

【原因】

1.创伤出血,特别是开放性损伤。

2.创伤后抵抗力下降。

3.卧床发生肺部感染。

4.管道引流有感染的危险。

【表现】

1.脉搏加快、体温升高。

2.口干、出汗。

【处理】

1.开放性伤口,或评估有感染危险的按医嘱使用抗生素。

2.伤口渗液,及时换药。

3.支持疗法,增强患者抵抗力。

【防范】

1.取患侧卧位或半卧位,定时协助患者翻身,利于引流。肾全切除患者应早期下床活动。

2.做好伤口及引流管护理,观察伤口敷料,及时换药,保持敷料干燥清洁及引流通畅。

3.严格无菌操作,定时更换引流袋。

4.鼓励患者多做深呼吸以防肺不张。指导患者正确排痰,必要时给予拍背协助其排痰。

5.保持患者会阴部清洁及做好患者皮肤护理。

(七)输血引起的发热反应

【原因】

1.由于血液、储血器或输血器被致热原污染。常见的致热原有死菌或细菌产物。

2.操作时违反无菌原则,造成输血各环节不同程度的污染。

3.经多次输血后,在受血者血液中产生了白细胞凝集素和血小板凝集素,当再次输血时,对所输入的白细胞和血小板发生作用,产生凝集。并在单核-巨噬细胞系统被破坏(主要在脾),即可引起发热反应。

【表现】

发冷、发热、寒战,体温突然升高至39～40℃,发热时间不等,并伴有头痛、恶心、呕吐。轻者症状持续1～2h即可缓解,体温逐渐下降至正常。

【处理】

1.反应轻者,减慢输血速度,症状可自行缓解;若症状继续发展,应立即停止输血,将输血器、剩余血连同输血袋一同送往化验室进行检验。

2.对症处理,有畏寒、发冷时应保暖,给予热饮料;高热时应给予降温。

3.抗过敏药物的应用,异丙嗪、肾上腺皮质激素等。

【防范】

去除致热原,严格按照无菌技术操作规程进行输血,使用一次性输血器采用密闭式输血方法,减少污染机会。

（八）输血引起的过敏反应

【原因】

1.输入血液中含有对患者致敏物质。如献血者在献血前服用过可致敏的食物或药物。

2.献血者的变态反应性抗体随血液传给受血者，一旦与相应抗原接触，即发生过敏反应。

3.多次输血者体内产生了过敏性抗体，再次输血时，抗原抗体相结合而发生过敏反应。

【表现】

1.轻度反应　较常见，输血后出现皮肤瘙痒、荨麻疹。

2.中度反应　出现血管神经性水肿，多见于颜面，表现以眼睑、口唇高度水肿为甚，还可发生喉头水肿、呼吸困难，支气管痉挛，双肺可闻及哮鸣音，大小便失禁。

3.严重反应　可发生过敏性休克。

【处理】

1.立即停止输血，皮下注射 1:1000 肾上腺 $0.5\sim1ml$，在危急情况下可做静脉注射。

2.按反应程度给予对症处理，轻者给予抗过敏药物，如苯海拉明 40mg，异丙嗪 25mg，氢化可的松或地塞米松之后，症状可缓解。

3.呼吸困难给予吸氧；严重喉头水肿者行气管切开；循环衰竭者应给予抗休克治疗。

4.按要求填写输血反应报告卡，上报医院感染控制科和血库。

【防范】

1.避免多次输同一供血者的血液。

2.对有过敏史的患者，输血前应注射抗过敏药物，并在输血过程中和输血后，倍加注意观察有无异常症状与表现。

（九）输血引起的溶血反应

【原因】

1.输入异型血：多由于 ABO 血型不相容引起，献血者和受血者血型不符而造成。

2.输入变质血，输血前红细胞已变溶解，如血液储存过久、血温过高，输血前将血加热或震荡过剧，血液被细菌污染均可造成。

3.血中加入高渗或低渗溶液或能影响血液 pH 变化的药物，致使红细胞大量遭破坏所致。

【表现】

头部胀痛、面部潮红、恶心、呕吐、心前区压迫感、四肢麻木、腰部剧痛。同时伴有寒战、高热、呼吸困难、血压下降。甚至出现少尿或无尿，严重者可致死亡。

【处理】

1.立即停止输血，保留静脉通道，更换输血器，改用 0.9％氯化钠输注。

2.给患者吸氧，通知医生，将剩余血及抽取的患者血样一起送输血科或血库，重做血型鉴定与交叉配血实验查找原因。

3.建立 2 条以上静脉通道，为病情紧急的患者准备好抢救药品及物品，配合医生进行紧急救治。密切观察病情变化，做好抢救记录。

4.准确记录每小时尿量，注意尿色，测定尿血红蛋白量。

5.碱化尿液，可口服或静脉滴注碳酸氢钠，增加血红蛋白在尿液中的溶解度，减少沉积，避免肾小管阻塞。

6.对尿少、尿闭者，可按急性肾衰竭者处理；严格控制水分摄入量，纠正水、电解质紊乱，防止血钾升高，必要时行透析疗法。

【防范】

1.在临床工作中以输同型血为原则。在确定输血前仍需做交叉相容配血试验。

2.根据输血处方取血,护士应与血库人员共同核对患者床号、姓名、住院号、血型、交叉配血结果、血量、采血日期。同时注意检查血液质量,确定无误后方可提取。回病区后,须与另一护士同按上述要求再次核对,确定无误后方可输入。

3.输血前后及两瓶血之间,应滴注无菌生理盐水。并须避免与其他溶液相混。

(陈　梅)

第二节　肾结核

肾结核多发生在 20～40 岁的青壮年,约占 70%,男性多于女性,比率 2∶1。肾结核主要由肺结核、消化系统或骨关节结核病灶中的结核菌经血行播散至肾脏所致。

【临床表现】

尿频、尿急、血尿。

【治疗方法】

手术治疗肾全切术。

【护理措施】

1.术前护理

(1)配合完成各项检查。

(2)心理护理:耐心给予疾病患者相关的治疗指导,介绍成功病例,帮助患者树立信心。

(3)治疗护理:指导患者按医嘱口服抗结核药物,肾切除术前应用药物 2 周,保留肾的手术前则应用药物 4 周。

(4)病情观察:观察血尿、脓尿的情况。患者排尿形态是否正常,有无膀胱刺激症状。

(5)饮食指导:加强营养。

(6)健康教育:注意休息,保持生活规律,保持身心愉快。

2.术后护理

(1)体位:去枕平卧 6h,完全清醒后予抬高床头 30°～40°。

(2)治疗护理:遵医嘱使用抗生素。

(3)饮食指导:术后有肛门排气后开始进食,恢复期患者应鼓励其多饮水。

(4)病情观察

1)密切监测体温,记录生命体征。

2)观察伤口敷料,了解伤口出血情况。

3)严密观察引流液的颜色、性状、气味及严格记录各种引流管的量。

(5)预防感染

1)遵医嘱使用抗生素。

2)严格遵守无菌操作。

3)保持患者会阴部清洁。

4)保持管道引流通畅。

（6）健康教育

1)活动：出院后保持充分休息,适度身体锻炼。

2)饮食：多吃水果蔬菜,保持大便通畅。鼓励多喝水。

3)用药：术后按医嘱继续抗结核治疗 6 个月以上。

4)自我病情观察：用药期间注意药物的不良反应,定期复查肝肾功能,测听力、视力等。若出现恶心、呕吐、耳鸣、听力下降等,应及时就诊。

5)定期复查(特别是 5 年内),若出现尿频、尿急、血尿、脓尿、恶心、呕吐等不适时及时就诊。

（陈　梅）

第三节　肾结石

尿路结石是泌尿道最常见的疾病之一,发生于肾脏者称肾结石,男性多于女性,多发生在青壮年,21 岁至 50 岁的患者占 83.2%,左右侧发病相似,双侧占 16%。在肾盂中的结石不活动而又无感染时,可长期无症状,只在腹部 B 超或摄腹部 X 线照片时偶尔发现,但大多数患者有或轻或重的临床表现。疼痛和血尿是肾结石的主要症状。

肾结石的病理特点是易引起尿路梗阻,造成感染和肾功能不全,长期、慢性尿石刺激可诱发癌变。

【护理评估】

（一）健康史

病因不明,可能与下列因素有关：

1.环境因素　自然条件直接或间接地对人体起作用,有明显的地区性,热带地区、亚热带地区结石的发病率高,我国尿石症的发生,在南方也明显高于北方。个体从事高温、出汗多、饮水少的职业,如地质工作者、马拉松运动员、手术医生等易发生尿石症。

2.个体因素　①遗传因素：对尿石症的发生有一定的作用,某些与遗传因素有关的疾病,如痛风、胱氨酸尿症、原发性肾小管性酸中毒、原发性高草酸尿症等均可引起尿石症。②代谢因素：高钙血症、甲状旁腺功能亢进、甲状腺功能亢进、长期卧床、肿瘤、血液病、维生素 D 过多等,均可导致尿中钙排出过多而形成尿石症。尿中草酸排出过多也可引起尿石症,与摄取的食物有关。

3.尿液酸碱度的变化　尿偏碱性易发生磷酸结石,尿为酸性者易发生尿酸结石、胱氨酸结石、黄嘌呤结石,尿路感染者的尿偏碱性,也易发生磷酸结石。

4.尿流动力学改变　尿路梗阻性疾病如肾积水、输尿管或尿道狭窄、肿瘤、前列腺肥大、神经源性膀胱、巨大膀胱等都是结石的发病诱因,尿路阻塞时会引起尿液中形成的颗粒滞留,继续长大成结石。

（二）身心状态

疼痛和血尿是肾结石的主要症状。

1.疼痛　约 75% 的肾结石患者有腰痛。结石较大、在肾盂中移动度较小时,疼痛多为钝痛或隐痛。结石小、在肾盂内移动度大时,容易引起肾盂输尿管连接部梗阻而出现肾绞痛。典型的肾绞痛是一种突然发生的严重疼痛,呈阵发性发作,从腰部开始,沿输尿管向下,女性放射至膀胱,男性放射至睾丸,一般持续数分钟,亦可长达数小时。当疼痛剧烈时,病人常伴有恶心、呕吐、面色苍白、大汗淋漓。

2.血尿　一般较轻,肉眼难以看出。

3.尿路感染 一部分患者并无上述的典型疼痛与血尿,只有感染的表现。

4.尿潴留、排尿困难 结石阻塞膀胱和尿道间的开口所致。

5.若输尿管长期阻塞,可能导致肾功能不全。

6.尿中偶有结石或小沙粒排出。

(三)实验室资料

1.尿液分析 尿常规检查:有无血尿、脓尿、细菌、白细胞;24 小时尿检查:可测出钙、磷、尿酸、草酸、胱氨酸、枸橼酸、镁、钠、氯化物、肌酐;尿培养:有泌尿道感染时,尿培养阳性;空腹时尿 pH 值测定及尿中有无结石或结晶物,如有,可留作分析。

2.血清检查 可测钙、磷、尿酸、血浆蛋白、血 CO_2 结合力、钾、钠、氯、肌酐。

3.影像学检查 X 光检查:可描绘出人体器官的轮廓,显示其大小、形状及位置,如有显影剂,含钙及胱氨酸的结石可在 X 光片上显影。B 超扫描:可查出阻塞情形,并可辨认肾结石。

4.静脉肾盂造影(IVP) 可发现透 X 线结石,并确认结石的大小和部位。

【护理诊断】

1.疼痛 主要与结石的机械刺激有关。

2.肾组织灌注量改变。

3.有感染的危险 与局部组织受损、抵抗力下降有关。

4.潜在并发症 肾功能不全。

5.排尿障碍 与结石梗阻、嵌顿引起尿路梗阻有关。

6.焦虑。

【预期目标】

1.促进患者身心舒适,清除焦虑。

2.减轻疼痛。

3.控制感染。

4.保护肾脏,预防并发症及结石复发。

【护理措施】

(一)疼痛的护理

1.肾绞痛急性发作者须卧床休息;给予解痉止痛药物,如阿托品 0.5mg,杜冷丁 50~100mg,肌内注射。

2.在局部配合应用热敷、针灸等。

3.有恶心、呕吐者,给予止吐剂加以控制。

4.安排适当的卧位。

(三)促进自行排石

1.鼓励病人多饮水,使溶质处于稀释状态,保持大量的尿液形成,有利于结石排出。

2.水分摄取量每天至少需 3000~4000ml,尤其在流失量增加时,如天气炎热、发热等需增加液体的摄入量。

3.在一天 24 小时之中适当均匀地摄取水分,注意夜间饮水。

4.当病人出现呕吐、腹泻时,需静脉输液。

5.任何成分的结石,只要直径小于 0.5cm,均可采用中药排石疗法,让其自行排出。

(三)饮食护理

根据取出的结石或自行排出的结石及尿液分析结果,给予一定的饮食护理:

1.吸收性高钙尿者,控制乳制品,减少动物蛋白和糖的摄取,多食粗粮,避免摄取含大量 VitD 的食物。

2.草酸钙结石或高草酸尿者,禁食菠菜、浓茶、啤酒、大黄和巧克力,限制西红柿、豆类、豆腐及一些水果如柑橘类、苹果等的摄入。

3.尿酸结石者应低食低嘌呤饮食,限制动物蛋白,禁食动物内脏;可摄取碱性饮食,包括奶类、豆类、绿色蔬菜、水果(除了橘子、李子、干梅)以调节尿液 pH 值。

4.胱氨酸结石者,应限制动物蛋白,摄取能碱化尿液的食物,如柑橘等。

5.磷酸镁铵、碳酸磷灰石等感染性结石者,应摄取能酸化尿液的食物,如蛋类、肉类、家禽类、鱼类、谷类及一些水果(葡萄、梅子、西红柿、南瓜等)

(四)适当活动

1.长期卧床者,骨组织易脱钙而导致高钙尿症,因此对固定不动者,需经常给予翻身或做肢体被动运动,对四肢活动障碍者可协助病人改变为坐位,以避免尿液淤积。

2.如患者无疼痛或呕吐等症状,可以做跳绳、跑步、上下台阶等运动,应量力而行,以不感到疲劳为宜。

(五)协助医师插入输尿管导管以促进结石排出

当用药、饮水排石效果不佳时,通常都会经由膀胱镜放入一条或两条输尿管导管,通过结石而留在结石的上方。利用机械方法来处理。

1.输尿导管留置时需注明左或右,记录引流量,且要注意固定,避免脱落。

2.输尿管下 1/3 处的结石,可由膀胱镜插入各种附有环圈和可展开的特殊导管以套取结石。

(六)手术的护理

1.手术适应证

(1)结石直径>1cm。

(2)非手术治疗无效者。

(3)阻塞性结石引起进行性肾损伤。

(4)并发肾功能减退者。

2.手术方式 依病人和结石的具体情况而定,有肾盂输尿管切开取石、肾部分切开取石、肾切除等。

3.术前护理

(1)协助医师完成各种检查。

(2)有合并感染者,应待感染控制后再手术。

(3)加强营养,维持良好的营养状况。

(4)心理护理:对病人需做什么手术及其预后情况给予解释,消除顾虑,保持良好的心态。

(5)皮肤准备:根据手术部位而定,肾手术范围前至前正中线,后至后正中线,上至肋弓缘,下至髂嵴。

(6)其他术前指导:如手术种类和时间、麻醉的方法、减轻疼痛的方法,指导病人做深呼吸及有效咳嗽,女病人必要时给予会阴冲洗或阴道灌洗。

(7)术前 X 线照片:明确结石位置,特别是对容易活动的结石更有必要。

4.术后护理

(1)指导病人做深呼吸运动,进行有效咳嗽及翻身,保持呼吸道通畅。

(2)协助病人取舒适体位。

(3)观察术后病情变化,密切注意血压、脉搏变化。观察尿液的颜色,术后 12 小时尿液大都带血色,若为鲜红色血尿,提示有出血征象;尿量应维持在 50ml/h 以上,观察尿量时应注意有无尿潴留、造瘘管的引出量及敷料有无渗湿等情况。

（4）保持伤口的干燥与无菌,有尿液外渗者应及时更换敷料,并注意保护伤口周围皮肤,可涂擦氧化锌软膏、鞣酸软膏等。

（5）保持床旁引流管通畅、无菌,避免滑落、扭曲,同时注意观察引流液的量、颜色及有无出血现象。护士应了解放置引流管的部位、目的、夹管指征及拔管时间。

肾盂造口管如引流不畅需要冲洗时,冲洗液量≤5ml/次,低压力,以病人不觉腰部胀痛为宜,要长时间放置（大于 10 天）。拔管应慎重,拔管前应夹管 2～3 天,无漏尿、腰痛、发热或经造瘘管造影证明肾盂至膀胱引流通畅时,方可拔除。拔管后,向健侧卧,以防漏尿。

（七）体外冲击波碎石术（ESWL）的护理

原理是利用液电效应,通过一高电压、大电容,在水中瞬间放电产生高温,使水气化膨胀产生的冲击波,其能量经反射聚焦于第二焦点（即结石区）,可增至 300 倍以上,局部压力值可达 1000 个大气压,结石因高能量的冲击而粉碎。震波必须通过水传播,必须有精确定位才能完成治疗。该治疗需麻醉或不需麻醉,有疗效高、无创伤性、可反复使用等特点。

1.适应证　除结石以下有梗阻者外均可进行治疗。

2.禁忌证　结石以下有梗阻者;有性疾患病人;结石部位有急性炎症者应先控制感染,体温正常 3～4 天后再进行;心脏病合并心力衰竭及严重心律不齐者;由于肾实质疾患引起的肾功能不全。

3.副作用　①血尿:所有病人均会出现,可自愈;②绞痛:一般较轻;③感染:由于结石碎片堵塞尿路引起或原有感染未控制;④心脏合并症:是严重的合并症,宜及时发现及时处理。

4.治疗后的护理　增加尿量,嘱病人多饮水或静脉输液,多活动,帮助碎石排出。体位排石:下盏结石取头低足高位,马蹄肾合并结石则取俯卧位,为避免结石短时间内在输尿管积聚,则可向患侧卧,以减慢排石速度,防止尿路堵塞。既往有明显感染史者,术后应注意观察体温的变化。观察尿液中结石排出的情况,并作分析。病人在排碎石过程中可能出现肾绞痛,应给予解释和心理支持,并给予对症处理。复查KUB,术后 3 天、7 天拍片观察碎石排出的情况。碎石排出体外约需 4～6 周,少部分病人需 3 个月才能将碎石完全排出。长期随诊,注意检查肾功能及血压变化的情况。

（八）预防并发症

1.预防感染,因感染可增加肾脏负担,导致肾实质损伤。

2.防止结石复发。

（九）出院指导

目的是指导病人预防结石复发及让病人了解结石形成的原因。

1.嘱病人多饮水,多运动,日饮水量达 3000～4000ml,避免脱水,鼓励病人夜间最好起床小便并饮水。

2.预防尿路感染,告诉病人如有疼痛、排尿障碍等情况,可能是阻塞的早期征象,需及时就诊。

3.教导病人调整饮食,并遵医嘱辅以药物治疗,防止结石复发。

4.指导病人观察尿液性质及 pH 值变化,教会使用数层 4×8 纱布过滤小便,如有结石排出需保留并通知医生。

【评价】

1.病人身心舒适,焦虑消除。

2.病人疼痛减轻或消除。

3.病人能摄取足够的水分,能正确调整饮食。

4.感染控制。

（陈　梅）

第四节　肾腺癌

【概述】

肾腺癌即肾癌,通常是指肾细胞癌,占原发肾肿瘤的85%,占成年人恶性肿瘤的3%。肾细胞癌在泌尿系统肿瘤中的发病率在膀胱癌、前列腺癌之后,居第三位。尽管肾细胞癌的患病年龄趋于年轻,但该病的发病高峰在50～60岁的人群。男性多于女性,比例约为2∶1,无明显的种族差异。

肾细胞癌的病因迄今尚不清楚,目前认为与环境接触、职业暴露、染色体畸形、抑癌基因缺失等有密切关系。流行病学调查结果显示吸烟是唯一的危险因素,即吸烟人群比非吸烟人群患肾细胞癌的危险性高2倍以上。此外,石棉、皮革等制品也与肾细胞癌的发病有很大关系。遗传因素对肾细胞癌的发生有重要作用,如VonHippe-lindau病,可以累及多个脏器,其中包括肾。

【临床表现】

1.血尿　无痛性全程肉眼血尿常是患者就诊的初发症状,常无任何诱因,也不伴有其他排尿症状。数次血尿后,常自行停止,再次发作后,病情逐渐加重。

2.肿块　肿瘤长大后,可在肋缘下触及包块,包块较硬,表面不平,如肿瘤和周围组织粘连则因固定不随呼吸上下活动,双手合诊时,肾脏肿块触诊更为清晰。

3.疼痛　肾肿瘤早期,常无任何疼痛不适,因肾肿瘤本身引起的疼痛仅占患者40%。病变晚期期可由于肿瘤包块压迫肾包膜或牵拉肾蒂而引起腰部酸胀坠痛,出血严重时偶可因血块梗阻输尿管引起绞痛。

4.并发症表现　左肾肿瘤可伴继发性左侧精索静脉曲张,癌栓侵及下腔静脉时可出现下肢水肿,病灶远处转移患者,可出现转移病灶的症状,如肺转移可出现咳嗽、咯血,骨骼转移可出现病理性骨折等。约有43%的患者出现高血压表现,晚期患者常出现明显消瘦、贫血、低热、食欲缺乏、失重等恶病质表现。

5.辅助检查

(1)B型超声检查:能检出直径1cm以上的肿瘤,一般为低回声,境界不清晰。

(2)CT扫描:为目前肾肿瘤术前的常规检查,征象为肾形扩大,肿瘤向肾外突出,平扫时肿瘤密度比实质密度略低。

(3)静脉肾盂造影:可以了解双侧肾脏的功能以及肾盂、输尿管和膀胱的情况,对治疗有参考价值。

(4)磁共振成像:应用磁共振成像进行肾癌临床分期正确率能达到90%。肾门和肾周围间隙脂肪产生高信号强度,肾外层皮质为高信号强度,中部髓质为低信号强度。

(5)肾动脉造影及栓塞:可发现泌尿系造影时肾盂肾盏未变形的肿瘤。

【治疗原则】

1.手术治疗　肾癌一经确诊,应尽早行肾癌根治性切除术。手术切除范围包括患肾、肾周围的正常组织、同侧肾上腺、近端1/2输尿管、肾门旁淋巴结。手术入路取决于肿瘤分期和肿瘤部位等。近年开展了腹腔镜肾癌根治性切除术,此方法具有创伤小、出血少、患者术后恢复快等优点,已成为肾癌根治性切除术的首选方法。

2.激素治疗　黄体酮、睾酮对转移性肾癌具有缓解病情的作用。

3.免疫治疗　卡介苗、转移因子、免疫RNA、干扰素、白细胞介素等对预防复发或缓解病情发展有一定用处。

【护理评估】

1.了解家族中有无肾癌发病者,初步判断肾癌的发生时间。

2.发病特点:患者有无血尿、血尿程度,有无排尿形态改变和经常性腰部疼痛。本次发病是体检时无意发现还是出现血尿、腰痛或自己扪及包块而就医。不适是否影响患者的生活质量。

3.身体状况:包括肿块位置、大小、数量,肿块有无触痛、活动度情况。全身重要脏器功能状况,有无转移灶的表现及恶病质。

【护理要点及措施】

1.术前护理要点及措施

(1)按泌尿外科疾病术前护理常规。

(2)全面评估患者:包括健康史及其相关因素、身体状况、生命体征,以及神志、精神状态、行动能力等。

(3)心理护理:对患者给予同情、理解、关心、帮助,告诉患者不良的心理状态会降低机体的抵抗力,不利于疾病的康复。解除患者的紧张情绪,更好地配合治疗和护理。部分血尿患者可出现紧张和焦虑情绪,应给予疏导。

(4)注意观察患者的血尿程度,可嘱患者多饮水,以起到稀释尿液,防止血块堵塞的目的。当血尿严重,血块梗阻输尿管出现绞痛时,应报告医生给予解痉镇痛处理。

(5)饮食护理:指导患者多进食富有营养、易消化、口味清淡的膳食,以加强营养,增强机体抵抗力,纠正贫血,改善一般状态,必要时给予输血,补液。协助患者做好术前相关检查工作,如影像学检查、心电图检查、X线胸片、血液检查、尿便检查等。

(6)做好术前护理:备皮,给患者口服泻药,术前1d中午嘱患者口服50%硫酸镁40ml,30min内饮温开水1000～1500ml。如果在晚7:00前大便尚未排干净,应于睡前进行清洁灌肠。

(7)做好术前指导:嘱患者保持情绪稳定,避免过度紧张焦虑,备皮后洗头、洗澡、更衣,准备好术后需要的各种物品如一次性尿垫、痰杯等,术前晚22:00以后禁食水,术晨取下义齿,贵重物品交由家属保管等。

2.术后护理要点及措施

(1)按泌尿外科一般护理常规及全麻手术后护理常规护理。

(2)严密观察患者生命体征的变化,包括体温、血压、脉搏、呼吸。观察并记录生命体征1/4h。

(3)引流管的护理:术后患者留置切口引流管及尿管,活动、翻身时要避免引流管打折、受压、扭曲、脱出等。引流期间保持引流通畅,定时挤压引流管,避免因引流不畅而造成感染、积液等并发症。维持引流装置无菌状态,防止污染,引流管皮肤出口处必须按无菌技术换药,每天更换引流袋。

(4)引流液的观察:术后引流液的观察是重点,每日记录和观察引流液的颜色、性质和量,如在短时间内引流出大量血性液体(一般＞200ml/h),应警惕发生继发性大出血的可能,同时密切观察血压和脉搏的变化,发现异常及时报告医生给予处理。

(5)基础护理:①患者术后清醒后,可改为半卧位,以利于伤口引流及减轻腹压,减轻疼痛。②患者卧床期间,应协助其保持床单位整洁和卧位舒适,定时翻身,按摩骨突处,防止皮肤发生压疮。③满足患者生活上的合理需求。④晨晚间护理。⑤雾化吸入2/d,会阴冲洗1/d。

(6)专科护理:术前从股动脉插管行肾动脉栓塞术者,术后应密切观察穿刺侧足背动脉搏动情况,防止因穿刺部位血栓形成影响下肢血供。同时行栓塞术后,患者可出现腹痛、恶心、腹胀、发热等症状,应密切观察,发现异常及时报告医师处理。

(7)增进患者的舒适:术后会出现疼痛,恶心,呕吐,腹胀等不适,及时通知医师,对症处理,减少患者的不适感。

(8)术后活动:一般术后24～48h即可离床活动。但行肾部分切除术、肾肿瘤剜除术的患者应绝对卧床 7～14d,减少活动。主要原因是因为肾组织脆嫩,血供丰富,不易愈合,易出血。

(9)心理护理:根据患者的社会背景、个

性及不同手术类型,对每个患者提供个体化

心理支持,并给予心理疏导和安慰,以增强战

胜疾病的信心。

【健康教育】

1.活动与休息指导　向肾部分切除患者说明手术后 3 个月内不能参加体力劳动和剧烈的活动,要保证充足的睡眠。肾切除患者 1 个月后适当从事轻体力活动和康复锻炼,防止疲劳和体力过多消耗,保证充足的睡眠。

2.饮食与用药指导　嘱进食高蛋白、高热量、高维生素饮食,以提高机体抵抗力。免疫治疗患者应定期检测肝功能每月 1 次,嘱咐患者尽量避免服用对肾脏有损害的药物。

3.复诊指导　告知患者每 2～3 个月复查 1 次腹部 B 超、X 线胸片、核素骨扫描、CT,了解肿瘤有无复发及转移,终身随访,如出现血尿、腰痛等不适症状立即就医。

(陈　梅)

第五节　前列腺增生

前列腺是一球形腺体,约有 30～50 个小腺体,正常成年男性的前列腺直径约 5cm,重 15g,大小如栗子,位于骨盆腔内。前列腺包围住位于膀胱底下方的尿道,它的底端位于膀胱颈处、直肠前方,而尖端悬挂在泌尿生殖膈。

前列腺被一坚实的纤维囊所包围,尿道与射精管穿过其中。尿道穿过前列腺,一浅的正中沟将前列腺下半部分成左右两半叶,射精管穿过前列腺并开口于尿道。

正常前列腺分为内外两层,内层为围绕尿道的尿道黏膜及尿道黏膜下层,外层为前列腺。前列腺能分泌稍带碱性的液体,为精液的主要成分。当射精时,前列腺的纤维肌肉组织与输精管、精囊一同收缩,使精液排出。前列腺液可中和尿道及女性阴道内的酸性,从而增加精子的活动力及生殖力。

【护理评估】

前列腺肥大是尿道周围腺体的增生或腺瘤。其发病率随年龄的增长而增高,50 岁以上男子的 50% 以上有前列腺肥大,年过 70 岁者,发病率增至 75%。其病程进展的个体差异较大,并非都是进行性发展,很多病人不出现尿道阻塞的相关症状,大多数病人无须手术治疗。

前列腺肥大以排尿困难为主要临床特征,其主要改变是膀胱出口梗阻,最终导致肾积水及肾功能损害。

(一)病史

评估病人的发病原因,真正的原因未明,大多数学者认为与性激素平衡失调有关。前列腺肥大患者体内双氢睾酮的浓度比正常人增高 3～4 倍。

(二)身心状况

疾病早期,由于膀胱逼尿肌的代偿性肥厚,临床症状不明显。如出现梗阻,机体失代偿后则可出现一系列临床症状,症状轻重与腺体的增生程度不成比例。

1.尿频　是前列腺肥大病人最早出现的症状,说明膀胱黏膜发生或已有残余尿,患者夜尿也增多。

2.排尿困难　进行性排尿困难是前列腺肥大最主要的症状,表现为尿流变细、排尿费力、排尿乏力,排尿终末呈滴沥状,严重时可发生急性尿潴留。

3.血尿　可能因膀胱太用力导致静脉破裂所致,常为一过性。

4.其他　由于尿液滞留于极度扩张的膀胱及由此而引起的憩室内,可并发膀胱炎、结石。由于腹压长期增加,可形成脱肛、疝、内痔。

(三)诊断资料

1.直肠指诊　可了解前列腺的解剖界线、大小、质地,是最简易和必须进行的检查方法。

2.影像学检查　超声检查可测知增生前列腺的形态、大小、内部组织结构,膀胱造影可了解膀胱充盈、缺损情况。

3.膀胱镜检　可明了前列腺肥大的情形、程度及位置等,了解膀胱病变。

4.尿流动力学检查　可判断是否存在下尿路梗阻及其程度。

【护理诊断】

1.排尿障碍　与肥大的前列腺压迫尿道及膀胱出口有关。

2.尿潴留　与膀胱肌无力有关。

3.焦虑　与病人长期排尿困难、尿潴留及担心手术有关。

4.潜在并发症　尿路感染、术后出血等。

【护理目标】

1.保持排尿通畅。

2.使患者身心舒适。

3.预防并发症。

【护理措施】

(一)一般护理

指导病人不要在短时间内大量饮水及避免有利尿作用的饮料,防止膀胱急剧扩张。因前列腺肥大患者大都是老人,有夜尿增多的现象,应为病人安置舒适、安全的环境。嘱病人勿憋尿,对于急性尿路梗阻、尿潴留需留置导尿管或膀胱造瘘的病人,要保持引流管的通畅和无菌状态,并嘱病人多饮水。应对病人给予必要的心理支持,以消除焦虑。

(二)手术护理

1.手术适应证及手术方式　梗阻症状严重的前列腺增生应考虑手术治疗,主要方式有:①经尿道前列腺切除术。②耻骨上经膀胱前列腺切除术。③耻骨后前列腺切除术。

2.术前护理　因前列腺肥大患者均为高龄,应对其心、肺、肾及全身营养状况予以评估,了解各种功能情况能否耐受手术,如有异常,应先纠正。每日观察病人的排尿情况,了解有无排尿困难、尿频、尿痛。术前带有造瘘管或留置导尿的病人需进行膀胱冲洗,冲洗时应掌握少量、低压、无菌、多次的原则,一般为每日一次,必要时 2 次/日,并注意观察体温变化,若出现寒战、发热等感染症状,应及时通知医生。行经尿道前列腺电切手术者,术前应协助医生探扩尿道,必要时需反复进行。要做好病人的心理护理,解除其恐惧情绪。

3.术后护理　注意观察病人生命体征变化,尤其是血压、脉搏、呼吸的改变。因病人多为老龄,常伴有心肺疾患,加之麻醉、手术的刺激,易出现心肺功能的改变,因此应加强这方面的观察。促进尿液引流通畅,留置导尿管、造瘘管时,嘱病人多饮水,以减少阻塞和感染的机会。前列腺手术后导尿管的留置非常重要,除能保持尿液引流通畅外,还可减轻伤口张力,促进伤口愈合,三通导尿管还可控制出血及施行膀胱冲洗。①三通导尿管压迫止血的护理:将 30～50ml 生理盐水或蒸馏水注入球囊内,导尿管固定于大腿内侧,需稍作牵引,使球囊放置在前列腺窝的上方,嘱咐病人不可自行松动,需卧床休息。②三通管冲洗膀胱的护理:以生理盐水连续冲洗 5～7 天,防止血块阻塞。尿道冲洗时需记录尿管的出、入水量,注意观察引流液的颜色变化,以此调整冲洗速度,深则快冲,浅则慢冲。通常血尿颜色逐渐变浅,术后第四天变为洗肉水样,如逐渐加深则提示有活动性出血,应通知医生作相应处理。③拔除导尿管的护理:导尿管的留置时间视病情及耐受情况而定,一般为 3～7 天。拔管时应先将气囊中的水或气放掉,避免强行拔除损伤尿道。拔管后嘱病人卧床休息,减少活动,勤解小便,避免腹压增高的因素,如咳嗽、便秘等,防止继发出血。④拔除膀胱造瘘管的护理:拔管后,用油纱条填塞造瘘口,防止漏尿,促进愈合。如有尿液漏出,要勤换敷料,注意保护周围皮肤,并留置导尿管 3～5 天,待造瘘口愈合后再拔除。观察体温变化,预防感染的发生。腹部切口由于冲洗渗湿的机会较多,应及时更换敷料。会阴部切口需注意防止大便污染,排便后及时清洗外阴。尿道口用新洁尔灭擦拭,2 次/日,及早使用抗生素预防感染。术后 5 日内禁止灌肠或肛管排气、测肛温等,以免刺激前列腺手术部位。多食纤维素预防便秘,以免前列腺窝出血。加强营养和生活护理,预防并发症,促进病人早日康复。

【出院指导】

1.对于带管出院者,应教会病人护理的注意事项、出院拔管的时间及指征。

2.嘱病人 3 个月内避免腹压增加的各种因素,如咳嗽、便秘、久坐、提重,防止再次出血,

3.教会病人做提肛运动,促进尿道括约肌的功能。

4.指导病人多饮水,保持尿道通畅。

【评价】

1.患者尿路梗阻解除,小便通畅。

2.患者无焦虑、沮丧等心理异常。

3.无并发症的发生。

(陈　梅)

第六节　前列腺癌

【概述】

前列腺癌是男性生殖系最常见的恶性肿瘤,发病率随年龄增长而增加,我国以前发病率较低,但由于人口老龄化,近年来发病率有所增加,同时由于对前列腺癌的诊断方法的不断改进,如酸性磷酸酶的放射免疫测定,前列腺液的乳酸脱氢酶的测定,经直肠的超声显像,CT 检查以及前列腺穿刺针改进等,使前列腺癌得以早期诊断,也使前列腺癌的发病率有所增加。前列腺癌的病理检出率和临床上的发病率有很大差异。

病因尚未完全查明,可能与种族、遗传、性激素、食物、环境有关。有前列腺癌家族史的人群有较高的前列腺患病危险性。前列腺癌常从腺体外周带发生,很少单纯发生于中心区域。约 95% 的前列腺癌为腺癌,其余 5% 中,90% 是移行细胞癌,10% 为神经内分泌癌和肉瘤。

【临床表现】

1.阻塞症状　可以有排尿困难、尿潴留、疼痛、血尿或尿失禁。

2.局部浸润性症状　膀胱直肠间隙常被最先累及,这个间隙内包括前列腺精囊、输精管、输尿管下端等

脏器结构,如肿瘤侵犯并压迫输精管会引起患者腰痛以及患侧睾丸疼痛,部分患者还诉说射精痛。

3.其他转移症状 前列腺癌容易发生骨转移,开始可无病状,也有因骨转移引起神经压迫或病理骨折。

4.体征 直肠指检可触及前列腺结节。淋巴结转移时,患者可出现下肢水肿。脊髓受压可出现下肢痛、无力。

5.辅助检查

(1)直肠指检:应在抽血检查 PSA 后进行,可触及前列腺结节。

(2)影像学检查

1)经直肠超声检查(TRUS):在 TRUS 上典型的前列腺癌的征象是在外周带的低回声结节。目前 TRUS 的最主要的作用是引导进行前列腺的系统性穿刺活检。

2)CT 检查:目的主要是协助肿瘤的临床分期。

3)MRI 检查:可以显示前列腺包膜的完整性、是否侵犯前列腺周围组织及器官,还可以显示盆腔淋巴结受侵犯的情况及骨转移的病灶,在临床分期中具有重要作用。

4)全身核素骨显像检查(ECT):显示骨转移情况。

(3)实验室检查:血清前列腺特异性抗原(PSA)的测定可作为前列腺癌筛选检查方法。

(4)病理检查:前列腺穿刺活检取病理学检查是诊断前列腺癌最可靠的检查。

【治疗原则】

1.非手术治疗 即观察等待,指主动监测前列腺癌的进程,在出现肿瘤进展或临床症状明显时给予治疗。

2.手术治疗 前列腺癌根治性手术治疗,用于可能治愈的前列腺癌。国内推荐开放式耻骨后前列腺癌根治术和腹腔镜前列腺癌根治术,有条件的可开展机器人辅助腹腔镜前列腺癌根治术。

3.前列腺癌内分泌治疗 内分泌治疗的方法包括去势和抗雄治疗。

4.试验性前列腺癌局部治疗 包括前列腺癌的冷冻治疗、前列腺癌的高能聚焦超声、组织内肿瘤射频消融。

【护理评估】

1.健康史及相关因素 包括患者一般情况,家族中有无前列腺癌发病者,初步判断前列腺癌的发生时间,患者有无排尿困难、尿潴留、刺激症状,有无骨痛、排便失禁。本次发病是体检时无意发现还是出现排尿困难、尿潴留而就医。不适是否影响患者的生活质量。

2.身体状况 肿块位置、大小、是否局限在前列腺内。有无骨转移、肿瘤是否浸及周围器官。

【护理要点及措施】

1.术前护理要点及措施

(1)按泌尿外科疾病术前护理常规。

(2)全面评估患者:包括健康史及其相关因素、身体状况、生命体征,以及神志、精神状态、行动能力等。

(3)心理护理:前列腺癌患者早期多无症状,多数是体检时无意发现,患者多数难以接受,要多与患者沟通,解释病情,对患者给予同情、理解、关心、帮助,告诉患者前列腺癌恶性程度属中等,经有效治疗后疗效尚可,5年生存率较高。减轻患者思想压力,稳定情绪,使之更好的配合治疗和护理。

(4)饮食护理:由于前列腺癌患者多为年老体弱者,且患者就医时多属中晚期,多有不同程度的机体消耗。对这类患者在有效治疗的同时,需给予营养支持,告知患者保持丰富的膳食营养,尤其多食富含多种维生素的食物,多饮绿茶。必要时给予肠外营养支持。

(5)协助患者做好术前相关检查工作:如影像学检查、心电图检查、血液检查、尿便检查等。

(6)遵医嘱做好各项术前准备及术前指导。

2.术后护理要点及措施

(1)按泌尿外科一般护理常规及全麻手术后护理常规护理。

(2)严密观察患者生命体征的变化,包括体温、血压、脉搏、呼吸。每 4h 观察并记录 1 次生命体征 1/4h。

(3)切口引流管的护理

1)引流期间保持引流通畅,定时挤压引流管,避免因引流不畅而造成感染、积液等并发症。活动、翻身时要避免引流管打折、受压、扭曲、脱出等。

2)维持引流装置无菌状态,防止污染,每天定时更换引流袋。

3)每日准确记录和观察引流液的颜色、性质和量,如在短时间内引流出大量血性液体(一般>200ml/h),应警惕发生继发性大出血的可能,同时密切观察血压和脉搏的变化,发现异常及时报告医师给予处理。前列腺癌根治术后患者会出现漏尿现象,表现为引流液突然增多,颜色为清亮的尿液颜色,此为正常现象,随术后恢复,会逐渐消失。

(4)尿管的护理

1)术后患者留置尿管时间较长,留置尿管期间每日用 0.05％复合碘消毒尿道外口,保持会阴部清洁,更换尿袋每周 2 次。

2)给予妥善固定尿管,活动、翻身时要避免引流管打折、受压、扭曲、脱出等。

3)要及时排空尿液,并观察尿液的颜色。行前列腺癌根治术后患者尿色初为淡红色,数日后恢复为清亮。若尿色突然转为鲜红色,应警惕出血,需及时报告医师,并密切观察生命体征。

(5)胃管的护理:行机器人辅助腹腔镜下前列腺癌根治术后患者需胃肠减压 1～3d,直到胃肠蠕动恢复,持续胃肠减压期间要保持胃管通畅,每日记录胃液的量、颜色、性质。

(6)基础护理

1)患者术后清醒后,可改为半卧位,以利于伤口引流及减轻腹压,减轻疼痛。

2)患者卧床期间,应协助其保持床单位整洁和卧位舒适,定时翻身,按摩骨突处,防止皮肤发生压疮。

3)满足患者生活上的合理需求。

4)晨晚间护理。

(7)并发症预防及护理

1)下肢静脉血栓:行机器人辅助腹腔镜前列腺癌根治术的患者术后需穿抗血栓压力袜,预防下肢静脉血栓形成。

2)出血:遵医嘱给予止血药物并密切观察引流液颜色、量、性质。行睾丸切除术患者,遵医嘱给予阴囊部位沙袋压迫。

3)肺部感染:协助患者翻身、扣背,指导患者床上活动,遵医嘱给予雾化吸入及消炎药物治疗。

(8)术后活动:行腹腔镜前列腺根治术 24～48h 即可离床活动。行机器人辅助腹腔镜下前列腺癌根治术患者适当延长卧床时间。

(9)心理护理:告知患者术后体温可略升高,属于外科吸收热,2d 后逐渐恢复正常。麻醉作用消失后,患者开始感觉切口疼痛,告知患者 24h 内疼痛最剧烈,3d 后会逐渐减轻。根据患者的文化程度、个性,给予患者关于疾病恢复的知识,解答患者恢复过程中的疑问,给予心理疏导,增强患者战胜疾病的信心。

【健康教育】

1.出院前向患者及家属详细介绍出院后有关事项,并将有关资料交给患者或家属,告知患者出院后 1

个月来院复诊。

2.行前列腺癌根治术后患者,每月检测 PSA,预防生化复发,若有骨痛,应即查骨扫描。患者出院时通常未拔除尿管,指导患者学会尿管的护理,每日饮水需超过 2500ml,每日至少做盆底肌功能锻炼 30～45次,每次持续 10s 左右,可以由每次 2～3s 开始,逐步达到 10s。并告知拔尿管的时间。

3.嘱患者避免高脂肪饮食,特别是动物脂肪,红色肉类是前列腺癌的危险因素;豆类、谷物、蔬菜、水果、绿茶对预防本病有一定作用。

4.告知患者术后注意劳逸结合,避免过度劳累,适当进行户外活动及轻度体育锻炼,以增强体质,防止感冒及其他并发症,戒烟、禁酒。

5.告知患者如有异常情况应及时来院就诊。

(朱红霞)

第七节　膀胱癌

膀胱癌是泌尿系最常见的肿瘤,多发生于 50 岁以上,男女比例为 2:1,近年来发病有增加的趋势。

【护理评估】

(一)健康史

1.病因　与化学性致癌物质有关,长期从事皮革染料业、金属加工、橡胶业等的人,发生膀胱癌的危险性增加,膀胱癌的发生与内源性色氨酸代谢异常有关。另外吸烟者比不吸烟者发生率高,慢性炎症、结石刺激也可诱发癌变。

2.病理及发病机制

(1)98%的膀胱癌来自上皮组织,其中移行上皮性肿瘤占 95%,2%来自间叶组织。

(2)好发部位在膀胱侧、后壁,其次为膀胱顶及膀胱三角区。

3)淋巴转移是最常见的一种途径,血行转移见于晚期病例。肿瘤细胞分化不良者容易发生浸润和转移。

3.分级、分期、分类

(1)按生长方式分为:原位癌、乳头状癌和浸润癌,不同的生长方式可单独或同时存在。原位癌局限在黏膜内,无乳头、无浸润,移行细胞癌多为乳头状,鳞癌和腺癌常有浸润。

(2)按组织学分类分为:上皮性肿瘤和非上皮性肿瘤,前者占 98%,多为移行细胞乳头状肿瘤,后者罕见,多为肉瘤,好发于婴幼儿。

(3)分化程度按肿瘤细胞的大小、形态、染色、核改变、分裂象等可分为三级:Ⅰ级肿瘤的细胞分化良好,属低度恶性,Ⅱ级分化程度次之,属中度恶性,Ⅲ级为不分化型,属高度恶性,一般分级与浸润性成正比。

(4)分期是指膀胱肿瘤的浸润程度,可分为:原位癌 T_{is},乳头状无浸润 T_0,限于固有层以内 T_1,浸润浅肌层 T_2,浸润深肌层或已穿透膀胱壁 T_3,浸润前列腺或膀胱邻近组织 T_4。

(二)身心状况

1.血尿:是最早的症状,其中多数为无痛性血尿,少数为镜下血尿,早期血尿常常间歇出现而延迟就医。血尿的程度与肿瘤的大小、恶性程度并不一致,乳头状肿瘤可有严重血尿,浸润性癌的血尿反而可不严重。

2.排尿困难、尿频、尿急、尿痛。

3.晚期病人可出现下腹、会阴部痛、下腹肿块、贫血、浮肿。

4.肿瘤压迫、阻塞输尿管口可引起肾积水。

（三）诊断资料

1.膀胱镜检　为首要手段,可初步鉴别良、恶性肿瘤,进行组织活检。

2.泌尿系静脉造影　可同时了解上尿路有无肿瘤。

3.影像学检查　CT是无创性、最准确的膀胱肿瘤分期手段,B超也是无创性检查方法,两者均可确定淋巴结的转移情况。

4.脱落细胞检查　阳性率为80％,同时可作细胞分级。

【护理诊断】

1.排尿异常　与肿瘤压迫尿道或感染有关。

2.营养失调　与代谢异常增高有关。

3.潜在并发症　有复发的危险。

【护理目标】

1.促进身心舒适,减轻疼痛。

2.保持排尿正常或尿液引流通畅。

3.预防并发症。

4.教会病人自我照顾。

【护理措施】

（一）术前护理

1.观察尿液颜色、性状、尿量,有无排尿困难及尿潴留。

2.有血尿的患者应观察血尿的程度,是全程血尿还是间歇性血尿,血尿的量,有时病人可有大量血尿甚至出现休克。

3.观察有无尿频、尿急、尿痛等膀胱刺激症状,这些症状是肿瘤晚期征象或说明肿瘤瘤体较大或数量较多。

4.观察有无压迫症状,如肿瘤位于输尿管口周围,则可引起该侧输尿管梗阻及腰部疼痛、肾盂扩张或积水。

5.观察有无转移症状,晚期转移至耻骨上或骼部时能触及肿块,常伴有疼痛和下肢肿胀。

6.行膀胱全切双侧输尿管皮肤造瘘术者,应选择光滑的皮肤处开口,并彻底清洁局部皮肤,预防感染。

7.行膀胱全切回肠代膀胱术的病人,要做好常规肠道准备,术前进无渣饮食、清洁灌肠、服用抗生素。

8.行膀胱部分切除术或膀胱造瘘术的病人,术前不排尿或夹闭导尿管,使膀胱充盈,便于术中识别。

9.一般护理对于疼痛、改道、造瘘患者应给予心理支持,增加病人对疾病及手术的耐受。加强营养,纠正贫血,给予高蛋白、易消化饮食或静脉营养。加强患者的生活护理,预防并发症。

（二）术后护理

1.密切观察生命体征,注意贫血的变化情况。

2.观察尿液颜色、数量变化并记录。

3.饮食护理肛门排气前禁食禁饮,给予静脉补充营养。肛门排气后可逐渐给予流质、半流质或普食,鼓励病人多饮水,每天2000～3000ml,达到冲洗尿道的作用。观察肠蠕动情况,避免产气食物,以防腹胀。

4.T_1期原位癌多经尿道行电烙或切除,术后嘱病人平卧,防止压迫止血的气囊导尿管破裂,有的也可直接向膀胱内注入抗癌药物,注射后保留2小时,经常仰、俯、左右侧卧位更换,使药物充分与肿瘤接触。

5.对膀胱部分切除者进行间断或持续膀胱冲洗,保持导尿管引流通畅,防止血块阻塞;对于行膀胱全切回肠代膀胱者,注意观察双侧输尿管支架管及回肠代膀胱引流管引出的尿量,并记录,同时观察肾功能及回肠代膀胱的功能。若病人全身情况不好,可作输尿管皮肤造口术,注意观察造瘘口处皮肤乳头的血运情况、有无颜色改变及回缩现象,若颜色变暗、出现回缩则表示出现血运障碍,应通知医生。

6.因泌尿道各种引流管的刺激,病人抵抗力下降,极易发生泌尿系感染,应尽早使用抗生素,观察体温变化,保持引流通畅。预防身体其他部位感染,加强生活护理,预防口腔、皮肤及肺部感染。

7.对于尿道改道的病人,应做好病人的心理护理,引导病人正视造瘘口,指导病人逐渐自我护理,消除焦虑、沮丧情绪。

8.需要配合化疗、放疗及免疫疗法时,注意定期检查血象。嘱病人定期追踪检查,防止复发。

【评价】

1.病人及家属能否正视疾病,心理上能否接受改道手术。

2.病人术前术后能否缓解或消除身体不适的感受,保持身心舒适。

3.病人能否配合各种治疗。

4.病人有无感染等并发症。

5.病人能否保持尿液引流的密闭、通畅、无菌,能否自己护理改造后的尿液引流。

(朱红霞)

第八节　皮质醇增多症

【概述】

皮质醇增多症是最常见的肾上腺皮质疾病,发生于任何年龄,小至婴儿,大至 70 岁以上,但以青壮年最为多见,女性比男性多见。该病是由于肾上腺皮质分泌过量皮质醇引起的。导致皮质醇增多的原因有两类。

1.ACTH 依赖性皮质醇增多症　垂体腺瘤或微腺瘤分泌大量 ACTH(约占 70%);某些肺癌、胰腺癌、胸腺瘤、支气管腺瘤和嗜铬细胞瘤等异位分泌过多的 ACTH(约占 15%)。

2.非 ACTH 依赖性皮质醇增多症　肾上腺皮质腺瘤、腺癌或结节性肾上腺增生自主分泌大量皮质醇(约占 15%),而肿瘤以外的肾上腺皮质萎缩。

【临床表现】

1.皮质醇增多症的典型临床表现　主要是因长期高皮质醇血症引起,但其他一些激素的分泌紊乱也是某些临床表现的原因。典型临床表现如下。

(1)向心性肥胖:表现为满月脸、水牛背、悬垂腹和锁骨上窝脂肪垫。

(2)高血压和低血钾:皮质醇具有明显的潴钠排钾作用,所以皮质醇增多症患者常有高血压,低血钾的表现。

(3)负氮平衡引起的临床表现:皮肤菲薄,宽大紫纹、毛细血管脆性增加而易有瘀斑;肌肉萎缩无力;严重骨质疏松以至病理性骨折。

(4)糖尿病或糖耐量减低。

(5)生长发育障碍:过量皮质醇会抑制生长激素的分泌,并使生长激素的反应性下降。

(6)精神症状:轻度有失眠、注意力不能集中、记忆力减退;中度的有欣快、忧郁、哭泣或暴躁;少数严重者类似忧郁症或精神分裂症。

(7)性腺功能紊乱:女性有月经紊乱和继发性闭经,极少有排卵;男性表现为阳萎或性功能减退。

2.辅助检查

(1)实验室检查:包括血尿皮质醇及其代谢产物的测定、地塞米松抑制试验、胰岛素诱发低血糖试验、血 ACTH 及其相关肽测定、美替拉酮(甲吡酮)试验、CRH 兴奋试验等。

(2)影像学检查:CT 或 MRI 及 B 超检查。

【治疗原则】

1.垂体性皮质醇增多症　　肾上腺切除术是治疗垂体性皮质醇增多症的经典方法,现一般采用后腹腔镜下肾上腺切除术,垂体放射治疗是一种垂体性皮质醇增多症的辅助治疗。

2.药物治疗　　药物治疗只是一种辅助治疗,用于手术前准备,或其治疗效果不佳时。有两类药物,一类是皮质醇生物合成的抑制药,另一类直接作用于下丘脑-垂体水平。

3.肾上腺肿瘤

(1)肾上腺腺瘤的治疗是皮质醇增多症中最容易的,只需将腺瘤摘除即可。为避免肾上腺皮质危象,手术开始,应静脉滴注氢化可的松,术后逐渐减量。

(2)肾上腺皮质癌也以手术治疗为主。

4.异位 ACTH 综合征　　手术治疗是其首选方法。

【护理评估】

1.术前评估　　评估患者的健康史、身体状况、辅助检查及心理和社会支持情况。

2.术后评估　　评估患者的康复状况、重要脏器功能状态、心理和认知状况以及预后判断。

【护理要点及措施】

1.术前护理及措施

(1)按泌尿外科疾病术前护理常规护理。

(2)全面评估患者:包括健康史及其相关因素、身体状况、生命体征,以及神志、精神状态、行动能力等。

(3)病情观察:定时测血压、心率,遵医嘱及时给予降血压药物;观察有无糖尿病症状、皮肤疖肿及周期性肌无力、低钙性抽搐;记录 24h 液体出入量。

(4)心理护理:向患者耐心解释病因及检查的目的、手术治疗的必要性、以消除其焦虑心情,避免因过度激动和悲伤而诱发和加重病情。

(5)饮食护理:给予低盐、高蛋白饮食,多食钾、钙含量高的食物;合并糖尿病者给予糖尿病饮食;因患者基础代谢率高,应鼓励患者多饮水。

(6)活动:应限制患者活动范围,防止跌倒,加强保护措施。

(7)预防感染:防止着凉,避免感冒;保持室内及床铺清洁,注意患者皮肤卫生;术前 1d 遵医嘱给予静脉应用抗生素。

(8)遵医嘱做好各项术前准备。

2.术后护理及措施

(1)按泌尿外科一般护理常规及全麻手术后护理常规护理。

(2)密观察病情:术后 72h 内严密观察患者的生命体征;准确记录 24h 液体出入量,根据 CVP 调节输液量及输液速度,防止脑水肿、肺水肿、左侧心力衰竭等并发症的发生。

(3)体位:术后患者血压平稳后可取半卧位,以利引流和呼吸。

(4)饮食:术后按常规给予禁食,肛门排气后,开始进食易消化、富含维生素和营养均衡的食物。

(5)切口及引流管护理:观察切口的渗出情况,保持敷料清洁干燥;妥善固定好引流管,定时挤压,保持引流通畅。

(6)并发症的预防:手术切除分泌激素的肿瘤或增生腺体后,体内糖皮质激素骤降,患者可出现心率增快、恶心、呕吐、腹痛、腹泻、周身酸痛、血压下降、疲倦等现象,甚至出现肾上腺危象。术后应该严密观察,遵医嘱按时口服或者静脉滴注激素,并根据病情逐渐减量;预防感染。

(7)心理护理:术后继续给予患者及家属心理上的支持,多关心和体贴患者,病情允许下鼓励其床上活动,增强信心,加快康复。

【健康教育】

1.心理指导　皮质醇增多症由于内分泌作用而引起多系统改变,应稳定患者情绪,长期配合治疗,才能逐渐恢复正常。

2.自我护理　指导患者学会自我护理,防止外伤、注意个人卫生、预防感染。

3.用药指导　指导患者遵医嘱坚持服药,在肾上腺功能逐渐恢复的基础上,逐渐减量,切勿自行加减药量;术后遵医嘱根据血压使用扩血管药物调整血压。

4.定期复查　指导患者遵医嘱定期复查,不适随诊。

(朱红霞)

第九节　尿道狭窄

一、概述

尿道狭窄是泌尿系统常见病,多见于男性。常因尿道管腔感染,损伤所致,外伤性尿道狭窄多因损伤初期处理不当所致。

【临床表现】

排尿困难与尿潴留,因疼痛、尿道外括约肌反射性痉挛、尿道黏膜水肿或血肿压迫,以致尿道完全断裂所致。

二、常规护理

1.术前护理

(1)配合完成各项检查。

(2)心理护理:对于反复手术的患者,应鼓励患者,帮助其树立治疗信心。

(3)病情观察:注意观察生命体征及有无合并其他外伤情况,有异常及时通知医生处理。

(4)治疗护理:维持体液平衡,记录尿量,按医嘱予输液及抗休克治疗。

2.术后护理

(1)体位:去枕平卧 6h,完全清醒后予抬高床头 $30°\sim40°$。

(2)病情观察:观察记录脉搏、呼吸、血压、体温及尿管引出液颜色、性状。

(3)治疗护理:妥善固定导尿管,保持通畅。遵医嘱应用抗生素及服用雌激素 $4\sim5d$,同时使用镇静药抑制阴茎勃起。

(4)饮食指导:术后低渣饮食 3d,防止过早大便污染伤口。

(5)健康教育

1)遵医嘱定期进行尿道扩张。

2)出院后保持充分休息,避免重体力活动及突然改变体位。

3)观察排尿情况,若排尿不畅,定期进行尿道扩张以避免尿道狭窄。

三、主要问题的护理措施

(一)置管失败

【原因】

1.女性患者误置入阴道;男性患者有前列腺增生或尿道狭窄。

2.患者躁动不配合。

3.尿管选择不合适。

4.护士操作不熟练。

【表现】

1.置管过程不顺利。

2.导尿管无尿液引出。

【处理】

1.向患者解释以取得配合。

2.误置入阴道时,缓慢拔出尿管,更换无菌尿管重新消毒及导尿。

3.置管困难者请专科医生协助置管。

【防范】

1.护士应掌握人体尿道、生殖器的解剖位置。

2.操作前向患者解释导尿过程可能出现的风险,以取得配合。

3.评估患者的病情、插管的难度,选择合适的导尿管。

4.有严重前列腺增生或尿道狭窄病史的男性患者,应由专科医生的指导下进行插管。

(二)尿道损伤

【原因】

1.导尿管质地过硬或型号过大。

2.导尿前未进行尿管润滑,导尿过程动作粗暴。

3.置管深度不足,注水后气囊压迫尿道造成尿道缺血损伤。

4.拔除尿管前未抽尽气囊内液体而强行将尿管拔出。

【表现】

血尿、尿道疼痛。

【处理】

1.重新选择质优、合适型号大小的导尿管为患者导尿。

2.导尿前用润滑剂充分润滑尿管,导尿过程动作轻柔。

3.按照《导尿术操作规程》操作,双腔气囊导尿管见尿液引出后再插入 5～10cm,并向气囊内注入生理盐水 10ml,过程应观察患者有无疼痛不适等反应,根据情况处理。

4.拔除尿管时,应确认抽出为 10ml 气囊内液体再缓慢拔出尿管。

【防范】

1.按照导尿术操作规程为患者进行导尿操作:导尿前评估患者,选择型号大小合适的导尿管,严格无菌操作,充分润滑尿管,缓慢插入尿道,导尿过程指导患者放松做深呼吸,以减少导尿带来的不适。

2.如插管过程不顺,应及时寻找原因,禁止强行插管。

3.尿管插入长度应恰当,男性为 20～22cm,女性为 4～6cm,双腔气囊导尿管见尿再插入 7～10cm,确认气囊完全进入膀胱后,往气囊注入 10ml 生理盐水。

4.留置尿管后,做好相关健康宣教,指导患者活动适当并妥善保护导尿管,防止摩擦导致尿道损伤。

(三)尿路感染

【原因】

1.导尿时未按照《导尿术操作规程》标准进行无菌操作。

2.留置尿管时间过长。

3.尿管与引流袋的密闭系统被破坏。

4.患者免疫力低下。

5.逆行性感染。

【表现】

尿道疼痛、尿液颜色浑浊、甚至全身炎症反应。尿常规白细胞阳性。

【处理】

1.按医嘱予以拔除导尿管,做管道培养,根据培养结果合理使用抗生素。

2.由于病情需要,必须留置尿管的患者按医嘱予以更换尿管,并按医嘱予以呋喃西林膀胱冲洗,每天 2 次。

【防范】

1.按照《导尿术操作规程》标准进行无菌操作。

2.可进食患者,嘱其留置尿管期间多饮水,24h 尿量＞2000ml。必要时按医嘱予以 0.02％呋喃西林膀胱冲洗。

3.每天评估尿管留置情况,尽早拔除尿管。需要长期留置尿管的患者,普通导尿管每周更换 1 次,硅胶导尿管每月更换 1 次,更换时严格执行无菌操作原则。

(四)非计划性拔管

【原因】

1.尿管气囊漏气或气囊内注水量过少。

2.对导尿管的过度牵拉而拔出。

3.患者自行拔除。

【表现】

尿管部分或完全脱出体外。

【处理】

1.明确导尿管脱出原因,去除原因。

2.向患者解释取得配合后重新留置尿管。

3.必要时约束肢体或遵医嘱使用镇静药物。

【防范】

1.使用前检查尿管气囊是否完好,有无漏水、漏气现象。

2.注意加强对导尿管的保护,对小儿或神志不清患者应加强巡视,留陪护人1名,防止患者或患儿自行拔出导尿管。

3.护士应按规范操作流程进行操作,气囊内注水不宜过少,一般5～10ml。

4.指导患者下床活动或翻身时,保持尿管与身体同步运动,避免尿管过度牵拉,减轻尿管对尿道的刺激。

5.必要时约束肢体或遵医嘱使用镇静药物。

(五)尿液引流不畅

【原因】

1.导尿管受压或打折。

2.血块或结石堵塞。

【表现】

尿管无尿液引出,患者主诉下腹部胀痛。

【处理】

先检查导尿管有无受压打折,检查下腹是否有尿潴留的体征,排除无尿管堵塞、尿潴留等情况的无尿者,应遵医嘱加快补液或使用利尿药物;若液体可注入尿管但回抽阻力大,或根本不能注入尿管,则予以更换尿管处理。

【防范】

1.保持尿管引流通畅,防止受压、打折。

2.指导患者保护尿管,防止摩擦损伤引起出血及血块的形成。

3.遵医嘱定时膀胱冲洗,按要求定期更换导尿管。

(六)膀胱功能丧失

【原因】

置管期间膀胱功能进行性退化。

【表现】

拔管后排尿困难或尿失禁。

【处理】

1.指导患者多饮水,每天饮水量＞2000ml。

2.指导患者行膀胱功能锻炼。

【防范】

1.留置导尿期间,指导患者多饮水,每天饮水量＞2000ml。

2.长期留置尿管的患者或拔除尿管前,护士应指导患者进行膀胱功能锻炼。

(七)排尿异常

【原因】

1.患者惧怕疼痛,不敢排尿。

2.尿道修复手术后会并发尿道狭窄。

【表现】

无法排尿,或者排尿不畅。

【处理】

1.使用镇痛药物。

2.做好相关健康宣教,协同家属做好心理护理,缓解患者紧张、恐惧等情绪。

3.遵医嘱定期进行尿道扩张。

【防范】

1.评估患者的心理需求,解答患者的疑问,告诉患者出现排尿困难原因的,做好心理护理。

2.做好健康宣教,以取得患者和家属的配合。

3.遵医嘱使用镇痛药物,缓解患者疼痛。

4.遵医嘱定期进行尿道扩张。

（陈　梅）

第十节　精索静脉曲张

【概述】

精索静脉曲张是指精索静脉回流受阻或静脉瓣失效,血液反流导致精索蔓状静脉丛的伸长、扩张及纤曲。多见于青壮年男性,发病率占男性人群的 $5\%\sim20\%$,占男子不育症人群的 35% ,尤其见于经常增加腹压的男性,例如呼吸困难患者、经常便秘患者,以及站立工作时间久者,是男子不育的重要原因。通常以左侧发病为多。

精索静脉先天性无瓣膜或静脉瓣关闭不全引起静脉血反流是造成精索静脉曲张的主要原因。左侧精索静脉比右侧精索静脉长,呈直角汇流至左肾静脉,造成血液回流阻力增大。左侧精索内静脉下段位于乙状结肠后面,容易受到压迫;左精索内静脉进入左肾静脉的入口处有瓣膜防止反流,若静脉瓣发育不良,静脉壁或者周围结缔组织薄弱,都可能导致静脉曲张的发生。以上原因造成了左侧发病率明显高于右侧,临床上左侧占 81% ,双侧仅占 19% 。

【临床表现】

1.临床表现

(1)如病变轻,可无症状,仅在体检时发现。

(2)阴囊部坠胀感和隐痛,可放射至下腹部和腰部,站立过久或劳累后症状加重,平卧和休息后症状减轻或消失,有些患者合并神经衰弱及件功能减退等痒状。

2.辅助检查

(1)精索静脉彩超:用于明确诊断、确定疾病程度。

(2)精液常规:用于诊断男性生殖系统的功能。

【治疗原则】

1.手术治疗

(1)高位精索静脉结扎术:阴茎阴囊表面静脉无扩张。平卧位曲张静脉明显减少,压迫腹股沟管内环,而后立刻站立,阴囊内静脉不立即扩展。表明可控制,宜采用。

(2)腹腔镜精索静脉曲张结扎术有条件者可选用,更适宜于青春期双侧精索静脉曲张者。

2.硬化剂治疗　在局麻下经股静脉插管至左肾静脉,进入精索内静脉,通常注射硬化剂为 5% 鱼肝油酸钠 3ml,同时让患者憋气以防硬化剂反流到肾静脉,并直立 15min,若造影证实仍有反流,可重复注射,造影剂总量可达 9ml。硬化剂治疗左侧的成功率为 82.8%,右侧的成功率仅为 51%。该方法手术简单,费用低,患者恢复快。

【护理评估】

1.健康史及相关因素　了解一般情况,包括患者从事的工作,患者有无阴囊部坠胀感和隐痛及明显松弛下坠,是否可触及精索内静脉似蚯蚓团块。有无呼吸困难、经常便秘以及站立工作时间久等。

2.身体状况　阴囊部有无坠胀感和隐痛,平卧位时是否减轻。

【护理要点及措施】

1.术前护理要点及措施

(1)按泌尿外科疾病术前护理常规。

(2)全面评估患者:包括健康史及其相关因素、身体状况、生命体征,以及神志、精神状态、行动能力等。

(3)心理护理:由于精索静脉曲张与不育症有密切的关系,特别是对年轻患者和刚结婚的患者影响更大。因患者对外科手术信心不足、焦虑过重,术前对患者进行心理疏导,可增强其信心,消除其焦虑和恐惧情绪,使其乐观面对疾病和手术。护理人员应耐心向患者及家属介绍手术过程、手术时间、麻醉方法、麻醉意外、可能出现的并发症,使患者有一定的思想准备,消除手术前的顾虑。

(4)饮食护理:指导患者多进食富有营养、易消化、口味清淡的膳食,以加强营养,增进机体抵抗力,必要时给予输血,补液。

(5)做好术前指导及个人卫生整顿。

2.术后护理要点及措施

(1)按泌尿外科一般护理常规及全麻手术后护理常规护理。

(2)观察生命体征:术后取平卧 6h,头偏向一侧;保持呼吸道通畅,注意观察生命体征。术后应常规给予吸氧 6h;监测血压、心率、呼吸及血氧饱和度等。密切观察患者有无咳嗽、胸痛、呼吸困难、发绀等,腹腔镜术后注意是否有高碳酸血症及酸中毒的发生。病情平稳者可改为半卧位;术后肠道排气后开始进流食,第 2 天可进半流食,根据个人具体情况逐步恢复普食。术后第 2 天可下床活动。

(3)切口与阴囊护理:腹腔镜手术切口小一般术后阴囊肿胀不明显。如有阴囊肿胀,可予以上托阴囊至肿胀消失即可。术后应注意伤口有无渗血以排除有无继发出血,有无膀胱充盈等。有病情变化及时通知医师。若有排尿不出,要指导患者用热毛巾敷下腹部、听水声等方法刺激排尿,若仍无法排尿,如患者完全清醒且为年轻者可扶其起床排尿,否则要给予导尿。若有伤口敷料渗液要及时更换避免伤口感染。

(4)术后出血:多为术中意外损伤所致,如 Trocar 穿刺出血、局部游离精索内静脉小血管出血或术中牵拉血管出血。术后 24h 应密切观察患者生命体征变化,并注意切口渗血情况。

(5)基础护理:患者卧床期间,应协助其定时翻身,按摩骨突处,防止皮肤发生压疮。给予晨晚间护理。增进患者的舒适度,术后会出现疼痛,恶心,呕吐等不适,及时通知医生,对症处理,减轻患者疼痛。

(6)术后活动:一般术后 24h 即可下床活动,遵医嘱拔除尿管。

(7)心理护理:对每个患者提供个体化心理支持,并给予心理疏导和安慰。

【健康教育】

1.出院前向患者及家属详细介绍出院后有关事项,并将有关资料交给患者或家属,告知患者出院后 1 个月来院复诊。

2.注意休息,生活要有规律,保持心情舒畅,避免疲劳。

3.禁烟、酒,忌刺激性食物。多饮水,多吃新鲜蔬菜、水果。

4.保持会阴部清洁卫生,防止感染。

（陈　梅）

第十一节　压力性尿失禁

【概述】

国际尿控协会(ICS)将尿失禁定义为"尿液不自主地流出"。压力性尿失禁,是指当腹压增加时(如用力、打喷嚏或咳嗽时)即有尿液自尿道流出。根据 Symmonds 的统计,约有 90％的妇女,偶有漏尿的现象,女性尿失禁比男性更为常见。按病因可分为以下几类。

1.内括约肌功能不全(ISD)　凡早年发病者,多由于先天性或神经肌肉的缺损,中年时发病者,往往由于不随意肌张力减低,老年时发生的系由于肌肉等的萎缩所致。

2.解剖性缺陷(AD)　又称继发性尿失禁。

(1)产伤或手术损伤:最多见是分娩时损伤,尤其是经产妇或有难产病史、第二产程过长,使用产钳或胎位不正常等所致;也可以由于盆腔、阴道部手术损伤而有下述情况者,发生压力性尿失禁的机会尤多:①有尿道或膀胱膨出、支持阴道筋膜松弛的经产妇。②伴有子宫脱垂的妇女。

(2)功能性障碍:如营养不良、糖尿病、久病后体质过分衰弱,绝经后的内分泌或神经的影响,所造成的老年性肌肉萎缩所致。

3.发病机制　概括为 4 点,一是括约肌系统功能不全,二是尿道缩短及张力减退,三是尿道膀胱后角消失,四是女性激素缺乏。

【临床表现】

1.在咳嗽、大笑、打喷嚏、搬重物、直立行走时有尿液不自主地从尿道内流出。临床上根据症状程度可分为 4 度:Ⅰ度,咳嗽、打喷嚏、搬重物等腹压增高时,偶尔出现尿失禁;Ⅱ度,任何屏气或使劲时都有尿失禁;Ⅲ度:直立时即有尿失禁;Ⅳ度,直立或斜卧位时都有尿失禁。

2.辅助检查

(1)尿道抬举试验(Marshall-Marchetti 试验)。

(2)尿道长度测定。

(3)尿道膀胱造影。

(4)尿流动力学检查:①膀胱测压;②膀胱括约肌测压。

(5)膀胱镜或尿道镜窥查。

【治疗原则】

1.非手术疗法　对患有轻度压力性尿失禁的患者,应首先试行非手术治疗。非手术疗法应采用综合性的措施。

(1)加强全身体育锻炼和会阴部肌肉训练:有盆底肌肉协调差的患者可进行盆底肌肉训练,教会患者在胸膝位姿势下做直肠和尿道括约肌锻炼,Kegel 操 3/d,每次 15～30 下,至少 6 个月以后有一定效果。

(2)针灸疗法:可取穴关元、三阴交、足三里,或耳针取耳部膀胱、肾皮质下等区域敏感点,每次选 1～2 处针刺。

(3)适当应用癫痫类解痉药。

(4)耻骨-阴道弹簧夹:使用时将该夹一端置于阴道内,另一端按在耻骨联合上,利用弹簧力量,在阴道前壁压迫尿道,阻止尿液流出。

(5)阴道前穹窿膀胱括约肌注射疗法:Gersuri 用 40℃溶解的液状石蜡注入膀胱括约肌周围。

2.手术治疗 治疗压力性尿失禁的手术方法很多,各种文献报道有数十种之多。其目的不外乎使尿道伸长、矫正尿道与膀胱颈部的角度、缩小尿道内径、增强尿道括约肌作用等。

(1)女性压力性尿失禁:中段尿道无张力的合成吊带比如无张力阴道吊带(TVT),已经在世界范围内成为治疗女性压力性尿失禁最常用的术式。

(2)男性压力性尿失禁:长期以来,AUS一直是男性压力性尿失禁治疗的"金标准",但临床上男性压力性尿失禁较为少见。

【护理评估】

了解患者一般情况;了解与压力性尿失禁有关的各种原因,如分娩、产伤、营养不良等;了解压力性尿失禁对患者生活的影响。同时,还应了解有无排尿困难症状以及有无逼尿肌过度活动等。

【护理要点及措施】

1.术前护理要点及措施

(1)按泌尿外科疾病术前护理常规。

(2)全面评估患者:包括健康史、生育史及其相关因素、身体状况、生命体征,以及神志、精神状态、行动能力等。

(3)心理护理:对患者给予同情、理解、关心、帮助,告诉患者不良的心理状态会降低机体的抵抗力,不利于疾病的康复。解除患者的紧张情绪,更好地配合治疗和护理。部分尿失禁患者可出现窘困、自卑情绪,应给予疏导。

(4)饮食护理:指导患者多进食富有营养、易消化、口味清淡的膳食,以加强营养,增进机体抵抗力。少喝水,减少液体摄入。

(5)协助患者做好术前相关检查工作:如影像学检查、心电图检查、X线胸片、血液检查、尿流动力学检查等。

(6)做好术前护理和术前指导:嘱患者保持情绪稳定,避免过度紧张焦虑,备皮后洗头、洗澡、更衣,准备好术后需要的各种物品如一次性尿垫等,术前晚22:00以后禁食、水,术晨取下义齿,贵重物品交由家属保管等。

2.术后护理要点

(1)按泌尿外科一般护理常规及全麻手术后护理常规护理。

(2)严密观察患者生命体征的变化,包括体温、血压、脉搏、呼吸。观察并记录生命体征,1/4h。

(3)尿管的护理:术后患者留置尿管,活动、翻身时要避免引流管打折、受压、扭曲、滑脱等。更换尿袋每周2次。

(4)基础护理:患者术后清醒后,可改为半卧位,使患者感舒适。患者卧床期间,应协助其卧位舒适,定时翻身,按摩骨突处,防止皮肤发生压疮。做好晨晚间护理。雾化吸入2/d,会阴冲洗1/d。

(5)专科护理:可增强尿道外括约肌和骨盆肌肉的锻炼;静坐时做缩肛门的动作,可使相当部分的患者病情好转。避免腹压增加;肥胖者应适当减肥,消瘦体弱者应增加营养和体育锻炼,强壮身体素质。

(6)加强对尿失禁患者的护理,经常清洗会阴部,勤换尿布。晚间少饮汤水和稀饭,以免增加尿量,影响睡眠。

(7)心理护理:根据患者的社会背景、个性,对每个患者提供个体化心理支持,并给予心理疏导和安慰,以增强战胜疾病的信心。

【健康教育】

1.嘱患者出院后定期复诊。

2.加强营养,多食清淡、多纤维、高营养、无刺激的食物,如各种蔬菜、豆制品、水果等。

3.进行间断排尿法和提肛法训练,以训练盆底肌的收缩功能,防止尿失禁。间断排尿法,在排尿过程中患者控制暂停排尿 3～5s,在每次排尿时训练。提肛法,患者取立、坐或侧卧位,与呼吸运动相配合。深吸气时,慢慢收缩尿道口、阴道口和肛提肌,接着屏气 5s,并保持收缩状态 5s,然后呼气时慢慢放松。连续5～10 次,每日累计 10～20min。6 个月为 1 个疗程。两种训练方法可以交替进行。

4.肥胖患者训练中较易出现疲劳,注意劳逸结合,避免过度劳累,适当进行户外活动及轻度体育锻炼,并应注意控制体重,适当减肥。

5.保持心情舒畅、情绪乐观,避免情绪紧张焦虑。

（陈　梅）

第十二节　尿毒症

【概述】

指急性或慢性肾功能不全发展到严重阶段时,由于代谢物蓄积和水、电解质和酸碱平衡紊乱以致内分泌功能失调而引起机体出现的一系列自体中毒症状称之为尿毒症。

尿毒症时含氮代谢产物和其他毒性物质不能排出乃在体内蓄积,除造成水、电解质和酸碱平衡紊乱外,并可引起多个器官和系统的病变。病因如下。

1.各型原发性肾小球肾炎　膜增殖性肾炎、急进性肾炎、膜性肾炎、局灶性肾小球硬化症等如果得不到积极有效的治疗,最终导致尿毒症。

2.继发于全身性疾病　如高血压及动脉硬化、系统性红斑狼疮、过敏性紫癜肾炎、糖尿病、痛风等,可引发尿毒症。

3.慢性肾脏感染性疾患　如慢性肾盂肾炎,也可导致尿毒症。

4.慢性尿路梗阻　如肾结石、双侧输尿管结石,尿路狭窄,前列腺肥大、肿瘤等,也是尿毒症的病因之一。

5.先天性肾脏疾病　如多囊肾,遗传性肾炎及各种先天性肾小管功能障碍等,也可引起尿毒症。

6.其他原因　如服用肾毒性药物,以及盲目减肥等均有可能引发尿毒症。

【临床表现】

在尿毒症病期,除水、电解质、酸碱平衡紊乱、出血倾向、高血压等进一步加重外,还可出现各器官系统功能障碍以及物质代谢障碍所引起的临床表现,分述如下。

1.神经系统症状　是尿毒症的主要症状。在尿毒症早期,患者往往有头晕、头痛、乏力、理解力及记忆力减退等症状。随着病情的加重可出现烦躁不安、肌肉颤动、抽搐;最后可发展到表情淡漠、嗜睡和昏迷。

2.消化系统症状　最早症状是食欲缺乏或消化不良,很多患者会以为这个是胃病的症状;病情加重时可出现厌食,恶心、呕吐或腹泻。患者常并发胃肠道出血。此外恶心、呕吐也与中枢神经系统的功能障碍有关。

3.心血管系统症状　慢性肾衰竭者由于肾性高血压、酸中毒、高钾血症、钠水潴留、贫血及毒性物质等的作用,可发生心力衰竭,心律失常和心肌受损等。由于尿素(可能还有尿酸)的刺激作用,还可发生无菌性心包炎,患者有心前区疼痛,体检时闻及心包摩擦音。严重时心包腔中有纤维素及血性渗出物出现。

4.呼吸系统症状　酸中毒时患者呼吸慢而深,严重时可见到酸中毒的特殊性 Kussmaul 呼吸(库斯莫尔呼吸,又称酸中毒大呼吸)。患者呼出的气体有尿味,这是由于细菌分解唾液中的尿素形成氨的缘故。严重患者可出现肺水肿,纤维素性胸膜炎或肺钙化等病变,肺水肿与心力衰竭、低蛋白血症、钠水潴留等因素的作用有关。纤维素性胸膜炎是尿素刺激引起的炎症;肺钙化是磷酸钙在肺组织内沉积所致。

5.皮肤症状　皮肤瘙痒是尿毒症患者常见的症状,可能是毒性产物对皮肤感受器的刺激引起的;此外,患者皮肤干燥、脱屑并呈黄褐色。

6.物质代谢障碍

(1)糖耐量降低:尿毒症患者对糖的耐量降低,其葡萄糖耐量曲线与轻度糖尿病患者相似,但这种变化对外源性胰岛素不敏感。

(2)负氮平衡:负氮平衡可造成患者消瘦、恶病质和低白蛋白血症。低白蛋白血症是引起肾性水肿的重要原因之一。

(3)高脂血症:尿毒症患者主要由于肝脏合成三酰甘油所需的脂蛋、白(前 β-脂蛋白)增多,故三酰甘油的生成增加;同时还可能因脂蛋白脂肪酶活性降低而引起三酰甘油的清除率降低,故易形成高三酰甘油血症。

7.辅助检查

(1)尿常规:尿比重下降或固定,尿蛋白阳性,有不同程度血尿和管型。

(2)血常规:血红蛋白和红细胞计数减少,血细胞比容和网织红细胞计数减少,部分患者血三系细胞减少。

(3)生化检查、核医学(ECT)。①国内慢性肾衰竭分期:GFR 50～80ml/min,血尿素氮、肌酐正常,为肾功能不全代偿期;GFR 50～25ml/min,血肌酐 186～442μmmol/L,尿素氮超过 7.1mmol/L,为肾功能不全失代偿期;GFR 25～10ml/min,血肌酐 451～707μmol/L,尿素氮 17.9～28.6mmol/L 为肾衰竭期。②GFR 小于 10ml/min,血肌酐高于 707μmol/L,尿素氮 28.6mmol/L 以上,为肾衰竭尿毒症期。肾衰竭时,常伴有低钙高磷血症、代谢性酸中毒等。

(4)影像学检查:B 超示双肾体积缩小,肾皮质回声增强;核素肾动态显像示肾小球滤过率下降及肾脏排泄功能障碍;核素骨扫描示肾性骨营养不良征;胸部 X 线可见肺瘀血或肺水肿、心胸比例增大或心包积液、胸腔积液等。

(5)肾活检可能有助于早期慢性肾功能不全原发病的诊断。

(6)肾功能测定:①肾小球滤过率、内生肌酐清除率降低;②酚红排泄试验及尿浓缩稀释试验均减退;③纯水清除率测定异常;④核素肾图,肾扫描及闪烁照相亦有助于了解肾功能。

【治疗原则】

1.透析疗法　是利用半渗透膜来去除血液中的代谢废物和多余水分并维持酸碱平衡的一种治疗方法。透析疗法并不能治愈尿毒症或肾衰竭,它的作用是尽量以人工肾来取代已失去功能的肾脏,从而维持生命。

2.中医特征疗法。

3.肾移植疗法　肾移植是指将肾脏作为移植物在两个个体间进行的移植。肾移植可使慢性肾脏患者脱离透析治疗的痛苦,并能改善生活质量。目前被公认为是治疗慢性肾衰尿毒症的最佳治疗方法。

4.术前准备

(1)供者

1)供者的种类

①活体供者:在不明显损害供者身体及不影响其未来生活的前提下,用手术方法取出自愿捐献的肾脏

组织称为活体供者。包括亲属活体供者和非亲属活体供者两种。

②尸体供者:脑死亡者或无呼吸、无心搏的捐献器官死亡者称为尸体供者。

2)供者的选择

①免疫学方面的选择:血型鉴定、组织相容性试验、淋巴细胞毒性试验等。

②实验室检查:血液生化检查、凝血功能测定、各种传染性疾病检测等。

③其他方面的选择:供者年龄应在 60 岁以下,行全身体格检查,无心血管、肝、肾等疾病,要求无全身性感染和局部化脓性疾病。

④排除恶性肿瘤。

3)供者的禁忌证:HIV 感染者、肝炎病毒携带者、颈静脉怒张、近期心肌梗死、房性或室性期前收缩、主动脉瓣狭窄或全身情况欠佳者禁忌作供者。

(2)受者

1)受者的禁忌证:HIV 感染者、肝炎病毒携带者、有活动性结核、患恶性肿瘤者、近期心肌梗死、顽固性心力衰竭、慢性呼吸功能衰竭、进展性肝脏疾病等。

2)受者的常规检查

①实验室检查:血常规、出凝血功能、血糖、肝肾功能、尿、便常规、乙肝、丙肝抗原抗体、巨细胞病毒等。

②体格检查:心电图、X 线胸片、腹部 B 超等。

③感染的评估:因术后应用免疫抑制药会降低患者的抗病毒和细菌感染的能力,故移植前需检查患者呼吸系统及泌尿系统有无感染病灶存在,如有感染应予以治愈。

(3)病室准备

1)术前彻底清洁病室,用消毒液擦拭门窗、桌椅、床及各种用物,紫外线空气消毒早、晚各 1 次,每次 30min,定时开窗通风。

2)床单位用经过高压蒸汽灭菌的床单、被罩铺好麻醉床,病床周围空间宽敞,有利于抢救和护理。

【护理评估】

1.术前评估

(1)健康史:了解患者肾病的原因、病程及治疗的经过、行血液透析治疗的频率及效果等;了解其他器官的功能状况;了解患者的既往史,有无心血管、呼吸、泌尿系统的病史。

(2)身心状况:患者的生命体征是否平稳、营养状况、有无并发症及伴随症状。各种辅助检查。

(3)心理社会评估:患者及家属对肾移植手术、术后治疗、康复相关知识的了解及接受程度,以及对所需高额医药费用的经济承受能力。

2.术后评估

(1)术中情况:了解术中血管吻合、出血、补液及尿量的情况等。

(2)生命体征:是否平稳。

(3)移植肾功能:移植肾的排泄功能及体液代谢变化。

(4)心理认知状况:肾移植术后患者对移植肾的认同程度,患者及家人对肾移植术后知识的了解及掌握情况。

【护理要点及措施】

1.术前护理要点及措施

(1)按泌尿外科疾病术前护理常规。

(2)全面评估患者:包括健康史及其相关因素、身体状况、生命体征,以及神志、精神状态、行动能力等。

（3）心理护理：由于患者担心手术失败，害怕排异反应，担心移植肾的功能恢复等而产生一系列紧张焦虑情绪，在患者住院期间多与其沟通，讲解有关肾移植的知识，尽可能减少患者的精神压力，应主动询问患者有何不适及要求，并及时解决患者的心理问题，多鼓励安慰患者，做好患者的思想工作，说明术后用药的重要意义，告诉患者不可随意减量或停药，并帮助患者掌握正确使用方法。

（4）做好术前护理：备皮，如果在晚 7:00 前大便尚未排干净，应于睡前进行清洁灌肠。

（5）做好术前指导：嘱患者保持情绪稳定，避免过度紧张焦虑，备皮后洗头、洗澡、更衣，准备好术后需要的各种物品如一次性尿垫、痰杯等，术前晚 9:00 以后禁食、水，术晨取下义齿，贵重物品交由家属保管等。

2.术后护理要点及措施

（1）按泌尿外科一般护理常规及全麻手术后护理常规护理。

（2）严密监测生命体征：测血压、脉搏、呼吸，1/h。如手术成功，患者的血压、脉搏应逐步得到改善，血压降至正常，脉搏平稳、有力。

（3）尿量的观察：留置导尿管保持 1 周左右，应妥善固定，保持引流通畅，长短适宜，防止扭曲受压。不鼓励患者久坐，因会使移植的输尿管折叠。每小时记录尿液的色、质、量。如尿量＜100ml/h，应及时报告医生。

（4）观察伤口及引流管的情况：术中移植肾放于髂窝内，在移植肾周围放置引流管，以防肾周积液。

（5）注意观察伤口有无红、肿、热、痛及分泌物，保持敷料干燥，渗出较多时及时通知医生给予换药，预防感染，对有出血情况者应及时处理。注意观察引流液的色、质、量。妥善固定引流管，防止滑脱、扭曲。若短时间内出现较多血性液体，提示有活动性出血的可能；若引流出尿液样液体且量较多，提示有尿瘘的可能，应及时向医生报告。

（6）预防感染：十分重要，关系到手术的成败。患者术后住隔离间 1 周，禁止探视。房间内每日用有效氯擦拭门窗、桌椅、床及地面 2 次。以紫外线消毒进行空气消毒，2/d，每次 30min。医护人员进行各项操作时应严格遵守无菌操作原则，防止发生感染。患者术后卧床期间，护士应为其做好晨晚间护理，坚持每日早、晚刷牙，三餐后用漱口水含漱 2～3min，预防口腔溃疡的发生。背部护理 2/d，雾化吸入 2/d，鼓励患者做深呼吸，翻身及有效咳嗽，以减少肺部并发症。保持床单位清洁、干燥、无渣，防止压疮的发生。引流袋每日更换 1 次，女患者每日进行会阴冲洗，男患者清洁尿道口，防止发生泌尿系统感染。

（7）加强生活护理：患者卧床期间，协助其洗漱、进食等个人卫生活动。协助患者翻身，更换体位，床头置呼叫器并教会患者使用方法，将常用的生活物品放在患者容易拿到的地方。

（8）饮食的护理：术后肠蠕动恢复肛门排气后，即可进半流质饮食，应遵循少食多餐的原则。饮食应以清淡易消化，富有营养为宜，但忌食各种补品，以免诱发排异反应。

（9）排异反应的观察与护理：主要表现为体温升高，关节痛，全身不适，食欲减退，血压升高，移植肾肿大伴局部疼痛，尿量显著减少，血肌酐及尿素氮升高，内生肌酐清除率降低，尿蛋白及红白细胞增多，B超显示移植肾区血流缓慢。主要分为以下几种。

1）超急性排异反应：一般发生于开放循环后的数分钟至数小时内，表现为开放循环后突然少尿或无尿，手术时可见移植肾呈花斑状，发绀，变硬，变大。

2）加速性排异反应：一般发生在术后 2～7d，临床表现为体温高，突然尿少或停止，移植肾区肿胀，病情呈进行性发展。

3）急性排异反应：一般发生在术后 7d～6 个月，是一种全身明显的炎症性变化。临床长出现低热，尿少，血压升高，移植肾肿大，质硬，轻微的疼痛和胀痛，还常见伴有全身症状，如关节肌肉酸痛等。

4)慢性排异反应:发生于肾移植6个月以后,是急性排异反应反复的结果,也可是隐匿性缓慢发展,肌酐升高,蛋白尿,血压及血红蛋白升高,进行性贫血等。

(10)做好心理护理:解释发生排异反应的原因,药物治疗的效果。预防感染的重要性,消除其紧张恐惧的心理,积极配合治疗,使其增强信心。发热患者要及时给予物理降温,或遵医嘱应用解热药,及时更换衣服被褥。加强消毒隔离工作,严格限制陪伴人员,加强口腔护理,皮肤护理,预防感染的发生。正确执行抗排异药物的治疗。准确记录24h液体出入量。急性排异反应恢复的指标:体温下降至正常,尿量增多,体重稳定,移植肾肿胀消退,压痛消失。血清肌酐,尿素氮指标下降。

【健康教育】

1.心理指导

(1)指导患者正确认识疾病,告知患者肾移植术后6个月可从事正常社交、轻度娱乐活动,可重新恢复原来的工作。

(2)合理安排休息制度,劳逸结合。可进行适当户外活动。

(3)告知患者长期服用免疫抑制药的重要性,注意发生慢性排异反应的临床表现,

(4)服用激素的患者易激怒,应告诉家属体贴、理解、关心患者,保持心情愉快。

2.用药指导

(1)指导患者正确、准时服用各种药物,并强调按时服药的重要性。

(2)讲解并指导患者学会观察各种药物的不良反应。

3.饮食指导　良好合理的饮食,对肾移植术后的恢复、伤口愈合,保持肾移植患者肾功能正常,有着重要的意义。多食蔬菜水果,不吃不洁净食物,禁食葡萄。禁止服用增加免疫功能的滋补品,以减少排异反应的发生。

4.自我保健

(1)指导患者学会自我监测,每天按时测体重、体温、血压、尿量。控制体重,如有异常及时就诊。

(2)告知患者预防感染的重要性,注意保暖,预防感冒,适当锻炼身体,增加抵抗力。

(3)定期门诊随访。

(陈　梅)

第十七章 神经外科常见疾病

第一节 颅内高压

颅内压增高是神经外科常见临床病理综合征,是脑肿瘤、颅脑损伤、脑出血、脑积水和颅内炎症等共有征象。由于上述原因导致颅内压持续高于 2.0kPa(200mmH$_2$O),并出现头痛、呕吐、视神经盘水肿症状。严重者可引发脑疝危象,使患者因呼吸、循环衰竭而死亡。

一、专科护理

(一)护理要点

降低颅内压,缓解疼痛,维持正常的脑组织灌注,密切观察病情变化,预防及处理并发症,避免颅高压危象的发生。

(二)主要护理问题

1.脑组织灌注量异常 与颅内压增高有关。

2.头痛 与颅内压增高有关。

3.体液不足 与应用脱水剂及颅内压增高引起的呕吐有关。

4.焦虑 与担心疾病预后有关。

5.潜在并发症 脑疝。

(三)护理措施

1.一般护理 保持病室安静,避免情绪激动,以免血压骤升而导致颅内压增高。保持呼吸道通畅,及时清除呼吸道分泌物和呕吐物。

2.对症护理

(1)脑组织灌注量异常的护理

1)给予头高位,抬高床头 15°~30°,利于颅内静脉回流,减轻脑水肿。

2)适当限制盐摄入量,每日宜<5g,注意水、电解质平衡。

3)避免剧烈咳嗽和便秘,鼓励患者多食粗纤维丰富的食物。对已有便秘者,遵医嘱给予开塞露或低压小剂量灌肠,禁忌高压灌肠。

2)头痛的护理:观察头痛的部位、性质、程度、持续时间及变化,避免咳嗽、打喷嚏、弯腰、用力活动等以加重头痛,遵医嘱应用镇痛剂,但禁用吗啡、哌替啶,以免抑制呼吸中枢。

3)体液不足的护理:使用脱水剂时要注意观察 24 小时液体出入量,并准确记录。有呕吐的患者,要观察呕吐物的量和性质,防止误吸。

4)焦虑的护理:为患者提供舒适的环境,尽量减少不良刺激。给予适当解释,缓解其紧张情绪。

5)潜在并发症的护理:密切观察病情变化,警惕脑疝发生。特别是观察意识状态,如意识由清醒、模糊转为浅昏迷、昏迷或深昏迷时,应立即提醒医生。监测患者呼吸节律和深度、脉搏快慢和强弱、血压和脉压的变化。如出现血压上升、脉搏缓慢有力、呼吸深慢则提示颅内压升高。根据病情给予应用颅内压监测。

二、健康指导

(一)疾病知识指导

1.概念　颅腔内的脑组织、脑脊液和血液三种内容物,与颅腔容积相适应,保持颅内处于一定的压力。颅内压就是颅腔内容物对颅腔壁的压力,成年人的正常颅内压为 $0.7\sim2.0kPa(70\sim200mmH_2O)$,儿童正常颅内压为 $0.5\sim1.0kPa(50\sim100mmH_2O)$ 。

2.主要的临床症状

(1)头痛:为颅内压增高最常见的症状。疼痛部位多在额部、颞部,可从颈枕部向前方放射至眼眶。头痛程度随颅内压增高而呈进行性加重,以早晨和晚间较重,头痛的性质以胀痛和撕裂痛为主。

(2)呕吐:当头痛剧烈时,可伴有恶心和呕吐。呕吐呈喷射性,易发生于饭后,但进食与呕吐无因果关系。

(3)视神经盘水肿:主要表现为视神经盘充血、边缘模糊不清、中央凹陷消失、视盘隆起、静脉怒张。若视神经盘水肿长期存在,会发生视神经继发性萎缩甚至失明。

(4)意识障碍:颅内压增高初期意识障碍可出现嗜睡、反应迟钝,严重时可出现昏迷,伴有瞳孔散大、对光反应消失、去脑强直等。

(5)生命体征变化:主要表现为血压升高、脉搏徐缓、呼吸不规则、体温升高等。

3.颅内压增高的诊断　头部 CT 扫描是诊断颅内占位性病变的首选辅助检查措施;在 CT 不能确诊的情况下,可进一步行 MRI 检查,以利于确诊;脑血管造影主要用于疑有脑血管畸形或动脉瘤等血管疾病者;头部 X 线摄片可在颅内压增高时见颅骨骨缝分离,指状压迹增多。

4.颅内压增高的处理原则

(1)病因治疗:对于有颅内占位性病变者,争取手术治疗;有脑积水者,行脑脊液分流术;脑室穿刺外引流、颞肌下减压术以及各种脑脊液分流术,均可缓解颅内压。

(2)降低颅内压脱水治疗:利用高渗性和脱水性利尿剂,使脑组织间的水分通过渗透作用进入血液循环再由肾脏排出,从而达到降低颅内压的作用。

(3)常用地塞米松 $5\sim10mg$,静脉或肌内注射,预防和缓解脑水肿。

(4)冬眠低温疗法:应用药物和物理方法降低患者体温,以降低脑耗氧量和脑代谢率,减少脑血流量,防止脑水肿的发生、发展。

(二)饮食指导

1.患者头痛、呕吐剧烈时,可给予禁食,呕吐缓解后可少食多餐。

2.冬眠低温治疗的患者,每日液体入量不宜超过 1500ml。因肠蠕动减慢,应观察患者有无胃潴留、腹胀、便秘、消化道出血等症状,注意防止反流和误吸。

3.养成良好的饮食习惯,增加营养,忌油腻、坚硬、刺激性食物,以免影响血管收缩,不利于伤口愈合。

4.保持水分摄入。

（三）用药指导

1.使用脱水药物时,应注意输液速度并观察脱水治疗的效果。脱水药物应按医嘱定时使用,停药前应逐渐减量。

2.应用激素药物治疗时,应观察有无诱发应激性溃疡出血、感染等不良反应。

3.应用抗生素治疗、控制颅内感染或预防感染。

（四）日常生活指导

1.患者应保持良好的心态,安心休养,避免情绪激动,以免血压骤升而导致颅内压增高。

2.肢体活动障碍、生活不能自理者,指导其继续加强锻炼,配合治疗。

3.有癫痫发作的患者应按时服药,不可随意停药和更改剂量。发作时注意患者安全,保持呼吸道通畅。

（王　蓓）

第二节　脑疝

脑疝是由于颅内压不断增高,其自动调节机制失代偿,脑组织从压力较高区向低压区移位,部分脑组织通过颅内生理空间或裂隙疝出,压迫脑干和相邻的重要血管和神经,出现特有的临床征象,是颅内压增高的危象,也是引起患者死亡的主要原因。脑疝是脑移位进一步发展的后果,一经形成便会直接威胁中脑或延髓,损害生命中枢,常于短期内引起死亡。

一、专科护理

（一）护理要点

降低颅内压,严密观察病情变化,及时发现脑疝发生,给予急救护理。

（二）主要护理问题

1.脑组织灌注量异常　与颅内压增高、脑疝有关。

2.清理呼吸道无效　与脑疝发生意识障碍有关。

3.躯体移动障碍　与脑疝有关。

4.潜在并发症　意识障碍、呼吸、心脏骤停。

（三）护理措施

1.一般护理　病室温湿度适宜,定期开窗通风,光线柔和,减少人员探视。患者取头高位,床头抬高15°~30°,做好基础护理。急救药品、物品及器械完好备用。

2.对症护理

(1)脑组织灌注量异常的护理

1)给予低流量持续吸氧。

2)药物治疗颅内压增高,防止颅内压反跳现象发生。

3)维持血压的稳定性,从而保证颅内血液的灌注。

(2)清理呼吸道无效的护理

1)及时清理呼吸道分泌物,保持呼吸道通畅。

2)舌根后坠者应抬起下颌或放置口咽通气道,以免阻碍呼吸。

3)翻身后保证患者体位舒适,处于功能位,防止颈部扭曲。

4)昏迷患者必要时行气管插管或气管切开,防止二氧化碳蓄积而加重颅内压增高,必要时使用呼吸机辅助呼吸。

(3)躯体移动障碍的护理

1)给予每1~2小时翻身1次,避免拖、拉、推等动作。

2)每日行四肢关节被动活动并给予肌肉按摩,防止肢体挛缩。

3)保持肢体处于功能位,防止足下垂。

(4)潜在并发症的护理

1)密切观察脑疝的前驱症状,及早发现颅内压增高,及时对症处理。

2)加强气管插管、气管切开患者的护理,进行湿化气道,避免呼吸道分泌物黏稠不易排出。

3)对呼吸骤停者,在迅速降颅压的基础上按脑复苏技术进行抢救,给予呼吸支持、循环支持和药物支持。

二、健康指导

(一)疾病知识指导

1.概念 当颅腔内某一分腔有占位性病变时,该分腔的压力高于邻近分腔,由于颅压的持续增高迫使一部分脑组织向压力最小的方向移位,并被挤进一些狭窄的裂隙,造成该处脑组织、血管及神经受压,产生相应的临床症状和体征,称为脑疝。根据移位的脑组织及其通过的硬脑膜间隙和孔道,可将脑疝分为:小脑幕切迹疝,是位于幕上的脑组织(颞叶的海马回、沟回)通过小脑幕切迹被挤向幕下,又称颞叶沟回疝;枕骨大孔疝是位于幕下的小脑扁桃体及延髓经枕骨大孔被挤向椎管内,又称为小脑扁桃体疝;一侧大脑半球的扣带回经镰下孔被挤入对侧分腔可产生大脑镰下疝,又称扣带回疝。

2.主要的临床症状

(1)小脑幕切迹疝

1)颅内压增高的症状:表现为剧烈头痛及频繁呕吐,并有烦躁不安。

2)意识改变:表现为意识模糊、浅昏迷以至深昏迷,对外界的刺激反应迟钝或消失。

3)瞳孔改变:双侧瞳孔不等大。初起时患侧瞳孔略缩小,对光反射稍迟钝,逐渐患侧瞳孔出现散大,略不规则,直接及间接对光反射消失,但对侧瞳孔仍可正常。这是由于患侧动眼神经受到压迫牵拉所致。另外,患侧还可有眼睑下垂、眼球外斜等。如脑疝继续发展,则出现双侧瞳孔散大,对光反射消失。

4)运动障碍:多发生于瞳孔散大侧的对侧,表现为肢体的自主活动减少或消失。如果脑疝继续发展,症状可波及双侧,引起四肢肌力减退或间歇性出现头颈后仰、四肢挺直、躯背过伸、角弓反张等去大脑强直症状,是脑干严重受损的特征性表现。

5)生命体征的紊乱:表现为血压、脉搏、呼吸、体温的改变。严重时血压忽高忽低,呼吸忽快忽慢,出现面色潮红、大汗淋漓,或者面色苍白等症状。体温可高达41℃以上,也可低至35℃以下而不升,甚至呼吸、心跳相继停止而死亡。

(2)枕骨大孔疝:表现为颅内压增高、剧烈头痛、频繁呕吐、颈项强直或强迫头位等。生命体征紊乱出现较早,意识障碍、瞳孔改变出现较晚。因脑干缺氧,瞳孔可忽大忽小。由于位于延髓的呼吸中枢严重受损,呼吸功能衰竭的表现更为突出,患者早期即可突发呼吸骤停而死亡。

(3)大脑镰下疝:引起患侧大脑半球内侧面受压部的脑组织软化坏死,可出现对侧下肢轻瘫,排尿障碍等症状。

3.脑疝的诊断　脑疝的最大危害是干扰或损害脑干功能,通过脑干受累临床表现进行诊断。由于病程短促,常常无法进行头部 CT 检查。

4.脑疝的处理原则

(1)关键在于及时发现和处理。对于需要手术治疗的病例,应尽快进行手术治疗。患者出现典型脑疝症状时,应立即选用快速降低颅内压的方法进行紧急处理。

(2)可通过脑脊液分流术、侧脑室外引流术等降低颅内压、治疗脑疝。

(二)饮食指导

1.保证热量、蛋白质、维生素、碳水化合物、氨基酸等摄入。

2.注意水、电解质平衡。

3.保持大便通畅,必要时可使用开塞露通便、服用缓泻剂或给予灌肠。

(三)用药指导

1.遵医嘱按时、准确使用脱水利尿药物,甘露醇应快速静脉滴注,同时要预防静脉炎的发生。

2.补充钾、镁离子等限制输液滴速药物时,要告知患者家属注意事项,合理安排选择穿刺血管。

3.根据病情变化调整抗生素前,详细询问药物过敏史。

(四)日常生活指导

1.意识昏迷、植物生存状态患者应每日定时翻身、叩背,保持皮肤完整性。加强观察与护理,防止压疮、泌尿系感染、肺部感染、暴露性角膜炎及废用综合征等并发症发生。

2.肢体保持功能位,给予康复训练。

(李洁莉)

第三节　脑损伤

脑损伤是由暴力作用于头部,造成脑膜、脑组织、脑血管以及脑神经的损伤。根据受伤后脑组织是否与外界相通分为开放性颅脑损伤和闭合性颅脑损伤,根据脑损伤病情发展分为原发性脑损伤和继发性脑损伤。脑损伤死亡率在 $4\%\sim7\%$,重度颅脑损伤可高达 $5\%\sim60\%$。

一、专科护理

(一)护理要点

绝对卧床休息,保持呼吸道通畅,密切观察意识、瞳孔及生命体征的变化。

(二)主要护理问题

1.急性意识障碍　与脑损伤、颅内压增高有关。

2.清理呼吸道无效　与脑损伤后意识不清有关。

3.营养失调　低于机体需要量:与脑损伤后呕吐、高热、高代谢等有关。

4.体温过高　与脑干受损、颅内感染有关。

5.有感染的危险　与开放性脑损伤脑脊液漏有关。

6.有废用综合征的危险　与脑损伤后肢体功能障碍、长期卧床等有关。

7.潜在并发症 颅内压增高、脑疝及癫痫发作。

(三)护理措施

1.开放性颅脑损伤的现场急救

(1)清除患者呼吸道分泌物,开放气道,保持呼吸道通畅。给予氧气吸入,如出现呼吸障碍,应立即进行人工辅助呼吸。

(2)为患者建立至少两条静脉通路,迅速补充血容量。

(3)用无菌纱布包扎伤口,减少出血。有脑组织膨出时,用无菌敷料进行保护,以减少污染和损伤。

(4)尽快转送至有处理条件的医院。

(5)尽早合理应用抗生素。

(6)充分做好术前准备。

(7)治疗原则为先进行抗休克治疗,后给予脱水治疗。因为休克时灌注量不足,导致脑缺氧,可造成脑细胞不可逆性损伤。纠正休克有利于脑复苏,待休克纠正后再行脱水治疗。

2.对症护理

(1)病情观察

1)严密观察患者的意识、瞳孔、生命体征的变化,脑干损伤的患者注意呼吸节律和频率的变化,发现异常及时通知医生处理。

2)注意观察患者有无消化道出血、复合伤等情况。

(2)保持呼吸道通畅

1)患者采取侧卧位,给予持续低流量吸氧。

2)及时清除呼吸道分泌物,气道受阻者给予口咽或鼻咽通气道开放气道,必要时行气管插管术或者气管切开术。

(3)饮食护理:给予肠内、外营养支持,不能经口进食的患者给予鼻饲流质饮食。鼻饲期间注意口腔护理,保持口气清新。定期评估患者营养状况,以便及时调整营养素的供给量。

(4)高热的护理:高热的患者给予物理降温或进行人工冬眠低温疗法,保持适宜的室温,出汗较多者给予及时更换衣裤,鼓励多饮水,注意保暖。

(5)有脑脊液外漏者,定时测量体温,以便及早发现感染的早期迹象。

(6)对于瘫痪侧肢体,急性期应保持肢体功能位,避免关节强直、畸形、挛缩,避免皮肤受压。恢复期可遵照医嘱给予肢体被动活动,配合针灸、按摩、理疗等,制订系统、全面的康复训练计划,持之以恒,促进肢体功能恢复。

(7)注意观察患者癫痫发作的早期迹象、持续时间和发作类型,及早发现并发症,及时、准确处理。

3.围术期护理

(1)术前向患者或家属解释术前各项准备的目的、意义及注意事项,并做好术前各种准备,包括头部皮肤准备、采集血液标本、备血、禁食水、留置导尿等。

(2)在进行术前准备时应保证患者安全,躁动及抽搐者应适当约束,防止意外受伤。

(3)术后体位:全身麻醉未清醒者,给予去枕平卧、头偏向一侧体位。清醒后血压平稳者抬高床头15°～30°,以利颅内静脉回流,降低颅内压。

(4)严密观察病情变化,并做好记录,如有异常立即通知医生并给予相应护理措施。

(5)昏迷者给予留置胃管护理。鼻饲液应合理搭配、给予高营养、易消化饮食;每次鼻饲前后用温开水冲洗鼻饲管,以免管腔堵塞;确定胃管在胃内后方可进行;定期更换鼻饲管。对意识逐渐清醒,能自行进食者给予高热量、高蛋白、高维生素饮食。

二、健康指导

（一）疾病知识指导

1.概念

（1）开放性颅脑损伤：系脑组织与相交通的损伤伴有头皮裂伤、颅骨骨折，并有脑脊液漏和脑组织外溢。多为锐器或者火器直接造成，包括火器性颅脑开放伤和非火器性颅脑开放伤。

（2）闭合性颅脑损伤：指脑组织与外界不相交通的损伤。由于头部接触钝性物体或者间接暴力所致。

（3）原发性脑损伤：是暴力作用于头部后立即发生的损伤，包括脑震荡、脑挫裂伤、弥漫性轴索损伤（DAI）等，常见于交通意外、工伤等。

（4）继发性脑损伤：是指头部受伤一段时间后出现的脑受损病变，包括脑水肿、颅内血肿、脑疝引起的脑干损伤等脑受压所引起的损害等。

2.脑损伤的主要症状

（1）脑震荡

1）意识障碍：伤后立即出现轻度、短暂的意识障碍，持续时间不超过 30 分钟。

2）逆行性遗忘：患者清醒后大多不能回忆起受伤前及当时情况，是脑震荡患者特殊的症状。

3）头痛和头晕：伤者有不同程度的头痛及头晕，持续加剧的头痛常提示发生病情变化，头晕可因改变体位和震荡有所加剧。

4）自主神经功能紊乱：受伤当时可表现为皮肤苍白、出冷汗、血压下降、呼吸微弱、心搏徐缓、体温降低、肌张力减低、各种生理反射迟钝或消失等。之后有不同程度的失眠、耳鸣、心悸、畏光、烦躁等表现，一般卧床休息 3～5 天后可逐渐恢复。

5）精神状态：患者常有情绪不稳定的表现，如谵妄、恐惧、烦躁、激动等。

（2）脑挫裂伤

1）意识障碍：是脑挫裂伤最突出的临床表现之一，伤后多立即出现昏迷，持续的时间和程度与损伤的部位、范围密切相关。由于伤情不同，昏迷时间可由数十分钟至数小时，重者可迁延至长期、持续昏迷。

2）头痛和呕吐：头痛症状只有在患者清醒之后才能陈述，性质多为钝痛、跳痛、胀痛，可持续疼痛或间歇性疼痛；50％脑挫裂伤患者伤后发生呕吐。二者发生的原因与颅内压增高、自主神经功能紊乱或外伤性蛛网膜下腔出血有关。

3）局灶症状和体征：损伤伤及大脑的相应功能区而出现不同的症状和体征。如仅伤及额、颞叶前端等"哑区"可无神经系统缺损的表现，若伤及大脑半球运动区可产生瘫痪，伤及优势半球相应功能区产生失语，伤及视皮质或视放射时出现同向偏盲等。

4）脑膜刺激征：脑挫裂伤后由于蛛网膜下腔出血，患者常出现脑膜激惹征象，可表现为畏光、低热、闭目、颈项强直等。

（3）弥漫性轴索损伤：是由于旋转暴力产生的剪切力所导致，一般伤后即刻出现昏迷状态。临床上表现为持久性意识障碍、植物生存状态和早期死亡。患者伤后有不同程度的原发性昏迷，持续时间长，程度深；双侧瞳孔不等大、单侧或双侧散大，对光反射消失，同向凝视或眼球分离。

（4）原发性脑干损伤

1）意识障碍：意识状态受到大脑皮质及脑干内部的网状结构控制。脑干损伤后其内部网状结构受损而呈现持续性昏迷或植物生存状态。

2)去大脑强直状态：是原发性脑干损伤的特征性表现。患者表现为四肢伸直，肌张力增高，双上肢内收旋前，颈项后仰呈角弓反张状。

3)锥体束征：患者可出现一侧或双侧肢体无力或瘫痪，肌张力增高，腱反射亢进，病理反射阳性等。

4)瞳孔和眼球运动变化：脑干损伤后瞳孔大小不等、多变、极度缩小或者扩大，对光反射消失，眼球位置异常。

5)生命体征变化：当脑桥受到损伤时表现为呼吸不规律、抽泣样呼吸；当延髓损伤时，可在短期内出现呼吸停止。

(5)非火器性颅脑开放伤：患者意识状态差别较大，轻者可始终清醒，重者可呈持续昏迷状态。常因损伤时有异物、毛发、骨片等入颅引起感染症状，表现为高热、头痛、呕吐、颈项强直等。伤及脑部相应功能区，出现偏瘫、失语、感觉障碍、视野缺损等。伤后早期出现癫痫可能与损伤的刺激或脑皮质有关，晚期癫痫与颅内感染、脑膜瘢痕有关。

(6)火器性颅脑开放伤：局部损伤较重的患者，伤后大多出现昏迷。生命体征在受伤后立即出现变化，其变化情况与损伤区域有关。与非火器性颅脑损伤一样，伤后可出现癫痫症状，并因癫痫而加重瘫痪，脑膜刺激征也较容易出现。火器性颅脑开放伤并发颅内血肿的机会较多。

3.脑损伤的诊断　可通过临床表现及头 X 线扫描、头 CT、头 MRI 扫描等进行诊断。

4.脑损伤的处理原则

(1)非手术治疗：主要以对症治疗为主，给予脱水、激素、供氧、降温疗法，减轻脑水肿和降低颅内压；合理应用抗生素，预防颅内感染；若病情允许，尽早进行高压氧疗法；控制癫痫发作，给予抗癫痫药物和安全保护措施。

(2)手术治疗：原发性脑损伤引起颅内压增高甚至形成脑疝时，应及时行手术治疗，达到清除颅内血肿、修补硬脑膜、降低颅内压目的；开放性颅脑损伤患者应尽早给予清创手术，清除颅内异物和血肿，切除糜烂、坏死的脑组织。

5.脑损伤的预后

(1)脑震荡可以治愈，不影响日常生活，病情好转可逐渐恢复工作。

(2)脑挫裂伤轻者预后较好，通过康复训练可恢复日常生活能力，重度脑挫裂伤预后较差，尤其是复合伤患者。

(3)弥漫性轴索损伤程度越严重，患者致残率和死亡率越高，是导致颅脑损伤患者伤后植物生存或严重神经功能障碍的最主要原因。

(4)原发性脑干损伤是一种非常严重的脑损伤，致残率和死亡率均很高，多数患者预后较差。

(5)开放性颅脑损伤患者预后与损伤程度有关。抢救及时、受伤范围小、无合并伤的患者预后较好，严重的开放性颅脑损伤累及脑干或基底节等重要结构，患者预后不良。

(二)饮食指导

1.给予肠内营养，以纠正体内代谢紊乱，不能经口进食的患者给予鼻饲流质食物，如米汤、肠内营养液、果汁、蔬菜汁等，每天 3～5 次，每次 200ml，以满足机体需要。遵医嘱给予静脉营养补充，如氨基酸注射液、脂肪乳注射液等，以保证机体的营养需要。

2.进食高蛋白、高维生素、高热量、低盐、低脂、易消化、清淡的饮食，避免摄入辛辣、刺激食物。

(三)用药指导

1.应用抗癫痫类药物如丙戊酸钠注射剂、苯巴比妥钠等药物时，应注意观察患者的精神状态，有无消化道紊乱及呼吸抑制现象。

2.应用解热类药物时,应注意及时补充体液,鼓励饮水。

3.应用激素类药物如地塞米松时,注意观察患者有无胃肠道反应。

4.应用降颅压类药物如甘露醇注射液、甘油果糖注射液、呋塞米注射液时,应注意有无发生水电解质紊乱及血栓性静脉炎。

（四）日常生活指导

1.有癫痫发作的患者,不能单独活动,应有专人陪同,注意安全。

2.轻型颅脑损伤恢复期患者,可做床上活动,待病情好转后可做床下活动,鼓励患者自理生活,劳逸结合。

3.重型颅脑损伤恢复期患者,协助家属鼓励患者保持乐观心态,积极参加康复训练,参加有意义的社会活动。

4.有颅骨缺损的患者,注意保护颅骨缺损部位,减少出入公共场所次数,佩戴帽子给予保护。按时进行颅骨成形手术。

（李洁莉）

第四节　脑胶质瘤

脑胶质瘤（脑胶质细胞瘤）约占颅内肿瘤的46%,在1996年第三届（悉尼）国际肿瘤控制大会总结的资料中统计,脑胶质瘤的发病率为3～10/10万,占全身恶性肿瘤的1%～3%,手术加放化疗的平均生存期仅为8～11个月。脑肿瘤中胶质细胞瘤发病率最高,综合发病年龄高峰在30～40岁,或10～20岁。大脑半球发生的胶质瘤约占全部胶质瘤的51.4%,以星形细胞瘤为最多,其次是胶质细胞瘤和少枝胶质细胞瘤,脑室系统也是胶质瘤较多的发生部位,占胶质瘤总数的23.9%,主要为管膜瘤,髓母细胞瘤,星形细胞瘤,小脑胶质瘤占胶质瘤总数的13%,主要为星形细胞瘤。

手术切除是临床上治疗脑功能区胶质瘤的主要手段,但由于肿瘤位置特殊,手术不能彻底切除干净,风险较高,术后易出现颅内出血、肢体功能障碍等并发严重并发症。术中损伤组织、止血不彻底、局部水肿、牵拉脑叶、损伤小丘脑、头部敷料包扎过紧等因素都有可能造成以上并发症。随着神经影像学、神经导航、术中神经电生理学监测技术在临床的应用与发展,神经外科手术正在由传统的解剖学模式向现代解剖——功能模式进行转变。术中唤醒状态下行脑功能区肿瘤切除术运用术中唤醒全麻（asleep-awake-asleep）技术使全麻患者术中清醒,运用神经电生理监测技术在患者清醒状态的配合下进行脑功能区精确定位、实施病灶切除,实现最大程度切除病变、有效保护患者脑功能。患者唤醒期与医务人员的良好配合是手术成功的关键,术后病情观察和及时的干预治疗对保证手术效果也是十分必要。

一、常规护理

1.医师和护士叮嘱患者卧床休息,并根据患者的情况指导其进行适当的恢复性训练;叮嘱患者要多饮水,吃清淡、易消化的食物且要少量多餐;叮嘱患者要及时换药,保持心情愉悦,并向其讲解疾病恢复相关知识;确保病房干净、卫生、通风、安静。

2.注重观察患者语言功能,及时发现失语。在临床护理工作中严密观察患者语言变化,加强巡视病房,在巡视过程中加强与患者的沟通,鼓励患者说话、写字等,及时发现患者的语言障碍,如说话不流利、失读等,发现病情变化及时报告医生。患者术后由于脑水肿压迫神经,除有表现失语外,还出现颅内压增高的症状,遵医嘱快速静脉滴注 20％甘露醇,并抬高床头 15°～30°,以利于静脉回流减轻脑水肿,脑水肿减轻,患者暂时的语言障碍得到缓解。本组部分患者由于术后脑血管痉挛引起语言功能障碍,患者表现为突然的语言表达障碍和肢体功能障碍。遵医嘱使用尼莫地平注射液静脉注射泵 24h 不间断泵入。使用尼莫地平注射液时注意观察患者血压情况,及注射部位皮肤,防止液体渗漏并注意预防静脉炎的发生。患者在使用该药物后症状逐渐减轻,后改用口服尼莫地平片。

3.手术前后加强心理护理,鼓励患者沟通交流入院后护士开始施行语言康复的训练,同时告知患者失语是因为肿瘤压迫神经引起的,肿瘤切除后症状有可能消失或明显好转。给患者足够的信心与接受手术的勇气。术后虽然肿瘤切除,但是患者对于突然出现的失语造成与他人沟通困难,难以表达自己心中的感受,产生特殊的心理反应,烦躁多虑,痛苦失望甚至不再愿意把自己心中的想法和意愿表现出来。护士根据患者的失语程度和症状,结合患者的文化程度、年龄、职业等的差异,因人施护。向患者的家属详细解释患者的病情,要求家属配合观察患者的心理变化,加强与患者的非语言沟通,使患者感觉自己得到了比以往更多的关怀。

4.指令性语言对话训练是术中唤醒下功能区定位的关键。术中唤醒中,护士不仅要与患者进行文字语言交流或看图识物,还要求患者用肢体语言正确回答提问,以确保定位准确。因此,术前必须对患者进行指令性语言训练,了解其正确辨认的程度,通过边说、边示范、边模仿的方法,达到训练目的。如:护士说"1",让患者跟着数"1",说"握拳",让患者做"握拳"动作;将术中需辨认的图片,让患者提前熟悉,告之其意义、重要性。图片力求简单、直观,易于辨认。

5.适时检查与调整固定体位是手术安全的保障。手术体位摆放原则是舒适、固定、安全、充分暴露术野,必须加强术前、唤醒期间、再次全麻后体位的检查与固定。术前在双肘/腕、髂前、肩背、臀后分别置挡板,并在挡板与患者身体之间加软垫片紧,保持身体稳定,可抵挡一定的反抗力;但不应过度用力绑扎,尤其不能用约束带环扎肢体,以免躁动中造成肢体缺血;一旦出现躁动或因医疗操作移动了患者身体时,要及时检查和调整固定之体位。若因手术需要使用了电极回路板时,更要常规检查身体部位不要与金属部件接触,防止灼伤。手术铺巾后,将患者头面部区域的布巾适当牵开,给予一定的空间和透亮度,以减轻唤醒状态下患者的心理不适,也便于术中交流、观察和再次麻醉。保护手术物品,防止因患者躁动污染无菌物品或碰翻器械台。唤醒和再次麻醉期间,备好吸痰物品,保持呼吸道通医师和护士叮嘱患者卧床休息,并根据患者的情况指导其进行适当的恢复性训练;叮嘱患者要多饮水,吃清淡、易消化的食物且要少量多餐;叮嘱患者要及时换药,保持心情愉悦,并向其讲解疾病恢复相关知识;确保病房干净、卫生、通风、安静。畅,积极配合麻醉医生工作。本组 1 例再次插管全麻时,由于患者头前倾,喉罩前端顶在会厌处,盖住了声门,反复调整体位均不能顺利置管,最终只好松开头架取仰卧位。遇到这种情况,巡回护士必须床旁协助麻醉医生工作,及时与手术医生沟通,迅速松开头架,转换体位,尽快完成插管。特别要注意为患者进行静脉穿刺时,应选择手术同侧的肢体,一方面,方便术中皮层刺激引出的肢体运动,便于唤醒时观察患侧脑功能区支配肢体的运动情况;另一方面,防止患者术中唤醒躁动时把套管针脱出。

二、针对性护理措施

1.颅内出血　全身麻醉未清醒者应保持平卧位,头偏向一侧,避免误吸;全身麻醉清醒者应保持头高脚低位,以促进颅内静脉回流。给予患者常规吸氧 2～3L/min,避免因缺氧而加重脑水肿或诱发癫痫。观察记录患者的瞳孔、生命体征的变化,病情稳定之前观察次数为 1 次/h,稳定后可调整为每 4～6 小时 1 次。躁动不安患者要约束四肢,避免意外发生。

2.肢体功能障碍　密切观察患者是否躁动不安或肢体运动是否受限,测上下肢肌力,并做好记录,及时将异常情况报告给医生,行 MRI 或者 CT 复查头颅,对出现短暂性肢体活动障碍患者采取相应的康复训练、推拿、针灸等护理。

3.语言功能障碍　对运动性失语患者,护理人员要放慢语速,表达简明,通过口型示范发音开始训练;对于感觉性失语患者,护理人员要保持耐心,通过口型或者手势帮助患者充分了解其意思;对于命名性失语的患者,护理人员可通过事物图片、眼神、微笑进行非语言交流,给予患者关心和鼓励,增强其战胜疾病的信心。通过向患者家属讲解进行语言功能锻炼相关知识,使其积极配合护理工作。

4.癫痫　护理人员应密切观察记录癫痫发作的次数、强度以及发作的部位等并预防性使用抗癫痫药物。患者一旦出现癫痫大发作应及时通知医生并快速静脉注射丙戊酸钠,整个过程中患者应保持平卧,头偏向一侧,清除口腔分泌物,为避免脑组织缺氧,保持中流量吸氧。

5.高热　护理人员要密切观察记录患者体温变化,术后早期每 2 小时 1 次测量体温,体温在 39℃以下,可给予物理性降温,超过 39℃应给予药物治疗,在降温过程中应密切观察患者的呼吸、意识状态,根据病情的变化做出及时的处理。

6.眼部肿胀　对眼部出现肿胀的患者,护理人员可将马铃薯切成约 3mm 厚、直径约 5cm 的圆片,并将其敷在眼部周围,更换 5～6 次/d,连续敷 2～3d,可消肿止痛。

(王　蓓)

第五节　垂体腺瘤

【概述】

垂体腺瘤是指起源于蝶鞍内脑垂体细胞的良性肿瘤。其发病率约为 1/10 万,占颅内肿瘤的 10%～12%,仅次于脑膜瘤和胶质瘤。男女比例无明显差异,好发年龄为青壮年。垂体瘤发病机制尚未阐明。一般认为垂体瘤的发生发展有多种因素共同参与,表现为细胞过度增殖和激素的过度分泌,继而引发临床症状。

【临床表现】

1.功能性垂体腺瘤的临床表现

(1)泌乳素腺瘤(PRL):是激素分泌性垂体腺瘤中最常见的一种,主要以泌乳素增高雌激素减少所致闭经、溢乳、不育为临床特征,又称 Forbis-Albright 综合征。

(2)生长激素腺瘤(GH):成年人多表现为肢端肥大症,表现为头颅变方、额骨高耸、鼻部增大、嘴唇肥厚、声音改变、手足粗大,常常伴有高血压、糖尿病、睡眠性呼吸暂停、心肌病。青春发育期前,出现巨人症,个子异常高大,容易疲劳,免疫力差等。

(3)促肾上腺皮质激素腺瘤(ACTH):表现为库欣综合征。多见于青年女性,患者体重增加,呈向心性肥胖,水牛背、满月脸、皮下紫纹、容易出现瘀斑、近端肌病、情绪不稳、糖尿病、继发心脏病变,常伴有高血压。

(4)甲状腺刺激素细胞腺瘤(TSH):大多数为侵袭性垂体大腺瘤,分泌 TSH,常导致中枢性甲状腺功能亢进,患者出现明显的甲状腺功能亢进症状且有弥漫性甲状腺瘤。

(5)促性腺激素腺瘤:由于 FSH、LH 分泌过多,早期可无症状,晚期有性功能减低、闭经、不育、阳萎。肿瘤长大可出现视功能障碍。

2.头痛　早期约 2/3 患者有头痛,主要位于眶后、前额和双颞部,程度轻,间歇性发作,多系肿瘤直接刺激或鞍内压增高,引起垂体硬脑膜囊及鞍膈受压导致。当肿瘤突破鞍膈,鞍内压降低,疼痛则可减轻或消失。晚期头痛可因肿瘤向鞍旁发展侵及颅底硬脑膜及血管和压迫三叉神经引起。

3.视力、视野障碍　如肿瘤压迫视交叉可出现双颞侧偏盲,晚期肿瘤可使视神经萎缩将造成严重的视力障碍。

4.其他神经和脑损害的表现　肿瘤压迫垂体柄和下丘脑可出现尿崩症和下丘脑功能障碍;累及第三脑室,可出现颅压增高症状。还可出现精神症状、癫痫及嗅觉障碍、脑脊液漏、鼻出血等;患者突发剧烈头痛,并伴有其他神经系统症状提示垂体卒中。

5.辅助检查

(1)CT 扫描:CT 检查是目前诊断垂体瘤的主要方法。

(2)磁共振影像(MRI):磁共振能区别微小的组织差异,对垂体及肿瘤成像好,而对蝶鞍致密骨质不敏感。

(3)内分泌检查:应用内分泌放射免疫超微测量法可以直接测定垂体和下丘脑多种内分泌激素,有助于了解垂体及靶腺功能情况,确定肿瘤的性质、判断疗效及预后。

【治疗原则】

1.手术治疗

(1)经额叶入路:主要适应较大且向鞍上发展的垂体腺瘤。

(2)经颞叶入路:适用于向鞍旁发展的肿瘤。

(3)经蝶骨翼前外侧入路:适用于向鞍旁和海绵窦、视交叉后上方侵入发展的垂体腺瘤。

(4)经蝶入路:适应微腺瘤,禁忌证为鼻部感染、蝶窦炎、鼻中隔手术史。

2.非手术治疗

(1)放射治疗:适用手术治疗不彻底或可能复发的垂体腺瘤。

(2)药物治疗:PRL 型、GH 型和 ACTH 型腺瘤,常用溴隐亭口服,垂体功能低下及无功能腺瘤采用各种激素替代治疗。

【护理评估】

是否出现视力、视野改变,是否有头痛、呕吐、尿崩症、癫痫、下丘脑功能障碍、闭经泌乳或性功能低下,是否有肢端肥大、巨人症及库欣症,以了解肿瘤的类型及脑组织和神经受损的程度。

【护理要点及措施】

1.术前护理

(1)按神经外科一般护理常规护理。

(2)患者有视力视野障碍者,外出活动时应有专人陪伴,防止摔伤,病区内布局合理,物品摆放整齐,无障碍物,协助患者订餐、洗漱,保持地面干燥,清洁、无水迹,防止滑倒。

(3)术前适应性训练:术前 3d 训练患者用口呼吸,预防感冒,以免鼻腔充血影响手术操作及术后愈合,训练患者在床上排便。

2.术后护理

(1)按神经外科术后护理常规护理。

(2)体位:全身麻醉未清醒者应取去枕平卧位,头偏一侧,防止患者呕吐误吸引起窒息。麻醉清醒后给予半卧位,抬高床头 30°,以利鼻腔、鼻窦渗血及分泌物的流出,减轻脑水肿,降低颅内压。

(3)病情观察:严密观察意识、瞳孔、生命体征变化,及时发现术后血肿、脑水肿给予对症处理。观察患者的视力、视野变化。准确记录24h出入量,定时检测血电解质,及时发现尿崩症和电解质紊乱。

(4)切口护理:鼻腔填塞物一般在24～72h抽除,嘱患者避免剧烈咳嗽,勿打喷嚏,不能擤鼻、挖鼻,以免影响伤口愈合。鼻腔内可用1%呋喃西林液滴鼻,减轻鼻黏膜水肿,防止术后鼻腔粘连。

(5)饮食的护理:术后要加强患者的抵抗力,全身麻醉清醒后8h可给予流质饮食,避免太烫及刺激性饮食。术后1d后给予半流质饮食,加强营养,可给予高蛋白、高热量、高维生素的饮食,保持大便通畅。

(6)口腔护理:由于术后鼻腔堵塞,改变了患者的通气习惯,由用鼻呼吸改为用口呼吸,导致黏膜干燥、口唇干裂,对此可用湿纱布覆盖口腔,并给予患者少量饮水,保持口腔湿润。对口唇干裂的患者可用液状石蜡涂双唇,定时用1∶5000呋喃西林漱口,以去除口腔异味。

(7)尿崩症的护理:术后密切观察每小时尿量、颜色、比重,并准确记录。尿颜色逐渐变淡,尿比重低于1.005,同时患者伴有口渴,多饮,连续2h尿量超过250ml/h或24h尿量超过4000ml,提示有多尿和尿崩的可能,应及早通知医师进行处理;每日或隔日查电解质,为治疗提供依据。遵医嘱给抗利尿激素、垂体后叶素、醋酸去氨加压素片等;满足患者对水的需求,保持体液及电解质平衡。

(8)脑脊液鼻漏的护理:一般发生在术后3～7d,表现为鼻腔流出血性液体,在急性期呈血性,恢复期逐渐转为无色透明液体。发现脑脊液鼻漏及时通知医师处理。让患者取头高位或半卧位并卧向患侧,借重力作用使脑组织于撕裂的脑膜处紧密贴附,以利闭合。对脑脊液鼻漏患者还可行腰大池置管引流术,通过引流脑脊液,使漏口处压力降低,促进漏口愈合。保持鼻腔清洁,预防感染;鼻腔严禁堵塞,分泌物任其流出;观察并记录脑脊液外漏量、性质、色,定期做脑脊液培养。遵医嘱按时给予抗生素,保持病房空气新鲜,每日定时通风;限制探视人员,减少外源性感染因素。

【健康教育】

1.告知患者多进食高蛋白富含营养饮食以增强机体抵抗力,促进康复。

2.经鼻蝶手术患者要特别注意预防感冒,注意口腔及鼻腔黏膜卫生。

3.告知垂体功能障碍患者应遵医嘱坚持激素替代治疗,切不可随意漏服、更改剂量及间隔时间,不可因症状好转而自行停药。

4.告知患者如出现原有症状加重或头痛、呕吐、抽搐、肢体麻木、尿崩等异常,应及时就诊。

5.教会患者记录尿量,出现多饮、多尿时,及时到医院复查。

6.指导患者定期监测血清电解质情况,术后3～6个月到门诊复查。

(杨会见)

第六节　颅内动脉瘤

【概述】

颅内动脉瘤是由于局部血管异常改变产生的脑血管瘤样突起,好发于脑底大动脉上,常伴管壁结构的薄弱和缺损,按其发病原因可分为如下几种。

1.先天性因素　血管壁的中层有裂隙、胚胎血管的残留、先天动脉发育异常或缺陷都是动脉瘤形成的重要因素。

2.动脉硬化　动脉壁发生粥样硬化使弹力纤维断裂及消失,削弱了动脉壁而不能承受巨大压力。

3.感染　感染性动脉瘤约占全部动脉瘤的4%。身体各部的感染皆可引起以小栓子的形式经血液播散停留在脑动脉的终末支,少数栓子停留在动脉分叉部。

4.创伤　颅脑闭合性或开放性损伤、手术创伤,由于异物、器械、骨片等直接伤及动脉管壁,或牵拉血管造成管壁薄弱,形成真性或假性动脉瘤。

【临床表现】

1.动脉瘤破裂出血症状　中、小型动脉瘤未破裂出血,临床可无任何症状。动脉瘤一旦破裂出血,临床表现为严重的蛛网膜下腔出血,发病急剧,患者剧烈头痛,频繁呕吐,大汗淋漓,体温可升高;颈强直,克氏征阳性。也可能出现意识障碍,甚至昏迷。部分患者出血前有劳累,情绪激动等诱因,也可无明显诱因或在睡眠中发病。约1/3的患者,动脉瘤破裂后因未及时诊治而死亡。多数动脉瘤破口会被凝血封闭而出血停止,病情逐渐稳定。随着动脉瘤破口周围血块溶解,动脉瘤可能再次出血。二次出血多发生在第一次出血后2周内。蛛网膜下腔出血后,红细胞破坏产生5-羟色胺、儿茶酚胺等多种血管活性物质作用于脑血管,发生血管痉挛,发生率为$21\%\sim62\%$,多发生在出血后的$3\sim15d$。广泛的脑血管痉挛会导致脑梗死发生,患者意识障碍、偏瘫,甚至死亡。

2.局灶症状　取决于动脉瘤的部位、毗邻解剖结构及动脉瘤大小。动眼神经麻痹常见于颈内动脉-后交通动脉瘤和大脑后动脉的动脉瘤,表现为单侧眼睑下垂、瞳孔散大,内收、上、下视不能,直接、间接光反应消失。有时局灶症状出现在蛛网膜下腔出血之前,被视为动脉瘤出血的前兆症状,如轻微偏头痛、眼眶痛,继之出现动眼神经麻痹,此时应警惕随之而来的蛛网膜下腔出血。大脑中动脉的动脉瘤出血如形成血肿;或其他部位动脉瘤出血后,脑血管痉挛脑梗死,患者可出现偏瘫,运动性或感觉性失语。巨大动脉瘤影响到视路,患者可有视力、视野障碍。

3.辅助检查

(1)实验室检查:对动脉瘤有诊断意义的实验室检查主要是脑脊液,动脉瘤破裂后可造成蛛网膜下腔出血,腰穿检查可见颅内压升高,脑脊液呈血性,出血12h后可检查出脑脊液黄变。

(2)头颅CT:CT显示的出血多少和部位,与患者的预后相关。

(3)头颅MRI:有诊断价值,可判断瘤内血栓情况。

(4)MRA:是颅内动脉瘤的一种非创伤性检查方法,分辨率和清晰度有待提高,目前只作为脑血管造影前的筛选方法。

(5)CTA:是近年来出现的另一种非创伤性脑血管显影方法,有其独到之处,可立体的显示动脉瘤与载瘤动脉及周围分支的关系,还可显示动脉瘤与周围骨性结构的关系,对手术前评估有帮助,尤其是对于颅内复杂动脉瘤的术前评估。

(6)全脑血管造影:是颅内动脉瘤诊断的金标准。显示动脉瘤的部位、大小、形态、数目、囊内有无血栓,动脉硬化及动脉痉挛的范围、程度,有无颅内血肿。

【治疗原则】

1.非手术治疗　控制性低血压、降低颅内压、脑脊液引流。

2.手术治疗　动脉瘤颈夹闭或结扎、载瘤动脉夹闭及动脉瘤孤立、开颅动脉瘤栓塞。

3.血管内栓塞治疗　血管内栓塞是在数字减影机透视下将微导管插入动脉瘤腔内,再用微弹簧圈通过导管推送到动脉瘤腔内,达到闭塞动脉瘤的目的,而载瘤动脉仍保持通畅。

【护理评估】

评估患者是否存在意识障碍及肢体运动障碍、失语,意识障碍的程度,肢体的肌力、失语的种类;是否存在高颅压症状,有无头痛及头痛的特点,有无呕吐及其性质,有无视盘水肿等。

【护理要点及措施】

1.术前护理

(1)心理护理:动脉瘤患者都有一定的社会和心理压力,易产生焦虑、恐惧等心理反应。针对患者的心理状态,护理人员应向患者及家属介绍相关疾病的知识、成功病例的治疗和经验,缓解患者的心理压力和精神负担,积极配合治疗。

(2)密切观察病情:主要观察患者头痛情况,有无颅内压增高症状、如头痛加剧、呕吐等报告医师及时处理。

(3)全脑血管造影合并动脉瘤栓塞术后的护理:术后穿刺部位加压包扎,沙袋压迫 6h,24h 卧床休息,密切观察穿刺点有无出血;每30分钟测足背动脉搏动1次,嘱患者多饮水,以尽早排泄造影剂,减少药物不良反应。

2.术后护理

(1)病情观察:严密观察患者意识、瞳孔、生命体征、肢体活动情况,有无剧烈头痛、呕吐、偏瘫失语等,发现异常情况及时报告医师处理。

(2)妥善固定各引流管:注意各引流袋内日要低于引流管出口的位置,以防逆行感染,并防止引流管扭曲、脱出、受压,保护各引流管无菌有效引流。严密观察引流液的颜色、性质及量,及时发现问题,及时报告医师处理,尤其是术腔引流管,一旦出现引流液突然增多,变红,应考虑是否为术腔出血。

(3)防止动脉瘤出血的护理:绝对卧床休息,减少因活动引起血压波动,诱发动脉瘤破裂。保持病房环境安静,限制探视,尽量避免外界不良因素对患者的刺激,限制一切会使血压升高的活动,对情绪紧张躁动不安者酌情给予镇静药。多吃蔬菜和水果,保持大便通畅;预防感冒,避免用力打喷嚏及剧烈咳嗽。

(4)缺血及脑血管痉挛的护理:动脉痉挛是动脉瘤破裂出血后发生脑缺血的重要原因。密切观察病情变化,如患者出现头痛、失语、偏瘫等表现,应及时报告医师处理。遵医嘱使用钙离子通道阻断药、升压、扩容稀释等有效方法。

【健康教育】

1.出院前向患者及家属详细介绍出院后有关事项,并将有关资料交给患者或家属,嘱患者 3～6 个月复查 1 次。

2.教会患者及家属血压自我监测方法,减少再出血诱发因素,保持情绪稳定、避免过于激动导致血压增高诱发脑出血。

3.告知家属要合理饮食,少食胆固醇高的食物,多吃蔬菜、水果及富含粗纤维易消化的食物,保持良好的心态,合理安排生活,戒烟戒酒。

4.在医师指导下服用抗高血压、抗癫痫、抗痉挛等药物,不可擅自停药、改药。

5.告知患者若再次出现症状,及时就诊。

(杨会见)

第七节　颈动脉狭窄

【概述】

由于各种原因造成颈动脉管腔变窄,脑血液供应减少引起一系列脑缺血表现称为颈动脉狭窄。颈动脉狭窄是缺血性卒中的重要原因之一,卒中患者中,约 2/3 的脑梗死与颈部动脉狭窄有关,颈动脉狭窄＞

70%的患者年卒中率可高达13%,多发生于颈总动脉分叉和颈内动脉起始段。病因包括:动脉粥样硬化斑块形成、动脉夹层分离、肌纤维发育不良、大动脉炎、放疗等。

【临床表现】

1.脑缺血症状

(1)短暂性脑缺血发作(TIA):局灶性脑缺血导致的短暂性神经功能障碍,临床表现为头晕、突发上肢或(和)下肢无力、暂时性肢体麻木、一过性意识丧失,一般在24h内能够恢复。约70%的患者能在10~15min缓解,恢复后不留任何症状。

(2)可逆性缺血性神经功能障碍:局灶性脑缺血导致短暂性神经功能障碍超过24h,可在数日至3周恢复。

(3)脑梗死:局灶性脑缺血引起脑组织缺血性坏死,导致不可逆的神经功能障碍,如偏瘫、偏身感觉障碍和失语等。

2.体征　体检时可发现颈动脉血管杂音。

3.辅助检查

(1)颈部血管超声:彩色多普勒超声是一种可重复且安全无创的检查方法,简单易行,检查成本低,不仅可观察到血流动力学的改变,而且可对血管管壁、管腔直径、狭窄程度及管腔内是否有斑块等进行综合分析,常用于颈动脉狭窄的筛查。

(2)CT血管成像(CTA):可从不同角度、方向、层面显示血管狭窄程度和部位,可直接清楚的显示血管壁钙化及软斑块,并可对不稳定性斑块做出初步评价。

(3)磁共振血管成像(MRA):非损伤性的检查方法,高分辨MRA不仅可显示血管狭窄程度,而且可显示斑块的形态、溃疡、出血、钙化、脂质、纤维组织,但有可能过高估计管腔狭窄的程度。

(4)全脑血管数字减影血管造影(DSA):是目前诊断颈动脉狭窄的最准确方法,能显示动脉内径,内膜是否光滑,斑块的形态及长度,是否有溃疡血栓,并能判断颈动脉分叉的位置,动脉粥样硬化的程度,同侧半球侧支循环程度及其他颅内血流动力学指标。但由于它是一种有创检查,并存在着1%的诱发卒中的危险性,因而其使用受到限制。

【治疗原则】

1.药物治疗　抗血小板聚集药物降低血栓形成的风险,他汀类降脂药减慢粥样硬化斑块形成的速度,适合于没有手术指征的颈动脉粥样硬化狭窄患者以及围术期患者。

2.颈动脉内膜剥脱术　是经典的外科手术方式,国内外广泛开展,手术效果肯定,堪称治疗颈动脉狭窄的"金标准"。沿胸锁乳突肌前缘做纵向皮肤切口,暴露颈动脉,在阻断颈外动脉、颈内动脉和颈总动脉后,切开颈内动脉、颈总动脉,剥离其内的粥样斑块,然后缝合颈动脉,解除阻断,恢复颈动脉血流。如果在阻断血流后脑电图、体感诱发电位显示有脑缺血,可用分流管做颈动脉分流措施保持脑部有连续血流。

3.颈动脉支架置入术　创伤小、恢复快,是近年来广泛开展的微创治疗方法。采用狭窄段颈动脉内置入支架的方法恢复颈动脉血流。但开展时间相对较短,手术效果有待大规模临床试验进一步评价。

【护理评估】

详细了解患者年龄、病史、既往史、自理能力、TIA发作史及生活习惯,了解有无伴有高血压、冠心病、糖尿病、脑梗死等疾病及相关术前检查结果。了解患者心电图、心脏功能,评估患者心脑功能。

【护理要点及措施】

1.病情观察　术前每天观察患者TIA发作情况,有无频繁发作或卒中发生,观察患者的意识、瞳孔的改变,观察患者有无头痛、呕吐、失语、偏瘫等表现。术后给予持续低流量吸氧,严格控制血压在(14.7~

17.3)/(8.0～10.7)kPa,心率控制60～80/min。因为本手术可能会影响颈动脉压力感受器及迷走神经,患者血压、心率可能高或低,术后24～48h血压常有波动,是神经系统并发症的好发时间。血压过高易引起脑过度灌注综合征甚至脑出血,血压偏低可造成脑灌注过低,导致脑缺血甚至脑梗死。严密观察患者有无失语,注意有无肢体活动障碍,特别是对侧肢体有无偏瘫,观察同侧视力、视野,判断有无视力障碍,定时检查眼底功能,及时发现不良先兆。

2.切口护理 术后均放置皮下引流管,应保持引流管通畅,定时挤管,观察引流液的量、颜色、性状,如24h引流量<50ml,则可拔管;手术切口应用冰袋和沙袋加压制动,冰袋一般放置8h,沙袋一般放置24h;注意患者颈部有无肿胀,敷料有无渗血,患者打喷嚏或咳嗽时应协助患者按压颈部,防止压力过高诱发出血。

3.抗凝护理 有效的抗凝治疗可防止血栓形成,对防止颈动脉闭塞和脑梗死非常重要。术后6h常规应用抗血栓形成药物肝素2500U静脉注射,每6小时1次,共4次,术后第2天开始口服肠溶阿司匹林100mg/d,用药期间应密切观察患者牙龈、穿刺点、切口等部位有无出血倾向,皮肤黏膜有无出血点,定时检测患者出、凝血时间及血气分析,注射及拔针后延长压迫时间,以免出血。同时,观察有无颅内出血征象如头痛、呕吐及意识、瞳孔的改变。

4.并发症的观察与护理

(1)高灌注综合征:颈动脉狭窄患者颅内长期处于缺血状态,术后血流通道突然打通,致使血流加速,血流量增加可超过100%以上,多数患者可出现额部头痛。坐位时受重力影响,脑血流量会减少,当患者坐位时头痛减轻,头痛可能是继发于血流增加,反之,坐位时头痛严重,提示可能有脑动脉或颈动脉再闭塞,如果头痛进行性加重,伴有颅内压增高表现,要排除脑出血所形成的颅内血肿。观察头痛的性质、部位、程度以及与体位的关系,注意意识及瞳孔变化,及时发现颅高压症状。

(2)颈动脉窦反应:颈动脉严重狭窄引起术后颅内出血可能与颅外狭窄病变突然去除后颅内灌流量迅速增加,毛细血管床被破坏有关,也可能由于颈动脉窦压力感受器反射的消失,致使术中血压波动,术后突发严重的高血压,升高的血压更增加了颅内的灌注,从而出现头痛、反射性的呕吐等颅内压增高症状,最终导致颅内出血。因而术前应高度重视控制血压,特别是对于颈动脉严重狭窄同时伴有高血压的患者,术后严密监测,维持血压的稳定,以防发生颅内出血,收缩压维持在100～120mmHg,遵医嘱严格控制血压,术中术后收缩压控制在100～120mmHg在一定程度上可避免脑高灌注的发生。

(3)切口血肿:由于术中肝素化,术后抗凝治疗,血液处于持续低凝状态,切口易出血及形成皮下血肿。术后伤口局部压沙袋24～48h,术后24h内密切观察引流量及患者状况,嘱患者不能用力咳嗽、打喷嚏,以免增加颈部的压力而诱发出血。伤口局部疼痛、吞咽困难,是血肿发生的早期标志,应及时处理。如果血肿发生,可导致疼痛、气管移位和气道受阻致呼吸困难,较大或急剧增大的血肿需行血肿清除术,必要时行气管切开。

【健康教育】

1.患者术后需长期口服阿司匹林,告知患者定期复查血常规和凝血酶原时间,并经常观察有无牙龈出血和鼻出血,以及时调整用药剂量。

2.对于伴有高血压、糖尿病、冠心病患者,应告知每位患者的血压、血糖范围及降压药、降糖药物的名称、用量、使用时间、使用方法及高血压、高血脂、糖尿病的合理饮食。

3.指导患者进低盐、低脂、清淡饮食,向患者交代饮食的有关知识,使其理解饮食在治疗中的作用,告知患者适度活动,经常进行锻炼,避免劳累。让患者了解饮食在治疗中的作用,如不饱和脂肪酸与血小板的功能有关,可降低血黏稠度,降低血胆固醇和三酰甘油的含量,防止血栓形成等。

4.鼓励戒烟:烟中尼古丁和烟碱可引起血管痉挛,加重脑缺血,且可使Co进入血液减少循环氧,促进血小板聚集,增加血黏度。因此,应鼓励患者戒烟。

5.教会患者肢体、语言等康复训练方法,要循序渐进,由简到难,坚持训练。

6.嘱患者术后 1 个月、1 年、3 年各复查彩色多普勒 1 次,发现异常及时就诊。

(王 蓓)

第八节 椎基底动脉狭窄

【概述】

椎基底动脉系统血液供应延髓、小脑、脑桥、中脑、丘脑和枕叶皮质,该系统大血管闭塞会严重致残或导致死亡。血管内支架成形术是近年来治疗颅内外动脉狭窄的一项新技术,可有效预防脑缺血发作,大大降低脑血管病的病死率和伤残率。

【临床表现】

椎基底动脉狭窄引起相应脑区灌注不足,或栓子脱落造成的脑栓塞造成短暂性脑缺血发作及脑梗死。

1.短暂性脑缺血发作(TIA) 是短暂性、局灶性神经功能缺损。临床症状一般持续 10～15min,多在 th 左右,不超过 24h,不遗留神经功能缺损症状和体征。

2.脑梗死 椎基底动脉系统病变无论是短暂性脑缺血发作还是脑梗死都是较严重的脑血管事件,短暂性脑缺血发作若不经过有效的治疗,会进一步发展为脑梗死,出现眩晕、呕吐、四肢瘫痪、共济失调、意识障碍、高热、肺水肿、消化道出血甚至中枢性呼吸循环衰竭。

3.辅助检查 CT、经颅多普勒脑血流图检查、磁共振平扫＋增强、全脑血管数字减影血管造影、CTP(脑血容积、脑血流量、造影剂平均通过时间、达峰时间)等方法可协助诊断。

【治疗原则】

1.口服抗凝药物。

2.外科手术 由于椎基底动脉位置深,毗邻结构复杂,故目前极少采用外科手术治疗椎基底动脉狭窄。

3.支架成形术 近年来,血管介入治疗,尤其是支架成形术在椎基底动脉狭窄治疗方面的应用逐渐普及和规范。

【护理评估】

了解患者缺血症状特点及持续时间、加重或减轻因素;评估有无神经系统功能障碍,是否影响生活自理能力,有无意外伤害的危险;了解辅助检查结果。

【护理要点及措施】

1.术前护理

(1)做好眩晕护理。

(2)用药护理:遵医嘱给予抗凝、抗血小板聚集、改善微循环等药物治疗,观察用药反应,使用抗凝药物期间,穿刺点拔针后延长按压时间;抗血小板药物饭后服用,询问有胃部不适,观察大便颜色。

(3)饮食护理:指导患者进食低盐、低脂、低胆固醇、富含纤维素饮食,保证营养供给,防止便秘。有饮水呛咳、吞咽困难等后组脑神经功能障碍者给予鼻饲饮食,防止吸入性肺炎的发生。

(4)血压监测:测量血压每日 2 次,监测降压药物效果,为术后血压控制提供理论依据。

2.术后护理

(1)按神经外科术后护理常规。

（2）严密观察生命体征变化：尤其是血压、心率的变化，有异常及时报告医师处理。

（3）体位：术后术肢保持伸直位，在保证术肢伸直情况下可适当变换体位。

（4）饮食：全身麻醉患者返回病房后禁食水6h，局部麻醉患者返回病房后即可饮水及进食，饮食宜清淡易消化，避免进食过于刺激的食物。

（5）专科护理：口服降压药物或静脉滴注降压药物，密切监测血压，使血压维持在基础血压下限，避免影响血压的不良刺激，做好抗凝治疗的护理，严格控制抗凝药物滴速，监测凝血指标，备齐鱼精蛋白、维生素 K_1 等药品。有饮水呛咳，吞咽困难的患者，药物和食物应捻碎，以利吞咽，尽量进糊状食物，必要时可给予鼻饲流质，并按鼻饲要求做好相应护理。

3.并发症观察及护理

（1）栓塞：由于导管、导丝操作，球囊扩张、支架膨胀等均可造成斑块脱落，造成远端血管的栓塞。表现为头晕、恶心、一过性意识障碍等短暂性脑缺血症状，需立即报告医师，尽快采用微导管技术进行机械开通或血栓内药物溶栓。

（2）血管痉挛：脑血管受机械刺激易发生痉挛，一般不需要特殊处理，但如果患者出现明显的血管痉挛症状、头痛、恶心、血压增高等可按医嘱静脉泵入血管解痉药尼莫地平，或给予对症处理。

（3）高灌注损伤：支架置入后使原来狭窄、闭塞的血管恢复血流，血液重新分配，病灶周围组织自动调节功能丧失，导致血液过度灌注引发脑肿胀、广泛渗血等并发症。应严密观察患者血压、意识、瞳孔、头痛的变化。如出现高灌注损伤，应快速静脉输入20％甘露醇减轻脑水肿，降低颅内压。

（4）穿刺点并发症：因肥胖或术侧下肢过早活动、加压绷带松脱而致皮下出血等原因会引起皮下血肿，压迫止血后予以重新包扎，严格控制抗凝药输注速度，积极抗感染治疗，并监测血肿的变化，1周后血肿和淤血逐渐吸收。

【健康教育】

1.指导患者在适当的范围内逐渐增大活动量，但不可剧烈活动，避免重体力劳动，要合理安排日常生活，保证睡眠。保持情绪稳定，劳逸结合。保持大便通畅，戒烟少饮酒。

2.指导患者科学进食，以低盐低脂饮食为主，调节进餐规律。每餐不宜过饱，避免进食维生素K含量高的食物。

3.向患者说明术后使用抗凝药对预防再狭窄及血栓形成的重要性。一般口服阿司匹林100mg/d，同时口服氯吡格雷75mg/d，一共3个月，3个月后停用氯吡格雷，终身服用阿司匹林肠溶片。告知患者遵医嘱按时坚持服药，不得自行减量或停药。教会患者自我观察有无出血倾向，及时就医。

4.定期随访。

（李洁莉）

第九节　脊髓损伤

脊髓损伤（SCI）多因脊柱的骨折与脱臼所致。移位的锥体向后或骨片突入椎管均可压迫脊髓或马尾神经，产生不同程度的损伤。脊髓损伤常见的原因有车祸、枪伤、刀伤、自高处跌落或被从高处坠落的重物击中脊柱等。受伤平面以下的感觉、运动、反射完全消失，膀胱、肛门括约肌功能丧失者称完全性截瘫，部分丧失者称不完全性截瘫。颈段脊髓损伤后四肢瘫痪者，简称"四瘫"。

一、护理评估

(一)健康史

脊髓损伤的程度往往与损伤机制有关。护士收集资料时,应了解受伤的过程,如受伤的时间、受伤的原因和部位、受伤的体位、急救的情况,以及受伤后病人是如何被搬运和运送至医院的。此外,还应了解病人受伤前是否有结核病史等。

(二)身心状况

脊髓损伤的程度可因受伤部位、受伤原因的不同而表现出不同的体征。因此,脊髓损伤后应进行系统的神经检查,包括感觉、运动、反射、括约肌功能及自主神经功能检查。

瘫痪平面的升降可反映出脊髓损伤后的恢复情况。平面下降为恢复的表现,平面上升为椎管内有活动性出血的表现。颈椎部位的脊髓损伤表现为四瘫,第1至第3颈椎损伤可因膈肌及肋间肌同时麻痹而发生窒息,第4颈椎以下损伤因肋间肌瘫痪而致呼吸困难,出现腹式呼吸,呼吸道分泌物不易排出。胸椎部位的脊髓损伤表现为胸部、躯干、大肠、膀胱及下肢肌肉的功能完全丧失。腰椎部位的脊髓损伤则表现为下肢弛缓性瘫痪,丧失深部跟腱反射,尿潴留,大便失禁。

按脊髓损伤的程度可分为:

1.脊髓休克(又称脊髓震荡) 脊髓受到强烈震荡后的暂时性功能抑制和传导抑制。伤后表现为弛缓性瘫痪,损伤平面以下可出现完全性或不完全性的感觉、运动、反射及括约肌功能丧失,常在数小时或数日内逐渐恢复,最后可完全恢复。

2.脊髓损伤 脊髓受压常为骨折脱位的移位、小骨折片、突出的椎间盘及硬膜外血肿等所致,若及时解除压迫,脊髓功能可部分或全部恢复,若不能及时解除,脊髓可因血运障碍而发生软化和萎缩,瘫痪不能恢复。脊髓的挫裂或完全性横断将会造成脊髓的实质性破坏,损伤平面以下肢体的感觉(痛、温、触、位置觉)、运动和反射(深、浅反射)完全或部分丧失。

3.马尾损伤 第二腰椎以下的骨折脱位可引起马尾损伤,出现损伤平面以下的感觉、运动、反射消失,膀胱无张力。

脊髓损伤后常见的综合征有:

1.前侧脊髓综合征 大多发生在颈椎受屈曲性损伤之后,病人的颈脊髓前方受压严重,有时可出现四瘫,但下肢和会阴部仍保留位置觉和深感觉。

2.脊髓半横切损伤综合征 损伤平面以下同侧肢体的运动及深感觉消失,对侧肢体的痛觉和温度觉消失。

(三)诊断检查

1.X光照片 入院时应先做脊椎X光照片检查,以找出脊椎骨折或脱位的部位。

2.脊髓造影检查 检查时勿移动病人,将显影剂注入蛛网膜下腔,调整检查台的倾斜度,使显影剂经过骨折或脱位处,摄影检查显影剂的流动是否有阻断现象。

二、护理诊断

1.有窒息的危险 与膈肌及肋间肌同时麻痹有关。

2.清理呼吸道低效 与肋间肌瘫痪有关。

3.躯体移动障碍　与脊髓损伤有关。

4.体温调节无效　与自主神经系统功能紊乱有关。

5.排尿异常　与膀胱括约肌功能丧失有关。

6.有皮肤完整性受损的危险　与病人躯体移动障碍及皮肤失去感觉有关。

7.自我形象紊乱　与躯体移动障碍及大小便失控有关。

三、预期目标

1.病人保持良好的通气状态,未出现窒息。

2.病人无痰鸣音,血气正常。

3.病人能恢复最佳的活动能力,能够在一定的范围内进行活动,无肌肉萎缩、足下垂。

4.病人的体温控制在正常的范围。

5.病人的泌尿道未出现感染,膀胱反射或自律性收缩功能经训练后逐渐恢复到病人所能达到的最佳状态。

6.病人未出现皮肤破损。

7.病人能将因机体功能障碍所产生的感受讲出来,并能掌握和运用正确的应对机制。

四、护理措施

(一)脊髓损伤后的急救与转运

1.急救　对怀疑有高位脊髓损伤的病人,应注意其呼吸道(A)、呼吸(B)及循环(C)。第3、4颈椎平面的脊髓损伤可能会迅速死亡,第4、5颈椎平面的脊髓损伤会导致病人呼吸困难,因此对于上述两种情况均应协助病人换气。在协助颈椎骨折的病人换气时,不宜用平卧的姿势,因为平卧无法使呼吸道畅通,也不可用头颈后倾的姿势,因为这样会使颈椎弯曲,脊髓受到损伤。可采用推开下颚法,使其呼吸道能保持通畅,又不使颈椎受到弯曲。

2.转运　应采用够宽、够长的板子或特殊的担架以及足够的人来搬运病人。搬动前,在病人的骨突处要加衬垫,以防皮肤破损及局部受压。

(二)床的选择及褥疮的预防

1.床的选择　脊髓损伤的病人不能睡弹簧软床,若无硬板床,则可在一般的床上面加上硬板,板子的长度要超过脊椎受损的范围。颈椎损伤的病人最好睡气垫床,这样可减少身体的重量集中压在某些局部。

2.定时翻身并给予合适的卧姿　脊髓损伤的病人至少应每隔2小时翻身一次。给病人翻身或搬运病人时,应有专人支持头颈受损的部位,并要注意维持病人的体位,使脊椎成一直线,若损伤部位在颈部,则应在颈部两旁放置沙袋以利颈部的固定。如颈部有牵引,则应调整好牵引的重量。

3.保持身体清洁及皮肤的完整　①每天擦澡一次,仔细检查全身皮肤状况,观察有无局部发红现象,如见异常应及时妥善地处理。②在脊髓损伤的初期,病人常常会大小便失禁,应妥善处理排泄物,维持会阴部及骶尾部等骨突处的干燥,床上用品随脏随换,保持床单平整。③经常检查骶尾部、膝部、足跟等最易受压的部位,并给予轻柔的按摩,以促进皮肤的血液循环。④病人使用胸部支架时,松紧应合适,过紧会影响胸部肢的活动、肌力级别、触痛觉等,发现异常需立即通知医师,准备行手术减压。

（七）体温失调的护理

颈脊髓损伤时,由于自主神经系统功能紊乱,对周围环境温度的变化丧失了调节和适应能力,病人常出现高热(40℃以上)或低温(35℃以下)。体温异常是病情危险的征兆,死亡率很高。这种高热药物降温无效,须采用物理降温,如冰敷、醇浴、冰水灌肠、调节室温等。同时,还要采用抗生素、输液等治疗并发症。

（八）身体复健

1.早期进行被动或主动的关节全范围运动,以预防关节挛缩、肌力减退。

2.根据脊髓损伤的部位,对未麻痹肌肉可进行物理治疗,以增加其肌力。

3.训练日常生活活动能力,如病人自行穿脱衣服、进食、盥洗、大小便、沐浴及开关门窗、电灯、水龙头等,以增加病人的自我照顾能力。

4.颈椎以下受伤的病人,可穿下肢简易支架扶双拐练习行走。如无法行走则仍可每天定时穿下肢简易支架站在床边,这样可使骨骼负重,减少钙离子的游离,从而减少骨质疏松的发生。

5.当病人第一次坐起时,应在起身之前穿好弹性袜,以增加静脉回流。坐位的角度宜逐渐增加,以防直立性低血压发生,当病人可坐到90°并能保持此坐位半小时之后,半身瘫痪的病人便可坐到轮椅上了。

6.教导病人及家属如何把身体自床上移到轮椅上或床边的便器上。

（九）维护病人的心理平衡

1.向病人简单解释所有的治疗过程。

2.预期并理解病人在开始接受治疗及适应其已改变的自我形象时会产生的暴发性气愤、敌意,以及随之而来的抑郁。

3.任何时候尽可能让病人独立,如让其参与训练治疗计划的制定,使其感到自己仍能控制环境。

4.鼓励家属参加复健治疗的活动,协助病人及家属制定切合实际的短期目标,并积极地朝目标迈进。

5.协助病人及家属寻找社会资源。

6.坦诚地与病人讨论性功能方面的问题,如本身缺乏这方面的经验,可请有经验的其他医务人员处理。

7.避免以同情心面对病人,应积极地去发现和强化病人的潜能,并鼓励病人使用潜能。

（十）健康教育

1.向病人及家属宣传医学知识,介绍有关治疗、护理和康复的方法、意义及进展。

2.评价病人的自理能力,便于回归家庭和社会前作相应的康复指导。

3.指导家属改变家中的设备或用具,如降低床的高度使之与轮椅的高度一致,病人上下床不必抬起身体。又如加大卫生间的门,给马桶周围的墙上装上拉手,便于病人便后能自行移动到轮椅上。

4.帮助病人适应社会、职业、复学、就业及心理等各方面。

5.告知病人及家属可能发生的合并症及怎样预防。

6.告知病人定期(1~3月)返院检查。

五、评价

1.病人的呼吸和循环功能是否维持在正常的状态。

2.病人是否恢复了最佳的活动能力,能否在一定的范围内进行活动。是否有肌肉萎缩、足下垂。

3.病人的体温是否控制在正常的范围。

4.病人的泌尿道是否出现感染,膀胱反射或自律性收缩功能经训练是否逐渐恢复到病人所能达到的最佳状态。

5.病人的大便排泄功能是否得到必要的训练。

6.病人能否经常保持皮肤清洁,皮肤是否完整而无破损。

7.病人能否接受已发生的事实,将因机体功能障碍所产生的感受讲出来,并能掌握和运用正确的应对机制,以达到新的心理平衡。

(李洁莉)

第十节　椎间盘突出

椎间盘突出症(HIVD)是指椎间盘变性、纤维环破裂和髓核组织突出,刺激并压迫马尾神经、神经根所引起的一种综合征。是腰腿痛最常见的原因之一。

一、护理评估

(一)健康史

由于脊柱后的韧带一般较弱,加上椎间盘变性,弹性消失,当过强的外力施于椎间盘时,即可能使髓核组织在瞬间发生突出。导致髓核脱出的外力有:①以弯腰的姿势举起重物;②背部的直接创伤;③背部突然扭转的动作。当椎间盘发生慢性退行性变时,即使轻微的损伤或没有任何原因也可发生椎间盘突出症。与椎间盘突出症的发生有关的危险因素有:

1.年龄　20～50岁为多发年龄。一般认为16岁的少年已发生椎间盘退行性变。随着年龄的增长,特别是30岁以后,髓核水分减少、弹性降低,椎间盘结构松弛,软骨板囊性变,对外力的缓冲作用减少,当承受不当压力时则会产生椎间盘脱出。

2.性别　男性多于女性。

3.职业　长期从事人力搬运的工作者,常因用力不当、姿势不正确而发生椎间盘脱出。

4.部位　椎间盘突出大约90％～96％的人发生在腰4～5与腰5及骶1间隙。

5.疾病　先天性椎间盘构造缺损或位置前倾者、先天性椎间盘薄弱及患风湿性关节炎等疾病的人,较易发生椎间盘突出症。

(二)身心状况

常见的症状与体征有:

1.腰痛　为椎间盘突出症最早期的症状,表现为急性剧痛或慢性隐痛,病人平躺时觉得舒服,而前屈时活动受限。

2.坐骨神经痛　疼痛从下腰部放射至臀部、大腿后方、小腿外侧,直至足背或足外侧,并可伴麻木感。可因打喷嚏、咳嗽、大便及弯腰时腹压增高而使症状加剧。

3.马尾神经受压　表现为鞍区感觉迟钝,大、小便功能障碍。

4.压痛　在病变间隙的棘突间有压痛,旁侧1厘米处有沿坐骨神经的放射痛。

5.腰椎侧突　是一种减轻疼痛的姿势,如突出髓核在神经根外侧,则上身向健侧弯曲,当突出髓核在神经根内侧时,上身向患侧弯曲。

6.直腿抬高试验及加强试验　为阳性。试验时病人仰卧、伸膝,被动抬高患肢,抬高在60°以内即出现放射痛,称直腿抬高试验阳性,正常情况下可以伸展到90°。将病人抬高的腿缓缓放下,待放射痛消失后再被动背伸踝关节,如出现坐骨神经痛,即疼痛从下腰部放射至臀部、大腿后方、小腿外侧,直至足背或足外侧,则称为加强试验阳性。

7.感觉、肌力、腱反射改变　腰 5 神经根受损时,小腿前外侧及足背内侧的痛觉、触觉减退,拇趾背伸力减弱。拇趾背伸力可通过拇趾试验测试,方法为要求病人将拇趾用力往上跷,检查者则用力往下压,若病人的拇趾软弱无力,则表示同侧的神经根受压。

(三)诊断检查

1.X 线平片　脊柱位位的 X 线平片可反映出脊椎的退行性变,以及有无结核、肿瘤等骨病,具有重要的鉴别诊断价值。

2.X 线造影　可间接显示有无椎间盘突出及突出的程度,准确性达 80%,但技术较复杂,存在较重的并发症,须严格掌握其适应证,并在有经验者的指导下进行。

3.B 型超声检查　为一种无损伤的方法,但因病人体形的影响,定位诊断较困难。

4.CT 和 MRI　两者均可显示骨性椎管的形态、黄韧带是否增厚及椎间盘突出的大小、方向等,对诊断该病有较大的意义。MRI 还可更清晰、全面地观察到突出髓核与脊髓、马尾神经、脊神经根之间的关系。

二、护理诊断

1.焦虑　与害怕自己变成瘫痪或残废有关。

2.疼痛　与神经根、马尾神经受到刺激或压迫或者椎间盘切除术有关。

3.有躯体移动障碍的危险　与腰腿疼痛、强迫卧床有关。

4.知识缺乏　有关新出现的腰背部疼痛和治疗方面的知识缺乏。

5.合并症　肌肉萎缩。

三、预期目标

1.焦虑减轻。

2.病人主诉疼痛减轻,舒适感增加。

3.病人在疾病限制范围内能进行各种活动,能独立进行日常生活活动。

4.病人及家属自述对腰背部疼痛的原因有所了解,并能主动参与制定日常生活活动计划。

5.合并症得到有效的预防,肌肉未出现萎缩。

四、护理措施

(一)疼痛的护理

1.安排病人睡木板床　让病人睡木板床,以便其脊椎呈一直线位置,可以减少脊神经根受压的可能。

2.绝对卧床休息　绝对卧床休息是指病人大小便时均不应下床或坐起,卧床 3 周后带腰围起床活动,3个月内不做弯腰持物动作。此法简单有效,可除去椎间盘所承受的重力,只是难以坚持。

3.使用抗痉宁及镇痛剂　遵医嘱给予止痛药或肌松剂,以减轻病人的疼痛。若病人发生椎间盘突出的部位是在颈椎,则不应使用抑制呼吸中枢的止痛药如吗啡等。

4.抬高膝部 $10°\sim20°$。

5.按要求使用低热度的热垫,以促进肌肉的放松。

6.指导病人采用合理的方法从床上爬起来或睡至床上,以减轻不适感。①滚向一侧;②抬高床头;③将腿放于床的一侧;④用胳膊支撑身体起来;⑤在站起前坐在床的一侧,把脚放在地上;⑥腿部肌肉收缩使身体由坐位到站位。从站姿改为卧姿时则将上述每步的顺序倒过来,即可回到床上。

7.指导病人避免弯腰动作,用髋、膝关节弯曲下蹲,而腰背仍保持伸直状态捡地上的物品。

(二)牵引病人的护理

牵引的目的是为了增加两个邻近椎骨间的距离,使突出的椎间盘恢复,使病人持续卧床休息,且能保持身体良好的卧姿,从而减轻肌肉的痉挛。根据病人脊柱病变的不同部位,可采用骨盆牵引或颈部牵引。对于牵引病人的护理要注意以下几个方面:

1.做骨盆牵引之前,在髂嵴的两边应放一厚棉垫,再穿上大小适当的软性骨盆带,以使左右两边的拉力平衡。而做颈部牵引之前,则应在下颏与后枕部各放置一厚棉垫,再戴上一大小合适的头颈部软性牵引带。

2.牵引的时间很长,因此应注意预防枕部、脊柱或肩胛部压疮的发生。

3.协助病人处理排泄物时,不可影响牵引的进行。

4.对于刚开始牵引的病人,要多去巡视,预先考虑到病人可能随时需要的物品,将其随时需用物品放在病人手能拿到的地方,以及时满足病人的需要。特别要将铃、红灯开关或对讲机放在病人手能拿到的地方。

(三)椎间盘切除术病人的护理

1.术前护理

(1)精确完整地评估病人:如观察病人疼痛与感觉异常的情形及部位、站立的姿势与步态等,并记录之,便与手术后病人的状况进行比较。

(2)依病人对手术的了解程度对手术进行适当的解释,如告知因手术部位水肿,故术后暂时仍有疼痛与麻木的感觉。

(3)教导病人滚木翻身法。

(4)术前训练病人在床上使用大小便器,以免术后在床上取平卧位,大小便不习惯。

(5)肌内注射选健侧臀肌,若两侧臀肌均疼痛,则应选反三角肌作为注射部位。

2.术后护理

(1)术后搬运:应由四人来协助完成搬运病人的工作,沿着病人的身体抓住病人身上的床单,将病人安放在硬板床上。搬运时要特别注意病人的脊柱不能弯曲。

(2)翻身:一般在术后3小时可给予翻身,采用滚木翻身法,由两名护理人员协助进行术后的第一次翻身。教导病人双手交叉于胸前,双腿间放一枕头,两名护士站在病人的同一侧,其中一名护士支持病人的肩部与背部,另一名护士则支持病人的臀部及腿部,两人合力将病人翻向一侧,此时支持肩部与背部的护士走至床的对侧,支持病人的肩部及臀部以保持脊椎位置的平直,留在原位的护士则在病人的头下、背后、臀部及胸前各置一个枕头,以支持病人的相应部位。

另外,也可事先在床上铺好翻身用床单,若需将病人翻至右侧卧位,则把左侧床单尽量卷至病人身旁,护士走到病人右侧,然后抓紧对侧近病人肩部及臀部已卷起的床单,将病人翻至右侧,最后在头下、肩部、背后及胸前各放置一个枕头。

(3)观察:观察生命体征与伤口敷料有无渗血,髓核摘除术后观察引流管内的渗血量及渗液情况,有无脑脊液漏出,引流管一般24小时后拔除。此外,还需评估病人下肢的皮肤颜色、活动、温度及感觉,并将观察结果与手术前进行比较。如果发现异常,如引流量多或疼痛加剧,下肢感觉、运动障碍加重,应及时报告医生,并协助处理。

(4)疼痛的护理:手术会造成术区水肿,因此病人会有暂时性的疼痛与肌肉痉挛,可视病人的情况,根据医嘱给予止痛剂。

(5)休息:根据手术情况,术后一般继续卧床1~3周。作开窗髓核摘除术者,卧床时间可缩短,如果手术复杂,椎板减压的范围广,脊柱的稳定性可能受损,则卧床时间可适当延长。

(6)锻炼:卧床期间要让病人坚持呼吸、四肢及脊背肌肉的锻炼,以预防肌肉萎缩,增强脊柱的稳定性,逐步练习直腿抬高,以防神经根粘连。

(四)健康教育

1.运动　其目的是强壮腰背肌肉,减少腰腿疼痛。

(1)半坐立运动:病人平躺于硬板床上,将其膝部一髋部弯曲,双手紧握置于脑后或双手平伸至膝部,然后让病人将身体向前屈曲,努力使其手或肘部趋向膝部,维持这个姿势约5~10秒钟,然后再平卧。

(2)膝胸运动:要求病人采取半坐立运动姿势,然后以手环抱一侧或双膝往胸部屈曲,维持此姿势约5~20秒,然后放松。

(3)加强脊椎旁肌肉力量的运动:当伤口愈合、身体状况良好时,即可开始脊椎运动来加强下背部肌肉的力量。病人取俯卧位,然后交替举起一侧腿,再同时举起双腿后放下,接着仰起头部,再同时举起双腿。

2.姿势　良好的体位可预防腰腿痛。

(1)双腿的使用方法:①当需长时间站立时,应让双腿轮流休息;②站立时收下颌,头抬高,背部平直,双臀夹紧;③蹲下时,应弯曲髋关节与膝关节,避免弯曲腰部;④抬举重物时,最好以滚、推、拉的方式代替,如无法替代,应髋膝弯曲下蹲,腰背伸直,重量尽量压在身体后,再用力抬起和迈步。

(2)坐姿:①正确的坐姿必须要有坚固和结构合理的椅背,椅背以平直最为理想;②椅子的高度以使两腿能自然垂到地面、膝关节高于髋关节为宜;③长时间坐于椅子上,可交叉双膝以减轻紧张,并收缩腹肌以挺直背部,尽可能保持颈部与背部呈一直线;④开车时,车座椅的靠背勿离方向盘太远,开车时要绑上安全带。

(3)躺姿:①侧卧时应弯曲膝关节;②平卧时,用平整枕头支持头下或颈部,膝部另置一枕头;③勿采用俯卧位。

3.劳动和运动保护　腰部劳动强度大的工人,应佩戴有保护作用的宽腰带。参加剧烈运动前要注意准备活动和运动中的保护。

五、评价

1.病人能否描述其焦虑的感受并采取有效的应对方式减轻焦虑。

2.病人是否主诉疼痛减轻、舒适感增加。

3.病人能否在疾病限制的范围内进行各种活动,能否独立进行日常生活活动。

4.病人及家属是否对腰背部疼痛的原因有所了解,并能主动参与制定日常生活活动计划。

5.合并症是否得到有效的预防、未出现肌肉萎缩。

(李洁莉)

第十一节　椎管内肿瘤

【概述】

椎管内肿瘤包括椎管内脊髓、硬脊膜、神经根、血管、脂肪等组织发生的原发性肿瘤和从身体其他部位转移至椎管内的转移瘤。根据肿瘤与脊髓、脊膜的关系分为髓内、髓外硬脊膜下和硬脊膜外肿瘤三大类。髓内肿瘤占 23.8%,主要为胶质瘤和室管膜瘤。髓外硬膜下肿瘤约占 51%,主要为神经鞘瘤和脊膜瘤。硬脊膜外肿瘤约占 25.2%,多为肉瘤、转移癌等恶性肿瘤。

【临床表现】

1.感觉障碍　髓外肿瘤出现沿神经根分布区域扩散的根痛;髓内肿瘤刺激脊髓内后角细胞或感觉传导束时,表现为酸痛或烧灼痛;麻木感、蚁走感、束带感、寒冷感、奇痒感和感觉错乱等;感觉缺失,如痛觉、温觉、触觉和本体觉的丧失。

2.运动障碍　表现为肢体僵硬、无力、活动不便、肌肉萎缩和肌束颤动等。肿瘤发生部位表现为下运动神经元(弛缓性)瘫痪;肿瘤平面以下出现上运动神经元(痉挛性)瘫痪。

3.反射异常　肿瘤所在节段反射减弱或消失;在此节段以下,浅反射消失,深反射亢进,并出现病理反射。

4.自主神经功能障碍　包括膀胱、直肠功能障碍,阴茎异常勃起或勃起不能,汗腺分泌异常和皮肤营养障碍等。

5.其他症状　可出现棘突压痛,三叉神经和后组脑神经损害症状。呼吸、循环及体温调节功能障碍,蛛网膜下腔出血症状,颅内压增高症状,肿瘤所在部位的椎旁肿块,以及皮下肿瘤、皮肤咖啡色素斑、血管瘤和多毛等各种皮肤异常。

6.辅助检查

(1)脑脊液检查:常见蛋白质—细胞分离现象,即蛋白质含量增高而细胞数正常。

(2)脊柱 X 线平片:椎间孔扩大与破坏,椎管扩大,椎体及其附件的骨质吸收、变形、破坏,椎管内钙化斑和椎旁软组织影,以及伴发(尤其在儿童病例)的脊柱畸形和隐形神经管闭合不全。

(3)脊柱 MRI:是目前诊断椎管内肿瘤(包括复发肿瘤)最有效的手段,它能明确显示肿瘤的部位、范围以及和周围组织的关系,并能据此推断出肿瘤的性质。

(4)椎管造影:对不具备条件行 MRI 检查或因为人体内有金属异物不能进行 MRI 检查者,可行此检查。

【治疗原则】

1.手术治疗　具体手术方法随不同的病理类型以及形状而异。

2.放射治疗　凡属恶性肿瘤在术后均可进行放疗,多能提高治疗效果。

3.化学治疗　胶质细胞瘤用脂溶性烷化剂如 BCNU 或 CCNU 治疗有一定的疗效。转移癌(腺癌、上皮癌)应用环磷酰胺、甲氨蝶呤等。

【护理评估】

询问有无疼痛,疼痛性质,疼痛的程度;是否有感觉异常,或感觉缺失等。评估是否有运动障碍,如肢体无力,精细动作无法完成,僵硬,甚至肌肉萎缩与瘫痪。评估是否有反射异常、自主神经功能障碍,如膀胱和直肠功能障碍,排汗异常等。了解患者的精神、心理状态,有无面色憔悴、精神抑郁或情绪低落。

【护理要点及措施】

1.术前护理

（1）心理护理：因肿瘤压迫脊髓神经导致疼痛，四肢活动障碍甚至瘫痪、大小便失禁等症状，患者承受躯体和心理的痛苦，产生悲观心理。护士应主动关心患者，耐心倾听患者的主观感受，及时予以安慰，鼓励其以乐观的心态配合治疗和护理，遵医嘱应用镇痛药物促进睡眠，协助患者的日常生活。

（2）术前准备：做好 X 线胸片、血常规、出凝血时间、肝肾功能、心电图、磁共振等各项检查及药物皮肤敏感试验，术前 1d 备皮，晚 20:00 灌肠。

（3）饮食指导：鼓励患者多吃高蛋白、高热量、高维生素的饮食，增强机体的抵抗力。术前 3d 食清淡、易消化的饮食，忌食油腻、煎炸、辛辣、刺激性强的食物。

（4）功能训练：术前应训练床上大小便，以防止术后因麻醉、疼痛刺激、姿势和体位改变导致尿潴留及排便困难；指导患者进行俯卧位练习，从 30min 开始，逐渐延长时间至患者可耐受 2～3h 以便适应术后的体位，提高对手术的效果；教会患者轴线翻身；若为胸椎管内肿瘤，教会患者进行胸式深呼吸功能锻炼，以增加肺活量。

（5）安全护理：肢体活动障碍者勿单独外出，尽量穿平底软鞋，以免发生摔伤等意外。患者因神经麻痹、瘫痪，对冷热、疼痛感觉减退或消失，应避免使用热水袋或冰袋等，以防止烫伤或冻伤；患者因运动障碍、被动体位，要加强巡视、翻身护理，预防压疮的发生。

2.术后护理

（1）体位护理：在护士协助下每 1～2 小时翻身一次，采用轴位翻身，即翻身时保持头、颈、躯干成一轴线，整个身躯同时转动，避免脊柱扭曲引发或加重脊髓损伤。颈段椎管内肿瘤患者，术后颈部制动，保持颈部自然中立位，避免颈部扭转、过伸和过屈，并予颈托固定；腰骶部手术患者清醒 6h 后给予俯卧位，伤口加压盐袋。

（2）生命体征的观察：术后应密切观察生命体征，对高位颈髓患者术后应特别注意观察呼吸，保持呼吸道通畅，观察伤口周围有无肿胀、患者有无憋气、呼吸困难等，以及早发现局部血肿压迫颈部而影响呼吸功能。

（3）脊髓功能的观察：颈部手术，麻醉清醒后观察四肢肌力活动，严密观察呼吸变化。胸椎手术，观察下肢肌力；如果术后出现腹胀、排泄困难，应报告医师给予对症处理。腰椎手术，观察下肢肌力和肛周皮肤感觉有无异常，如发现感觉障碍平面上升或四肢肌力减退，应考虑脊髓出血或水肿，必须立即报告医师采取措施。

（4）伤口及引流管护理：注意观察伤口有无渗血；引流袋固定于床边，保持引流通畅，避免引流管扭曲、受压、滑脱，经常挤压引流管，防止管内血液凝固造成堵塞；观察引流液的量、颜色及性状，及时发现出血或脑脊液漏；如引流液颜色鲜红或混有脑脊液且量多，应立即报告医师进行处理。

（5）饮食护理：术后禁食、水，防止用力呕吐造成切口出血，术后第 1 日可进食温水、米汤等流质饮食，避免进食牛奶、豆浆、碳酸饮料等易导致胃肠胀气的食物；第 2 日可予高营养、高蛋白、易消化食物，以增强机体抵抗力，多食纤维素丰富的蔬菜及新鲜水果，多饮水，以保持大便通畅。

3.潜在并发症的观察与护理

（1）压疮：睡气垫床，建立翻身卡，每 2h 协助翻身 1 次；保持皮肤清洁、干燥，床单干净、平整；消瘦患者，在骨隆突处贴防压疮膜或垫海绵垫，减轻局部受压，避免压疮发生。

（2）尿路感染及便秘：腰椎管内肿瘤患者术前均有不同程度的脊髓受压，易发生尿潴留、尿失禁及便秘。术后留置尿管，每日早晚进行尿道口消毒，鼓励患者多饮水，防止尿路感染。夹闭尿管每 2～4 小时开放 1 次，进行膀胱收缩功能训练，以促进膀胱功能恢复和减少感染。留置尿管超过 3d 者应给予膀胱冲洗；

便秘者口服腹泻剂或灌肠,也可使用开塞露等。

(3)脑脊液漏:术后如引流量增加且颜色清亮,提示有脑脊液,应及时报告医师处理,适当抬高引流袋的位置,以防止引流过多致颅内低压;观察伤口敷料如有淡血性液体渗出,考虑有脑脊液漏的可能,应保持局部清洁防止污染并立即报告医师处理。

【健康教育】

1.早期康复护理 术后根据伤口愈合情况,在医师及护士指导下戴腰围或颈托下床活动,初次下床应先摇高床头缓慢坐起,防止头晕。在床旁训练后方可在他人协助下在病区内活动。瘫痪患者肢体无法主动活动,可将肢体置于功能位,每日按摩、被动活动肢体 3 次,每次 30～60min,防止关节僵硬、肌肉萎缩和下肢静脉血栓形成,也可穿戴抗血栓压力带,防止血栓形成。

2.饮食指导 告知患者养成良好的生活习惯,进食高热量、高蛋白(鸡、鱼、蛋、奶等)、富含纤维素(韭菜、麦糊、芹菜等)的食物,维生素丰富(新鲜蔬菜、水果)饮食;避免浓茶、咖啡、辛辣等刺激。

3.康复指导 告知患者佩戴颈托、胸托、腰围时,注意翻身时保持头、颈、躯干于一直线,以免脊柱扭曲造成损伤。肢体运动障碍者,加强功能锻炼,保持肢体于功能位置,用"L"形甲板固定脚踝部以防止足下垂。术后恢复期,指导患者仰卧位或俯卧位行腰背肌功能锻炼,每次 10min,2/d,注意运动方式及运动量,避免疲劳,循序渐进;截瘫患者,教会患者学会使用轮椅,帮助其树立生活的信心,尽早参与社会活动。对于长期卧床者,应定时翻身,保持床铺清洁、整齐、柔软舒适,必要时睡气垫床,谨防压疮发生。

4.出院指导 告知患者遵医嘱3～6 个月定期门诊复查。若出现原有症状加重,手术部位发红、积液、漏液等,应及时就诊。

(李洁莉)

第五篇　临床妇产科常见病护理

第十八章　常见月经病

第一节　功能性子宫出血

功能失调性子宫出血简称功血,是由于调节生殖的神经内分泌机制失常引起的异常子宫出血,而全身及内外生殖器官无明显器质性病变存在。常表现为月经周期或经期长短不一、流向.量异常或不规则阴道流血。功血可分为无排卵型和有排卵型两类,约 85% 的患者属于无排卵型功血。功血可发生于月经初潮至绝经间的任何年龄,多见于绝经前期(50%),其次是育龄期(30%)和青春期(20%)。

一、病因病机

1.无排卵型功血　机体内外诸多因素均可影响下丘脑-垂体-卵巢轴的功能,营养不良、贫血等也可影响激素合成、转运等过程而致月经失调。无排卵型功血多见于青春期和围绝经期。青春期少女因下丘脑-垂体-卵巢轴调节功能尚未健全而出现;围绝经期妇女则由于卵巢功能衰退,不能诱发排卵而致。育龄期妇女可因劳累、应激、肥胖、多囊卵巢综合征、高催乳素血症等发生无排卵型功血。

2.有排卵型功血　多发生于育龄期妇女,常由黄体功能异常引起,分为黄体功能不足和子宫内膜不规则脱落两种类型。前者的原因是神经内分泌调节功能紊乱,导致卵泡期促卵泡刺激素(FSH)缺乏,黄体生成素(LH)峰值不高,使黄体发育不全,孕激素分泌减少,导致子宫内膜分泌反应不足。后者的原因是,在月经周期中黄体发育良好,但因萎缩过程延长,导致子宫内膜持续受孕激素影响,不能如期完整脱落,表现为子宫内膜不规则脱落。

二、临床表现

1.无排卵型功血　常见的症状是不规则子宫出血,特点是月经周期紊乱,经期长短不一,出血量时多时少,多为停经数周或数月后大量出血,可持续 2～3 周甚至更长时间,不易自止。也有的表现为长时间少量出血,淋沥不断。少数表现为类似正常月经的周期性出血,但量较多。出血期不定,伴有下腹疼痛或其他不适,出血多或时间长者可伴贫血。

2.有排卵型功血　黄体功能不足者表现为月经周期缩短,月经频发;有时月经周期虽在正常范围内,但因卵泡期延长,黄体期缩短,故不孕或早孕期流产发生率高。子宫内膜不规则脱落者表现为月经间隔时间正常,但经期延长,多达 9～10 日,出血量多少不一,也有表现为阴道流血淋沥不断者。

三、诊断要点

(一)病史

1.详细询问发病年龄、月经周期、经期变化、出血持续时间、失血量、出血性质、病程长短及伴随症状,并与发病前月经周期比较。

2.出血前有无停经,有无早孕反应。

3.了解有无慢性病如肝病、高血压、血友病等。

4.了解孕产史、避孕情况,有无不良精神刺激。

5.就诊前是否接受过内分泌治疗。

6.出血时间过长或出血量过多,应询问有无贫血症状。

(二)体格检查

病程长者或有贫血貌,须全面体检,排除周身器质性疾病。妇科检查一般无特殊发现,有时子宫略有增大,或可触及胀大的卵巢、

(三)辅助检查

1.诊断性刮宫:用于已婚妇女,可了解宫腔大小、形态,宫壁是否平滑,软硬度是否一致,刮出物性质及量,刮取组织送病理检查可明确诊断。

2.基础体温测定:无排卵型呈单相型曲线,排卵型呈双相曲线。

3.宫颈黏液结晶检查、经前出现羊齿状结晶提示无排卵。

4.阴道脱落细胞涂片、无排卵型功血时反映有雌激素作用。黄体功能不全时反映孕激素作用不足,缺乏典型的细胞堆集和皱褶。

5.激素测定、若需确定排卵功能和黄体是否健全,可测孕二醇。

6.子宫输卵管造影可了解宫腔病变,排除器质性病变。

7查血常规、出凝血时间、血小板计数。可了解贫血程度及排除血液病。

四、处理原则

出血阶段应迅速有效地止血并纠正贫血,血止后根据病因进行治疗,目的在于调节月经周期或诱导排卵。同时,注意改善全身状况,治疗并发症,预防病情复发。

五、一般护理

(一)补充营养

加强营养,改善全身情况,可补充铁剂、维生素C和蛋白质。成人体内大约每100mL血中含50mg铁,行经期妇女每天从食物中吸收铁0.7～2.0mg,经量多者应额外补充铁。向患者推荐含铁较多的食物如猪肝、豆角、蛋黄、胡萝卜、葡萄干等。按照患者的饮食习惯,为患者制订适合于个人的饮食计划,保证患者获得足够的营养。

(二)维持正常血容量

观察并记录患者的生命体征、出入量,嘱患者保留出血期间使用的会阴垫及内裤,以便准确估计出血

量。出血量较多者,督促其卧床休息,避免过度疲劳和剧烈活动。贫血严重者遵医嘱做好配血、输血、止血措施,执行治疗方案维持患者正常血容量。

(三)预防感染

严密观察与感染有关的征象,如体温、脉搏、子宫体压痛等情况,监测白细胞计数与分类,同时做好会阴部护理,保持局部清洁。如有感染征象,应及时与医生联系,并遵医嘱进行抗生素治疗。

(四)遵医嘱使用性激素

1.按时按量服用性激素,保持药物在血中的稳定浓度,不得随意停服和漏服。

2.必须遵医嘱按规定在血止后才能开始药物减量,通常每 3d 减量一次,每次减量不得超过原剂量的 1/3,直至维持量。

3.维持量持续时间,通常按停药后发生撤药性出血的时间,与患者上一次行经时间相应考虑。

4.指导患者在治疗期间如出现不规则阴道流血,应及时就诊。

(五)加强心理护理

1.鼓励患者表达内心受,耐心倾听患者的诉说,解答患者的疑虑。

2.向患者解释病情及提供相关信息,帮助患者澄清问题,解除思想顾虑,摆脱焦虑。

3.电可交替使用放松技术,如看电视、听广播、看书等分散患者的注意力。

六、健康教育

出血期间应注意休息和保暖,消除紧张焦虑情绪。根据体质情况,平时可选择适当的体育活动。出血多者,坐卧起立时动作要缓慢,切忌过快过猛,不宜单独外出或上厕所,以防止眩晕跌仆;发病日久,宜卧床休息;腹痛者可予热敷或按摩;宜讲情志与疾病的关系,以及与本病有关的知识,鼓励患者树立战胜疾病的信心;宜加强营养,多食用鱼类、肉类、奶蛋类及新鲜蔬菜,忌食生冷和辛辣等刺激性食物。

(陈京美)

第二节　痛经

凡在行经前后或月经期出现下腹疼痛、坠胀、腰酸或合并头痛、乏力、头晕、恶心等其他不适,影响生活和工作质量者称为痛经。痛经分为原发性和继发性两类,前者指生殖器官无器质性病变的痛经,后者指由于盆腔器质性疾病引起的痛经。本节只介绍原发性痛经。

一、病因

原发性痛经多见于青少年,其疼痛与子宫肌肉活动增强所导致的子宫张力增加和过度痉挛性收缩有关。原发性痛经的发生受内分泌因素、遗传因素、免疫因素、精神神经因素等的影响。原发性痛经的发生与月经期子宫内膜释放前列腺素(PG)有关。临床发现痛经患者子宫内膜和月经血中 PG 含量尤其是 PCE2a 和 PCE2 较正常妇女明显升高,前列腺素可诱发子宫平滑肌收缩,产生分娩样下腹痉挛性绞痛。子宫平滑肌过度收缩致使子宫腔压力升高,造成子宫供血不足引起子宫缺血,结果刺激子宫自主神经疼痛纤维而发生痛经。痛经患者子宫的基础张力较正常妇女高,收缩强度及频率亦增加,且收缩不协调或呈非节律性。异常的子宫收缩使子宫缺血缺氧,引起疼痛。无排卵型子宫内膜因无黄体酮刺激,所含 PG 浓度低,一般不发生痛经。

二、临床表现

月经期下腹痛是原发性痛经的主要症状,疼痛多位于下腹部,也可放射至腰骶部、外阴与肛门。疼痛常于经前数小时开始,月经第 1 日疼痛达高峰,多呈痉挛性,持续 2～3 日缓解。痛经者可伴发恶心、呕吐、腹泻、头晕、乏力等症状,严重者出现面色苍白、四肢厥冷、出冷汗甚至昏厥。

三、诊断要点

(一)病史

1.青少年未婚女性易发,以往经期有类似发作。

2.疼痛发生时间与月经的关系:原发性痛经常发生在月经初潮后不久的未婚未育的年轻女性,月经来潮前数小时即感疼痛,月经的第 1～2 日内加重,经量加多后症状逐渐消失。

3.疼痛的性质:常为下腹绞痛、下坠感并向肛门及腰骶部放射,有时合并恶心、呕吐、腹泻等消化道症状,严重者脸色发白、出冷汗、全身无力、四肢厥冷甚至虚脱。

(二)体检

妇科检查了解生殖道及宫颈通畅情况,子宫大小、形状、质地是否正常,双侧附件有无包块、有无粘连或固定、有无增厚或压痛,子宫后穹窿有无触痛结节。总之要排除各种器质性病变。

(三)辅助检查

B 超及阴道分泌物检查无异常。

四、处理原则

避免诱因,对症治疗。

五、一般护理

1.腹部局部热敷和进食热的饮料,如热汤或热茶。

2.疼痛不能忍受时可采取非麻醉性镇痛治疗,适当应用镇痛、镇静、解痉药。每一次经期习惯服用止痛剂者,则应防止药物依赖性和成瘾。

3.口服避孕药和前列腺素合成酶抑制剂可以有效地治疗原发性痛经。避孕药适用于要求避孕的痛经妇女,用药后可抑制子宫内膜生长,使月经量减少;药物抑制排卵,使黄体缺乏,无内源性黄体酮产生,而黄体酮刺激为子宫内膜生物合成 PG 所必需,从而使月经血 PG 浓度降低。前列腺素合成酶抑制剂可抑制环氧合酶系统而减少 PG 的产生。

4.应用生物反馈法,增加患者的自我控制感,使身体放松,解除痛经。

六、健康教育

1.月经期保健指导。注意经期清洁卫生,禁止性生活,加强经期保护,预防感冒,保证充足睡眠。

2.提供精神心理支持。关心并理解患者的不适和恐惧心理,阐明月经期出现小腹坠胀和轻度腰酸等不适属于生理反应。

3.经前经期忌食生冷、酸醋、河蚌等寒凉食物,注意腹部保暖,避免重体力劳动及剧烈运动,服药宜在经前3~5日。饮食宜清淡,加强营养。

(陈京美)

第三节　经前期紧张综合征

经前期紧张综合征又称经前期综合征(PMS),是指妇女在月经前期出现的生理、精神以及行为方面的改变,严重者影响学习、工作和生活质量,月经来潮后,症状自然消失。发病率为30%~40%,严重者占5%~10%。

一、病因

目前病因不明,可能与中枢神经递质改变、卵巢激素比例和自主神经系统失调有关。还可因缺乏维生素 B_6 以及精神、心理、社会等因素引起。患者体内雌激素水平相对过高,致使水钠潴留而出现体重增加等征象。

研究证明神经类阿片肽随月经周期而变化,黄体晚期体内阿片肽浓度下降可引起紧张、忧虑、易激动和攻击行为。

缺乏维生素 B_6 者,黄体晚期和经前期全血的 5-羟色胺水平下降,此时机体对应激刺激的敏感性增加、对环境的应激处理能力降低而易受伤害,部分患者可出现行为和精神症状。

二、临床表现

症状常出现于月经前1~2周,月经来潮后症状明显减轻至消失,有周期性和自止性的特点。主要症状有:

(一)精神症状

可表现为精神紧张、情绪不稳定、易怒,一点生活琐事就可引起感情冲动、争吵、哭闹等焦虑症状;也可表现为无精打采,情绪淡漠,忧愁不乐,失眠,健忘,注意力不集中,判断力减弱,有时精神错乱,偏执妄想等抑郁症状.

(二)躯体症状

1.水钠潴留症状　手、足、颜面浮肿,体重增加,腹部胀满。

2.疼痛　乳房胀痛,头痛可伴恶心、呕吐或腹泻,腰骶部痛,盆腔痛或全身各处疼痛。

3.其他　瘀乏,食欲增加,喜食甜食或咸食。

（三）行为改变

精神不集中,工作效率低,意外事故倾向,易有犯罪行为或自杀意图。

三、诊断要点

1.在前 3 个月经周期中周期性出现至少一种精神神经症状,如疲劳乏力、急躁、抑郁、焦虑、忧伤、过度敏感、猜疑、情绪不稳等和一种体质性症状,如乳房胀痛、四肢肿胀、腹胀不适、头痛等。

2.症状在月经周期的黄体期反复出现,在晚卵泡期必须存在一段无症状的间歇期,即症状最晚在月经开始后 4 日内消失,至少在下次周期第 12 日前不再复发。

3.症状的严重程度足以影响患者的正常生活及工作。凡符合上述 3 项者才能诊断 PMS。

四、处理原则

提供心理支持,症状明显者对症治疗。

五、一般护理

1.指导饮食　有水肿者限制盐分、糖分、咖啡因、酒精,多摄取富含维生素 B_6 的食物如猪肉、牛奶、蛋黄和豆类食物。

2.加强锻炼,增强体质　有氧运动如舞蹈、慢跑、游泳等,对肌肉张力具有镇定的作用。

3.缓解压力　缓解压力的技巧腹式呼吸、生物反馈训练、渐进性肌肉松弛。

4.指导使用药物　患者按医嘱正确服用利尿剂、抗抑郁药或激素替代治疗,可有效缓解症状。

六、健康教育

向患者及其家属讲解可能造成经前期紧张综合征的原因和目前处理措施,指导患者记录月经周期,帮助患者获得家人的支持,增强女性自我控制的能力。

加强卫生知识的宣传教育,普及妇女生理卫生知识,减少对月经的恐惧或焦虑心理,正确对待经前某些症状的出现。本病精神症状明显,患者担心疾病的同时,还害怕影响生育,应注意采取保护性语言,积极解除患者的顾虑。注意体质锻炼,根据体质情况,选择适当的体育活动,并要注意调节情绪,避免忧思恚怒;饮食宜清淡、富于营养,禁食辛辣刺激之品及烟酒;宜于经前或症状出现前服药治疗。

（张晓惠）

第四节　围绝经期综合征

围绝经期指从接近绝经出现与绝经有关的内分泌学、生物学和临床特征起至绝经 1 年内的期间,即绝经过渡期至绝经后 1 年。绝经指月经完全停止 1 年以上。我国城市妇女的平均绝经年龄为 49.5 岁,农村妇女为 47.5 岁。绝经过渡期多逐渐发生,历时约 4 年,偶可突然发生,表现不同程度的内分泌、躯体和心理方面变化。约 1/3 围绝经期妇女能通过神经内分泌的自我调节达到新的平衡而无自觉症状,2/3 妇女则可出现一系列性激素减少所致的症状,称为围绝经期综合征。

一、病因

卵巢功能衰退、雌激素减少是导致围绝经期综合征的主要原因。因为卵巢功能衰退,排卵次数减少,雌激素分泌减少,对垂体和下丘脑反馈调节作用减弱,导致内分泌功能失调、代谢障碍以及植物神经功能紊乱等一系列围绝经期综合症状。雌激素分泌减少还干扰了中枢神经递质的代谢和分泌,表现出青绪不稳定、易激动等一系列精神症状。

二、临床表现

(一)月经紊乱
经断前半数以上妇女出现月经紊乱,常表现为月经周期延长、经量逐渐减少,或月经周期缩短、经量增多,或月经周期、经期、经量均不规则。多数妇女经历不同类型和时期的月经改变后,逐渐进入闭经,少数妇女可能突然闭经。

(二)全身症状
1.潮红、潮热　潮红、潮热是围绝经期最常见且典型的症状,患者时感自胸部向颈及面部扩散的阵阵上涌的热浪,同时上述部位皮肤有弥散性或片状发红,伴有出汗,汗后又有畏寒。持续时间短者 30s,长则 5min,一般潮红与潮热同时出现,多在凌晨乍醒时、黄昏或夜间,活动、进食、穿衣、盖被过多等热量增加的情况下或情绪激动时容易发作,影响情绪、工作、睡眠,患者感到异常痛苦。此种血管舒缩功能不稳定的症状可历时 1 年,有时长达 5 年或更长。

2.精神、神经症状　主要精神症状是忧郁、焦虑、多疑等,可有兴奋型和抑郁型两种。前者表现为情绪烦躁、易激动、失眠、注意力不集中、多言多语、大声哭闹等神经质样症状。后者表现为烦躁、焦虑、内心不安,甚至惊慌恐惧、记忆力减退、缺乏自信、行动迟缓,严重者对外界冷淡,丧失情绪反应,甚至发展成严重的抑郁性神经官能症。近来的研究发现,雌激素缺乏对发生 Alzheimer 痴呆症可能有潜在危险,表现为老年痴呆、记忆丧失、失语失认、定向计算判断障碍及性格行为情绪改变。

(三)心血管症状
经断后妇女易发生动脉粥样硬化、心肌缺血、心肌梗死、高血压和脑卒中。

(四)泌尿、生殖道症状
外阴、阴道、子宫萎缩,阴道分泌物减少,黏膜变薄。盆底组织及尿道括约肌松弛易出现尿失禁,膀胱黏膜变薄易反复发作膀胱炎。

(五)骨质疏松
绝经后妇女骨质吸收速度快于骨质生成,促使骨质丢失变为疏松,围绝经期过程中约 25% 的妇女患有骨质疏松症,其发生与雌激素下降有关。骨质疏松主要指骨小梁减少,最后可能引起骨骼压缩使体格变小,严重者导致骨折,桡骨远端、股骨颈、椎体等部位易发生,骨折将引起一系列问题如疼痛、残障等。

(六)皮肤和毛发的变化
皮肤皱纹增多加深;皮肤变薄、干燥,甚至皲裂;皮肤色素沉着,出现斑点;皮肤营养障碍易发生围绝经期皮炎、瘙痒、多汗、浮肿及烧灼痛;暴露区皮肤经常受到阳光刺激易发生皮肤癌。绝经后大多数妇女出现毛发的分布改变,通常是口唇上方毫毛消失,代之以恒久,形成轻度胡须,阴毛、腋毛有不同程度丧失,躯体和四肢毛发增多或减少,偶有轻度脱发、

(七)性欲改变

围绝经期妇女常常自述性欲下降,世并没有性交痛及性交困难。少数妇女性欲亢进。

三、诊断要点

1.临床表现　发病年龄多在 45～55 岁,症候往往因人而异、轻重不一,最多出现的症状为月经紊乱、潮热汗出和情绪改变。此外,还可出现头晕耳鸣、心悸失眠、腰背酸楚、面浮肢肿、皮肤蚁走样感等症状。

2.妇科检查　绝经后外生殖器开始萎缩,阴道黏膜变薄,子宫、输卵管、卵巢及乳腺等组织也逐渐萎缩。

四、处理原则

根据个案具体情况选择对症治疗或激素替代治疗(HRT)以控制围绝经期症状及疾病。

五、一般护理

(一)心理护理

1.与围绝经期妇女交往时,注意通过语言、表情、态度、行为等去影响对方的认识、情绪和行为,使护理人员和患者双方发挥积极性,相互配合,达到缓解症状的目的。

2.使其家人了解绝经期妇女可能出现的症状并给予理解、提供安慰和鼓励。

(二)指导用药

帮助患者了解用药目的、药物剂量、适应证、禁忌证、用药时可能出现的反应等,督促长期使用性激素者接受定期随访指导患者用药期间注意观察识别异常现象,若子宫不规则出血,应做妇科检查并进行诊断性刮宫,刮出物送病理检查以排除子宫内膜病变。雌激素剂量过大时可引起乳房胀痛、白带多、阴道出血、头疼、水肿或色素沉着等。孕激素副作用包括抑郁、易怒、乳腺痛和浮肿。雄激素有发生高血脂、动脉粥样硬化、血栓栓塞性疾病的危险,大量应用出现体重增加、多毛及痤疮,口服用药时可能影响肝功能。

六、健康教育

1.向围绝经期妇女及其家属介绍绝经是一个生理过程,讲解绝经发生的原因及绝经前后身体将发生的变化,帮助患者消除因绝经变化产生的恐惧心理,并对将发生的变化做好心理准备。

2.介绍减轻绝经前后症状的方法,以及预防围绝经期综合征的措施。如适当地摄取钙质和维生素 D,将减少因雌激素降低导致的骨质疏松;规律的运动如散步、骑自行车等可以促进血液循环,维持肌肉良好的张力,延缓老化的速度,还可以刺激骨细胞的活动,延缓骨质疏松症的发生;提供针对性指导,维持正常性生活等。

3.设立围绝经期妇女咨询服务机构,以便提供咨询、指导和加强护理。具体咨询内容包括:

(1)帮助护理对象理解围绝经期是正常生理过程,消除无谓的恐惧和焦虑,以乐观积极的态度对待老年期的到来,并帮助解决各种心理矛盾、情绪障碍、心理冲突、思维方法等问题。

（2）耐心解答患者提出的问题，建立护患合作和相互信任的关系，共同发挥防治作用。

（3）主动参与防癌检查，重点是女性生殖道和乳腺肿瘤。

（4）积极防治周绝经期妇女常见病、多发病，如糖尿病、高血压、冠心病，肿瘤和骨质疏松症等。同时防治围绝经期妇女常见、多发的妇女病，如阴道炎症、绝经后出血、子宫脱垂、尿失禁等。并对围绝经期妇女的性要求和性生活等方面给予关心和指导。

（5）宣传雌激素补充疗法的相关知识。

1）适应证：主要包括因雌激素缺乏所致的老年性阴道炎、泌尿道感染、潮红、潮热及精神症状，预防存在高危因素的心血管疾病、骨质疏松等。

2）禁忌证：雌激素依赖性肿瘤，如乳癌、子宫内膜癌、黑色素瘤；原因不明的子宫出血；严重的肝、肾功能障碍，胆汁瘀积性疾病；近 6 个月内血栓栓塞性疾病；妊娠；镰形红细胞贫血症；孕激素禁忌证，如脑膜瘤。

3）制剂及剂量：尽量选用天然性激素，以雌三醇和雌二醇间日给药最为安全有效。剂量个体化，以取最小有效量为佳。我国应用最多的是国产尼尔雌醇，可有效地控制潮热、多汗、阴道干燥和尿路感染。国外常用的有妊马雌酮、微粒化 17-β 雌二醇和 7-甲异炔诺酮。

4）用药途径：口服以片剂为主；经皮肤使用的有皮贴、皮埋片、涂抹胶；经阴道的有霜、片、栓、阴道缓释环等制剂；肌内注射有油剂；此处还有鼻喷用制剂等。

5）用药方案：目前提倡雌、孕激素联合用药。

6）用药时间：根据治疗目的而不同。短期用药目的主要是解除围绝经期症状，待症状消失后即可停药。长期用药在于防治骨质疏松，HRT 至少持续 5～10 年以上，有人主张绝经后终身用药。

（张晓惠）

第十九章　女性生殖系统炎症

第一节　阴道炎症

一、滴虫阴道炎

滴虫阴道炎是由阴道毛滴虫引起的阴道炎。其主要传染途径有:经性交直接传播;经公共浴池、浴盆、浴巾、游泳池、坐式便器、衣物等间接传播;通过污染的器械及敷料传播。

(一)病因

滴虫呈梨形,体积约为多核白细胞的 2～3 倍,其顶端有 4 根鞭毛,体侧有波动膜,后端尖并有轴柱凸出,无色透明如水滴。温度 25～40℃、pH 值 5.2～6.6 的潮湿环境适宜滴虫生长,存 pH 值为 5.0 以下或7.5 以上的环境中则不生长。滴虫阴道炎患者的阴道 pH 值一般在 5.0～6.6,多数大于 6.0。滴虫能消耗或吞噬阴道上皮细胞内的糖原,阻碍乳酸生成,以降低阴道酸度而有利于繁殖。月经前后阴道 pH 值发生变化,经后接近中性,妊娠期、产后等阴道环境改变,均适于滴虫生长繁殖而发生滴虫阴道炎。滴虫不仅寄生于阴道,还常侵入尿道或尿道旁腺,甚至膀胱、肾盂以及男方的包皮皱褶、尿道或前列腺中。

(二)临床表现

潜伏期为 4～28d。典型症状是稀薄的泡沫状白带增多及外阴瘙痒。瘙痒部位主要为阴道口及外阴,间或有灼热、疼痛、性交痛等。若尿道口有感染,可有尿频、尿痛,有时可见血尿。少数患者阴道内有滴虫存在而无炎症反应,称为带虫者。妇科检查时见阴道黏膜充血,严重者有散在出血斑点,后穹隆有多量白带,呈灰黄色,黄白色稀薄液体或黄绿色脓性分泌物,常呈泡沫状。带虫者阴道黏膜常无异常表现。

(三)诊断要点

1.临床表现　主要是阴道分泌物增多及阴道瘙痒,或伴有灼热、疼痛、性交痛等。

2.分泌物　典型特点为稀薄脓性,黄绿色、泡沫状、有臭味。

3.检查　见阴道黏膜充血,散在出血点,甚至宫颈有出血斑点,形成"草莓样"宫颈。

4.典型病例　诊断较易,若能在阴道分泌物中找到滴虫即可确诊。悬滴法检查滴虫是最简便的方法。

(四)处理原则

切断传染途径,杀灭阴道毛滴虫,恢复阴道正常 pH 值,保持阴道自净功能。

(五)一般护理

1.指导患者配合检查　拟做分泌物培养者,告知患者在取分泌物前 24～48h 内避免性交、阴道灌洗或局部用药。分泌物取出后要及时送检并注意保暖,否则滴虫活动力减弱,造成辨认困难。

2.向患者介绍治疗方法 可以单独局部用药,或全身及局部联合用药,以联合用药效果佳。全身用药一般为甲硝唑 400mg,每日 2～3 次,7 日为一个疗程,对初次患病者也可采用单次口服甲硝唑 2g;局部用药是将甲硝唑 200mg 每晚塞入阴道 1 次,10 次为一个疗程。

3.指导患者用药 对局部用药 0.5%醋酸液冲洗阴道,改善阴道内环境,提高疗效。在月经期间应暂停坐浴、阴道冲洗及阴道用药。对全身用药者,告知患者甲硝唑口服后偶有胃肠道反应,如食欲减退、恶心、呕吐,此外偶见头痛、皮疹、白细胞减少等,一旦出现应报告医生并停药。另外,由于甲硝唑抑制酒精在体内氧化而产生有毒的中间代谢产物,故用药期间应禁酒。还应告知患者,甲硝唑可透过胎盘到达胎儿体内,亦可从乳汁中排泄,故孕 20 周前或哺乳期患者禁用。

(六)健康教育

教育患者注意个人卫生,保持外阴部清洁、干燥,尽量避免搔抓外阴部致皮肤破损。治疗期间禁止性生活,勤换内裤。内裤、坐浴及洗涤用物应煮沸消毒 5～10min 以消灭病原体,避免交叉和重复感染的机会。向患者解释坚持按照医嘱正规治疗的重要性。由于滴虫阴道炎常于月经后复发,故治疗后检查滴虫阴性时,仍应于每次月经干净后复查白带,若经连续 3 次检查均阴性,方可称为治愈。已婚者还应检查男方是否有生殖器滴虫病,前列腺液有无滴虫,若为阳性,应同时治疗,才能达到理想效果。

二、外阴阴道假丝酵母菌病

外阴阴道假丝酵母菌病(VVC)是一种常见的外阴、阴道炎症,也称外阴、阴道念珠菌病。其主要病原体为白假丝酵母菌,其他还有光滑假丝酵母菌、近平滑假丝酵母菌和热带假丝酵母菌等。酸性环境适宜假丝酵母菌的生长,有利于感染的阴道 pH 值多在 4.0～4.7,通常小于 4.5。假丝酵母菌对热的耐受力不强,加热至 60℃维持 1h 即死亡;但对于干燥、日光、紫外线及化学制剂等抵抗力较强。

(一)病因

白假丝酵母菌为条件致病菌,10%～20%非孕妇女及 30%孕妇阴道里有此菌寄生,但菌量极少,呈酵母相,并不引起症状;只有在全身及阴道局部细胞免疫能力下降,假丝酵母菌大量繁殖,并转变为菌丝相,才出现症状。常见发病诱因有妊娠、糖尿病、大量应用免疫抑制剂及广谱抗生素。妊娠、糖尿病时机体免疫力低下,阴道组织内糖原增加,酸度增高,有利于假丝酵母菌生长。大量应用免疫抑制剂如皮质类固醇激素或免疫缺陷综合征,使机体抵抗力降低;长期应用抗生素,抑制乳酸杆菌生长,从而利于假丝酵母菌繁殖。其他诱因还有应用避孕药、穿紧身衣裤及肥胖等,后者会使会阴局部温度及湿度增加,假丝酵母菌易于繁殖而引起感染。

(二)临床表现

外阴瘙痒、灼痛,严重时坐卧不宁,还可伴有尿频、尿痛及性交痛。急性期白带增多,典型白带为白色稠厚呈凝乳或豆渣样。检查可见外阴皮肤有抓痕,小阴唇内侧及阴道黏膜附着白色膜状物,擦除后可露出红肿黏膜面,急性期还可见到糜烂及浅表溃疡。

(三)诊断要点

1.症状 外阴奇痒,白带增多,还可有尿频,尿痛及性交痛。典型白带呈豆渣样或者凝乳块样,无特殊气味。

2.体征 检查时可见小阴唇内侧和阴道黏膜上有白色膜状物附着,擦去后可见黏膜红肿,有浅表糜烂或溃疡。

3.白带检查 找到假丝酵母菌,即可确诊。如有症状而多次检查为阴性,可采用培养法。

（四）处理原则

消除诱发凶素,局部及全身用药相结合。

（五）一般护理

告诉患者积极消除诱因的意义。指导局部用药者,可先用 2%～4%碳酸氢钠液坐浴或冲洗阴道,改变阴道酸碱度,再将咪康唑栓剂、克霉唑栓剂或片剂、制霉菌素栓剂或片剂等药物放于阴道内。若局部用药效果差者,可选用伊曲康唑、氟康唑、酮康唑等口服。其他护理措施基本同滴虫阴道炎。但对妊娠期合并感染者,应告诉患者为避免胎儿感染,要坚持局部治疗,直至妊娠 8 个月。性伴侣应进行念珠菌的检查和治疗。

（六）健康教育

做好卫生宣传教育,了解本病相关知识,加强孕期保健,积极治疗糖尿病,正确应用抗生素,每天清洗外阴、更换内裤,切忌搔抓阴户,养成良好卫生习惯。

三、老年性阴道炎

老年性阴道炎常见于绝经前、后的妇女。主要表现为阴道分泌物增多及外阴瘙痒、灼热感。

（一）病因

绝经前后的妇女因卵巢功能衰退,雌激素水平降低,阴道壁萎缩,黏膜变薄,阴道上皮细胞内糖原含量减少,阴道内 pH 值增高,局部抵抗力降低,致病菌容易入侵繁殖引起炎症。此外,手术切除双侧卵巢、卵巢功能早衰、盆腔放疗后、长期闭经、长期哺乳等均可引起本病发生。

（二）临床表现

阴道分泌物增多,稀薄,呈淡黄色,严重者呈血样脓性白带,由于分泌物刺激,患者可出现外阴瘙痒、灼痛症状,严重者还可有尿频、尿急等泌尿系统症状。妇科检查见阴道上皮萎缩,皱襞消失,上皮平滑、菲薄,阴道黏膜充血,常伴有小出血点,严重者可出现浅表小溃疡。

（三）诊断要点

1.绝经前、后妇女阴道分泌物增多为本病的主要特征。

2.分泌物常呈水样,由于感染病原菌不同,也可呈泡沫状,或呈脓性,或带有血性。

3.患者外阴瘙痒、灼热。感染可侵犯尿道而出现尿频及尿痛等泌尿系统的症状。

4.妇科检查可见阴道黏膜萎缩,皱襞消失,有充血红肿,也可见黏膜有出血点或出血斑,严重者也可形成溃疡。

5.溃疡可有瘢痕收缩致使阴道狭窄或部分阴道闭锁致分泌物引流不畅,形成阴道脓肿。

（四）处理原则

增加机体及阴道抵抗力并抑制细菌生长。

（五）一般护理

指导患者加强营养,提高机体及阴道的抵抗力。同时,告知患者局部用药方法,用药前要注意洗净双手及会阴,以减少交叉感染的机会。自己用药有困难者,指导其家属协助用药或由医务人员帮助使用,以有效抑制病原的生长。加强健康教育,告诉患者注意保持会阴部清洁,勤换内裤。

（六）健康教育

保持外阴清洁,穿棉织内裤,减少对外阴的刺激,使其掌握老年性阴道炎的预防措施和技巧,指导局部用药方法,定期查体。忌食油炸、辛温助阳之品。

（陈京美）

第二节　子宫颈炎症及子宫内膜炎

子宫颈炎是生育年龄妇女的常见病,有急性和慢性两种,临床上以慢性宫颈炎多见。子宫内膜炎是子宫内膜的感染,由于子宫内膜有规律的脱落,临床上以急性子宫内膜炎多见,而慢性子宫内膜炎常见于老年性阴道炎的上行感染及黏膜下肌瘤的表面感染。

一、护理评估

(一)病史

询问婚育史,宫颈炎病人常有阴道分娩、妇科手术等损伤子宫颈的病史。急性宫颈炎如治疗不及时、不彻底常转为慢性宫颈炎。而子宫内膜炎病人常有感染性流产、入侵宫腔的诊疗器械消毒不严、经期性交、老年性阴道炎等病史。

(二)身心状况

慢性宫颈炎的临床表现主要是白带增多,呈粘液或黄色脓性,少量不规则阴道流血、性交后出血等。如炎症沿宫骶韧带扩散至盆腔时,可有腰骶部疼痛和下腹部坠胀感。因粘稠脓性的白带不利于精子穿透可造成不孕。急性子宫内膜炎的症状主要是寒战、高热、头痛、下腹痛,阴道排出液混浊,有臭味;慢性子宫内膜炎常有不规则阴道流血及下腹痛等。

宫颈炎及子宫内膜炎病人常因急性转为慢性、用药效果不理想、甚至不孕,往往思想压力很大,严重者有接触性出血症状,病人及家属常感到焦虑和不安。

(三)诊断检查

1.妇科检查可见宫颈有糜烂、息肉、肥大、颈管炎的表现。宫颈糜烂根据糜烂的面积可分为三度:糜烂面占整个宫颈面积的1/3以内为轻度,糜烂面占整个宫颈面积的1/3~2/3为中重,糜烂面占整个宫颈面积的2/3以上为重度。子宫内膜炎病人检查时常有子宫增大、压痛。

2.宫颈刮片的细胞学检查及宫颈活组织检查有助于诊断宫颈炎并鉴别早期宫颈癌,诊断性刮宫有助于诊断子宫内膜炎。

二、护理诊断

1.皮肤完整性受损　与宫颈上皮糜烂有关。
2.感染　与宫颈上皮受损后阴道细菌的侵入有关。
3.潜在恶变　与宫颈糜烂易发生宫颈癌有关。
4.体温过高　与感染有关。
5.腹痛　与感染有关。

三、护理目标

1.宫颈病变愈合,无继发感染,预防宫颈癌。
2.子宫内膜炎病人体温正常,腹痛减轻。

四、护理措施

1.轻度宫颈糜烂可给予药物治疗,中度及重度者给予物理治疗,治疗前常规行宫颈刮片细胞学检查,治疗后定期复查,以防癌变的可能。

2.治疗期间及治疗未愈前适当控制性生活,并保持会阴清洁,以免继发感染。

3.子宫内膜炎病人遵医嘱给予有效的抗生素控制感染,采取坐位或平卧位以利分泌物引流通畅,预防积脓。维持水电解质平衡,必要时给予物理降温或药物降温。

4.向病人讲解子宫颈炎及子宫内膜炎的相关知识,耐心听取病人的倾诉,提供心理上的支持,使其配合治疗。

五、评价

1.宫颈糜烂逐渐愈合,无并发感染。

2.定期复查,如有癌变可早发现早治疗。

3.子宫内膜炎病人的腹痛减轻,体温正常,实验室检查正常。

(张晓惠)

第三节 盆腔炎症

女性内生殖器及其周围的结缔组织、盆腔腹膜发生炎症时称为盆腔炎(PID),为妇科常见疾病。炎症可局限于一个部位,也可同时累及几个部位。多发生在性活跃期、有月经的妇女。初潮前、绝经后或未婚者很少发生。根据其发病过程和临床表现可分为急性盆腔炎和慢性盆腔炎。

一、急性盆腔炎

急性盆腔炎发展可引起弥漫性腹膜炎、败血症、感染性休克,严重者可危及生命。急性盆腔炎发病初期临床症状以发热为主,热退以后以小腹疼痛和盆腔炎性包块为主症。

(一)病因病机

急性盆腔炎发生于产后或流产后感染最多见,另外宫腔内手术操作后感染、经期卫生不良、感染性传播疾病、邻近器官炎症蔓延、慢性盆腔炎急性发作、宫内节育器等原因均可引起急性盆腔炎的发生。女性生殖系统有较完整的自然防御功能,但当机体免疫功能下降、内分泌发生变化或外源性致病菌侵入,均可导致炎症的发生。

(二)临床表现

症状因炎症轻重及范围大小而不同。开始为下腹痛伴发热,重者可有寒战、高热、头痛、食欲不振。患者呈急性病容,体温升高,心率加快。腹部检查可见下腹部有压痛、反跳痛及肌紧张,肠鸣音减弱或消失。妇科检查可见阴道充血,并有大量脓性分泌物从宫颈口外流;穹隆触痛,宫颈出血、水肿,并有抬举痛;宫体略大,有压痛,活动受限;子宫两侧压痛明显,若有脓肿形成则可触及局部包块且压痛明显。三合诊常能协助进一步了解盆腔情况。

（三）诊断要点

1.病史　　近期有经行、产后、妇产科手术、房事不洁等发病因素。

2.临床表现　　呈急性病容,辗转不安,面部潮红,高热不退,小腹部疼痛难忍,赤白带下或恶露量多,甚至如脓血,亦可伴有腹胀、腹泻、尿频、尿急等症状。

（四）处理原则

采用支持疗法、药物治疗、中药治疗和手术治疗等措施控制炎症、消除病灶。

（五）一般护理

1.预防　　做好经期、孕期及产褥期的卫生宣传教育;指导性生活卫生,减少性传播疾病,经期禁止性交;治疗急性盆腔炎时,应做到及时治疗、彻底治愈,防止转为慢性盆腔炎;做好产科、妇科手术术前准备,术时注意无菌操作,术后做好护理,预防感染。

2.一般护理　　提供良好的环境,保证充分休息,取半卧位以利用脓液积聚于子宫直肠陷凹而使炎症局限。有高热者,采用物理降温;给予高热量、高蛋白、高维生素流食或半流食,补充液体,纠正电解质紊乱和酸碱失衡;有腹胀者行胃肠减压;尽量避免不必要的妇科检查,以免引起炎症扩散。

3.用药护理　　在抗生素的选择上多采用联合用药,抗生素使用要足量,并根据药敏试验结果与临床治疗反应,随时予以调整。用药过程中,要注意观察药物的毒性反应,以及用药反应,给药途径以静脉滴注效果快,但要注意输液反应,做好输液的护理,并准确及时按医嘱给药。

4.消毒隔离　　患者的会阴垫、便盆、被褥等用后应立即消毒,出院患者做好终末消毒。

（六）健康教育

进行健康教育,指导房事卫生,经期、产褥期禁房事,注意外阴部清洁卫生,保持心情舒畅,加强营养,高热患者应多饮水,卧床休息,取半卧位,观察并记录患者体温、脉搏、神志及腹痛情况。

预防调护应做到以下几点:

1.坚持经期、产后及流产后的卫生保健..

2.严格掌握妇产科手术指征,术前认真消毒,无菌操作,术后做好护理,预防感染。

3.对急性盆腔炎要彻底治愈,防止转为慢性而反复发作。

4.卧床休息,半卧位,饮食应加强营养,选择易于消化的食品。

5.急性盆腔炎经及时有效的治疗,多可在短期内治愈。失治误治,病势加重,可发展为全腹膜炎、败血症、休克,甚至死亡;迁延治疗,多转为慢性盆腔炎,长期腰腹部疼痛,带下量多,常常影响生育。

二、慢性盆腔炎

慢性盆腔炎以少腹部坠胀、腰骶部酸痛或带下量增多、盆腔包块等为临床特征。

（一）病因

慢性盆腔炎常为急性盆腔炎未能彻底治愈,或患者体质较差病程迁延所致。但有的盆腔炎可无急性病史。慢性盆腔炎病情较顽固,当机体抵抗力较差时,可有急性发作。慢性盆腔炎的病理特点如下:

1.慢性输卵管炎与输卵管积水　　慢性输卵管炎以双侧居多,输卵管呈轻度或中度肿大,伞端可部分或完全闭锁,并与周围组织粘连。积水输卵管表面光滑,管壁甚薄,形似腊肠或呈曲颈的蒸馏瓶状,可游离或与周围组织有膜样粘连。

2.输卵管卵巢炎及输卵管卵巢囊肿　　输卵管发炎时波及卵巢,输卵管与卵巢相互粘连形成炎性肿块,或输卵管伞端与卵巢粘连并贯通,液体渗出形成输卵管卵巢囊肿,也可由输卵管卵巢脓肿的脓液被吸收后由渗出物替代而形成。

3.慢性盆腔结缔组织炎   炎症蔓延至宫骶韧带处,使纤维组织增生、变硬。若蔓延范围广泛,可使子宫.固定,宫颈旁组织也增厚变硬,形成"冰冻骨盆"。中医学认为,本病的发生主要是素体虚弱,经期、产后外邪乘虚侵入,或邪热残留,湿热内阻,蕴积于胞宫、胞脉,气血受损,日久难愈,甚至反复发作。

(二)临床表现

全身症状多不明显,有时出现低热、乏力。由于病程时间较长,部分患者可有神经衰弱症状,如精神不振、周身不适、失眠等。当患者抵抗力下降时,易有急性或亚急性发作。炎症形成的瘢痕粘连以及盆腔充血,常引起下腹部坠胀、隐痛及腰骶部酸痛。盆腔瘀血患者可出现经量增多;卵巢功能损害时可致月经失调;输卵管粘连堵塞时可致不孕。子宫常呈后倾后屈,活动受限或粘连固定。输卵管炎症时在子宫一侧或两侧可触及呈索条状的增粗输卵管,伴有轻度压痛。输卵管积水或输卵管卵巢囊肿时,在盆腔一侧或两侧可触及囊性肿物,活动受限。盆腔结缔组织炎时,子宫一侧或两侧可有片状增厚、压痛,宫骶韧带常增粗、变硬,有触痛。

(三)诊断要点

1.病史   既往有急性盆腔炎、阴道炎、节育及妇科手术感染史,或不洁性生活史。

2.临床表现   下腹部疼痛,痛连腰骶,可伴有低热起伏,易疲劳,劳则复发,带下增多,月经不调,甚至不孕。

(四)处理原则

1.对有炎性包块的慢性盆腔炎患者,如用抗生素治疗效果不明显应立即考虑手术治疗。

2.针对病原体进行治疗,疗效更佳。盆腔炎多为混合感染,如细菌培养阳性,可根据药敏试验而选用最有效的抗生素治疗。如无培养条件,或无对厌氧菌作培养的条件,则可假定有该菌存在而选用可杀灭该菌的抗生素。

3.对急性盆腔炎患者应给予及时彻底的治疗,以防止发展为慢性盆腔炎,后者较顽固,而且将影响生育功能,同时对女性的身体健康也有影响。

4.手术治疗慢性盆腔炎的适应症:输卵管卵巢炎性肿块,保守治疗无效,症状明显或反复急性发作者;较大输卵管积水或输卵管卵巢囊肿者;不能排除卵巢恶性肿瘤时,可进行腹腔镜检查或剖腹探查,以明确诊断,决定手术治疗范围。

(五)一般护理

1.预防   指导患者注意个人卫生,锻炼身体,增强体质,及时彻底治疗急性盆腔炎,预防慢性盆腔炎的发生。

2.心理护理   解除患者思想顾虑,增强治疗的信心,增加营养,锻炼身体,注意劳逸结合,提高机体抵抗力。

3.治疗方法   可采用中药、物理疗法、抗炎药物及其他药物综合治疗方案。物理疗法的原理主要是利用温热促进盆腔局部血液循环,改善组织营养状态,提高新陈代谢,利于炎症吸收和消退。

(六)健康教育

1.生育期妇女要坚持个人卫生保健。

2.急性盆腔炎、阴道炎、淋病、生殖道衣原体和支原体感染者应及时彻底治愈,防止转为慢性炎症,导致输卵管粘连或阻塞。

3.积极锻炼身体,增强体质。

4.解除思想顾虑,正确认识疾病,增强治疗的信心。

5.慢性盆腔炎经积极有效的治疗,大多可好转或治愈,因本病常反复缠绵,故治疗周期较长。未愈者常伴有失眠、疲劳、周身不适等症状,对患者生活质量有一定影响,亦可转为急性盆腔炎。

(张晓惠)

第二十章 女性生殖器官肿瘤

第一节 子宫内膜异位症

子宫内膜异位症是指具有生长功能的子宫内膜生长在子宫腔内壁以外引起的症状和体征。异位的子宫内膜绝大多数局限在盆腔内的生殖器官和邻近器官的腹膜面,故临床上称为盆腔子宫内膜异位症。当子宫内膜生长在子宫肌层内称子宫腺肌病,部分病人两者可合并存在。

子宫内膜异位症的发病率近年来明显增高,是目前常见的妇科病之一。多见于 30～40 岁的妇女。为良性病变,但有远距离转移和种植能力。初潮前无发病者,绝经后异位的子宫内膜组织可逐渐萎缩吸收,妊娠或使用性激素抑制卵巢功能可暂时阻止本病的发展,因此,子宫内膜的发病与卵巢的周期性变化有关。也发生周期性出血,引起周围组织纤维化、粘连,病变局部形成紫蓝色硬结或包块。卵巢的子宫内膜异位症最为常见,卵巢内的异位内膜因反复出血而形成多个囊肿,但以单个多见,故又称为卵巢子宫内膜异位囊肿。囊肿内含暗褐色粘稠的陈旧血,状似巧克力液体,故又称为卵巢巧克力囊肿。

一、护理评估

(一)病史
1.月经史 初潮年龄,月经周期、经期、经量是否正常,有无痛经或其他伴随症状。痛经的性质,是否为进行性加重。

2.婚育史 结婚年龄,婚次,夫妻性生活情况,有无经期性交。生育情况,足月产、早产、流产次数,现有子女数等。

3.既往病史 有无先天性生殖道畸形、子宫手术或经期盆腔检查等情况。

(二)身心状态
1.身体状态 临床表现如下。

(1)痛经:痛经是子宫内膜异位症的典型症状,其特点为继发性和进行性加重。疼痛多位于下腹部和腰骶部,可放射至阴道、会阴、肛门或大腿,常于月经来潮前 1～2 天开始,经期第一天最为剧烈,以后逐渐减轻,至月经干净时消失。

(2)月经失调:部分病人有经量增多和经期延长,少数出现经前期点滴出血。月经失调可能与卵巢无排卵、黄体功能不足等有关。

(3)性交痛:由于异位的内膜出现在子宫直肠陷凹或病变导致子宫后倾固定,性交时子宫颈受到碰撞及子宫收缩和向上提升,可引起疼痛。

(4)不孕：占 40% 左右,其不孕的原因可能与盆腔内器官和组织广泛粘连和输卵管的蠕动减弱,影响卵子的排出、摄取和受精卵的运行有关。

2.心理状态　由于疼痛、不孕造成病人顾虑重重,心理压力大,需要手术的病人会有紧张、恐惧等心理问题。

(三)诊断性检查

1.妇科检查　典型者子宫后倾固定,盆腔检查可扪及盆腔内有触痛性结节或子宫旁有不活动的囊性包块。

2.辅助检查

(1)B 型超声检查：可确定卵巢子宫内膜异位囊肿的位置、大小和形状。

(2)腹腔镜检查：可发现盆腔内器官或子宫直肠陷凹、子宫骶骨韧带等处有紫蓝色结节。

二、护理诊断

1.焦虑　与不孕和需要手术有关。

2.知识缺乏　与缺乏自我照顾及与手术相关的知识有关。

3.舒适改变　与痛经及手术后伤口有关。

三、护理目标

1.能正确认识疾病的性质及发生原因,解除紧张、恐惧的心理,坚定治疗信心。

2.自觉疼痛症状缓解。

四、护理措施

1.心理护理　许多年轻病人因顽固的痛经、不孕等情况而焦虑。护理人员应多关心和理解病人,说明该病只要坚持用药或采取必要的手术便可改善症状,鼓励病人树立信心,积极配合治疗,对尚未生育的病人应给予指导和帮助,促使其尽早受孕。

2.做好卫生宣传教育工作　防止经血逆流,如有先天性生殖道畸形或后天性炎性阴道狭窄、宫颈粘连等应及时手术。凡进入宫腔内的经腹手术,应保护腹壁切口和子宫切口,防止子宫内膜种植到腹壁切口或子宫切口。经期应避免盆腔检查和性交。

3.使用激素治疗病人　应介绍服药的注意事项及用后可能出现的反应(恶心、食欲不振、闭经、乏力或体重增加等),使其解除思想顾虑,提高治疗效果。

4.用药期间注意有无卵巢子宫内膜异位囊肿破裂的征象,如出现急性腹痛应及时通知医生,并做好剖腹探查的各项准备。

5.对需要手术者应按腹部手术做好术前准备和术后护理。

6.出院健康教育　加强病人对病程及治疗的认识,指导伤口处理和康复教育,术后 6 周避免盆浴和性生活,6 周后来院复查。

五、评价

1.病人无焦虑的表现并对治疗充满信心。

2.病人能按时服药并了解药物的反应。

3.自觉症状缓解和消失。

（张晓惠）

第二节　卵巢肿瘤

卵巢是人体内较小的器官,却是肿瘤的好发部位,卵巢肿瘤是妇女生殖器官的常见肿瘤之一,可发生于任何年龄。卵巢肿瘤可有各种不同的性质和形态:单一型或混合型、一侧或双侧性、囊性或实质性、良性或恶性。由于卵巢位于盆腔深部无法直接窥视,等到有自觉症状,若为恶性肿瘤常常到了晚期,应提高警惕。若为良性肿瘤则在妇科检查或下腹部扪及包块而就医。

卵巢良性肿瘤常采用的治疗方式是外科手术,但必须考虑病人的年龄、肿瘤大小和位置、症状和是否保留生育能力。单纯囊肿行囊肿切除术即可,怀疑恶变者则行全子宫和双侧附件切除。

一、护理评估

(一)病史

早期无特殊病史,通常于妇科普查中发现盆腔肿块而就医。在病史方面主要注意收集与卵巢肿瘤发病有关的高发因素:

1.遗传与家族因素　因为约有 20%～25% 的卵巢恶性肿瘤病人有家族史。

2.饮食习惯　卵巢肿瘤的发病可能与饮食中胆固醇含量高有关。

3.内分泌因素　未孕妇女卵巢肿瘤的发病率高,因为妊娠期停止了排卵,减少了卵巢上皮的损伤。

(二)身心状况

1.身体状况　体积小的卵巢肿瘤难于早期诊断,尤其肥胖者或妇科检查时腹部不放松的病人很难发现,而且不同类型的卵巢肿瘤有不同的特点,常见良性卵巢肿瘤的类型和特点如下:

(1)浆液性囊腺瘤:为常见的卵巢肿瘤,约占卵巢良性肿瘤的 25%。多为单侧,圆球形,大小不等,表面光滑,囊内充满淡黄色清澈浆液。分为单纯性和乳头状两型,前者囊壁光滑,多为单房;后者有乳头状物向囊内突起,常为多房性,偶尔有乳头向壁外生长。

(2)粘液性囊腺瘤:约占卵巢良性肿瘤的 20%,是人体中生长最大的一种肿瘤,有报告这类肿瘤可达 45公斤以上。多为单侧,多房性,表面光滑,灰白色,囊腺呈胶冻状,可持续不断地生长,占据整个腹腔,造成行走不便和呼吸困难。当囊壁破裂时粘液会流至腹腔,种植在腹膜上继续生长,形成腹膜粘液瘤。

(3)成熟畸胎瘤:又称皮样囊肿,为最常见的卵巢良性肿瘤。可发生于任何年龄,也是女童最常见的卵巢肿瘤。多为单侧、单房,中等大小,表面光滑,壁厚,囊内充满油脂和毛发,有时可见牙齿和骨质。任何一种组织成分均可形成恶性肿瘤,恶变率为 2%～4%,多发生于绝经后妇女。

(4)卵泡膜细胞瘤:为有内分泌功能的卵巢实质肿瘤,因分泌雌激素故有女性化作用。常与颗粒细胞瘤合并存在,但也有纯卵泡膜细胞瘤,为良性肿瘤。多为单侧,大小不一,圆形或卵圆形,质硬,表面光滑。

(5)纤维瘤:为较常见的良性卵巢肿瘤,占卵巢肿瘤的2%~5%,多见于中年妇女,以单侧居多,中等大小,表面光滑或结节状,切面灰白色,实性,坚硬。偶见纤维瘤病人伴有腹水或胸腔积液,称梅格斯综合征,手术切除肿瘤后胸、腹水自行消失。

(6)卵巢瘤样病变:属卵巢非赘生性肿瘤,是卵巢增大的常见原因。有时可表现为下腹压迫感、盆腔一侧胀痛、月经不规则等。如果症状不严重可观察1~2月,无需特殊治疗,囊肿多于2月内自行消失。常见的有如下几种:

1)黄体囊肿:由于黄体不退化持续产生黄体素所致,一般少见。囊肿直径约4cm,可使月经延迟甚至停止,有下腹部不适或疼痛,囊肿破裂可造成腹腔内出血。

2)卵泡囊肿:在卵泡发育过程中,受激素影响可停滞以致不成熟或成熟而不排卵,致卵泡液潴留而形成。囊壁薄,卵泡液清,其直径小于5cm。

3)黄素囊肿:常在滋养细胞疾病中出现。其原因是由于人绒毛膜促性腺激素过度分泌,长期刺激卵巢使之过度黄素化所致。直径可达10cm左右。可为双侧性,表面光滑,色黄。当清除葡萄胎或人绒毛膜促性腺激素水平降低后3个月可自动消失,无需特殊治疗。

4)多囊性卵巢:由于内分泌功能紊乱,下丘脑-垂体平衡失调,黄体生成素过度刺激卵巢,导致卵巢内含有多个囊肿。双侧卵巢均匀增大,为正常的2~3倍,表面光滑,呈白色,包膜厚,切面有多个囊性卵泡。可导致闭经、多毛、不孕等多囊卵巢综合征。

5)卵巢子宫内膜异位囊肿。

卵巢良性肿瘤生长缓慢,早期肿瘤较小,多无自觉症状。当肿瘤增大至中等大小时可出现腹胀,并可在腹部扪及肿块。较大的肿瘤可以占满盆腔,甚至占满整个腹腔并出现压迫症状,如尿频、尿急、便秘、心悸、气急、呼吸困难等。如果有并发症则可能出现一些严重的症状。如并发蒂扭转或囊肿破裂时,病人可突然发生一侧下腹剧痛,常伴恶心、呕吐甚至休克。若并发感染时,则可出现高热、腹痛、肿块及腹部压痛、肌紧张及白细胞计数升高等腹膜炎的征象。

2.心理状况　当病人得知自己患有卵巢肿瘤时,无论肿瘤是良性还是恶性,病人都会有怀疑、不安、焦虑、恐惧等心理反应,特别在判断肿瘤性质的期间,对病人和家属而言是一个艰难而又恐惧的时期,此时迫切需要相关信息的支持,并渴望尽早得到确切的诊断结果。由于卵巢肿瘤的治疗方案均为手术治疗,治疗后可能改变生育状态和既往的生活方式,从而产生极大的压力,需要护理人员协助应对这些压力。

(三)诊断检查

1.妇科检查　应用妇科双合诊(三合诊)检查,常可发现阴道穹隆部饱满,可触到囊性或实性的肿块,子宫位于肿瘤的侧方或前后方。注意评估卵巢肿瘤的大小、质地、单侧或双侧、活动度以及肿瘤与子宫及周围组织的关系。

2.B型超声波检查　可确定肿块的部位、大小、形态及性质,从而对肿块的来源作出定位;又能鉴别卵巢肿瘤、腹水和结核性包裹积液。

3.细胞学检查　腹水或腹腔冲洗液找癌细胞,对进一步确定卵巢癌的临床分期和选择治疗方案有意义。

4.腹腔镜检查　可直视肿块的大体情况,并可对整个盆腔、腹腔进行观察,必要时可在可疑部位进行多点活检。

5.放射学检查　若为卵巢畸胎瘤可行腹腔平片检查,可显示骨质及牙齿等。

6.细针穿刺活检　用长细针(约6cm)经阴道后穹隆(或经直肠)直接刺入肿瘤,在真空下抽吸组织或液体作病理检查,可鉴别良、恶性肿瘤。

7.其他　利用免疫、生化等方法测出病人血清中的肿瘤标志物,如抗生素原标志物-AFP,激素标志物—绒毛膜促性腺激素 β-亚单位(β-HCG)等。

二、护理诊断

1.焦虑　与卵巢肿块有关。

2.预感性悲哀　与切除子宫、卵巢有关。

三、护理目标

1.病人能描述自己的焦虑,并列出缓解焦虑的方法。

2.病人能用语言表达对切除子宫和卵巢的看法,并积极接受治疗过程。

四、护理措施

1.心理护理　提供支持,协助病人应对压力,经常巡视病房,了解病人的疑虑和要求,倾听病人的主诉,讲解有关卵巢肿瘤的治疗、护理等知识,安排已康复的病人现身说法,鼓励病人参与护理活动,增强治愈疾病的信心,缓解紧张与焦虑情绪。

2.协助病人接受各项检查　向病人解释各项检查的意义,使病人愉快地接受各项检查,主动配合医生完成各项检查。

3.协助病人接受治疗　卵巢肿瘤最主要的治疗方法是手术,应向病人及家属介绍手术经过,解除病人对手术的种种顾虑,愉快接受手术,主动配合治疗。

4.按腹部手术的护理内容做好术前准备和术后护理。

5.出院健康教育　卵巢非赘生性肿物直径<5cm 者,应 3~6 个月复查一次;良性肿瘤手术后 1 个月常规复查;恶性肿瘤术后需辅以化疗;加强预防保健意识:应为高蛋白、富含维生素 A 的饮食,避免高胆固醇饮食;高危妇女可预防性口服避孕药;30 岁以上的妇女应每年进行一次妇科普查。

五、评价

1.病人能描述造成压力、引起焦虑的原因,并能以积极的方式应对压力,缓解焦虑。

2.病人在住院期间能与医护人员沟通,积极配合治疗,参与护理过程。

（陈京美）

第三节　子宫颈癌

子宫颈癌是最常见的妇科恶性肿瘤之一。严重威胁妇女的生命,多见于 35~55 岁妇女。近 40 年来,国内外普遍应用阴道脱落细胞涂片检查法进行防癌普查,在早期诊断的基础上配合手术及放射等治疗,有效地控制了子宫颈癌的发生和发展。子宫颈癌的病因尚不清楚,一般而言,早婚、早育、多产、宫颈慢性炎症以及性生活紊乱者宫颈癌的发病率明显增高。配偶为高危男子(有阴茎癌、前列腺癌或前妻患宫颈癌)的妇女易患宫颈癌。经济状况、种族和地理因素与宫颈癌的发病有关,还可能与通过性交而传播的某些病毒有关。

一、护理评估

(一)病史

1.询问病人的婚育史、性生活史、与高危男子的性接触史。

2.询问有无慢性宫颈炎、性病等疾病史。

3.询问家族史、家庭经济状况、所处的地理位置与环境,注意宫颈癌的诱因。

4.倾听病人的主诉,年轻病人有无月经周期、经期或经量异常,老年病人有无绝经后不规则阴道流血等情况。既往的妇科检查情况,子宫颈刮片细胞学检查结果及处理经过等。

(二)身心状况

1.身体状况 早期病人一般无自觉症状,多由妇科检查或普查发现异常,通过子宫颈刮片或宫颈活组织检查发现。随病程进展而出现典型的临床表现。

(1)子宫颈癌的临床分期:子宫颈癌多为鳞状细胞癌,通常好发于子宫颈外口鳞状上皮与柱状上皮的交界处。少数为腺癌,通常侵犯子宫颈内的腺体。子宫颈癌的转移途径以直接蔓延和淋巴转移为主,血行转移极少。

(2)子宫颈癌的躯体表现:接触性出血和白带增多为子宫颈癌最早的躯体反应,晚期表现为阴道出血、排液、疼痛。

1)阴道出血:原位癌、Ⅰa期癌常无自觉症状,Ⅰb期及以后表现为少量接触性出血,即性交后或妇科检查后有少量出血,随后可能有经间期或绝经后间断出血。晚期出血量增多,少数因大血管被侵蚀而发生大出血。

2)阴道排液:多发生在阴道流血之后,初期为稀薄水样,量少,无息。当癌组织坏死、感染时,则有大量脓性或米汤样恶臭白带。

3)疼痛:因癌组织浸润宫旁组织或压迫神经,引起腰骶部持续性疼痛。当盆腔病变广泛时,可因静脉和淋巴回流受阻导致下肢肿痛。

4)其他反应:当癌组织侵犯膀胱和直肠时可出现大小便异常、输尿管梗阻、肾盂积水,由于慢性消耗而出现恶病质等。

2.心理状况 当妇科普查发现宫颈刮片异常时,绝大多数人会感到震惊,常表现为发呆或出现一些令人费解的行为。所有病人患子宫颈癌后都会有恐惧感,害怕疼痛、被遗弃和死亡。当确诊后,也会经历否认、愤怒、妥协、忧郁和接受期的心理反应阶段。

(三)诊断检查

1.妇科检查 进行阴道窥视、指诊、三合诊检查,观察宫颈局部病变,了解宫旁浸润的范围和程度。

2.子宫颈刮片细胞学检查 是目前发现宫颈癌前病变和早期宫颈癌的辅助检查方法之一,也是普查的主要方法。必须在宫颈移行带区取材并认真镜检,防癌涂片用巴氏染色,结果分为5级:Ⅰ级正常,Ⅱ级炎症引起,Ⅲ级可疑,Ⅳ级可疑阳性,Ⅴ级阳性。Ⅲ级及以上需进一步检查,以明确诊断。

3.碘试验 将碘溶液涂在宫颈和阴道壁上,观察其染色情况。正常宫颈和阴道上皮含有丰富的糖原,可被碘液染为棕色或深赤褐色,不着色部位则为宫颈病变的危险区,在碘不着色部位取材进行宫颈活组织检查,可提高诊断率。

4.氦激光肿瘤固有荧光诊断法　利用肿瘤固有荧光诊断仪对病灶进行目测,根据病灶组织与正常组织发出荧光的不同颜色作出诊断,即目测见宫颈表面呈紫色或紫红色为固有荧光阳性,提示有病变;出现蓝白色为阴性,提示无恶性病变。本检测方法简便,不需服光敏药,无副反应,尤其适用于癌前病变的定位活检,并适用于大规模的普查。

5.阴道镜检查　凡宫颈刮片细胞学检查在Ⅲ级或Ⅲ级以上,或肿瘤固有荧光检测阳性的病人,应在阴道镜观察下选择有病变的部位进行活组织检查。

6.宫颈或宫颈管活体组织检查　是确诊宫颈癌及宫颈癌前病变最可靠的方法。选择宫颈鳞-柱状上皮交界部 3、6、9 和 12 点四处取机体组织送检,或在碘试验、肿瘤固有荧光检测、阴道镜指导下或肉眼观察可疑区取多处组织送病理检查。若宫颈刮片细胞学检查为Ⅲ级或Ⅲ级以上者,宫颈活检为阴性时需用小刮匙搔刮宫颈管组织送检。

二、护理诊断

1.恐惧　与宫颈癌可危及生命或手术有关。

2.舒适的改变　与阴道不规则流血、阴道排液或手术创伤有关。

3.营养失调　与恶性肿瘤慢性消耗有关。

三、护理目标

1.病人能提高对宫颈癌的认识,消除恐惧心理,增强治疗信心。

2.能维持合理的营养。

3.适应术后的生活方式。

四、护理措施

1.心理护理　倾听病人的主诉,同情理解病人的心情,多陪伴安慰病人,多给病人讲一些相同疾病治愈的例子或请已治愈的病友现身说法,以消除病人的恐惧心理,树立战胜疾病的信心。

2.协助病人接受各种诊治方案　评估病人目前的身心状态及接受诊治方案的心理反应,向病人介绍有关宫颈癌的医学常识、诊治过程、可能出现的不适及有效的应对措施。为病人提供安全隐蔽的环境,鼓励病人提出问题并与病人共同讨论问题,解除疑问,缓解其不安情绪,使病人以积极的态度接受诊断和治疗。

3.指导病人维持足够的营养　评估病人对营养的认知水平、目前的营养状况及饮食习惯。纠正病人的不良饮食习惯,指导病人摄入高蛋白、高维生素、富含营养、易消化的食物,必要时与营养师联系,保证其营养需要。

4.指导病人维护个人卫生　术前指导病人勤擦身、更衣,保持床单位清洁;保持外阴清洁,每天冲洗会阴 2 次,勤换会阴垫,便后及时清洗外阴并更换会阴垫。术后注意保持病室空气新鲜,环境舒适,并注意做好个人卫生,防止并发症的发生。对不能手术的晚期病人,要特别注意搞好个人卫生,防止感染。

5.根据不同的治疗方案进行护理　对需作根治术的病人,按腹部和会阴手术的护理内容作好术前、术后护理,术前向病人讲解各项操作的目的、意义、时间、过程和可能的感受,使病人理解并主动配合。术前3天选用新洁尔灭或洗必泰等消毒剂消毒宫颈及阴道。手术前夜清洁灌肠,保证肠道清洁,发现异常时及时与医师联系。

6.做好术后康复护理　宫颈癌根治术的手术范围广,术后反应大。术后应注意密切观察生命体征,一般要求半小时测血压、脉搏一次并记录,平稳后改每4小时测量一次;及时记录出入液量;保持导尿管、腹腔引流、阴道引流通畅,认真观察引流液的性状和量,引流管一般于术后48~72小时拔除,导尿管于术后7~14天拔除。指导卧床的病人在床上进行肢体锻炼,以预防并发症的发生。术后接受化疗、放疗者按化、放疗的护理常规进行护理。

7.健康教育　积极鼓励病人及家属参与出院计划的制定,以保证计划的实施。向病人宣传随访的重要性,其随访的时间一般为:治疗后最初每月1次,连续3个月后改为每3个月1次,一年后改为每半年1次,第三年开始每年1次或信访,如出现症状应及时随访。根据病人的具体情况指导术后的生活方式,依据术后复查结果恢复性生活,认真听取病人对性问题的疑虑,提供有针对性的帮助。提供预防保健知识,宣传诱发宫颈癌的高危因素,积极治疗慢性宫颈炎,定期进行妇科普查,发现异常及时就诊。

五、评价

1.病人住院期间能以积极的态度配合诊断和治疗。

2.病人对合理营养有充分的认识,能摄入足够的营养素。

3.病人能适应术后的生活方式,有一定的自护知识和能力。

(张晓惠)

第四节　卵巢癌

卵巢癌是女性生殖器官癌症中致死率最高的癌症,也是最不容易早期诊断的癌症。卵巢癌可发生于任何年龄的妇女,但以50~59岁年龄段的发病率最高。近年来其发病有年轻化趋势。约20%~25%的卵巢癌病人有家族史,卵巢癌的发病还可能与高胆固醇饮食及内分泌因素有关。卵巢癌早期一般无症状,当肿瘤长至中等大小时会出现邻近器官的压迫或腹胀现象,这时癌细胞已蔓延至输卵管、子宫和韧带,并迅速转移到对侧卵巢及相关组织,甚至远距离转移。其转移的特点是:外观局限的肿瘤却在腹膜、大网膜、腹膜后淋巴结、横膈等部位已有亚临床转移。其转移的途径主要通过直接蔓延、腹腔种植和淋巴转移。常见的卵巢癌有:

1.浆液性囊腺癌　是最常见的卵巢恶性肿瘤,多为双侧,体积较大,半实质性,囊壁有乳头生长,囊液混浊,有时呈血性。肿瘤生长速度快,预后差。

2.粘液性囊腺癌　约占卵巢恶性肿瘤的10%,多为单侧。瘤体较大,囊壁可见乳头或实质区囊液混浊或为血性。其预后较浆液性囊腺癌好。

3.未成熟畸胎瘤　为恶性肿瘤。常为单侧实质瘤,由分化程度不同的未成熟胎胚组织构成,主要为原始神经组织。好发于青少年,体积较大,其转移及复发率均较高。

4.无性细胞瘤　属中等恶性的实质性肿瘤,好发于青春期及生育年龄的妇女。多为单侧,而且右侧多于左侧,中等大小,包膜光滑,对放疗特别敏感。

5.内胚窦瘤 又名卵黄囊瘤,属高度恶性肿瘤,多见于青少年及儿童。多为单侧,体积较大,易发生破裂。其生长迅速,易早期转移,预后差。

6.颗粒细胞瘤 是最常见的功能性肿瘤,属低度恶性肿瘤,好发于 45~55 岁妇女。肿瘤能分泌雌激素,青春期前可出现假性性早熟。生育年龄可引起月经紊乱,绝经后妇女则可出现子宫内膜增生过长,甚至发生腺癌。肿瘤表面光滑,多为单侧性,呈圆形或卵圆形,大小不一。一般预后良好。

7.卵巢转移性癌 体内任何部位的原发性癌均可转移到卵巢。其中库肯勃瘤是一种特殊的转移性腺癌,原发部位为胃肠道。肿瘤为双侧性,中等大小,多保留卵巢的原状或呈肾形。一般无粘连,切面为实性,胶冻样,多伴腹水,预后极差。

一、护理评估

(一)病史

询问病人的月经史、生育史、家族史、腹部包块出现的时间、有无自觉症状,注意收集与发病有关的高危因素。

(二)身心状况

1.身体状况 早期多无自觉症状,出现症状时已属晚期,由于肿瘤生长迅速,短期内可有腹胀,腹部可扪及肿块,出现腹水。症状的轻重取决于肿瘤的大小、位置、侵犯邻近器官的程度、有无并发症及其组织学类型。肿瘤向周围组织浸润或压迫神经时可引起腹痛、腰痛或下肢疼痛。压迫盆腔静脉时可出现下肢浮肿,晚期表现为消瘦、严重贫血等恶病质现象。

2.心理状态 当病人得知自己患卵巢癌时,会有恐惧、紧张、不安、怀疑、否认等多种心理反应。

(三)诊断检查

与良性卵巢肿瘤的诊断检查相同。

二、护理诊断

1.恐惧 与卵巢癌对生命的威胁有关。

2.绝望 与卵巢癌的预后差有关。

3.疼痛 与晚期癌症侵犯神经和周围组织或手术创伤有关。

三、护理目标

1.病人能诉说自己患卵巢癌后的心理感受和对疾病的看法。

2.病人能面对现实,接受各项诊治方案,主动配合治疗。

3.住院期间能缓解或消除疼痛等不适。

四、护理措施

1.心理护理 仔细观察病人的言行,多陪伴病人,了解病人的心理反应与情绪变化,做细致的思想工作,帮助病人渡过难关,面对现实,积极配合治疗,树立战胜疾病的信心。

2.**治疗与护理**　配合治疗方案做好各项护理工作,使病人能积极地接受各项治疗,防止并发症。

3.**做好健康教育**　培养病人自我保健、自我预防和自我护理的能力。

4.**手术护理**　对手术病人认真做好术前准备和术后护理。

5.**化疗与放疗的护理**　对需化疗、放疗的病人按化疗、放疗的要求做好各项护理工作。

6.**健康教育**　针对病人的具体情况进行健康教育和指导。

五、评价

1.病人对所患疾病有所认识,能面对现实,主动配合治疗与护理。

2.能积极应对治疗中出现的各项反应。

（张晓惠）

第二十一章　不孕症

一、不孕症概述

凡婚后未避孕、有正常性生活、同居 2 年而未曾妊娠者,称不孕症。婚后未避孕从未妊娠者称原发性不孕,曾有过妊娠而后未避孕连续 2 年不孕者,称为继发性不孕。

(一)原因

受孕是一个复杂的生理过程。卵巢要排出正常卵子;精液正常并有正常形态和数量的精子;精子和卵子要能够在输卵管内相遇结合成为受精卵,而后在宫腔着床发育。导致不孕的原因也很复杂。

【女性不孕的因素】

约占 60%,以输卵管及卵巢因素为多。

1.排卵障碍　常由于下丘脑-垂体-卵巢轴功能紊乱、全身性疾病、卵巢病变等导致无排卵。

2.输卵管因素　是不孕症最常见的原因,如输卵管炎症、输卵管发育异常等。

3.子宫因素　子宫发育不良、黏膜下肌瘤、特异性或非特异性子宫内膜炎症、宫腔粘连及内膜分泌反应不良等,可致孕卵不能着床或着床后早期流产。

4.宫颈因素　体内雌激素水平低下或宫颈炎症时,子宫颈粘液的性质和量发生改变,影响精子的活力和进入宫腔的数量,宫颈息肉、宫颈口狭窄等均可导致精子穿过障碍而不孕。

5.阴道因素　先天性无阴道、阴道横膈、处女膜闭锁、各种原因引起的阴道狭窄都可能影响精子进入,严重阴道炎症可缩短精子生存时间而致不孕。

6.免疫因素　不孕妇女的宫颈粘液内产生抗精子抗体或血清中存在透明带自身抗体,都阻碍精子和卵子的正常结合。

【男性不孕因素】

约占 40%,主要为生精障碍与输精障碍。

1.精液异常　指无精子或精数过少,活动力减弱,形态异常。常见的原因有先天性发育异常、全身慢性消耗性疾病等。

2.精子运送受阻　多因炎症致使输精管阻塞,阻碍精子通过。阳痿或早泄患者往往不能使精子进入阴道。

3.免疫因素　男性体内产生对抗自身精子的抗体,或射出的精子产生自身凝集而不能穿过宫颈粘液。

4.内分泌功能障碍　如甲亢、肾上腺皮质功能亢进、垂体功能减退等。

(二)检查与治疗

【体格检查】

除一般常规检查外,应注意第二性征的发育情况。妇科检查内外生殖器的发育情况,有无畸形、炎症、盆腔包块等。常规作盆腔 B 超以进一步了解内生殖器及盆腔内有无异常,胸片及血沉可排除结核病。

【男方精液检查】

男性正常精液量为 $2\sim6ml$,pH $7.5\sim7.8$,室温下放置 20 分钟完全液化,精子数应在 $60\times10^6/ml$ 以上,活动数 $>60\%$,异常精子 $<20\%$。精子数为 $20\times10^6/ml\sim60\times10^6/ml$ 者,生育能力差,若少于 $20\times10^6/ml$,则生育能力极差。

【女性不孕的特殊检查】

1.卵巢功能检查

(1)连续 3 个月作基础体温测定。

(2)宫颈粘液涂片检查。

(3)阴道涂片细胞学检查。

(4)诊断性刮宫。

(5)血清测定促卵泡素、促黄体素、泌乳素、雌二醇、孕酮等。

2.输卵管通畅试验　有排卵、黄体功能良好者应行输卵管通畅试验,最常用的是输卵管通液术和子宫输卵管碘油造影术。

3.性交后试验　测定精子的穿透力和活动情况,宫颈粘液在高倍镜下每个视野有 20 个活动精子为正常。

4.宫颈粘液、精液组合试验　通过观察精子对宫颈粘液的穿透能力,以测定宫颈粘液中有无抗精子抗体。

5.腹腔镜或宫腔镜检查　直接观察内生殖器、盆腔及宫腔有无畸形、病变。

【处理原则】

注意增强体质以增进健康,纠正贫血和营养不良状态,积极治疗各种内科疾病,针对检查结果作相应治疗。

1.排卵功能异常的治疗　如确定不孕的原因是无排卵,则需找出原因对症下药,如以甲状腺素治疗甲状腺功能低下,以性腺激素释放因子治疗性腺功能不足,以性腺激素释放因子的拮抗剂治疗男性激素分泌过多症,以刺激排卵的药物诱发排卵。

2.子宫、输卵管及盆腔因素的治疗　有些子宫解剖结构异常可用手术矫治,持续性子宫内膜炎可给予抗生素治疗,子宫内膜异常增生可用子宫扩张及刮除术去除异常增生的组织。子宫内膜异位症可以手术、药物或两者并用的方式治疗,输卵管阻塞可以输卵管通气试验治疗或显微手术矫治。子宫颈粘液分泌不佳可以小剂量雌激素改善分泌情形。

3.其他　根据具体检查结果及治疗情况分别采用人工授精、体外受精及胚泡植入、配子输卵管内移植及宫腔配子移植技术。

二、不孕症的护理

(一)护理评估

1.病史　了解患者的月经情况,包括初潮年龄、经期、经量以及经期伴随的症状。询问夫妇双方的结婚年龄、婚育史、是否两地分居、性生活情况包括性交频率、采用过的避孕措施等。了解既往有无结核病,特别是腹腔结核及内分泌病。如患有结核病者可有长期低热、消瘦,月经开始增多,以后减少或停闭,有排卵异常者往往有月经不规则、月经稀少、肥胖、多毛、泌乳、原发性闭经等。对于继发性不孕者需了解以往流产或分娩的经过,有无感染、大出血等,继发性不孕者常有小腹持续隐痛、腰骶部酸痛、白带增多、月经不规则、量多的症状。还要了解家族中有无精神病、遗传病史及男方的健康状况。

2.身心状况　由于残余封建意识的影响,一些不孕妇女会出现不同程度的心理障碍,如沮丧、易激怒、多疑、妒忌、孤独无助、听天由命、负罪感及失落感等。有个别人甚至丧失生活的勇气。

3.诊断检查　首先对男女双方进行全面的身体检查,以排除目前的疾病状况,除一般常规检查外应注意第二性征的发育情况,因为第二性征是生殖器官成熟和垂体功能的指标。妇科检查内外生殖器的发育情况,有无畸形、炎症、盆腔包块等。作盆腔 B 超以进一步了解内外生殖器及盆腔内有无异常,胸片及血沉可排除结核病。再根据上述检查结果进一步作男性精液检查及女性特殊检查,如卵巢功能检查、输卵管通畅试验、性交后精子穿透力试验、宫颈粘液、精液组合试验及腹腔镜、宫腔镜检查。

(二)护理诊断

1.知识缺乏　缺乏生育及不孕的相关知识。

2.绝望　与治疗效果不佳或因不育受到家庭、周围人的歧视有关。

3.慢性疼痛　与慢性盆腔炎或子宫内膜异位引起的瘢痕粘连及盆腔充血有关。

(三)护理目标

1.夫妇双方能陈述不孕的主要原因,并能配合进行各项检查。

2.病人能以积极的态度配合并坚持治疗。

3.绝对不孕者能面对现实,以坦然乐观的心态处之。

(四)护理措施

1.提供相关知识　首先应详尽评估夫妇双方目前具有的不孕相关知识及错误观念,鼓励他们毫无保留地表达自己内心的看法、认识及顾虑,教会他们预测排卵的方法,让他们掌握性交的适当时期。指导夫妇双方注意生活规律,避免精神紧张等情绪改变,保持健康心态,用深入浅出的讲解使他们对生育与不孕有正确了解,纠正错误观念,正确而客观地认识生育与不孕,指出绝大部分不孕因素可以治疗,使他们满怀信心,配合检查。

2.协助医师实行治疗方案　配合医师根据检查结果确定治疗方案,并向患者提供信心,鼓励他们坚持治疗,对绝对不孕者帮助他们度过悲伤期,面对现实,根据自身条件接受相应的治疗方案,如人工授精、体外受精胚泡植入等。

3.提供心理支持　由于封建意识的影响,不孕夫妇承受着来自家庭及社会的巨大压力甚至家庭破裂的痛苦,常表现出自卑、无助或对生活的绝望。因此,要耐心听取他们的倾诉,取得她们的信任,给予心理疏导和支持,使她们能正确对待生活、生育,解除紧张情绪,以提高生活质量,或使大脑皮层功能紊乱所致的排卵异常得到纠正而受孕。

(五)评价

1.患者在诊治过程中解除顾虑,配合检查和治疗。

2.绝对不孕的夫妇能面对现实,并寻求解决问题的途径。

(张晓惠)

第二十二章 妊娠期护理

一、常见问题

(一)早孕反应

部分妇女于妊娠早期(停经 6 周左右)出现头晕、乏力、嗜睡、流涎、食欲不振、喜食酸物或厌恶油腻、恶心、呕吐等,称为早孕反应。因恶心、呕吐多在清晨空腹时较严重,故又称"晨吐"。恶心、呕吐与体内 HCG 增多、胃酸分泌减少以及胃排空时间延长可能有关。早孕反应一般对生活与工作影响不大,不需特殊治疗,多在妊娠 12 周左右自行消失。少数孕妇的早孕反应严重,恶心、呕吐频繁,不能进食,影响身体健康甚至威胁孕妇生命,称为妊娠剧吐。这类孕妇需住院治疗,以纠正脱水及补充必需的营养素。

健康指导:

1.早晨起床,若因空腹或突然改变姿势(如下床)引起恶心、呕吐者,可预先准备一些水分较少的食物如苏打饼干等,于起床后先吃,以减少晨吐。

2.空腹时较易发生呕吐现象,再加上胃内无食物,常造成胃液的吐出,使孕妇产生更严重的不适,因此指导孕妇宜采取少食多餐。外出时随身携带一些小点心、饼干等,避免因空腹或血糖降低而引起的恶心、呕吐。

3.指导孕妇多食含蛋白质、糖较多的食物,并避免特殊气味或油腻的食物。

4.多与孕妇交谈,并给予心理上的支持。

(二)尿频

孕妇于妊娠早期、妊娠晚期常感尿频。因妊娠早期增大的前倾子宫在盆腔内压迫膀胱,妊娠晚期胎先露入盆再度压迫膀胱,使膀胱容量减少而出现尿频。孕期由于受松弛素的影响,盆底肌的张力有所降低,当孕妇咳嗽、打喷嚏、大笑或提重物时,也常有尿急甚至发生尿液渗出的现象。孕妇的尿频、尿急常造成孕妇半夜醒来,使睡眠中断及很难再入睡。

健康指导:

1.向孕妇解释这是妊娠的正常反应,不必担心。

2.指导孕妇在睡前减少液体的摄入量。

3.指导孕妇在排尿时可前后摇动身体以排空膀胱。

(三)泌尿道感染

孕期增大的子宫压迫膀胱,妨碍膀胱血液回流,加上孕激素的影响使泌尿系统平滑肌张力降低,故孕妇易发生泌尿道感染。泌尿道感染的症状包括尿频、尿急、尿痛甚至尿中带血。

健康指导：

1.鼓励孕妇多饮水,并避免憋尿。

2.指导孕妇正确清洁会阴部,避免细菌由肛门上行至生殖泌尿道而造成感染。

3.指导孕妇如出现泌尿道感染症状时,应及早就医并坚持治疗至感染消失为止。

(四)阴道分泌物增多

妊娠后期阴道黏膜和宫颈腺体受激素的影响,血流量增加,阴道变软,黏膜增厚,宫颈分泌物增多,这些生理变化造成阴道分泌物增多。

健康指导：

1.向孕妇解释阴道分泌物增多的原因,以消除紧张心理。

2.指导孕妇每日用温开水清洗外阴,并更换内裤。

3.嘱孕妇如出现痒、痛、异味等现象时,应及时就医并积极治疗。

(五)腰背痛

妊娠后在松弛素的影响下,孕妇骨盆、椎骨间的关节韧带松弛可引起腰背部疼痛。子宫增大,孕妇身体重心前移,为保持身体平衡孕妇头及肩部向后仰,腰部曲度增大背伸肌持续紧张,常出现轻微腰背痛。孕妇钙的需要量增加.缺钙亦可引起腰背痛。

健康指导：

1.向孕妇解释引起腰背痛的可能原因。

2.指导孕妇工作和休息时应经常变换体位,穿平底鞋以保持身体平衡,避免疲劳。

3.指导孕妇多晒太阳,多食含钙丰富的食物。

4.孕期宜睡硬板床或较硬的床褥,弯腰、提重物或起床时避免过度伸展背脊,以免造成背部扭伤使腰痛加重。

5.如疼痛严重时应及时就诊,以进一步查明原因。

(六)下肢肌肉痉挛

发生于小腿腓肠肌,于妊娠后期多见,常在夜间发作。其具体原因尚不完全清楚,可能与血液中钙离子浓度降低或钙、磷比值不当或增大的子宫压迫腿部的神经传导等有关。

健康指导：

1.痉挛发作时应将痉挛的下肢伸直,使腓肠肌紧张并进行局部按摩,常能迅速缓解痉挛。

2.多食含钙丰富的食物,口服钙剂或注射钙剂,多晒太阳以促进体内维生素 D 的形成,以利于钙的吸收。

(七)下肢水肿

孕妇于妊娠后期增大的子宫压迫下腔静脉,使下肢静脉回流受阻,液体滞积,常有踝部及小腿下半部轻度水肿,经休息后消退,属正常现象。若下肢水肿明显,经休息后不消退,或水肿部位升高且伴有高血压、蛋白尿,应查明原因并及时治疗。

健康指导：

1.避免久坐或久站以加重液体滞留。

2.睡眠时取左侧卧位,下肢稍垫高使下肢血液回流改善,水肿减轻。

3.避免摄取高盐食物。

4.定期产前检查,注意有无高血压、蛋白尿的出现。

(八)痔疮

于妊娠晚期多见或加重,系因子宫压迫和腹压增高,使痔静脉回流受阻和压力增高导致痔静脉曲张。

健康指导：

1.应多吃蔬菜水果,少吃辛辣食物,定时排便,以保持大便通畅。

2.便秘时可口服轻泻剂。

3.若痔疮已脱出,可指导孕妇侧躺,以手指将痔疮轻轻推回至肛门内,并保持此姿势数十分钟。

4.告诉孕妇痔疮症状于分娩后可明显减轻或自行消失。

(九)便秘

怀孕后孕激素浓度上升使肠道平滑肌松弛,导致肠张力降低,肠蠕动减弱,粪便在大肠内的停留时间延长出现便秘。孕妇运动量减少也容易发生便秘,日渐增大的子宫及胎先露部的压迫,使孕妇常会感到排便困难。

健康指导：

1.养成每天定时排便的习惯,以建立适当的胃肠反射。

2.多吃含纤维素多的蔬菜和水果,并注意摄取足够的水分。

3.适当的运动有利于排便。

4.必要时可在医生指导下口服轻泻剂或用开塞露、甘油栓通便,禁用峻泻剂,以免引起流产或早产。

(十)下肢及外阴静脉曲张

妊娠后盆腔血液回流到下腔静脉的血量增加,增大的子宫又压迫下腔静脉使血液回流受阻,造成血液滞积而对静脉管壁造成压力使弹性变弱,从而导致下肢及外阴静脉曲张。静脉曲张因妊娠次数的增多而逐渐加重。静脉曲张与孕妇怀孕前本身的状况有关,如高龄、有静脉曲张病史或从事久坐或久站的工作。

健康指导：

1.避免长时间站立或坐着不动,至少每一小时应改变姿势或来回走动以促进下肢血液循环。

2.避免穿过紧的鞋、袜,下肢可绑弹性绷带,晚间睡眠时应适当抬高下肢以利静脉回流。

3.孕期应每天做些温和的运动,如散步、柔软体操,以增加肌肉血管壁的弹性,促进血液循环。

4.若有外阴静脉曲张,可在内裤上垫两块卫生棉垫以支托此区域,并注意抬高臀部以减轻骨盆静脉的压力,采取左侧卧位也有助于减轻肿胀和压迫感。

(十一)失眠

子宫增大使孕妇不易找到舒适的卧姿,尿频、腰背痛、小腿抽筋、频繁胎动,都可能使孕妇在半夜醒来后难以再入睡,或较难入睡而出现失眠现象。

健康指导：

1.睡前限制饮水量,以减少夜尿次数。

2.指导孕妇采用一些促进睡眠的方法以帮助入睡,如睡前洗热水澡或洗脚、喝杯热牛奶、听音乐、看书等。

3.宜采取侧卧位,以减轻仰卧所引起的不适感。

(十二)牙龈出血

孕期受大量雌激素影响使牙龈肥厚,容易患牙龈炎,牙齿容易松动,故刷牙时易引起牙龈出血、口腔疼痛感。

健康指导：

1.指导孕妇进食后立即漱口或刷牙。

2.指导孕妇使用软毛的保健牙刷,并掌握正确的刷牙方法:上牙向下刷,下牙向上刷,里里外外都要刷,并要横刷上下咬合面。

3.若出现牙龈发炎应及时就医。

（十三）眩晕与昏厥

当孕妇长久站立时，血液会淤积在下半身，使回心血量减少，脑部供血不足，孕妇会感觉眩晕、眼冒金星、物体旋转，有时可能发生昏厥。如孕妇合并有贫血，则上述症状会更容易出现。眩晕和昏厥也可能发生在孕妇自卧姿突然改变姿势如站或走动时。

健康指导：

1.当孕妇出现上述症状时，可就近坐下或躺下并抬高下肢以利血液回流。

2.指导孕妇避免突然改变姿势而引起低血压。

3.合并贫血者应积极治疗贫血。

（十四）阴道流血

妊娠期间出现阴道流血则属异常现象，在妊娠 28 周之前，阴道流血是流产的最初症状。孕妇可能在上完厕所后，发现卫生纸上有少量的血性分泌物，有时会伴下腹部胀痛或腰酸；有时出血量会渐渐增多，之后突然涌出大量鲜血。在症状轻微时，少量出血为先兆流产，常经卧床休息、保胎治疗后能继续妊娠。但若出血量增多、腹痛加重则从先兆流产发展到难免流产，有时会发展到将所有胚胎组织完全排出的完全流产。若部分胎盘或胚胎组织残留于子宫内则属不完全流产，须进行清官术，将子宫内容物清除干净。

在妊娠 20 周以后出现阴道流血则可能为前置胎盘或胎盘早剥所致，前置胎盘因为胎盘附着于子宫下段，甚至达到或覆盖宫颈内口，当子宫逐渐增大、宫颈管消失、宫口开大时，附着于子宫下段或宫颈内口上的胎盘无法跟着伸展，以致胎盘和子宫内膜附着处出现剥离而造成出血。前置胎盘若有出血则为危及情况，对母体可造成大出血，对胎儿可造成宫内缺氧。若孕妇患有高血压、肾脏或血管疾病，则发生胎盘早剥的可能性更大。

健康指导：

1.指导孕妇一旦出现孕期阴道流血，均应到医院诊治。

2.孕 20 周前出现阴道流血，则流产的可能性大，应卧床休息，避免下床活动并由家属陪送医院就诊。

3.妊娠 20 周后出现无痛性阴道流血，则可能为前置胎盘，应绝对卧床休息，并由家属急诊抬送入院。

（十五）腹部疼痛

孕早期若有不明原因的一侧腹痛，伴有面色苍白、恶心、呕吐等症状则需怀疑宫外孕。疼痛系由输卵管妊娠破裂或流产后出血刺激盆腔腹膜所致，若不立即进行治疗，病人可能会出现休克或昏迷甚至死亡，故宜指导孕妇若有腹痛应到医院就诊。此外，孕早期出现腹痛也可能是先兆流产的征象，也可能由阑尾炎或黄素囊肿破裂引起。若孕妇有腹部疼痛的主诉，应仔细询问疼痛的部位、性质及伴随症状，以协助诊断和处理。

（十六）腹部变硬（宫缩）

妊娠中期时，子宫会出现无痛性子宫收缩，随着妊娠月份的增加收缩渐趋频繁，在妊娠末期尤其是临近分娩期时更频繁，若出现较规则的腹部变硬，则可能是早产的先兆。若在孕 37 周以前出现频繁的腹部变硬应卧床休息，待此现象改善后再恢复日常作息，若休息后宫缩仍频繁，则须住院进行保胎治疗以防早产。

（十七）胎动减少或消失

胎儿在母体内的活动是胎儿安康的指标之一，但若此种胎动减少或有半天以上不觉胎动，则常提示胎儿宫内缺氧，需积极治疗并尽早结束妊娠，尤其是对一些高危妊娠的孕妇，如妊高征、妊娠合并糖尿病、妊娠合并甲亢、胎儿宫内发育迟缓、过期妊娠、羊水过少、过去有死胎或死产等，均易发生胎儿宫内缺氧甚至胎死宫内。应正确指导孕妇自计胎动，每日三次，每次 1 小时，正常值为每小时 3～5 次，3 小时胎动的总和×4 小于 10 次，称胎动减少。若出现胎动减少或半天以上不觉胎动，应立即去医院就诊。

（十八）胎膜早破

在临产前发生胎膜破裂者称胎膜早破，若在孕 37 周以前应进行保胎治疗，以避免早产，若在 37 周以后可等待其自然临产或催产。具体护理措施详见分娩期并发症中的胎膜早破章节。

（十九）高血压、水肿、蛋白尿、抽搐

高血压、水肿、蛋白尿是妊娠高血压综合征的三大主症，在此基础上孕妇出现头痛、头昏、眼花等自觉症状则称为先兆子痫，若再出现抽搐则称为子痫。在产前检查时若孕妇血压在 140/90mmHg 以上、尿蛋白阳性、四肢或全身有水肿，应建议孕妇住院治疗，具体护理措施详见妊娠高血压综合征章节。

二、妊娠期妇女的营养

妊娠期由于母体新陈代谢旺盛，加之胎儿在母体内生长发育，胎儿所需的营养靠母体供给，故孕妇需要营养全面、易于消化的食物，因为除维持母体需要及供给胎儿生长发育所需的营养外，尚需为分娩及哺乳储备一部分营养。

妊娠期妇女的营养要求和其本身孕前的身体状况密切相关。在育龄妇女身上容易缺乏 4 种营养素，分别是铁、锌、叶酸和钙。铁缺乏与妇女每月的月经来潮有关；锌和叶酸缺乏与含此营养素食物的摄取不足有关；钙缺乏与钙的摄入不足或吸收不良有关。因此孕期宜特别注意补充上述 4 种营养素。

妊娠期营养的摄取是否适当，对母亲和胎儿的健康均有很大的影响。许多文献报道妊娠期妇女的营养不足可能影响胎儿的骨骼、神经系统和脑的发育，也可能导致智力发育不良，在妊娠早期易发生流产或畸形，而这类胎儿可能会有体重过轻、骨骼发育不佳的问题，而且早产、死产率较高，婴儿死亡率也较高。对母亲来说，目前因经济发达、营养状况改善，使得孕妇的体重过重较以往常见，这类妇女易导致巨大胎儿，增加了难产的发生率。同时，孕中期体重增加过快的孕妇可能和妊高征的发生有关连，应小心并定期进行产前检查。综上所述，适当的营养计划和摄取对维持母亲和胎儿的健康是至关重要、不可缺少的。

【妊娠期的营养要求】

在整个妊娠期，因孕妇本身各项生理活动量的增加和基础代谢率的升高，以供应胎儿、胎盘和其他附属物及母体本身有关组织生长发育之所需，因此妊娠期的营养要求比非孕时高。

（一）热量

妊娠早期孕妇每日需增加热量 50kcal。妊娠中晚期，由于基础代谢率升高，胎儿生长发育加快，母体组织迅速增长，每日约需增加热量 200～400kcal。最近研究表明，基于妊娠后孕妇每千克体重所消耗的热能有所下降，且孕妇的活动量减少，因此，需增加的热量并不如以往所提倡的那么高。我国营养学会推荐中、晚期孕妇每日摄入的热量应增加 200kcal，孕妇应根据体重增加的情况来调节热能的摄入。

糖和脂肪是热能的主要来源。糖的供给量应占总热量的 55%～60%，比正常人稍低，以提高蛋白质的供给量和补充其他营养素。对有早孕反应的孕妇，糖的摄入量不应低于每日 150～200g，以防酮症酸中毒。脂肪的供给量应占总热量的 25%～30%。

（二）蛋白质

是人体细胞生长发育和修复所必需的物质基础之一。我国营养学会建议：妊娠中期比非孕期每天需

增加蛋白质15g,相当于100g(约2个)鸡蛋的含量;妊娠末期每天增加25g,相当于50g瘦肉和2个鸡蛋的含量;动物类和大豆类等优质蛋白的摄入量不应少于总蛋白摄入量的1/3。含动物蛋白的食物有肉类、鱼、禽、蛋、乳类等,含植物蛋白的食物有豆类、豆制品、花生等。

(三)维生素

可分为脂溶性和水溶性两种。

1.脂溶性维生素

(1)维生素A:需要量高于非孕期,一是要满足胎儿生长发育和储存的需要,二是要满足母体自身和泌乳的需要。但也不可过多地摄取维生素A,否则会导致胎儿黄疸、腭裂、骨骼畸形等。维生素A在蛋黄、动物肝脏及深色蔬菜中的含量较多,

(2)维生素D:能促进体内钙与磷的吸收,有利于牙齿和骨骼的发育,鱼肝油中的含量较多。孕妇每日应有1～2小时的户外活动,多晒太阳,可以增加维生素D的摄入。

2.水溶性维生素

(1)维生素B_1:能增进食欲,维持良好的消化功能,防止神经炎,多存在于食物种子胚芽及外皮中,黄豆和瘦肉中的含量亦较高。如缺乏可导致便秘、呕吐、倦怠以致分娩困难,孕妇应多吃粗粮、糙米、黄豆等。

(2)维生素B_2:参与体内热能的代谢,如缺乏易引起口角溃疡、舌炎、外阴炎等。动物肝脏、绿叶蔬菜、干果、菌藻类和蛋黄中的含量较多。

(3)维生素B_{12}:有利于防止孕妇和新生儿贫血,瘦肉和发酵制品中的含量较多。叶酸缺乏时可引起孕妇巨幼红细胞贫血而导致流产和新生儿死亡,同时还易引起神经管畸形,故孕妇应每日补充叶酸400μg。

(4)维生素C:能促进体内蛋白的合成及伤口愈合,并能促进铁的吸收,防止贫血。各种新鲜水果和蔬菜中均含有,尤以绿叶蔬菜、西红柿、柿子椒、山楂、柑橘等含量丰富。

(四)无机盐

妊娠期需要足够的无机盐,尤以钙、磷、铁、碘为重要。

1.钙和磷　是构成胎儿骨骼、牙齿的主要成分,胎儿骨骼、牙齿的发育需由母体为其提供大量的钙。孕妇每日需钙约1500mg、磷2000mg。孕妇如缺钙,轻者可感腰酸腿痛、牙痛、肌肉痉挛,重者可致骨软化症及牙齿松动,胎儿也会因缺钙而出现先天性骨软化症。

2.铁　是造血的主要物质。妊娠期胎儿与胎盘的发育、子宫的长大均需大量的铁,分娩失血及产后哺乳所耗损的铁也需预先储备,孕妇每日需铁约15mg。缺铁将导致贫血,除能影响孕妇体质、使机体抵抗力降低并易发生出血倾向外,严重时可引起胎儿宫内生长迟缓。含铁多的食物有动物肝脏、瘦肉、海带、紫菜、木耳、虾米、黄豆制品、芝麻酱、芹菜及黄花菜等。

3.碘　是甲状腺素的组成成分。甲状腺素能促进蛋白质合成,促进胎儿生长发育。若碘供给不足,孕妇易发生甲状腺肿大并影响胎儿生长发育,海产品中的含量较高,孕妇应经常食用。

【妊娠期妇女体重的改变】

临床上判断孕妇在妊娠期是否摄取了足够的热量以供胎儿正常生长发育之需,其方法之一就是通过评估孕妇在妊娠期体重的增加情况来间接推断。妊娠期妇女体重的增加一般个体差异较大,整个妊娠期平均体重增加约12.5kg。妊娠期间增加的体重主要分布在胎儿、胎盘、母体本身的脂肪储备、子宫、乳腺和母体增加的血容量等方面。妊娠早期常有恶心、呕吐、食欲不振的症状,因此体重增加不多,约1～2kg左右,有些妇女甚至还可能出现体重减轻的现象。妊娠中、晚期,孕妇每周增加的体重不少于0.3kg,不应大

于 0.5kg。如大于 0.5kg,应注意有无妊娠水肿、羊水过多和能量摄入过多等情况;如小于 0.3kg,则需注意有无胎儿宫内生长发育迟缓的发生。

(一)营养评估

病史:孕妇的营养状况会直接影响孕期的营养需求量,尤其是在孕早期。因此,要详细询问孕妇的年龄、身高、孕前体重、既往史、月经生育史、饮食习惯、药物史及社会经济状况等,特别要注意以下资料。

(1)既往饮食习惯:包括饮食形态、内容及摄入量、近期的食物摄取量。

(2)咀嚼或消化功能障碍。

(3)内分泌疾病:尤其是甲状腺功能异常及糖尿病等。

(4)宗教信仰、文化传统:特殊的饮食习惯或禁忌,如吃素、不吃某种肉类等,或有异食癖,即进食非食用的物质或过量摄取某种食物,这些均可能造成营养素缺乏。

(5)妊娠引起的情绪反应:比如担心体重过度增加而欲控制饮食、不能接受怀孕等。

(6)婴儿出生后喂养方式的选择。

(7)影响食物摄取的原因:影响食物摄取的不适症状,如疲劳、恶心、呕吐、口腔溃疡、便秘及活动不便。

(二)体格检查

1.初次产前检查　进行全面的全身体格检查,排除内、外科疾病的体征,评估孕妇的营养状态。营养状况良好的表现为:黏膜红润,皮肤光滑,弹性良好,皮下脂肪丰满而有弹性,肌肉结实,指甲、毛发润泽,肋间隙及锁骨上窝深浅适中,肩胛部和腹部肌肉丰满。

2.测体重　以妊娠前体重作为比较的基线,每次产前检查均需测体重,以了解体重是否在正常的增长范围。注意应使孕妇每次测体重时所穿的衣服基本一致,以保持测量的准确性。

3.测宫高,腹围　以了解胎儿的生长情况

(三)实验室检查

1.血常规　注意有无贫血的表现。

2.血糖检查　排除糖尿病。

3.B超检查　判断胎儿宫内生长、发育的情况。

4.其他检查　诊断是否有特定的营养素缺乏,如疑甲亢或甲低则测 T3.T4 及 TSH。

【护理诊断】

1.营养失调——低于机体需要量　与早孕反应或(和)缺乏妊娠期营养知识和体重增加知识等有关。

2.营养失调——高于机体需要量　与饮食习惯不良或(和)缺乏适当锻炼等有关。

3.营养失调——潜在的高于机体需要量　与缺乏营养知识或(和)缺乏适当锻炼有关。

【护理目标】

1.孕妇的体重增加在正常范围内。

2.宫高、腹围的测定,B超检查显示胎儿的大小与孕周相符。

3.孕妇能说出有关妊娠期营养需求增加的知识和体重增加的正常范围。

4.孕妇能根据自己的习惯选择适当的食物。

【护理措施】

1.对孕妇进行有关妊娠期营养知识的教育:给孕妇讲解妊娠期营养需求的特点,增加营养的意义、作用以及妊娠期适当饮食的特点。根据孕妇的个人习惯、经济状况、文化背景和健康状况,帮助其选择合理的膳食。指导孕妇合理、正确地使用各种妊娠期营养补充药物,如铁剂、钙剂、维生素等,并与母亲探讨母乳喂养和其他喂养方式的优缺点,鼓励母乳喂养,并为孕妇提供咨询服务。

2.指导孕妇选择合适的方法应对影响营养摄入的不适,如恶心、呕吐、胃部烧灼感、便秘、腿部痉挛等。

【评价】

1.孕妇的体重增加在正常范围内,胎儿宫内生长与妊娠月份相符。

2.孕妇能说出孕期体重增加的正常数值。

3.孕妇能根据自己的习惯选择合理的饮食。

三、分娩准备

多数孕妇特别是初孕妇,常会主动地进行分娩的准备,同时,分娩的恐惧与焦虑也在困扰着她们。分娩对母子安全的威胁以及分娩时的疼痛和不适是引起恐惧和焦虑的主要原因。恐惧和焦虑等心理问题又会影响产程的进展及母子的安全,并加重分娩时的疼痛与不适,所以帮助准妈妈做好分娩的准备是非常必要的。分娩的准备包括:识别分娩的先兆,分娩物品的准备,分娩知识简介以及如何应对分娩不适。

(一)分娩的先兆

在正式临产前,孕妇往往会出现一些预示着即将正式临产的症状,称为先兆临产。先兆临产的症状包括不规则子宫收缩、见红、胎儿下降感及可能发生的破水。

(二)分娩的物品准备

孕妇及其家庭成员应于妊娠后期应将分娩后产妇及新生儿所需的物品准备齐全,并于产前确定所选择的分娩医院、临产时到达医院的交通工具以及联系方式。

1.新生儿物品的准备　新生儿皮肤细嫩、易受损伤,所以衣服、被褥、尿布等应选用质地柔软、吸水性强、透气性好、便于洗涤及消毒的纯棉制品。衣服应稍宽松,便于穿脱,衣缝应在正面,以防摩擦婴儿的皮肤。如购买成衣,须经洗涤、日晒后再用,衣服不应钉纽扣,宜以布带子或尼龙搭扣代替。尿布的形状可为长方形或三角形,使用时以布带、松紧带或安全别针固定,衣服和尿布的数量要充足。还应准备单布或绒布包被、毛巾被、毛毯、棉被、手帕、大小毛巾、围嘴等,为婴儿保暖、洗脸、洗澡、喂奶用。此外还应准备软性肥皂、婴儿爽身粉、脸盆或澡盆等婴儿洗澡用物;消毒棉签、纱布、绷带、95%酒精、1%甲紫等为新生儿清洁脐带的用物;有条件的婴儿居室内应配备有温、湿度计,并准备体温表。对选择人工喂养者还应准备:能消毒的标有刻度的奶瓶及奶嘴数个,奶嘴上需用烧红的大头针快速穿出1~2个奶孔,流速以每分钟30滴为宜;清洁奶瓶的瓶刷、煮奶小锅、配奶用的小匙、水杯等。

2.母亲物品的准备　足够的消毒卫生纸、卫生巾;合适的胸罩以支托充满乳汁的乳房,数块小毛巾垫衬于乳罩内;根据气候的冷暖准备合适的衣服,但要柔软、舒适、吸汗,厚薄适中;还要准备吸奶器,必要时借以吸空乳房。

(三)分娩知识简介

向孕妇介绍分娩知识,有助于孕妇正确看待分娩过程和应对分娩时的不适,并在分娩过程中加强自我了解和自我控制。主要内容包括:分娩过程的分期及各期的临床表现,以及产妇在分娩过程中可能接受的治疗、可能存在的护理问题及护理措施。

(四)分娩不适的应对技巧

许多研究表明,在分娩过程中由于分娩所引起的疼痛、孕妇对疼痛的恐惧、自我控制能力的丧失以及各种未预料到的反应及治疗,是妇女分娩过程中压力的主要来源,直接影响分娩的进程,并对产妇的心理产生影响。充足的分娩准备可以帮助孕妇更好地应对分娩过程中的压力,减轻分娩疼痛的方法很多,以拉梅兹法和迪克·利德法的使用最为广泛。

　　疼痛是一个跨越生理和心理两方面的概念,它既是一种生理反应,也是一种心理反应。基于苏联心理学家巴甫洛夫的条件反射理论,拉梅兹认为分娩时的疼痛也是机体对刺激的一种心理反应,引起反应的刺激是子宫收缩。产妇经过训练可以用放松的方法和有规律的呼吸调节作为对宫缩这一刺激的反应,以取代心理反应的疼痛、叫喊和失去自我控制的表现。

　　迪克·利德医师认为,由于人们对分娩的不正确认识,致使普遍存在对分娩所产生疼痛的恐惧、害怕心理。恐惧、害怕会刺激肾上腺素分泌,使身体的肌肉呈紧张状态,使得分娩过程延长而增加孕妇的痛苦,这是疼痛-恐惧-紧张的恶性循环,若能打破此循环则能大大减轻分娩时宫缩的疼痛。利德法是使孕妇在自然状态下,利用放松和腹式呼吸的技巧达到减轻疼痛的目的。

　　综合常见的减轻分娩疼痛的方法,主要的应对技巧可归纳为:放松的技巧和呼吸转移注意力控制的技巧。如果产妇在妊娠期能很好地学习、反复练习并在护理人员的指导下正确使用,则可有效地缓解分娩过程中的不适。

　　【放松的技巧】

　　放松是消除肌肉和精神紧张、缓解疲劳、使身心恢复平静的一种方法,也叫放松术。这种方法不仅适合在分娩过程中使用,也被作为一种生活的技巧而广泛使用,以应对日常生活中的各种压力。正像日常生活中放松的技巧有许多种一样,分娩过程中放松的技巧也多种多样。为能更好地在分娩过程中使用这一技巧,孕妇妊娠期应在专业人员的指导下进行训练。

　　1.有意识地放松　　通过有意识地对身体某一部分或某几部分肌肉进行收缩-放松的训练,而最终达到可以有意识地放松紧张部位肌肉的目的。包括渐进式和选择式放松训练。

　　渐进式放松训练方法:

　　(1)孕妇取平躺位,在头和膝下各放一枕头以增加舒适感。

　　(2)教练指示孕妇依口令渐渐自脸部、颈部、胸部而直到脚趾完全放松。

　　(3)完全放松后,教练应检查孕妇身体是否已真正完全放松,可试将孕妇的手肘或膝盖弯曲,然后抬起某一肢体,放手时该肢体应自然落下。若觉孕妇某部分肌肉仍呈紧张状态,可给予按摩促使放松。

　　选择式放松训练:选择性地放松身体某一部分的肌肉。

　　2.触摸放松　　孕妇和教练合作,当教练触摸孕妇某一部位时,该部位的肌肉即主动放松。

　　3.意识放松　　产妇通过想象某一美好事物驱除头脑中的一切杂念,以达到身心平静的状态。

　　4.音乐放松　　选择产妇喜欢的舒缓音乐,指导其完全沉浸在音乐之中,从而达到身心平静的状态。但这种方法要求产妇具有一定的音乐欣赏能力。

　　【分散注意力】

　　分散注意力的技巧是选择一个实际或想象中的事物作为注意点,指导产妇将注意力集中于此点,使其注意力从宫缩引起的疼痛和不适上转移开,从而降低对宫缩的感受力,增加对不适的耐受力。因为大脑高度注意某一刺激时可以抑制对其他刺激的反应。

　　【控制呼吸】

　　呼吸的频率和节律会受到身体运动和精神状态的影响。当运动或精神紧张时呼吸频率就会加剧,这是由于交感神经兴奋所致。分娩时,随着宫缩强度和频率的增加,产妇的呼吸也会受到影响而变得不规则。

　　呼吸控制的技巧是指在分娩过程中,根据宫缩的强度、频率和持续时间主动地调整呼吸频率和节律的方法。它可以缓解由于分娩所产生的压力,增强产妇的自我控制意识。控制呼吸的技巧一般与转移注意力的技巧联合使用。

　　适用于第一产程呼吸控制的方式多种多样,根据宫缩强度和持续时间的不同可选择不同的方式,当转移注意力的方法已不能帮助产妇缓解分娩的不适时,则可选择慢-胸式呼吸,其频率为正常呼吸的 1/2。随着宫缩频率和强度的增加,可选择浅式呼吸,其频率约为正常呼吸的 2 倍。当进入第一产程过渡期时,即宫口开大 8~10cm 时,产妇的不适达到最剧烈的程度,一般选用喘—吹式呼吸:4 次短浅的呼吸后吹一口气,此比率也可上升至 6∶1 或 8∶1,但要注意预防过度通气。在使用每一种呼吸方式时都是以一次深呼吸开始并以一次深呼吸结束。

　　在第二产程中,当胎先露到达盆底压迫肛提肌时,产妇会不自主地屏气向下用力,并主动增加腹压。这时如宫口已开全,产妇应尽量屏气 6~8 秒,深吸一口气再屏气,如此重复,每阵宫缩约 4~5 次。如胎头已娩出,为保护会阴避免撕裂,则可使用喘-吹式呼吸方式。

　　宫缩时控制呼吸的频率与节律还可使产妇感受到她对自身的控制能力,并表明她能通过个人努力去完成某项工作,这可以增强其自信心。

　　为了能在分娩过程中更好地应用控制呼吸的技巧,必须在孕期反复练习,使之成为一种条件反射。分娩时使用控制呼吸的技巧并不是因为这种方法比自然的呼吸方法好,而是在产妇不能继续保持自然呼吸时,这种方法比其他可以加剧紧张的呼吸方式对产妇更有利。

(张晓惠)

第二十三章　妊娠期并发症

第一节　妊娠剧吐

孕妇在早孕时出现头晕、倦怠、择食、食欲不振、轻度恶心呕吐等症状,称为早孕反应。因恶心呕吐多在清晨空腹时较严重,故又称"晨吐"。早孕反应多在妊娠 12 周前后自然消失,不需特殊治疗。少数孕妇早孕反应严重,持续恶心,呕吐频繁,不能进食、进水,影响身体健康,甚至威胁孕妇生命时,称为妊娠剧吐。

一、病因

本病病因尚不清楚。目前多认为妊娠剧吐与血中人绒毛膜促性腺激素(HCG)水平增高关系密切,也可能与大脑皮层及皮层下中枢功能失调,致使下丘脑自主神经系统功能紊乱有关。

由于频繁呕吐,水分丢失,可引起脱水及电解质紊乱;南于长期处于饥饿状态,机体动用脂肪组织提供能量,导致脂肪氧化不全而产生酮体,引起代谢性酸中毒,而出现相应的症状和体征。

二、临床表现

一般在停经 40 日前后,孕妇开始出现晨吐,逐渐加重,直至呕吐频繁,不能进食,呕吐物中有胆汁或咖啡渣样物。

三、诊断要点

1.病史　有停经史、早孕反应。

2.临床表现　为恶心呕吐频繁,头晕,厌食,甚则恶闻食气,食入即吐,不食亦吐。严重者可出现全身乏力,精神萎靡,消瘦。甚者可见血压下降,体温升高,黄疸,嗜睡或昏迷。

四、处理原则

以对症治疗为原则,纠正酸中毒并补充电解质,维持水电解质平衡状态,必要时应终止妊娠。

五、一般护理

(一)心理支持

对妊娠剧吐的孕妇,护士应主动给予安慰,注意其精神状态,了解其思想情绪,帮助孕妇解除顾虑。

(二)缓解症状

妊娠剧吐的孕妇通常需要住院治疗,按医嘱补液,纠正酸中毒。首先应禁食 2～3 日,每日静脉滴注葡萄糖液及葡萄糖盐水共 3000mL。输液中加入氯化钾、维生素 C 及维生素 B_6,同时肌内注射维生素 B。合并有代谢性酸中毒者,应根据血二氧化碳结合力值或血气分析结果,静脉滴注碳酸氢钠溶液。

(三)病情观察

护士应注意观察患者呕吐频率、呕吐量、呕吐物性状、进食情况、尿量以及精神状况、意识状态等。注意患者每日尿量至少应达到 1000mL。一般经上述治疗 2～3 日后,孕妇的病情多迅速好转。呕吐停止后,可以鼓励孕妇进食。若进食量不足,还应适当补液。若孕妇的病情经上述治疗后仍不见好转,体温升高达38℃以上,心率每分钟超过 120 次或出现黄疸时,应及时报告医生,考虑终止妊娠。

(四)饮食护理

妊娠恶阻以呕吐为主要见证。在饮食方面,均以清淡、稀软、容易消化的食物为主,避免闻臭、腥、腐、食品,少食或不食油腻厚味。胃气虚弱的孕妇以牛奶、豆浆、蛋羹、米粥、软饭、软面条为主;肝热气逆的孕妇,则宜多吃蔬菜和水果。进食方法,以少量多次进餐为好。

1.胃气虚弱

妊娠 2～3 个月,呕恶不食,脘腹胀闷,或食入即吐、全身乏力、头晕思睡、舌苔白、舌质淡、脉滑无力,可选用健胃和中、降逆止呕的食品调治。

(1)姜汁米汤:取生姜汁 5～7 滴加入米汤内,频频饮服。

(2)橙子煎:橙子 1 个,洗净,切 4 瓣(带皮),加蜂蜜少许,煎汤,频频饮服。

(3)砂仁藕粉:砂仁 1.5g,木香 1g,共研末,和藕粉、白糖一起冲食。

(4)扁豆汁:白扁豆 10g,煎汁,送服砂仁粉 1.5g。

2.肝热气逆　中医认为胎前多热,故妊娠恶阻以肝胃热居多。一般症见呕吐苦水或酸水,胸胁及脘腹胀满,暖气、善太息(俗谓长出气)、头晕且胀、烦急易怒、苔微黄、舌边尖红、脉弦滑,可选用清热和胃、凉血安胎的食品调治。

(1)西瓜汁:两瓜绞汁,频频饮服。

(2)绿豆饮:绿豆 50g,煎汤,频频饮服。

(3)枇杷饮:鲜枇杷叶 10g(刷去毛),鲜芦根 10g,水煎取汁代茶饮。

(4)雪梨浆:大雪花梨 1 个,切薄片,水煮片刻,放凉后,不拘时频饮。

恶阻属于妊娠期多发病,常见于年轻初产妇。恶阻一证,有轻重之别,大多可以中医辨证施治为主,经合理治疗及饮食、心理调护后,患者可迅速康复,但亦有少数患者病情较重,须中西医结合治疗;甚至个别患者病情加剧而致气阴衰竭,则须遵循下胎益母的原则,采用相应的治疗措施。因此,在治疗过程中,应定期测定尿量、尿比重、尿酮体、血红细胞计数及血细胞比容、血红蛋白、二氧化碳结合力、钾、钠、氯、尿素氮、肌酐及胆红素等,及时掌握疾病变化情况,以免贻误病情。

六、健康教育

1.本病发生往往与精神因素有关,患者应保持乐观愉快的情绪,解除顾虑,避免精神刺激。

2.生活上须调配饮食,宜清淡、易消化,忌肥甘厚味及辛辣之品,鼓励进食,少量多餐,服药应采取少量缓缓呷服之法,以获药力。

3.经及时治疗,大多可治愈。若出现体温升高达 38℃ 以上,心率每分钟超过 120 次,出现持续黄疸或持续蛋白尿,精神萎靡不振等,应及时考虑终止妊娠。

(张洪丽)

第二节　流　产

凡妊娠不足 28 周、胎儿体重不足 1000g 而终止者,称为流产。流产又分为自然流产和人工流产。自然流产的发生率占全部妊娠的 15% 左右,多数为早期流产。本节主要阐述先兆流产、早期流产、晚期流产和习惯性流产。

一、先兆流产

先兆流产是指妊娠物尚留宫腔内,但出现流产的临床症状,常见于早期妊娠。

(一)病因

由于染色体异常或严重合并性疾病、内分泌功能失调等母体因素,也可由于胚胎等因素致胚胎早期死亡或母婴免疫不适应,导致母婴排斥现象等致使子宫体敏感,引起宫缩等症状。

(二)临床表现

表现为停经后出现少量阴道流血,有时伴有轻微下腹痛、腰痛、腰坠。妇科检查宫颈口未开,胎膜未破,妊娠产物未排出,子宫大小与停经周数相符。

(三)诊断要点

先兆流产就是妊娠后出现少量阴道出,常比月经量少,先兆流产的血来自子宫腔,血呈鲜红色,早孕反应仍存在,有时伴有轻微下腹痛、腰痛及下坠感。但是没有阴道大量流水和妊娠物排出。妇科检查时子宫口未开,羊膜囊未破裂,子宫大小与停经月份相符,妊娠试验阳性,这种情况下,如果 B 超提示胚胎生长良好,如能及时进行安胎治疗,仍有希望继续妊娠。

(四)处理原则

保胎治疗。

(五)一般护理

1.先兆流产孕妇需卧床休息,为其提供生活护理。

2.减少各种刺激,禁止性生活,禁用肥皂水灌肠,避免不必要的各种检查。

3.遵医嘱给予孕妇对胎儿无害的适量镇静剂,孕激素等。

4.随时评估孕妇的病情变化。

5.注意观察孕妇的情绪反应,加强心理护理,增强保胎信心。护士需向孕妇及其家属讲明以上保胎措施的必要性,以取得孕妇及其家属的理解和配合。

(六)健康教育

患者应卧床休息,避免过劳,密切观察阴道出血量或腹痛情况,饮食宜营养丰富,多食鱼、肉、蛋等,忌食辛辣香燥之品,忌房事。

二、早期流产和晚期流产(不全流产和难免流产)

流产发生于妊娠 12 周以前者称早期流产;发生在妊娠 12 周至 28 周者称晚期流产。

(一)病因

导致流产的原因很多,主要有:①遗传基因缺陷;②母体因素,如母亲患有全身性疾病、生殖器官疾病、内分泌功能失调,妊娠后母婴双方免疫不适应、母婴血型不合,以及妊娠期特别是妊娠早期行腹部手术或妊娠中期外伤、劳动过度、性交等;③胎盘因素,如滋养细胞的发育和功能不全、胎盘内巨大梗死、前置胎盘、胎盘早期剥离等;④外界不良因素,如有害的化学物质和物理因素等。

由于流产发生的时间不同,其病理过程亦不相同。早期流产时胚胎多数先死亡,继之底蜕膜出血,由于胎盘绒毛发育尚不成熟,与子宫蜕膜联系尚不牢固,因此在妊娠 8 周前发生的流产,妊娠产物多数可以完全从子宫壁剥离而排出,故出血不多。在妊娠 8~12 周,胎盘虽未完全形成,但胎盘绒毛发育繁盛,与蜕膜层联系牢固,此时若发生流产,妊娠产物往往不易完全从子宫壁剥离而排出,常有部分组织残留于宫内,影响子宫收缩,故出血较多。妊娠 12 周后,胎盘已完全形成,流产过程与足月分娩相似。

(二)临床表现

停经、腹痛及阴道出血是流产的主要临床症状。

1.先兆流产　见前述。

2.难免流产　由先兆流产发展而来,流产已不可避免。表现为阴道流血量增多,阵发性腹痛加重。妇科检查宫颈口已扩张,晚期难免流产者还可有羊水流出或见胚胎组织或胎囊堵于宫口,子宫大小与停经周数相符或略小。

3.不全流产　由难免流产发展而来,妊娠产物已部分排出体外,尚有部分残留于宫内,从而影响子宫收缩,阴道出血持续不止,严重时可出现出血性休克。妇科检查宫颈口已扩张,不断有血液自宫颈口内流出,有时尚可见胎盘组织堵塞于宫颈口或部分妊娠产物已排出于阴道内,而部分仍留在宫腔内。一般子宫小于停经周数。

4.完全流产　妊娠产物已完全排出,阴道出血逐渐停止,腹痛随之消失。妇科检查宫颈口已关闭,子宫接近正常大小。

5.稽留流产　指胚胎或胎儿已死亡,滞留在宫腔内尚未自然排出者。妊娠早期,若胚胎或胎儿已死亡,子宫不再增大反而缩小,早孕反应消失;若已至妊娠中期,孕妇不感腹部增大,胎动消失。妇科检查宫颈口未开,子宫较停经周数小,质地不软。未闻及胎心。

流产过程中,若阴道流血时间过长、有组织残留于宫腔内或非法堕胎等,有可能引起宫腔内感染。严重时感染可扩展到盆腔、腹腔乃至全身,并发盆腔炎、腹膜炎、败血症及感染性休克等,称流产感染。

(三)诊断要点

1.病史　有停经史,早孕反应,或曾有胎漏、胎动不安病史,或有妊娠期热病史、外伤史等。

2.临床表现　妊娠 12 周内,出现阴道流血,且血量增多超过月经量,继而小腹疼痛加重,胚胎自然殒堕,可诊断为堕胎。妊娠 12~28 周内,先出现小腹阵发性疼痛,继而阴道流血,或有羊水溢出,胎儿自然殒堕者,可诊断为小产。

(四)处理原则

以止血、预防感染及休克为原则。

(五)一般护理

1.有先兆流产征象者,护理措施同先兆流产患者的护理。

2.妊娠不能再继续者的护理内容包括:

(1)护士积极采取措施,及时做好终止妊娠的准备。

(2)严密观察患者的生命体征以及腹痛与阴道流血情况。

(3)有凝血功能障碍者,按医嘱于术前予以纠正,再行引产或手术准备。

3.预防感染

(1)监测患者的体温、血象、阴道流血及分泌物的性状与量等,发现异常应及时报告医生,并执行医嘱进行抗感染处理。

(2)严格执行无菌操作规程,加强会阴部护理。

(3)指导孕妇维持良好卫生习惯。

(4)指导患者于流产后1个月返院复查,确认无禁忌证后,方可恢复性生活。

(六)饮食护理

1.糖饯红枣　干红枣 50g,花生米 100g,红糖 50g。将干红枣洗净后用温水浸泡,花生米略煮,去皮备用。枣与花生米同入小铝锅内,加水适量,以文火煮 30min,捞出花生米,加红糖,待红糖溶化收汁即成。

具有养血、理虚作用。适用于流产后贫血或血象偏低者等。

2.豆浆大米粥　豆浆 2 碗,大米 50g,白糖适量。将大米淘洗干净,以豆浆煮米作粥,熟后加糖调服。每日早晨空腹服食。

具有调和脾胃、清热润燥作用。适用于流产后体虚的调养。

3.鸡蛋枣汤　鸡蛋 2 个,红枣 10 个,红糖适量。锅内放水煮沸后打入鸡蛋卧煮,水再沸下红枣及红糖,文火煮 20min 即可。

具有补中益气和养血作用。适用于贫血及病后、产后气血不足的调养。

4.乳鸽枸杞汤　乳鸽 1 只,枸杞 30g,盐少许。将乳鸽去毛及内脏杂物,洗净,放入锅内加水与枸杞共炖,熟时加盐少许。吃肉饮汤,每日 2 次。

具有益气、补血、理虚作用。适用于流产后体虚及病后气虚、体倦乏力、表虚自汗等症。

5.荔枝大枣汤　干荔枝、干大枣各 7 枚。共加水煎服,每日 1 剂。

具有补血生津作用。适用于妇女贫血及流产后体虚的调养。

(七)健康教育

患者应卧床休息,保持外阴部的清洁干燥。避免不良情绪刺激,保持心情舒畅。饮食宜清淡、易消化、高蛋白、高维生素,以补充营养,增强机体的抵抗力,纠正气血不足。若属保胎无效,胎儿殒堕,应向患者讲明下次妊娠的时间应在半年至 1 年后,过早妊娠,身体未得到充分恢复,易致胎儿再次殒堕。再次孕前要加强身体锻炼,增强体质,做必要的优生优育检查。

三、习惯性流产

习惯性流产指自然流产连续发生 3 次或 3 次以上者。每次流产多发生于同一妊娠月份,其临床经过与一般流产相同。

(一)病因

导致习惯性流产的原因很多,其中不明原因者约占 40%。早期流产的原因多为黄体功能不足、甲状腺功能低下、染色体异常等。晚期流产常见于宫颈内口松弛、子宫肌瘤或子宫畸形等。

(二)临床表现

与一般流产相同。

(三)诊断要点

1.病史　曾有连续 3 次或以上的自然流产史。每次流产多发生在同一妊娠月份,多数在早期妊娠阶段,流产经过相似。应了解有无人工流产(包括吸宫术、钳刮术或引产术)、早产、急产或手术助产(包括吸引产、产钳助产)史,生殖系统疾病(如子宫肌瘤、子宫内膜炎、卵巢肿瘤等),以及慢性病史(如甲状腺功能亢进或低下、糖尿病、高血压、慢性肾炎、红斑性狼疮等)。还应了解配偶的生殖功能与病史(如慢性前列腺炎、精囊炎等)。

2.症状与体征　可无明显症状。或有月经不调,如月经先期、后期、先后不定期、月经过多、过少或经期延长,或流产后出现闭经、崩漏、不孕。或有盆腔炎、子宫内膜异位症的表现。妇科检查应注意子宫的形态、大小,宫颈口是否松弛,盆腔有无粘连、包块等。

(1)遗传学检查:夫妇双方染色体检查,如发现染色体结构异常,如易位、断裂、倒置或缺失,应根据遗传学原理汁算子代染色体异常的几率,供患者参考并作抉择。如再次妊娠,应取羊水作胎儿染色体分析。此外,在某些遗传性疾病(如地中海贫血、G6PD 缺乏症等)高发地区,应对夫妇双方进行常规检查,必要时还可作基因诊断。

(2)生殖系统检查:通过 B 型超声显像、子宫造影、宫腔镜等了解盆腔器官,子宫形态、大小,以及子宫内膜的情况。可进行诊断性刮宫或在宫腔镜下取活检,测定子宫内膜的分泌时相以及雌、孕激素受体(ER,PR)。还可以在宫腔镜下对宫腔粘连、子宫内膜息肉、子宫内膜下肌瘤、子宫纵隔等进行处理,如妇科检查或 B 超发现盆腔包块,可进一步作磁共振(MR)或腹腔镜检查以明确诊断

(3)偶精液检查:了解精子的数目、活动率与活动力、正常与异常形态的比例等。如精于数目过少,活动力低下,或异常形态的精于比例大于 200 或精液液化时间过长,则应进一步检查原因。通过男性生殖系统检查,了解有无精索静脉曲张、前列腺炎、精囊炎等。

(4)内分泌学检查:垂体激素(包括 FSH,LH,PRL)、卵巢激素(E_2,P,T),可采用放射免疫法(RIA)、酶联免疫法(FLISA)或化学发光法。对多囊性卵巢综合征、高泌乳素血症的诊断是重要的参考指标。结合基础体温测定,还有助于了解黄体功能。此外,还应检测甲状腺功能(T_3,T_4,TSH 等)、血糖、前列腺素等。

(5)病原体检查:有宫颈炎、子宫内膜炎或输卵管炎者,应取宫颈分泌物培养,检测支原体、衣原体、细菌等。对弓形虫、病毒的检查可通过间接的抗体测定。

(6)免疫学检查:包括封闭性抗体、自身/同种抗体。

(7)其他:根据病史与症状,对心、肝、肾、凝血功能等进行检测。此外,有研究表明,精神心理因素对反复自然流产的发生也有一定的影响,许多患者有抑郁、焦虑、恐惧等表现。可采用通用的心理量表进行个性心理状态的评估(如艾森克个性问卷、症状自评量表等)。

(四)处理原则

以预防为主,孕后对因行保胎治疗。

(五)一般护理

1.夫妻双方应进行病因诊断检查,以确定习惯性流产的可能原因。

2.孕后接受产前门诊常规检查及监护。

3.有习惯性流产史者,妊娠确诊后应卧床休息,加强营养,禁止性生活。

4.采取保胎措施必须超过以往流产发生的月份。

（六）健康教育

本病孕前,加强锻炼,增强体质;饮食易消化,营养宜丰富,多食新鲜蔬菜水果,忌食辛辣刺激之品;起居有常,避免房劳过度;做有关妊娠的各项检查,若有异常,及早对症治疗。一年以后方可再次妊娠。孕后应积极予以保胎治疗,注意休息,避免过劳,禁房事。

（陈京美）

第三节　异位妊娠

正常妊娠时,受精卵着床于子宫体腔内膜。受精卵在子宫体腔外着床发育时,称为异位妊娠,习称宫外孕。按其发生的部位不同,可分为输卵管妊娠、卵巢妊娠、腹腔妊娠等,其中以输卵管妊娠最为常见,且是妇产科常见急腹症之故。本节主要阐述输卵管妊娠。在输卵管妊娠中以壶腹部妊娠较多见。

一、病因

任何妨碍受精卵正常进入宫腔的因素均可造成输卵管妊娠。其中输卵管炎症是引起输卵管妊娠的常见原因。此外,输卵管发育不良或功能异常、内分泌失调、神经精神机能紊乱、受精卵游走、输卵管周围肿瘤以及子宫内膜异位症等都可增加受精卵着床于输卵管的可能性。

输卵管妊娠时,由于输卵管管腔狭窄,管壁薄,蜕膜变化不完全,受精卵植入后,不能适应孕卵的生长发育,因此当输卵管妊娠发展到一定程度,可出现以下结果:

1.**输卵管妊娠流产**　多见于输卵管壶腹部妊娠,发病多发生在妊娠8～12周。由于输卵管妊娠时管壁形成的蜕膜不完整,发育中的囊胚常向管腔突出,最终突破包膜而出血。囊胚可与管壁分离,若整个囊胚剥离落入管腔并经输卵管逆蠕动排入腹腔,即形成输卵管完全流产。若囊胚剥离不完整,有一部分仍残留于管腔,则为输卵管不完全流产。

2.**输卵管妊娠破裂**　多见于输卵管峡部妊娠,发病多在妊娠6周左右。当囊胚生长时,绒毛侵蚀管壁的肌层及浆膜,以至穿破浆膜,形成输卵管妊娠破裂。

3.**陈旧性宫外孕**　有时发生输卵管妊娠流产或破裂后未及时治疗,或内出血已逐渐停止,病情稳定,时间过久,胚胎死亡或被吸收,但长期反复内出血形成的盆腔血肿可机化变硬,并与周围组织粘连,临床上称为陈旧性宫外孕。

4.**继发性腹腔妊娠**　发生输卵管妊娠流产或破裂后,胚胎被排入腹腔,大部分死亡,但偶尔也有存活者。当存活胚胎的绒毛组织仍附着于原位或排至腹腔后重新种植而获得营养时,可继续生长发育形成继发性腹腔妊娠。

二、临床表现

输卵管妊娠的临床表现与受精卵着床部位、有无流产后破裂以及出血量多少、时间长短等有关。

1.停经　多数患者停经 6~8 周以后出现不规则阴道流血,但有些患者因月经仅过期几天,误将不规则的阴道流血视为月经,也可能无停经主诉。

2.腹痛　腹痛是输卵管妊娠患者就诊的主要症状。输卵管妊娠未发生流产或破裂前,常表现为一侧下腹隐痛或酸胀感。输卵管妊娠流产或破裂时,患者突感一侧下腹撕裂样疼痛。随后,血液由局部、下腹流向全腹,疼痛亦遍及全腹,放射至肩部;当血液积聚于子宫直肠陷凹处,可出现肛门坠胀感。

3.阴道流血　胚胎死亡后,常有不规则阴道流血,色黯红或深褐,量少呈点滴状,一般不超过月经量。少数患者阴道流血量较多,类似月经。阴道流血可伴有蜕膜管型或蜕膜碎片排出,系子宫蜕膜剥离所致。阴道流血一般在病灶除去后方能停止。

4.晕厥与休克　急性大量内出血及剧烈腹痛会引起患者晕厥或休克。内出血愈多愈急,症状出现也愈迅速愈严重,但与阴道流血量不成比例。

5.腹部包块　当输卵管妊娠流产或破裂后所形成的血肿时间过久,可因血液凝固,逐渐机化变硬并与周围器官(如子宫、输卵管、卵巢、肠管等)发生粘连而形成包块。

三、诊断要点

(一)未破损型

1.病史　多有停经史及早孕反应,可有盆腔炎病史或不孕史。

2.临床表现　多无明显腹痛,或仅有下腹一侧隐痛。

(二)已破损型

1.病史　多有停经史及早孕反应,可有盆腔炎病史或不孕史。

2.临床表观

(1)停经:多有停经史,除输卵管间质部妊娠停经时间较长外,大多在 6 周左右。亦有无明显停经史者。

(2)腹痛:在早期不明显,有时仅一侧少腹隐痛。当输卵管破裂时,患者突感下腹一侧撕裂样剧痛,持续或反复发作。腹痛可波及下腹或全腹,有的可还引起肩胛部放射性疼痛。

(3)阴道不规则出血:不规则阴道出血,量少,色黯。有时可排出蜕膜管形或碎片。

(4)晕厥与休克:腹腔内急性出血及剧烈腹痛可导致晕厥与休克,其程度与腹腔内出血量与出血速度有关,但与阴道出血情况不成正比。

四、处理原则

以手术治疗为主。

五、辨证要点

因有腹痛及出血,自觉病情较重,情绪低落,甚则惊慌失措。对于无子女者,担心以后生育问题,多不思饮食,顾虑重重。本病属少腹瘀血证,主要以出血量的多少、腹痛的程度、包块的大小为辨证要点。临床常见以下证型:

(一)未破损型

指输卵管妊娠尚未破裂者。可有停经史及早孕反应,或阴道出血淋沥不止,或下腹一侧隐痛,舌质正常,苔薄白,脉弦滑。妇科检查可触及一侧附件有软性包块,有压痛,尿妊娠试验多为阳性。

本证停经妊娠,故有早孕反应;孕卵滞于宫外,生长受阻,故阴道出血淋沥不止;孕卵在输卵管着床,胞络瘀阻,气血运行不畅,故下腹一侧隐痛,或包块压痛。

(二)已破损型

指输卵管妊娠流产或破裂者。

1.休克型　指输卵管流产或破裂后引起急性大出血,临床上出现休克征象。突发下腹部剧烈疼痛,面色苍白,四肢厥冷,或冷汗淋漓,肛门有下坠感,有时烦躁不安,脉微欲绝或细数无力。查体血压下降或不稳定,并有腹部及妇科体征。本证孕卵停滞于子宫之外,胀破脉络,故突发下腹剧痛;络伤内崩,阴血暴亡,气随血脱,故面色苍白,四肢厥冷,冷汗淋漓;离经之血,蕴聚于下,故肛门有下坠感;亡血心神失养,故烦躁不安。

2.不稳定型　指输卵管妊娠破裂后时间不长,病情还不够稳定,有再次发生内出血的可能。腹痛拒按,时有少量阴道出血;或头晕眼花,神疲乏力;或腹部包块,疼痛拒按,舌正常或舌质淡,脉细缓。查体血压趋于稳定,并有腹部及妇科体征。

本证脉络破损,络伤血溢,离经之血蓄于少腹,故腹痛拒按;瘀血内停,新血不得归经,故阴道出血;气随血泄,故头晕眼花,神疲乏力;血蓄少腹,日久不去,渐成包块,疼痛拒按。

3.包块型　指输卵管妊娠破损时间较长,腹腔内血液已形成血肿包块者。腹腔血肿包块形成,腹痛逐渐减轻或消失,可见下腹部坠胀或便意感,阴道出血电逐渐停止,舌质黯或正常,苔薄白,脉细涩。本证络伤血溢于少腹,瘀积成症,故见腹腔血肿包块;包块阻碍气机,放下腹坠胀。

六、一般护理

(一)接受手术治疗患者的护理

护士在严密监测患者生命体征的同时,配合医生积极纠正患者休克症状,做好术前准备。并且注意加强心理护理,术前护士应简洁明了地向患者及其家属讲明手术的必要性,并以亲切的态度和切实的行动赢得他们的信任,减少和消除患者的紧张、恐惧心理,协助患者接受手术治疗方案。

(二)接受非手术治疗患者的护理

对于接受非手术治疗方案的患者,护士应从以下几方面加强护理:

1.密切观察患者的一般情况、生命体征,并重视其主诉。

2.告知患者病情发展的一些指征,如出血增多、腹痛加剧、肛门坠胀感明显等。

3.嘱患者卧床休息,避免腹部压力增大,从而减少异位妊娠破裂的机会,在卧床期间,护士需提供相应的生活护理。

4.协助正确留取血标本,以监测治疗效果。

5.指导患者摄取足够的营养物质,尤其是富含铁蛋白的食物,以促进血红蛋白的增加,增强抵抗力。保守治疗效果不佳或胚胎继续生长者,宜及早手术。

(三)出院指导

输卵管妊娠的预后在于防止输卵管的损伤和感染,因此护士应做好妇女的健康保健工作,防止发生盆腔感染。教育患者保持良好的卫生习惯,勤洗浴、勤换衣,性伴侣固定。发生盆腔炎后须立即彻底治疗,以免延误病情。另外,由于输卵管妊娠者中约有10%的再发生率和50%～60%的不孕率,因此护十需告诫患者,下次妊娠时要及时就医,并且不宜轻易终止妊娠。

(四)饮食护理

1.卤汁麻雀

配料:麻雀 10 只。

制法:将麻雀嘴、翅膀及羽毛去除,洗净后,沥于水分;浸入放有蒜泥、料酒、酱油、糖、味精的卤汁中 30min,沥干;然后用中温的油略炸片刻,再改低温油,炸成金黄色,沥去油加入卤汁收干即可。

功能:壮阳益精,暖宫调冲。本菜香脆味醇。麻雀味甘、性温,壮阳益精,暖腰膝,缩小便,能治血崩、带下。

2.鸡丝炒苋菜

配料:苋菜 500g,鸡脯肉 100g。

制法:苋菜去根、洗净,鸡肉切丝,炒锅中放水,先焯苋菜,沥干;锅中放油,待六成热,炒鸡丝,使变色;加盐、味精、清汤,倒入苋菜,拌匀,沸水煮 3min,装盆食用。

功能:清热行水,养肝调冲。本膳色美味鲜。所用鸡脯肉,含蛋白质、维生素,养肝补肝;苋菜,以其叶色分粉绿、红色、暗紫、紫斑等,均含蛋白质、脂肪、粗纤维、胡萝卜素、维生素 A、维生素 C、维生素 B1、维生素 B2、烟酸及微量元素钙、磷、铁、锌、硒等营养成分,但不含草酸,味甘,性寒,清热行水,养血凉血。苋菜宜选用红色或紫红色者较佳。

3.虾仁海参羹

配料:海参 150g,虾仁 30g。

制法:海参水发至软,剖开,刮净内杂,洗净后,再用水烧开,发透,切丁;虾仁,用黄酒浸软。锅内放鸡汤,人海参、虾仁,加盐后,煮沸 20min,加味精、胡椒粉,湿淀粉勾薄芡,撒葱花,装入汤盆,即可。

功能:填精益肾,温阳益髓。本菜滑嫩味美。所用之海参,含人体必需氨基酸和钙、磷等微量元素,填精益肾;虾仁,温补肾元,益髓壮阳。

4.蕺菜炒肉缝

配料:蕺菜(鲜)250g,瘦猪肉 50g。

制法:蕺菜洗净切段;瘦猪肉切丝、挂浆。炒锅放油,至七成热,先滑炒肉丝,变色,起锅;锅内留底油,炒蕺菜,加盐、味精、水,待沸 3min,倒入肉丝,拌炒均匀,煮沸 3min,即可起锅装盘,佐餐食用。

功能:清热活血,滋阴补肾。本菜滑嫩爽口。蕺菜,清热活血,含维生素 C、碳水化合物、叶绿素等;猪肉,含蛋白质和铁、钙、磷等矿物质,滋阴补肾,利水健脾。

5.蒜味圆鱼汤

配料:圆鱼 1 只(约重 200g),大蒜 20g。

制法:圆鱼,宰杀后,开水烫,去外衣、内杂,洗净;大蒜,剥去外衣,微敲碎。将圆鱼放汤碗中,加黄酒、姜块、葱段、盐,先蒸 15min,捞去姜、葱,加蒜、味精、水适量,再上笼蒸 20min,即可食用,喝汤及肉。

功能:养肝补肾,活血行水。本菜补而不腻。圆鱼,含优质蛋白及人体必需氨基酸,养肝阴而活血和血;蒜,含蛋白质、维生素、矿物质,并有挥发油、蒜味素,有利水活血之能。

6.苁蓉粥

配料:肉苁蓉 20g,粳米 150g。

制法:肉苁蓉煎汁,备用;粳米 150g,淘洗后加水入锅,煮粥,将成,倒入药汁,稠粥,即可频饮。

功能:补肾益精,和中养胃。本膳选用苁蓉,补肾壮阳,填益精髓;用粳米熬粥,能安五脏,和中益胃。

七、健康教育

1.患者平卧,立即测血压、脉搏、呼吸、体温及观察患者神志。

2.急查血常规、血型及交叉配血,或作回收自身血准备。

3.立即给予吸氧、输液。可用50%的葡萄糖液20mL加丽参注射液10mL静脉推注,或用5%的葡萄糖液500mL加丽参注射液20mL静脉滴注。必要时输血。

4.有条件者可同时服用参附汤回阳救逆,或服生脉散合宫外孕Ⅰ号方(赤芍、丹参、桃仁)以益气固脱,活血化瘀。

5.若腹腔内出血多,或经以上处理休克仍不能纠正者,应立即手术治疗。手术指征:停经时间长,疑为输卵管间质部或残角子宫妊娠者;休克严重,内出血量多或持续出血,虽经抢救而不易控制者;妊娠试验持续阳性,包块继续长大,杀胚药无效者;愿意同时施行绝育术者。

6.预防调护

(1)减少宫腔手术及人工流产术,避免产后及流产后的感染。

(2)积极治疗慢性盆腔炎、盆腔肿瘤等疾病。有慢性盆腔炎病史的患者在怀孕前,宜做输卵管通畅检查,以减少异位妊娠的发病率。

(3)对曾有盆腔炎史、不孕史、放置宫内节育器而停经者,应注意异位妊娠的发生。

(4)对异位妊娠破损的患者,宜平卧或头低位,以增加脑血流量及氧的供给。给予吸氧、保暖。

(5)对有生育要求的异位妊娠术后患者,仍应积极治疗盆腔炎症以通畅输卵管。

(6)异位妊娠根据其妊娠部位,就诊时间、诊断处理是否及时之不同,预后吉凶不一。输卵管妊娠早期诊断,可以保守治疗,免除手术,保存生育能力。如果输卵管妊娠破裂;严重的可危及生命,必须手术抢救。不稳定型,必须在严密观察下保守治疗。对子宫颈、间质部妊娠必须手术治疗。

(7)输卵管妊娠以后,10%患者可再次患输卵管妊娠,50%～60%患者继发不孕症。

(张洪丽)

第四节　妊娠期高血压

妊娠期高血压疾病,又称妊娠高血压综合征(PIH,简称妊高征),是孕期特有的疾病,在妊娠20周以后出现高血压、水肿、蛋白尿三大症候群,严重时可出现抽搐、昏迷、心肾衰竭,甚至发生母婴死亡。妊高征是妊娠期特有的疾病,也是孕产妇及围生儿死亡的重要原因之一。

一、病因病机

妊高征的发病原因至今尚未阐明,依据流行病学调查发现,多发生于以下情况。

1.精神过分紧张或受刺激致使中枢神经系统功能紊乱者。

2.寒冷季节或气温变化过大,特别是气压升高时。

3.年轻初产妇或高龄初产妇。

4.有慢性高血压、慢性肾炎、糖尿病等病史的孕妇。

5.营养不良,如贫血、低蛋白血症者。

6.体型矮胖者。

7.子宫张力过高(如羊水过多、双胎妊娠、糖尿病巨大儿及葡萄胎等)者。

8.家族中有高血压史,尤其是孕妇之母有重度妊高征史者。

全身小动脉痉挛是本病的基本病变。由于小动脉痉挛,造成管腔狭窄,周围阻力增大,内皮细胞损伤,通透性增加,体液和蛋白质渗漏,表现为血压上升、蛋白尿、水肿和血液浓缩等。全身各组织器官因缺血、缺氧而受到不同程度损害,严重时脑、心、肝、肾及胎盘等的病理生理变化可导致抽搐、昏迷、脑水肿、脑出血、肾衰竭、肺水肿、肝细胞坏死及被膜下出血,胎盘绒毛退行性变、出血和梗死,胎盘早期剥离以及凝血功能障碍而导致弥散性血管内凝血(DIC)等。

二、临床表现及分类

高血压、水肿、蛋白尿是妊高征的三大临床表现。

(一)轻度妊高征

主要表现为血压轻度升高,可伴轻度蛋白尿和(或)水肿。此阶段可持续数日至数周,或逐渐发展,或迅速恶化。

1.高血压 孕妇在孕前或妊娠 20 周血压(即基础血压)不高,而至妊娠 20 周后血压开始升高,大于等于 140/90mmHg,小于 150/100mmHg,或收缩压超过原基础血压 30mmHg,舒张压超过原基础血压 15mmHg。

2.蛋白尿 出现常略迟于血压升高,量轻微(小于 0.5g/24h),开始时可无。

3.水肿 最初可表现为经休息后不消退的踝部及小腿部水肿,或体重的异常增加(即隐性水肿),每周超过 0.5kg。若体内积液过多,可导致临床可见的水肿,多由踝部开始,渐延至小腿、大腿、外阴部、腹部,按之凹陷,称为凹陷性水肿。水肿可分为四级,用"+"表示。

(1)"+"水肿局限于踝部、小腿。

(2)"++"水肿延及大腿。

(3)"+++"水肿延及腹部、外阴。

(4)"++++"全身水肿或伴腹水。

(二)中度妊高征

血压不低于 150/100mmHg,但不超过 160/110mmHg;尿蛋白(+),即 24h 尿蛋白量超过 0.5g,或伴有水肿;无自觉症状。

(三)重度妊高征

病情进一步发展,血压达到或超过 160/110mmHg;尿蛋白(++)~(++++),即 24h 尿蛋白量达到或超过 5g;可有不同程度的水肿,并有一系列自觉症状出现。此阶段可分为先兆子痫和子痫。

1.先兆子痫 孕妇除有上述表现外,还出现头痛、眼花、胃区疼痛、恶心、呕吐等症状。这些症状表明颅内血管病变进一步加重,可能随时发生抽搐,故称先兆子痫。

2.子痫 在先兆子痫的基础上出现抽搐发作,或伴昏迷,称为子痫。子痫多发生于妊娠晚期或临产前,称产前子痫;少数发生于分娩过程中,称产时子痫;个别发生在产后 24h 内,称产后子痫。妊高征,尤其是重度妊高征,往往可发生肾功能障碍、胎盘早剥、胎儿宫内发育迟缓、胎儿窘迫等母婴并发症。

三、诊断要点

根据病史、体格检查,以及辅助检查可作出诊断,注意询问有无自觉症状如头痛、视物模糊及上腹部不适。

四、处理原则

轻度妊高征,应加强孕期检查,密切观察病情变化,以防发展为重症。中、重度妊高征应住院治疗,积极处理,防止发生子痫及并发症。治疗原则为解痉、降压、镇静,合理扩容及利尿,适时终止妊娠。

五、一般护理

(一)轻度妊高征孕妇的护理

1.保证休息　轻度妊高征孕妇可在家休息,创造安静、清洁环境,以保证充分的睡眠(8~10h/日)。在休息和睡眠时以左侧卧位为宜。此外,应鼓励孕妇精神放松、心情愉快,也有助于抑制病情的发展。

2.调整饮食　轻度妊高征孕妇需摄入足够的蛋白质(100g/日以上)、蔬菜,补充维生素、铁和钙剂。食盐不必严格限制,因为长期低盐饮食可引起低钠血症,易发生产后血液循环衰竭,而且低盐饮食也会影响食欲,减少蛋白质的摄入,对母婴均不利,但全身浮肿的孕妇应限制食盐的摄入量。

3.加强产前保健　根据病情需要增加轻度妊高征孕妇产前检查次数,提高孕妇的自我保健意识,加强母婴监测措施,密切注意病情变化,防止发展为重症。

(二)中、重度妊高征孕妇的护理

1.日常护理

(1)中、重度妊高征孕妇需住院治疗,卧床休息,左侧卧位。保持病室安静,避免各种刺激。若孕妇为重度妊高征,护士还应准备下列物品:呼叫器、床档、急救车、吸引器、氧气、开口器、产包,以及急救药品(如硫酸镁、葡萄糖酸钙等)。

(2)每4h测一次血压,如血压升高,提示病情加重。并随时观察和询问孕妇有无头晕、头痛、目眩等自觉症状出现。

(3)注意胎动、胎心以及子宫敏感性(肌张力)有无改变。

(4)重度妊高征孕妇应根据病情需要,适当限制食盐摄入量(每日少于3g),每日或隔日测体重,每日记录液体出入量、测尿蛋白,必要时测24h尿蛋白定量,检查肝肾功能、二氧化碳结合力等项目。

2.用药护理　硫酸镁是目前治疗妊高征的首选解痉药物。护士应明确硫酸镁的用药方法、毒性反应以及注意事项。

(1)用药方法:硫酸镁可采用肌内注射或静脉用药。肌内注射通常于用药2h后血药浓度达高峰,且体内浓度下降缓慢,作用时间长,但局部刺激性强,患者常因疼痛而难以接受。注射时应注意使用长针头行深部肌内注射,并加利多卡因于硫酸镁溶液中,以缓解注射部位疼痛。注射后用无菌棉球或创可贴覆盖针孔,以防止注射部位感染,必要时可行局部按揉或热敷,促进肌内组织对药物的吸收。

静脉用药可行静脉滴注或推注,静脉用药后可使血中浓度迅速达有效水平,用药后约1h血药浓度可达高峰,停药后血药浓度下降较快,但可避免肌内注射引起的不适。

基于不同用药途径的特点,临床多采用两种方式互补长短,以维持体内有效浓度。

(2)毒性反应:硫酸镁的治疗浓度和中毒浓度相近,因此,在进行硫酸镁治疗时应严密观察其毒性作用,并认真控制硫酸镁的摄入量。通常主张硫酸镁的滴注速度以 1g/h 为宜,不超过 2g/h,每日用量 15～20gg。硫酸镁过量会使呼吸及心肌收缩功能受到抑制,危及生命。中毒现象首先表现为膝反射消失,随着血镁浓度的增高可出现全身肌张力减退及呼吸抑制,严重者心跳可突然停止。

(3)注意事项:护士在用药前及用药过程中除评估孕妇的血压外,还应检测以下指标:膝腱反射必须存在;呼吸不少于 16 次/min;尿量每 24h 不少于 600mL,或每小时不少于 25mL。尿少提示排泄功能受抑制,镁离子易蓄积而发生巾毒。南于钙离子可与镁离子争夺神经细胞上的同一受体,阻止镁离子的继续结合,因此应随时准备好 10% 的葡萄糖酸钙注射液,以便出现毒性作用时及时予以解毒。10% 葡萄糖酸钙 10mL 在静脉推注时宜在 3min 以上推完,必要时可每小时重复一次,直至呼吸、排尿和神经抑制恢复正常,但 24h 内不超过 8 次。

3.子痫患者的护理　子痫为重度妊高征最严重的阶段,直接关系到母婴安危,因此子痫患者的护理极为重要。

(1)协助医生控制抽搐:患者一旦发生抽搐,应尽快控制。硫酸镁为首选药物,必要时可加用作用较强的镇静药物。

(2)专人护理,防止受伤:在子痫发生后,首先应保持患者的呼吸道通畅,并立即给氧,用开口器或于上、下磨牙间放置一缠好纱布的压舌板,用舌钳固定舌头以防咬伤唇舌或致舌后坠的发生。使患者取头低侧卧位,以防黏液吸入呼吸道或舌头阻塞呼吸道,也可避免发生低血压综合征。必要时,用吸引器吸出喉部黏液或呕吐物,以免窒息。在患者昏迷或未完全清醒时,禁止给予一切饮食和口服药,以防止误入呼吸道而致吸入性肺炎。

(3)减少刺激,以免诱发抽搐:患者应安置于单人暗室,保持绝对安静,以避免声、光刺激;一切治疗活动和护理操作尽量轻柔且相对集中,避免干扰患者。

(4)严密监护:密切注意血压、脉搏、呼吸、体温及尿量(留置尿管),记录出入量。及时进行必要的血、尿化验和特殊检查,以及早发现脑出血、肺水肿、急性肾衰竭等并发症。

(5)为终止妊娠做好准备:子痫发作者往往在发作后自然临产,应严密观察及时发现产兆,并做好母子抢救准备。如经治疗病情得以控制仍未临产者,应在孕妇清醒后 24～48h 内引产,或子痫经药物控制后6～12h 考虑终止妊娠。护士应做好终止妊娠的准备。

(三)妊高征孕妇的产时及产后护理

妊高征孕妇的分娩方式应根据母婴的情形而定。若决定经阴道分娩,在第一产程中,应密切监测患者的血压、脉搏、尿量、胎心及子宫收缩情况以及有无自觉症状;血压升高时应及时与医生联系。在第二产程中,应尽量缩短产程,避免产妇用力,初产妇可行会阴侧切并用产钳或胎吸助产。在第三产程中,须预防产后出血,在胎儿娩出前肩后立即静脉推注催产素(禁用麦角新碱),及时娩出胎盘并按摩宫底,观察血压变化,重视患者的主诉。病情较重者于分娩开始即需开放静脉。娩出胎儿后测血压,病情稳定者方可送回病房。重症患者产后应继续硫酸镁治疗 1～2 日,产后 24h 至 5 日内仍有发生子痫的可能,故不可放松治疗及护理措施。

妊高征孕妇在产褥期仍需继续监测血压,产后 48h 内应至少每 4h 观察一次血压即使产前未发生抽搐,产后 48h 亦有发生的可能,故产后 48h 内仍应继续硫酸镁的治疗和护理。使用大量硫酸镁的孕妇,产后易发生子宫收缩乏力,恶露较常人多,因此应严密观察子宫复旧情况,严防产后出血。

(四)妊高征的预防

护士应加强孕期健康教育,使孕妇及其家属了解妊高征的知识及其对母婴的危害,从而促使孕妇自觉于妊娠早期开始做产前检查,并坚持定期检查,以便及时发现异常,及时治疗和纠正。同时,还应指导孕妇合理饮食,减少过量脂肪和盐分的摄入,并提倡妊娠20周后注意补钙。

六、健康教育

饮食宜清淡且易消化,忌食海鲜及辛辣刺激之品,对尿少肢肿者应给予低盐或无盐饮食。同时,应保持情绪稳定,力戒恼怒忧郁,安心休养,以防止子痫的发生。

(张晓惠)

第五节　前置胎盘

【病情观察要点】

1.观察患者的面色、生命体征。

2.密切观察患者阴道流血情况及失血量。

3.观察胎心音和数胎动,禁做肛门检查。

4.遵医嘱定期行 B 超检查胎盘着床的情况。

5.患者的心理状态。

【主要护理问题及相关因素】

1.自理能力缺陷　与疾病需要绝对卧床休息有关。

2.有大出血的危险　与胎盘附着的位置低、血窦破裂出血有关。

3.有胎儿受伤的危险　与胎盘自其附着处剥离导致胎儿可发生宫内缺氧、窘迫死亡有关。

4.焦虑、恐惧　与反复阴道流血和担心胎儿的健康有关。

5.有感染的危险　与反复阴道流血导致贫血、抵抗力降低有关。

【主要护理问题的护理措施】

1.自理能力缺陷

(1)加强巡视,及时解决患者所需。

(2)将呼叫器及生活用品放在患者伸手可及之处,以方便其拿取。

(3)协助患者进食。

(4)协助洗漱卫生:协助患者洗脸、洗手、刷牙、洗脚。

(5)必要时可行床上洗头及擦澡,做好大、小便后的会阴护理。

(6)协助穿着修饰:将患者所穿衣服叠放整齐,按顺序放好,以便患者拿取。协助穿宽松舒适的衣服。

(7)保持床单位整洁、干燥、平整,保持空气清新。

2.有大出血的危险

(1)严密观察出血情况,并观察血压、脉搏、呼吸,面色及早发现出血性休克。

(2)观察患者宫缩情况,必要时遵医嘱使用宫缩抑制剂。

(3)多食粗纤维食物,保持大便通畅,必要时给予大便软化剂。

(4)进食高蛋白、高维生素、富含铁食物,纠正贫血。

(5)严禁做肛门和阴道检查。

（6）做好大出血的抢救准备。

3.有胎儿受伤的危险

（1）禁止性生活，以免刺激宫缩造成出血。

（2）定期复查 B 超，监护胎儿安全度及成熟度。

（3）嘱患者左侧卧位，低流量吸氧 1 小时，2 次/d。

（4）听胎心音 3 次/d，并嘱患者自测胎动 1 小时，3 次/d，如有胎动过多或过少及时汇报。

（5）嘱患者勿揉搓乳房或腹部，以免诱发宫缩，必要时遵医嘱给宫缩抑制剂预防早产。

（6）遵医嘱予以促进胎儿肺成熟药物，预防肺透明膜疾病的发生。

（7）病情严重而未临产者或已临产但宫口开大不够时，应立即行剖宫产术结束分娩。

（8）一般情况好，宫口已近开全，估计短时间内分娩可结束者，可考虑阴道分娩。但必须严密观察生命体征、阴道出血情况、产程进展及胎儿情况，必要时可行阴道助产结束分娩。

4.焦虑、恐惧

（1）向患者介绍环境、同室病友、主管医生及主管护士，减轻其陌生感。

（2）鼓励患者表达其焦虑、恐惧，必要时陪伴患者。

（3）耐心向患者解释病情消除紧张和顾虑，使其能积极配合治疗和得到充分休息。

（4）介绍预防危险的措施，减轻患者紧张情绪。

（5）介绍治疗计划，并在治疗过程中，给予患者适当的信息，使其对病情有所了解。这样可以增加对工作人员的信任。

（6）鼓励家属给予患者爱的表达，以帮助其摆脱恐惧与焦虑。

（7）加强对胎儿的监护，必要时将监护结果告诉患者。

（8）必要时遵医嘱使用镇静药。

（9）保持环境安静，以减少对患者感官的刺激，安排一安静的房间，避免与其他焦虑患者接触。

5.有感染的危险

（1）保持室内空气新鲜，通风 2 次/d。

（2）注意会阴护理，0.1％聚维酮碘溶液会阴冲洗，2 次/d。做好大、小便后会阴清洁。

（3）垫消毒卫生巾，勤换内衣裤。

（4）产后鼓励早下床活动，以促进恶露排出。

（5）产褥期禁止盆浴，禁止性生活。

（6）进食高蛋白、高维生素、高热量、富含铁的食物，以增加机体抵抗力。

（7）遵医嘱用抗生素，注意观察药物作用和不良反应。

【重点沟通内容】

1.语言沟通

"您现在有腹痛、腹胀吗？"

"您腹痛间隔时间有多久？"

"您现在有阴道流血吗？"

"您阴道流出来的血是鲜红色的，还是暗红色的？"

"您现在阴道流血量多吗？"

"您今天觉得有胎动吗？"

"1 小时胎动大概有几次？"

"有没有下床活动？要绝对卧床休息哦。"

2.非语言沟通

(1)查患者生命体征、面色、尿量、阴道流血情况。

(2)听胎心音，监测有无变化，观察有无产兆。

(3)面色、皮肤的色泽，阴道流血量、颜色及血液中有无其他组织、混合物。

(4)协助必要的检查，如 B 超检查等。

【健康指导】

1.注意休息　妊娠晚期出血者应早诊断、早治疗，前置胎盘者绝对卧床休息。

2.保持会阴清洁　前置胎盘多有阴道流血，血液是细菌最好的培养基，所以保持会阴清洁预防感染非常必要。具体方法：用 0.1％聚维酮碘溶液冲洗会阴，2 次/d，大、小便后由前往后会阴擦洗。

3.定期来医院进行产前检查　28～32 周每月检查 1 次，32～36 周每半月检查 1 次，36 周以后每周检查 1 次，必要时缩短产前检查的时间。

4.注意胎动和阴道流血的情况　每天坚持数胎动 3 小时，分别是早、中、晚，每小时胎动＞5 次或＜3 次，要及时告诉医务人员。

5.禁止性生活　一般的妊娠早 3 个月和妊娠晚 3 个月禁止性生活，一旦发现前置胎盘绝对禁止性生活，防止大出血。

6.纠正贫血　有贫血者食用含铁高的食物，如菠菜等。

7.向患者讲解突发情况的处理方法　立即卧床休息，拨打 120 等。

（张洪丽）

第六节　胎盘早剥

妊娠 20 周后或分娩期，正常位置的胎盘在胎儿娩出前，部分或全部从子宫壁剥离，称为胎盘早期剥离，简称胎盘早剥。胎盘早剥是妊娠晚期的一种严重并发症，往往起病急、进展快，若处理不及时，可危及母婴生命。

一、病因

病因目前尚不明确，其发病可能与以下因素有关：①血管病变，如妊娠期高血压疾病、慢性高血压病和肾炎等；②机械性因素，如腹部受撞击、挤压、摔伤或行外倒转术纠正胎位等；③子宫静脉压突然升高，如仰卧位低血压综合征。

胎盘早剥的主要病理变化是底蜕膜出血，形成血肿，使胎盘自附着处剥离。如果胎盘边缘仍附着于子宫壁上，或胎膜与子宫壁未剥离，血液不向外流而积聚在胎盘与子宫壁之间，为隐性出血或内出血；当胎盘后血肿使胎盘剥离面不断扩大，血液冲开胎盘边缘及胎膜，沿胎膜与宫壁间经宫颈向外流出，为显性出血或外出血；当内出血过多时，血液也可冲开胎盘边缘与胎膜，向宫颈口外流出，形成混合性出血。有时出血穿破羊膜流入羊水中，形成血性羊水。内出血严重时，血液向子宫肌层内浸润，引起肌纤维分离、断裂、变性，此时子宫表面出现紫蓝色瘀斑，尤其在胎盘附着处更明显，称为子宫胎盘卒中。严重的胎盘早剥可能发生凝血功能障碍，出现弥漫性血管内凝血（DIC）。

二、临床表现

胎盘早剥的临床特点是妊娠晚期突然发生的腹部持续性疼痛,伴有或不伴有阴道出血。根据胎盘剥离面的大小和出血量的多少可分为以下两型。

1.轻型　　以外出血为主,胎盘剥离面通常不超过胎盘的1/3,多见于分娩期。主要症状为阴道流血,出血量一般较多,色暗红,伴轻微腹痛或无腹痛,贫血体征不显著。若在分娩期则产程进展较快。

腹部检查:子宫软,宫缩有间歇,子宫大小符合妊娠月份,胎位清,胎心率多正常,若出血量多胎心可有改变:腹部压痛不明显或仅有局部轻压痛(胎盘剥离处)。产后检查见胎盘母体面有凝血块及压迹。

2.重型　　以内出血和混合性出血为主,胎盘剥离面超过胎盘的1/3,同时有较大的胎盘后血肿,多见于重度妊高征。主要症状为突然发生的持续性腹部疼痛和(或)腰酸、腰背痛,其程度与胎盘后积血多少成正相关。严重时可出现休克征象。可无阴道流血或少量阴道流血及血性羊水,贫血程度与阴道流血量不相符。

腹部检查:子宫硬如板状,有压痛,以胎盘附着处最显著,若胎盘附着于子宫后壁,则子宫压痛不明显,但子宫比妊娠周数大,宫底随胎盘后血肿增大而增高。偶见宫缩,子宫多处于高张状态,子宫收缩间歇期不能放松,因此胎位触不清楚。若剥离面超过胎盘面积的1/2,胎儿可因缺氧死亡,故重型患者的胎心消失。

三、诊断要点

1.根据伴有妊娠高血压综合征或外伤史的孕妇,突发性腹痛伴阴道流血的病史,结合体征辅助检查。

2.超声检查:可疑病例尽早作 B 型超声波检查,如见胎盘后与宫壁之间有液性暗区,表明有血肿存在,有助于确诊,并能了解胎儿的存活情况。

3.化验检查:作尿检查,了解肾脏情况;作血常规、血小板、出血时间、凝血时间及血纤维蛋白原等有关DIC 化验,以了解患者贫血程度及凝血功能状态。对急诊患者,可采用血小板计数及全血凝块观察试验以监测凝血功能,及早判断是否并发凝血障碍。

4.需与子宫破裂、前置胎盘鉴别。

5.及早识别常见并发症,如 DIC、产后出血、急性肾衰竭、席汉氏综合征等。

四、处理原则

以纠正休克、及时终止妊娠为处理原则。

五、辨证要点

因妊娠后腹痛或轻或重,或伴出血,易造成精神紧张。因惧怕小产或早产而心情抑郁、沮丧、忧心忡忡。本病以腹痛的性质,疼痛的程度和阴道出血的量、色、质为辨证要点。临床常见以下证型:

1.阴虚肝旺型　　妊娠期腹部持续隐痛,阴道出血,量或多或少,色红,头晕目眩,视物昏花,耳鸣,咽干口燥,舌质红,苔少或花剥,脉细弦。

本证素体肝肾阴虚,虚热内生,扰动胎元,故妊娠期腹部持续隐痛;热扰冲任,冲任不固,故阴道出血,量或多或少,色红;阴虚肝旺,上扰清窍,故头晕目眩,视物昏花,耳鸣;阴虚内热,虚火上炎,故口干咽燥。

2.瘀血阻滞型　妊娠期突发小腹疼痛拒按,阴道出血,量或多或少,色黯红或深红,伴舌边紫黯或有瘀点,脉沉弦或沉涩。

本证宿有痼疾,或孕后不慎跌仆闪挫,致瘀血积于胞中,瘀血阻滞,不通则痛,故妊娠期突发小腹疼痛拒按;瘀血阻于冲任,冲任不固,故阴道出血,量或多或少,色黯红或深红。

六、一般护理

胎盘早剥是一种妊娠晚期严重危及母婴生命的并发症,因此积极预防非常重要。对于已诊断为胎盘早剥的患者,护理措施如下:

1.纠正休克,改善患者　一般情况护士应迅速开放静脉,积极补充血容量。及时输入新鲜血液,既能补充血容量,又可补充凝血因子。同时,密切监测胎儿状态。

2.严密观察病情变化,及时发现并发症　凝血功能障碍表现为皮下、黏膜或注射部位出血,子宫出血不凝,有时有尿血、咯血及呕血等现象;急性肾衰竭可表现为尿少或无尿。护士应高度重视上述症状,一旦发现,及时报告医生并配合处理。

3.为终止妊娠做好准备　一旦确诊,应及时终止妊娠,依具体状态决定分娩方式,护士需为此做好相应的准备。

4.预防产后出血胎盘剥离　娩出后易发生产后出血,因此分娩后应及时给予宫缩剂,并配合按摩子宫,必要时按医嘱做切除子宫的术前准备。未发生出血者,产后仍应加强生命体征观察,预防晚期产后出血的危险。

4.产褥期护理患者　在产褥期应注意加强营养,纠正贫血。更换消毒会阴垫,保持会阴清洁,防止感染。根据孕妇身体情况给予母乳喂养指导。死产者及时给予退乳措施。

七、健康教育

妊娠期间因腹痛及阴道出血,患者多精神紧张,心情抑郁,担心胎儿的健康状况。又因本病起病急、进展快,应密切观察腹痛及阴道出血、胎心情况。必要时中西医结合予以积极抢救。

(张洪丽)

第二十四章　妊娠合并症

第一节　心脏病

【病情观察要点】

1.观察患者心功能情况及其变化。

2.观察患者意识、生命体征。

3.有无心力衰竭现象:心慌、气短、痰中带血、颈静脉怒张、

4.有无诱发心力衰竭的潜在因素。

5.防止洋地黄中毒。

6.观察胎心音、子宫收缩及产兆变化。

7.严格掌握输液速度,控制入量。

8.对心脏手术后孕妇行抗凝治疗者,密切观察其全身出血倾向和血栓梗死。

【主要护理问题及相关因素】

1.活动无耐力　与妊娠和心脏负担加重有关。

2.知识缺乏　与缺乏相关疾病的知识有关。

3.焦虑　与身体健康受到威胁、担心胎儿情况有关。

4.母乳喂养中断　与心脏负担加重有关。

5.潜在并发症——充血性心力衰竭　与母体血容量增加和产后血液重新分布有关。

【主要护理问题的护理措施】

1.孕妇应卧床休息,采取左侧卧位为宜,每天保证睡眠 10 小时以上,避免疲劳。

2.保持床单位整洁,提供舒适安静的环境休息。

3.呼叫器和生活必需品放在伸手可及的地方,便于拿取。

4.及时巡视病房,及时发现患者的需要。

5.协助外出检查。

6.加强营养:为预防心力衰竭,指导孕妇制定科学的饮食计划,嘱少食多餐,摄取高蛋白、高热量、低盐、富含维生素、易消化的食物。

2.知识缺乏

(1)采取知识讲座、多媒体、宣传小册、挂图等多种形式讲解疾病的有关知识。

(2)创造一个相互尊重、相互信任和相互合作的学习气氛。

(3)耐心解答患者的问题,给患者讲解疾病过程及治疗方法。

3.焦虑

(1)认真听取患者的主诉,找出焦虑的原因。

(2)识别患者的焦虑,承认患者的感受,对其表示理解。

(3)保持心情舒畅,减少焦虑。

(4)做好病房环境、主管医生和护士的介绍,减少患者焦虑。

(5)教会患者一些放松疗法,如听音乐、听故事等。

(6)鼓励家属陪伴患者,予以爱的关怀,以减少顾虑及无助。

(7)对妊娠失败者帮助其以正常的心态接受此次妊娠失败的现实。

4.母乳喂养中断

(1)及时排空乳房,保持泌乳。

(2)应积极配合治疗,如患者心功能恢复到Ⅰ~Ⅱ级后可开始母乳喂养。

(3)评估分析产妇对人工喂养的了解程度,并给予指导。

(4)指导人工喂养,选择合适的代乳品,如奶粉、鲜牛奶等。

(5)婴儿满4个月应添加辅食,以满足铁、钙的需要。

(6)适当的加强与婴儿的接触和交流,建立亲密的母子感情,但不能影响休息。

(7)向患者介绍母乳喂养支持组织、热线电话、咨询门诊,如出院后有母乳喂养条件者,可与这些组织联系,重新开始母乳喂养。

5.潜在并发症——充血性心力衰竭

(1)积极治疗原发病,预防心力衰竭的发生。

(2)有心力衰竭征象时及时处理,分娩最好取半坐卧位,下肢应低于心脏水平。采用面罩给氧。

(3)宫口开全后行阴道助产术,缩短第二产程,切勿让产妇屏气用力过猛而加重心脏负担。产妇应张嘴哈气,配合医生操作。

(4)患者分娩后立即腹部加压1~2kg重的沙袋24小时,防止腹压骤减,诱发心力衰竭。如产后出血过多需输血、输液时,应控制输液速度。

(5)严格卧床休息,给予低流量持续吸氧。心功能Ⅰ~Ⅱ级者绝对卧床24小时,产后根据情况遵医嘱使用镇静止痛药,以免疼痛加重心脏负担。

(6)产后注意保暖,预防上呼吸道感染。

(7)心功能Ⅰ~Ⅱ级者,可考虑产后72小时后开始哺乳,但应避免劳累防止乳胀;心功能Ⅲ~Ⅳ级者绝对禁止母乳喂养

(8)心脏病手术后孕产妇,按妊娠合并心脏病处理。

(9)心力衰竭发作时的处理:半卧位或下垂双腿;高流量氧吸入(6~8L/min);产前、产时可遵医嘱给予地西泮或哌替啶,产后可给予吗啡,但昏迷、休克患者禁用;快速利尿,呋塞米20~40mg静注,使用强心药如毛花苷C(西地兰)、毒毛花苷K等;解除支气管痉挛,可用氨茶碱。

(10)重视患者的主诉,注意孕妇的一般情况、生命体的改变。

【重点沟通内容】

1.语言沟通

"您觉得心慌吗?"

"您觉得胸闷吗?"

"您今天咳嗽吗? 有痰吗?"

"您今天咳出的痰中是否有血?"

"您今天胎儿动得频繁吗?"

"您今天用了药后有什么不舒服的感觉吗?"

"您今天是否觉得呼吸不畅?"

2.非语言沟通

(1)查患者生命体征、神志、瞳孔、尿量、胎心音、产兆。

(2)查患者痰中带血的颜色,阴道流血的颜色、量;外阴卫生;子宫收缩情况。

(3)输液的速度、量。

(4)观察胎心音及心率的变化。

【健康指导】

1.注意休息,定期行产前检查,心脏有异常及时就医,凡是不宜妊娠的必须在孕12周之前行人工流产。

2.当患者心功能Ⅲ级时,禁止母乳哺育婴儿,因哺育婴儿会影响其休息,并加重其心脏负担。

3.指导孕妇:心功能Ⅲ~Ⅳ级者,应劝其绝育。Ⅰ~Ⅱ级者,虽可妊娠但应加强监测。

4.心脏病的心功能分级

(1)Ⅰ级:一般体力活动不受限制。

(2)Ⅱ级:一般体力活动稍受限制,活动后出现心悸,休息时无症状。

(3)Ⅲ级:一般体力活动明显受限制,休息时无症状,轻微日常工作时出现心悸、呼吸困难或既往有心力衰竭史。

(4)Ⅳ级:不能进行任何活动,休息时出现心悸、呼吸困难等心力衰竭表现。

5.早期心力衰竭的表现

(1)轻微活动后即出现胸闷、心悸、气短。

(2)休息时心率>110次/min,呼吸>20次/min。

(3)夜间常出现端坐呼吸。

(4)肺底部出现少量持续性湿啰音,咳嗽后不消失。

6.预防心力衰竭　预防心力衰竭是改善母儿预后的关键。

(1)定期产前检查及早发现心力衰竭的早期征象:妊娠20周前2周检查1次,20周以后特别是32周以后每周检查1次。比预产期提前2~4周住院待产。

(2)避免过度劳累及情绪激动:保证充足的休息,每天至少10小时睡眠。

(3)高蛋白、高维生素、低盐、低脂饮食;孕期控制体重,整个孕期体重不宜超过10kg,妊娠16周后每天食盐不超过4~5g。

(4)积极预防和纠正贫血,预防感染特别是上呼吸道感染。

(5)妊娠合并心脏病的主要死亡原因是心力衰竭和严重感染,而心力衰竭的3个关键时期是妊娠32~34周、分娩期、产后3天,特别是产后24小时之内。

(刘翠平)

第二节　糖尿病

糖尿病是一种由多种病因引起的以慢性高咖.糖为特征的全身代谢性疾病,因胰岛素绝对或相对不足

而引起糖、脂肪和蛋白质代谢异常,久病可引起多系统损害,

中医无此病名,根据其临床表现,属中医妊娠"消渴"病证范畴,最早见于《内经》。

一、病因病机

妊娠合并糖尿病属高危妊娠,对母婴均有较大影响,应予以重视。根据情况的不同可分为两种类型:

1.妊娠合并糖尿病　妊娠合并糖尿病指在原有糖尿病基础上合并妊娠,或者妊娠前为隐性糖尿病,妊娠后发展为糖尿病。该类型占妊娠合并糖尿病总数的 10%~20%。

2.妊娠期糖尿病　妊娠期糖尿病指妊娠期首次发现或发生的糖代谢异常。

其诊断标准只需符合下列任何一项即可:①口服糖耐量试验结果两次异常,②两次空腹血糖浓度不低于 5.8mmol/l(105MG/dL),任何一次咖.糖浓度不低于 11.1mmol/l(200mg/dL),且再测空腹血糖浓度不低于 5.8mmol/L(105mg/dL)。妊娠期糖尿病多可在分娩后恢复,但仍有 33.3% 的患者于产后 5~10 年转为糖尿病,故应定期随访。

中医学认为,本病的发生主要是素体阴虚,饮食不节而致燥热内生,妊娠后阴血下聚以养胎,其阴更虚,燥热之邪益盛,而发本病。

二、临床表现

重者孕期出现"三多"症状,即多饮、多食、多尿,轻者症状不明显。孕妇还可表现为肥胖或妊娠期间体重增加过快,糖耐量异常,或尿糖、血糖升高。有些孕妇会出现皮肤瘙痒,尤其是外阴瘙痒等症状。

三、诊断要点

1.凡以口渴多饮、多食易饥、尿频量多、形体消瘦或尿有甜味为临床特征者,即可诊断为消渴病。本病多发于中年以后,以及嗜食膏粱厚味、醇酒炙博之人。若有青少年期即罹患本病者,一般病情较重。

2.初起可"三多"症状不著,病久常并发眩晕、肺痨、胸痹心痛、中风、雀目、疮痈等。严重者可见烦渴、头痛、呕吐、腹痛、呼吸短促,甚或昏迷厥脱危象。由于本病的发生与禀赋不足有较为密切的关系,故消渴病的家族史可供诊断参考。

3.查空腹、餐后 2h 血糖和尿糖,尿比重,葡萄糖耐量试验等,有助于确定诊断。必要时查尿酮体、血尿素氮、肌酐,二氧化碳结合力及血钾、钠、钙、氯化物等。

四、处理原则

1.西医　凡有严重心血管病史、肾功能减退或眼底有增生性视网膜炎者不宜妊娠,应采取避孕措施,如已妊娠者应及早终止妊娠。对器质性病变较轻或病情控制较好者,可以继续妊娠,但应在内科与产科密切合作下,尽可能将孕妇的血糖控制在正常或接近正常范围内。根据孕妇和胎儿情况,适时采取合理的分娩方式。

2.中医　清热养阴,生津润燥,治病与安胎并举。

五、一般护理

(一)孕前期

怀孕前应征求医务人员意见,以指定适宜的怀孕时间、合理饮食、用药和运动方案。对病情严重不能妊娠者,应当指导避孕。可以妊娠者应当将血糖控制在正常或接近正常后再怀孕,怀孕前至少是怀孕开始时应停止使用口服降糖药。

(二)妊娠期

确保妊娠期间病情控制良好,对母婴的安全而言至关重要。

1.健康教育　其目的是提高孕妇及其家属对于妊娠糖尿病的认识,提高孕妇自我护理能力并建立良好的家庭和社会支持系统。宣传教育的对象包括孕妇及其家属,内容包括:有关糖尿病的一般知识,妊娠与糖尿病的关系;饮食指导和运动指导;血糖控制的目标和意义,如何做好血糖自我监测;胰岛素的使用方法、注意事项和皮肤护理;自我心理调节技巧,建立良好的家庭和社会支持系统;远期糖尿病的预防等。

2.定期产前检查　加强对糖尿病孕妇及其胎儿的监护。初诊时应全面评估既往妊娠分娩史,根据 White 氏分级确定病情严重程度,并做血糖、尿常规、眼底、肾功能及 B 型超声检查等。A1 级糖尿病孕妇产前检查次数同非糖尿病孕妇,A2 级以上的糖尿病孕妇则 28 周前每 2 周一次,28 周以后每周一次,如有特殊情况,须增加检查的次数,必要时住院检查和治疗。

3.饮食控制　饮食控制是糖尿病治疗的基础。由于孕妇对营养的特殊需要,要保证充足热量和蛋白质的摄入,避免营养不良或发生酮症而危害胎儿。每日控制总热量为每日每千克体重(标准体重)146～159kJ(35～38kcal),并根据血糖和酮体情况适当调整。其中碳水化合物占 40%～50%,蛋白质占 12%～20%,脂肪占 30%～35%,并给予维生素、叶酸 0.5mg、铁剂 15mg 和钙剂 1.0～1.2g。提倡少量多餐,适当限制食盐的摄入,勿食糖果,建议进食富含粗纤维的食物。如饮食控制得当,孕妇体重正常增长,血糖在正常范围且无饥饿感,则无须药物治疗。

4.运动治疗　适当的运动可降低血糖,提高对胰岛素的敏感性,并保持体重增加不至过高,有利于糖尿病的控制和正常分娩。运动方式可选择极轻度运动(如散步)和轻度运动(如中速步行),而不提倡过量运动,每次持续 20～40min,每日至少 1 次,于餐后 1h 左右进行。一般散步 30min,可消耗热量约 377kJ(90kCal);中速步行 30min 可消耗热量 628kJ(150kcal)。通过饮食治疗和运动治疗,最好使患者在整个妊娠期体重增加保持在 10～12kg 的范围内。

5.药物治疗　妊娠期对糖尿病病情的控制要求更加严格,要求将血糖维持在正常水平。如病情控制不满意者,应根据孕妇血糖的情况,应用胰岛素来调节血糖水平,首选人胰岛素。药物应选用短效和中效胰岛素,忌用口服降糖药。应用胰岛素的孕妇应当注意防止低血糖和酮症酸中毒情况的发生,尤其在胰岛素达到峰效时间时,避免空腹和过量运动。对于使用胰岛素注射笔自我注射的孕妇,严格按照用药时间和剂量合理安排运动与进食的量和时间。同时,由于注射部位的不同会影响胰岛素的吸收并造成局部组织的损伤,因而孕妇应按照护士指导轮流使用三角肌、腹部,同时每日在相应的注射时间选择相同部位,避免因注射部位的不同导致血糖水平的波动。

6.糖尿病病情监测　妊娠期间需要内科、内分泌科、产科医生的密切合作,共同监测糖尿病病情和产科方面的变化。监测血糖通常用血糖和糖化血红蛋白而不用尿糖作为监测指标,球常规检查常用于监测尿酮体和尿蛋白。孕妇血糖控制理想的情况为:空腹血糖低于 6.1mmol/L(110mg/dL),餐后 1h 血糖低于 6.6～7.8mmol/L(120～140mg/dL),夜间血糖不低于 3.9mmol/L(70mg/dL),糖化血红蛋白小于 7%,尿酮体阴性。凶孕早期(孕8周以前)血糖水平与胎儿异常的关系最密切,所以此期尤其应控制血糖。对于院外使用血糖仪的孕妇,应监测空腹和餐后1h或2h血糖并做好记录,如20%以卜的血糖记录都不理想,应当及时与医生联系,重新调整胰岛素用量。瓶糖控制良好的孕妇可每2~7d监测一次,控制不理想者则应每天监测血糖。由于通常夜间血糖水平较低而晨间较高,孕妇尤其应注意夜间和晨间血糖的监测。此外,进行24h尿蛋白定量、尿培养、肝肾功能、血脂及眼科监测测十分重要。

7.低血糖反应的护理　低血糖反应表现为饥饿感、头疼、乏力、颤抖、恶心、视力模糊,甚至意识障碍。低血糖反应尤其易出现在夜间。出现低血糖反应时应立刻测量血糖,如血糖低于2.8mmol/L(50mg/dL)需立即处理。处理低血糖反应时不建议大量静脉滴注葡萄糖,而以口服葡萄糖或口服果汁(因果汁内的葡萄糖吸收较快)为首选。果汁中葡萄汁最佳,其他依次为苹果汁、橙汁,如无果汁,其他葡萄糖饮料也可,而其他食物如牛奶、饼干和水果等凶葡萄糖吸收较慢不用于处理急性低血糖反应。同时,根据对宫内胎儿情况的估汁,决定选择终止妊娠的时间和方式。

(三)分娩期

1.适时终止妊娠　当出现以下终止妊娠的指征时,应适时终止妊娠:①严重妊娠期高血压疾病,尤其是发生子痫者;②酮症酸中毒;③严重肝肾损害;④恶性、进展性、增生性视网膜病变;⑤动脉硬化性心脏病;⑥胎儿宫内发育迟缓;⑦严重感染;⑧孕妇营养不良;⑨胎儿畸形或羊水过多。

2.选择合适的分娩时间和分娩方式

(1)分娩时间的选择。应根据孕妇全身情况、血糖控制情况、并发症等及胎儿大小、成熟度、胎盘功能等情况综合考虑,力求使胎儿达到最佳成熟度,同时又避免胎死宫内。因妊娠35周前早产儿死亡率较高,而妊娠36周后胎死宫内发生率又逐渐增加,故现在多主张36~38周终止妊娠。如在待产过程中发现胎盘功能不良或胎儿宫内窘迫时应及时终止妊娠。

(2)分娩方式的选择。如有巨大儿、胎位异常、胎盘功能不良、糖尿病病情严重及其他产科指征者,应采取剖宫产结束分娩。无手术指征者,主张经阴道分娩。

3.终止妊娠时的注意事项

(J)终止妊娠前,按医嘱静脉滴注地塞米松,每日10~20mg,连用2d,以促进肺泡表面活性物质的产生,减少新生儿呼吸窘迫综合征的发生。

(2)分娩过程中,如血糖波动比较大,可按每4g葡萄糖加1U胰岛素比例进行输液,同时监测血糖和尿酮体,注意勿使血糖低于5.6mmol/L(100mg/dL),以免发生低血糖。

(3)分娩后,由于胎盘娩出,抗胰岛素的激素水平急剧下降,故产后24h内的胰岛素用量要减少至原用量的一半,第二日以后约为原用量的2/3,以防发生低血糖。

(4)分娩后应注意水、电解质平衡,积极预防产后出血。

(5)产后按照医嘱可用广谱抗生素预防伤口感染,拆线时间可适当延迟。

4.新生儿的处理　糖尿病孕妇所生的婴儿,抵抗力较弱,均应按早产儿处理。密切观察新生儿有无低血糖、呼吸窘迫综合征、高胆红素血症及其他并发症的发生。为防止新生儿低血糖,出生后30min开始定时滴服25%葡萄糖溶液,多数新生儿在出生后6h内血糖可恢复至正常值,必要时静脉缓慢滴注10%葡萄糖液30~40mL(每分钟10~15滴)。

(四)产褥期

预防产褥期感染,除保持腹部和会阴部伤口清洁外,还应注意皮肤清洁。如产妇未用对婴儿有害的药物,鼓励母乳喂养,但母乳喂养可使母体血糖降低,对于使用胰岛素者需调整胰岛素用量。指导产妇定期接受产科及内科复查,动态评估糖尿病情况。产后应长期避孕,根据情况选择适宜的避孕方式。与工具和宫内节育器避孕方式相比，口服避孕药的避孕成功率较高，但有血管病变或高血压、血栓性疾病的妇女慎用雌孕复合激素；单纯孕激素的口服避孕药较复合避孕药容易发展成糖尿病，所以有糖尿病家族史者不宜使用；无生育要求者可选择绝育手术。

六、健康教育

孕妇注意饮食调节，忌食甜腻肥厚之品，以免损伤脾胃；禁食辛辣刺激之品，以防伤阴助燥；避免情志不遂，忧思焦虑，保持心情舒畅。

（刘翠平）

第三节　贫血

贫血是妊娠期最常见的一种合并症。由于妊娠期血容量增加，其中血浆量的增加多于红细胞数目的增加，因此血液出现稀释。孕妇贫血的诊断标准较非孕妇低，当红细胞计数低于 3.5×10^{12} 个/L、血红蛋白低于 100g/L，血细胞比容小于 0.3 时，诊断为贫血。最常见的妊娠期贫血为缺铁性贫血。

中医无此病名，根据其临床表现，属中医"血虚"、"虚劳"等病证范畴，最早见于《金匮要略·血痹虚劳病》。

一、病因病机

正常非孕妇女体内含铁总量约 2g，铁的排泄量和代偿摄取量保持着动态平衡。妊娠妇女铁的需要量增加，胎儿生长发育需铁约 350mg，母体血容量增加需铁 500～600mg，胎盘的发育需铁 70～75mg，扣除妊娠全过程无经血来潮的失血，仅孕期需铁 800～1000mg。食物巾铁的含量较低，每口饮食巾含铁 10～15mg，正常人铁的吸收率为 10%，约 1～1.5mg，而此时孕妇每日需铁量至少 4mg。当缺铁时，吸收率可增至 30%～40%，但仍不能满足需求。故一般食物不能满足需要，孕妇易患缺铁性贫血。

中医学认为，本病的发生主要是先天禀赋不足，精血亏虚；后天脾胃不足，化生乏源；或大病久病，精血暗耗，复因孕后阴血下聚养胎，母体气血更虚所致。

二、临床表现

轻者无明显症状；重者可有乏力、头晕、心悸、气短、食欲不振、腹胀、腹泻、皮肤黏膜苍白、皮肤毛发干燥、指甲薄脆及口腔炎、舌炎等。

三、诊断要点

1.病史　孕前或有贫血病史。先天性贫血可由家族遗传，许多慢性病及感染性疾病，或长期偏食，营养不良导致铁、叶酸、维生素 B1 等缺乏，均可引起贫血。

2.临床表现　贫血早期症状主要为疲倦、乏力，随着贫血的加重可出现头晕、心悸、气短、纳呆、低热等，甚至出现下肢、面目浮肿,并可见面色无华、萎黄或苍白,舌质淡,爪甲不荣,脉细无力等。

四、处理原则

1.西医　调整饮食,并根据贫血情况适当补充铁剂,重度贫血者可少量多次输血。

2.中医　调理脏腑,养血安胎。

五、一般护理

(一)孕前期

孕前应积极预防贫血,治疗易引起贫血的疾病,如月经过多、消化道慢性失血性疾病等,增加铁的贮备。适当增加营养,必要时补充铁剂。

(二)妊娠期

1.饮食指导　指导孕妇重视从饮食中摄取所需的铁。食物品种应多样化,纠正偏食,多食富含铁的食物,如瘦肉、家禽、动物肝脏、蛋类等。含咖啡因的饮料、茶叶等会影响铁的吸收,因而孕期禁用。

2.适当休息　贫血孕妇应适当减轻工作量,血红蛋白在 70g 几以下者应全休,以减轻机体对氧的消耗,同时应注意安全,避免因头晕、乏力晕倒而发生意外。

3.补充铁剂　铁剂的补充以口服制剂为首选。一般血红蛋白在 3.7mmol/L(60g/L)以上的贫血者,按医嘱选用副作用小、利用率高的口服铁剂,如硫酸亚铁、琥珀酸亚铁、富马酸亚铁、硫酸甘油铁、葡萄糖酸亚铁等。这些铁剂的吸收和利用率都较好。应用剂量一般为每日二价铁 200～600mg,同时口服维生素 C 300mg 每日 3 次,促进铁的吸收。铁剂对胃黏膜有刺激性,常见有恶心、呕吐等副作用,因此应于饭后服用。服药后大便呈黑色是正常现象,应向孕妇解释。如口服疗效差,或对口服铁剂不能耐受或病情较重者,可注射补充铁剂,注射时铁的利用率可达 90%～100%。常用的制剂有右旋糖酐铁及山梨醇铁。铁的刺激性较强,注射时应行深部肌内注射。

4.定期产前检查　常规检查血常规,尤其是在妊娠晚期,以便早期发现、早期治疗。积极预防孕期并发症,注意胎儿生长发育情况,预防上呼吸道感染、消化系统及泌尿系统感染。

(三)分娩期

1.临产前按医嘱给维生素 K_1、维生素 C 及止血药,并配新鲜血备用。

2.密切观察产程进展情况,为产妇提供心理护理。

3.注意缩短第二产程,必要时给予阴道助产,减少产妇体力消耗。

4.胎肩娩出时,按医嘱应用宫缩剂(催产素 10U 或麦角新碱 0.2mg);严密观察宫缩及阴道出血量,积极预防产后富缩乏力及产后出血。出血多时应及时输血。

5.产程中严格执行无菌操作原则。

(四)产褥期

1.按医嘱应用广谱抗生素预防和控制感染。

2.观察子宫收缩及恶露情况,预防产后出血,按医嘱补充铁剂,纠正贫血。

3.严重贫血者不宜母乳喂养。向产妇及其家属讲解不能母乳喂养的原因,使其理解和配合,并教会其人工喂养常识及方法。

4.产妇应保证足够的休息及营养,避免疲劳。并注意避孕,以免再度怀孕,影响身体健康。

六、健康教育

加强营养,鼓励孕妇多食含铁丰富且易吸收的食品,避免偏食、挑食;注意休息,预防早产;保持心情舒畅,勿紧张。

1.妊娠后应注意补充铁剂、叶酸,定期作血常规检查。

2.对贫血患者,孕前应对是否适合怀孕进行咨询,孕后定期进行检查。

3.饮食调护尤为重要,宜食富于营养、易于消化的食物,少食肥腻、辛辣、生冷之品,不可偏食。

4.孕后宜保持心情舒畅,防止过度思虑,以免损伤心脾,暗耗精血。

5.妊娠轻度贫血通过饮食调护,适当补充铁剂、叶酸以及中医辨证治疗,可维持正常妊娠。

6.严重贫血可引起胎漏、胎动不安、胎萎不长,甚至胎死腹中、堕胎、小产。

（刘翠平）

第二十五章　分娩期异常

第一节　产力异常

产力包括子宫收缩力、腹壁肌和膈肌收缩力及肛提肌收缩力,其中以子宫收缩力为主。在分娩过程中,子宫收缩的节律性、对称性及极性不正常或强度、频率有所改变,称为子宫收缩力异常。临床上分为子宫收缩乏力和子宫收缩过强两类,每类又分为协调性子宫收缩和不协调性子宫收缩。

一、子宫收缩乏力

【原因】

多由几个因素综合引起,常见的原因有:

1.精神因素　精神过度紧张使大脑皮层功能紊乱,睡眠少、临产后进食少以及体力消耗过多,均可导致宫缩乏力。多见于初产妇,尤其是高龄初产妇。

2.头盆不称或胎位异常　胎先露部下降受阻,不能紧贴子宫下段及宫颈,因而不能引起反射性子宫收缩,导致继发性子宫收缩乏力。

3.子宫因素　子宫发育不良、子宫畸形、子宫过度膨胀(如双胎、羊水过多、巨大儿等)、子宫肌纤维变性或子宫肌瘤等,均可引起宫缩乏力。

4.内分泌失调　临产后,产妇体内的雌激素、催产素、前列腺素、乙酰胆碱等分泌不足,孕激素下降缓慢,子宫对乙酰胆碱的敏感性降低等均可导致子宫收缩乏力。

5.对产妇的处理不当　如过早过量使用镇静止痛药物,对产妇的饮食、休息护理不当、对膀胱充盈未予处理等,也可导致宫缩乏力。

【临床分类及表现】

按发生时间分为原发性和继发性两种。原发性宫缩乏力是指产程开始子宫收缩乏力,宫口不能如期扩张,胎先露不能如期下降,以致产程不能进展或进展极慢。继发性宫缩乏力是指产程开始收缩正常,只是在产程进展到某阶段子宫收缩转弱,产程由正常进展变为停滞不前或进展缓慢。

按生理机制分为协调性和不协调性两种。

1.协调性子宫收缩乏力(低张性宫缩乏力)　子宫收缩具有正常的节律性、对称性和极性,但收缩力弱,宫腔压力低(<15mmHg),持续时间短,间歇时间长而不规律,宫缩<2次/10分钟。子宫收缩达高峰时,子宫体不隆起和变硬,用手指压宫底部肌壁仍可出现凹陷,导致产程延长或停滞。产妇多无不适感,可因产程延长或滞产使产妇休息差,进食少,而出现脱水、电解质紊乱、尿潴留等表现。由于宫腔内压力低,对

胎儿的影响不大。

2.不协调性子宫收缩乏力(高张性宫缩乏力)　子宫收缩的极性倒置,宫缩不起自两侧子宫角部,宫缩的兴奋点来自子宫的一处或多处,节律不协调。宫缩时下段强、上段弱,宫缩间歇子宫壁不能完全放松,收缩不协调,影响子宫有效地收缩和缩复,致使宫口不能扩张,胎先露不能下降,属无效宫缩。产妇自觉下腹部持续疼痛、拒按、烦躁不安,可出现脱水、电解质紊乱、肠胀气、尿潴留等表现,胎心音听诊不清或不规律。

3.产程曲线异常

(1)第一产程

1)潜伏期延长:从临床开始至宫口开大 3cm 为潜伏期。初产妇正常约需 8 小时,超过 16 小时称潜伏期延长。

2)活跃期延长:从宫口开大 3cm 至宫口开全为活跃期。初产妇正常约需 4 小时,超过 8 小时称活跃期延长。

3)活跃期停滞:进入活跃期后,宫颈口不再扩张达 2 小时以上,称活跃期停滞。

4)胎头下降延缓或阻滞:活跃晚期至宫口开大 9～10cm,初产妇胎头正常平均每小时下降约 1.2cm。若胎头下降速度小于每小时 1cm 称胎头下降延缓;胎头停留在原处不下降达 1 小时以上,称胎头下降停滞。

(2)第二产程

1)第二产程延长:第二产程初产妇>2 小时、经产妇>1 小时尚未分娩者,称第二产程延长。

2)第二产程停滞:第二产程胎头下降无进展达 1 小时或以上,称第二产程停滞。

(3)第三产程:从胎儿娩出后至胎盘娩出称第三产程,正常约需 5～15 分钟。若胎儿娩出 30 分钟后胎盘仍未娩出称胎盘滞留。

(4)滞产:总产程>24 小时称滞产。

【对母儿的影响】

1.对产妇的影响　因产程延长、产妇休息不好、进食少、精神疲惫与体力消耗,可出现疲乏无力、肠胀气、尿潴留等,重者可引起脱水及酸中毒、低血钾,加重宫缩乏力。因第二产程延长、胎头持续压迫膀胱或直肠,可导致组织缺血、水肿、坏死而形成生殖道瘘。因子宫收缩乏力不利于胎盘剥离娩出,及子宫血窦关闭易发生产后出血。产程进展慢或滞产、多次肛查或阴道检查、胎膜早破、产后出血等均可增加感染的机会。

2.对胎儿、新生儿的影响　因产程延长、子宫收缩不协调而致胎盘血液循环受阻、供氧不足,或因胎膜早破、脐带受压或脱垂易发生胎儿窘迫,造成新生儿窒息或死亡。又因产程延长、手术机会增多,易引起新生儿产伤、新生儿窒息及颅内出血等。

【处理原则】

对协调性宫缩乏力,首先应寻找原因并针对原因给予相应处理。若发现头盆不称、胎位异常、估计胎儿不能从阴道分娩者,应及时行剖宫产。估计能从阴道分娩者,则为孕妇提供休息的条件,补充营养、水及电解质,纠正酸中毒,加强子宫收缩。根据产程进展和胎先露的下降情况,作出恰当的处理。

不协调性宫缩乏力的处理原则是调整宫缩,恢复子宫收缩的极性。给予度冷丁 100mg 肌注,使孕妇充分休息后多数能恢复为协调性宫缩。若经过上述处理不协调性宫缩未能纠正或伴有胎儿窘迫或头盆不称者,均应行剖宫产术。若不协调宫缩已被控制但子宫收缩仍弱,则可采用协调性宫缩乏力时加强子宫收缩的方法。

【护理评估】

(一)病史

通过询问或查阅产前检查记录评估待产妇的年龄、身高、健康史、孕产史、骨盆测量值、胎儿大小、头盆关系、羊水多少等。临产后重点评估待产妇的休息、睡眠、进食及排泄情况、精神状态、是否高度紧张和恐惧,评估宫缩开始的时间、频率、强度及其对宫缩的耐受程度,评估产妇及家属对分娩方式和新生儿的期望情况。

(二)身心状况

通过一般体格检查,评估产妇的体重、血压、脉搏、呼吸、神志、精神状态、皮肤弹性等。通过手法触摸或用胎儿电子监护仪监测评估宫缩的节律性、持续时间、间歇时间及宫缩的强度。评估待产妇的自觉症状及行为表现,注意产妇有无烦躁不安、呼痛不已、疲乏无力、肠胀气、尿潴留、焦虑、恐惧等表现。评估胎儿宫内状况,注意观察胎心音的变化情况,评估产程的进展情况。

协调性宫缩乏力者,产程刚开始时孕妇无特殊不适,精神好,进食正常,睡眠可,当产程延长或产程进展缓慢,则出现焦虑情绪、睡眠差、进食少,甚至出现肠胀、排尿困难等。孕妇及家属对阴道分娩失去信心,通常要求剖宫产以及早结束分娩。

不协调性宫缩乏力者,于临床开始就因腹痛而呼叫不已,烦躁不安。不肯进食,休息差,孕妇显得疲乏无力,拒绝触摸宫缩。胎心音过快或偏慢或不规则,CST 检查出现重度变异减速或出现晚减。检查发现产程进展缓慢甚至停滞,孕妇及家属显得紧张、焦虑和恐惧。

(三)辅助检查

1.尿液检查　可出现尿酮(＋)。

2.生化检查　可出现 K^+、Na^+、Ca^{2+}、Cl^- 值的改变,二氧化碳结合力降低。

【护理诊断】

1.疼痛　与宫缩不协调、子宫肌纤维间歇期不完全放松有关。

2.疲乏　与产程延长、进食休息差、孕妇体力消耗及水电解质紊乱等有关。

3.有胎儿受伤的危险　与产程延长及不协调性宫缩致胎盘血循环受阻有关。

4.有体液不足的危险　与进食少、产程延长致脱水有关。

5.有感染的危险　与产程延长或停滞、多次肛查或阴道检查、破水时间长等有关。

6.焦虑/恐惧　与产程延长或停滞致分娩压力增加有关。

7.潜在并发症——产后出血　与宫缩乏力不利胎盘剥离娩出及子宫血窦关闭有关。

【护理目标】

1.促进待产妇的身心舒适。

2.维持水电解质平衡。

3.增进母体与胎儿的健康。

4.不发生感染及产后出血。

【护理措施】

(一)预防子宫收缩乏力的发生

1.加强孕期保健　对孕妇进行产前教育,使其了解妊娠、分娩的生理过程,使其掌握临产的征象,避免过早住院待产。定期产前检查,发现异常及时处理。

2.加强分娩期护理　为孕妇提供一舒适、安静的待产环境,允许家人陪伴,以减轻孕妇的焦虑和恐惧心理。护理人员应多陪伴孕妇,并多与其交谈,鼓励她们说出心中的感受,及时回答她们所提出的问题,随时将产程进展的情况及胎儿宫内状况告知孕妇与家属,使孕妇心中有数,对分娩充满信心,并鼓励家属为产妇提供心理支持。注意观察待产妇的进食、休息、大小便情况。嘱其进食易消化、富含营养、高热量的半流质食物,并多饮水;督促孕妇2～4小时解小便一次,并观察尿量的多少,以免膀胱充盈影响宫缩;指导孕妇宫缩时使用腹部按摩法、放松以及深呼吸等技巧以减轻宫缩痛。定时听诊胎心音,触摸宫缩,肛查了解宫口扩张、先露下降的情况。及时正确地描绘产程图,发现异常及时报告医师。

(二)配合治疗,积极处理

若为协调性宫缩乏力,应协助医师寻找病因,再针对病因进行恰当处理。有明显头盆不称者,应做好剖宫产的术前准备。无头盆不称拟定经阴道分娩者,应积极改善孕妇的全身状况,遵医嘱给予度冷丁(潜伏期)或安定(活跃期)镇静休息;进食少者可遵医嘱给予葡萄糖、维生素C静脉滴注,伴酸中毒时应补充碳酸氢钠溶液。排尿困难者先行诱导法,无效则采用导尿术以排空膀胱,促进子宫收缩。经镇静、纠酸补液2～4小时后,宫缩未加强,初产妇宫颈开大<4cm且胎膜未破,可给予肥皂水灌肠,促进肠蠕动,排出粪便及积气,刺激宫缩。如经过上述处理宫缩仍弱,可选用下列方法加强宫缩:

1.人工破膜　宫口开大3cm或以上、无头盆不称、胎头已衔接者,可行人工破膜。破膜后,胎头直接紧贴子宫下段及宫颈,引起反射性子宫收缩,从而加速产程进展。注意破膜时需检查有无脐带先露,且应在宫缩间歇进行,并观察羊水的性状及羊水量,同时做好记录。破膜后立即听胎心音,现有学者主张胎头未衔接者也可行人工破膜,认为破膜后可促进胎头下降入盆,对此种情况,破膜后术者的手指应停留在阴道内,经过1～2次宫缩,待胎头入盆后再将手指取出。若孕妇得分在3分及3分以下,人工破膜的效果均不好,应采用其他方法;4～6分的成功率约为50%;7～9分的成功率约为80%;9分以上均为成功。

2.遵医嘱静推安定10mg　安定能使宫颈平滑肌松弛,软化宫颈,促进宫颈扩张。静推安定时应注意速度要慢,一般是3～5分钟推完。

3.静滴催产素　应注意其禁忌证:①头盆不称;②不协调性宫缩乏力;③胎位异常;④骨盆狭窄;⑤子宫有手术瘢痕;⑥胎儿宫内窘迫。

静滴催产素时需专人守护,随时调节浓度;宜从小剂量开始使用,即催产素1～2U加入500ml液体中,从8滴/分开始,根据宫缩进行调整,通常不超过30滴/分;对不敏感者可逐渐增加催产素的剂量,但通常不超过5U/500ml液体,维持宫缩间隔2～3分钟,持续时间40～60秒。密切观察宫缩、胎心音、孕妇的血压及一般情况,若出现不协调性宫缩或出现胎心音异常、孕妇出现水中毒等表现时则应停药。经过上述处理后,一般宫缩加强,产程进展顺利,若在观察处理的过程中出现胎儿宫内窘迫,虽经上述处理后宫缩已转为正常,但产程进展不佳,应做好剖宫产的术前准备。若第三产程出现继发性宫缩乏力,无头盆不称应给予静滴催产素加强宫缩,等待自然分娩或行阴道助产术。第二产程中预防产后出血,当胎儿前肩娩出时,即给予催产素10～20U肌注或静脉滴注,待胎盘娩出后可加大宫缩剂的剂量,以预防产后出血。在产程观察中应尽量减少肛查次数或避免不必要的阴道检查,需做阴道检查时应严格无菌操作。凡破膜时间>12小时、总产程>24小时、肛查或阴道操作多者,应按医嘱给予抗生素预防感染。

对不协调性宫缩乏力者,遵医嘱给予度冷丁100mg或吗啡10～15mg肌注,使孕妇充分休息。耐心细致地向孕妇解释疼痛的原因,指导孕妇采用放松技巧、深呼吸、按摩下腹部等方法减轻疼痛,增加舒适感。将处理方法及时告诉孕妇,并做好解释工作,争取孕妇及家属的配合。多数孕妇经镇静处理后均能恢复为正常宫缩。若宫缩仍不协调或伴胎儿窘迫、头盆不称等情况,应及时通知医师,并做好剖宫产手术和抢救新生儿的准备工作。若宫缩已恢复协调性但不强,则采用协调性宫缩乏力时加强子宫收缩的方法。

4.提供心理支持,减轻焦虑、恐惧心理　帮助孕妇及家属了解引起宫缩乏力的原因及其对母亲与胎儿的影响,以缓解其焦虑;解释目前发生的状况和处理及有关的治疗护理计划,给予精神上的支持;鼓励待产妇及家属表达出担心及关心的事情,提供减轻疼痛的方法,有利于待产妇身心放松、焦虑减轻、节省体力,以应付分娩过程。

【评价】

1.待产妇能重新获得有效的宫缩型态。

2.待产妇自觉疼痛、焦虑、恐惧感减轻,舒适度增加。

3.待产妇的水电解质平衡,母婴平安度过分娩。

4.产妇的体温、脉搏、呼吸、血压及血象正常,未发生感染及产后出血。

二、子宫收缩过强

【分类】

1.协调性子宫收缩过强　子宫收缩的节律性、对称性和极性正常,仅子宫收缩力过强、过频。若产道无梗阻,宫颈在短时间内迅速开全,分娩在短时间内结束,总产程不足 3 小时,称为急产。经产妇多见。

2.不协调性子宫收缩过强　有两种表现。

(1)强直性子宫收缩:并非子宫肌组织功能异常,几乎均是由外界因素引起的宫颈内口以上部分的子宫肌层出现强直性痉挛性收缩。

(2)子宫痉挛性狭窄环:指子宫壁某部肌肉痉挛性不协调性收缩所形成的环状狭窄,持续不放松。多在子宫上下段交界处,也可在胎体某一狭窄部,以胎颈、胎腰处常见。

【原因】

目前尚不十分明确,但与以下因素有关:

1.急产多见于经产妇,主要原因是软产道阻力小。

2.催产素使用不当,如引产时剂量过大或误注宫缩剂、个体对催产素过于敏感等。分娩发生梗阻或胎盘早剥、血液浸润子宫肌层等可导致强直性子宫收缩。

3.孕妇过度紧张、过度疲劳以及不适当地应用宫缩剂或粗暴地进行阴道检查,均可引起子宫壁某部肌肉呈痉挛性不协调性宫缩过强。

【临床表现】

1.协调性子宫收缩过强　产妇往往有痛苦面容,大声叫喊。宫缩1~2分钟一次,持续时间达 60 秒或更长。听诊胎心音可出现加快、减慢或不规则等胎儿缺氧的表现。

2.强直性子宫收缩　产妇出现持续性腹痛、烦躁不安、拒按。胎方位触诊不清,胎心音听不清,有时可在脐下或平脐处见一环状凹陷,即病理性缩复环,有压痛,可随宫缩而上升,还可出现血尿。

3.子宫痉挛性狭窄环　产妇出现持续性腹痛、烦躁不安、宫颈扩张缓慢,胎先露部下降停滞,胎心音时快时慢。阴道检查可触及狭窄环,特点是此环不随宫缩上升。

【对母儿的影响】

1.对母体的影响　子宫收缩过强、过频、产程过快,易引起软产道损伤,若有梗阻则可发生子宫破裂,危及母体生命。接产时来不及消毒易发生产褥感染。产后子宫肌纤维缩复不良可导致产后出血、胎盘滞留。子宫痉挛性狭窄环虽不是病理性缩复环,但因产程延长、产妇疲乏无力也容易导致产妇衰竭,手术产的机会增多。

2.对胎儿及新生儿的影响　强烈而过频的子宫收缩影响子宫胎盘血液循环,易发生胎儿窘迫、新生儿窒息甚至胎死宫内。胎儿娩出过快或产程停滞可引起新生儿颅内出血,如来不及消毒即分娩易发生新生儿感染。分娩时若新生儿坠地可导致骨折、外伤。

【处理原则】

1.急产　凡有急产史的孕妇,在预产期前1～2周不宜外出,可提前往院待产。产程发动时即应做好接生准备,并积极预防母儿并发症。

2.强直性子宫收缩　一旦确诊立即给予宫缩抑制剂,若属梗阻性应立即行剖宫产术。

3.子宫痉挛性狭窄环　仔细寻找原因,及时给予纠正,解除痉挛,根据母儿情况决定分娩方式。

【护理评估】

(一)病史

认真查阅产前检查记录,了解骨盆及胎儿的大小,注意有无头盆不称及妊娠并发症等情况。仔细询问分娩发动的时间、宫缩频率、强度及孕妇的自我感受,注意评估孕妇的精神状态、产程中有无阴道操作及应用催产素等病史,如有催产素的使用,应评估其所用的剂量、每分钟滴数、有无应用禁忌证等。

(二)身心状态

急产者,因孕妇毫无思想准备,突感腹部阵痛难忍显得束手无策,大声叫喊;尤其是在周围没有医务人员及家人的情况下,孕妇极感恐惧、无助,担心胎儿及自身的安危。不协调性宫缩过强使孕妇持续性腹痛,疼痛难忍,显得烦躁不安。因宫颈扩张缓慢、产程长、大声叫喊、躁动等导致体力消耗,使产妇往往出现衰竭的表现。如产道梗阻或不恰当地使用催产素,下腹部可出现病理性收缩环,孕妇出现自解小便困难或血尿等先兆子宫破裂的征象。

(三)诊断检查

1.一般检查　测体温、脉搏、呼吸、血压及孕妇的一般情况。

2.产科检查　发现宫缩持续时间长,间歇时间短,松弛不良,宫缩时宫内压力高,宫体硬。胎方位不清,胎心音时快时慢或听不清。如产道有梗阻,可在腹部见到一环状凹陷,可随子宫收缩而上升,膀胱充盈,子宫下段有压痛。

3.肛查或阴道检查　协调性宫缩过强,产程进展快,胎头下降迅速;不协调性宫缩过强,宫颈口扩张缓慢,胎头不下降,产程停滞。痉挛性子宫收缩过强,经阴道检查可触及狭窄环,此环不随宫缩而上升。

4.实验室检查　尿常规检查可出现肉眼或镜下血尿,生化检查可出现电解质紊乱。

【护理诊断】

1.疼痛　与宫缩过强有关。

2.焦虑　与担心胎儿及自身的安危有关。

3.有胎儿及新生儿受伤的危险　与宫缩过强、胎盘血液循环受阻、胎儿缺氧、胎儿娩出过快或产程停滞致新生儿颅内出血、急产来不及接生使新生儿坠地等有关。

4.有组织损伤的危险　与产程过快致软产道裂伤、强直性子宫收缩致子宫破裂有关。

5.有感染的危险　与产程过快来不及消毒有关。

6.潜在并发症——出血性休克　与强直性子宫收缩致子宫破裂有关。

【护理目标】

1.待产妇能应用减轻疼痛的常用技巧来减轻疼痛。

2.待产妇及家属的焦虑程度减轻或缓解。

3.不因护理不当而出现胎儿及新生儿损伤。

4.不因护理不当而出现母体并发症。

【护理措施】

（一）预防宫缩过强所致的母儿损伤

1.有急产史的孕妇提前 2 周住院待产　叮嘱其不要外出,以防院外分娩造成损伤和意外。加强巡视,一旦出现产兆应立即转入待产室,并嘱其卧床休息,需解大小便时先查宫口开大及胎先露下降的情况,不可随意去厕所,以防分娩在厕所造成意外伤害。

2.持续评估宫缩,密切观察产程进展　常规监测宫缩的强度、频率、胎心率及母体生命体征的变化,密切观察产程进展情况,若发现异常及时通知医师,并协助医师做好恰当处理。如属急产,教会产妇在宫缩时做深呼吸动作,可减缓分娩,提早做好接生及抢救新生儿的准备。分娩时尽可能做会阴侧切,以防会阴扩张不充分而发生撕裂,产后仔细检查产道,有损伤时予以及时缝合。新生儿按医嘱给予维生素 K$_1$ 肌注,预防颅内出血。发现不协调性宫缩时,应立即停滴催产素或停止阴道检查等一切刺激;按医嘱给予宫缩抑制剂或镇静剂,以抑制宫缩或缓解痉挛;根据宫缩恢复的情况、胎儿宫内的情况、宫口开大的情况等选择适当的分娩方式,可经阴道分娩者做好阴道助产及新生儿抢救的准备,需剖宫产者应尽快完善术前准备。

（二）缓解疼痛,减轻焦虑

采取支持性措施,促进孕妇舒适,为孕妇提供舒适的待产环境。嘱其左侧卧位并给予吸氧,以提高血氧含量,减轻胎儿缺氧。多陪伴孕妇并多与其交谈,以分散其注意力,随时向孕妇及家属解释目前的产程进展、胎儿宫内状况及治疗护理计划,以减轻其焦虑的程度。指导其深呼吸或采用放松技巧、按摩下腹部及腰骶部以减轻疼痛。帮助孕妇及时拭干身上的汗液,换上干净衣服,以促进其舒适感。

（三）预防感染

对来不及消毒即分娩的产妇,产后常规给予抗生素预防感染,新生儿应尽早肌注破伤风抗毒素。产后密切观察子宫复旧、生命体征及伤口的情况,发现异常及时处理。

【评价】

1.待产妇及时恢复正常的宫缩型态。

2.待产妇能正确应用减轻疼痛的技巧,其疼痛、焦虑的程度减轻,自诉舒适感增加。

3.产妇生命体征正常,未出现感染及产后出血征象。

4.产妇分娩经过顺利,母婴平安。

（陈京美）

第二节　产道异常

产道异常包括骨产道（骨盆）及软产道（子宫下段、宫颈、阴道、会阴）的异常,其中以骨产道异常多见。

一、骨产道异常

骨盆的形态异常或径线过短可影响胎儿通过产道,阻碍产程进展,造成梗阻性难产。骨盆狭窄可以是一个径线过短或多个径线过短,也可以是一个平面狭窄或多个平面狭窄,临床上需要综合分析,作出判断。

【狭窄骨盆的类型】

1.扁平骨盆有两种类型

（1）单纯扁平骨盆:骶骨岬向前下突出,使骨盆入口的前后径缩短而横径正常。

（2）佝偻病性扁平骨盆：童年患佝偻病致骨盆变形，骶骨岬向前突出严重，骶骨末端直向后方平仲，失去正常的弯曲度，骨盆入口的前后径明显缩短。髂骨外翻，髂棘间径常等于或大于髂嵴间径。坐骨结节外翻，耻骨弓角度增大，骨盆出口的横径变宽大。

2.漏斗型骨盆　骨盆入口平面的各径线均正常，骨盆壁向内倾斜呈漏斗状，中骨盆及出口平面均明显狭窄，坐骨棘间径<10cm，坐骨结节间径<8cm，耻骨弓角度<90°，出口横径加后矢状径之和<15cm。

3.横径狭窄型骨盆　与类人猿型骨盆相似，骨盆各平面的横径均短，前后径稍长，骶耻外径值可正常，骶棘间径及髂嵴间径均缩短。

4.均小骨盆　保持正常女性的骨盆形态，各径线均小于正常值2cm或更多。

5.畸形骨盆　骨盆失去正常的形态和对称性。

【分类、临床表现及处理原则】

（一）骨盆入口平面狭窄

见于扁平骨盆、均小骨盆、横径狭窄型骨盆，骶耻外径<18cm，前后径<10cm，对角径<11.5cm。胎头高浮不能如期衔接，胎头跨耻征阳性或胎头呈不均倾入盆。因前羊水囊受力不均，易发生胎膜早破。因胎头不能入盆，先露部不能紧贴子宫下段及宫颈，可出现继发性宫缩乏力，潜伏期或活跃早期延长。

1.明显头盆不称　骶耻外径<16cm，入口前后径<8.5cm，应在接近预产期或临产后行剖宫产结束分娩。

2.轻度头盆不称　骶耻外径为16～18cm，骨盆入口的前后径为8.5～9.5cm，足月活胎的体重小于3000g，胎心音正常，应在严密监护下试产。若试产2～4小时胎头仍未入盆或有胎儿宫内窘迫者，应及时行剖宫产结束分娩。

胎头呈不均倾式嵌入骨盆入口，若前顶骨先嵌入，矢状缝偏后，称前不均倾，需行剖宫产结束分娩；若后顶骨先嵌入，矢状缝偏前，称后不均倾，可能经阴道分娩。

（二）中骨盆及骨盆出口平面狭窄

见于漏斗骨盆、横径狭窄型骨盆。骨盆测量：中骨盆平面的横径<10cm，前后径<10.5cm；出口平面的横径<8cm，横径＋后矢状径<15cm。阴道检查或肛查：坐骨切迹<2横径，坐骨棘明显突出，耻骨弓角度≤80°，骶骨弧度呈深或浅弧形，骶尾关节活动度差或尾骨呈鱼钩型。胎头进入骨盆入口平面下降至中骨盆时，胎头俯屈和内旋转受阻，易发生持续性枕横位或枕后位，产程进入活跃晚期及第二产程后进展迟缓甚至停滞。

处理原则：明显的中骨盆及骨盆出口平面狭窄不宜试产，应行剖宫产结束分娩。

（三）三个平面狭窄

多见于均小骨盆。胎儿小、产力好、胎位正常者可借助胎头极度俯屈和变形经阴道分娩，中等大小以上的胎儿经阴道分娩则有困难。

处理原则：同入口平面狭窄。

（四）畸形骨盆

因畸形骨盆的种类多、狭窄程度有重有轻，故临床表现也各有不同，可出现与入口平面或中骨盆及骨盆出口平面狭窄类似的表现。

处理：应根据畸形骨盆的种类、狭窄程度、胎儿大小、产力等情况具体分析，若畸形严重、头盆不称明显者，应及时行剖宫产术。

【骨盆狭窄对母儿的影响】

1.对母体的影响　骨盆入口狭窄影响先露部衔接，易发生胎位异常；临产后胎先露下降受阻，造成继发性子宫收缩乏力,产程延长或停滞;或因子宫收缩过强出现病理性缩复环,进一步发展可致子宫破裂,危及产妇生命。中骨盆狭窄影响胎头内旋转及俯屈,发生持续性枕后位、枕横位造成难产,胎头长时间嵌顿于产道内压迫软组织,造成组织水肿、坏死,可致生殖道瘘。由于容易发生胎膜早破、产程延长等,阴道检查与手术机会增多,感染发生率高,也容易发生子宫收缩乏力而导致产后出血。

2.对胎儿及新生儿的影响　头盆不称容易发生胎膜早破或脐带脱垂.故易发生胎儿窘迫、胎死宫内、新生儿窒息及新生儿死亡,产程延长、胎头受压、缺血缺氧容易发生新生儿颅内出血,产道狭窄、手术助产机会增多易发生新生儿产伤及感染。

【护理评估】

（一）病史

询问孕妇幼年有无佝偻病、脊髓灰质炎、脊柱和髋关节结核以及外伤史。若为经产妇,应了解既往有无难产史及其发生的原因、新生儿有无产伤史等。

（二）身心状况

评估本次妊娠的经过及身心反应,了解孕妇是否参加过孕妇学校的系统培训。评估待产妇有无头盆不称的临床表现,如临产后胎头仍未衔接、产程进展缓慢或停滞等。评估宫缩的强弱、产程进展及胎心音。评估孕妇的饮食、休息、大小便等情况。

（三）诊断检查

1.一般检查　测量身高,若孕妇身高<145cm,应警惕均小骨盆;观察孕妇的体形、步态,有无跛足、有无脊柱及髋关节畸形、米氏菱形窝是否对称、有无尖腹及悬垂腹等。

2.腹部检查　观察腹部形态是纵椭圆形或横椭圆形,通过四步触诊判断胎方位、胎先露是否入盆,尺测宫高、腹围,估计胎儿的大小,估计头盆关系。具体方法是:孕妇排空膀胱,仰卧,两腿伸直,检查者将手放在耻骨联合上方,将浮动的胎头向骨盆方向推压,若胎头低于耻骨联合平面则表示胎头可以入盆,头盆相称,称为跨耻征阴性;若胎头与耻骨联合在同一平面,表示可疑,称为跨耻征可疑阳性;若胎头高于耻骨联合平面则表示头盆明显不称,称为跨耻征阳性。

3.骨盆测量　以了解骨盆的大小。

4.B超检查　观察胎先露与骨盆的关系,测量胎头的双顶径、胸径、腹径、股骨长度等估计胎儿的大小,并可观察胎儿宫内状况。

【护理诊断】

1.有感染的危险　与胎膜早破、产程延长、手术操作等有关。

2.有胎儿及新生儿受伤的危险　与胎膜早破、脐带脱垂、胎头长时间受压、手术产等有关。

3.潜在并发症　子宫破裂。

4.有皮肤、黏膜完整性受损的危险　与胎头长时间嵌顿于产道内压迫软组织,或胎头通过狭窄的耻骨弓造成会阴过度伸展有关。

5.焦虑/恐惧　与担心胎儿安危、害怕手术有关。

【护理目标】

1.产妇体温、脉搏、血白细胞正常,不出现感染征象。

2.待产妇平安分娩,母婴健康,无并发症的发生。

3.待产妇的焦虑、恐惧感减轻,能积极配合处理。

【护理措施】

（一）协助医师处理

1.对有明显头盆不称不能经阴道分娩者,应向孕妇及家属解释头盆不称对母儿的影响及手术的必要性,取得孕妇及家属的同意和配合,并遵医嘱做好其他术前准备。

2.对相对头盆不称者遵医嘱在严密监护下试产,在试产过程中要加强护理。

(1)专人守护,作好心理护理:向孕妇及家属讲清阴道分娩的可能性及优点,以增强试产的信心;认真解答孕妇及家属提出的疑问,随时告之产程进展及目前胎儿的状况,以减轻其焦虑情绪。

(2)保证良好的产力:保证待产妇的营养、休息与睡眠,提供一些减轻疼痛的方法,如按摩下腹部。少做肛查,禁灌肠,禁食固体食物,必要时遵医嘱静脉补充水、电解质及维生素 C。试产过程中一般不用镇静、镇痛药物。密切观察宫缩情况,若出现宫缩乏力、胎膜未破者可考虑人工破膜或静滴催产素,需调出有效宫缩,保证 10 分钟内有 3 次以上的宫缩,且持续时间要≥30 秒。

(3)密切观察胎儿情况及产程的进展:勤听胎心音,破膜后立即听胎心音,观察羊水的性状,必要时行阴道检查,了解产程的进展及有无脐带脱垂。对胎膜已破而胎头高浮者,应嘱其绝对卧床休息,并抬高臀部,以防脐带脱垂。试产 2~4 小时,胎头仍未衔接或伴有胎儿窘迫应停止试产,通知医师并做好剖宫产的术前准备。

(4)注意子宫破裂的先兆:在试产过程中应严密观察宫缩的强度及频率,注意子宫下段有无压痛、有无病理性缩复环的出现,发现异常立即停止试产并及时通知医师,协助医师做好相应处理。

3.中骨盆狭窄:若宫口已开全,胎头双顶经已达坐骨棘水平或更低,应做好吸引器、产钳等阴道助产的准备及新生抢救的准备;若胎头未达坐骨棘水平或有胎儿窘迫征象,应做好剖宫产的术前准备。

4.骨盆出口平面是产道的最低部位,应在临产前对胎儿的大小、头盆关系作出充分估计,决定分娩方式,出口平面狭窄者不宜试产。若出口横径＋后矢状径>15cm,多数可经阴道分娩;两者之和在 13~15cm 之间者多数需阴道助产,需做好阴道助产的准备;两径之和<13cm 者,遵医嘱做好剖宫产的术前准备。

(二)预防产道损伤、产后出血及产褥感染

行阴道助产者,常规行会阴侧切并注意保护会阴,以防会阴深度裂伤。胎儿娩出后及时注射宫缩剂,胎盘娩出后常规按摩子宫以预防产后出血。按医嘱使用抗生素,保持外阴清洁,每日会阴抹洗二次,使用消毒会阴垫并及时更换。胎先露长时间压迫阴道或出现血尿时,应及时留置导尿管,并保持尿管通畅,以防止生殖道瘘。留置导尿管者应定期更换引流袋,注意防止尿路感染。密切观察恶露的性状、伤口愈合的情况、体温、脉搏等情况,以便及早发现感染征象。

【评价】

1.母婴平安度过分娩,无并发症的发生。

2.产后体温、脉搏、血白细胞正常,伤口愈合良好,无感染征象出现。

3.待产妇的焦虑、恐惧感减轻,能积极配合治疗与护理。

二、软产道异常

软产道异常导致难产者少见,容易被忽视,故应在早孕检查时常规行双合诊检查,了解软产道有无异常,以估计阴道分娩的可能性。

(一)外阴异常

1.外阴瘢痕、外阴坚韧　因会阴弹性差,可妨碍胎先露下降,导致严重的会阴裂伤。

2.外阴水肿　多见于妊高征病人。

3.外阴静脉曲张　多见于长时间站立工作的经产妇,分娩时破裂易引起出血。

(二)阴道异常

1.阴道横隔　横隔多位于阴道上段。在横隔中央或稍偏一侧多有一小孔,易被误认为宫颈外口。阴道横隔可影响胎先露下降。

2.阴道纵隔　若伴有双子宫、双宫颈,位于一侧子宫内的胎儿下降、通过该侧阴道娩出时,纵隔被推向对侧,分娩多无阻碍。当阴道纵隔发生于单宫颈时,若纵隔薄可自行断裂,不影响分娩;若纵隔厚可阻碍胎头下降。

3.阴道狭窄　由产伤、药物腐蚀、手术感染致使阴道瘢痕挛缩,形成阴道狭窄,可阻碍胎头下降。

4.阴道尖锐湿疣　妊娠期尖锐湿疣生长迅速、体积大、范围广泛者可阻碍分娩,容易发生阴道裂伤、血肿及新生儿感染。

(三)宫颈异常

1.宫颈外口粘合　妨碍胎头下降和宫口开大。

2.宫颈水肿　多见于持续性枕后位或滞产,宫口未开全时过早使用腹压,致使宫颈前唇长时间被压于胎头与耻骨联合之间,血液回流受阻引起水肿,影响宫颈口扩张。

3.宫颈坚韧　常见于高龄初产妇,宫颈组织缺乏弹性或精神过度紧张使宫颈挛缩,宫颈不易扩张。

4.宫颈瘢痕　宫颈陈1日性损伤,如宫颈锥形切除术后、宫颈裂伤修补术后、宫颈深部电烙术后等所致的宫颈瘢痕,通常于妊娠后可以软化,重者可影响宫颈扩张。

5.子宫颈癌　宫颈硬而脆,缺乏伸展性,临产后影响宫颈扩张。

6.宫颈肌瘤　生长在子宫下段及宫颈的较大肌瘤,占据盆腔或阻塞骨盆入口时,影响胎先露部进入骨盆入口;若肌瘤在骨盆入口以上而胎头已入盆,则肌瘤不阻塞产道。

【护理评估】

1.病史　询问孕妇孕前有无外阴、阴道、宫颈的手术史,怀孕早期有无进行双合诊检查及检查结果有无异常发现。

2.身心状况　临产后仔细评估宫缩的强弱和产程进展的情况,如出现产程进展缓慢甚至停滞,应仔细查找原因,以及早发现软产道异常。评估产妇的精神状态、对分娩方式的渴求等。

3.诊断检查

(1)一般检查:注意外阴的发育情况,观察外阴有无瘢痕、水肿、静脉曲张等情况,评估会阴的弹性程度。

(2)肛查或阴道检查:注意阴道有无横隔、纵隔及隔的厚薄情况,阴道是否狭窄、阴道内有无赘生物,宫颈的弹性、宫颈厚薄、宫颈有无水肿等。

【护理措施】

1.协助医师做好相应处理

(1)外阴异常:外阴瘢痕、外阴坚韧在妊娠后多能变软,如影响分娩可行会阴切开术,严重者宜行剖宫产术,以防会阴严重裂伤。外阴水肿在分娩前可用50%硫酸镁湿热敷,每日2～3次,每次20分钟,如已临产可在消毒下行针刺放液,产后注意会阴护理,预防感染。外阴静脉曲张者,行会阴切开术时尽量避开曲张静脉,切开后及时缝扎血管,以减少出血。

(2)阴道异常:①阴道横隔、纵隔:当隔膜较薄时,可因先露扩张和压迫自行断裂,隔膜过厚影响胎儿娩出时可给予切开;如阴道横隔位置过高且过厚,则需遵医嘱做好剖宫产的术前准备。②阴道狭窄:位置低或瘢痕小者可行大的会阴切开术,经阴道分娩;位置高、范围广者宜行剖宫产术。③阴道尖锐湿疣:为预防新生儿感染,宜行剖宫产术。

(3)宫颈异常:①宫颈外口粘合:当宫颈管已消失宫口却不扩张,仍为一很小的孔,通常用手指稍加力分离粘合的小孔,宫颈口即可在短时间内开全,但有时为使宫口开大需行宫颈切开术。②宫颈水肿:抬高待产妇的臀部,减轻胎头对宫颈的压力;或遵医嘱用 1％普鲁卡因或 0.5％～1％利多卡因 10ml 加东莨菪碱 0.3mg 作宫颈四点注射(3,6,9,12 点);或静推安定 10mg 镇静。经上述处理后观察 2～4 小时,若宫口不继续开大者宜行剖宫产术。③宫颈坚韧:可遵医嘱静推安定;或用 1％普鲁卡因或 0.5％.1％利多卡因 10ml 行宫颈封闭,严密观察产程的进展,若无效应行剖宫产术。④子宫颈癌:若经阴道分娩可发生大出血、裂伤、感染及癌扩散的危险,故不应经阴道分娩,宜行宫体剖宫产术,术前给子抗生素预防感染,术后给予放射治疗。⑤宫颈肌瘤:若阻碍胎头入盆或胎头下降,宜采用剖宫产术。

2.提供心理支持　随时让孕妇了解目前产程的进展及胎儿宫内的健康状况,及时解答孕妇提出的疑问,以减轻孕妇的焦虑情绪。需行剖宫产者,应向孕妇解释手术的原因,争取孕妇及家属的配合。拟定阴道分娩者,应向孕妇及家属讲清阴道分娩的可能性及优点,以增强其信心。

3.严密观察胎儿情况及产程的进展　勤听胎心音,勤摸宫缩,定时肛查,以了解产程进展的情况,发现异常及时通知医师查看,并做出相应处理。经阴道分娩者做好阴道助产及抢救新生儿的准备。

4.促进产妇健康舒适,防止并发症　给予待产妇足够的营养、水分、休息和睡眠,提供减轻疼痛的技巧,必要时给予静脉补液。

胎儿娩出后宫底注射催产素,胎盘娩出后及时按摩子宫、缝合会阴伤口以减少产后出血。有阴道操作者,遵医嘱给予抗生素预防感染。产后保持会阴清洁,注意观察体温、脉搏变化及伤口愈合的情况。

（杨　丹）

第三节　胎位与胎儿发育异常

一、胎位异常

胎位异常是造成难产的常见因素之一。分娩时枕前位(正常胎位)约占 90％,而胎位异常约占 10％,其中胎头位置异常居多,约占 6％～7％,胎产式异常的臀先露约占 3％～4％,肩先露已少见。

(一)持续性枕后位、枕横位

在分娩过程中,胎头以枕后位或枕横位衔接,在下降过程中,胎头枕部因强有力的宫缩大多能向前转 135°或 90°,成枕前位而自然分娩。若胎头枕骨持续不能转向前方,直至分娩后期仍然位于母体骨盆的后方或侧方,致使分娩发生困难者,称为持续性枕后位或持续性枕横位。

【原因】

1.骨盆狭窄　常见于漏斗型骨盆或横径狭窄型骨盆。这类骨盆的特点是入口平面前半部较狭窄,不适合胎头枕部衔接,后半部较宽,胎头容易以枕后位或枕横位衔接。这类骨盆常伴有中骨盆狭窄,影响胎头内旋转而成持续性枕后位或枕横位。

2.胎头俯屈不良　以枕后位衔接,胎儿脊柱与母体脊柱接近,不利于胎头俯屈,前囟成为胎头的最低点,遇到盆底阻力而转向骨盆的前方,枕部则转向骨盆的后方或侧方,形成持续性枕后位或枕横位。

3.其他　子宫收缩乏力、前置胎盘、前壁子宫肌瘤、复合先露、胎儿过大、胎儿发育异常、膀胱过度充盈均影响胎头俯屈及内旋转,而形成持续性枕后位或枕横位。

【临床表现】

因先露部不能紧贴宫颈及子宫下段,常导致宫缩乏力及产程进展缓慢;因枕骨持续位于骨盆后方压迫直肠,产妇自觉肛门坠胀及排便感,过早屏气用力;过早使用腹压易导致宫颈水肿、胎头水肿、产妇疲劳,影响产程的进展,常致活跃期停滞或第二产程延长。

【对母儿的影响】

1.对母体的影响　因产程延长常需手术助产,易发生软产道损伤,增加产后出血及感染的机会。若胎头长时间压迫软产道,可发生缺血、坏死、脱落,形成生殖道瘘。

2.对胎儿的影响　由于第二产程延长和手术助产的机会增多,常引起胎儿窘迫和新生儿窒息。

【护理评估】

1.病史　仔细查阅产前检查记录,了解骨盆的大小,注意有无骨盆狭窄。

2.身心状况　评估宫缩的强弱、产程进展的情况、胎儿宫内的健康状况、胎儿的大小、胎方位,注意产妇有无肛门坠胀及排便感,有无过早屏气用力、宫颈水肿等表现,评估膀胱充盈的情况、待产妇的精神状况和心理感受。

3.断检查

(1)腹部检查:在宫底部触及胎臀,胎背偏向母体的后方或侧方,在对侧可明显触及胎儿肢体,胎心音在脐下偏外侧听得最清楚。

(2)肛查或阴道检查:当宫口部分开大或开全时,肛查感到盆腔后部空虚。胎头矢状缝在骨盆斜径上,前囟在骨盆左(右)前方,后囟即枕部在骨盆左(右)后方,提示为枕后位;胎头矢状缝位于骨盆横径上,后囟在骨盆左(右)侧方,则为枕横位。阴道检查耳廓朝向骨盆后方为枕后位,耳廓朝向骨盆侧方为枕横位。

(3)B超可以探测胎头的位置,判断胎方位。

【护理诊断】

1.焦虑/恐惧　与产程延长、担心胎儿安危、害怕手术有关。

2.有胎儿受伤的危险　与产程延长、阴道助产有关。

3.有软产道损伤的危险　与第二产程延长、阴道助产有关。

4.有感染的危险　与产程延长、肛查次数多、阴道检查及手术助产有关。

5.潜在并发症——产后出血　与继发性宫缩乏力有关。

【护理目标】

1.待产妇的焦虑、恐惧感减轻。

2.母婴平安,无并发症发生。

【护理措施】

1.加强分娩期的监护与护理,减少母儿并发症

(1)第一产程:严密观察产程,注意胎头下降、宫颈扩张程度、宫缩强弱及胎心音情况。保持待产妇良好的营养状况与休息,维持水电解质平衡,必要时给予补液,指导产妇朝向胎背的对侧方向侧卧,以利于胎头枕部转向前方。嘱产妇不要过早屏气用力,以免引起宫颈前唇水肿及体力消耗。若宫缩不强,应遵医嘱尽早静滴催产素以加强宫缩。若出现宫颈水肿,可遵医嘱行宫颈封闭,宫颈封闭后2小时内可不必加强宫缩,以免加重水肿。督促产妇及时排空膀胱,以免影响胎头下降及宫缩。指导产妇运用呼吸、按摩及放松技巧,以减轻疼痛所引起的不适,并给予吸氧。若发现产程停滞、胎头位置较高或出现胎儿窘迫现象,应及时通知医师查看,并做好剖宫产术的术前准备。

(2)第二产程:严密观察宫缩、胎头下降及胎心音情况,给予产妇持续吸氧,并指导其正确地向下屏气用力,帮助其擦干身上的汗液,以增加舒适感。若发现宫缩减弱,应及时给予静滴催产素。若第二产程进展缓慢,初产妇已近2小时,经产妇已近1小时,或出现胎儿窘迫征象,应立即通知医师行阴道检查,以尽早

结束分娩。若胎头双顶径已达坐骨棘水平或更低时,可协助医师行手法转位,将胎头枕部转向前方,使矢状缝与骨盆出口的前后径一致,或自然分娩,或阴道助产。若转成枕前位困难,可向后转成正枕后位,再行产钳助产,但需作较大的会阴侧切,以免造成会阴裂伤;若胎头双顶径在坐骨棘平面以上,应尽快完善剖宫产的术前准备,以剖宫产结束分娩。拟经阴道分娩者作好阴道助产及新生儿抢救的准备,新生儿出生后正确给予 Apgar 评分并仔细检查有无产伤。

(3)第三产程:胎儿娩出后应立即注射宫缩剂,胎盘娩出后仔细检查胎盘、胎膜的完整性,若有缺失则及时行宫腔探查,以防发生产后出血,有软产道裂伤者及时修补。凡行手术助产及有软产道裂伤者应遵医嘱给予抗生素预防感染。

2.提供心理支持 多与产妇交谈,鼓励其说出心中的感受,及时回答产妇及家属提出的问题,及时提供产程进展及胎儿宫内状况的信息,以减轻其焦虑情绪。如需剖宫产及阴道助产者,应向产妇及家属解释手术的理由及其必要性,向产妇及家属介绍医院的设备条件及技术水平,使其对手术的安全性不必太担心。

【评价】

1.产妇自诉焦虑、恐惧的程度已减轻。

2.产妇已顺利通过分娩,无并发症发生,新生儿健康。

(二)高直位、前不均倾位

胎头以不屈不仰的姿势衔接于骨盆入口,其矢状缝与骨盆入口的前后径一致,称为高直位,发生率约为1,08%。胎头枕骨靠近耻骨联合者为高直前位;胎头枕骨靠近骶岬者为高直后位。枕横位的胎头(矢状缝与骨盆入口的横径一致)若以前顶骨先入盆,称为前不均倾位,发生率约为 0.39%~0.78%。

【临床表现】

1.高直位 由于临产后胎头不俯屈,胎头进入骨盆入口的径线增大,胎头迟迟不衔接,使胎头不下降或下降缓慢,宫颈扩张也缓慢,致使产程延长,常感耻骨联合部位疼痛。

2.前不均倾位 因胎头迟迟不能入盆,宫颈扩张缓慢或停滞使产程延长。前顶骨紧嵌于耻骨联合后方,压迫尿道及宫颈前唇,导致尿潴留、宫颈前唇水肿及胎膜早破,胎头受压过久可出现胎头水肿。

【诊断检查】

1.腹部检查

(1)高直前位时,胎背靠近腹前壁,不易触及胎儿肢体,胎心位置稍高,在腹中部听得最清楚。高直后位时,胎儿肢体靠近腹前壁,有时在耻骨联合上方可清楚地触及胎儿下颏。

(2)前不均倾位:在临产早期,于耻骨联合上方可扪到胎头前顶部。随产程进展胎头继续侧屈,使胎头与胎肩折叠于骨盆入口处,于耻骨联合上方只能触到一侧胎肩而触不到胎头。

2.阴道检查

(1)高直位:胎头矢状缝与骨盆的前后径一致,前囟在耻骨联合后,后囟在骶骨前,为高直后位,反之为高直前位。

(2)前不均倾位:胎头矢状缝在骨盆入口的横径上,向后移靠近骶岬。前顶骨紧紧嵌在耻骨联合后方,致使骨盆腔后半部空虚。

3.B超 高直位时,可探清胎头双顶径与骨盆入口的横径一致,胎头矢状缝与骨盆入口的前后径一致。

【护理】

严密观察产程的进展,若在观察过程中发现胎头迟迟不能入盆、宫颈扩张缓慢、产程延长等异常表现时,应及早通知医师,并协助医师仔细检查。若诊断为高直后位或前不均倾位,应遵医嘱尽快完善术前准备,以剖宫产结束分娩。若诊断为高直前位,应遵医嘱给予试产,加强宫缩促使胎头俯屈,胎头转为枕前位时可经阴道分娩或助产。对试产的具体护理措施详见骨产道异常的护理。

(三)臀先露

臀先露是最常见的异常胎位,约占足月分娩总数的3‰～4‰,因为胎头比胎臀大,且分娩时后出胎头无明显变形,故易致分娩困难,加之脐带脱垂较多见,围生儿的死亡率是枕先露的3～8倍。

【原因】

尚不十分明确,可能与下列因素有关。

1.胎儿在宫腔内的活动范围大　羊水过多、经产妇腹壁松弛以及早产儿羊水相对偏多,使胎儿易在宫腔内自由活动而形成臀先露。

2.胎儿在宫腔内的活动范围受限　子宫畸形、胎儿畸形(如脑积水、无脑儿等)、双胎及羊水过少等,易发生臀先露。

3.胎头衔接受阻　狭窄骨盆、前置胎盘、肿瘤阻塞盆腔等,易发生臀先露。

【临床分类】

根据两下肢所取的姿势分为:

1.单臀先露或腿直臀先露　胎儿双髋关节屈曲,双膝关节直伸,以臀部为先露。最多见。

2.完全臀先露或混合臀先露　胎儿双髋关节及膝关节均屈曲,有如盘膝坐,以臀部和双足为先露。较多见。

3.不完全臀先露　以一足或双足、一膝或双膝或一足一膝为先露,膝先露是暂时的,产程开始后转为足先露。较少见。

【临床表现】

孕妇常感肋下有圆而硬的胎头,由于胎臀不能紧贴子宫下段及宫颈,常导致子宫收缩乏力、宫颈扩张缓慢,致使产程延长。

【对母儿的影响】

1.对母体的影响　因胎臀形状不规则,不能紧贴子宫下段及宫颈,易发生胎膜早破或继发性宫缩乏力,使产褥感染、产后出血增多。若宫口未开全而强行牵引,易致宫颈裂伤。

2.对胎儿的影响　因易发生胎膜早破、脐带脱垂、脐带受压等,可致胎儿窘迫甚至死亡。后出胎头困难可发生新生儿窒息。臀位娩出助产时易发生新生儿产伤,如上肢骨折、臂丛神经损伤等。

【处理原则】

1.妊娠期　若妊娠30周后仍为臀先露,应予以纠正。

2.分娩期　应根据产妇的年龄、胎产次、骨盆大小、胎儿大小、胎儿是否存活、臀先露的类型以及有无合并症,于临产初期作出正确判断,以决定分娩方式。

选择性剖宫产的指征:骨盆狭窄,软产道异常,胎儿体重大于3500g,胎儿窘迫,高龄初产,有难产史,不完全臀先露。

【护理评估】

1.病史　了解孕产史。查阅产前检查资料,评估胎儿大小、胎先露、胎方位,注意有无羊水过多、前置胎盘、盆腔肿瘤等,在分娩过程中仔细评估宫缩强度及频率,评估胎先露下降及宫口开大的情况,评估胎儿宫内的状况。

2.身心状况　因臀先露不能紧贴子宫下段及宫颈,易发生宫缩乏力至胎先露下降缓慢,产程延长。产妇因产程延长、疲乏失去分娩信心而产生急躁情绪。因臀先露易发生胎膜早破、脐带脱垂,后出胎头困难易发生新生儿窒息,助产易发生新生儿损伤,使产妇担心胎儿的安危,而对未知的分娩结果感到十分焦虑,常表现出烦躁不安、哭泣和流泪。

3.诊断检查

(1)腹部检查:于子宫底部可触及圆而硬、有浮球感的胎头,于耻骨联合上方可触及宽而软的胎臀或不规则的肢体,胎心在脐上方左侧或右侧听得最清楚。

(2)肛门检查:可触及软的胎臀及不规则的肢体。

(3)阴道检查:如宫口开大,可查到胎臀、肛门、外生殖器及胎足。

(4)B超:可确定胎位。

【护理诊断】

1.焦虑　与担心胎儿的安危有关。

2.有胎儿受伤的危险　与脐带脱垂、后出胎头困难、新生儿产伤有关。

3.有软产道损伤的危险　与宫口未开全而强行牵拉有关。

4.潜在并发症——产后出血　与软产道裂伤或宫缩乏力有关。

5.有感染的危险　与胎膜早破或手术操作有关。

【护理目标】

1.产妇的焦虑程度减轻。

2.母儿平安度过分娩期,无并发症发生。

【护理措施】

1.协助医师进行恰当处理,促进母儿健康,防止并发症　妊娠期加强产前检查,及早发现异常胎位。于妊娠30周前臀先露多能自行转为头先露,若妊娠30周后仍为臀先露应予以矫正,常用的矫正方法有:

(1)胸膝卧位:让孕妇排空膀胱,松解裤带,每日2次,每次15分钟,连续做1周后复查。这种姿势可使胎臀退出盆腔,借助胎儿重心的改变,使胎头与胎背所形成的弧形顺着宫底的弧面滑动完成。

(2)激光照射或艾灸至阴穴:用艾灸或激光照射两侧至阴穴(足小趾外侧,距趾甲角1分处),每日1次,每次15~20分钟,5次为一疗程。

(3)外倒转术:应用上述矫正方法无效者,于妊娠32~34周时可行外倒转术,因有发生胎盘早剥、脐带缠绕等严重并发症的可能,应用时要慎重,术前半小时口服舒喘灵4.8mg。行外倒转术时,最好在B型超声的监测下进行。孕妇平卧,露出腹壁,查清胎位,听胎心率。步骤包括松动胎先露部(两手插入先露部下方向上提拉,使之松动),转胎(两手把握胎儿两端,一手将胎头沿胎儿腹侧轻轻向骨盆入口推移,另一手将胎臀上推,与推胎头的动作配合,直至转为头先露)。动作应轻柔,间断进行,若术中或术后发现胎动频繁而剧烈及胎心率异常,应停止转动并退回原胎位,并观察半小时。

若经过上述矫正处理后无效,则应提前1周住院待产,在待产过程中嘱其多卧床休息,以防胎膜早破,密切注意产兆,若出现宫缩或发生破水应及时通知医师,拟行剖宫产术者迅速完善术前准备,拟经阴道分娩者,用平车将其转入待产室,按下列措施进行护理。

1)第一产程:指导产妇采取左侧卧位,不宜站立走动。已破膜者绝对卧床休息,并抬高臀部。少做肛查,禁忌灌肠,尽量避免胎膜破裂。一旦胎膜破裂立即听胎心音,若胎心音异常应及时通知医师,行肛查,必要时行阴道检查,了解有无脐带脱垂。若有脐带脱垂,胎心音尚好,宫口未开全,为抢救胎儿应立即完善术前准备,以剖宫产结束分娩。若无脐带脱垂,应严密观察胎心音、产程进展及宫缩情况,出现宫缩乏力者应遵嘱加强宫缩。当宫口开大4~5cm时,胎足即可经宫口脱出至阴道,为了使宫颈及阴道充分扩张,应进行"堵臀"处理。常规消毒后当宫缩时用无菌巾以手掌堵住阴道口,让胎臀下降,避免胎足先下降,待宫口及阴道充分扩张后才能让胎臀娩出,此法有利于后出胎头的顺利娩出。在"堵臀"过程中应每隔10~15分钟听一次胎心音,并注意宫口是否开全,宫口已开全时再"堵臀"易引起胎儿窘迫或子宫破裂。宫口近开全时应及时通知医师,并做好接产和抢救新生儿窒息的准备。

2)第二产程:接产前给予导尿以排空膀胱,初产妇常规行会阴侧切术,经产妇应根据胎儿大小、会阴条件等决定是否行侧切术。分娩方式有三种:①自然分娩:胎儿自然娩出,不作任何牵拉,极少见,仅见于经产妇、胎儿小、宫缩强、产道正常者;②臀助产术:当胎臀自然娩出至脐部后,胎肩及后出胎头由接产者协助娩出,一般应在脐部娩出后2～3分钟娩出胎头,最长不能超过8分钟;③臀牵引术:胎儿全部由接产者牵拉娩出,此种方法对胎儿的损伤大,不宜采用。

3)第三产程:产程延长易并发宫缩乏力性出血。胎盘娩出后应注射催产素,防止产后出血。行手术操作及有软产道损伤者应及时缝合,并遵医嘱给予抗生素预防感染。产后密切观察子宫复旧及恶露的情况,注意生命体征变化,保持会阴清洁。

2.提供心理支持,促进母体舒适

(1)孕期发现臀先露,应向孕妇讲解臀先露对母儿的影响,争取其配合以便及时矫正胎产式。

(2)如矫正失败,让孕妇也不必过分担心,根据孕母情况、胎儿大小及有无并发症,建议采取适当的分娩方式,也不会造成严重后果。

(3)如需剖宫产,应向孕妇及家属讲解剖宫产的必要性及安全性。

(4)拟经阴道分娩,在分娩期应多陪伴产妇,多与其交谈,鼓励其说出心中的感受,及时回答产妇及家属所提出的问题,及时告知产程进展及胎儿宫内的健康状况,以减轻其焦虑、恐惧情绪。对所进行的操作、处理给予必要的解释,鼓励家属陪伴。指导孕妇采用深呼吸、放松及按摩腹部等方法减轻疼痛感,促进其舒适。

(5)臀先露阴道分娩者,由于受产道挤压,可出现足、臀、外生殖器水肿、淤血等情况,应向产妇及家属解释清楚这只是暂时现象,由压迫所致,不必担心。

【评价】

1.产妇的焦虑情绪已减轻或缓解。

2.产妇已顺利通过分娩,没有发生并发症。

3.新生儿健康。

(四)肩先露

胎体纵轴与母体纵轴相垂直为横产式,胎体横卧于骨盆入口之上、先露为肩者称肩先露。约占妊娠足月分娩总数的0.1%～0.25%,是对母儿最不利的胎位。临床分为肩左前、肩左后、肩右前、肩右后4种胎方位,发生原因与臀先露相同。

【临床表现】

先露部胎肩不能紧贴子宫下段及宫颈,宫颈缺乏直接刺激,容易发生宫缩乏力,胎肩对宫颈压力不均,易发生胎膜早破。破膜后羊水迅速外流,胎儿上肢或脐带容易脱出,导致胎儿窘迫甚至死亡。随着宫缩不断加强,胎肩及胸廓的一部分被挤入盆腔内,胎体折叠弯曲,胎颈被拉长,上肢脱出于阴道口外,胎头和胎臀仍被阻于骨盆入口上方,形成嵌顿性或称忽略性肩先露。子宫收缩继续加强,子宫上段越来越厚,子宫下段被动扩张,越来越薄,由于子宫上下段肌壁的厚薄相差悬殊,形成环状凹陷,并随子宫收缩逐渐升高,甚至可以高达脐上,形成病理性缩复环,是子宫破裂的先兆,若不及时处理,将发生子宫破裂。

【处理原则】

1.妊娠期　妊娠后期发现肩先露应及时矫正,矫正失败应提前住院。

2.分娩期　根据胎产式、胎儿大小、胎儿是否存活、宫颈扩张程度、胎膜是否破裂、有无并发症等决定分娩方式。

【护理评估】

1.病史　查阅产前检查记录,了解孕产史,评估胎产式、胎先露、胎儿大小、胎儿宫内健康状况,注意有无羊水过多、前置胎盘、盆腔肿瘤等。

2.身心状况　可出现胎膜已破、宫缩乏力、胎儿上肢及脐带脱垂等表现,严重者可出现先兆子宫破裂,甚至出现子宫破裂的症状和体征,产妇因担心胎儿安危而表现出焦虑的情况,如胎儿已死,则出现哭泣等悲伤情绪。

3.诊断检查

(1)腹部检查:子宫呈横椭圆形,子宫横径宽,子宫底低于妊娠周数。在母腹一侧可触及胎头,另一侧可触到胎臀,耻骨联合上方空虚。胎背朝向母体腹前壁为肩前位,胎儿肢体朝向母体腹前壁为肩后位。胎心音在脐周两侧最清楚。

(2)肛门检查及阴道检查:胎膜未破者,因胎先露部浮动在骨盆入口上方,肛查不易触及。胎膜已破、宫口已扩张者,阴道检查可触到肩胛骨或肩峰、肋骨及腋窝,腋窝的尖端指向头端,据此可确定胎方位,有时可触及搏动的脐带或脱出的胎手,可用握手法鉴别胎儿的左手或右手。

(3)B超:能准确探清肩先露,并能确定具体的胎方位。

【护理诊断】

1.焦虑　与担心胎儿的安危有关。

2.预感性悲伤　与脐带脱垂、胎心音改变有关。

3.有胎儿受伤的危险　与可能出现的脐带脱垂、忽略性肩先露有关。

4.有感染的危险　与胎膜早破、胎儿上肢脱出及手术操作有关。

5.潜在并发症——子宫破裂　与处理不当、处理不及时有关。

6.潜在并发症——产后出血　与继发性宫缩乏力、软产道撕裂等有关。

【护理目标】

1.产妇的焦虑情绪减轻。

2.产妇能顺利度过悲伤期。

3.不因护理不当而出现胎儿窒息或死亡。

4.产妇不出现感染征象。

5.待产妇能顺利通过分娩,不发生并发症。

【护理措施】

1.妊娠期　妊娠后期发现横位应及时予以矫正。可采用胸膝卧位、艾灸或激光照射至阴穴;无效者应行外倒转术转成头先露,并包扎腹部以固定胎位;若外倒转术失败,应提前住院待产,于临产前行剖宫产术。在等待剖宫产期间,应嘱病人卧床休息,少活动,避免发生胎膜早破,加强巡视,密切注意产兆,注意胎心音。如出现宫缩或有胎儿窘迫征象,或出现胎膜破裂,应立即听胎心音,并抬高臀部。出现上述情况应立即通知医师,并尽快完善剖宫产的术前准备,以剖宫产结束妊娠。

2.分娩期　根据产妇及胎儿状况采取相应的处理及护理措施。①临产后,胎膜未破或破膜不久、胎儿存活者,应立即行剖宫产术。②经产妇,若宫口开大 5cm 以上,破膜不久,羊水未流尽,可在乙醚麻醉下行内倒转术,转成臀先露,待宫口开全助产娩出。③胎儿已死亡,无先兆子宫破裂征象,应于宫口近开全时,在乙醚麻醉或静脉麻醉下行断头或碎胎术。④如出现先兆子宫破裂或已经破裂,无论胎儿存活与否,均应行剖宫产术。

因肩先露除死胎及早产儿的胎体可折叠娩出外，足月活胎不可能经阴道娩出，故临床上绝大多数均以剖宫产结束分娩。死胎拟定经阴道分娩时，应严密观察宫缩的强度及频率，注意有无先兆子宫破裂的征象。

3.提供心理支持　应向孕妇及家属讲解肩先露对母儿的危害性，以引起重视，积极配合处理；向孕妇及家属解释虽然肩先露对母儿有较大的威胁性，但只要予以重视，提前住院待产，在临产前结束分娩对母儿的影响并不大，以减轻其焦虑情绪。对孕期未进行过产前检查，因临产后出现异常情况（如脐带脱垂、胎儿上肢脱垂等）而急诊入院者，这时绝大部分胎儿已死亡，护理人员应多陪伴产妇，多与其交谈，鼓励家属陪伴，让她们面对现实，帮助她们尽快度过悲伤期。

4.产后注意观察子宫复旧及阴道流血的情况，注意生命体征变化，注意伤口愈合情况，遵医嘱给予抗生素预防感染，发现异常及时通知医师查看，并协助处理。

【评价】

1.孕妇的焦虑情绪已减轻。

2.产妇已顺利通过分娩，没有发生并发症。

3.胎儿健康娩出。

4.产后生命体征平稳，未发生产后出血及产褥感染。

（五）面先露

面先露多于临产后发现，因胎头极度仰伸，使胎儿枕部与胎背接触。面先露以颏骨为指示点，有颏左前、颏左横、颏左后、颏右前、颏右横、颏右后 6 种胎位，以颏左前及颏右后位较多见，经产妇多于初产妇，发生率约为 2‰。

【护理评估】

1.身心状况　颏前位时，因胎儿颜面部不能紧贴子宫下段及宫颈，常引起子宫收缩乏力，致使产程延长，颜面部骨质不易变形，容易发生会阴裂伤。颏后位时可发生梗阻性难产，如处理不及时可导致子宫破裂，危及母儿生命。因产程延长、处理检查机会增多、体力消耗，使产妇对分娩失去信心，担心自身及胎儿的安全，常表现出烦躁不安，对检查、处理不合作。因胎儿面部受压变形，颜面皮肤青紫、肿胀，尤以口唇明显，影响吸吮，严重时可发生会厌水肿而影响吞咽。新生儿出生后会保持仰伸姿势达数日之久，产妇及家属对此不了解，以为是畸形，常表现出悲伤情绪，甚至不愿意接受新生儿。

2.诊断检查

（1）腹部检查：因胎头极度仰伸入盆受阻，胎体伸直，宫底位置较高。颏前位时，在母体腹前壁容易扪及胎儿肢体，胎心音在胎儿肢体侧的下腹部听得清楚；颏后位时，在耻骨联合上方可触及胎儿枕骨隆突与胎背之间有明显的凹沟，胎心音遥远而弱。

（2）肛查及阴道检查子可触到高低不平、软硬不均匀的颜面部，宫口开大时可触及胎儿的口、鼻及眼眶。

（3）B 超可以明确面先露并能探清胎位。

【护理诊断】

1.焦虑　与担心自身及胎儿的安危有关。

2.潜在胎儿受伤　与产程延长、胎儿面部受压变形有关。

3.潜在并发症——子宫破裂　与梗阻性难产有关。

【护理目标】

1.产妇的焦虑情绪减轻或缓解。

2.胎儿受伤的危险性降低。

3.能及时发现面先露,不发生子宫破裂。

【护理措施】

1.严密观察,及早发现面先露 在入院评估作腹部检查时,若在母体腹前壁触及胎儿肢体,或在耻骨联合上方触及胎儿枕骨隆突与胎背之间有明显凹沟,肛查时触到高低不平、软硬不均的先露部,应考虑为面先露。应及时通知医师查看,以确定其胎方位并决定分娩方式。

2.护理措施 按不同的分娩方式采取相应的护理措施,颏前位时,若无头盆不称,产力良好,有可能经阴道分娩;颏后位时,除经产妇、骨盆正常、胎儿小且产力强可能经阴道分娩外,均应行剖宫产术结束分娩。拟定剖宫产者,应遵医嘱完善术前准备。拟经阴道分娩者,应严密观察宫缩的强度及频率、胎先露下降、宫口开大及胎心音变化的情况,注意有无先兆子宫破裂的征象,发现异常及时通知医师,并作好剖宫产的术前准备。

3.产后新生儿的护理 因胎儿面部受压变形,颜面皮肤青紫、肿胀,新生儿出生后应注意保持局部皮肤清洁,防止皮肤破损,若有皮肤破损,局部可涂 1%甲紫。吸乳困难者,可指导产妇将乳汁挤出后用小匙喂养;吞咽困难者,可用鼻饲法或静脉输液为新生儿补充营养。

4.加强心理护理 多与产妇交谈,鼓励产妇说出心中的感受,鼓励家人多陪伴以给予精神支持,及时向产妇提供产程进展及胎儿宫内健康的信息,以减轻其焦虑程度。新生儿出生后,若有颜面部皮肤青紫、肿胀现象,应及时向产妇及家属解释这是由于胎儿面部在产道受压变形所致,只是暂时现象,会自然消退,不必担心。新生儿出生后胎头处于仰伸姿势,应向产妇讲清楚这是由于胎儿过度仰伸所致,不是畸形,数天后会恢复为正常姿势,以消除其紧张焦虑的情绪。

【评价】

1.产妇自诉焦虑紧张情绪已减轻。

2.产妇平安度过分娩,没有发生并发症。

3.没有发生严重的新生儿并发症。

二、胎儿发育异常

胎儿发育异常(如巨大胎儿、脑积水、无脑儿、联体双胎等)也可引起难产。

(一)巨大胎儿

体重达到或超过 4000g 的胎儿称为巨大胎儿。约占出生总数的 6%,见于父母身材高大者、过期妊娠、妊娠合并糖尿病、孕期营养过度者,亦多见于经产妇。近年来因营养过度而致巨大儿孕妇有逐渐增加的趋势,临产表现为:妊娠期子宫增大较快,妊娠后期孕妇常出现呼吸困难,自觉腹部沉重及两肋部胀痛。临床若经阴道分娩常发生头盆不称,致使产程延长。

(二)脑积水

胎头脑室内外有大量脑脊液(500～3000ml 或更多)潴积于颅腔内,使颅腔体积增大,颅缝明显增宽,囟门显著增大,称为脑积水。脑积水常伴有脊柱裂、足内翻等畸形,发生率为 0.5‰。临床表现为:明显头盆不称,跨耻征阳性,如不及时处理可导致子宫破裂。

(三)其他胎儿异常

1.联体双胎 发生率为 0.02‰,B 超可确诊。

2.胎儿颈、胸、背、腹、臀等处发生肿瘤或发育异常 使局部体积增大造成难产,通常于第二产程胎先露下降受阻,经阴道检查时被发现。

【处理原则】

1.巨大儿 定期产前检查,一旦发现为巨大儿应查明原因。如系糖尿病孕妇,则需积极治疗,于孕36周后根据胎儿成熟度、胎盘功能及血糖控制情况择期引产或行剖宫产。临产后,根据孕妇及胎儿的具体情况综合分析,选择阴道分娩或剖宫产术,以减少围生儿的死亡率。

2.胎儿畸形 定期产前检查,一旦确诊及时引产终止妊娠,以母体免受伤害为原则。若在第二产程发现胎儿畸形,应尽量辨清胎儿异常的具体部位,选用对母体最安全的方法结束分娩。

【护理评估】

1.病史 了解有无分娩巨大儿、畸形儿的家族史、孕产史,有无糖尿病病史。查阅产前检查资料,了解孕妇身高、骨盆测量值、胎方位,估计胎儿大小、有无羊水过多、有无胎儿畸形等,在产程中应注意评估产程进展及胎儿的情况等。

2.身心状态 胎儿发育异常可造成头盆不称、产程延长、产程停滞等一系列表现。孕妇因产程延长、产程停滞,使分娩的压力增大,常表现出烦躁不安、激动易怒。因胎儿畸形导致此次妊娠失败,使孕妇感到很悲伤,表现为沉默寡言或哭泣流泪。

3.诊断检查

(1)腹部检查:腹部明显膨隆、宫底高、先露高浮、胎体粗大、只听到一个胎心音可能为巨大儿。若为头先露,在耻骨联合上方可扪及宽大、骨质薄软、有弹性的胎头,胎头过大与胎体不相称,胎头高浮,跨耻征阳性,胎心音在脐上听得最清楚,应考虑为脑积水。

(2)肛查及阴道检查:若感胎头很大、颅缝宽、囟门大且紧张、颅骨骨质薄而软、触之有乒乓球的感觉可诊断为脑积水。

(3)B超:可估计胎儿的大小,判断胎儿有无明显的畸形,如脑积水、无脑儿、先天性多囊肾、胎儿腹水等。

【护理诊断】

1.焦虑 与担心胎儿的安危及自身受到伤害有关。

2.悲伤 与胎儿畸形有关。

3.有感染的危险 与手术操作有关。

4.潜在并发症——子宫破裂 与头盆不称有关。

【护理目标】

1.产妇自诉焦虑程度减轻。

2.产妇能顺利度过悲伤期。

3.产后体温、脉搏、血白细胞正常,伤口愈合良好,无感染征象出现。

4.产妇顺利通过分娩,无并发症发生。

【护理措施】

1.巨大儿拟定剖宫产 应遵医嘱作好择期剖宫产术的术前准备。拟定阴道分娩者应严密观察宫缩及产程进展的情况,注意胎心音变化,发现产程进展缓慢、胎心音>160次/分、<120次/分或不规则,应及时通知医师,并作好急诊剖宫产术的术前准备。

2.胎儿畸形 且确诊为胎儿畸形,应及时引产终止妊娠,以保护母体免受损害为原则。脑积水若为头先露,当宫口开大3cm时即行脑室穿刺抽出脑脊液,也可在临产前在B超指示下经腹腔穿刺抽出脑脊液,以缩小头颅体积而有利于娩出。若为臀先露,可经脊椎裂孔插管至脑室后缓慢放出脑脊液,使头颅体积缩小后便于牵出胎儿,如胎儿有腹水,应给予腹部穿刺放出腹水缩小体积后娩出。畸胎引产分娩发动后,应严密观察宫缩及产程进展的情况,发现异常及时通知医师,并协助处理。保持良好的营养状况,维持水电解质平衡,必要时给予补液。指导产妇采用深呼吸、按摩下腹部、放松等方法来减轻疼痛和分娩压力。接产时正确保护会阴,尽量避免会阴裂伤。

3.加强心理护理 对巨大胎儿拟定经阴道分娩者,应及时向孕妇提供产程进展的信息,以增加其信心,及时向孕妇提供胎儿宫内的健康状况,以减轻其焦虑程度。

对畸胎分娩的产妇更应给予关心和照顾,尽量避免提及胎儿,避免与有新生儿的产妇同室,避免刺激性语言,以防引起产妇伤感。多与产妇交谈,鼓励其诉说心中的不悦,鼓励家人多陪伴,帮助其尽快度过悲伤期。

【评价】

1.产妇的焦虑情绪已减轻。

2.产妇已顺利度过悲伤期。

3.产妇的体温、脉搏正常,没有发生感染征象。

4.产妇平安分娩,没有发生并发症。

（杨 丹）

第二十六章　产后护理

一、护理评估

(一)病史

认真查看产前记录、分娩记录(包括分娩时间、分娩方式、羊水性状、胎盘娩出情况、新生儿健康状况)、用药史,特别注意分娩过程中有无异常情况及其处理经过。

(二)身心状况

1.机体状况

(1)一般情况:①体温:多数在正常范围内,若产程延长导致过度疲劳时,体温可在产后最初24小时内略升高,一般不超过38℃,不哺乳者于产后3～4日因乳房血管、淋巴管极度充盈也可发热,体温达38.5～39℃,一般仅持续数小时,最多不超过12小时体温即下降。②脉搏:脉搏略缓慢,约为60～70次/分,与子宫胎盘循环停止及卧床休息等因素有关,约于产后1周恢复正常。③呼吸:深慢,约14～16次/分,与产后腹压降低、膈肌下降、由妊娠期的胸式呼吸变为胸腹式呼吸有关。④血压:平稳,变化不大,但妊高征孕妇产后血压有明显的下降。⑤褥汗:产褥早期皮肤排泄功能旺盛,排出大量汗液,以夜间睡眠和初醒时更明显,于1周后自行好转。⑥腹痛:产褥早期因宫缩引起下腹部阵发性剧烈疼痛,称为产后宫缩痛,于产后1～2日出现,持续2～3日后自行消失,多见于经产妇,哺乳时反射性催产素分泌增多可使疼痛加重。⑦营养:评估产妇的食欲情况、每日饮食量、饮食结构是否合理、有无偏食及不合理的"忌嘴"、摄入量能否满足产妇的营养需要及家庭状况等。⑧大小便:评估产妇每日的尿量尤其是产后最初4～6小时之内的尿量、膀胱充盈情况、每日大便次数、有无便秘、排便时有无不适感。⑨休息与活动:评估产妇每日睡眠的时间、有无疲倦感、是否下床活动、活动量如何、活动时有无不适感。

(2)生殖系统:每日应在同一时间评估宫底高度及恶露的量、颜色、性状、气味及持续时间。每日评估会阴情况,注意会阴有无水肿、红肿、会阴伤口的愈合情况,有无伤口裂开、压痛或异常分泌物。

1)子宫:胎盘娩出后,子宫圆而硬,宫底脐下一指。产后第1日因宫颈外口升至坐骨棘水平,致使宫底稍上升至平脐,以后每日下降1～2cm,至产后10日降入骨盆腔内,在耻骨联合上方扪不到宫底。

2)恶露:产后随子宫蜕膜特别是胎盘附着处蜕膜的脱落,含有血液、坏死蜕膜组织等物经阴道排出,称为恶露。恶露分为:①血性恶露,色鲜红,含大量血液,量多,有时有小血块,有少量胎膜及坏死蜕膜组织;②浆液恶露,色淡红似浆液而得名,含少量血液,但有较多的坏死蜕膜组织、子宫颈粘液、阴道排液且有细菌;③白色恶露,粘稠,色泽较白而得名,含大量白细胞、坏死蜕膜组织、表皮细胞及细菌等。正常恶露有血腥味,但无臭味,持续4～6周,总量约500ml。血性恶露持续约3日后逐渐转为浆液恶露,约2周后变为白色恶露,约持续2～3周干净。若子宫复旧不全或宫腔内残留胎盘,多量胎膜或合并感染时,恶露量增多,持续时间延长并有臭味。

（3）乳房：了解产妇的喂奶方式，评估乳房有无胀痛，有无硬块或压痛，乳头有无凹陷、皲裂，乳汁的质和量，乳罩大小是否合适，产妇乳房护理知识以及新生儿喂养知识和喂养技巧的掌握情况。对采用人工喂哺新生儿的产妇，护理人员还应注意其退奶方式及退奶效果。

2.心理状态   评估产妇的情绪状态，注意有无焦虑心理，评估产妇的行为表现，评估产妇有无可利用的良好社会支持系统，评估产妇是否已适应母亲角色。

妊娠时期待成为母亲，强烈的责任感促使每位母亲都会为成为合格的母亲而做大量的准备工作，而初为人母又会担心自己不称职，表现出矛盾情绪。新生儿出生前，准母亲焦虑的多为婴儿有无发育异常、畸形、性别等，新生儿出生后，母亲焦虑的内容有所改变，担心不会护理婴儿、担心婴儿吐奶、担心婴儿生病、喂奶时担心婴儿呛咳、担心婴儿衣物穿得过多或太少、担心性别是否为家人接受、喜欢等。

产妇的行为表现有两种，一种为适应性的，一种为不适应性的，产妇能满足孩子的需要并表现出喜悦、进行积极有效的产后锻炼、学习护理孩子的知识和技能为适应性行为；相反，产妇不愿意接触孩子、喂养孩子、护理孩子或表现出不悦、不愿交流、食欲差等为不适应性行为。

孩子的出生为产妇又增添了一个社会角色——母亲，许多因素影响着新角色的适应，如疲劳、失眠、家务等产妇躯体方面的应激、婴儿的健康状况、父母的期望是否得到满足、家庭经济状况等。母亲对婴儿的照顾不仅仅是喂奶、拥抱、穿衣、洗澡、保护其免受伤害等，而且还特别关心婴儿的欲望和要求，如婴儿的哭声、面部的细微表情（微笑或皱眉）、肢体活动都会牵动着母亲的心，这表明已适应了母亲角色。

二、护理诊断

1.疼痛   与会阴侧切术、产后宫缩痛及乳房胀痛有关。

2.尿潴留   与不习惯床上排尿、会阴伤口疼痛及分娩时先露压迫膀胱使膀胱黏膜充血、水肿等有关。

3.便秘   与活动减少、饮食结构不合理等有关。

4.有感染的危险   与产道损伤、失血过多、贫血、营养不良等因素有关。

三、护理目标

1.产妇疼痛减轻或消失。

2.能及时排空膀胱，不发生尿潴留。

3.排便通畅，不发生便秘现象。

4.产妇主诉睡眠时间及睡眠质量恢复正常，晨醒后无困倦或疲乏感。

5.产妇能尽快掌握抚养孩子的知识和技能，及早成为一个称职的母亲。

6.产妇的焦虑程度减轻或消失。

7.产妇不发生感染，体温、血象正常。

四、护理措施

1.环境   为产妇提供一个安静、舒适的休息环境，保持床单位清洁、整齐、干燥，出汗多时要及时更换衣服、被单。保证产妇有足够的睡眠时间，婴儿哭闹频繁者，嘱产妇学会与婴儿同步休息，以争取睡眠时间，室温保持在 18～ 20℃左右为宜，如新生儿换衣、洗澡时宜保持在 22～24℃，湿度一般保持在 50%～60%。

保证有充足的光线,室内宜定时通风,每天两次,每次 30 分钟,但通风时应避免对流风直接吹到产妇身上,注意防止受凉。

2.生命体征的观察　每日测体温、脉搏、呼吸三次。如体温超过 38℃,则增加测量次数并给予相应处理,血压视产妇的情况而定,对产后出血多的病人及妊高征病人应注意监测血压。

3.加强营养　嘱产妇进食高蛋白、高热量、高维生素易消化的食物,蛋白质比平时增加 15～20g/d,哺乳者增加 25～30g/d,注意多食优质蛋白,如蛋、奶、鱼、瘦肉及大豆制品。脂肪量略高于正常人,过高会使乳汁中高脂肪而致婴儿腹泻,但也不能过少,因为高质量的脂肪有利于婴儿大脑的发育,也有助于脂溶性维生素的吸收。应注意每日除三餐外还应增加 2～3、次辅食,以增加热量和各种营养素的供给,食物品种应多样化,合理搭配,避免偏食及不合理的"忌嘴",多食能催乳的食物,多食新鲜蔬菜及水果。

4.预防或减少尿潴留及便秘　产后 4 小时之内应鼓励产妇尽量自解小便,以后要常常提醒和鼓励产妇每隔 3～4 小时小便一次,以防膀胱胀满。首先要解除产妇的思想顾虑,不要怕痛,鼓励产妇坐起或下床排尿。必要时采用诱导排尿的方法,如让产妇听流水声或用温开水冲洗会阴,也可肌注新斯的明刺激膀胱肌肉收缩以促其排尿,若上述方法均无效时,应考虑在严格无菌操作下留置导尿管并定时开放,以解除尿胀及锻炼膀胱功能。

嘱产妇多饮水,多食蔬菜水果以保持大便通畅,尽早下床活动,促进肠蠕动以防便秘,必要时遵医嘱口服大便软化剂或轻泻剂以解除便秘。

5.促进子宫复旧　每日按摩子宫刺激子宫收缩,以排出宫腔内积血,观察子宫底的高度,恶露性状、量的多少、有无臭味并记录,注意在评估宫底高度前应排空膀胱。按摩次数随分娩方式、恶露情况及产后时间的长短而定,一般产后 2 小时内每 30 分钟一次,产后 2～6 小时内每小时一次,产后 6～24 小时内每 4 小时一次,以后每天一次。如出现子宫复旧不良、恶露量多、恶露有异味等异常情况时应及时通知医师,产后出现宫缩痛影响产妇休息睡眠者,可嘱其热敷下腹部或遵医嘱适当给予止痛药。

6.加强会阴护理,避免产褥感染　仔细评估会阴伤口,注意有无渗血、红肿、水肿、有无分泌物及伤口愈合情况等,如发现异常应及时通知医师并给予相应处理。嘱产妇采取健侧卧位,以减少恶露流浸会阴伤口。每天用 0.1％新洁尔灭棉球抹洗会阴,每天二次,嘱产妇每次大小便后用温开水清洗外阴,注意方向为由前向后,嘱其垫消毒卫生巾并及时更换,尽量保持会阴部清洁干燥,以预防感染。会阴水肿者可用 50％硫酸镁湿热敷,会阴伤口红肿者可采用会阴烤电,每天二次,每次 15～20 分钟。对采用丝线缝合伤口者,一般于产后 3～5 天拆线,出现伤口感染者应提前拆线或扩创处理,于产后 7～10 天后可采用 0.05％高锰酸钾溶液坐盆,以促进感染伤口的愈合。

对早破水、产时出血多、产前有贫血史、产时阴道操作次数较多等的产妇,可遵医嘱产后常规使用抗生素 3～5 天,以预防产褥感染。

7.活动　产后只要生命体征平稳,便可依照产妇的体力状况鼓励其下床活动。活动可增加血液循环,促进伤口愈合,亦可增强食欲,增加肠蠕动及腹肌收缩,促进盆底肌肉张力的恢复,并可减少排尿、排便的困难。通常第一次下床会有低血压现象出现,所以护理人员需要特别注意,产妇第一次下床时必须有人陪伴在身边,活动量应逐渐增加,以避免产妇过度疲劳。

适度运动可以使身体各部位松弛,减少疲倦并恢复体力。产后运动(产褥期体操)可以增强腹肌张力和恢复身材;促进子宫复旧;促进盆底肌肉张力的恢复以预防尿失禁、膀胱直肠膨出及子宫脱垂;促进血液循环,预防血栓性静脉炎;促进肠蠕动,增进食欲及预防便秘。执行产后运动应根据产妇的情况,由弱到强循序渐进地进行,避免过于劳累;必须持之以恒,肌肉张力的恢复需 2～3 个月;运动时有出血或不适感时,应立即停止;剖宫产妇女可先执行促进血液循环的运动项目如深呼吸,而其他项目可以等到伤口愈合后再逐渐执行运动前应打开窗户以保持室内空气新鲜,穿宽松衣服,排空膀胱,移去枕头,运动须在硬板床上执行。一般在产后第 2 天开始,每 1～2 天增加 1 节,每次 15 分钟,每天 2～3 次。

第 2 节—仰卧,两臂直放于身旁,进行缩肛与放松动作。

第 3 节—仰卧,两臂直放于身旁,双腿轮流上举和并举,与身体成直角。

第 4 节—仰卧,髋与腿放松,分开稍屈。脚底放在床上,尽力抬高臀部及背部。

第 5 节—仰卧起坐。

第 6 节—跪姿,双膝分开,肩肘垂直,双手平放在床上,腰部进行左右旋转动作。

第 7 节—全身运作,跪姿,双臂支撑在床上,左右腿交替向背后高举。

8.乳房护理　建议产妇穿大小适宜的胸罩以支持增大的乳房,减轻不适感,哺乳前柔和地按摩乳房,刺激排乳反射,用清洁的毛巾清洁乳头和乳晕,切忌用肥皂或酒精之类清洁,以免引起局部皮肤干燥、破裂。哺乳中注意婴儿是否将大部分乳晕吸吮住,如婴儿吸吮姿势不正确或母亲感到乳头疼痛时应重新吸吮。哺乳结束时用食指轻轻向下按压婴儿下颏,避免在口腔负压情况下拉出乳头而引起局部疼痛或皮肤损伤。每次哺乳时应两侧乳房交替进行,并挤尽剩余乳汁,以促使乳汁分泌、预防乳腺管阻塞及两侧乳房大小不等的情况。如遇平坦乳头,在婴儿饥饿时先吸吮平坦的一侧,因为此时婴儿的吸吮力强,易吸住乳头和大部分乳晕。如吸吮不成功,则指导把母乳挤出后哺乳。

乳房胀痛者可在两次哺乳之间热敷乳房,并用手法挤奶方法和吸奶器抽吸,以将淤积的乳汁排出。

若发生乳头破裂,轻者可继续哺乳,每次哺乳后应在破口处涂 10% 复方安息香酸酊或蓖麻油糊剂,于下次哺乳前洗干净,或在哺乳结束时挤出少量乳汁涂在乳头表面。破裂严重者应停止哺乳并涂以上述药物。

若因病或其他原因不能哺乳者,则应尽早退奶。嘱产妇穿紧身胸罩或内衣,少食汤类,用炒麦芽 60g 水煎当茶饮;或芒硝 120g 分装于两布袋内,敷于两侧乳房并包扎,待湿硬时更换;或遵医嘱使用雌激素。

9.心理护理　帮助产妇迅速从分娩的不适和疲劳中恢复,对产妇表现的积极行为予以及时表扬和鼓励,以增强产妇的自信心。

多与产妇交流,鼓励其说出心中的不悦,对其焦虑情绪表示理解并有针对性地给予疏导。帮助产妇保持愉快的心情,鼓励家人对其给予爱的表达,参加护理婴儿,耐心指导产妇护理、喂养婴儿的技能,使其顺利度过产后适应期,及早适应母亲角色,成为一名称职的母亲。

10.出院指导　认真评估母亲护理、喂养孩子的知识和技能,对不足者予以指导。鼓励产妇保持良好的心态,加强营养,注意休息睡眠和产后锻炼,避免过早地劳动及提重物,注意个人卫生,保持外阴清洁。指导产妇避孕,产后 4 周内应禁性生活,产后 42 天起应采取避孕措施,原则是哺乳者以工具避孕为宜,不哺乳者可选用药物避孕。可于产后 3 个月后安置宫内节育器,嘱产妇和婴儿一起在产后 42 天来医院随访。指导产妇出院后如出现恶露增多,特别是血性恶露增多或血性恶露持续不退或恶露出现异味时应及时来医院就诊。

(陈京美)

第二十七章　产后期异常

第一节　产后出血

产后出血(PPH)是指胎儿娩出后 24 小时内阴道流血量超过 500ml 者。其发生率占分娩总数的 2%～3%,且 80% 以上发生在产后 2 小时内。分娩 24 小时后,在产褥期内发生的子宫大量出血,被称为晚期产后出血。其发生率占分娩总数的 1/1000,虽少见,但亦具有相当的危险性。迅速大量出血可引起失血性休克,若失血过多、休克时间长,还可以引起垂体缺血坏死、腺垂体功能低下的严重后遗症——席汉综合征,甚至死亡。故产后出血是产后期的严重并发症,是产妇死亡的重要原因之一,在我国居产妇死亡原因的首位。

一、原因及主要病理变化

产后出血的主要原因为子宫收缩乏力,占 70%～80%,其次是软产道裂伤及胎盘因素和凝血功能障碍、子宫复旧不全、血肿等。

1.子宫收缩乏力　是产后出血的最主要原因。子宫收缩乏力是于胎盘剥离时,胎盘着床处的子宫肌层无法收缩紧张,使得肌层中的血管窦和血隙无法封闭,形成血栓,血管不容易封闭,则发生出血现象。宫缩乏力可因产妇的全身因素所致,如产妇精神过度紧张、合并内科疾病;临产后休息不好、进食少、体力耗竭、因难产等致产程延长、分娩过程中使用过多镇静剂等。也可因局部因素,如子宫发育不良、双胎、羊水过多致子宫过度膨胀、使子宫肌纤维过度伸展失去弹性、子宫肌瘤等均可引起子宫收缩乏力。

2.软产道裂伤　分娩时由于产道为胎儿娩出的必经之路,因此任何因分娩引起的子宫、子宫颈、阴道和会阴部撕裂伤,都会引起出血。常因急产、胎肩与胎头娩出太快、保护会阴不当、手术助产操作不当、未作会阴侧切或因会阴侧切过小、宫颈口未开全而强行阴道娩出等致软产道撕裂。会阴阴道裂伤上可达穹隆、阴道旁,向后可累及肛门和直肠,严重者深达盆壁,其血肿可扩展到阔韧带内。宫颈裂伤可累及阴道穹隆,也可向上延达子宫下段而致大量出血。

3.胎盘因素　包括胎盘剥离不全、胎盘剥离后滞留、胎盘嵌顿、胎盘粘连、胎盘植入、胎盘和(或)胎膜残留等,因影响子宫正常收缩而出血。

4.凝血功能障碍　为产后出血的少见原因。其中包括孕产妇本身的出血性疾病,如原发性血小板减少性紫癜、白血病、再生障碍性贫血等,也有产科原因引起的凝血功能障碍,如死胎、胎盘早剥、羊水栓塞等,均可引起血凝障碍,致产后流血不凝,不易止血。

二、护理评估

【病史】

1.产妇的孕产史 孕次,产次,妊娠期合并妊高征,或曾有前置胎盘、胎盘早剥、多胎、羊水过多等病史,以往多次人工流产史及产后流血史。

2.产妇的健康史 确认孕前易出血的疾病因素,例如孕前患有出血性疾病,子宫局部有病变,贫血、营养不良、糖尿病等。

3.此次分娩后的状况 分娩期过多地使用镇静剂,产程延长,难产,是否有子宫收缩乏力,产道撕裂伤口的大小,是否有胎盘碎片残留、子宫复旧不全、血肿,有否弥散性血管内凝血等病史。

【身心状况】

主要表现为阴道大流血。

一旦胎盘剥离后子宫出血不止、发生阴道大流血时,产妇表现为面色苍白、出冷汗,主诉口渴、心慌、头晕,重者尿少、脉细数、血压下降进入休克状态;子宫出血潴留于宫腔及阴道内时,产妇可表现为寒战、恶心、呕吐、打哈欠、懒言,或表情淡漠、呼吸短促,甚至烦躁不安,很快转入昏迷状态;软产道存在血肿的产妇会感尿频或肛门坠胀,局部疼痛。一般情况下,出血的开始阶段产妇有代偿功能,失血体征不明显,一旦出现失代偿状况则很快进入休克阶段。若凝血功能障碍,常表现为产后阴道流血不凝或创面局部针眼出血,不易止血。

【诊断检查】

1.评估产后出血量 观察阴道出血是否凝固,是护理评估中最重要的一项。测量产后出血量有多种方法,归纳为目测估计法、面积换算法、称重法、盆接法及比色法。其中以盆接法较简便、准确,值得推广。以比色法的准确率最高,但操作复杂。目测法失血量往往只有实际出血量的一半,值得注意。

2.测血压、脉搏、中心静脉压、体温 根据生命体征的改变情况进一步估计血容量丢失的程度,此外观察体温变化情况可以识别感染征象。

3.腹部检查 子宫收缩乏力性出血及胎盘因素所致出血者,子宫轮廓不清,摸不到宫底或子宫松弛而宫底位置高,按摩后子宫收缩变硬,停止按摩后又变软。若血液积聚或胎盘已剥离而滞留于子宫腔内者,宫底可升高,按摩子宫并挤压宫底部刺激宫缩,可促使胎盘及积血排出,此现象即隐性出血。若因软产道裂伤、凝血机制障碍所致出血者,腹部检查子宫收缩好,硬、轮廓清。

4.软产道检查 包括检查宫颈、阴道穹隆及会阴部有无裂伤、血肿,必要时行肛查。

5.胎盘检查 胎盘及胎膜的完整性,胎盘边缘有无断裂的血管,胎盘表面有无陈旧性血块附着,胎膜破口距胎盘边缘的距离等。

6.实验室检查 包括血型,血常规,出、凝血时间,凝血酶原时间,纤维蛋白原测定和3P试验,以及纤溶酶确诊试验等。

三、护理诊断

1.潜在并发症 出血性休克。

2.有感染的危险 与手术操作、失血后抵抗力降低有关。

3.焦虑、恐惧 与出血病人有种死亡逼近的压迫感、自然并发忧虑、害怕有关。

4.活动无耐力　与产妇失血性贫血、产后体质极度虚弱有关。

四、护理目标

1.产妇血容量于实施方案的 24 小时内得到恢复,血压、脉搏、尿量正常。

2.产妇不会发生感染,或感染得到及时预防和控制。

3.产妇及家属自诉忧虑、害怕明显减轻。

4.产妇的生活能自理。

五、护理措施

(一)密切观察病情,做好失血性休克的防治措施

1.正确评估,预防出血　严密监测产妇的生命指征(特别是血压和脉搏)、子宫收缩、阴道流血及会阴伤口的情况;观察尿量的变化,若尿量少至每小时 30ml 以下时为休克症状;观察皮肤、黏膜、嘴唇、指甲是否变白等;询问产妇自觉症状的变化,是否有心慌、口渴、头晕、恶心、呕吐等不适。一旦出现异常,应及时通知医生处理。

2.找出原因,协助医师执行止血措施　失血多甚至休克者,应注意为其提供安静的环境,保持平卧,吸氧,保暖;严密观察并详尽记录产妇的意识状态、皮肤颜色、血压、脉搏、呼吸及尿量,快速建立静脉通道并保持通畅,按医嘱及时给予输液、输血等,以维持足够的循环血量。医务人员必须密切配合,在确定原因的同时争分夺秒地进行抢救。

(1)子宫收缩乏力性出血:应立即按摩子宫,同时注射宫缩剂以加强子宫收缩。腹部按摩子宫底的具体做法是:助产者一手在产妇耻骨联合上缘按压下腹中部将子宫上推,另一手置于子宫底部,拇指在前壁,其余 4 指在后壁,均匀而有节奏地按摩宫底,挤出积血及血块。另一方法是腹部一阴道双手按摩子宫法:术者一手握拳置于阴道前穹隆,向前上方顶住子宫前壁,另一手自腹壁按压子宫后壁,使子宫体前屈,两手相对紧压子宫并持续按摩 15 分钟,以达到压迫止血的目的。若经上述方法按摩止血效果不理想时,应及时配合医师作好结扎髂内动脉、子宫动脉甚至必要时行子宫次全切除术的术前准备。

(2)软产道裂伤:协助医师及时准确地修补缝合。若为阴道血肿,在补充血容量的同时,切开血肿,清除血块,缝合止血,并于修补处放置纱布加压止血,并记录,按时取出纱布。

(3)胎盘因素:根据不同情况作出处理。如胎盘剥离不全、滞留、粘连均可徒手剥离取出;胎盘部分残留徒手不能取净时,则用大号钝刮匙刮取残留组织;胎盘已经剥离而嵌顿若是膀胱充盈所致,则行导尿术后按摩子宫轻压宫底,使之排出;若是子宫狭窄环所致,应配合麻醉师使用全麻,待环松懈后用手取出;若是胎盘植入,则需作好剖腹切开子宫探查的术前准备。

(4)凝血功能障碍:若发现出血不凝、会阴伤口出血不止等,应立即通知医生,并抽血作有关凝血功能的检查,配新鲜血或血浆备用,必要时请内科会诊。

3.重视预防　妊娠期加强孕期保健,定期接受产前检查,发现问题及早治疗;分娩期正确处理产程,注意科学接生,妥善处理第三产程,合理使用宫缩剂,并仔细检查胎盘及软产道。如有裂伤,应根据不同部位逐层缝合止血,不留死腔;产后期尤应加强产后 2 小时内的监护和处理,产后 4~6 小时及时督促产妇排空膀胱,以免影响宫缩致产后出血,督促产妇翻身、活动、早期下床,以促进恶露的排出,使子宫收缩较好。

(二)预防感染的措施

1.给产妇补充足够的循环血量,且让其充分休息、睡眠、加强营养,注意补充蛋白质、铁、维生素 C,以增

强抵抗力。

2.按医嘱给予抗生素预防感染。

3.严格会阴护理,可予 1/1000 新洁尔灭溶液会阴抹洗,每日二次,每日大小便后应增加抹洗次数,同时观察会阴伤口情况及恶露量、色、味的变化。

4.尽量保持产妇的床单清洁干燥、舒适,勤换产垫,使用专用便盆,以免交叉感染。

5.分娩处理过程中严守无菌原则。

(三)向产妇与家属提供心理支持

1.将各种护理评估和处理措施均给予详细解释,以降低忧虑、害怕。

2.产后期指导产妇进行子宫按摩,检查子宫收缩的状况及会阴伤口的自我保护。

3.教导有关子宫复旧的过程和恶露的变化,指导会阴护理。

4.指导其如何加强产后锻炼,逐步增加活动量,以促进身体的康复。

5.教导有关产后出血的症状及需立即就医的状况。

6.给予再次保证,让产妇了解自己的病情康复情况,并鼓励其说出内心的感受。

六、评价

1.产妇的血压、血红蛋白逐渐正常,全身状况得以改善,未留下后遗症。

2.产妇于产后一周体温正常,子宫复旧好,无压痛,会阴伤口愈合好。

3.产妇及家属的忧虑、害怕基本消失。

4.通过护理活动,产妇出院后日常生活能自理。

（杨　丹）

第二节　产褥感染

产褥感染是指分娩时及产褥期生殖道受病原体感染而引起局部和全身的炎性变化。发病率约为 1%～7.2%,是产妇死亡的四大原因之一。产褥病率是指分娩 24 小时以后十日内用口表每日测量 4 次,体温有 2 次达到或超过 38℃。产褥病率的原因虽以产褥感染为主,但还包括生殖道以外的其他感染,如泌尿系感染、乳腺炎、上呼吸道感染等。

一、病因

1.病原体的种类　产褥感染常见的病原体有:需氧性链球菌、大肠杆菌属、葡萄球菌、厌氧性链球菌、厌氧类杆菌属、支原体、衣原体、白色念珠菌等。

2.感染的来源　感染的来源有两种,一是自身感染,正常孕产妇生殖道或其他部位寄生的病原体,当在特定的环境下或出现感染诱因时可致病;二是外来感染,是由外界的病原体侵入生殖道而引起感染,常由被污染的衣物、用具、各种手术诊疗器械等接触患者后造成感染。

二、分类

1.急性外阴、阴道、宫颈炎。

2.急性子宫内膜炎、子宫肌炎。

3.急性盆腔结缔组织炎,急性输卵管炎。

4.急性盆腔腹膜炎,弥漫性腹膜炎。

5.血栓性静脉炎。

6.脓毒血症,败血症。

三、护理评估

【病史】

1.孕产史　本次妊娠是否合并糖尿病、心脏病或并发高血压等;本次妊娠是否有胎膜早破、器械助产、手术产、软产道损伤、产程过长、产后出血等。

2.健康史　产妇是否有贫血、营养不良,是否有尿道感染、生殖道感染史,产妇的个人卫生习惯如何?

【身心状况】

(一)症状、体征

1.急性外阴、阴道、宫颈炎　局部有红、肿、热、痛现象,脓性分泌物增多,尿道口受刺激可出现尿痛、尿频、排尿烧灼感。产妇可有轻度发热、畏寒、脉速等全身症状。

2.急性子宫内膜炎、子宫肌炎　表现为发热,畏寒,脉速,子宫底高度不下降,下腹疼痛,宫底压痛、质软,恶露量多,混浊有恶臭。除此之外,尚有食欲不振、头痛、全身软弱、寒战等。

3.急性盆腔结缔组织炎、急性输卵管炎　患者出现持续高热,伴寒战、全身不适、子宫复旧差,出现单侧或双侧下腹疼痛和压痛。妇科检查可发现子宫旁结缔组织增厚并有触痛,急性输卵管炎可触到增粗的输卵管或形状不规则的包块。

4.急性盆腔腹膜炎、弥漫性腹膜炎　患者出现严重的全身症状及腹膜炎的症状和体征,如高热、恶心、呕吐、腹泻、腹部压痛、反跳痛,腹肌紧张多不明显。

5.血栓性静脉炎　盆腔血栓性静脉炎患者,多于产后1～2周继子宫内膜炎后出现反复发作寒战、高热,持续数周;下肢血栓性静脉炎的临床表现随静脉血栓的形成部位不同而有所不同。髂总静脉或股静脉栓塞时影响下肢静脉回流,出现下肢水肿、皮肤发白和疼痛,称股白肿。小腿深静脉栓塞时可出现腓肠肌及足底部疼痛和压痛。

6.脓毒血症、败血症　当感染血栓脱落进入血循环可引起脓毒血症,出现肺、脑、肾脓肿或肺栓塞。当侵入血循环的细菌大量繁殖引起败血症时,出现严重全身症状并感染性休克症状,如寒战、高热、脉细数、血压下降、呼吸急促、尿量减少等,可危及生命。

(二)心理、社会因素

产褥感染往往病情较重,患者需住院治疗,护士应多与患者接触、交谈,观察其行为变化,了解患者是否对疾病和照顾婴儿存在焦虑和恐惧,要评估患者及家庭成员对疾病的应对方式和相互之间的协作精神。

【诊断检查】

1.腹部检查　腹部是否有过度膨胀,腹部压痛及其部位,是否有腹肌紧张及反跳痛。

2.妇科检查 了解会阴伤口的情况,用窥阴器检查阴道、宫颈黏膜及分泌物的情况,双合诊检查子宫及盆腔其他组织是否有压痛、包块等。

3.实验室检查 白细胞总数及分类计数增加,红细胞血沉加快,阴道拭子及宫腔拭子培养阳性,血液细菌培养显示致病菌等。

(四)妇科 B 超检查

检查子宫及盆腔组织,了解感染的部位及病变情况。

四、护理诊断

1.疼痛 感染后局部和全身的炎性刺激。

2.体温过高 与感染有关。

3.焦虑 与严重产褥感染的产妇和新生儿分离有关。

4.营养改变——低于机体需要量 与发热、腹泻、呕吐、食欲不振、贫血等造成营养不良、体液、电解质不平衡有关。

5.潜在并发症——感染性休克 与侵入血液循环的细菌大量繁殖引起败血症等有关。

6.知识缺乏 缺乏有关产褥感染的管理和预防措施的知识。

五、护理目标

1.产妇诉说疼痛消失,舒适感增加。

2.产妇的体温尽快恢复正常。

3.产妇情绪稳定,能积极配合诊疗与护理。

4.产妇的营养、水电解质维持平衡。

5.产妇无感染并发症及局部感染扩散的情况发生。

6.产妇能列举预防产褥感染的知识和措施。

六、护理措施

1.疼痛的护理 鼓励采取半卧位,以利于炎症局限和恶露及时排出。尽量减少活动,减少不必要的腹部检查。保持大小便通畅,以减轻盆腔充血,从而减轻疼痛。必要时遵医嘱使用镇静剂或止痛剂。

2.高热的护理 强调病人卧床休息,减少活动,协助并鼓励产妇做好全身皮肤黏膜的清洁卫生,保持床单及衣物清洁、干净,经常用温水擦洗皮肤,用生理盐水或朵贝氏液清洗口腔。监测体温变化,高热时可予物理降温,如冷敷、温水或乙醇擦浴,或遵医嘱使用药物降温,但应注意防止大汗虚脱。

3.给予情绪支持 解答产妇及家属的疑问,让其了解产褥感染的症状、诊断和治疗的一般知识,以减轻其焦虑。为婴儿提供良好的照顾并提供母婴接触的机会,以减轻其顾虑。鼓励家属为产妇提供良好的社会支持。

4.饮食护理 给予高热量、高蛋白、高维生素饮食,增强机体的抵抗力。补充足量水分,必要时遵医嘱静脉输液,以维持机体水、电解质平衡。

5.密切观察病情,防治并发症 做好病情观察并记录,内容包括生命体征、恶露的量及性状、子宫复旧情况、腹部体征、会阴伤口情况等。遵医嘱正确使用抗生素,注意使用抗生素的间隔时间,以维持血液有效浓度。按医嘱使用宫缩剂。必要时配合医生作好清宫术、脓肿引流术的准备及术后护理。操作时严格执行消毒隔离措施及无菌技术原则,避免加重感染。

6.健康教育及出院指导　告知产妇保持良好卫生习惯的重要性,大小便后清洗会阴,勤换会阴垫,并注意由前向后的原则;产妇使用的清洗会阴用物及便盆应及时清洁和消毒,做好隔离预防工作;指导产妇进行正确的乳房护理,保持乳汁分泌通畅,教会人工挤奶的方法,防止乳胀排空引起乳腺炎的发生。教会产妇识别产褥感染的复发征象,如恶露异常、腹痛、发热等,如有异常情况及时就诊检查。为产妇提供有关休息、饮食、活动、服药的指导,告之产后复查的时间。

七、评价

1.产妇的疼痛症状逐渐消失。

2.产妇的体温逐渐下降至正常。

3.产妇能积极配合诊疗和护理,情绪正常。

4.产妇家属能提供符合要求的饮食,产妇能按要求进食。

5.住院期间产妇无感染并发症及感染扩散情况发生。

6.产妇及家属已明白预防产褥感染的重要性,并能列举数条预防的知识和措施。

(杨　丹)

第三节　产后泌尿道感染

约有 2%～4% 的产后妇女发生泌尿道感染(UTI),常见的类型有膀胱炎和肾盂肾炎。

产后泌尿道感染的原因通常有下列几种:

1.分娩前后的导尿、导尿管消毒不全或手不洁,无菌技术执行不彻底。

2.膀胱过度膨胀:因尿道周围组织受压而发生水肿,产妇于分娩后第一天至五、六天不能自解小便,引起尿潴留。另一种导致膀胱过度膨胀的因素是分娩时膀胱受压迫,肌肉失去收缩力,不能将膀胱内的尿液完全排出,引起尿潴留(往往病人自解小便后尚可导尿出 50 至数百毫升的尿液)。以上无论是无法排尿或余尿,均会造成膀胱过度膨胀,而易引起膀胱炎。

3.产后受伤的膀胱黏膜水肿、充血,是细菌易滋生的原因。

4.因黄体素的影响使膀胱张力变差。

5.由于子宫的压迫,又因右侧输尿管在解剖上的位置(较左侧肾脏低),而使右侧肾脏有暂时性肥大,易被细菌感染,临床上称之为肾盂肾炎。

6.产后因腹腔压力的改变,不知尿胀或上厕所解不干净。

7.上厕所擦拭卫生纸的方向不对,应由尿道口往肛门口方向擦拭,以免将肛门口的大肠杆菌带至尿道口,造成上行性感染至膀胱,引起膀胱炎,再感染到肾脏引起肾盂肾炎。

一、护理评估

从以下几个方面进行评估：

【病史】

患者过去是否有泌尿系统感染史，本次分娩的情况及分娩后膀胱功能的恢复情况。

【诱发因素】

了解分娩前后泌尿道感染的诱发因素

【身心状况】

（一）症状、体征

1.膀胱炎　其症状在产后2～3天出现。患者表现为尿频、尿急、尿痛、尿潴留、耻骨联合上方或会阴处不适，解到最后会出现排尿困难，有烧灼感，甚至有血尿出现，可有低热。

2.肾盂肾炎　症状通常在产后第三天出现，亦会迟至第二十一天才出现。患者表现为腰部疼痛（一侧或两侧）、寒战、高热、尿频、排尿困难、恶心、呕吐等。

（二）心理变化

患者出现症状后，可表现出焦虑、烦躁不安等不良心理反应，急切盼望解除症状，增加舒适。

【实验室检查】

尿液检查：尿常规检查可见许多脓细胞、白细胞、红细胞，尿液的颜色亦变得混浊，有臭味。尿液细菌培养：取清洁中段尿培养，若1ml尿液中的细菌数大于10万个则表示有感染。

二、护理诊断

1.排尿异常　与泌尿道感染引起排尿困难、尿频、尿急等有关。

2.疼痛　与肾盂肾炎、膀胱炎有关。

3.尿潴留　与产后尿道和膀胱张力降低、对充盈不敏感或因会阴部创伤疼痛使产妇不敢排尿等有关。

三、护理目标

1.患者的排尿功能恢复正常。

2.患者的泌尿道感染症状消失。

3.患者能陈述预防泌尿道感染的有关知识。

四、护理措施

（一）排空膀胱，预防泌尿道感染

1.分娩过程中尽量排空膀胱。

2.产后膀胱排空　至少每2～4小时督促产妇排空膀胱一次，可除去感染尿液，避免尿液淤积和膀胱过度膨胀。

3.及时检查产后膀胱　膀胱是否充盈过度，若触到耻骨联合上方有一肿块凸出、胀满、且叩诊出现过度回响声时,应及时处理:可利用各种方法鼓励排尿,如听流水声、会阴冲洗、下床至厕所解尿、于耻骨联合处加压、提供排尿隐秘性等,必要时遵医嘱给予新斯的明 0.5mg,肌内注射或导尿处理。

4.无法自行排尿者　无法自行排尿且有持续余尿 60ml 以上者则给予留置导尿,待膀胱水肿减轻后(约两天内)可拔除留置导尿。

(二)减轻症状,控制感染,防止病情恶化

1.急性感染期应卧床休息　卧床休息能减少废物产生,待症状减轻后再下床活动。

2.鼓励患者多饮水　每日需饮 4000ml 以上,以稀释尿液中的细菌,达到冲洗膀胱的目的。鼓励摄取营养丰富、易消化、少刺激的食物。

3.遵医嘱使用敏感、有效的抗生素　通常需持续使用 10~14 天,直到症状完全消失。服药的同时定期做尿液培养,及时更换有效的抗生素。

4.必要时遵医嘱使用抗痉挛和止痛剂　以缓解病人的疼痛不适。

5.湿热敷　在下腹部可给予湿热敷,以减少腹部受压及减轻疼痛和痉挛。

6.加强会阴部的护理　每日可予会阴部抹洗两次,并告之排便后需冲洗会阴部,使用卫生纸必须按由前往后的方向擦拭,以免大肠杆菌感染。

7.发热的护理　若有发热,则按发热病人进行护理,如调节被盖、室温、多喝水,必要时给予温水擦浴、静脉输液或使用退热剂等。

(三)健康教育和出院指导

1.做好解释工作　向患者解释泌尿道感染的诱发因素、症状及治疗,说明按时服药的重要性。指导其在症状消失后需继续服用抗生素二周,停药一周后应再做一次尿液培养,于治疗后一年内仍应定期追踪检查。

2.指导产妇建立良好的个人卫生习惯　平时注意多饮水,及时排空膀胱;勤换内裤,注意会阴部卫生;性交前后均需多喝水并排尿,有助于冲走尿道口的细菌,以减少泌尿道感染的机会。

五、评价

1.患者恢复正常的排尿功能。

2.患者出院时泌尿道感染的症状完全消失,尿液检查和细菌培养阴性。

3.患者能列举预防泌尿道感染的措施。

(刘翠平)

第四节　乳腺炎

由于致病菌侵入乳腺的实质组织或间质组织,使局部发炎甚至造成脓肿形成者称为乳腺炎。多半病人都是产后哺乳的产妇,尤其以初产妇更为多见,发生时间以产后第 1~4 周哺乳停止时最为常见。

除产后全身抗感染的能力下降外,有以下两方面的原因:

1.乳汁淤积　乳汁淤积有利于入侵细菌的生长繁殖。淤积的原因有:①乳头发育不良(过小或内陷、扁平)妨碍哺乳;②乳汁过多或婴儿吸乳少,以致乳汁不能完全排空;③乳管不通,影响排乳。

2.细菌入侵　乳头破损使细菌沿淋巴管入侵是感染的主要途径,婴儿口含乳头而睡(出生后四、五天即可带菌)或婴儿患口腔炎也有利于细菌直接侵入乳管。致病菌的种类有金黄色葡萄球菌、白色葡萄球菌、链球菌、大肠杆菌、肺炎双球菌,其中以金黄色葡萄球菌最为常见。

一、护理评估

1.病史   询问产妇系经产妇或初产妇;妊娠期(尤其妊娠中、晚期)乳房保健的情况,发生异常时如乳头凹陷等,是否作过相应的矫正和处理;产后哺乳的姿势、习惯,婴儿含接的姿势,是否做到有效吸吮,每次哺乳后乳汁排空的情况;哺乳前后乳头的清洁卫生,发现乳头破损或皲裂是否及时处理。另外婴儿的口腔卫生亦不容忽视。

2.身心状况   最初感乳房肿胀疼痛,患处出现有压痛的硬块,表面皮肤红热,同时可有发热、无力、酸痛等全身表现。炎症继续发展,则上述征象加重,此时疼痛呈搏动性,病人可有寒战、高热、脉率加快。患侧腋窝淋巴结常肿大,并有压痛,炎块常在数天内软化而形成脓肿。

3.实验室检查   血常规检查示白细胞计数明显增高,母乳细菌培养可找出致病菌的种类。

二、护理诊断

1.疼痛   感染后乳房肿胀、压痛。

2.体温过高   与乳房创伤有关。

3.母乳喂养中断   与乳腺炎需暂停哺乳有关。

三、护理目标

1.病人主诉疼痛减轻或消失。

2.病人的体温尽快恢复正常。

3.母亲维持正常的乳汁分泌,好转或痊愈后能继续进行母乳喂养。

四、护理措施

(一)预防乳腺炎恶化造成脓肿形成

1.症状一出现应遵医嘱给予广谱抗生素,再作细胞培养找出特效抗生素,感染症状可在两天内消失,不致造成脓肿。

2.发炎的乳房应暂停喂奶,改用吸乳器将母乳抽出排空,并用柔软的棉垫支持患侧。

3.局部可作热敷,每次 20～30 分钟,每日 3～4 次,以利早期炎症的消散。水肿明显者可用 25％硫酸镁湿热敷。

4.迅速矫正乳头裂伤或乳腺管阻塞的情形。若乳头已裂伤,则用维生素 A 和 D 软膏涂擦乳头以保持柔软和干燥,热敷或借助吸乳器可促进乳汁排出通畅。

5.如感染不重,可允许婴儿吸乳,以利于排淤。

6.哺乳时须彻底执行乳房护理,如喂奶前的清洁准备、热敷,喂完奶后应清洗乳头以免乳汁结成乳垢。

(二)给予对症护理

1.遵医嘱使用止痛剂和镇静剂,以缓解疼痛并促进休息、睡眠。

2.炎症反应引起发热时,可给予冰枕、温水擦浴、调节被盖和室温等措施,同时还要注意监测生命体征。

3.给予合适的胸罩以支托乳房。

4.若已有脓肿形成,则应积极作好脓肿切开引流的术前、术后护理。

5.鼓励病人加强营养,多休息。

(三)健康宣教

预防乳腺炎复发要养成按需哺乳、婴儿不含乳头而睡等良好的哺乳习惯;再次哺乳时应将乳汁吸空,如有淤积,可用吸乳器或按摩、热敷帮助乳汁排出;哺乳前后应注意双手及乳房的清洁卫生;哺乳姿势及婴儿的含接姿势应正确,以保证有效吸吮(整个乳头和大部分乳晕均应含在婴儿口腔内),哺乳完毕可用手指轻压乳头使婴儿的嘴松开,不可硬拔,吸吮时间勿过长,从而预防乳头皲裂的发生;注意婴儿的口腔卫生,及时治疗其口腔炎症。

五、评价

1.患者的疼痛消失,舒适感增加。

2.患者的体温很快下降至正常。

3.母亲维持正常的乳汁分泌,能继续母乳喂养。

(张京美)

第六篇 临床儿科常见病护理

第二十八章 新生儿常见疾病

第一节 呼吸窘迫综合征

新生儿呼吸窘迫综合征(NRDS)又称为新生儿肺透明膜病(HMD),是指新生儿出生后不久即出现进行性呼吸困难和呼吸衰竭等症状,以早产儿多见。是由于缺乏肺表面活性物质(PS)而使肺泡进行性萎缩。病理上以肺泡壁至终末细支气管壁上附有嗜伊红的透明膜和肺不张为特征。

【病因及发病机制】

1.早产 呼吸窘迫综合征的病因是 PS 的缺乏。PS 在胎龄 20~24 周出现,35 周后迅速增加,因此,小于 35 周的早产儿更易发病。胎龄越小,发病率越高:胎龄 36 周者仅 5%;32 周者为 25%;28 周者达 70%;24 周超过 80%。

2.发病机制 PS 是由胎儿 Ⅱ 型肺泡上皮细胞合成并分泌的一种磷脂蛋白复合物,具有降低肺泡表面张力、保持功能残气量,防止呼气末肺泡萎陷,稳定肺泡内压和减少液体自毛细血管向肺泡渗出的作用。

早产是 PS 不足或缺乏的最主要因素,此外 PS 的合成受体液 pH 值、体温和肺血流量的影响,因此,围生期窒息,低体温,前置胎盘、胎盘早剥和母亲低血压所致的胎儿血容量减少均可诱发 NRDS。

当 PS 缺乏时,肺泡表面张力增高,肺泡回缩力增加,肺泡逐渐萎缩,进行性肺不张,肺泡通气降低,缺氧、酸中毒发生,使肺小动脉痉挛,肺动脉高压,右向左分流,肺血灌流下降,加重缺氧、酸中毒,肺组织缺氧后毛细血管通透性增高,液体漏出,肺间质水肿和纤维蛋白沉积,透明膜形成,使气体弥散障碍,缺氧、酸中毒更进一步加重,PS 的合成被抑制,形成恶性循环。

【临床表现】

起病后多数患儿于生后 2~6 小时出现进行进呼吸困难和发绀,表现为烦躁不安、呼吸浅表,节律不整,吸气时胸廓凹陷,出现鼻翼扇动、三凹征、呼吸暂停,肌张力低下,最后进入衰竭。早期胸部尚隆起,随肺不张加重而下陷,呼吸音低,肺底部偶闻少许湿啰音。心率快、心音由强变弱,甚至出现充血性心力衰竭。重者可并发肺出血等。听诊两肺呼吸音低,肺底部偶闻少许湿啰音。

【辅助检查】

1.X 线检查 两肺透亮度普遍降低,伴网状、颗粒状阴影和支气管充气征。严重者可整个肺野不充气呈"白肺"。

2.血气分析 血 pH、PaO_2 降低、$PaCO_2$ 增高。

3.肺成熟度测定 羊水或气管分泌物测定 L(卵磷脂)/S(鞘磷脂),如低于 2:1,提示胎儿肺发育不成熟。

4.泡沫试验 胃液 1ml 加 95% 乙醇 1ml,振荡 15 秒后静置 15 分钟,若沿管壁有一圈泡沫为阳性。阳性者可排除本病。

【治疗要点】

1.纠正缺氧 根据患儿病情可用鼻塞、面罩或持续气道正压呼吸、气管插管、机械呼吸,改善缺氧,减少无氧代谢。

2.肺表面活性物质替代替疗法 应力争在确诊的 24 小时内经气管注入患儿肺内。目前用于临床的肺表面活性物质制剂有 3 种:天然制剂、人工制剂和混合制剂。

3.支持对症治疗 保暖,供给所需营养和水分,维持酸碱平衡,控制肺部感染等

【护理评估】

1.健康史 询问患儿是否为早产,有无宫内窘迫及宫内感染、产时窒息、分娩未发动前行剖宫产等病史,母亲是否患糖尿病。

2.身体状况 起病后患儿是否出现进行性呼吸困难伴发绀、烦躁不安、鼻翼扇动、三凹征、呼气性呻吟、呼吸不规则、呼吸暂停、面色青灰、听诊是否有呼吸音低等

3.心理-社会状况 患儿出生不久突然发生此病,家长完全没有心理准备,难以承受此种压力,表现十分悲伤、沮丧及内疚。或因对本病的治疗及预后知识缺乏而出现焦虑及恐惧等心理变化。

【护理诊断及医护合作性问题】

1.自主呼吸受损 与缺乏 PS 导致肺不张、呼吸困难有关。

2.低效性呼吸型态 与肺不张、气体交换减少有关。

3.营养失调 低于机体需要量与摄入量不足有关。

4.有感染的危险 与机体免疫力低下有关。

【护理措施】

1.维持有效呼吸,保持呼吸道通畅

(1)及时清除口、鼻、咽部分泌物。保持呼吸道通畅,体位正确,头稍后仰,使气道伸直。

(2)供氧及辅助呼吸:根据病情及血气分析结果,选择用氧方法及调节用氧量。如采用头罩用氧、持续气道正压(CPAP)辅助呼吸、气管插管用氧等,使 PaO_2 维持在 $50\sim70mmHg(6.7\sim10.7kPa)$、$SaO_2$ 维持在 $87\%\sim95\%$ 之间。

(3)协助医生气管内滴入:滴入前彻底吸净气道内分泌物,于患儿吸气时滴入并转动患儿体位,从仰卧位转至右侧位、左侧位再至平卧位,使药物较均匀进入各肺叶;也可在滴入后,用复苏器加压给氧以助药液扩散。用药后 $4\sim6$ 小时内禁止气道内吸引。

(4)保暖:置患儿于适中温度环境中,相对湿度在 $55\%\sim65\%$,使患儿皮肤温度保持在 $36℃\sim36.5℃$ 之间,以减少氧的消耗。

(5)严密观察病情:重症患儿应送入监护室,用监护仪监测呼吸、心率、血压及血气等,并随时进行再评估,认真填写特别记录单。若有变化及时通知医生。

2.喂养 保证营养供给,不能吸乳、吞咽者可用鼻饲法或静脉补充营养。

3.预防感染 因为 NRDS 的患儿多为早产儿,住院时间较长,抵抗力较差,极易发生院内感染,做好各项消毒隔离工作至关重要。

4.健康指导 向家长解释机械通气对治疗疾病的必要性,消除家长的恐惧感,争取家长的合作。向家长说明,若患儿无并发症预后较好,度过 3 天后存活机会增加,用恰当的语言宽慰、开导他们,使家长的焦虑程度减轻。教会父母居家照顾的相关知识,为患儿出院后得到良好的照顾打下基础。

（朱 颖）

第二节　新生儿黄疸

新生儿黄疸又称新生儿高胆红素血症,是因胆红素在体内积聚而引起皮肤、巩膜或其他器官黄染的现象。分为生理性黄疸和病理性黄疸两类,生理性黄疸由新生儿胆红素代谢特点所致;若在某些诱因作用下或患某些疾病时黄疸加重,发展成病理性黄疸。严重病理性黄可导致胆红素脑病(又称核黄疸),常引起死亡或严重后遗症。

1.新生儿胆红素代谢特点

(1)胆红素生成较多:每日生成的胆红素约为成人的 2 倍以上,其原因:①生后过多的红细胞破坏。②新生儿红细胞寿命比成人短。③肝脏和其他组织中的血红素及骨髓红细胞前体较多。

(2)运转胆红素能力不足:刚出生的新生儿常有不同程度的酸中毒,影响胆红素与清蛋白的联结。早产儿清蛋白数量较足月儿少,影响胆红素的联结运送。

(3)肝功能发育未完善:①新生儿刚出生时肝脏 Y、Z 载体蛋白含量低,影响肝细胞对胆红素的摄取;②肝细胞内尿苷二磷酸葡萄糖醛酸基转移酶不足且活力低,不能将未结合胆红素有效转变为结合胆红素,以至于未结合胆红素潴留在血液中;③肝脏排泄结合胆红素的功能差。

(4)肠肝循环特点:刚出生的新生儿肠道内正常菌群尚未建立,不能将进入肠道的胆红素还原成尿胆原、粪胆原排出体外,加之新生儿肠道内 β-葡萄糖醛酸苷酶活性较高,将结合的胆红素水解成葡萄糖醛酸及未结合胆红素,后者再被肠壁吸收经门静脉到达肝脏,加重肝脏负担。

当患儿饥饿、缺氧、便秘、脱水、酸中毒及颅内出血时,则更易发生黄疸或使黄疸加重。

2.新生儿黄疸的分类

(1)生理性黄疸:由于胆红素代谢特点,60%足月儿和 80%以上早产儿在生后 2～3 天即出现黄疸,4～5 天达高峰,5～7 天消退,但最迟不超过 2 周;未成熟儿可延迟至 3～4 周,血清胆红素足月儿不超过 $205.2\mu mol/L(12mg/dl)$;早产儿$<257\mu mol/L(15mg/dl)$;小儿一般情况良好,食欲正常。

(2)病理性黄疸:具备下列任何一项即为病理性黄疸。①黄疸出现过早(24 小时内);②黄疸程度重:血清胆红素迅速增高,血清胆红素 $>205.2\mu mol/L(12mg/dl)$;③黄疸进展快:每日上升$>85\mu mol/L(5mg/dl)$;④黄疸持续时间过长或黄疸退而复现,足月儿>2 周,早产儿>4 周;⑤黄疸退而复现;⑥血清结合胆红素$>34\mu mol/L(2mg/dl)$。

3.护理评估

(1)健康史

1)感染性疾病:①新生儿肝炎、新生儿败血症及其他感染。

2)非感染性疾病:新生儿溶血、胆道闭锁、母乳性黄疸、遗传性疾病、药物性黄疸等。

(2)身体状况

1)感染性疾病:①新生儿肝炎:一般黄疸于生后 2～3 周出现,并逐渐加重,伴畏食、体重不增、大便色浅,尿色深黄,肝(脾)大。以结合胆红素增高为主,伴肝功能异常;②新生儿败血症及其他感染:黄疸于 1 周内出现,或黄疸退而复现并进行性加重,伴全身中毒症状,有感染病灶,以脐炎、皮肤脓疱疹引起最多见。早期以未结合胆红素增高为主,晚期则以结合胆红素增高为主。

2)非感染性疾病:①新生儿溶血:见本章第四节新生儿溶血症;②胆道闭锁:黄疸生后 1～3 周出现,并逐渐加重,皮肤呈黄绿色,肝脏进行性增大、质硬、光滑,粪便呈灰白色(陶土色)。如不及时治疗 3～4 月后可发展为胆汁性肝硬化;③母乳性黄疸:一般于母乳喂养后 4~5 天出现黄疸,持续升高,以未结合胆红素增加为主,2~3 周达高峰;1~4 个月逐渐消退。患儿一般状态良好,停喂母乳 3~4 天黄疸明显下降。

(3)心理-社会状况:由于家长对新生儿黄疸病因、并发症、预后等知识缺乏、表现出担忧、焦虑或忽视,后者常使黄疸较重的患儿未得到及时治疗及护理帮助。评估家庭气氛及家庭成员的密切关系,了解家庭及居住地区有无导致新生儿黄疸的遗传病等。

4.治疗要点

(1)生理性黄疸:一般不需特殊治疗,黄疸期间应注意供给水分及葡萄糖,多可以自行消退。血清胆红素 $>171\mu mol/L$ 时,每天监测胆红素,以免延误诊断及治疗。

(2)病理性黄疸

1)寻找原因,针对不同病因进行治疗。

2)降低血清胆红素①提早喂养;②应用酶诱导剂、血浆和清蛋白,防止胆红素脑病发生;③蓝光疗法:减少血中未结合胆红素;④换血治疗。

3)保护肝脏:预防和控制病毒、细菌感染,避免使用对肝细胞有损害作用的药物。

4)纠正缺氧和水、电解质紊乱,维持酸碱平衡。

5.护理诊断及合作性问题

(1)潜在并发症:胆红素脑病。

(2)有体液不足的危险:与光照疗法导致的不显性失水增多有关。

6.护理措施

(1)密切观察病情,预防胆红素脑病。

1)密切观察病情:注意皮肤、巩膜、大小便的色泽,根据患儿皮肤黄染的部位和范围,估计血清胆红素增高的程度,判断其转归。注意生命体征和神经系统的表现,如患儿出现拒食、嗜睡、肌张力减退等胆红素脑病的早期表现,立即通知医生,做好抢救准备。

2)保暖:体温维持在 36℃~37℃,低体温影响胆红素与清蛋白的结合,使黄疸加重。

3)尽早喂养:刺激肠道蠕动,促进胎便排出。同时,有利于肠道建立正常菌群,减少胆红素的肝肠循环,从而减轻黄疸程度。应耐心喂养,按需调整喂养方式如少量多次、间歇喂养等,保证奶量摄入。

4)针对病因的护理,预防胆红素脑病的发生:①遵医嘱实施光照疗法和换血疗法,并做好相应护理;②遵医嘱给予清蛋白和酶诱导剂。纠正酸中毒,以利于胆红素和清蛋白的结合,减少胆红素脑病的发生。控制感染、纠正低血糖;避免使用维生素 K_3 等。

(2)供给充足水分:光疗期间在两次喂奶间加喂 5% 葡萄糖水 10ml/kg,以保证水分供给。按医嘱补充液体。

(3)心理护理:护理人员应经常与家长沟通,耐心解答家长的询问,主动介绍患儿病情及治疗护理方案,减轻家长的焦虑和恐惧,积极配合治疗,促进患儿早日康复。

7.健康教育

(1)讲解黄疸病因及临床表现,介绍蓝光疗法及换血疗法的治疗作用,以及说明本症病因的复杂性,病因不同其预后也不同,使家长在心理上有充分的准备从而消除家长的担忧,并积极配合医疗护理工作。

(2)既往有新生儿溶血症流产或死胎的孕妇,应讲解产前检查和胎儿宫内治疗的重要性,防止新生儿出生时溶血症的发生。

(3)母乳性黄疸的患儿,母乳喂养可暂停 1~4 天或改为隔次母乳喂养,黄疸消退后再恢复母乳喂养。

（朱　颖）

第三节　新生儿溶血

新生儿溶血病是母、婴血型不合,母血中血型抗体通过胎盘进入胎儿循环,发生同族免疫性溶血。有报道 ABO 溶血病约占新生儿溶血病的 85.3%,Rh 溶血病占 14.6%。

【病因和发病机制】

1.ABO 血型不合　主要为母亲 O 型而胎儿 A 型或 B 型之间发生的溶血。因为 A、B 血型物质广泛存在于自然界,因此 O 型母亲一般在孕前早已接触过 A、B 血型物质的刺激,其血清中产生了相应的抗 A、抗 B 抗体(IgG),在妊娠时经过胎盘进入胎儿血液循环引起溶血,故 50% 的 ABO 溶血病发生在第一胎。

2.Rh 血型不合　母亲为 Rh 阴性,子为 Rh 阳性发生溶血多见,且第一胎很少发生,多在第二胎或第二胎以后发生。这是因为自然界无 Rh 血型物质,Rh 溶血病只能由人类细胞作为抗原,才能产生抗体。Rh 阳性胎儿的红细胞进入 Rh 阴性母体,刺激母体产生抗体,但这种抗体产生较慢,且为 IgM 抗体,故对第 1 胎的胎儿无影响。当再次妊娠 Rh 阳性胎儿时,Rh 阳性的红细胞(怀孕期可有 0.05~0.1ml 的胎儿血进入母体血循环)再次进入已致敏的 Rh 阴性母体时,则迅速产生 IgG 型抗体,并快速进入胎儿体内导致溶血。

【临床表现】

Rh 溶血病症状较 ABO 溶血病者严重。症状的轻重和母亲所产生的 IgG 抗体量、抗体与胎儿红细胞结合程度及胎儿代偿能力有关。

1.黄疸　绝大多数 Rh 溶血病患者在生后 24h 内出现黄疸,而 ABO 溶血病多在生后第 2~3 天出现。血清胆红素以未结合型为主。

2.贫血　程度不一,ABO 溶血病较轻,Rh 溶血病患者一般贫血出现早且重,重症者血红蛋白可 <80g/L,甚至低于 30~40g/L,重度贫血常伴有水肿、皮肤苍白,易发生贫血性心力衰竭,如不及时抢救大多数死亡。

3.肝脾肿大　由于髓外造血引起肝脾代偿性肿大,多见于 Rh 溶血病患儿。

4.胆红素脑病(核黄疸)　当血中胆红素 ≥340μmol/L 时,游离胆红素通过血脑屏障引起脑组织的病理性损害,出现神经系统症状。一般发生在生后 2~7 天,早产儿尤易发生。患儿出现嗜睡、吸吮无力、肌张力低下及各种反射减弱;12~24 小时后很快出现双眼凝视、哭叫、眼球震颤、肌张力增高、角弓反张、常有发热,多数患儿因呼吸衰竭或 DIC 而死于此期。幸存者 1~2 天后病情开始好转,吸吮力和对外界反应逐渐恢复,呼吸好转、痉挛消失,多于 2 个月左右出现后遗症,表现为手足徐动症、听力障碍、智力落后、眼球运动障碍等。

【辅助检查】

血型检测可见母子血型不合;红细胞、血红蛋白降低及网织红细胞、有核红细胞增多;血清未结合胆红素增高,三项试验(改良直接抗人球蛋白试验,患儿红细胞抗体释放试验,患儿血清中游离抗体试验)阳性。

【治疗要点】

1.产前监测和处理　孕妇产前监测血 Rh 抗体滴定不断增高者,可采用反复血浆置换术以换出抗体,减轻婴儿溶血;胎儿水肿,或胎儿 Hb<80g/L,而肺尚未成熟者,可行宫内输血;重症 Rh 阴性孕妇既往有

死胎、流产史,本次妊娠中 Rh 抗体效价升高,羊水中胆红素增高,且羊水磷脂酰胆碱/鞘磷脂比值大于2(提示肺成熟)者,可提前分娩,减轻胎儿受累。

2.产后新生儿治疗　①降低血清胆红素:采取光照疗法和换血疗法;②防止胆红素脑病:供给白蛋白,应用5%碳酸氢钠纠正酸中毒,应用肝酶诱导剂等治疗。

(朱　颖)

第四节　新生儿败血症

新生儿败血症是指新生儿期致病菌侵入血液循环,并在血液中生长繁殖及产生毒素所造成的全身感染。败血症病死率高,并发症多,根据感染发生的时间,可分为产前感染、产时感染和产后感染。一般无特征性表现,早期为患儿反应差、哭声弱、发热、体温不升等,逐渐发展为精神委靡、嗜睡,不吃、不哭、不动,体重不增,黄疸迅速加重、持续不退等,少数严重者很快发展为呼吸衰竭、弥散性血管内凝血(DIC)、中毒性肠麻痹、酸碱紊乱和胆红素脑病。

【病情评估】

1.询问孕母有无发热或感染史。

2.有无胎膜早破、产程延长,羊水混浊、污染。

3.有无黄疸、皮肤黏膜损伤、皮肤瘀斑及脐部感染史。

4.有无少吃、少哭、少动、面色发黄、体温不升、大理石花斑、休克及肠麻痹。

5.有无颅内高压表现,包括前囟饱满、张力高、头颅骨缝增宽、双眼凝视、四肢肌张力增高或降低、尖叫及抽搐等。

【护理常规】

1.执行新生儿一般护理常规。

2.维持体温稳定:受感染及环境因素影响,患儿体温易波动,当体温过低或体温不升时,及时予保暖措施;当体温过高时及时予物理降温。

3.仔细进行全身检查:尤其是口腔、腋窝、脐部、臀部等,以便及时发现感染灶,准确及时采集感染处的分泌物行涂片或做细菌培养。并遵医嘱及时处理局部病灶,防止继发感染。加强基础护理,包括口腔、脐部、臀部护理,尤其应注意皮肤皱褶部位的护理。

4.静脉输入抗生素前采集血培养标本,取血时应严格无菌操作。

5.遵医嘱及时应用有效抗生素,按时完成输液量,保证奶量摄入并详细记录。

6.保证营养供给,必要时鼻饲或静脉营养。

7.加强巡视,密切观察病情变化

(1)患儿出现面色青灰、呕吐、脑性尖叫、前囟饱满、双眼凝视等症状时,提示有颅内感染可能。

(2)面色青灰、皮肤发花、四肢厥冷、脉搏细弱、皮肤有出血点等症状时提示感染性休克或 DIC。

(3)应立即通知医生,及时处理,必要时专人护理。

(朱　颖)

第五节　早产儿

早产儿指胎龄小于 37 周出生的活产婴儿,又称未成熟儿。出生体重多在 2500g 以下,身长小于 47cm。出生体重小于 2500g 者为低出生体重儿,其中小于 1500g 者为极低出生体重儿,小于 1000g 者为超低体重儿。保暖、喂养、维持正常呼吸、预防感染及密切观察病情变化是护理早产儿的关键。

【病情评估】

1.了解患儿孕周,根据患儿的外表特征,如头、毛发、囟门、耳部、皮肤、胎脂、乳腺、跖纹、外生殖器(男婴阴囊皱襞少,睾丸未降,女婴大阴唇不能覆盖小阴唇)等判断胎儿胎龄。

2.了解患儿基础体温、出生体重、日龄等。

【护理常规】

1.执行新生儿一般护理常规。

2.保暖

(1)维持室内温度 24~26℃,环境相对湿度 55%~65%,维持患儿适中温度。

(2)对体温不升或体温较低者,应缓慢复温,根据胎龄、日龄、出生体重选择暖箱或辐射台保暖。

3.喂养

(1)喂养开始时间:目前多主张早期、足量喂养。体重在 1500g 以上,无青紫、窒息及呕吐症状者,于生后 2 小时开始试喂养等渗(5%)糖水,无呛吐者可开始喂奶;危重,异常分娩,呼吸<35 次/分或>60 次/分,体重在 1500g 以下,有青紫症状者可适当延缓喂奶时间,由静脉补充营养。如有应激性溃疡、消化道出血者应禁食。产伤儿延迟 3 天开奶,待生理盐水洗胃清亮,大便隐血转阴后酌情开奶。

(2)喂奶间隔时间:出生体重<1000g 者,每小时喂奶一次;1000~1500g 者,每 1.5 小时喂奶一次;2000g 以上者,每 3 小时喂奶一次。

(3)喂养方法:首选母乳,若无母乳,应选用早产儿配方奶粉。

1)吸吮及吞咽反射良好者,可直接喂母乳或奶瓶喂养。

2)有吞咽能力但吸吮力弱者,可用滴管滴喂。

3)若吸吮及吞咽反射差,但胃肠功能正常者,可采用硅胶管鼻饲喂养,注奶前须回抽胃内容物,了解胃排空情况,酌情调整注入奶量。鼻饲喂养是否耐受应遵循以下原则:①观察胃残留量:正常残留量 0~2ml/kg,超过正常值应减量或停喂一次;胃残留量大于正常值或大于喂养量的 50%,或合并腹胀,是监测喂养不耐受的重要指标。②观察腹胀:间断监测腹围,固定测量部位、时间,腹围增加 1.5cm,应减量或停喂一次。③呕吐、腹胀、胃残余量增加、血便或大便隐血阳性提示新生儿坏死性小肠结肠炎(NEC),应暂时停止喂养。

4)极低体重儿胃排空时间长,管饲喂奶后出现气急等症状可采用空肠喂养法。

4.维持正常呼吸

(1)保持呼吸道通畅,患儿头偏向一侧或采用仰卧位,及时清理口鼻分泌物,防止呕吐窒息;有窒息者立即用气管插管或导管吸出黏液及羊水,并及时吸氧。

(2)给氧:勿常规使用,仅在患儿出现青紫及呼吸困难症状时才吸氧,不宜长期持续使用,监测吸入氧浓度。维持血氧饱和度在 85%~92% 之间。

(3)患儿发生呼吸暂停时,应先弹足底、拍背或刺激呼吸,立即给氧或用面罩加压给氧,使其恢复自主呼吸,并报告医生,配合抢救。

5.预防感染　是早产儿护理中极为重要的一环,须做好早、产儿室的日常清洁消毒工作。

(1)环境要求:病区独立,室内应湿式清扫,每日动态消毒机循环空气消毒,监测空气培养。禁止探望,定时通风。

(2)工作人员:严格执行消毒隔离制度。护理前后严格洗手,接触患儿必须洗手戴手套;每日更换吸氧吸痰装置;每日用1:80的84消毒液擦拭使用中仪器;护理人员定期做鼻咽拭子培养(3)染带菌者应调离早产儿室工作。

(3)加强基础护理:保持患儿皮肤清洁干燥,尤其注意腋下、颈部、耳后、腹股沟等皮肤皱褶处;每日行脐部护理、口腔护理、臀部护理等;勤翻身更换体位;体重在2000g以下者,每日用温水床上擦浴;2000g以上者若病情允许,可每日行温水浴;注意观察有无眼分泌物,有无鹅口疮、皮疹、脐炎及黄疸等。及时修剪甲,保护四肢,防止抓伤。

6.密切观察病情变化

(1)防止低血糖的发生:遵医嘱按时完成补液量,并严格控制输液速度。

(2)勤巡视:每30分钟巡视患儿一次,及时发现并处理呼吸暂停、呕吐及窒息等症状;使用心电监护仪监测患儿生命体征和氧饱和度,并设定报警参数及有效报警提示音;根据氧饱和度及呼吸情况调节氧流量,改变用氧方式。

(3)预防出血:遵医嘱使用止血药物;观察脐部、口腔黏膜及皮肤有无出血点;如有颅内出血者应减少搬动,动作轻柔。

(4)预防高胆红素血症:避免缺氧、酸中毒、低血糖、低蛋白血症、感染以及药物等诱因,定期检测胆红素;及时给予光疗、酶诱导剂、白蛋白等防止胆红素脑病;黄疸较重可发展为胆红素脑病者应进行换血治疗。

(5)每日测体重:观察患儿生长及营养情况;如有水肿者应严格控制液体量,并监测心率、呼吸及肝脏情况。防止发生心衰及肺水肿;对体重持续不增或减轻者应寻找原因,检查有无感染并调整营养。

7.运用"发展性照顾"模式,促进患儿身心健康发展

(1)铺垫"鸟巢",模拟子宫环境。

(2)保持病区环境安静,减少噪声。

(3)在暖箱上覆盖遮光布,减少灯光刺激。

(朱　颖)

第二十九章　儿科营养缺乏性疾病

第一节　蛋白质-能量营养不良

营养不良,又称为蛋白质-能量营养不良(PEM)是由于机体能量和(或)蛋白质摄入不足或吸收障碍而引起的一种慢性营养缺乏症。主要临床特征为体重减轻,皮下脂肪减少或水肿,常伴有各器官不同程度的功能障碍。

由于蛋白质、脂肪长期供给不足,导致自身组织被消耗,从而产生一系列病理生理的改变。如由于糖原不足或消耗过多导致的低血糖症;体内脂肪大量消耗,使血清胆固醇下降;蛋白质供给不足而消耗增加,形成负氮平衡,致血清蛋白下降,低蛋白性水肿。细胞外液常呈低渗状态,血钙、血钾偏低,并伴有锌、硒等微量元素缺乏;消化液及酶分泌减少,活性减低,影响各种营养素消化吸收;心肌收缩力减弱,心博出量减少,血压偏低,脉搏细弱;肾浓缩能力减低,尿比重下降;神经系统调节功能失常,反应迟钝,条件反射不易建立;细胞和体液免疫功能低下,易并发各种感染。

治疗原则:本病现无特异性的治疗,多采取综合性措施,包括调整饮食、补充营养素,促进消化和改善代谢功能,祛除病因,治疗原发病和并发症。本病多能治愈,但重度营养不良患儿生长发育所受影响较为明显,智力发育迟缓可能是永久性的,年(月)龄越小,其远期影响越大。

一、护理评估

(一)健康史

1.喂养因素　长期摄食不足,如母乳不足又未及时添加辅食;人工喂养儿,食物的质和量不当,如长期喂哺单纯淀粉食物,缺乏蛋白质和脂肪;骤然断乳,婴儿还不能适应新的哺喂食物;能量需要量增加,供给量却不足;小儿饮食习惯不良,如吃饭不定时、厌食、偏食等均可引起营养不良。

2.疾病因素　疾病影响食欲,妨碍食物的消化、吸收和利用,如消化系统疾病、各种酶缺乏所致的吸收不良综合症,肠寄生虫病、结核病、麻疹、某些消化道先天畸形(如唇裂、腭裂、先天性肥大性幽门狭窄或贲门松弛等),以及严重的先天性心脏病均可导致喂养困难;某些遗传性代谢障碍和免疫缺陷病也可以影响食物的消化、吸收和利用,引起营养不良。

3.先天因素　早产、多(双)胎易引起营养不良;宫内感染、孕母疾病可致营养低下;胎盘或脐带结构与功能异常可导致胎儿营养不足或宫内生长发育阻滞,常成为婴儿营养不良的先天条件。

重度营养不良大多由于多种因素所致。

(二)身体状况

体重不增是营养不良患儿的早期症状。随营养失调日久加重,表现逐渐消瘦,出现体重下降,皮下脂肪逐渐减少至消失。皮下脂肪减少的顺序为:腹部→躯干→臀部→四肢→面部。

临床上根据患儿体重及身高减少情况将营养不良分为 3 种类型:①体重低下型:是指患儿体重低于同年龄、同性别参照人群值的均值减 2 个标准差;②生长迟缓型:是指儿身高低于同年龄、同性别参照人群值的均值减 2 个标准差;此指标多反应小儿患慢性营养不良;③消瘦型:患儿体重低于同性别、同身高参照人群值的均值减去 2 个标准差。此指标主要反映患儿近期、急性患营养不良的状况。

(三)心理、社会资料

了解家长对小儿喂养知识的掌握情况,对营养不良疾病的性质、发展以及防治的认识程度,了解患儿家庭成员组成(是否是多胎等)及家庭经济状况等。

(四)实验室检查

最具特征的指标是血清白蛋白降低,胰岛素样生长因子 I(IGFI)水平下降。还有血糖和胆固醇水平下降,白蛋白量、总蛋白量降低,多种血清酶活性降低,以及维生素、矿物质缺乏等辅助指标。

二、护理诊断及合作性问题

1.营养失调　营养低于机体需要量,与能量、蛋白质长期摄入不足和(或)需要、消耗过多有关。

2.生长发育改变　与营养素缺乏,不能满足其生长发育的需要有关。

3.潜在并发症　感染、低血糖、维生素 A 缺乏。

三、预期目标

1.依照均衡营养的原则,增加营养素摄入的品种和数量,体重逐渐增加。

2.患儿不发生感染、低血糖、贫血、腹泻等并发症。

3.患儿的体重、身高等指标显示达到同年龄组的正常值。

4.家长能熟悉小儿营养及喂养的有关知识,掌握正确的小儿喂养方法。

四、护理措施

1.饮食管理　根据营养不良的程度、消化吸收能力和病情,逐渐调整饮食的量及种类。原则是:由少到多、由稀到稠、循序渐进,直至恢复正常饮食。①轻度(Ⅰ度)营养不良患儿消化功能尚好,在维持原膳食的基础上,增添含蛋白质和热能较高的食物。开始每日可供给能量 250～330KJ/kg(60～80Kcal/kg),蛋白质每日 3g/kg。以后逐渐递增至每日 585KJ/kg(140Kcal/kg)、蛋白质每日 3.5～4.5g/kg 时,体重可获满意增长,待体重接近正常后,恢复供给小儿正常需要量;②中、重度(Ⅱ、Ⅲ度)营养不良患儿的消化能力弱,对食物的耐受性差,饮食调整应循序渐进。开始每日供给能量 165～230KJ/kg(45～55Kcal/kg)逐渐增至每日 500～727KJ/kg(120～170Kcal/kg),蛋白质从开始的每日 2g/kg 渐增至每日 3.0～4.5g/kg。待体重接近正常后,再恢复供给正常生理需要量;③母乳喂养患儿据食欲"按需哺乳",人工喂养患儿应给予稀释牛乳或脱脂乳,适应后逐渐增至全乳,待体重恢复接近正常值时再添加适宜的高蛋白辅助食品;④补充维生素及微量元素,在给患儿添加辅食或其膳食中,应添加富含维生素和微量元素的食物,由少量开始,逐渐添加。

2.遵医嘱　给助消化药,促进消化,改善食欲。如口服各种消化酶和 B 族维生素等。必要时少量多次输血或给氨基酸、脂肪乳等静脉高营养液。因患儿体液量相对较多,而心、肾功能较差,输液速度宜慢。

3.观察病情,预防并发症

(1)预防感染的护理:居室内保持适宜的温度、湿度,每日通风 2 次,每次至少 15 分钟,有条件者每周室内紫外线消毒一次。减少探视,必要时隔离;注意饮食卫生,小儿的餐具要经常消毒(煮沸消毒),养成良好的个人卫生习惯;易发生口腔炎,注意做好口腔护理。

(2)预防低血糖的护理:患儿早晨容易出现低血糖,表现为出汗、肢体冷、脉弱、血压下降和呼吸暂停等症状,一旦出现低血糖,需遵医立即静脉注射 25%～50%葡萄糖注射液进行抢救。

(3)其他:对维生素 A 缺乏引起的干眼病患儿,可用生理盐水湿润角膜及涂抗生素眼膏,同时补充维生素 A 制剂。腹泻、呕吐的患儿易发生酸中毒,严重病例可发生低血压、心力衰竭,有生命危险。发现病情应及时报告医生,并做好抢救准备。

4.生长发育监测　应每日记录进食情况及对食物的耐受情况,定期测量体重、身高和皮下脂肪的厚度,以判断患儿身体恢复情况。

五、健康教育

以适当方式向患儿家长介绍营养不良患儿的常见病因、预防和护理方法;指导家长具体的营养知识和科学喂养知识,预防患儿各种感染性疾病,注意做好小儿生长发育监测等。

(朱　颖)

第二节　维生素 A 缺乏

维生素 A 缺乏症是由于体内维生素 A 缺乏引起的全身性疾病,主要病理变化是全身上皮组织显著变性,尤以眼部症状出现较早,首先对暗适应能力降低,继之结膜、角膜干燥,最后软化,甚至穿孔,故又有夜盲症、干眼症及角膜软化症之称。多见于营养不良及长期腹泻患儿,发病高峰多在 1～4 岁。

当血浆维生素 A 含量低于 $0.7\mu mol/L(200\mu g/L)$ 时被定义为维生素 A 缺乏;维生素 A 含量低于 $0.7～1.05\mu mol/L(200～1300\mu g/L)$,没有任何临床表现,为亚临床或边缘性维生素 A 缺乏。

1.执行儿内科一般护理常规。

2.有营养不良时,执行营养不良护理常规。

3.眼部护理

(1)每日按时滴眼药,滴药时动作宜轻巧,将拇指置于眼眶上缘,轻轻上提上眼睑,切忌压迫眼球,以防造成角膜穿孔。

(2)注意观察结膜干燥斑及角膜的变化。

(3)患角膜软化者,应用湿的无菌生理盐水纱布覆盖双眼,以防强光刺激或感染。

(4)尽量减少患儿哭闹。

4.肌内注射维生素 AD 制剂时需作深部肌内注射,以利吸收。

5.加强皮肤护理,干裂处可涂无菌鱼肝油或植物油,防止擦伤和感染,注意皮肤清洁。

6.应用维生素 A 时,注意避免过量,观察有无中毒反应,如患儿出现恶心、呕吐、食欲减退、嗜睡或烦躁不安、前囟膨隆、头围增大、颅缝裂开等为急性中毒;如食欲缺乏、皮肤瘙痒、干燥、脱毛、肝脾大、四肢疼痛等为慢性中毒。出现上述症状,及时通知医生。

7.对家长进行合理的喂养指导。提倡母乳喂养,人工喂养儿选择合适的配方奶粉,合理添加辅食,进食含维生素 A 丰富的食物如动物肝脏、乳类、蛋黄、红色蔬菜和水果等。

（朱　颖）

第三节　维生素 D 缺乏

一、维生素 D 缺乏性佝偻病

维生素 D 缺乏性佝偻病是由于小儿体内维生素 D 不足使钙、磷代谢紊乱,产生的一种以骨骼病变为特征的慢性营养不良性疾病。本病多见于 3 岁以下婴幼儿,北方发病率高于南方,是我国儿科重点防治的四病之一。

维生素 D 是脂溶性维生素,目前已知 D 族维生素至少有 10 种,但对人体最重要的是维生素 D_2(麦角骨化醇)和维生素 D_3(胆钙化醇)。维生素 D_2 是由紫外线照射植物中的麦角骨化醇产生,但在自然界的存量很少。维生素 D_3 是由人体皮肤内含有的 7-脱氢胆固醇经日光中紫外线照射转变而成。维生素 D_2、D_3 对人体的作用和作用机制完全相同。

小儿体内维生素 D 来源可分为内源性和外源性二种。胎儿通过胎盘从母体中获得和婴儿经过日光(紫外线)照射皮肤产生的维生素 D 为内源性来源。早期新生儿体内维生素 D 水平与母体内维生素 D 水平及胎龄有关。皮肤日照合成的维生素 D 是人体维生素 D 的主要来源。按照我国小儿衣着习惯,仅暴露面部和上肢前臂,每天户外活动 2 小时接受日光照射即可满足维生素 D 的需要。依靠摄取食物和补充维生素 D 制剂而获得的维生素 D 为外源性的来源。含维生素 D 的天然食物并不多,以鱼肝、鱼油含量最丰富,鸡蛋、乳牛肉、黄油或咸水鱼较高,牛乳和人乳的维生素 D 含量较低,蔬菜、水果和谷物中几乎不含维生素 D。

维生素 D 的主要生理功能是促进肠道对钙、磷吸收;促进肾近曲小管对钙、磷的重吸收以提高血钙、血磷的浓度;促进成骨细胞功能,使血中钙、磷向骨质生长部位沉着,形成新骨;也促进破骨细胞活动,使旧骨中骨盐溶解,运到血中的钙、磷增加,从而使细胞外液中钙、磷浓度增高。

血磷是体内代谢过程中不可缺少的物质,血磷减少致使代谢缓慢,致中间代谢产物堆积,造成代谢性酸中毒,后者又加重代谢紊乱,刺激甲状旁腺分泌 PTH,形成恶性循环。

治疗原则:应贯彻“关键在早,重点在小,综合治疗”的原则,主要措施为补充维生素 D 制剂加钙剂,多晒太阳,加强锻炼。治疗目的在于控制活动期,防止复发和骨骼畸形。

(一)护理评估

1.健康史

(1)孕母状况:孕母患严重软骨病或妊娠晚期体内严重缺乏维生素 D 者,可致新生儿佝偻病。

(2)日光照射不足:这是造成维生素 D 缺乏性佝偻病的主要原因。小儿接受日光照射不足,特别是寒冷季节,日照时间短,户外活动少的地区,小儿佝偻病发病率明显增高。

(3)摄入不足:乳类含维生素 D 量较少,单纯母乳喂养或牛乳喂养又未及时添加富含维生素 D 的食物或饮食结构不合理,也可致病。

（4）生长发育快：早产儿、多胎儿生长发育速度较快，对维生素 D 的需要量大，可导致维生素 D 的相对缺乏。

（5）疾病及用药史：胃肠道疾病或肝、胆疾病都影响维生素 D 的吸收。如小儿腹泻、慢性呼吸道感染、肝炎综合症等疾病均可影响维生素 D 和钙、磷的吸收。抗癫痫药物能缩短维生素 D 半衰期，长时间服用可致维生素 D 缺乏。

2.身体状况　本病好发于 3 个月～2 岁小儿，以非特异性神经精神症状出现最早，继而出现生长中的骨骼改变，肌肉松弛及生长迟滞，免疫力低下等。临床上将其分为佝偻病初期、激期、恢复期和后遗症期。

（1）初期（活动早期）：一般在婴儿 3 个月左右发病。主要表现神经精神症状，多汗、烦躁、夜间啼哭、睡眠不安等。尤其头部多汗，致婴儿摇头擦枕，出现枕秃，此期常无明显骨骼改变。生化检查血钙浓度正常或稍低，血磷浓度降低，钙磷乘积稍低（30～40），此期可持续数周或数月，未及时诊治者可发展为激期。

（2）激期（活动期）：此期神经精神症状更为显著，主要表现是骨骼改变和运动功能发育迟缓。

1）骨骼改变头部：颅骨软化（多见于 3～6 个月的婴儿），按压如乒乓球样。头颅畸形，8～9 个月婴儿易发生"方颅"、"鞍状头"或"十字头"；前囟闭合迟，可迟至 2～3 岁才闭合；出牙延迟，严重患儿牙齿排列不齐，牙釉质发育不良。胸部：肋骨串珠：肋骨与肋软骨交界区呈钝圆形隆起像串珠状，以第 7～10 肋最明显；向内隆起可压迫肺部而致局部肺不张，并易患肺炎；胸廓畸形，因肋骨软化呼吸时被隔肌牵拉而向内凹陷，形成肋隔沟，称赫氏沟（Harrison 氏沟）；或肋缘外翻，肋骨骺端内陷，胸骨外突，形成鸡胸；剑突区内陷，形成漏斗胸；四肢：腕、踝部膨大，由于骨样组织增长而致腕、踝部也呈钝圆形隆起，形成佝偻病"手镯"与"脚镯"，以腕部较明显；下肢畸形，下肢长骨缺钙，且因承受重力作用，加以关节处韧带松弛，造成"O"形腿或"X"形腿，严重者可发生病理性骨折；脊柱侧弯或后突畸形，严重者会出现扁平骨盆，女性患儿成年后可致难产。

2）肌肉关节松弛：全身肌张力低下，关节松弛而有过伸现象，小儿颈项软弱无力，坐、站、行等发育较晚。腹肌张力减退时，腹部膨隆呈蛙腹状。重症患儿条件反射形成慢，情感、语言及动作发育落后。

（3）恢复期：经治疗后临床症状减轻或接近消失，精神活泼，肌张力恢复。

（4）后遗症期：多见于 3 岁以上的小儿，临床症状消失，还有不同程度的骨骼畸形，轻、中度佝偻病治疗后很少留有骨骼改变。

3.心理-社会资料　由于本病多发生在 3 岁以下幼儿，重症患儿遗留有骨骼畸形者，随着年龄增长对自身形象和运动能力的感知以及与同龄人产生的差异，容易引起自卑等不良心理活动，从而影响其心理健康及社会交往。家长因缺乏营养知识和喂养知识而致孩子患病感内疚，又因担心遗留骨骼畸形而产生焦虑，渴望接受健康指导。

（二）护理诊断

1.营养失调（低于机体需要量）　与接受日光照射不足和维生素 D 摄入不足等有关。

2.潜在并发症　维生素 D 中毒和骨骼畸形。

3.有感染的危险　与免疫功能低下有关。

（三）预期目标

患儿能获得适量的维生素 D，症状改善。

（四）护理措施

1.补充维生素 D　①增加日照时间，根据不同年龄及不同季节，选用不同方法，主要是进行户外活动或游戏。夏季可在树荫或荫凉处进行，其他季节可开窗或在背风处进行，在不影响保暖的情况下尽量暴露皮肤。每日接受日光照射由 10 分钟开始渐延长至 2 小时；每日不少于 1～2 小时；②补充富含维生素 D、钙的食物,如母乳、肝、蛋、蘑菇等,无母乳者哺以维生素D强化牛奶或奶粉;③按医嘱补充维生素D制剂和钙剂。初期给予维生素D每日5000～10000IU,激期给予每日10000～20000IU,口服给药,连用1个月后改为预防量(每日400～800IU)至2岁,北方地区可延长至3岁。重症或伴有其他疾病及不能坚持口服者,可肌内注射维生素D₃30万IU或维生素D₂40万IU,初期注射1次,激期重复1～2次(每次相隔2～4周),末次注射1个月后用预防量口服。

注意事项:①浓缩鱼肝油滴剂约含维生素D5000IU/g和维生素A10000IU/g,剂量大时有发生维生素A中毒的可能,可使用单纯维生素D制剂;②因维生素D是油剂,注射时应选择较粗的针头,做深部肌内注射,以保证药物充分吸收,每次应更换注射部位,以免发生硬结。若已发生硬结应及时热敷;③对3个月以下患儿及有手足抽搐症病史的患儿,在使用大剂量维生素D前2～3日至用药后2周需按医嘱加服钙剂,每日1～3g,以防发生抽搐;④口服浓缩鱼肝油滴剂时,可将其直接滴于舌上或食物上,以保证用量。

2.对烦躁、睡眠不安、多汗的患儿要耐心护理　每日清洁皮肤,勤洗头,勤换内衣和枕套。重症患儿应避免过早、过久地坐、站、走,以免发生骨骼畸形。鼓励患儿多采取卧位,恢复期再开始活动。护理操作时动作要轻柔,不可用力过大或过猛,以防发生骨折。

3.预防维生素D中毒的护理　严格按医嘱应用维生素D制剂,不得擅自加量,防止维生素D中毒。维生素D过量可致中毒,中毒表现有厌食、呕吐、头痛、腹泻、多尿等,发现中毒症状应暂停补充维生素D,并及时通知医生。

4.预防感染　保持室内空气新鲜,防止交叉感染。

(五)健康教育

1.以适当方式向患儿家长传授有关佝偻病的预防、治疗和护理知识;指导其科学喂养及合理配餐的方法。

2.介绍佝偻病的预防方法①从孕期开始应多晒太阳,饮食应含有丰富的维生素D、钙、磷和蛋白质等营养物质。对冬、春季妊娠或体弱多病者,可于妊娠7～9个月给予维生素D10万～20万IU,1次或数次,同时使用钙剂;②新生儿应提倡母乳喂养,于生后1～2周开始,每日口服维生素D500～1000IU,连续服用,不能坚持口服者可给予维生素D10万～20万IU,1次肌内注射(可维持2个月);③婴幼儿应及时添加辅食,多晒太阳,平均每日户外活动应在1小时以上;每日口服维生素D400～800IU或于冬季1次口服或肌内注射维生素D:我国北方地区的小儿20万～40万IU,南方地区的小儿10万～20万IU,同时给予钙剂。

3.若患儿已有骨骼畸形,可向患儿家长示范矫正的方法,如:胸部畸形可让小儿作俯卧位抬头展胸运动;下肢畸形可作肌肉按摩("O"形腿按摩外侧肌群,"X"形腿按摩内侧肌群),增强肌张力,促使畸形的矫正。畸形严重者可指导手术矫治事宜。

4.改善社区环境污染状况,改善居住条件,增加户外活动时间。

二、维生素D缺乏性手足搐搦症

维生素D缺乏性手足搐搦症又称佝偻病性低钙惊厥,多见于1岁以内小儿,尤以3～9个月儿发病率最高,冬春季多发。主要是由于维生素D缺乏,致血钙离子降低,使神经肌肉兴奋性增强,引起局部或全身肌肉抽搐,出现惊厥、喉痉挛或手足搐搦等表现。

由于维生素D缺乏使血钙下降,而甲状旁腺不能代偿性分泌增加,使骨钙不能及时游离入血,血磷正常,而血钙继续降低。人体正常血钙浓度为2.25～2.27mmol/L(9～11mg/dl),当总血钙低于1.75mmol/L～1.88mmol/L(<7～7.5mg/dl)或离子钙低于1.0mmol/L(<4mg/dl)时,可引起神经肌肉兴奋性增高,出现

惊厥或手足搐搦。

治疗原则:就地抢救,立即控制惊厥,解除喉痉挛,吸氧,补充钙剂,平稳后给维生素 D 治疗。

三、护理评估

(一)健康史

常见的诱发因素:①维生素 D 缺乏引起钙吸收减少,血钙下降,而甲状旁腺调节反应迟钝,骨钙不能及时游离入血,致血钙继续降低;②小儿晒太阳时间增加,使体内产生维生素 D 突然增多,或肌肉注射大剂量的维生素 D,使体内维生素 D 水平急剧上升,骨骼加速钙化,大量钙沉积于骨,使血钙降低;③人工喂养儿食物中磷含量过高,如奶制品等,导致血磷升高而血钙相对降低;④感染、发热、饥饿时组织细胞分解释放磷,使血磷增加,血钙降低等。血中钙离子减少,导致神经、肌肉兴奋性增强,出现肌肉不自主地收缩。

(二)身体状况

1.典型症状

(1)惊厥:为婴儿期最常见的症状。常突然发生,两眼上翻,面肌、四肢抽动,神志不清。发作时间为数秒至数分钟不等,发作次数可数日 1 次或 1 日数次,发作时间长的患儿可伴口周发绀,发作后意识恢复,精神萎靡而入睡,醒后活泼如常,一般不发热,发作轻时患儿表现仅有短暂的双眼上翻、面肌抽动、神志清。

(2)手足搐搦:多见幼儿和儿童,为突然手、足痉挛呈弓状,腕和掌指关节屈曲,手指伸直,大拇指内收紧贴掌心,足部踝关节伸直,足趾同时向下弯曲呈"芭蕾舞足"。

(3)喉痉挛喉部肌肉及声门突然痉挛,表现为声嘶、犬吠样咳嗽;呼吸困难、吸气时喉鸣,哭闹时加剧;发绀、肺部呼吸音减弱或消失等,有时可突然发生窒息而导致死亡。其中以无热惊厥为常见。婴儿多发,一般愈后良好。

2.隐性体征　没有典型的发作症状时,可通过刺激神经肌肉而引出体征。

(1)面神经征:以手指尖或叩诊锤叩击患儿颧弓与口角间的面颊部(第 7 颅神经传出处)引起眼睑和口角抽动为面神经征阳性。新生儿可出现假阳性。

(2)腓反射:用诊锤叩击膝下外侧腓骨小头上方腓神经处,引起足向外侧收缩即为阳性。

(3)陶瑟征:用血压计的袖带包裹上臂,打气后使血压维持在收缩压与舒张压之间,5 分钟之内该手出现痉挛为阳性。

(三)心理、社会资料

了解患儿家长对本病的认识程度,是否产生焦虑和恐慌,是否担心惊厥对小儿智力造成损害或担心害怕再次发作等,同时了解患儿的经济情况和居住条件以及小儿日常活动情况等。

(四)实验室检查

血清钙降低(<1.75~1.88mmol/L),而血磷正常或升高,尿钙阴性。

四、护理诊断

1.有窒息的危险　与惊厥、喉痉挛发作有关。

2.有受伤的危险　与惊厥有关。

3.营养失调　低于机体需要量,与维生素 D 缺乏有关。

4.知识缺乏　家长缺乏对小儿惊厥及喉痉挛时的护理知识。

五、护理措施

1.预防窒息的护理

(1)惊厥发作时,立即就地抢救,松开患儿衣领将患儿平卧,头转向侧位,以免误吸分泌物或呕吐物造成窒息,保持呼吸道的通畅。喉痉挛发作时,立即将患儿舌体轻轻拉出口外并立即通知医生,迅速在上下牙齿间置牙垫,以防止舌咬伤。备好气管插管用具,必要时行气管插管,保持呼吸道通畅,必要时加压给氧和进行人工呼吸。保持室内安静,避免家长大声呼叫,减少刺激,密切观察患儿呼吸情况及神志,并详细记录。

(2)按医嘱立即应用镇静剂控制惊厥和喉痉挛常用有苯巴比妥肌肉注射,或10%水合氯醛溶液保留灌肠(40~50mg/kg),或地西泮静脉或肌肉注射(0.1~0.3mg/kg),静脉注射地西泮时宜慢(1mg/min),以免过快而抑制呼吸。同时遵医嘱及时补充钙剂,降低神经、肌肉的兴奋性。常用10%葡萄糖酸钙5~10ml加10%~25%葡萄糖液10~20ml缓慢静脉注射或静脉滴注,时间不少于10分钟,若注射过快,可引起血钙突然升高发生心脏骤停。惊厥控制后可改为口服钙剂。

2.预防外伤的护理　发现患儿抽搐时应就地抢救,避免家属将患儿抱着摇晃或抱起跑人治疗室,以免外伤或加重抽搐,造成缺氧引起脑损伤,病床两侧应加床挡,防止坠床,若患儿抽搐时处坐位,应立即轻放平卧于地或床上,以免摔伤,在没有抢救医疗条件或未有医生到场前可用指压(针刺)人中、十宣穴的方法来止惊。

3.合理喂养,补充D剂。

六、健康教育

1.向患儿家长讲解预防维生素D缺乏的相关知识(佝偻病)。

2.讲解患儿抽搐时的正确处理方法,如就地抢救,保持安静和呼吸道的通畅,松解衣扣,旋转适当体位,针刺或指压人中,并立即通知医护人员。

3.指导患儿家长出院后按医嘱给小儿补充维生素D和钙剂,并强调口服钙剂时应与乳类分开,最好在两餐间服用,以免影响钙的吸收,平时注意多晒太阳,防止本病复发。

（舒　伟）

第三十章　儿科呼吸系统常见疾病

第一节　急性上呼吸道感染

急性上呼吸道感染（AURI）简称上感，俗称"感冒"，是小儿最常见的疾病，主要侵犯鼻、鼻咽和咽部。如果炎症局限，可按炎症部位命名，诊断为"急性鼻炎"、"急性咽炎"、"急性扁桃体炎"等。

一、病因

各种病毒和细菌均可引起，以病毒多见，占90％以上，主要有呼吸道合胞病毒、腺病毒、流感病毒、鼻病毒、柯萨奇病毒、埃可病毒、冠状病毒等。病毒感染后，可继发细菌感染，常见的细菌有溶血性链球菌、肺炎链球菌、流感嗜血杆菌。支原体亦可引起。

二、临床表现

症状轻重不一，与年龄、病原体和机体抵抗力有关。

（一）一般类型上感

多发于冬春季节，年长儿症状较轻，以呼吸道局部表现为主；婴幼儿则较重，以发热等全身症状为突出表现。局部症状主要是流涕、鼻塞喷嚏、咽部不适、轻咳与不同程度的发热。全身症状有畏寒、高热、头痛、纳差、乏力，婴幼儿可伴有呕吐、腹泻、腹痛、烦躁，甚至高热惊厥。体检可见咽部充血，扁桃体肿大，颌下淋巴结肿大、触痛。部分患儿出现不同形态皮疹。肺部体征阴性。

（二）特殊类型上感

1.疱疹性咽峡炎　由柯萨奇A组病毒引起，好发于夏秋季，急起高热，咽痛，咽充血，咽腭弓、悬雍垂、软腭等处有疱疹，周围有红晕，疱疹破溃后形成小溃疡。病程1周左右。

2.咽-结合膜热　病原体为腺病毒，春夏季发病多，可在集体儿童机构中流行。表现为发热，咽痛，一侧或双侧眼结合膜炎及颈部或耳后淋巴结肿大。病程1～2周。

（三）并发症

急性上呼吸道炎症可并发中耳炎、鼻窦炎、咽后壁脓肿、颈淋巴结炎、喉炎、气管支气管炎、肺炎、病毒性心肌炎、病毒性脑炎等。年长儿若患溶血性链球菌性上感可引起急性肾炎、风湿热等疾病。

三、辅助检查

病毒感染者白细胞计数偏低或在正常范围内；细菌感染者白细胞计数及中性粒细胞比例明显增多。

四、治疗要点

以支持疗法及对症治疗为主。注意预防并发症。抗病毒药物常用利巴韦林，抗病毒的中药治疗有一定效果。原则上不用抗菌药物，但如病情较重、有继发细菌感染或发生并发症者，可选用抗菌药物。如确为链球菌感染或既往有肾炎或风湿热病史者，可用青霉素，疗程宜 10～14 天。

五、护理评估

（一）健康史
询问病前有无受凉及患病后鼻塞、流涕、发热情况，有无高热惊厥。询问患儿的精神状态、饮食情况及用药情况，是否患维生素 D 缺乏性佝偻病、营养不良、贫血等疾病，有无居住环境不良及护理不当等因素存在。

（二）身体状况
评估患儿有无发热及发热程度，咽部有无充血，扁桃体有无肿大，年幼儿有无精神萎靡、呕吐、腹泻，高热患儿有无惊厥，有无眼结膜充血、咽峡部疱疹等特殊表现。了解血常规检查的结果及其意义。

（三）心理-社会状况
家长在患儿病初多不重视，当患儿出现高热等严重表现时便担心病情变化，产生焦虑、抱怨等情绪。

六、护理诊断

1.体温过高　　与上呼吸道炎症有关。

2.不舒适　　与咽痛、鼻塞等有关。

3.潜在并发症　　高热惊厥

七、护理措施

（一）维持体温正常
1.保持室内温度 18℃～20℃，湿度 50％～60％，每日通风 2 次以保持室内空气清新。

2.保证患儿营养和水分的摄入，鼓励患儿多喝水，给予易消化和营养丰富的清淡饮食，必要时按医嘱静脉补液。

3.密切监测体温变化，体温 38.5℃ 以上时应采用有效的降温措施，如头部冷湿敷、枕冰袋，在颈部、腋下及腹股沟处放置冰袋，或用乙醇擦浴，冷盐水灌肠。也可以按医嘱用降温药，如口服对乙酰氨基酚或肌注柴胡注射液等。衣服和被子不宜过多、过紧，及时更换汗湿衣服，保持口腔及皮肤清洁。

（二）促进舒适
1.各种治疗护理操作尽量集中完成，保证患儿有足够的休息时间。

2.及时清除鼻腔及咽喉部分泌物,保证呼吸道通畅。

3.鼻塞严重时应先清除鼻腔分泌物后用 0.5％麻黄素液滴鼻,每天 2～3 次,每次 1～2 滴,对因鼻塞而妨碍吸吮的婴儿,宜在哺乳前 15 分钟滴鼻,使鼻腔通畅,保证吸吮。

4.注意观察咽部充血、水肿、化脓情况,及时发现病情变化。咽部不适时可给予润喉含片或雾化吸入。

(三)病情观察

密切观察病情变化,警惕高热惊厥的发生。在护理患儿时应经常检查口腔粘膜及皮肤有无皮疹,注意咳嗽的性质及神经系统症状等,以便能早期发现麻疹、猩红热、百日咳及流行性脑脊髓膜炎等急性传染病。在疑有咽后壁脓肿时,应及时报告医师,同时要注意防止脓肿破溃后脓液流入气管引起窒息。

(四)健康教育

指导家长掌握上呼吸道感染的预防知识,懂得相应的应对技巧;在集体儿童机构中,应早期隔离患儿,如有流行趋势,可用食醋熏蒸法将居室消毒;对反复发生上呼吸道感染的患儿应注意加强体育锻炼,多进行户外活动;穿衣要适当,以逐渐适应气温的变化,避免过热或过冷;另外要积极防治各种慢性病,如佝偻病、营养不良及贫血。

(朱 颖)

第二节 急性支气管炎

急性支气管炎大多数继发于上呼吸道感染,或为一些急性呼吸道传染病的一种临床表现。气管常同时受累,故应称为急性气管支气管炎。

【护理评估】

1.急性支气管炎 为各种病毒、细菌或混合感染,凡能引起上呼吸道感染的病原体皆可引起支气管炎。特异性体质、免疫功能失调、营养不良、佝偻病、鼻窦炎等患儿常易反复发作支气管炎。

2.临床表现 大多先有上感症状,以咳嗽为主要症状,初为干咳,以后有痰,婴幼儿的全身症状较重,常有发热,可伴呕吐、腹泻等消化道症状。肺部呼吸音粗或有不固定的干、湿啰音,一般无气促、发绀。

3.X 线检查 胸片显示正常或有肺纹理增强、肺门阴影增深。

【护理诊断】

1.舒适的改变频繁咳嗽、胸痛 与支气管炎症有关。

2.体温过高 与细菌或病毒感染有关。

3.清理呼吸道无效 与痰液粘稠不易咳出导致气道分泌物堆积有关。

【护理目标】

1.患儿症状减轻,感觉舒适。

2.体温降至正常。

【护理措施】

1.环境与休息 保持室内空气新鲜及适宜的温、湿度,避免对流风。患病期间应注意休息,卧床时头、胸部稍抬高,使呼吸道通畅。

2.发热的护理 高热时要采取物理降温或药物降温措施,防止发生惊厥。

3.保持充足的水分及营养供给 鼓励患儿多饮水,必要时由静脉补充。给予易消化、营养丰富的饮食,发热期间以进食流质或半流质为宜。

4.保持口腔清洁　可增加舒适感,增进食欲,促进毒素的排泄。婴幼儿在进食后喂适量开水以清洁口腔,年长儿在晨起、餐后、睡前漱口,保持口腔清洁。

5.指导并鼓励患儿有效咳嗽　观察患儿呼吸道分泌物的性质及能否有效地咳出痰液,根据分泌物的性质指导患儿有效咳出痰液。若痰液粘稠可适当提高室内湿度,室内湿度宜维持在60％左右以湿化空气,稀释分泌物,也可采用超声雾化吸入或蒸气吸入;对于咳嗽无力的患儿,宜经常更换体位,拍背,使呼吸道分泌物易于排出,促进炎症消散;如果分泌物过多影响呼吸时,要用吸引器,及时清除痰液,保持呼吸道通畅;有咳喘症状者可给予氧气吸入。

6.健康教育　加强营养,适当开展户外活动,进行体格锻炼,增强机体对气温变化的适应能力。根据气温变化增减衣服,避免受凉或过热。在呼吸道疾病流行期间不要让小孩到公共场所,以免交叉感染。积极预防营养不良、佝偻病、贫血和各种传染病,按时预防接种,增强机体的免疫能力。

（朱　颖）

第三节　小儿肺炎

肺炎是由不同病原体或其他因素引起的肺部炎症。以发热、咳嗽、气促、呼吸困难以及肺部固定细湿啰音为特征。肺炎是儿童尤其是婴幼儿时期的常见疾病。婴幼儿肺炎是我国住院小儿死亡的第一原因,已被我国卫生部列为小儿重点防治的四病之一。本病一年四季均可发病,以冬春季及气温骤变时多见,常在上呼吸道感染,急性气管、支气管炎后发病,也可为原发感染。

一、分类

目前,小儿肺炎的分类尚未统一,常用的方法为:①按病理分类,分为大叶性肺炎、小叶性肺炎(支气管肺炎)、间质性肺炎等;②按病因分类,分为细菌性肺炎、病毒性肺炎、真菌性肺炎、支原体肺炎、衣原体肺炎、原虫性肺炎及非感染病因引起的肺炎如吸入性肺炎等;③按病程分类,急性肺炎(病程<1个月)、迁延性肺炎(病程1~3个月)、慢性肺炎(病程>3个月);④按病情分类,轻症肺炎(呼吸系统症状为主,无全身中毒症状)、重症肺炎(除呼吸系统受累外,其他系统亦受累,且全身中毒症状明显)。

临床上如果病因明确,按病因分类,以便指导治疗,如病因不明,则按病理分类。

二、病因及发病机制

引起肺炎的病原体在发达国家主要是病毒,常见有呼吸道合胞病毒、腺病毒、副流感病毒等,而在发展中国家则以细菌为主,常见有肺炎链球菌、流感嗜血杆菌和葡萄球菌等。近年来肺炎支原体肺炎、衣原体肺炎在逐渐增多。部分患儿为混合感染。冷暖失调、居住环境不良、维生素D缺乏性佝偻病、营养不良、先天性心脏病及免疫力低下等为诱发因素。

病原体一般由呼吸道侵入,也可经血行入肺,引起肺组织充血、水肿、炎性细胞浸润。炎症使支气管黏膜水肿、管腔狭窄,肺泡壁因充血水肿而增厚,肺泡腔内充满炎性渗出物,导致通气与换气功能障碍。通气不足引起PaO_2降低及$PaCO_2$增高,换气障碍则引起低氧血症。为代偿缺氧,患儿呼吸与心率增快,出现鼻翼扇动和三凹征。重症患儿,由于缺氧和二氧化碳潴留及毒血症等,导致循环系统、消化系统、中枢神经系统的一系列并发症、混合性中毒及器官功能障碍。

三、临床表现

(一)轻症肺炎

仅以呼吸系统症状为主,主要症状为发热、咳嗽、气促。①发热:热型不一,多为不规则热型,体温往往高达39℃左右,小婴儿及重症营养不良儿可不发热,甚至体温不升。②咳嗽:较频,初为刺激性干咳,以后转为湿性有痰的咳嗽。新生儿、早产儿则表现为口吐白沫。③气促:常发生在发热、咳嗽之后,呼吸加快,并有鼻翼扇动,重者可有三凹征、唇周发绀。肺部体征:早期不明显或仅呼吸音粗糙,以后可闻及固定的中、细湿啰音,以背部两肺下方及脊柱两旁较多,于深吸气末更明显。叩诊正常,若病灶融合扩大则出现相应的肺实变体征(叩诊呈浊音,听诊呼吸音减低或管状呼吸音)。

(二)重症肺炎

呼吸系统症状加重,高热持续不退,有明显的中毒及缺氧症状。还可累及循环、神经和消化等系统,出现相应的临床表现。

1.循环系统　循环系统常见心肌炎和心力衰竭。前者表现面色苍白、心动过速、心音低钝、心律不齐;心电图显示,ST段下移和T波低平、倒置。心力衰竭时有:①安静时心率突然加快,婴儿期>180次/分,幼儿期>160次/分;②呼吸突然加快>60次/分;③肝脏迅速增大;④突然极度烦躁不安,面色发灰或苍白,明显发绀;⑤心音低钝、奔马律,颈静脉怒张;⑥尿量减少或无尿,颜面眼睑及下肢浮肿。

2.神经系统　轻度缺氧表现烦躁或嗜睡;严重可引起脑水肿、颅内压增高及中毒性脑病,出现昏睡、昏迷、反复惊厥、前囟膨隆,可有脑膜刺激征、呼吸不规则等。

3.消化系统　常有腹胀、吐泻、食少,重症可引起中毒性肠麻痹,肠鸣音消失。腹胀严重时,迫使膈肌上升压迫肺脏,更加重呼吸困难。

(三)并发症

早期合理治疗者并发症少见。若延误诊治或病原体致病力强,特别是金黄色葡萄球菌感染者可引起并发症。在肺炎治疗过程中,中毒症状或呼吸困难突然加重或体温持续不退或退而复升均应考虑出现脓胸、脓气胸、肺大泡等并发症。

四、辅助检查

1.血常规检查　细菌感染时白细胞总数增多,中性粒细胞增多,但年幼、体弱、重症肺炎者,白细胞总数可正常或反而降低;病毒感染时白细胞数多正常或偏低,分类以淋巴细胞为主。

2.病原学检查　可作病毒分离和细菌培养以明确病原体。血冷凝集试验在50%～70%的支原体肺炎患儿中可呈阳性。

3.X线检查　两肺中、下野有散在的大小不等的斑片状阴影,当病灶融合扩大时,则可见大片状阴影。

五、治疗要点

主要是控制感染、对症治疗、防治并发症。根据不同病原体选择有效抗生素控制感染,使用原则为早期、联合、足量、足疗程,重症宜经静脉给药,用药时间应持续至体温正常后5～7天,临床症状消失后3天。

病毒感染可选用利巴韦林等抗病毒药物。中毒症状明显或严重喘憋、脑水肿、感染性休克、呼吸衰竭者应用糖皮质激素,常用地塞米松,疗程 3～5 天。对症治疗主要是止咳、平喘、改善低氧血症及纠正水电解质与酸碱平衡紊乱,同时,积极防治心力衰竭、中毒性脑病、中毒性肠麻痹等并发症,发生脓胸、脓气胸者应及时穿刺引流。

六、护理评估

1.健康史　询问患儿的发病情况,有无上呼吸道感染和急性气管、支气管炎病史,既往有无反复呼吸道感染及先天性心脏病史,是否患营养不良、维生素 D 缺乏性佝偻病、贫血等疾病。了解治疗经过和用药情况。

2.身体状况　评估患儿的发热、咳嗽、气促、呼吸困难、肺部啰音等情况,评估有无缺氧及缺氧的程度,注意痰液的情况。观察有无循环、神经、消化系统受累的临床表现,有无脓胸、脓气胸等并发症发生。及时了解血常规、X 线、病原学检查的结果及意义。

3.心理-社会状况　评估患儿及家长对疾病的心理反应,家长是否因担心疾病预后而会出现紧张、焦虑等心理,患儿是否因住院治疗而产生分离性焦虑和恐惧心理;了解家长对疾病的病因和防护知识的了解程度,患儿家庭的经济状况及家长对患儿的照顾能力。

七、护理诊断

1.气体交换受损　与肺部炎症致通气、换气功能障碍有关。

2.清理呼吸道无效　与呼吸道分泌物过多、痰液粘稠、咳嗽无力有关。

3.体温过高　与肺部感染有关。

4.潜在并发症　心力衰竭、中毒性脑病、中毒性肠麻痹等。

八、预期目标

1.患儿能顺利有效的咳嗽、呼吸道通畅。

2.患儿呼吸困难、发绀消失,呼吸平稳。

3.患儿体温恢复正常。

4.患儿住院期间不出现并发症。

九、护理措施

(一)保持呼吸道通畅

1.保持室内空气新鲜,定时开窗通风,避免直吹或对流风。保持适宜的温湿度,室温维持在 18℃～22℃,湿度以 60% 为宜。

2.给予易消化、营养丰富的流质、半流质饮食,少食多餐,避免过饱影响呼吸;喂食时应耐心,防止呛咳引起窒息。重症患儿不能进食时,采取静脉营养,保证水分摄入量,避免呼吸道黏膜干燥,痰液粘稠。

3.经常更换体位,翻身拍背,促使痰液排出,拍背方法为:五指并拢、稍向内合掌成空心状,由下向上,由外向内地轻叩背部,以利分泌物排出;痰液粘稠不易咳出者给予雾化吸入,以稀释痰液;指导和鼓励患儿进行有效的咳嗽;必要时予以吸痰,也可进行体位引流。

4.按医嘱给予祛痰剂,严重喘憋者给予支气管解痉剂。

(二)改善呼吸功能

1.有缺氧症状者,如出现呼吸困难、口唇发绀、烦躁不安、面色发灰等情况应立即吸氧。一般采用鼻前庭给氧,氧流量为 $0.5\sim1L/min$,氧浓度不超过 40%,氧气应湿化,以免损伤呼吸道黏膜。缺氧明显者可用面罩给氧,氧流量 $2\sim4L/min$,氧浓度为 $50\%\sim60\%$。若出现呼吸衰竭则应使用机械通气正压给氧。

2.病室环境要安静,护理操作应集中完成,尽量保持患儿安静,避免哭闹,以减少氧的消耗。

3.呼吸困难者可采取半卧位,并常更换体位,以减少肺部淤血和防止肺不张。

4.按医嘱使用抗生素或抗病毒药物治疗,促进肺部炎症消散,改善呼吸功能。

(三)维持体温正常

密切观察体温变化,警惕高热惊厥的发生,并采取相应的降温措施(参阅本章第二节)。

(四)密切观察病情

1.如患儿出现烦躁不安、面色苍白、呼吸加快(>60 次/分)、心加速(>160～180 次/分)、肝脏在短时间急剧增大等心力衰竭的表现,及时报告医生,给予氧气吸入并减慢输液速度,按医嘱给予强心、利尿药物,以增强心肌收缩力,减轻心脏负荷。若患儿突然口吐粉红色泡沫痰,应考虑肺水肿,可给与 $20\%\sim30\%$ 乙醇湿化的氧气间歇吸入,每次吸入不超过 20 分钟。

2.若患儿出现烦躁、嗜睡、惊厥、昏迷、呼吸不规则等,提示脑水肿或中毒性脑病,立即报告医生并配合抢救。

3.若患儿体温不降或退而复升,咳嗽或呼吸困难加重,面色青紫,应考虑脓胸或脓气胸的可能,应立即报告医生,配合进行胸穿或胸腔闭式引流,并做好术后护理。

(五)健康教育

向患儿家长讲解疾病的有关知识和防护知识,指导家长合理喂养,加强体格锻炼,增强体质;注意气候变化,及时增减衣物,避免着凉;及时治疗上感和急性气管、支气管炎等呼吸道感染性疾病,积极防治维生素 D 缺乏性佝偻病、营养不良、贫血等疾病;注意室内空气流通,肺炎高发季节避免去人多拥挤的公共场所,按时预防接种。让家长参与患儿的护理工作,了解所用药物的名称、用法、用量及副作用,了解病情的进展情况,对家长护理和照顾儿童的内容和方法进行讲解和示范,提高家长的应对能力。

十、护理评价

患儿呼吸困难、缺氧症状是否消失;能否进行有效咳嗽、咳痰,呼吸道是否通畅;体温是否恢复到正常;住院期间是否发生各种并发症。

(朱　颖)

第四节　支气管哮喘

支气管哮喘(简称哮喘)是由嗜酸性粒细胞、肥大细胞、T 淋巴细胞等多种炎性细胞和细胞组分参与的气道慢性炎症性疾病。这种慢性炎症导致气道高反应性,引起可逆性气道阻塞。临床表现为反复发作性喘息、呼吸困难、胸闷或咳嗽。发病率近年呈上升趋势，以 1～6 岁多见，3 岁前发病者占小儿哮喘的 50％。

一、病因和发病机制

（一）病因

哮喘的病因复杂，与遗传和环境有关。

1.遗传因素　哮喘是一种多基因遗传病，患儿多具有特异反应性体质及家族史。

2.环境因素　主要包括：①吸入性变应原，如尘螨、花粉、真菌、动物毛屑、二氧化硫、氨气等；②呼吸道感染，如细菌、病毒、原虫等；③食物，鱼、虾、蟹、蛋、牛奶等；④药物，如阿司匹林、磺胺类药等；⑥其它，如冷空气刺激、过度兴奋、剧烈运动等。

（二）发病机制

气道高反应是哮喘基本特征，气道慢性（变应性）炎症是哮喘的基础病变。机体在发病因子的作用下，免疫因素、神经和精神因素以及内分泌因素导致了哮喘的基本病损的形成。本症存在由免疫介质、淋巴细胞、嗜酸粒细胞和肥大细胞参与的气道粘膜病理改变过程。

二、临床表现

婴幼儿多为呼吸道病毒感染诱发，起病较慢；年长儿大多在接触过敏原后发作，呈急性过程。支气管哮喘以咳嗽、胸闷、喘息和呼吸困难为典型症状，发病时往往先有刺激性干咳、流涕、喷嚏，发作时呼气性呼吸困难和哮鸣声，严重者恐惧不安、大汗淋漓、面色青灰、被迫坐位。体征为胸廓饱满，呈吸气状，叩诊过清音，听诊全肺布有哮鸣音。间歇期可无任何症状和体征。哮喘发作以夜间更为严重，一般可自行或用平喘药物后缓解。若哮喘急性严重发作，经合理应用拟交感神经药物仍不能在 24 小时内缓解，称作哮喘持续状态。

病久反复发作者可并发肺气肿，常伴营养障碍和生长发育落后。约 50％病例到成年期后症状体征完全消失，部分病人可留有轻度肺功能障碍。小儿哮喘有三种常见类型即婴幼儿哮喘、3 岁以上儿童哮喘及咳嗽变异性哮喘（又称过敏性咳嗽）。

三、辅助检查

1.血液常规检查　发作时嗜酸粒细胞可增高，如并发感染白细胞可增高。

2.痰液检查　可见较多嗜酸粒细胞。

3.血气分析　哮喘发作时 PaO_2 降低，病初 $PaCO_2$ 可降低，病情严重时 $PaCO_2$ 升高，pH 降低。

4.肺功能测定　在哮喘发作时有关呼吸流速的全部指标均显著下降。各指标在缓解期可逐渐恢复。

5.胸部 X 线检查　早期在哮喘时可见两肺透亮度增加，呈过度充气状态，在缓解期无明显异常。

四、治疗要点

包括去除病因、控制发作和预防复发。坚持长期、持续、规范和个体化的治疗。发作期可使用支气管扩张剂、肾上糖腺皮质激素类、抗生素等解痉和抗炎治疗，达到控制哮喘发作的目的。吸入治疗是首选的药物治疗方法。缓解期应坚持长期抗炎和自我保健,避免接触过敏原。

五、护理评估

(一)健康史

询问起病经过,发病前有无呼吸道感染及过敏原接触史,发作时间及用药情况;了解既往有无哮喘发作史,有无患过敏性疾病史,有无对药物或食物过敏史,有无哮喘家族史。

(二)身体状况

评估患儿咳嗽、胸闷、喘息和呼吸困难情况,评估呼吸困难的程度,有无恐惧不安、大汗淋漓、面色青灰及被迫端坐位;检查有无胸廓饱满、叩诊过清音、听诊全肺布有哮鸣音。及时了解辅助检查结果及意义。

(三)心理-社会状况

本病呈慢性反复发作,发作时呼吸困难较严重,使患儿及家长产生紧张、焦虑和恐惧感。年长儿会因反复就医、长期用药及药物副作用产生自卑、自我否认、情绪低落等心理反应。

六、护理诊断

1.低效性呼吸型态　与气道梗阻有关。

2.清理呼吸道无效　与呼吸道分泌物多且粘稠有关。

3.潜在并发症　呼吸衰竭、心力衰竭。

4.焦虑　与哮喘反复发作有关。

七、护理措施

(一)缓解呼吸困难

1.给患儿取舒适的半卧位或坐位,以利呼吸;给与氧气吸入,浓度以40%为宜,定时进行血气分析,及时调整氧流量,使 PaO_2 保持在 9.3~12.0kPa(70~90mmHg)。

2.指导患儿作深而慢的呼吸运动。

3.监测患儿呼吸,注意有无呼吸困难及呼吸衰竭的表现,做好气管插管的准备,必要时给予机械呼吸。

4.按医嘱给予支气管扩张剂和肾上腺糖皮质激素,注意观察药物疗效和副作用。

(二)保持呼吸道通畅

1.保持室内空气流通和适宜的温度、湿度(温度18℃~22℃,湿度60%)。

2.饮食宜清淡、营养丰富的流质或半流质,多进水,对鱼、虾、蟹类食物过敏者宜忌食,多吃水果和新鲜蔬菜。

3.翻身拍背,鼓励患儿咳嗽,痰液粘稠者可行雾化吸入,必要时进行体位引流及吸痰。

4.按医嘱及时准确地给予药物治疗。

(三)密切观察病情变化

密切监测患儿是否有烦躁不安、气喘加剧、心率加快、肝在短时间内急剧增大及血压下降等情况,警惕心力衰竭及呼吸骤停等合并症的发生,同时还应警惕发生哮喘持续状态,若发生哮喘持续状态,应立即吸氧并给予半坐卧位,协助医师共同处理。

（四）用药护理

1.支气管扩张剂　如拟肾上腺素类、茶碱类及抗胆碱药物,可采用吸入疗法、口服、皮下注射或静脉滴注等方式给药。其中吸入治疗具有用量少、起效快、副作用小等优点,是首选的药物治疗方法。使用时嘱患儿在按压喷药于咽喉部的同时深吸气,然后闭口屏气 10 秒钟可获较好效果,吸药后清水漱口可减轻局部和胃肠道的不良反应。拟肾上腺素类药物副作用主要是心动过速、血压升高、虚弱、恶心、过敏反应及反常的支气管痉挛。茶碱类药物副作用主要有胃部不适、恶心、呕吐、头晕、头痛、心悸及心率不齐等。另外由于氨茶碱的有效浓度与中毒浓度很接近,故宜做血浓度监测,维持在 $10\sim15ug/ml$ 的最佳血浓度水平。

2.肾上腺皮质激素类　是目前治疗哮喘最有效的药物,但长期使用可产生较多副作用,如二重感染、肥胖等,当患儿出现身体形象改变时要做好心理护理。

3.抗生素　伴呼吸道细菌感染,特别是合并肺炎时,需合理使用抗生素控制感染。

（五）心理护理

哮喘发作时应安慰并鼓励患儿消除紧张、恐惧心理,促使患儿放松,确保安全;指导家长以积极的态度应对疾病,充分调动患儿和家长自我护理和预防复发的主观能动性,树立战胜疾病的信心。

（六）健康教育

1.指导患儿进行有效的呼吸运动　在执行呼吸运动前,应先清除患儿鼻道的分泌物。

（1）腹部呼吸:①平躺,双手平放在身体两侧,膝弯曲,脚平放地板;②用鼻连续吸气,但胸部不扩张;③缩紧双唇,慢慢吐气直到吐完;重复以上动作 10 次。

（2）向前弯曲运动:①坐在椅上,背伸直,头向前倾,双手放在膝上;②由鼻吸气,扩张上腹部,胸部保持直立不动,由口将气慢慢吹出。

（3）侧扩张运动:①坐在椅上,将手掌放在左右两侧的最下肋骨;②吸气,扩张下肋骨,然后由嘴吐气,收缩上胸部和下肋骨;③用手掌下压肋骨,可将肺底部的空气排出;④重复以上动作 10 次。

2.介绍有关用药和疾病防护知识　①协助患儿及家长确认哮喘发作的因素,评估家庭及生活环境的过敏原,避免接触过敏原,去除各种诱发因素;②使患儿及家长能辨认哮喘发作的早期征象、症状及适当的处理方法;③提供出院后使用药物资料(如药名、剂量、用法、效果及副作用等);④指导患儿和家长选用长期预防和快速缓解的药物,并做到正确安全用药;⑤介绍呼吸治疗仪的使用和清洁方法。

（朱　颖）

第三十一章　儿科消化系统常见疾病

第一节　小儿腹泻

小儿腹泻或称腹泻病,是由多病原、多因素引起的以腹泻为主的一组疾病,根据病因分为感染性和非感染性两类,以前者更为多见。发病年龄多在 2 岁以下,1 岁以内者约占半数。一年四季均可发病,但夏秋季的发病率最高。

一、病因

(一)易感因素

1.消化系统的特点　小儿消化系统发育不良,胃酸和消化酶分泌不足及对营养物质的需求相对较多,在受到不良因素影响时,易引起消化道功能紊乱。

2.机体防御功能较差　血液中免疫球蛋白、胃肠道 SIgA 及胃内酸度均较低,对感染的防御能力差。

3.人工喂养　由于不能从母乳中得到 SIgA、乳铁蛋白、巨噬细胞和粒细胞等成分,加上食物和食具极易污染,故人工喂养儿的肠道感染发病率明显高于母乳喂养儿。

(二)感染因素

1.肠道内感染　可由病毒、细菌、真菌、寄生虫引起。以前两者多见,尤其是病毒。病毒感染以轮状病毒引起的秋冬季小儿腹泻最为常见,其次是埃可病毒和柯萨奇病毒等。细菌感染(不包括这一传染病)以致病性大肠埃希氏菌(致病性大肠杆菌)为主,其次是产毒性大肠埃希氏菌(产毒性大肠杆菌)和弯曲菌等。真菌和寄生虫也可引起急慢性肠炎。

2.肠道外感染　由于发热及病原体毒素的作用使消化功能紊乱,故当患中耳炎、肺炎、上呼吸道、泌尿道、皮肤感染或急性传染病时可伴有腹泻。肠道外感染的病原体(主要是病毒)有时可同时感染肠道。

(三)喂养不当

不正确的喂养方法、食物的性质、量及气候的突然改变等因素可引起腹泻。

二、发病机制

1.感染性腹泻　病原微生物多随污染的水或食物进入消化道,亦可通过污染的手传播而进入消化道。当机体的防御功能下降、大量的微生物侵袭并产生毒力时可引起腹泻;同时,继发的双糖酶分泌不足,使肠腔内的糖类消化不完全并被肠道内细菌分解,使肠液的渗透压增高,进一步造成水和电解质的丧失而加重腹泻。细菌感染所致的腹泻包括肠毒性肠炎、侵袭性肠炎。而致病性大肠埃希氏菌不产生肠毒素及侵袭力,其发病机制尚不清楚。

2.非感染性腹泻　主要由饮食不当引起,以人工喂养的患儿为主。当摄入食物的量、质突然改变超过消化道的承受能力时,食物不能充分消化吸收而堆积于小肠上部,使局部酸度减低,肠道下部细菌上移和繁殖,造成内源性感染和消化功能紊乱,肠蠕动增加,引起腹泻及水电解质紊乱。

三、护理评估

不同病因引起的腹泻常具有相似的临床表现,但各有其特点。

(一)腹泻的共同临床表现

1.轻型腹泻　多为饮食因素或肠道外感染所致,或由肠道内病毒或非侵袭性细菌感染所引起。主要表现为食欲不振、腹泻,偶有恶心或呕吐。一般无全身症状。一天大便可达十次左右,每次大便量不多、呈黄色或黄绿色,粪质不多,水分多时大便呈"蛋花汤"样。大便镜检可见大量脂肪球和少量白细胞。

2.重型腹泻　多为肠道内感染所致。起病较急,除食欲不振、腹泻、呕吐等较重的胃肠道症状外,还有脱水、电解质紊乱及发热等明显的全身中毒症状。

(1)胃肠道症状:腹泻频繁,每天10余次至数十次,呈黄绿色水样或蛋花汤样,量多,混有胃液,味臭。常有食欲低下、恶心、呕吐,严重者吐咖啡样液体,系因胃黏膜少量出血所致。大便镜检可见脂肪球及少量白细胞。

(2)脱水:由于腹泻造成水、电解质丧失及摄入量减少所致。

1)脱水的程度:一般根据前囟、眼窝、皮肤弹性、循环情况及尿量等临床表现把脱水分为轻、中、重三度。

2)脱水的性质:不同病因引起的脱水,其水和电解质丢失的比例不同,可导致体液渗透压的不同改变,据此,将脱水分为等渗性脱水、低渗性脱水和高渗性脱水三种。其中以等渗性脱水最为常见,其次为低渗性脱水,高渗性脱水少见。钠是构成细胞外液渗透压的主要成分,所以常用血清钠来判定细胞外液的渗透压:①等渗性脱水:水和电解质成比例丢失,血清钠浓度为 $130\sim150mmol/L$,出现一般脱水症状。②低渗性脱水:电解质的丢失多于水的丢失,血清钠$<130mmol/L$,多见于营养不良的小儿伴较长时间腹泻者,或腹泻时口服大量清水、静脉滴注大量非电解质溶液等。由于其渗透压低,水向细胞内转移,细胞外液进一步减少,所以在失水量相同的情况下其脱水表现较重,除有一般脱水体征(皮肤弹性减低,眼窝及前囟凹陷)外,易出现循环衰竭,表现四肢厥冷、皮肤发花、血压下降、尿少或无尿等休克症状。由于细胞内液不减少,初期口渴不明显,低钠严重者可致脑水肿,出现嗜睡、惊厥、昏迷等。③高渗性脱水:水的丢失多于电解质的丢失,血清钠$>150mmol/L$,多见于腹泻伴高热、饮水不足或输入电解质液过多等。由于细胞外渗透压高,细胞内水分向细胞外流动产生细胞内脱水,表现明显口渴、高热、烦躁不安、皮肤黏膜干燥、肌张力增高甚至惊厥。

(3)代谢性酸中毒:由于腹泻丢失大量碱性物质,摄入热量不足引起酮体血症;血容量减少、血液浓缩、血流缓慢,使组织灌注不良、缺氧和乳酸堆积;肾血流不足、尿少、酸性产物潴留等。因此,腹泻时,绝大多数患儿都存在代谢性酸中毒,脱水越重,酸中毒越重。轻度酸中毒的症状不明显,较重的酸中毒表现为精神萎靡、烦躁不安、嗜睡、呼吸深快、口唇呈樱桃红色,甚至昏睡、昏迷。6个月以下婴儿可无典型的呼吸变化,仅有精神萎靡、拒食、面色苍白等。

(4)低血钾:由于腹泻、呕吐丢失大量钾及钾摄入不足所致,中、重度脱水患儿都有不同程度的缺钾。

但在纠正脱水酸中毒前,由于血液浓缩、酸中毒时细胞内钾向细胞外转移及尿少致排钾量减少等原因,虽体内钾的总量减少,但血钾多数正常。当输入不含钾的溶液时,随着血液被稀释、酸中毒被纠正和输入的葡萄糖合成糖原使钾从细胞外向细胞内转移、利尿后排钾增加以及大便继续失钾,血钾迅速下降。一般当血钾低于 3.5mmol/L 时,即出现不同程度的缺钾症状。表现为神经肌肉的兴奋性降低,如精神萎靡、四肢无力、腱反射减弱、腹胀、肠鸣音弱、心音低钝。严重者出现弛缓性瘫痪、腱反射消失、肠麻痹、呼吸肌麻痹、心肌扩大、心律不齐、心力衰竭等;心电图表现为 T 波低平、双相或倒置,S-T 下降,Q-T 间期延长,出现 U 波等;严重时出现心脏骤停。

(5)低钙、低镁、低磷血症:腹泻较久、营养不良或有活动性佝偻病的患儿,当脱水和酸中毒被纠正时,大多有钙、磷缺乏,少数可有镁缺乏。低血钙(低血镁)时表现为手足搐搦、惊厥;低血磷时出现嗜睡、精神错乱或昏迷、肌肉、心肌收缩无力等,应注意纠正。大多数小儿的腹泻缺磷一般不严重,故不需另外补充磷盐即可恢复。

(二)几种类型肠炎的临床特点

1.轮状病毒肠炎　好发于秋、冬季,以秋季流行为主,故又称秋季腹泻。年龄以 6～24 个月的婴幼儿为主,起病急,常伴有发热和上呼吸道感染症状,一般无明显中毒症状。大便呈黄色或淡黄色,水样或蛋花汤样,无腥臭味。

2.大肠埃希氏菌肠炎(大肠杆菌肠炎)　多发生在 5～8 月气温较高的季节。起病较慢,大便呈蛋花汤样、腥臭,有较多粘液。

3.空肠弯曲菌肠炎　多发生于夏季,6 个月～2 岁婴幼儿的发病率最高。起病急,大便呈水样,粘冻样或脓血便,有腥臭味。

4.鼠伤寒沙门氏菌小肠结肠炎　是小儿沙门氏菌感染中最常见者。全年均有发生,以 6～9 月的发病率最高。绝大多数患儿为 2 岁以下的婴幼儿,易在新生儿室流行。起病急,主要症状为发热、腹泻等,大便为黄绿色或深绿色水样、粘液样或脓血便。

5.抗生素诱发的肠炎　多为长期应用广谱抗生素后肠道菌群失调而继发肠道内耐药的金黄色葡萄球菌、绿脓杆菌、变形杆菌、某些梭状芽胞杆菌和白色念珠菌等大量繁殖而引起肠炎。多见于体弱、长期应用肾上腺激素和免疫功能低下者。病情严重者可有全身中毒症状和水、电解质紊乱。大便为暗绿色水样,粘液多。

(三)迁延性腹泻和慢性腹泻

病程 2 周至 2 个月为迁延性腹泻,病程超过 2 个月为慢性腹泻。以人工喂养儿多见,多与营养不良和急性期未彻底治疗有关。

(四)生理性腹泻

多见于<6 个月的婴儿,外观虚胖,常有湿疹。生后不久即腹泻,但除大便次数增多外无其他症状,食欲好,不影响生长发育。添加辅食后大便即逐渐转为正常。

(五)辅助检查

1.大便常规　因病因不同而异,如致病性大肠杆菌肠炎、产毒性大肠杆菌肠炎、轮状病毒肠炎以及喂养不当引起者,大便镜检正常或有少量白细胞;若为侵袭性大肠杆菌肠炎、空肠弯曲菌肠炎、鼠伤寒沙门氏菌小肠结肠炎等,大便镜检可有多量白细胞及红细胞。

2.病原学检查　细菌培养、病毒分离或荧光抗体检查。

3.血生化检查　包括血钠、钾、钙、镁及二氧化碳结合力的测定等。

四、治疗原则

（一）调整饮食
（二）控制感染

病毒性肠炎以饮食疗法和支持疗法为主,不需应用抗菌药。其他肠炎应对因选药,如大肠埃希氏菌可选用庆大霉素、硫酸阿米卡星(硫酸丁胺卡那霉素)、黄连素;抗生素诱发性肠炎应停用原来的抗生素,可选用万古霉素等。

（三）纠正水和电解质紊乱

1.口服补液

2.静脉补液　用于中、重度脱水或吐泻频繁或腹胀的患儿。

(1)第1天补液:①输液总量:一般轻度脱水约 90～120ml/kg,中度脱水约 120～150ml/g,重度脱水约 150～180ml/kg;②溶液种类:根据脱水性质而定,等渗性脱水用 1/2(2∶3∶1 溶液)张含钠液;③输液速度:主要取决于脱水程度和大便量,遵循先快后慢的原则。

(2)第2天及以后的补液:一般可改为口服补液,如腹泻未纠正仍需静脉补液者,可依具体情况估算。一般生理需要量为每日 60～80ml/kg。

3.纠正酸中毒　重度酸中毒或经补液后仍有酸中毒症状者,应补充碳酸氢钠或乳酸钠碱性溶液。

4.纠正低钾血症　一般按每日 3～4mmol/kg(相当于氯化钾 200～300mg/kg)补给,缺钾症状明显者可增至 4～6mmol/kg,轻度脱水时可分次口服,中、重度脱水予静脉滴入。

5.纠正低钙或低镁血症　静脉缓注 10％葡萄糖酸钙或深部肌内注射 25％硫酸镁。

（四）对症治疗

腹胀明显者用肛管排气或肌注新斯的明,呕吐严重者可针刺足三里、内关或肌注氯丙嗪等。

五、护理诊断

1.腹泻　与喂养不当、感染导致肠道功能紊乱有关。

2.体液不足　与呕吐、排泄过多及摄入量不足有关。

3.营养失调——低于机体需要量　与腹泻、呕吐有关。

4.有皮肤完整性受损的危险　与大便次数增多刺激臀部皮肤有关。

5.知识缺乏(家长)。

六、护理目标

1.患儿排便次数减少,直至正常。

2.患儿腹泻、呕吐在短期内好转,皮肤弹性改善。

3.患儿体重不减或略有增加。

4.患儿腹泻期间不发生红臀。

5.患儿家属能述说小儿腹泻的有关预防知识。

七、护理措施

(一)腹泻的护理

1.观察记录患儿大便的次数、量、性质、颜色,做好动态比较,为输液方案及治疗提供依据。

2.立即停止食用可能被污染的食物或饮料,以及可能引起消化不良的食物。

3.因添加辅食不当而引起腹泻者应暂停辅食,继续母乳喂养和及时补充水分。

4.禁食生、冷、硬、粗纤维含量高的食物,少食乳制品和富含脂肪的食物。

5.遵医嘱补液,必要时使用抗生素控制感染。

(二)维持体液及电解质平衡

1.评估患儿脱水的程度,通过观察患儿的神志、精神、皮肤弹性、前囟眼眶有无凹陷、末梢循环及尿量等临床表现,估计患儿脱水的程度,同时要动态观察经补充液体后脱水症状是否得到改善。

2.观察记录大便的次数、颜色、性状和量,作为补液依据。

3.记录 24 小时出入水量及体重,以作为液体需要量的指标。

4.补液时尽量采用口服补液盐,必要时静脉输液。

(1)口服补液:用于轻、中度脱水及无呕吐或呕吐不剧烈且能口服的患儿,鼓励患儿少量多次口服 ORS 补液盐。它由氯化钠 3.5g、碳酸氢钠 2.5g、氯化钾 1.5g、葡萄糖 20.0g 加水至 1000ml 配制而成。此口服液为 2/3 张溶液。

(2)静脉补液:①建立静脉通路,保证液体按计划输入,特别是重度脱水者,必须尽快(30 分钟)补充血容量。②按照先盐后糖、先浓后淡、先快后慢、见尿补钾的原则,补钾浓度应小于 0.3%,每日补钾总量静脉点滴的时间不应短于 6~8 小时,严禁直接静脉推注。③严格掌握输液速度,明确每小时应输入量,计算出每分钟输液滴数,随时检查,防止输液速度过速或过缓。最好使用输液泵以便更精确地控制输液速度。

5.监测血清电解质、尿素氮、肌酐、血浆渗透压等。

6.监测代谢性酸中毒的表现当患儿出现呼吸深快、精神萎靡、口唇樱红、血 pH 及 CO_2CP 下降时,应及时报告医师及使用碱性药物纠正。静脉输注碱性药物时应注意勿漏出血管外,以免引起局部组织坏死。

7.观察低血钾的表现:常发生于输液后脱水纠正时,当发现患儿全身乏力、不哭或哭声低下、吃奶无力、肌张力低下、反应迟钝、恶心呕吐、腹胀,及听诊发现肠鸣音减弱或消失、心音低钝、心电图显示 T 波平坦或倒置、U 波明显、S-T 段下移和(或)心律失常时,提示有低血钾存在,应及时补充钾盐。

8.观察低血钙或低血镁:当酸中毒纠正后,由于血浆稀释离子钙降低,可出于低钙抽搐,应及时补充钙剂,输入钙剂后仍抽搐应考虑低镁的可能。

(三)协助患儿摄入足够的营养

腹泻时进食和吸收减少,而营养的需要量增加(肠黏膜损伤的恢复、发热时代谢增加、侵袭性肠炎丢失蛋白质等)是导致营养不良的重要原因。所以,在腹泻期间和恢复期给予患儿家属营养指导是非常重要的。

1.轻型腹泻患儿停止喂养不易消化的食物及脂肪类食物。

2.患儿腹泻伴严重呕吐时暂禁食;母乳喂养者继续哺母乳,暂停辅食;人工喂养者除暂停牛奶或其他食物各 4~6 小时外,均应继续进食。停止禁食后,人工喂养者可先给米汤、稀释牛奶或脱脂奶粉等,病情好转后应逐渐恢复到正常饮食。

3.疑为双糖酶缺乏者不宜用蔗糖,并暂停乳类喂养,改为豆制代乳品或发酵奶。

4.腹泻停止后继续给予营养丰富的饮食,并每日加餐1次,共2周,以赶上正常生长。

5.为恢复期患儿提供良好的进食环境与患儿喜爱的食物,少量多餐,以保证营养的摄入。

6.遵医嘱静脉补充营养。

7.每日测量患儿的体重。

(四)臀部的护理

1.保持臀部清洁干燥,及时更换尿布。

2.指导家属患儿每次大便后用温水清洗臀部及会阴部,再涂鞣酸软膏于肛周皮肤。

3.保持床单、尿布清洁,采用质地柔软、吸水性强的棉织品做尿布。

4.如已有臀部发红,可采用暴露法亦可用电灯泡作局部烘照,每天2次,每次10~15分钟,灯距离臀部患处30~40cm,照射时应有专人守护,以防意外。

5.更换尿布时动作轻柔,清洗臀部时应用柔软毛巾吸干水分,不宜擦拭,防止皮肤擦伤。

(五)健康教育

1.指导合理喂养　宣传母乳喂养的优点,避免在夏季断奶。按时逐步添加辅食,切忌同时添加几种辅食,防止过食、偏食及饮食结构突然变动。

2.注意饮食卫生,培养良好的卫生习惯　注意食物新鲜、清洁和食具消毒,避免肠道内感染。教育儿童饭前、便后洗手,勤剪指甲。

3.增强体质　发现营养不良、佝偻病时及早治疗,适当户外活动。

4.注意气候变化　防止受凉或过热,冬天注意保暖,夏天多喝水。

5.避免长期滥用广谱抗生素　以免肠道菌群失调而引起金黄色葡萄球菌或霉菌性肠炎。

(舒　伟)

第二节　小儿急性出血性坏死性肠炎

急性出血坏死性肠炎是与C型产气荚膜芽孢杆菌感染有联系的一种急性肠炎。本病病变主要在小肠,病理改变以肠壁出血坏死为特征。其主要临床表现为腹痛、便血、发热、呕吐和腹胀。严重者可有休克、肠麻痹等中毒症状和肠穿孔等并发症。全年均可发病,但以夏秋季多见。

【病情评估】

1.询问发病前有无感染史,有无进食甘薯、玉米等含丰富胰蛋白酶抑制剂的食物。

2.询问是否有突发腹痛并逐渐加重,多在脐周或上腹部,伴呕吐、腹泻和便血,无里急后重感。

3.有无发热,观察腹部体征,如腹胀、肠鸣音消失。

【护理常规】

1.执行儿科消化系统疾病一般护理常规。

2.立即禁食至大便隐血阴性3次,腹胀消失和腹痛减轻后试行进食,从流质、半流质、少渣软食逐步过渡到正常饮食。新生儿患儿从喂水开始,再喂稀释奶,逐渐增加奶量和浓度。

3.有腹胀者尽早安置胃肠减压,保持胃肠减压通畅,观察引流物的性质、颜色,并记录引流量。

4.卧床休息,满足患儿生理、心理需要,避免外界刺激,操作尽量集中进行,保证患儿休息。

5.密切观察病情变化,防治并发症发生

(1)监测生命体征,观察神志、周围循环,当脉搏细速、血压下降、肢端冰凉等中毒性休克表现时,配合医生抢救。

(2)观察脱水程度、大便性质及量并做好记录。

(3)观察腹部情况,如腹痛部位、程度、性质、有无肌紧张等。若发生严重腹膜炎、完全性肠梗阻、肠穿孔等外科急腹症,立即报告医生,做好术前准备。

(朱　颖)

第三节　肠套叠

肠套叠为部分肠管及其肠系膜套入邻近肠腔所致的一种绞窄性肠梗阻,是婴幼儿时期最常见的急腹症之一,以 4～10 个月的婴儿最为多见,2 岁以后逐渐减少。

一、病因

肠套叠的病因尚不完全清楚。仅 5% 的病儿有明显的机械性因素,如梅克尔憩室、肠息肉、肿瘤等,多为年长儿,亦称继发性肠套叠。约 95% 的病儿病因不清,主要为婴幼儿,亦称原发性肠套叠。婴幼儿的回盲部系膜固定不完善,活动度大,回肠与回盲瓣的比例较年长儿大,均可能是易发因素。婴幼儿的肠蠕动容易紊乱,饮食改变和腹泻等可能是促进因素。有报道腺病毒感染引起肠套叠。

二、病理

肠套叠多为近端肠管套入远端肠腔内,套叠的肠管一般有 3 个筒:外层肠管为鞘部,进入鞘部的肠管称为套入部,内管的顶端称为头部。一般按套入部的最近端和接受部(鞘部)的最远端肠段名分为:①小肠型;②回结型;③回盲型:盲肠及阑尾随之套入,最常见;④结肠型:很少见;⑤复套:多为回结型,部分回肠先套入远端回肠,然后整个套叠肠管再套入结肠。肠套叠多发生于一处,偶可发生于两处以上。肠套叠时,肠管与肠系膜一并套入。由于鞘部尤其是颈部的痉挛收缩,挤压套入肠管,牵拉和压迫肠系膜,使静脉和淋巴回流受阻,套入部的肠管淤血、水肿,肠壁增厚、颜色变紫,并有血性渗液及腺体粘液分泌增加,产生典型的果酱样血便。随着肠系膜绞窄逐渐加重,静脉压及组织压力升高,影响动脉血运,最后套入的肠管缺血性坏死并出现全身中毒症状。若肠管过度膨胀和长期严重痉挛,末梢小动脉血运障碍,亦可出现散在的灰白色缺血性坏死灶,易于穿孔和并发腹膜炎。年长儿的肠腔较为广阔,肠梗阻以不完全性者居多。

三、护理评估

(一)身心状态

多为平素健康的婴儿,突然发病。年长儿的发病稍缓,症状不如婴儿典型。

1.腹痛　突然发生剧烈的阵发性肠绞痛,哭闹不安,屈腿,两臂乱动,或以手抓按腹部,面色苍白,出汗。持续数分钟后腹痛消失,间歇 10～20 分钟后又反复发作。较大儿童发作的间隔时间较长。阵发性腹痛是由于肠系膜受牵拉和鞘部强烈收缩所致。

2.呕吐　早期呕吐为肠系膜被牵拉所致。吐出物为奶块或食物残渣等胃内容物,次数不多。随后吐出物含胆汁,晚期可为粪样物。

3.便血　为婴儿肠套叠的特征。在腹痛发作后可有 1～2 次正常大便,约 85％ 的病例在发病后 6～12 小时排出果酱样粘液血便。小肠型肠套叠和儿童肠套叠的便血率较低,出现也较晚。

4.腹部肿块　早期腹部平软,无压痛。多数病例可扪及肠套叠的肿块,小肠结肠型肠套叠沿结肠框分布,常位于右上腹部或脐上,呈腊肠样,表面光滑,中度硬,略有弹性,稍可移动。以后随套叠的进展,肿块可循结肠移至左腹部。晚期病例发生肠坏死或腹膜炎时,出现腹胀、腹水、腹肌紧张及压痛,不易扪及肿块,有时腹部扪诊及直肠指诊双合检查可触及肿块。

5.全身情况　早期病儿一般状况尚好,体温正常,但有面色苍白、食欲不振或拒乳。随着病程延长,病情渐重,精神萎靡或嗜睡、阵发性哭闹等腹痛症状反而不明显。发病二、三天后的晚期病儿,由于肠坏死或伴腹膜炎,全身情况恶化,常有严重脱水和高热、昏迷及休克等中毒症状。

(二)辅助检查

X 线检查,作空气或镜灌肠 X 线检查。

四、治疗原则

(一)非手术疗法

适用于病程在 48 小时以内的原发性回结型和结肠型肠套叠,一般状况较好,无明显腹胀及腹膜刺激症状者。方法简便、经济,效果良好,复位率达 95％ 以上。绝大多数均一次治愈。包括空气灌肠和镜灌肠复位两种方法。

(二)手术治疗

空气或镜灌肠失败或发生肠穿孔、肠套叠超过 48～72 小时,或虽然时间不长而病情严重、疑有肠坏死者,以及小肠型肠套叠均需手术治疗。

五、护理诊断

1.疼痛　与肠系膜受牵拉和鞘部强烈收缩有关。

2.体液不足　与呕吐、禁食有关。

3.营养失调——低于机体需要量　与呕吐、禁食及肠道吸收能力差有关。

4.有感染的危险。

5.潜在并发症——肠坏死　与肠血运障碍有关。

6.潜在并发症　切口裂开。

7.焦虑　与疾病的威胁及陌生的环境有关。

六、护理目标

1.患儿哭吵停止或自诉腹痛减轻或消失。

2.补充足够液体,以维持水及电解质平衡。

3.患儿体重不减或略有增加。

4.患儿将不发生感染。

5.患儿将不发生肠坏死。

6.患儿将不发生切口裂开,伤口愈合理想。

7.患儿家属的焦虑减轻或消失。

七、护理措施

(一)腹痛的护理

1.观察记录腹痛的性质、程度、时间、发作规律、伴随症状及诱发因素。

2.手术前后持续胃肠减压,保持管道通畅,注意观察引流物的色、质、量。

3.手术前严格执行胃肠道准备,按要求禁食、禁饮。

4.手术后患儿取半卧位。

5.肠道功能恢复、肛门排气后方可进食,循序渐进,避免产气、胀气食物如牛奶等。

6.监测血清电解质的含量,缺钾者及时补充,应以预防为主。

7.术后出现腹胀,可行肛管排气。

(二)维持体液及电解质平衡

1.观察记录患儿皮肤的弹性、前囟及眼眶有无凹陷、末梢循环及尿量等情况。

2.密切注意生命体征变化,定时监测血压、脉搏、呼吸,有条件最好使用监护仪。

3.准确记录 24 小时出入水量,包括呕吐、胃肠减压及尿量等出量,入量为每天输液或饮水等进水量,同时注意尿的颜色、量及引流液的颜色、量和性质。

4.禁食期间,遵医嘱补充液体和电解质。

5.监测血清电解质。

(三)给予适当的热量和摄食量

1.评估和记录患儿体重和皮下脂肪的厚薄,每周测体重 2 次。

2.禁食期间遵医嘱静脉补充水分和电解质。

3.禁食者遵医嘱给予完全胃肠外营养。

4.给予患儿高营养、易消化的食物

(1)肛门排气、排便后,遵医嘱进流质饮食,如无腹胀则逐渐过渡到普食;以少食多餐、细嚼慢咽为宜,有助于肠道吸收。

(2)提供患儿喜爱的食物。

(3)为患儿提供愉快的就餐环境。

5.少量多餐。

(四)预防感染

1.保持环境温、湿度适宜,每周病房空气消毒 2 次。

2.接触术后患儿前后应洗手。

3.进行静脉穿刺及切口换药时应严格执行无菌操作。

4.加强引流管的护理

(1)密切观察引流液的量、颜色、性质。

(2)妥善固定引流管,防止脱出、打结,保持引流管通畅,敷料清洁、干燥。

(3)按要求及时更换引流袋。

5.遵医嘱使用抗生素或退热剂。

（五）行空气灌肠复位和手术复位患儿的护理

1.行空气灌肠复位的患儿

（1）空气灌肠复位成功的患儿腹部肿块消失，症状消失，患儿感觉舒适，并很快入睡。

（2）空气灌肠复位后，立即口服活性炭末，并观察排出情况，如炭末排出，可开始进食冷开水，无不适时改正常饮食。

（3）对复位成功的患儿仍需密切观察有无复发症状，如有则表示再次发生肠套叠，应做好手术前准备。

2.经手术复位的患儿应注意

（1）维持胃肠减压的正常效能，减轻胃肠张力，有利于吻合处愈合。

（2）指导正确饮食，术后肠蠕动恢复，肛门排气、排便，做夹管试验饮水观察6小时无腹痛、腹胀后，即可拔管。

（3）密切观察生命体征及腹部体征，术后5～7天，如患儿出现上腹痛、发热、切口红肿和破溃或形成肠瘘，应立即通知医师，并按急诊手术做好准备。

（六）预防切口裂开

1.每日测体温3次，监测有无发热征象。

2.协助家长护理好患儿的大、小便，防止污染切口，如不慎污染切口，应及时更换敷料。

3.避免患儿剧烈哭吵，必要时术后用腹带包扎。

4.积极防治引起腹压增高的因素，如尿潴留、便秘、咳嗽、腹胀等。

5.对部分切口裂开者，嘱患儿卧床休息，并用蝶形胶布固定切口，更换敷料后用腹带加压包扎。

6.切口全层裂开伴有肠管脱出者，应安慰患儿及家长不要紧张，同时用无菌生理盐水纱布覆盖脱出的肠管，立即送手术室重新缝合。

7.遵医嘱使用抗生素。

8.加强营养，必要时给予静脉高营养。

（七）作好心理护理

1.鼓励患儿家属说出他们的焦虑。由于肠套叠患儿一向健康良好，而突发性出现此症须立即手术。对父母而言完全没有心理准备，或是在求诊中因患儿所出现的临床表现不够明确，致使医师延迟治疗，而使父母对医护人员感到不满。因此，护理人员应针对患儿家长顾虑的原因给予解释或指导，如向患儿家长介绍疾病的发生发展过程、主要治疗手段、术前、术后监护要点等。

2.鼓励他们尽可能与病儿在一起，以降低孩子的分离焦虑。

3.协助他们了解病儿的病情及解释手术的原因，以配合治疗。

4.让同种疾病的患儿家长对治疗护理情况进行交流，以增加其战胜疾病的信心。

（舒　伟）

第四节　肠寄生虫

寄生虫病是小儿时期的常见病。由于寄生虫对人体的机械性、化学性损害和夺取营养，感染轻者可至消化紊乱和营养障碍，重者则在全身或某些重要器官造成严重的病理损害。

一、蛔虫病

蛔虫病系蛔虫寄生于人体所致,是小儿最常见的寄生虫病之一,可影响患儿食欲和肠道功能,并发症多,严重时可危及生命。

(一)病原学

蛔虫是寄生于人体最大的线虫之一,形似蚯蚓,雌雄异体,生殖力强,雌虫每天产卵约 20 万个,随粪便排出的受精卵在适宜的温度(25℃左右)与湿度下孵化,经 2～3 周发育成感染性虫卵。被人吞食后,大多数被胃酸杀灭,少数进入小肠孵育成为幼虫。经肠黏膜血管进入肝门静脉,经肝静脉、下腔静脉、右心而达肺;或经肠黏膜淋巴管沿胸导管、奇静脉进入右心至肺。幼虫可穿破肺毛细血管进入肺泡,再沿支气管树状分支上达咽喉,然后被咽下,在小肠发育为成虫。整个发育过程历时 2～3 个月,成虫寿命为 1～2 年。

(二)护理评估

1.流行病学资料　本病的传染源主要为患者。经口吞入感染性虫卵是主要的传播途径。食入被虫卵污染的蔬菜瓜果等食物,小儿玩不洁玩具、吮指、喜用嘴含东西,也可将虫卵带入口中,虫卵亦可随尘土飞扬,被吸入至咽部吞下,或落在饭菜食具上食入造成感染。儿童的感染率高于成人,农村高于城市。

2.身心状态　症状轻重与感染虫卵数及宿主的免疫反应有关,根据蛔虫在人体中的发育史及习性分为幼虫移行期症状、成虫所致症状及并发症。

(1)幼虫移行期症状:①虫体的异性蛋白可引起全身过敏症状:如荨麻疹、皮肤瘙痒、颜面浮肿、急性结膜炎、鼻或喉黏膜刺激等现象。②幼虫穿破肺毛细血管进入肺泡引起炎症反应:如咳嗽、气喘、发热等,肺部可闻及干啰音,胸部 X 线可有点状、絮状或片状阴影,此阴影游走多变,血象中嗜酸性粒细胞显著增多,称为蛔幼性肺炎。③偶有幼虫移行入肝、脑、眼等器官,可导致相应的症状,如右上腹痛、肝肿大、压痛和肝功能异常、癫痫、眼睑肿胀等改变。

(2)成虫所致的症状:成虫寄生于小肠内,多无症状或有轻微的消化功能紊乱,如食欲不佳或多食易饥、轻度腹泻、便秘等,以腹痛为最常见,位于脐周或稍上方,痛无定时,反复发作,喜按,多无压痛和肌紧张。蛔虫长期大量寄生不但夺取宿主的营养,而且妨碍正常的消化与吸收,患儿即使食量较大,仍能引起营养不良、贫血,甚至影响生长发育。虫的代谢产物及毒素被吸收后,可引起睡眠不安、易怒、夜惊、磨牙、异食癖等。

(3)并发症

1)胆道蛔虫症:蛔虫有喜游走钻孔的习性,尤其在高热时,蛔虫钻入宿主胆道引起胆道蛔虫症。由于钻入胆道的蛔虫导致胆总管括约肌痉挛,临床表现为突然发生的阵发性右上腹剧烈绞痛,痛可放射到右肩或腰部,患儿哭叫翻滚、屈体弯腰、出冷汗、面色苍白,常伴呕吐,可吐出胆汁和蛔虫。体检在剑突下或稍偏右有局限性压痛,无肌紧张,部分患儿可引起胆道感染、肝脓疡,出现发热、寒战、黄疸、血白细胞计数升高等全身症状。

2)蛔虫性肠梗阻:虫在肠内扭结成团,造成部分或完全性肠腔阻塞,或由蛔虫毒素刺激肠壁引起痉挛所致。症状为阵发性脐周剧痛、腹胀、恶心、呕吐,可吐出食物、胆汁甚至蛔虫。可见肠型和蠕动波,肠鸣音亢进,并可在腹部扪及条索状包块,其形状和部位可经常变化。腹部 X 线平片可见肠充气和液平面。严重患者可伴有高热、脱水、酸中毒等,甚至发生休克。

3)蛔虫性阑尾炎及腹膜炎:为蛔虫钻入阑尾而引起,临床表现与急性阑尾炎相同。蛔虫性阑尾炎持续过久可引起肠壁循环障碍、缺血、坏死而致肠穿孔、腹膜炎。

3.辅助检查

(1)大便常规检查有蛔虫卵。

(2)血象中血红蛋白降低,嗜酸性粒细胞增多。

(三)治疗原则

1.驱蛔治疗 常用药有甲苯咪唑(安乐士)、左旋咪唑、阿苯达唑(肠虫清)、哌哔嗪(驱蛔灵)等。

2.积极治疗 并发症不完全性肠梗阻可先用内科治疗,纠正脱水、酸中毒及电解质失衡,解痉止痛,腹痛缓解后再驱蛔治疗。完全性肠梗阻、蛔虫性阑尾炎、肠穿孔、腹膜炎应及时手术治疗。胆道蛔虫症的治疗原则为解痉、控制感染和驱虫,若内科治疗不能缓解者可手术治疗。

(四)护理诊断

1.疼痛 与蛔虫寄生于肠道引起肠痉挛有关。

2.营养失调——低于机体需要量 与蛔虫夺取营养及妨碍正常消化吸收有关。

3.潜在并发症

(1)胆道蛔虫症:与蛔虫游走钻孔的习性有关。

(2)蛔虫性肠梗阻:与蛔虫扭结成团阻塞肠道有关。

(3)肠穿孔及腹膜炎:与蛔虫游走钻孔的习性有关。

4.知识缺乏 与缺乏个人卫生、饮食习惯和环境卫生知识有关。

(五)护理目标

1.患儿在短期内腹痛减轻或消失。

2.患儿食欲好转,贫血改善,体重增加。

3.患儿在住院期间不发生并发症。

4.患儿家长能掌握本病有关的防治知识。

(六)护理措施

1.疼痛的护理

(1)观察腹痛的性质、发作时间、程度、部位及伴随症状,有无压痛及肌紧张。

(2)无急腹症表现时,可局部给予按压或俯卧位用软枕垫压腹部,也可用热水袋热敷。

(3)采取一切有效措施分散患儿的注意力,年长儿可教他们在疼痛时想其他事情或数数、唱歌、听音乐、看电视等以减轻疼痛。鼓励父母留下来陪伴患儿。

(4)遵医嘱给予适当的镇静、止痛药并观察药物效果。

2.饮食指导

(1)给予高蛋白、高热量富含维生素且易消化的食物。

(2)提供患儿喜爱的食物,注意变换食物的花色品种,以增进患儿食欲。

(3)提供安全、舒适、清洁的进餐环境。

(4)腹痛缓解后遵医嘱使用驱蛔药,并注意观察驱蛔效果。

(5)必要时可静脉补充营养物质。

3.密切观察病情变化,及早发现并发症征象

(1)观察腹痛的性质、发作时间、程度、部位及伴随症状,有无压痛及肌紧张。

(2)若患儿突然出现剑突下或右上腹阵发性剧烈绞痛、全身冷汗、面色苍白、呕吐、吐出胆汁和蛔虫,提示胆道蛔虫症。

(3)若患儿突然出现脐周阵发性剧痛、腹胀、呕吐,可吐出食物、胆汁甚至蛔虫,提示蛔虫性肠梗阻,应

立即给予禁食、胃肠减压、解痉、止痛,腹痛缓解后给予驱虫治疗。当发展为完全性肠梗阻时需及时手术治疗。

(4)如患儿出现剧烈腹痛伴以明显的腹膜刺激症状,应警惕肠穿孔及腹膜炎。蛔虫性肠穿孔、腹膜炎或阑尾炎需及早手术治疗。

4.指导家长及患儿掌握疾病的防治知识

(1)搞好饮食卫生及环境卫生,不吃不洁的食物。

(2)养成良好的个人卫生习惯,保持手的清洁,不吮吸指头,不随地大、小便。

(3)定期进行驱蛔治疗,消灭传染源。

(4)观察驱蛔效果及药物的副作用,应掌握驱虫药的适应证,服用驱虫药后注意有无虫体排出。左旋咪唑、阿苯达唑、哌哔嗪有胃肠道反应,可适当地给予对症处理。

二、蛲虫病

蛲虫病是蛲虫寄生于人体引起的小儿常见病,多见于幼儿。临床以肛门周围瘙痒而致睡眠不安为特征。此病易在家庭和集体机构儿童中流行。

(一)病原学

蛲虫为乳白色,线头状,长约 1cm。雌雄异体,寄生于人体回肠下端、盲肠、结肠及直肠。雄虫在交配后死亡,雌虫受孕后向下移行,于夜间爬出肛门,在肛周、会阴部皮肤皱褶处爬行产卵,继而死亡。虫卵在接触空气 6 小时即可发育成有感染性的虫卵,若被吞食,在肠道经 2~4 周发育为成虫,不需中间宿主。成虫的寿命一般不超过 2 个月。

(二)护理评估

1.流行病学资料　蛲虫的感染率很高,患者是唯一的传染源。主要传播方式是吃人含虫卵的食物,吮吸被虫卵污染的手指,或吸入含虫卵的尘埃而感染;偶尔在肛周孵出的幼虫再爬回直肠内而发生逆行感染。肛门-手-口直接传播成为自身感染的主要途径。

2.症状体征　大多数患儿无明显症状,仅在雌虫移行至肛门周围排卵时可引起局部瘙痒,尤以夜间为甚,往往影响睡眠,可有不安、夜惊、遗尿等表现,并可因局部皮肤搔破而致皮炎。另外由于虫体对胃肠的机械性刺激引起激惹而出现恶心、呕吐、腹部不适,偶有蛲虫钻入阑尾而发生阑尾炎,爬入女孩阴道、尿道引起相应的局部炎症。

3.辅助检查　肛周找蛲虫或虫卵。

(三)治疗原则

在治疗的同时应积极进行预防,以达到根治。常用药物有甲苯咪唑、扑蛲灵及驱蛲净等。

(四)护理诊断

1.舒适改变　肛周及会阴部瘙痒,与虫体蠕动使皮肤受刺激有关。

2.知识缺乏　与缺乏个人卫生、饮食习惯及环境卫生知识有关。

(五)护理目标

1.肛周及会阴部瘙痒减轻或消失。

2.患儿家属能掌握蛲虫的传播方式及防治知识。

（六）护理措施

1.肛周及会阴部的护理

（1）每晚睡前用温水洗净肛门及会阴部后，涂上雄黄百部软膏，有杀虫止痒的作用；也可于每晚用双羟苦酸噻嘧啶栓剂塞肛，连塞3～5日；或用此药的软膏剂涂在肛周及肛内，连用7日。驱蛲虫常用的内服药物有甲苯咪唑、扑蛲灵及驱蛲净等。

（2）指导家长检查成虫及收集虫卵的方法：

1）检查成虫可在夜间小儿入睡后1～3小时，观察肛周、会阴部皮肤皱褶处，寻找乳白色线头状小虫。

2）收集虫卵：可用市售透明胶，用胶面拂拭肛周皮肤皱褶处粘取虫卵，亦可用蘸过生理盐水的棉签粘取。最好在早上、洗澡及大便之前取出虫卵拭子。

2.指导家长及患儿掌握疾病的防治知识

（1）搞好个人卫生、饮食卫生及环境卫生，养成良好的卫生习惯。

（2）饭前、便后洗手，不吸吮手指，勤剪指甲防止虫卵经手指重复感染。

（3）勤洗澡和勤换内衣裤，穿满档裤。

（4）玩具、图书、用具等用紫外线消毒或在阳光下暴晒6～8小时。

（5）家庭中的所有患者需同时治疗。

（6）扑蛲灵的副作用有恶心、呕吐、腹痛和感觉过敏，且服后1～2日大便、呕吐物可染成红色，应先给家属说明。

三、钩虫病

钩虫病是钩虫寄生于人体所引起的疾病。临床主要表现为贫血、营养不良、胃肠功能失调，严重者可出现心功能不全和发育障碍，轻者可无症状。

（一）病原

寄生于人体的钩虫主要为十二指肠钩口线虫和美洲板口线虫，为半透明淡红色、细小针状，雌雄异体。成虫寄生于人的小肠及十二指肠，由其口囊咬吸在肠黏膜上，摄取血液，成活期多在1年以上。所产虫卵随粪便排出，在温湿度适宜的土壤中，经1～2天就可发育为有感染性的钩蚴，当接触人体皮肤、黏膜后即可钻入人体，经血循环入肺组织，沿气道达咽喉部，经吞咽达肠道发育为成虫，需时约50天。不需中间宿主。

（二）护理评估

1.流行病学资料　钩虫感染者为本病的主要传染源。皮肤接触污染的土壤为主要的传染途径，也可通过吸吮钩蚴污染的食物、奶瓶等食具而感染。人群普遍易感。感染率受风俗、习惯及生产条件等的影响。一般来说，我国南方高于北方，农村高于城市，成人高于儿童。小儿年龄愈大，发病率愈高，婴儿偶见。

2.身心状况　轻重不一，一般以贫血为主。

（1）钩蚴所致症状：钩蚴钻入皮肤可能出现局部瘙痒性小红疹，多于数日内消失，也可继发细菌感染。当钩蚴侵入肺组织时，可引起肺出血及炎性病变，出现咳嗽、气喘、发热、血象呈嗜酸性粒细胞增多。这些症状大多经数天后自行消失。

（2）成虫所致症状：由于成虫咬吸肠绒毛，分泌抗凝酶，且经常改变咬吸位置，导致肠黏膜多处受损，不断出血，形成溃疡和炎症，影响消化与吸收。因而钩虫病的主要症状为低色素性贫血和便血（隐血阳性或黑粪），伴以不同的食欲不振、腹胀、腹部不适、腹泻或便秘等胃肠功能紊乱和营养不良表现。严重者可影响体格和智力的发育,出现肝脾肿大及贫血性心脏病等。

3.辅助检查

(1)血象:常有不同程度的贫血,网织红细胞正常或轻度增高。嗜酸性粒细胞可轻度增多,血清铁浓度显著降低。

(2)粪便检查:粪便隐血试验可呈阳性。粪便检出虫卵或培养出钩蚴有确诊意义。

(3)骨髓象:可见造血旺盛现象,含铁血黄素与铁粒幼细胞减少或消失。

(三)治疗原则

1.一般治疗 纠正贫血。

2.驱虫治疗 往往需反复多次治疗方能根治,两种药物减量联合应用可提高疗效。常用药有甲苯咪唑、阿苯达唑、双羟萘酸噻嘧啶等。

(四)护理诊断

1.活动无耐力 与贫血致组织缺氧有关。

2.营养失调——低于机体需要量 与失血有关。

3.有感染的危险与贫血有关。

4.知识缺乏 与缺乏本病的防治知识有关。

(五)护理目标

1.维持患儿足够的组织需氧量,逐步提高患儿的活动耐力。

2.提供足够的营养和给予饮食指导。

3.患儿住院期间不发生感染。

4.患儿及家长能掌握本病的防治知识。

(六)护理措施

1.减少组织需氧量 请参考白血病"减少组织耗氧的护理措施"。

2.提供足够营养,合理安排饮食 请参考"贫血的饮食护理措施"。

3.预防感染 请参考贫血"预防感染的护理措施"。

4.向患儿及家属解释本病的防治知识

(1)给予高蛋白、高热量、高维生素、易消化及含铁丰富的饮食,不吃生的蔬菜。驱虫期间给以流质饮食,忌用油类及粗纤维食物。

(2)加强粪便管理及做好个人防护,尽量避免赤足下田劳动,或可局部涂擦防护药物。防止钩蚴从皮肤侵入,以预防钩虫病。

(3)向患儿及家属介绍钩虫感染的经过、贫血原因、服用抗钩虫药及铁剂的疗程。请家属督促患儿服药。

（舒 伟）

第三十二章　儿科血液系统常见疾病

第一节　小儿贫血

贫血是指末梢血中单位容积内的红细胞数或血红蛋白量(Hb)低于正常,按世界卫生组织建议诊断小儿贫血的标准为:6个月~6岁血红蛋白<110g/L;6~14岁<120g/L。我国小儿血液学会议暂定为:新生儿 Hb<145g/L、1~4月 Hb<90g/L、4~6个月<100g/L 者为贫血。

一、贫血的分类

(一)按贫血的严重程度分类

1.轻度　Hb 为 110g/L~90g/L(新生儿为 145g/L~120g/L)。

2.中度　Hb 为 90g/L~60g/L(新生儿为 120g/L~90g/L)。

3.重度　Hb 为 60g/L~30g/L(新生儿为 90g/L~60g/L)。

4.极重度　Hb<30g/L(新生儿为<60g/L)。

(二)按病因分类

根据贫血发生的原因将其分为造血不良、溶血性和失血性三类。

(三)按红细胞形态学分类

依据红细胞平均体积(MCV)、红细胞血红蛋白(MCH)和红细胞平均血红蛋白浓度(MCHC),将贫血分为四类。

二、临床常见的贫血疾病

不同病因引起的贫血在实验室检查及治疗原则上具有不同点。

三、贫血患儿的护理

(一)护理评估

各种类型的贫血,因其病理生理基础均为红细胞数和血红蛋白量减少,血液携带氧降低,故均有共同的临床表现。

1.一般表现　血红蛋白降至80g/L(8g/dL)以下时,可出现皮肤、黏膜苍白,以唇、口腔黏膜、睑结膜、手掌和指甲床等处较为明显。重度贫血时皮肤往往呈蜡黄色,可有低热,甚至影响体格发育。

2.造血器官反应　婴儿贫血时,由于其造血器官功能尚不稳定,遇到各种刺激如感染、营养缺乏时,往往恢复到胎儿期的造血状态,骨髓外的造血器官发生增生性反应,肝、脾及淋巴结可见不同程度的肿大,末梢血液中可出现有核红细胞、幼稚粒细胞。而再生障碍性贫血一般很少有肝、脾肿大。

3.各系统症状

(1)循环和呼吸系统:贫血时,由于组织缺氧常引起心跳加快和呼吸加速,活动后常有心悸、气急。贫血严重时心脏可扩大,心尖区可闻及收缩期杂音,甚至发生充血性心力衰竭。

(2)消化系统:贫血可引起胃肠蠕动及消化酶的分泌功能下降,从而出现食欲减退、恶心、腹胀或便秘等现象。

(3)神经系统:常表现为精神不振、注意力不集中、易疲倦或情绪易激动等。年长儿可有头痛、昏眩、眼前有黑点或耳鸣等。

(二)护理诊断

1.潜在并发症——感染　与免疫力低下、白细胞质与量异常有关。

2.潜在并发症　出血。

3.活动无耐力　与贫血致组织缺氧有关。

4.知识缺乏与家长及年长儿的营养知识不足有关。

(三)护理目标

1.预防感染。

2.预防或控制出血。

3.接受安全的输血护理。

4.患儿有足够的组织需氧量,逐步提高活动耐力。

5.提供足够的营养和给予饮食指导。

6.患儿家长掌握有关疾病的知识。

(四)护理措施

1.预防感染

(1)指导患儿保持个人卫生。

(2)给予高维生素、高热量和含铁的饮食:①少量多餐,鼓励病儿多进食;②进餐时保持愉快的心情,并提供安全、舒适、清洁的进餐环境;③注意色、香、味的调配,以增加食欲;④需要增加食物及维生素的供应。

(3)避免与已患感染病或感冒的小孩接触。

(4)患儿应经常洗净双手,工作人员及探视者亦然。

(5)日常生活中注意保暖,防止受凉,如有不适应及时向医生报告,以采取应对措施。

(6)若有体温升高的现象,应报告医生。

2.预防及控制出血　请参考白血病"预防及控制出血的护理措施"。

3.输血的护理

(1)确定各项资料的正确性,如供血者血型及输血袋上的病人姓名、血液制剂的种类及其制造时间,通常须经两个以上护士的核对。

(2)检查血液有无异常混浊、变色或气泡。

(3)在输血前应测量儿童的体温以作为基准。

(4)给药应由另一静脉输液管道输入。药物不可以直接加入输血管中,此外血液绝不可以与葡萄糖及水溶液一起输入,因为会发生溶血及血浆凝集的情形。

(5)在输血前后及给药时应以生理盐水冲洗管道。输注两个以上供血者的血液时应间隔输入少量生理盐水,以避免产生免疫反应。

(6)输血应使用新的输血套管,而且在输血后重新输液时,亦应更换新的输液套管。

(7)输血时应注意输血量和速度。除大量出血需及时补充血容量而快速输入外,一般不宜太快,以免发生心力衰竭及肺水肿。贫血重者应输入浓缩红细胞,按每次 10ml/kg 计量。对于贫血合并肺炎的患儿,每次输血量以 5～7ml/kg 为宜,速度更应减慢。

(8)输注成分血时还需注意:①成分血(除红细胞外)必须在 24 小时内输完(从采血开始计时);②由于一次输入多个供应者的成分血,故在输血前根据医嘱给予抗过敏药物,以减少过敏反应的发生;③如患儿在输成分血的同时还需输全血,应先输成分血后输全血,以保证成分血的新鲜输入。

(9)密切观察输血反应的各种征兆:通常反应是在输血后 15～20 分钟内发生的,此时需有人陪伴小孩不可离开。其输血反应的症状和征象如下:①不安、易受刺激;②寒战、体温上升;③脉搏和呼吸突然改变;④皮肤出疹子或颜色改变;⑤小便性质和外观的改变;⑥出血现象;⑦疼痛、胸部紧闷。若怀疑有输血反应,应立即通知医生停止输血.但仍需以生理盐水维持输液管的通畅。

4.减少组织需氧量 请参考白血病"减少组织需氧量的护理措施"。

5.提供足够的营养,合理安排饮食

(1)给予高热量、高蛋白、高维生素及含无机盐丰富的饮食。

(2)缺铁性贫血的饮食:

1)婴儿每天需 7～10mg 的铁质,可由母奶或添加铁的奶粉及麦粉供给;患儿其他各时期每天铁质的需要量分别为:幼儿及学龄前期 10mg,学龄期 10～16mg,青春期 16～18mg。

2)食物的含铁量从高到低依次为:黑木耳、海带、肝、肉、豆、蛋、鱼、菠菜,牛奶最少。肉类中颜色愈深者含铁质愈丰富。一般由饮食所摄取的铁质其吸收率为 6%,而贫血者吸收率可达 35%。

3)婴儿膳食的种类较少,且多为缺铁食品,应指导按时添加含铁丰富的辅食或补充铁强化食品,如铁强化牛奶、铁强化食盐。人乳含铁虽少,但吸收率高达 50%,一般食物吸收率仅为 1%～22%,应提倡人乳喂养婴儿。

4)护理人员要教导父母及患儿有关药物的使用方法,口服铁剂最好在饭后 1 小时内马上给予,且不要和牛奶或制酸剂一起服用,以免影响铁质的吸收。而铁质与维生素 C 一起服用会促进铁质的吸收,所以服药时可喝含维生素 C 的果汁,例如橙汁、柠檬汁等。

5)服用铁剂时大便会呈黑色,这是因未被吸收的一部分铁质随之排出之故,所以应该向患儿及家属解释,以减轻疑虑。若使用液态铁剂,则须以吸管摄取,以防牙齿着色。

6)服用适量钙剂,有助于结合一些会干扰铁质吸收的物质。

7)当口服铁剂治疗无效时,则可采用深部肌内注射,注射部位宜轮流,抽药和给药必须使用不同的针头,并依 Z 字形的注射方式,以防铁剂渗入皮下组织,造成注射部位疼痛、皮肤着色、局部发炎等副作用。

(3)G-6-PD 缺陷者应避免进食蚕豆及其制品,忌服可引起溶血的药物。

(4)地中海贫血患儿服用铁剂不仅无效,反而有含铁血黄素沉着的可能,应避免。

(5)营养性巨幼红细胞性贫血患儿应及时添加含有丰富维生素 B_{12} 及叶酸的食物,如肝、肾、肉类、家禽、新鲜绿叶蔬菜等。

6.向患儿或家长讲解疾病的有关知识

(1)教导父母保护患儿避开感染源,并接受常规的预防注射。注意天气变化时给予穿着适当的衣着,并避免与上呼吸道感染患者接近以免受传染。

（2）生活规律及给予健康的生活环境，如足够的休息，新鲜的空气、阳光，注意营养，多补充含叶酸的水果、蔬菜及含铁的食物。

（3）对β型地中海贫血和镰刀状细胞贫血等遗传性疾病的患儿及父母进行遗传咨询，使家长了解本病的遗传规律以及筛查基因携带者的重要性。

（4）向患儿及家属解释为了鉴别诊断需要抽骨髓做组织活检。

（5）患有镰刀状细胞的贫血者平时就必须要预防镰刀状细胞贫血危机的发生，其三大预防原则如下：

1）预防感染：感染会增加组织的耗氧量，因此父母应注意减少患儿可能受到感染的危险因素，若有感染则要立即治疗并加以护理。

2）避免缺氧：必要时，患儿须卧床休息以减少能量消耗。

3）避免脱水：摄取足够的水分，可以预防血栓形成及减轻血液粘稠度。

（6）按医嘱给药，定期复诊。

（舒　伟）

第二节　出血性疾病

出血性疾病是由于正常的止血机制发生障碍，引发自发出血或轻微损伤后出血不止的一组疾病。其发病机制有三方面因素：微血管壁的异常；血小板质或量的改变；凝血功能的障碍。

【病情评估】

询问和观察出血发生的时间、部位、范围，有无诱因或原因，询问患者有无局部受压或受伤；有过敏史者，应注意有无食用异性蛋白，服用易致过敏的药物等。消化道出血者有无呕血或便血，出血量的大小，出血是否停止或继续，有无伴随头晕，尿量减少等低血容量表现。血友病患者关节和肌肉出血时有无关节、肌肉疼痛等情况。患儿出血后是否经过止血处理，其用药的效果如何。患儿的精神状态，有无烦躁不安、紧张等心理反应及程度。出血类型不同，其表现也不同（表32-1）。

表 32-1　出血性疾病临床表现

疾病＼因素	血小板、血管性疾病	凝血性疾病
性别	多见于女性	多见于男性
阳性家族史	少见	多有
出血诱因	多为自发出血	多为外伤后出血
出血部位及表现	多见于皮下瘀点、瘀斑	多见关节腔，肌肉及内脏出血
迟发出血	少见	多见
疾病过程	短暂，常反复发作	常为终身性

【护理常规】

1.休息及饮食　血小板低于 $20 \times 10^9/L$ 时减少活动，增加卧床休息时间，防止身体受外伤，避免情绪激动。鼓励进食高蛋白高维生素易消化或半流质，禁食过硬粗糙的食物。保持大便通畅，大便时不可过于用力，必要时用开塞露协助。出血严重者应绝对卧床休息。

2.皮肤出血的预防及护理　保持床单平整,静脉穿刺时,尽量缩短压脉带的使用时间,勤剪指甲。尽量避免人为创伤,如肌内注射、拔牙等,必须注射或穿刺时应快速、准确,拔针后局部按压时间应适当延长,并观察有无渗血。穿刺部位交替使用。

3.鼻出血的预防及护理　保持室内相对湿度在50%～60%,以防止鼻黏膜干燥而增加出血机会。鼻腔干燥时,可用复方薄荷油滴鼻。勿用力拧鼻,防止鼻腔压力增大使毛细血管扩张,渗血增多。防鼻部外伤。少量出血时,可局部压迫,出血较多时,需鼻腔填塞。双侧鼻腔填塞者,被迫张口呼吸,应加强口腔护理,保持口腔湿润。

4.口腔、牙龈出血的预防及护理　指导患者用软毛牙刷刷牙,忌用牙签剔牙,鼓励进食清淡、少渣软食,尽量避免食用油炸食品或质硬的水果。保持口腔清洁,用氯己定漱口。牙龈渗血时,可用肾上腺素棉球贴敷牙龈,及时清除口腔内陈旧血块,预防感染。

5.关节腔出血或深部组织血肿的预防及护理　减少活动量,避免过度负重和易致创伤的运动。一旦出血,立即停止活动,卧床休息,抬高患肢并固定于功能位。开始局部用冰袋冷敷,使出血局限。当出血停止后改为热敷,以利于瘀血消散。

6.内脏出血的护理　消化道少量出血者,可进食温凉的流质饮食;大量出血者应禁食,建立静脉通道,配血和做好输血准备,保证液体、止血药物和血液制品的输入。准确记录出入量。

7.眼底及颅内出血的护理　眼底出血时,应减少活动,嘱患者不要揉眼。若患者突然视力模糊、头晕、头痛、呼吸急促、喷射性呕吐甚至昏迷,提示颅内出血的可能,应及时与医生联系,并协助处理:立即去枕平卧,头偏向一侧;保持呼吸道通畅,吸氧;按医嘱快速静脉滴注20%甘露醇等;观察意识状态及瞳孔大小。

（舒　伟）

第三节　溶血性疾病

溶血性疾病主要是指溶血性贫血,是由于红细胞的寿命缩短,破坏增加,骨髓造血增强但不足以代偿红细胞的损耗所致的一组贫血。可由遗传性和获得性因素引起。临床上常见的遗传性溶血性贫血有G-6-PD酶缺乏(红细胞酶缺乏)、地中海贫血(珠蛋白结构与合成缺陷)等,获得性溶血性贫血有自身免疫性溶血、血型不合的输血后溶血等。

【病情评估】

1.G-6-PD缺陷症　患儿是否进食蚕豆或氧化性药物,是否出现黄疸、血红蛋白尿,尿量是否正常,是否发生周围循环衰竭。了解血液检查结果,有无红细胞、血红蛋白下降。

2.地中海贫血　有家族史,发病早,慢性进行性贫血、肝脾大、生长发育不良、轻度黄疸、特殊面容。

3.自身免疫性溶血　小儿常起病急骤,伴有发热、寒战、进行性贫血、黄疸、肝脾大,常发生血红蛋白尿。起病前1～2周常有急性感染病史或疫苗注射史。

4.血型不合的输血后溶血　输注了与患儿血型不符的血液,起病急,可出现寒战、高热、头痛、腰背疼痛、黄疸及血红蛋白尿等。

【护理常规】

1.执行儿内科一般护理常规。

2.病情监测　注意观察患儿贫血的症状、体征,黄疸有无加重,尿量、尿色有无改变,记录24小时出入量。了解其主要化验结果,如血红蛋白、网织红细胞等。

3.休息与活动　休息可减少氧的消耗,贫血程度较轻者,一般不需卧床休息,但应避免剧烈运动。贫血严重者,应根据其活动耐力下降情况制定活动强度、持续时间及休息方式,以不感到疲乏为度。

4.给氧　严重贫血患儿应给予氧气吸入,以改善组织缺氧症状。

5.用药护理　使用糖皮质激素期间应避免感染;用环磷酰胺应指导患儿多饮水,每日饮水量3000ml以上,防止出血性膀胱炎。

6.输血及输液护理　遵医嘱静脉输液,以稀释血液,使破坏的红细胞、血红蛋白碎片迅速排出体外,避免发生血液循环障碍、组织坏死以及肾衰竭。输血仅用于严重贫血患儿,因输血可提供大量补体及红细胞,有时反加重溶血。输血前应做到"三查八对",输血后严密观察患儿反应,如怀疑血型不符应停止输血,立即报告医生。

7.给患儿及家长讲解疾病的有关知识,使其做到主动预防,减少发作。G-6-PD缺乏者应禁食蚕豆及蚕豆制品和氧化性药物。自身免疫性溶血性贫血患者应避免受凉。地中海贫血患儿也应避免使用氧化性药物,对有脾功能亢进和白细胞减少者,应注意个人卫生和预防感冒。

（舒　伟）

第四节　白血病

白血病是造血系统的恶性疾病。其特点为造血组织中白细胞的某一系统过度增生,进入血流并浸润到各组织和器官从而引起一系列临床表现。在我国,小儿恶性肿瘤中以白血病的发病率最高。据调查,我国<10岁小儿白血病的发病率为2.28/10万,男性的发病率高于女性。任何年龄均可发病,但以学龄前期及学龄期小儿多见。小儿白血病中有90%以上为急性白血病,慢性白血病约占5%。

一、病因

导致白血病的真正原因目前尚未完全明了,可能与下列因素有关。

1.病毒因素　人类白血病的病毒病因研究已日益受到重视,自1986年以来,发现属于RNA病毒的逆转录病毒(retrovirus,又称人类T细胞白血病病毒,HTLV)可引起人类T淋巴细胞白血病。在这种白血病高发地区的正常人血清中可测得HTLV抗体,证明病毒确可引起人类白血病。

2.放射线照射　已证实放射(核辐射、放射治疗)有致白血病作用,且与接受剂量及部位密切有关。

3.化学因素　已证实在较多接触苯、氯霉素、保泰松以及细胞毒药物烷化剂的人群中白血病的发病率较高。

4.遗传因素　已知某些有染色体异常的先天性疾病患者的急性白血病发病率高于普通人群,双胞胎中如果其中一个患了急性白血病则另一个急性白血病的发病率为25%。

二、病理生理

白血病早期的病理改变为在骨髓及淋巴结中的幼稚白细胞呈肿瘤样恶性增生,抑制正常造血功能,发生白细胞、血小板、正常白细胞减少。异常白细胞进入血流并浸润到全身各组织和器官,从而引起各种表现。

（一）骨髓

1.增生细胞与骨髓竞争,抑制正常的造血功能而产生下列变化

（1）红细胞减少而发生贫血现象；

（2）正常白细胞减少而导致感染；

（3）血小板减少而存在出血倾向。

2.侵占骨髓并逐渐使骨骼变得脆弱,易于发生病理性骨折。

3.骨髓腔内的白血病细胞大量增生,压迫和破坏邻近骨质以及骨膜浸润可引起严重的疼痛。

（二）单核,吞噬细胞系统

1.脾、肝及淋巴结常被白血病细胞浸润而肿大,最终发生纤维化现象。

2.通常肝、脾肿大较淋巴结肿大严重。

（三）中枢神经系统

1.初期白血病通常不致侵犯此部位,可能是由于受到血.脑脊液屏障的保护。

2.由于使用联合化疗,患者的寿命得以延长,但因多数化疗药物不能通过血-脑脊液屏障,故中枢神经系统成为白血病细胞的"庇护所",造成中枢神经系统白血病的发生率增高。

3.中枢系统白血病可发生于病理性饥饿的时候,但多见于化疗后缓解期,它是导致白血病复发的主要原因。

4.白血病侵入脑膜表现为颅内压增高:头痛、呕吐、嗜睡、视乳头水肿等,浸润脑膜时可出现脑膜刺激征。

5.其他末期受侵犯的系统包括肾脏、睾丸、前列腺、胃肠道以及肺等。

三、分类与分型

临床上根据白血病细胞的形态及组织化学染色的表现,将急性白血病分为急性淋巴细胞白血病和急性非淋巴细胞白血病两大类,小儿以急性淋巴细胞白血病的发病最多。这两大类中又各有多种类型。目前国内外主张根据增生细胞的形态(包括组织化学染色)、增生细胞的染色体改变和增生细胞的免疫表型综合分析进行分类,即MIC分类方法,将急性白血病的类型及型别严格区分。严格的分类分型对指导治疗、判断预后有密切关系（分类分型参见白血病专著）。

四、护理评估

从以下几方面进行评估

（一）症状、体征

各型急性白血病的临床表现基本相同,主要表现如下：

1.贫血　早期出现贫血,随病情发展而加重,表现为皮肤和黏膜苍白、虚弱无力、活动后气促等。

2.发热　大多数病程中有不规则发热,热型不定,可为低热或高热。发热的主要原因为继发性感染,以呼吸道感染多见,易于感染的主要原因是:①粒细胞减少;②化疗使免疫功能受抑制所致。

3.出血　出血部位可遍及全身,患儿多有不同程度的广泛的皮肤和黏膜出血,以皮肤黏膜出血多见,表现为紫癜、淤斑、鼻出血、齿龈出血、消化道出血和血尿。偶有颅内出血,是儿童白血病致死的主要原因之一。

4.白血病细胞浸润引起的症状

(1)肝、脾淋巴结肿大:白血病细胞浸润多发生于肝、脾而造成其肿大,全身浅表淋巴结可轻度肿大,多局限于颈部、颌下、腋下和腹股沟等处,偶因纵隔淋巴结肿大引起压迫症状而发生呛咳、呼吸困难和静脉回流受阻。

(2)骨和关节浸润:小儿骨髓为红骨髓,易被白血病细胞侵犯,故患儿骨、关节痛较为常见。约25%的患者以四肢长骨、肩、膝、腕、踝等关节疼痛为首发症状,其中部分患者呈游走性关节痛。局部红肿现象多不明显,并常伴有胸骨压痛。

(3)中枢神经系统浸润:白血病细胞侵犯脑实质或脑膜时即引起中枢神经系统白血病,常见的症状为颅内压增高、头痛、呕吐、嗜睡、视乳头水肿等。浸润脑膜时可出现脑膜刺激征,浸润脑神经核或根时可引起脑神经麻痹,脊髓浸润可引起横贯性损害而致截瘫。此外也可有惊厥、昏迷。

5.其他器官的浸润　睾丸、皮肤、消化系统、心脏、肾等其他器官受浸润,则可出现相应的症状和体征。

(二)实验室检查

外周血中血红蛋白减少,血小板减少,白细胞计数正常、减低或增高,成熟中性粒细胞减少,可见原始和(或)幼稚白细胞。骨髓涂片及活检可见大量原始细胞增生,其比例>30%。骨髓检查是确诊白血病及判断疗效的根据。

五、治疗原则及化疗程序

急性白血病的治疗主要是以化疗为主的综合治疗。治疗原则为早诊,早治,严格分型,按型选方案,尽可能采用强烈诱导方案,争取尽快达到完全缓解;采取多药(3~5种)联合、足量、间歇、交替用药,坚持长期治疗的方针;重视支持疗法;早期预防髓外白血病的复发。

化疗程序:依次进行诱导缓解,使白血病达到完全缓解;在白血病达完全缓解后进行巩固、早期强化,以最大限度地杀灭白血病细胞,保持完全缓解3~4年后停药,急性非淋巴细胞白血病保持完全缓解后2~4年停药。停药后须继续追踪观察数年。

六、护理诊断

1.活动无耐力　与贫血致组织缺氧有关。

2.体温过高　与感染有关。

3.舒适的改变　头痛、骨关节疼痛等。

4.有感染的危险　白细胞质与量的异常,免疫缺陷。

5.潜在并发症——出血　与血小板减少有关。

6.化疗药物治疗引起的副作用　机体不能承受化疗药物的刺激。

7.营养失调——低于机体需要量　与化疗反应有关。

8.焦虑、恐惧　担心疾病所致。

七、护理目标

1.维持患儿足够的组织需氧量,逐步提高患儿的活动能力。

2.患儿体温尽快恢复正常。

3.减轻疼痛与不适。

4.预防感染。

5.预防与控制出血。

6.防止化学疗法与放射线治疗的副作用。

7.患儿体重不减或略有增加。

8.家属与患儿获得心理支持,配合治疗。

八、护理措施

(一)减少组织需氧量

1.评估患儿日常生活的耐受程度,以预防缺氧。在患儿活动前后评估其生命征象和行为表现,并加以比较。体力消耗过度的表现为:心动过速、心悸、呼吸困难以及皮肤颜色的改变。

2.护理人员可以协助患儿计划其一天的活动时间和休息时间,因贫血患儿常有注意力不集中、坐立不安的情况发生,所以安排患儿喜爱且适当的活动是很重要的。

3.任何会引起细胞代谢率增加的活动都应该避免,例如避免从事剧烈运动、出入拥挤的公共场所、到高山低压(氧气浓度较低)环境、受到感染等。

4.若是婴儿或年幼的患儿住院,可能会因与父母亲分离而哭闹、焦虑,这些因素都会增加耗氧量。所以护理人员及父母要了解这一点,尽量安排固定一人陪伴病儿。

5.如果病儿出现组织缺氧现象时,应鼓励患儿卧床休息,以减少能量和氧气的消耗。

6.遵医嘱输血或红细胞,以及增加对各种组织的供氧。

(二)高热的护理

1.强调患儿卧床休息。

2.注意保持皮肤黏膜的清洁,及时更换汗湿衣服,经常用温水擦洗皮肤,用生理盐水或朵贝氏液清洗口腔。

3.监测体温,观察热型。

4.高热时给予物理降温,如冷敷、温水擦浴等。注意禁用酒精擦浴,因酒精擦浴可使皮肤血病扩张增加体表血流量,易诱发出血。

5.高热时应慎用退热药物,以免引起大汗虚脱。许多退热药还可抑制血小板功能,故有出血倾向的患儿更应慎重。

(三)疼痛的护理

1.采用最舒适的体位,通常可使用水床或气垫床,亦可利用枕头或毛毯支持疼痛的部位,以使肌肉放松。

2.关节疼痛的患儿在移动时和翻身时动作应轻柔,以免加剧疼痛。

3.使用止痛药解除疼痛时应注意

(1)只要药物能被胃肠道吸收,则应采用口服。

(2)在疼痛较剧烈时给予药物预防,给药时间的安排视患儿的需要而定。

(3)持续的疼痛应采取预防治疗,定时给药而非需要时再给。

(4)药物的剂量和给药时间要适合患儿的需要,维持适当的剂量以持续缓解患儿的疼痛,不能过量以造成嗜睡或明显的呼吸抑制。

(5)护理人员给予止痛药物时,必须仔细观察药物的反应,记录任何持续疼痛的形态,并随时提供信息给医师,以使调整剂量或改变药物种类,达到有效控制疼痛的目的。

4.指导患儿使用放松技术:如缓慢的深呼吸、全身肌肉放松、看电视、听收音机等。

(四)预防感染

1.患儿化疗期间骨髓抑制时可采取保护性隔离措施,如限制患儿活动范围,限制探视,有感染的探视人员及工作人员不可探视或照顾患儿。

2.工作人员、探视者在与感染的患儿接触时应勤洗手。

3.加强营养,不能进食或进食减少者可用静脉营养。

4.注意口腔护理:白血病化疗期间均可造成口腔感染与齿龈出血,使口内腥臭,影响病人食欲,也易导致继发感染,严重者可引起败血症。因此,应每天给生理盐水或朵贝氏液3~5次漱口,病重患儿给予口腔护理。

5.注意保持皮肤、会阴、肛门等部位的清洁卫生,保持干燥,避免和防止感染,定期洗澡或擦澡(重病人),洗头剪指甲。经常更换内衣和被服套,保持床面干燥平整。重病人受压部位的皮肤可用温热毛巾按摩,以促进局部血液循环,预防褥疮。早、晚或便后用1:5000的高锰酸钾溶液坐浴,坐浴后在肛周涂抗生素。女病人应注意外阴清洁,每天清洗一次,清洗时应从前向后擦,以防感染。

6.强烈化疗期间可酌情用成分输血,用红细胞悬液或单采血小板悬液;有条件者还可预防性应用大剂量丙种球蛋白静脉输注;还可酌情应用粒细胞集落 G-SCF 中的 GM-CSF 等。

7.应用抗生素并积极治疗细菌、病毒、深部真菌及卡氏肺囊虫肺炎等感染。

8.日常生活中应注意保暖,防止受凉,如有不适应及时向医生报告,以采取应对措施。

9.不要去人多的公共场所或接触患有传染病的人。

(五)预防或控制出血

1.血小板 $< 50 \times 10^9/L$ 时,应实施预防止血措施。给予止血药、静脉输入血小板制品,并观察药物疗效。

2.避免患儿烦躁、哭闹、挣扎及情绪紧张。

3.尽量避免肌肉、皮下注射,必须注射时应选择较细的针头,注射后局部按压5~10分钟,必要时作冷敷,并观察注射部位的渗血情况。

4.静脉注射后局部按压10~20分钟,骨髓穿刺部位也应加压包扎。

5.指导患儿(家属)

(1)使用软毛牙刷或非磨损性牙膏。

(2)禁用牙签,防止牙龈损伤。

(3)忌挖鼻孔,不用力擤鼻涕、咳嗽和打喷嚏,以防止出血,必要时可用生理盐水湿润鼻孔,以防干裂。

(4)大便时不要过度用力,要养成按时排便的习惯。

(5)避免使用阿司匹林、非类固醇类药物、抗凝药,以免诱发出血。

(6)注意自我保护,防止损伤或创伤。

6.注意观察有无出血征象,如有以下情况发生应及时处理

(1)鼻出血时可先采取局部压迫法,如无效可给1%麻黄素或1:1000肾上腺素浸湿的纱条填塞,必要时可在油纱条上加敷云南白药,止血粉或凝血酶亦可进行鼻部冷敷,如仍无效时应及时进行后鼻道堵塞止血。

（2）齿龈出血可用冷高渗盐水漱口，必要时先用 1％双氧水漱口，清除腐败的组织及血痂，再以朵贝氏液及高渗盐水漱口。

（3）局部出血多者可局部贴敷浸有凝血酶或云南白药的明胶海绵。

（4）如发现患儿有呕血、便血、咯血、血尿或头晕、剧烈头痛、恶心呕吐、视物不清、颈项强直、意识不清时，应及时通知医生做好抢救准备，并分别执行消化道出血、咯血、泌尿道出血或昏迷的护理常规。

（六）化疗时的护理

1.掌握化疗方案和给药途径，密切观察化疗药物的毒性反应。

2.静脉注射时药物浓度不宜过大，药液量不宜过多，应缓慢推入，术后需平卧 4～6 小时，以减少不良反应。

3.保护静脉因化疗疗程长，使用的药物均有强烈刺激性，易引起静脉炎、静脉阻塞，故须特别注意保护静脉。静脉注射应首选肢体远端血管，由远至近，以免损伤血管，如用化学药物应先用生理盐水作静脉穿刺，证实在血管内才能给药，并要注意速度，注射完毕后再用生理盐水冲洗血管，以保护静脉。注射时避免连续使用同一部位及同一静脉，以免发生静脉炎。如发生静脉炎时可局部热敷、理疗或用 33％硫酸镁、静脉软膏等湿敷以消炎止痛，化学药物可致局部组织坏死，应严防药物漏出血管，如有渗漏应立即停止给药，进行局部冷敷及局部封闭。

4.因化疗可杀灭大量白细胞，使血液和尿中的尿酸浓度增高，故在用药期间应

（1）嘱患儿多喝水或静脉注射大量液体，以增加尿量。

（2）按医嘱给予碱性药物以碱化尿液。

（3）按医嘱给予别嘌醇以中和血中的尿酸。

（4）搜集尿标本，以测量尿中的尿酸量及检查尿比重。

（5）观察有无血尿，并定时测量肾功能。

5.化疗患儿胃肠道反应严重者，可于用药前给予少量镇静剂或止吐剂。

6.环磷酰胺可引起出血性膀胱炎，因此使用该药时应大量摄取水分（至少为每日正常饮水量的 1.5 倍）及经常排尿（包括夜间）以预防。如发生膀胱炎，在排尿时有灼热感，便应多饮水及多排尿，并立即通知医师停药。

7.化疗期间要定期查血常规和血小板，了解有无骨髓抑制情况，当外周血白细胞总数低于 $3.0 \times 10^9/L$（3000/mm³）时，应通知医生，以便决定是否停药，并可输新鲜血或浓缩血小板。

8.化疗注意事项

（1）每一个疗程化疗完成后，一旦血象恢复（WBC$\geqslant 3 \times 10^9/L$，ANC$\geqslant 1.5 \times 10^9/L$）、肝肾功能无异常，即须及时进行下一阶段化疗，尽量缩短 2 个疗程之间的间隙时间（一般为 2～3 周）。

（2）每一个疗程化疗中，一旦疗程未完成或出现 WBC 低下、尤其是诱导过程中出现骨髓抑制时，不能轻易终止化疗，应该在做积极支持治疗的同时继续完成化疗。

（3）在维持化疗期间尤其是维持化疗早期，应控制 WBC 在 $3 \times 10^9/L$，ANC 在$(1～1.5) \times 10^9/L$，以及时调整 MTX 和 6-MP 的剂量：若 WBC 始终大于 $4 \times 10^9/L$ 不能下降者，易复发，若 ANC 过早且长时间$<1 \times 10^9/L$，则易发生严重感染。

（4）在化疗过程中一旦出现严重感染，应减缓或暂时中断化疗，待积极控制感染后继续尽快完成化疗。

（5）遇严重出血时应及时大力止血，注意防治 DIC，血小板极低（小于 $20 \times 10^9/L$）时，应及时输注足量单采血小板悬液，以免发生致死性颅内出血。

（6）每一疗程前后必须检查肝、肾功能，尤其是 HD-MTX 和 HD-Ara-c 治疗时。肝、肾功能异常时须及

时积极治疗,以期尽早恢复。

(7)在缓解后的治疗过程中,如遇不能用与化疗相关、感染相关解释的不明原因的白细胞和(或)血小板低下并迟迟不能恢复者,要警惕早期复发,应及时作骨髓涂片检查,追查原因,不能盲目等待延长休疗时间。

(8)用 DNR 前后必须作心电图检查,注意维护心功能正常。为预防不可逆性的心肌毒副作用,须密切注意 DNR 的累积量不应超过 $360mg/m^2$。小于 2 岁者不能超过 $300mg/m^2$,CTX 的累计剂量最好不要大于 $3.0g/m^2$,以预防继发性肿瘤和影响生育功能。

(七)提供患儿充足合理的营养

饮食的一般原则为:

1.给予高热量、高蛋白、富含维生素、易消化的饮食,少量多餐。

2.避免太烫、太辣、粗糙生硬的食物,尽量摄取较软、易咀嚼而无刺激性的食物。

3.注意色、香、味的调配以增加食欲,避免太甜、太油腻的食物。

4.进餐时应保持愉快的心情,并提供安全、舒适、清洁的进餐环境。

5.补充充足的水分,若发生呕吐应记录量并报告医生。

6.若患儿一旦出现癌症恶病质,就必须采取高营养静脉注射来补充营养。

(八)心理护理

1.本病的预后不良,加之采血、骨穿、腰穿等检查较多,又有感染和化疗反应等,患儿要接受这些有一定疼痛的处置,易产生悲观、焦虑、恐惧等心理。因此,护理人员应热情帮助、关心患儿,鼓励患儿克服悲观情绪,增强战胜疾病的信心。

2.向家长及年长患儿介绍白血病的有关知识,宣传儿童白血病的预后已有很大改善,如极危型小儿急性淋巴细胞白血病 5 年以上的生存率已超过 70%,急性非淋巴细胞白血病已接近 50%。部分患儿已获治愈,白血病已从不治之症转为可治之症。

3.阐述化学药物治疗是治疗白血病的重要手段,让家长和年长患儿了解所用的化疗药物及其副作用(如胃肠反应、脱发、骨髓抑制、肝、肾损害等),了解定期化验(血象、骨髓、肝、肾功能、脑脊液)的必要性以及患儿所处的治疗阶段。使患儿能积极接受治疗,使治疗方案能有效进行。

4.定期召开家长座谈会,让患儿家长交流与护理、治疗配合的经验,讲述不坚持治疗带来的危害。并且让新老患儿家长交流体会,让初治者看到已治愈者的健康状况,从而增加治愈的信心。

(九)定期随访

1.根据患儿出院时处于同一治疗阶段,详细向患儿家属交代出院后下一次入院或门诊治疗的治疗计划、治疗方案的具体描述及书面的治疗方案。

2.休疗阶段必须防止感染,以利于下一阶段按时进行治疗。每周一次定期复查血象;每半年或按需作骨髓象复查;根据化疗的需要,每疗程前后必须复查肝肾功能。

3.根据患儿的居住地和病情需要,1 周~3 个月必须门诊复查随访,尤其是 ALL 维持治疗的第一个月,最好每周门诊随访一次,调整 MTX 和 6-MP 的剂量。每 3 个月必须鞘注"三联"一次(或 HDMTX+CF 治疗中的鞘注化疗)。

(舒　伟)

第五节　血友病

血友病是一组遗传性凝血功能障碍的出血性疾病,包括:①血友病甲:即因子Ⅷ(又称抗血友病球蛋白,AHG)缺乏症;②血友病乙:即因子Ⅸ(又称血浆凝血活酶成分,PTC)缺乏症;③血友病丙:即因子Ⅺ(又称血浆凝血活酶前质,PTA)缺乏症。其发病率为 5～10/10 万,以血友病甲较为常见,其共同特点为终身轻微损伤后有长时间出血的倾向。

一、病因和发病机制

因子Ⅷ、Ⅸ、Ⅺ缺乏均可使凝血过程第一阶段中的凝血活酶生成减少,而引起血液凝固障碍,导致出血倾向。血友病甲和乙均为性染色体隐性遗传,男性患病,女性传递,血友病丙为常染色体显性或不完全性隐性遗传,男女均可发病和传递疾病。

二、治疗原则

血友病的医疗处置主要是补充所欠缺的凝血因子,以防止自发性的出血。常用的血浆制品如下:

1.新鲜冷冻血浆(FFP)　是将新鲜血浆离心后冷冻贮存后应立即使用,因为第Ⅷ凝血因子在室温中会被破坏,此类制品的价格为最低。

2.第Ⅷ凝血因子的冷冻沉淀品　是由新鲜血浆离心后再分离所制成的,含浓缩的因子Ⅷ和纤维蛋白质。此种产品比较便宜,每 250ml 新鲜血浆可准备一袋冷冻沉淀品,通常含有 75～125 单位的第Ⅷ因子。

3.第Ⅷ、第Ⅸ凝血因子干燥浓缩　为一种含大量纯化凝血因子的浓缩于性粉末,含 250～500 单位的第Ⅷ凝血因子,于使用前再合成。另有一种商业制品 DDVAP,为一种合成血管升压素,使用后可升高第Ⅷ凝血因子活性的 3～4 倍,此为最昂贵,适合中度严重血友病患者。

三、护理评估

(一)临床表现

大多数病人有明确的家族史,轻微损伤或小手术后出血难止是本组疾病的共同特征。症状轻重与凝血因子缺乏的程度有关,轻型者只有在严重外伤及手术后出血不止,重型者自幼即经常有自发性出血。血友病丙可终身不发病。

1.关节出血　反复性关节出血为本病的特征,以膝、踝、肘等易受伤的关节为多见。出血后局部血肿可完全吸收。若反复出血,血肿吸收不全刺激滑膜引起慢性炎症,日后关节纤维化可出现强直畸形,肌肉萎缩,最终丧失功能而致残。

2.皮下肌肉出血　多表现为皮肤淤斑或皮下血肿。血肿表浅者的皮肤呈紫色,如为深部血肿往往有局部疼痛、紧张饱满及邻近组织功能障碍和压迫症状。

3.黏膜和内脏出血　主要为鼻出血和口腔黏膜出血,也可出现消化系统、呼吸系统、泌尿系统出血及颅内出血。出血程度与各自相应凝血因子缺乏的程度有关。

(二)实验室检查

1.血友病甲、乙、丙实验室检查的共同特点是：

(1)凝血时间延长(轻重者正常)。

(2)凝血酶原消耗不良。

(3)白陶土部分凝血活酶时间延长。

(4)凝血活酶生成试验异常。

(5)出血时间、凝血酶原时间和血小板正常。

2.测定血中凝血因子水平既可确定血友病的类型，又可明确患儿凝血因子缺乏的程度。

四、护理诊断

1.潜在并发症——出血　与凝血因子缺乏有关。

2.舒适的改变、疼痛　与关节腔出血和肌肉创伤性损伤有关。

3.躯体移动障碍　与关节腔积血、关节强直畸形有关。

4.知识缺乏　缺乏对本病的认识和防治知识。

五、护理目标

1.预防或控制出血，维持生命体征平稳。

2.控制疼痛。

3.预防骨骼肌肉畸形。

4.患儿及家属获得有关此病的知识及处理方法。

六、护理措施

(一)预防出血

1.对血友病患儿应着重预防出血，减少外伤及关节损伤，注意牙病的防治以避免牙科手术，并尽量避免不必要的大小手术。

2.一切药物均尽可能采用口服、避免肌内注射，如必须注射时应采用管径较小的针头。采血时尽量用浅静脉，在穿刺或注射后注意压迫止血，并注意观察局部有无血肿。

3.可常服维生素 C 及路丁，禁服阿司匹林、双嘧达莫、保泰松、吲哚美辛等能抑制血小板功能及使血管扩张、脆性增加的药物。

4.减少意外受伤

(1)特别注意环境的安全，如婴幼儿正处于运动技巧的发展阶段，易发生跌伤、擦伤，而无法限制其活动。

(2)对于较大的病儿应避免剧烈运动，如排球、篮球、跳高、跳远等。父母应从小培养其对益智游戏及创造性活动方面的兴趣。

(3)鼓励较大的病儿负责自己的安全，选择较安全的活动。

(4)避免摄取紧硬的食物，注意口腔清洁，减少口腔受伤出血。

（5）注意饮食的摄取，因为体重会增加关节的负担而使得关节积血恶化。

（6）检查玩具有无尖锐或粗糙的边缘。

（7）用塑胶或纸制容器盛装食物及饮料。

（8）不断地评估环境中潜在的危险物并设法移去。

（二）控制出血

1.出血的伤口应给予紧急护理

（1）在受伤的组织上加压 10～15 分钟，使血凝块形成。

（2）固定不动及抬高患处至心脏高度以上，以减少血流。

（3）用冷敷来增加血管的收缩，帮助止血。

（4）必要时在出血部位使用局部止血剂。

（5）必须及早教导父母及患儿关于出血时的紧急处理，以减少发生意外时所造成的失血，避免造成深部组织、神经、关节的受损。

2.发生血尿时，护理人员必须鼓励患儿每隔 2～3 小时喝 200ml 左右的液体，以避免血块形成而阻碍尿液通过，同时应告诉患儿及注意观察尿液的颜色、性质，当尿液有所改变时应告知父母及医护人员。

3.关节出血时应立即停止活动，卧床休息，抬高患肢，局部加压包扎，置于功能位置，减少关节活动。随着出血停止和肿痛减退，逐渐增加活动范围，慢慢恢复到正常活动，以防肌力减退或关节畸形。

4.肌肉或深部组织出血：通常为自限性的，禁忌作血肿穿刺，以防感染。

5.输入冷冻血浆、冷冻沉淀品或干燥浓缩品。

（三）密切观察生命体征及病情变化

1.观察病情时特别要注意有无肌肉深部血肿，关节有无疼痛肿胀及活动受限。

2.注意颈部和口腔有无软组织肿胀出血，咽、颈部出血可导致呼吸或吞咽困难，危及生命。

3.注意观察有无腹痛、黑便、血尿，发现患儿面色苍白、冷汗、脉微细、血压明显下降时，立即通知医生采取抢救措施。

4.注意有无中枢神经系统的出血，如发现患儿有剧烈头痛、呕吐、不安、定向力障碍、嗜睡等现象，应怀疑是否有颅内出血。

（四）疼痛的护理

1.按医嘱给予镇静剂或止痛剂，避免使用阿司匹林。

2.嘱患儿减少活动，避免过度搬动病儿。

3.避免被褥压迫患处，可选用轻而暖和的被盖。

4.冷敷出血部位。

（五）预防永久的残废或畸形

1.在关节出血控制后，至少在急性期的 48 小时后，才可做轻柔的关节被动运动和按摩，以防关节变形造成跛足。必要时医师会考虑吸出肿胀关节内的液体，可以迅速缓解疼痛及恢复关节功能。

2.受累关节已因反复出血而发生畸形、活动受限时，应作适当的理疗或在有条件时考虑矫形手术。

3.如有出现畸形，可定期到复健门诊就医，以检查关节是否有畸形的情况。

（六）向患儿及家属讲解病情的有关知识

1.教导有关此疾病的知识　应该帮助病儿尽早正确认识自己疾病的性质，尤其要教导其注意出血的征象，并告知即使是轻微的出血也须立即报告医师。

2.保护病儿,避免受到伤害

(1)选择安全玩具。

(2)在床栏边加上护垫。

(3)将食物或液体装在塑胶或纸制的容器内。

(4)在学步期时,为保护其避免摔倒,应移去可能造成伤害的家具;在膝和臀部加上护垫,并戴头盔保护。

3.出血的紧急处理

(1)不要移动患处,可用夹板或弹性绷带固定,这些东西在家中应准备好。

(2)冰敷,要准备 2～3 个冰袋,以便替换使用。

4.定期复诊　定期接受牙齿和内科检查,龋齿的预防及照顾是很重要的,如需拔牙或行广泛的牙齿修补是有入院的必要的。

5.避免过度肥胖,因其会增加关节负荷,易形成关节内血肿。

6.预防因过度保护而引起的情绪障碍

(1)增进其独立意识,学习自己照顾自己。

(2)鼓励其参与有益健康的活动和合理的学习,并协助患儿克服焦虑。

(3)指导就业的选择,宜着重于运用智慧及技巧的行业,而避免体力工作。

7.指导年长患儿及家属在日常生活中应随身携带卡片,上面应记载有姓名、血型、常就诊的医院,注明为何种血友病,以便当发生意外昏迷时可凭借此卡片立即接受合理的治疗。

8.对患儿家长进行遗传咨询,使家长了解本病的遗传规律以及筛查基因携带者的重要性,女性基因携带者在妊娠期应行基因分析法作产前检查,如确定胎儿为血友病者可及时终止妊娠。

（舒　伟）

第七篇　临床康复科常见病护理

第三十三章　呼吸系统疾病的康复护理

第一节　慢性阻塞性肺疾病的康复护理

慢性阻塞性肺病(COPD)简称慢阻肺,是一种具有气流受限特征的疾病,气流受限不完全可逆、呈进行性发展。慢性支气管炎和阻塞性肺气肿是导致 COPD 最常见的疾病。

慢性支气管炎是指气管、支气管黏膜及其周围组织的慢性非特异性炎症,病情进展常并发阻塞性肺气肿,甚至肺动脉高压、肺源性心脏病。阻塞性肺气肿,简称肺气肿,肺气肿使肺的弹性回缩力减低,呼气时由于胸膜腔压力增大而使气道过度萎陷造成不可逆的气道阻塞。

COPD 是呼吸系统疾病中的常见病和多发病,COPD 的康复是指多学科参与的康复治疗和护理,以期达到稳定或逆转 COPD 病情的过程,最大限度地改善患者的肺功能和正常社会活动能力。

一、主要功能障碍及评估

(一)主要功能障碍

1.有效呼吸降低　由于慢阻肺的病理生理变化,患者呼吸运动障碍,有效通气量降低,呼气末残留在肺部的气体增加,影响了气体交换功能;长期慢性炎症,呼吸道分泌物的引流不畅,加重了换气功能障碍,使通气/血流比例失调,常导致缺氧和二氧化碳潴留;而严重的缺氧,又引起血管痉挛,继而会引发缺氧性肺动脉高压,危害心脏,导致肺心病的产生;不少慢性支气管炎患者年龄偏大,有不同程度的驼背,肋软骨有不同程度的钙化,限制了胸廓的活动,导致肺功能进一步下降,使有效呼吸降低。

2.病理性呼吸模式　慢性支气管炎并发肺气肿时,肺通气功能明显障碍,肺组织弹性日益减退,影响了患者平静呼吸过程中膈肌的上下移动,减少了肺的通气量;患者为了弥补呼吸量的不足,加紧胸式呼吸,以增加频率来提高氧的摄入,甚至动用辅助呼吸肌(如胸大肌、三角肌、斜方肌等),即形成了病理性呼吸模式。这种病理性呼吸模式,造成正常的腹式呼吸模式无法建立,更限制了有效呼吸。

3.呼吸肌无力　患者呼吸困难及病理式呼吸模式的产生,使活动量减少,有效呼吸降低,影响膈肌、肋间肌、胸大肌等呼吸肌的运动,失代偿后产生呼吸肌无力。

4.能耗增加和活动能力减退　由于呼吸肌失代偿,许多不该参与呼吸的肌群参与呼吸运动,同时气短、气促常使患者精神和颈背部乃至全身肌群紧张,使机体体能进一步消耗。另外,患者因惧怕出现劳累性气短,限制自己的活动,丧失了日常活动能力和工作能力。

5.心理障碍　因长期阻塞性肺疾病,使有效通气功能下降。机体供氧不足,造成乏力、气短、精神紧张,部分重度患者可出现喘息,影响休息和睡眠。使患者产生焦虑、抑郁、紧张、暴躁等心理障碍,有些患者伴有各种神经精神症状。

(二)评估

1.健康状态评估

(1)患者一般情况:包括姓名、性别、年龄、职业、工作环境、家庭情况等。

(2)在 COPD 的各种致病因素中,吸烟是最重要的因素,应询问吸烟时间及吸烟量。

(3)了解患者过去史,是否患有慢性支气管炎、肺气肿、哮喘等。

2.肺功能测试　　尽管有多个肺功能指标可以反映气道阻力和呼气流速的变化,但以第一秒用力呼气容积(FEV_1)百分比预计值以及第一秒用力呼气容积占用力肺活量之比(FEV_1/FVC)这两个指标最为实用。吸入支气管舒张药后,$FEV_1/FVC < 70\%$,同时 $FEV_1 < 80\%$预计值,可确定为不完全可逆性气流受限,明确诊断为 COPD。

4.运动能力评估

(1)平板或功率车运动试验:通过活动平板或功率车进行运动试验获得最大吸氧量、最大心率、最大代谢当量(METs)值、运动时间等相关量化指标来评估患者运动能力。

(2)定量行走评估:对于不能进行活动平板运动试验的患者可行 6min 或 12min 行走距离测定,以判断患者的运动能力及运动中发生低氧血症的可能性。

5.日常生活能力评估

0 级:虽存在不同程度的肺气肿,但活动如常人,对日常生活无影响,活动时无气短。

1 级:一般劳动时出现气短。

2 级:平地步行无气短,较快行走、上坡或上下楼梯时气短。

3 级:慢走不及百步即有气短。

4 级:讲话或穿衣等轻微动作时即有气短。

5 级:安静时出现气短、无法平卧。

6.影像学检查　　X 线早期无异常,随病情反复发作,引起支气管管壁增厚,细支气管或肺泡间质炎症浸润或纤维化,可见两肺纹理增粗、紊乱。并发肺气肿时,可见肋间隙增宽,膈低平,两肺透亮度增加。心脏常呈垂直位,心影狭长。

7.血气分析　　明显缺氧和二氧化碳潴留,表现为动脉血氧分压(PaO_2)下降,二氧化碳分压($PaCO_2$)升高,pH 值降低等,可出现代偿性呼吸性酸中毒。

8.心理社会评估　　患者往往因长期患病而产生焦虑和压抑的心理障碍,对呼吸困难有恐惧心理。有些患者伴有各种神经精神症状。护士应详细了解患者及家庭对疾病的态度,如心情、性格、生活方式的改变,是否感到焦急、忧虑、恐惧、痛苦,是否悲观失望,是否失去自信自尊、退出社会和躲避生活。

二、康复护理措施

(一)保持和改善呼吸道的通畅

1.正确体位的摆放　　患者采取坐位或半卧位,有利于肺扩张。

2.指导患者进行有效咳嗽　　有效咳嗽是一种帮助过多的支气管分泌物由气道排出的技术。能够在不致病或不增加支气管痉挛的前提下,增加分泌物清除效率,改善通气功能。其方法为:先深吸气,然后关闭喉头增加气道内压力,再收缩腹肌(通过增加腹腔压力抬高膈肌)同时收缩肋间肌(固定胸廓不使其扩张)

以提高胸腔内压,在肺泡内压力明显增高时突然将声门打开,即可将痰液随喷出气流排出。

3.胸部叩拍　将五指并拢,掌心成杯状,运用腕动力量在引流部位胸壁上双手轮流叩拍;叩拍时间1～5min,患者可自由呼吸。叩拍力可通过胸壁传至气道将支气管壁上的分泌物松解。叩拍应沿支气管的走向从上往下拍或从下往上拍,高龄或皮肤易破损者可用薄毛巾或其他保护物包盖在叩拍部位以保护皮肤;并注意观察患者的表情和生命体征。

4.体位引流　体位引流是依靠重力作用促使各肺叶或肺段气道分泌物的引流排出。适用于神志清楚、体力较好,分泌物较多的老年人。

(1)引流体位的原则:应将病变部位置于高处,使引流支气管的开口方向向下。

(2)体位引流方法:每天做2～3次,总治疗时间30～45min,每种体位维持5～10min。因为夜间支气管纤毛运动减弱,气道分泌物易于睡眠时潴留,故在早晨清醒后做体位引流最有效。体位引流期间应配合饮温水、支气管湿化、雾化吸入、化痰和解除支气管痉挛、胸部扩张练习、呼吸的控制等。有效咳嗽及局部的叩击和震颤都可以增加疗效。为了预防胃食管反流、恶心和呕吐,应在饭后1～2h进行头低位引流。引流过程中需注意生命体征的变化。

(二)呼吸训练

1.放松练习　患者可采取卧、坐、站体位,放松全身肌肉。对不易松弛的患者可以教给放松技术,如对拟放松的部位,先紧张收缩,体会一下什么是紧张,然后再放松,还可做肌紧张部位节律性摆动或转动以利于该部肌群的放松。放松练习有利于气急、气短症状的缓解。

2.腹式呼吸　腹式呼吸又称膈呼吸,是进行慢阻肺康复的重要措施。由于肺气肿的病理改变,膈肌受过度膨胀的挤压而下降,使膈肌的活动度减弱,患者的呼吸运动被迫由肋间肌和辅助呼吸肌来负担,即变成胸式呼吸。因为胸廓的扩张度小,辅助呼吸肌又容易疲劳,所以胸式呼吸的效果要比腹式呼吸差。此外,由于患者长期处于供氧不足的状态,精神紧张、烦躁不安又增加耗氧量,进一步加重呼吸急促,形成了恶性循环。

腹式呼吸的关键,在于协调膈肌和腹肌在呼吸运动中的活动。呼气时,腹肌收缩帮助膈肌松弛,膈肌随腹腔内压增加而上抬,增加呼气潮气量;吸气时,膈肌收缩下降,腹肌松弛,保证最大吸气量。呼吸运动时,尽可能减少肋间肌、辅助呼吸肌的无效劳动,使之保持松弛休息。可采用腹部加压暗示呼吸法:可在卧位或坐位进行,患者用一只手按压在上腹部,呼气时腹部下沉,此时该手再稍加压用力,以使进一步增高腹内压,迫使膈肌上抬;吸气时,上腹部对抗该手的压力,将腹部徐徐隆起。该压力既可吸引患者的注意力,同时又可诱导呼吸的方向和部位。按此法进行练习,可使膈肌活动范围增加2～3cm,从而有效地增加通气量达500ml以上。

3.缩唇呼吸　也称吹笛样呼气法。方法是患者闭嘴经鼻吸气,呼气时将口唇收拢为吹口哨状,使气体缓慢地通过缩窄的口形,徐徐吹出。利用这一方法,增加呼气阻力,并向内传递至支气管,提高支气管内压力,以防止支气管及小支气管过早塌陷,以增加肺泡内气体的排出量。吸呼比率为1:2,呼吸频率<20次/min。

4.缓慢呼吸　慢阻肺患者呼吸频率往往比较快,呼吸幅度浅,潮气量小,解剖死腔所占比值增加,在通气量一定的情况下,肺泡通气量反而变小,而缓慢呼吸则与之相反,有助于减少解剖死腔量的影响,提高肺泡通气量,改善肺的通气效益。

初练者应避免由过多的深呼吸而发生过度通气综合征,可每练习3～5次后暂停数分钟,然后再练,如此反复直到完全掌握。

(三)提高活动能力

1.氧疗　慢阻肺患者由于通气功能障碍和通气/血流比例失调常导致缺氧和二氧化碳的潴留,加重呼吸困难程度。每天持续低流量(小于 5L/min)吸氧 15h,可改善活动协调性、运动耐力和睡眠。

2.步行为主的有氧训练 通常可做最简单的 12min 行走距离测定,了解患者的活动能力。然后采用亚极量行走和登梯练习,改善耐力。开始进行 5min 活动,休息适应后逐渐增加活动时间。当患者能耐受 20min/次运动后,即可以增加运动。每次运动后心率至少增加 20%～30%,并在停止运动后 5～10min 恢复至安静值。

3.提高上肢活动能力 可以用体操棒做高度超过肩部的各个方向的练习或高过头的上肢套圈练习,还可手持重物(0.5～3kg)做高于肩部的活动,每活动 1～2min,休息 2～3min。每日 2 次。

三、康复教育

1.介绍呼吸道一般知识,如呼吸道的解剖结构、呼吸肌的功能。

2.慢阻肺病因、病理生理、症状的正确评估等。

3.康复治疗的意义、方法和注意事项。

4.氧气的正确及安全使用。长期低流量吸氧可提高患者生存质量,使慢阻肺患者的生存率提高 2 倍。在氧气使用过程中主要应防止火灾及爆炸,在吸氧过程中应禁止吸烟。

5.感冒的预防。患者易患感冒,继发细菌感染后使支气管炎症状加重。可采用按摩,冷水洗脸,食醋熏蒸,增强体质等方法来预防感冒。

6.戒烟。各种年龄及各期的慢阻肺患者均应戒烟。戒烟有助于减少呼吸道黏液的分泌,降低感染的危险性,减轻支气管壁的炎症,使支气管扩张剂发挥更有效的作用。

(郭桂雯)

第二节 支气管哮喘的康复护理

一、概述

支气管哮喘,简称哮喘,是由多种细胞(特别是肥大细胞、嗜酸性粒细胞和 T 淋巴细胞、中性粒细胞、气道上皮细胞等)参与的慢性气道炎症性疾病。这种慢性炎症导致气道高反应性和广泛多变的可逆性气流受限,此种症状还伴有气道对多种刺激因子反应性增高。在易感者中此种炎症可引起反复发作的喘息、气促、胸闷和咳嗽等症状,多在夜间或凌晨发作或加重,但可部分地自然缓解或经治疗缓解。支气管哮喘如贻误治疗,随病程的延长可产生气道不可逆狭窄和气道重塑。因此,合理的防治至关重要。

(一)流行病学

哮喘是全球性疾病,全球约有 1.6 亿患者,我国患病率为 1%～4%,其中儿童患病率高于青壮年,城市高于农村,老年人的患病率有增高的趋势。成人男女患病率相近,约 40% 的患者有家族史。支气管哮喘患病率在世界大部分地区正以惊人的速度上升,尤其是儿童支气管哮喘,已成为全球关注的公众健康问题和儿童最常见的慢性呼吸道疾病。许多地区在 10～20 年哮喘患病率增加了 1 倍,全世界约 25 万/年哮喘患者死亡。其中年轻人占很大比例。我国儿童哮喘患病率为 0.12%～3.34%,平均 1.54%,较 10 年前平均上升了 64.84%。哮喘的危险因素主要包括遗传、肥胖、性别、变应原、感染、烟草烟雾、空气污染、饮食及其他因素。

（二）支气管哮喘发病病因

本病的病因还不十分清楚。目前认为哮喘是多基因遗传病,受遗传因素和环境因素双重影响。

1.遗传因素　哮喘患者的亲属患病率高于群体患病率,且亲缘越近、病情越严重,其亲属患病率越高。有研究表明,与气道高反应、IgE调节和特应性相关的基因在哮喘的发病中起着重要作用。

2.环境因素　主要为哮喘的激发因素,包括:①吸入性变应原:如尘螨、花粉、真菌、动物毛屑、二氧化硫、氨气等各种特异和非特异性吸入物。②感染:如细菌、病毒、原虫、寄生虫等。③食物:如鱼、虾、蟹、蛋类、牛奶等。④药物:如普萘洛尔(心得安)、阿司匹林等。⑤其他:气候改变、运动、妊娠等。

（三）支气管哮喘的分类、分型

1.根据免疫学分型　过敏性哮喘和非过敏性哮喘,以过敏性哮喘更为常见。过敏性哮喘又可分为IgE介导哮喘和非IgE介导过敏性哮喘,这是目前被广泛认可的哮喘病分类方法。

2.根据发病诱因分类　根据常见发病诱因的不同而将哮喘病分为过敏性哮喘、感染性哮喘、运动性哮喘、药物性哮喘、职业性哮喘、心因性哮喘以及某些特殊类型的哮喘(如月经性和妊娠性哮喘)等。

3.根据哮喘的病程分类　根据哮喘的病程长短将哮喘病分为缓解期和急性发作期,然后根据缓解期和急性期的不同特点进行病情严重程度的进行分类。

4.根据临床表现分类

(1)急性发作期:是指气促、咳嗽、胸闷等症状突然发生,常有呼吸困难,以呼气流量降低为其特征,常因接触刺激物或治疗不当所致。

(2)慢性持续期:在哮喘非急性发作期,患者仍有不同程度的哮喘症状。根据临床表现和肺功能可将慢性持续期的病情程度分4级。

(3)缓解期:系指经过或未经治疗症状、体征消失,肺功能恢复到急性发作前水平,并维持四周以上。

5.根据病情严重程度分类　临床上通常将慢性哮喘的病情依据严重程度分为四型:①轻度间歇性哮喘;②轻度持续性哮喘;③中度持续性哮喘;④重度持续性哮喘;根据患者是否有气道阻塞和阻塞的严重程度将哮喘病分为隐匿型哮喘、咳嗽变异性哮喘、难治性哮喘和脆性哮喘等。

6.根据发病的年龄分类　婴幼儿哮喘(2岁以下)、儿童哮喘(3～12岁)、青少年哮喘(13～20岁)、成年人哮喘(20～60岁)和老年性哮喘(60岁以上)。

7.根据发病时间分类　根据发病有无季节性可分为常年性哮喘和季节性哮喘。根据哮喘发病的昼夜变化又单独从哮喘病中分出夜间哮喘。

二、临床表现

（一）症状

1.急性发作时症状　典型表现为发作呼气性呼吸困难或发作性胸闷和咳嗽,伴有哮鸣音。严重者呈强迫坐位或端坐呼吸,甚至出现发绀等;干咳或咳大量白色泡沫痰。部分患者仅以咳嗽为唯一症状(咳嗽变异性哮喘)。在夜间及凌晨发作和加重常是哮喘的特征之一。有些青少年,可在运动时出现胸闷、咳嗽和呼吸困难,称为运动性哮喘。

2.发作间歇期症状　在此期患者常自觉胸闷不适,肺部听诊呼吸音减弱,无哮鸣音,但多数患者症状和体征全部消失。

3.咳嗽变异型哮喘的症状　气道高反应性是支气管哮喘发病的基础,由于气道高反应性的程度不同,临床上出现的症状也就不一样,少数患者只表现为呼吸道过敏的症状,如反复咳嗽、定时的阵咳及刺激后的疼咳。这些患者可以没有喘息,甚至没有干湿性啰音,但可能有变应性疾病病史,如湿疹、过敏性鼻炎或荨麻疹。其血清 IgE 可能升高,抗过敏药或平喘药有效。如果进行气道反应性测定(过去称支气管激发试验),可能会出现异常。这种以咳嗽为主要表现的哮喘,也称咳嗽变异型哮喘,往往起病较早,多在 3 岁前就有表现,如未经特殊处理,可以发展为典型哮喘,也可以一直表现为咳嗽变异型哮喘。

(二)发病特征

1.发作性　当遇到诱发因素时呈发作性加重。

2.时间节律性　常在夜间及凌晨发作或加重。

3.季节性　常在秋冬季节发作或加重。

4.可逆性　平喘药通常能够缓解症状,可有明显的缓解期。

(三)体征

发作时胸部呈过度充气征象,双肺可闻及广泛的哮鸣音,呼气音延长。严重者可出现心率加快、奇脉、胸腹反常运动和发绀。但在轻度哮喘或非常严重哮喘发作时,哮鸣音可不出现,称之为寂静胸。

(四)并发症

1.下呼吸道和肺部感染　哮喘患者约有半数系因上呼吸道病毒感染而诱发,由于呼吸道的免疫功能受到干扰,容易继发下呼吸道和肺部感染。

2.水电解质和酸碱失衡　哮喘急性发作期,患者由于缺氧、摄食不足、大汗等,常常并发水、电解质和酸碱平衡失调,这些均是影响哮喘疗效和预后的重要因素。

3.气胸和纵隔气肿　由于哮喘急性发作时气体潴留于肺泡,使肺泡含气过度,肺内压明显增加,哮喘已并发的肺气肿会导致肺大疱破裂,形成自发性气胸。重症哮喘需要机械通气治疗时,气道和肺泡的峰压过高,也易引起肺泡破裂而形成气压伤,引起气胸甚至伴有纵隔气肿。

4.呼吸衰竭　严重哮喘发作造成肺通气不足、感染,治疗和用药不当,并发气胸、肺不张和肺水肿等,均是哮喘并发呼吸衰竭的常见诱因。

5.致命的心律失常　哮喘急性发作时可出现致命性的心律失常,原因可能是由于严重缺氧,水、电解质和酸碱平衡失调,也可能是由于药物的使用不当。

6.黏液栓阻塞与肺不张　哮喘急性发作缓解后可咯出支气管树状的痰,由黏液及嗜酸性粒细胞所组成。支气管因含有黏稠的痰液,在较小的支气管或细支气管内则经常可发现特殊的浓厚且黏稠的黏液栓。黏液栓阻塞了细支气管,并因支气管壁增厚及黏膜充血,水肿形成的皱襞而导致肺不张。

7.闭锁肺综合征　哮喘急性发作时,由于痰栓广泛堵塞了支气管,或频繁使用 β 受体激动剂造成气道平滑肌上 β 受体功能下调,如异丙肾上腺素,该药代谢的中间产物 3-甲氧异丙肾上腺素,不仅不能兴奋 β 受体,而且还能引起 β 受体阻滞作用,引起支气管平滑肌痉挛而使通气阻滞。

8.肺气肿、肺动脉高压和慢性肺源性心脏病发生,与哮喘控制不佳导致的长期或反复气道阻塞、感染、缺氧、高碳酸血症、酸中毒及血液黏稠度增高等有关。

9.肺结核　长期使用皮质激素导致机体免疫功能减退,可诱发肺结核,出现结核症状。

10.发育不良和胸廓畸形　儿童哮喘,常常引起发育不良和胸廓畸形,究其原因是多方面的,如营养不足、低氧血症、内分泌紊乱等,有报告长期全身使用皮质激素的患儿,有 30% 发育不良。

三、主要功能障碍

(一)呼吸功能障碍

哮喘急性发作时呼吸动力学改变,对患者呼吸类型及潮气呼吸时的压力波动产生了影响,哮喘重度发作时,最大呼吸流速,尤其是最大呼气流速明显受限,当残气量增加时,要使潮气呼吸过程处于最适当的呼气流速,其潮气呼吸还应处在最大吸气状态,由于 VC 的降低,呼气流速的受限,因而潮气量必然减少,患者要维持足够的通气,只能增加呼吸频率,因而形成浅快的呼吸形式。产生用力呼气,导致严重的气促。

(二)通气/血流比例失衡和气体交换障碍

哮喘时气道病理学的改变也引起肺泡通气/血流比例失调(在某些肺泡区 V/Q 比值降低)以及氧的弥散距离增大,导致低氧血症,通气增加,$PaCO_2$ 正常,甚至降低。重症哮喘患者常见中度低氧血症。

(三)循环功能障碍

哮喘时由于过度充气,呼吸肌做功增加,胸内压波动幅度增大,影响循环系统。胸内负压增高可降低静脉的回流,最终将导致每搏输出量和收缩压的下降。患者通过增加心率以维持心排血量,胸内压增加,右心室后负荷增加,心搏耗功增加,心电图有时可见右心劳损。

(四)支气管哮喘伴发的精神障碍

1.情绪障碍型　患者在发作时常伴有恐惧、焦虑、烦躁、抑郁等不良情绪。

2.抑郁-妄想型　可出现妄想。可伴有幻听,也常伴有轻度意识模糊。

3.癫痫样意识障碍型　多为短暂的意识丧失,类似癫痫小发作。患者在哮喘发作时还可伴有癫痫样抽搐。

四、康复评定

(一)危险因素评估

1.宿主因素

(1)遗传因素:目前认为哮喘为多基因遗传与环境因素相互作用导致的疾病。据统计,哮喘的遗传度为 70%~80%,父母其中一方患有哮喘的儿童,其哮喘发病率是其他儿童的 2~5 倍。

(2)肥胖:多项流行病学研究证实肥胖和超体质量可增加哮喘发生的危险性。肥胖患者的潮式呼吸时小气道关闭,导致肺泡与支气管的黏附破坏,气道狭窄加重。而且这种小气道的关闭还能导致局部低氧性肺血管收缩,引起肺间质水肿,继而增加支气管周围的压力。肥胖和哮喘之间关联的基础可能与慢性全身性炎症以及能量调节激素等有关。

(3)性别:流行病学调查显示,男性是儿童哮喘的高危因素,我国 2010 年 0~14 岁儿童调查显示,男女患病率比分别为 1.67:1.0 和 1.74:1.0。随着成长,在性别中的差异随之减少,但最近研究显示成人女性患病比例可能超过男性。

2.环境因素

(1)变应原:包括引起哮喘发生和发展各种特异性和非特异性物质。特异性变应原,如尘螨、花粉、真菌、动物毛屑等。

(2)感染:感染对哮喘的发病具有两方面的作用。一方面,在婴儿期接触一些病毒和非典型病原体,如呼吸道合胞病毒(RSV)、流感病毒和支原体等,可诱发哮喘的发生。另一方面,婴幼儿早期接触一些特定的呼吸道感染,可以避免哮喘的发生。特异性体质和病毒感染之间的作用十分复杂,强烈的特异性体质可能影响下呼吸道对病毒感染的反应,病毒感染可以影响变应性疾病的发生和发展。

(3)空气污染:大气污染、汽车尾气(DEP)、烟草烟雾和电磁烟雾等空气污染使哮喘患者呼出气一氧化氮(FeNO)水平增加,降低第一秒用力呼气量(FEV_1),增加哮喘的急性发作。

(4)饮食:如抗氧化剂和 n-3 多不饱和脂肪酸摄入减少,n-6 多不饱和脂肪酸增加可使哮喘和过敏反应性疾病增加;盐、冷饮、巧克力等食物摄入量增加亦可增强呼吸道高反应,从而引发或加重哮喘。引起过敏最常见的食物是鱼类、虾蟹、蛋类、牛奶等。

(5)药物:阿司匹林,2.3%～20%哮喘患者因服用阿司匹林类药物而诱发哮喘,称为阿司匹林哮喘。患者症状多在用药后 2 小时内出现。普萘洛尔等 β 受体阻滞剂,可因阻断 β-肾上腺素能受体而引起哮喘。

(6)运动:约有 70%～80%的哮喘患者在剧烈运动后诱发哮喘,称为运动诱发性哮喘或称运动性哮喘。典型的病例是在运动 6～10 分钟,停止运动后 1～10 分钟内支气管痉挛最明显,许多患者在 30～60 分钟内自行恢复。剧烈运动后因过度通气致使气道黏膜的水分和热量丢失,呼吸道上皮暂时出现克分子浓度过高,导致支气管平滑肌收缩。

(7)气候改变:当气温、温度、气压和(或)空气中离子等改变时可诱发哮喘,故在寒冷季节或秋冬气候转变时较多发病。

(8)精神因素:患者情绪激动、紧张不安、愤怒等都会促使哮喘发作,一般认为它是通过大脑皮质和迷走神经反射或过度换气所致。哮喘发病的第一高峰期为 0～14 岁,第二高峰期为 30～40 岁。

(二)实验室及其他检查

1.血液常规检查　发作时可有嗜酸性粒细胞增高,但多数不明显,如并发感染可有白细胞数增高,分类中性粒细胞比例增高。

2.痰液检查　涂片在显微镜下可见较多嗜酸性粒细胞,可见嗜酸性粒细胞退化形成的尖棱结晶(Charcort-Leyden 结晶体),黏液栓(Curschmann 螺旋)和透明的哮喘珠(Laennec 珠)。

3.肺功能检查　缓解期肺通气功能多数在正常范围。在哮喘发作时,由于呼气流速受限,表现为第一秒用力呼气量(FEV_1),第一秒用力呼气量/用力肺活量比值($FEV_1/FVC\%$)、最大呼气中期流速(MMER)、呼出 50% 与 75% 肺活量时的最大呼气流量(MEF50% 与 MEF75%)以及呼气峰值流速(PEFR)均减少。

4.血气分析　哮喘严重发作时可有缺氧、PaO_2 和 SaO_2 降低,由于过度通气可使 $PaCO_2$ 下降,pH 上升,表现为呼吸性碱中毒。如为重症哮喘,气道阻塞严重,可有缺氧及 CO_2 潴留,$PaCO_2$ 上升,表现为呼吸性酸中毒。如缺氧明显,可合并代谢性酸中毒。

5.胸部 X 线检查　早期在哮喘发作时可见两肺透亮度增加,呈过度充气状态;在缓解期多无明显异常。如并发呼吸道感染,可见肺纹理增加及炎症性浸润阴影。同时要注意肺不张、气胸或纵隔气肿等并发症的存在。

6.特异性过敏原的检测　可用放射性过敏原吸附试验(RAST)测定特异性 IgE,过敏性哮喘患者血清 IgE 可较正常人高 2～6 倍。在缓解期可作皮肤过敏试验判断相关的过敏原,但应防止发生过敏反应。

(三)呼吸功能评定

1.通气功能评定　发作时呈阻塞性通气功能障碍,呼气流速指标显著下降,FEV_1、$FEV_1/FEV\%$、最大呼气中期流速(MMEF)、呼气峰值流速(PEFR)均减少。

2.支气管激发试验　用以测定气道反应性。在设定的激发剂量范围内,如 FEV_1 下降大于 20%,可诊断为激发试验阳性。

3.支气管舒张试验　用以评定气道气流的可逆性。如 FEV_1 较用药前增加大于 15%，且绝对值增加大于 200ml，可判断阳性。

（四）心理-社会状态评定

哮喘是一种气道慢性炎症性疾病，患者对环境多种激发因子易过敏，发作性症状反复出现，严重时可影响睡眠、体力活动。应注意评估患者有无烦躁、焦虑、恐惧等心理反应。由于哮喘需要长期甚至终身防治，可加重患者及其家属的精神、经济负担。注意评估患者有无忧郁、悲观情绪，以及对疾病治疗失去信心等。评估家属对疾病知识的了解程度、对患者关心程度、经济情况和社区医疗服务状况等。

五、康复治疗

（一）康复治疗目标

1.尽可能控制症状，包括夜间症状。

2.改善活动能力和生活质量。

3.使肺功能接近最佳状态。

4.预防发作及加剧。

5.提高自我认识和处理急性加重的能力，减少急诊或住院。

6.避免影响其他医疗问题。

7.避免药物的不良反应。

8.预防哮喘引起死亡。

上述治疗目标的意义在于强调：①应该积极地治疗，争取完全控制症状。②保护和维持尽可能正常的肺功能。③避免或减少药物的不良反应。为了达到上述目标，关键是有合理的治疗方案和坚持长期治疗。

（二）康复治疗原则

消除病因，控制急性发作，巩固治疗，改善肺功能，防止复发，提高生活质量。

1.发作期

（1）一般的治疗：卧床休息，解除思想顾虑，保持安静，去除过敏原及其他诱因，适当补液，有继发感染者积极抗感染治疗。

（2）控制急性发作：单用或联用支气管舒张剂。

2.哮喘持续状态　要积极解除支气管痉挛，改善通气及防治并发症。

3.缓解期　查找过敏原进行脱敏治疗。

（三）康复治疗

尽管哮喘的病因及发病机制均未完全阐明，但目前的治疗方法，只要能够规范地长期治疗，绝大多数患者能够使哮喘症状能得到理想的控制，减少复发甚至不发作，与正常人一样生活、工作和学习。

1.药物治疗治疗　哮喘药物因其均具有平喘作用，常称为平喘药，临床上根据它们作用的主要方面又将其分为：

（1）缓解哮喘发作：主要作用是舒张支气管，即支气管舒张剂。

1）β_2 受体激动剂：为首选药物。常用的药物有：短效的作用时间为 4~6 小时，有沙丁胺醇（舒喘宁，全特宁）、特布他林（博利康尼、喘康速）和非诺特罗。长效的作用时间为 10~12 小时，常用的有福莫特罗、沙美特罗及丙卡特罗等。

2）茶碱类：增强呼吸肌的收缩，气道纤毛清除和抗炎的作用。

3)抗胆碱类:常用的有异丙托溴铵、噻托溴铵吸入或雾化吸入。

(2)控制哮喘发作:此类药物主要控制哮喘的气道炎症,即抗炎药。主要有糖皮质激素,白三烯拮抗剂及其他如色甘酸钠等。沙美特罗替卡松粉吸入剂以联合用药形式(支气管扩张剂和吸入皮质激素),用于可逆性阻塞性气道疾病的常规治疗,包括成人和儿童哮喘。

2.急性发作期的治疗　急性发作的治疗目的是尽快缓解气道阻塞,纠正低氧血症,恢复肺功能,预防进一步恶化或再次发作,防止并发症。一般根据病情的分度进行综合性治疗。

(1)脱离诱发因素:处理哮喘急性发作时要注意寻找诱发因素。多数与接触变应原、感冒、呼吸系统感染、气候变化、进食不适当的药物(如解热镇痛药、β受体拮抗剂等)、剧烈运动或治疗不足等因素有关。找出和控制诱发因素,有利于控制病情,预防复发。

(2)正确认识和处理重症哮喘是避免哮喘死亡的重要环节。对于重症哮喘发作,应该在严密观察下治疗。治疗的措施包括:①吸氧,纠正低氧血症。②迅速缓解气道痉挛:首选雾化吸入 β_2 受体激动剂,其疗效明显优于气雾剂。③经上述处理未缓解,一旦出现 $PaCO_2$ 明显增高($\geqslant 50mmHg$)、吸氧状态下 $PaO_2 \leqslant 60mmHg$、极度疲劳状态、嗜睡、神志模糊,甚至呼吸减慢的情况,应及时进行人工通气。④注意并发症的防治:包括预防和控制感染;补充足够液体量,避免痰液黏稠;纠正严重酸中毒和调整水电解质平衡,当 pH <7.20 时,尤其是合并代谢性酸中毒时,应适当补碱;防治自发性气胸等。

3.运动治疗　支气管哮喘患者在哮喘缓解期或药物控制下可进行适当的体育锻炼,增强心肺功能,以达到减少、减轻支气管哮喘发作的目的。适合支气管哮喘患者锻炼项目有游泳、划船、太极拳、体操、羽毛球、散步、骑车、慢跑等耐力性运动练习。

耐力运动的原则是做适当强度的运动,并持续一定的时间,具体方法视体力情况而定。体力较差时做散步、太极拳等低强度的运动练习,体力较好时练习较快的步行、慢跑、缓慢登楼、游泳等。运动强度应控制在运动时的最高心率为170减去年龄数字的水平,主观感觉以稍感气急,尚能言谈为宜。

4.呼吸训练

(1)放松训练:①前倾依靠位:患者作于床前或桌前,桌上或床上放两床叠好的被子或四个枕头,患者两臂置于棉被或枕下以固定肩带并放松肩带肌群,头靠在被上或枕上放松颈肌。②椅后依靠位:患者坐于非常柔软舒适的有扶手,的椅或沙发上,头稍后靠于椅背或沙发背上,完全放松 5~15 分钟。③前倾站立位:自由站立,两手指互握置于身后并稍向下拉以固定肩带,同时身体稍前倾以放松腹肌,也可前倾站立,两手支撑于前方的低桌上以固定肩带,此体位不仅可起到放松肩部和腹部肌肉群的作用,还是腹式呼吸的有剩体位。

(2)呼吸模式训练

1)缩唇呼吸:也称吹口哨式呼吸法,经鼻吸气,呼气时缩唇,吹口哨样缓慢呼气,口唇缩小到以能够忍受为止,将气体均匀地自双唇之间逸出,一般吸气和呼气的时间比例为 1:2 或 1:3。利用这一方法可减少下呼吸道内压力的递减梯度,防止小气道过早闭塞。

2)腹式呼吸方法:患者取立位,也可取坐位或仰卧位,上身肌群放松做深呼吸,一手放于腹部,一手放于胸前,吸气时尽力挺腹,也可用手加压腹部,呼气时腹部内陷,尽量将气呼出,一般吸气 2 秒,呼气 4~6 秒。吸气与呼气时间比为 1:2 或 1:3。用鼻吸气,用口呼气要求缓呼深吸,不可用力,每分钟呼吸速度保持在 7~8 次左右,开始每日 2 次,每次 10~15 分钟,熟练后可增加次数和时间,使之成为自然的呼吸习惯。

3)主动呼气训练:主动呼气代替吸气训练,每次呼气后不要忙于吸气,要稍停片刻,适当延长呼气过程,使呼气更加完善,减少肺泡内残留的气量。然后放松肌肉,轻轻的吸气。这样,增加了呼气量,就增加了吸气量,使呼吸更加完全。

在进行上述呼吸训练时应注意:思想集中,肩背放松,吸鼓呼瘪,吸气时经鼻,呼气时经口,细呼深吸,不可用力。

5.肌力——耐力训练

(1)下肢训练

1)方式:采用有氧训练的方法,如步行、划船、骑车、登山等。

2)强度:根据活动平板或功率车运动试验,得到最大心率及最大 MET 值,然后根据下表确定运动强度。运动后不应出现明显气短、气促或剧烈咳嗽(表 33-1)。

表 33-1　运动训练强度的选择

运动试验终止原因	靶心率	靶 MET 值
呼吸急促,最大心率未达到	75%～85%	70%～85%
达到最大心率	65%～75%	50%～70%
心血管原因	60%～65%	40%～60%

运动时间 30～45 分钟,准备及结束活动时间保证各 5～10 分钟。频率:3～5 次/周,尽可能终生坚持。运动合适的指征:无明显气短、气促。

(2)上肢训练:包括手摇车训练及提重物训练。

1)手摇车训练:从无阻力开始,每阶段递增 5W,运动时间 20～30 分钟,速度为 50 转/分,以运动时出现轻度气短、气促为宜。

2)提重物训练:患者手持重物,开始 0.5kg,以后增至 2～3kg,做高于肩部的各个方向运动,每次活动 1～2 分钟,休息 2～3 分钟,每日 2 次,监测以出现轻微的呼吸急促和上臂疲劳为度。

6.排痰训练　包括体位引流、胸骨叩击、震颤和直接咳嗽,目的是促进呼吸道分泌物直接排出,降低气流阻力,减少支气管及肺的感染。

(1)体位引流。

(2)咳嗽训练:深吸气→短暂闭气→关闭声门→增加胸内压,使呼气时产生高速气流→声门开放,即可形成由肺内冲出的高速气流,促进分泌物移动,随咳嗽排出体外。

(3)理疗:超短波治疗和超声或氧气雾化治疗等。有利于消炎、抗痉挛、排痰及保护黏膜和纤毛功能。超短波治疗采用无热量或微热量,每天一次,15～20 次为一疗程。超声雾化治疗每次 20～30 分钟,每天一次,7～10 天为一疗程。氧气雾化治疗每次 5～10 分钟,每天 2 次,7～10 天为一疗程。

7.中医外治法　是指运用非口服药物的方法,通过刺激经络、穴位、皮肤、黏膜、肌肉、筋骨等以达到防病治病为目的的一种传统医学疗法。其治疗疾病的范围也越来越广泛。特别是哮喘病这样的既是常见难治病,又属心身疾病的病症,增加外治法可以显著地提高临床疗效,延长缓解期,减轻医药费用,促进康复。咳喘灵膏药即是中医外治法的典型代表。

六、康复护理

(一)康复护理目标

1.呼吸困难症状减轻　呼吸形态、深度、节律、频率正常,动脉血气分析值正常。

2.能进行有效呼吸　掌握呼吸功能锻炼的方法,能自行坚持有效锻炼。

3.能进行有效咳嗽　掌握有效咳嗽的方法,排出痰液。

4.能够自觉正确使用雾化吸入剂。

(二)康复护理

1.环境与体位　有明确过敏原者,应尽快脱离。提供安静、舒适、温湿度适宜的环境,保持室内清洁、空气流通。根据病情给予舒适体位,如为端坐呼吸者提供床旁桌以支撑,减少体力消耗。病室、家庭不宜摆放花草,避免使用皮毛、羽绒或蚕丝织物。保持病室内空气新鲜,每日通风 1~2 次,每次 15~30 分钟,室内保持适宜的温度和湿度。温度为 20~22℃,湿度为 50%~70%。

2.缓解紧张情绪　哮喘新近发生和重症发作的患者,通常会情绪紧张,甚至惊恐不安,应多巡视患者尽量陪伴患者,使患者平静,以减轻精神紧张。耐心解释病情和治疗措施,给以心理疏导和安慰,消除过度紧张情绪,这对减轻哮喘发作的症状和病情的控制有重要意义。

3.氧疗护理　重症哮喘患者常伴有不同程度的低氧血症,应给以鼻导管或面罩吸氧,氧流量为 1~3L/分钟。吸入的氧浓度不超过 40%。吸入的氧气应尽量温暖湿润,以避免气道干燥和寒冷气流的刺激而导致气道痉挛。给氧的过程中,监测动脉血气分析。如哮喘严重发作,经一般药物治疗无效,或患者出现神志改变,PaO_2 小于 60mmHg,$PaCO_2$ 大于 50mmHg 时,准备进行机械通气。

4.饮食护理　大约 20% 的成年患者和 50% 的患儿可以因为不适当饮食诱发或加重哮喘。应提供清淡、易消化、足够热量的饮食,避免进食硬、冷、油煎的食物。尽量避免食用鱼、虾、蟹、蛋类及牛奶等可能导致哮喘发作的食物。某些食物添加剂如酒石黄、亚硝酸盐亦可诱发哮喘发作,应当引起注意。同时戒烟戒酒。

5.口腔与皮肤护理　哮喘发作时,患者常会大量出汗,应每天用温水擦浴,勤换衣服和床单,保持皮肤清洁、干燥和舒适。鼓励并协助患者咳嗽后用温开水漱口,保持口腔清洁。

6.用药护理　观察疗效及不良反应。

(1)β_2 受体激动剂:指导患者按医嘱用药,不宜长期、规律、单一、大量使用。因为长期应用可引起 β_2 受体功能下降和气道反应性增高,出现耐药性;指导患者正确使用雾化吸入剂,保证药物疗效;静脉滴注沙丁胺醇时注意控制滴速(2~4μg/min)。用药过程中观察有无心悸、骨骼肌震颤、低血钾等不良反应。

(2)糖皮质激素:吸入药物治疗,全身不良反应少,少数患者可出现口腔念珠菌感染、声音嘶哑或呼吸道不适,指导患者喷药后 2~3 分钟用清水漱口以减轻局部反应和胃肠道吸收。口服宜在饭后服用,以减少对胃肠道黏膜的刺激。气雾吸入糖皮质激素可减少其口服量,当用气雾剂替代口服剂时,通常同时使用两周后再逐步减少口服量,指导患者不得自行减量或停药。

(3)茶碱类:静脉注射时浓度不宜过高,速度不宜过快,注射时间宜在 10 分钟以上,以防中毒症状发生。其不良反应有恶心、呕吐等胃肠道症状;有心律失常、血压下降和兴奋呼吸中枢作用,严重者可致抽搐甚至死亡。用药时监测血药浓度,安全浓度为 6~16μg/ml。发热、妊娠、小儿或老年有心、肝、肾功能障碍及甲状腺功能亢进者不良反应增加。合用西咪替丁、喹诺酮类、大环内酯类药物等可影响茶碱代谢而使排泄减慢,应该加强观察。茶碱缓释片有控释材料,不能嚼服,必须整片吞服。

(4)其他:色甘酸钠及奈多罗米钠,少数患者吸入后可有咽干不适、胸闷、偶见皮疹,孕妇慎用。抗胆碱药吸入后,少数患者有口苦或口干感。酮替芬有镇静、头晕、口干、嗜睡等不良反应,对高空作业人员、驾驶员、操纵精密仪器者应予以强调。白三烯调节剂的主要不良反应是较轻微的胃肠道症状,少数有皮疹、血管性水肿、转氨酶升高,停药后可恢复。

(三)康复健康教育与管理

哮喘患者的教育和管理是提高疗效、减少复发、提高患者生活质量的重要措施。根据不同的对象和具体情况,采用适当的、灵活多样的、为患者及其家属乐意接受的方式对他们进行系统教育,提高积极治疗的主动性,提高用药的依从性,才能保证疗效。哮喘患者通过规范治疗可以达到长期控制,保证良好的生活质量。在急性发作期,患者由于各种不适症状明显,甚至影响正常生活,所以治疗依从性较好。但是,在慢性持续期和缓解期,由于症状减轻甚至没有症状,很多患者就放松了警惕,甚至开始怀疑医生的诊断,擅自停药或减量,从而使症状加重或急性发作。与患者共同制订长期管理、防止复发的计划,对患者进行长期系统管理是非常必要的。对哮喘患者进行长期系统管理,包括以下相关的内容:

1.根据哮喘的严重程度,在医生的指导下制订长期治疗方案。护士指导患者每天作好哮喘日记,记录哮喘症状和出现的频次以及 PEF 值,判定哮喘控制的效果。通常达到哮喘控制并至少维持 3 个月,可试用降级治疗,最终达到使用最少药物维持症状控制的目的。

(1)通过规律的肺功能监测(PEF)客观地评价哮喘发作的程度。

(2)避免和控制哮喘促(诱)发因素,减少复发。

(3)制订哮喘长期管理的用药计划。

2.康复健康教育

(1)提供有关哮喘防治的科普书籍和科普文章供患者和家属翻阅;向患者和家属发放防治哮喘的宣传手册;组织哮喘患者座谈,交流防治经验和体会;责任护士对住院患者进行针对性的宣教。

(2)教育患者了解支气管哮喘目前并没有特效的治疗方法,治疗的目标是:控制症状,维持最轻的症状甚至无症状;防止病情恶化;尽可能保持肺功能正常或接近正常水平;维持正常活动(包括运动)能力;减轻(避免)哮喘药物的不良反应;防止发生不可逆气道阻塞;避免哮喘死亡,降低哮喘死亡率。

(3)教育患者了解哮喘控制的标准:①最少慢性症状,包括夜间症状;②哮喘发作次数减至最少;③无需因哮喘而急诊;④最少按需使用 β_2 受体激动剂;⑤没有活动限制;⑥PEF 昼夜变异率<20%;PEF 正常或接近正常。

(4)教育患者了解导致哮喘发病有关原因和诱发因素,使患者能够避免触发因素。①变应原,如花粉类、尘螨、屋尘和粉尘、真菌、蟑螂、纤维(丝、麻、木棉、棕等)、食物(米面类、鱼肉类、乳类、蛋类、蔬菜类、水果类、调味食品类、硬壳干果等)、动物皮毛、化妆品等;②烟草烟雾;油烟、煤烟、蚊香烟雾;③刺激性或有害气体,如油漆、杀虫剂、发胶、香水、煤气或天然气燃烧所产生的二氧化硫等;④职业性因素;⑤呼吸道感染,气候因素,气压的变化;⑥运动和过度通气;⑦过度的情感变化和精神因素。

(四)并发症的防治

1.下呼吸道和肺部感染　①在哮喘患者缓解期应提高免疫功能,保持气道通畅,清除气道内分泌物,保持室内清洁,预防感冒,以减少感染机会;②一旦有感染先兆,应尽早经验性应用抗生素治疗,进一步根据药敏试验选用敏感抗生素治疗。

2.水电解质和酸碱失衡　及时检测血电解质和动脉血气分析,及时发现异常并及时处理。除此,对于心功能较好的患者,应注意积极补液,在维持水、电解质平衡的基础上,也利于患者痰液的引流。

3.气胸和纵隔气肿　当哮喘患者出现下列情况时应警惕并发气胸的可能:

(1)病情加重发生于剧烈咳嗽等促使肺内压升高的动作之后。

(2)出现原发病无法解释的严重呼吸困难伴刺激性干咳。

(3)哮喘加重并出现发绀、突发昏迷、休克。

哮喘合并气胸治疗的关键在于尽早行胸膜腔穿刺或引流排气,加速肺复张,同时配合抗感染、支气管扩张剂和糖皮质激素等治疗。对于张力性气胸则应尽早采取胸腔闭式引流,特别是合并肺气肿的哮喘患者。对于张力性气胸和反复发作的气胸,可考虑行外科手术治疗。

哮喘并发纵隔气肿是哮喘急性加重、危及生命的重要原因之一。哮喘急性发作可造成肺泡破裂,气体进入间质,沿气管、血管末梢移行至肺门进入纵隔引起纵隔气肿。

4.**呼吸衰竭**　一旦出现呼吸衰竭,由于严重缺氧、二氧化碳潴留和酸中毒,哮喘治疗更加困难。要尽量消除和减少诱因,预防呼吸衰竭的发生。应注意观察患者治疗后的反应及监测动脉血气分析的变化。如症状持续不缓解,血气分析 pH 和 $PaCO_2$ 值进行性升高,应考虑及早机械通气治疗。

5.**致命的心律失常**　如并发心力衰竭时应用洋地黄制剂,为使支气管舒张频繁应用 β 受体激动剂、茶碱制剂等。如果静脉注射氨茶碱,血浓度>30mg/L 时,可以诱发快速性心律失常。在治疗早期,应积极纠正离子紊乱,保持酸碱平衡。目前,临床上常用多索茶碱替代普通的氨茶碱治疗,可有效地避免由氨茶碱引起的不良反应。雾化吸入 $β_2$ 受体激动剂也能有效地减低心动过速的发生。

6.**黏液栓阻塞与肺不张**　积极、有效地控制支气管哮喘,注意出入水量的平衡,防止脱水的发生,尽快地采取呼吸道引流和积极的体位引流及叩击背部等护理措施。经上述处理,约 75% 的患者可在 4 周内恢复,如果效果不佳,尽快应用纤维支气管镜支气管冲洗吸出黏液栓。

7.**闭锁肺综合征**　一旦发生闭锁肺综合征,提示预后不好,抢救不及时,常有生命危险。因此,在重症哮喘患者治疗中,应早期应用糖皮质激素和平喘药物,保持出入水量平衡,尽量避免其发生。

8.**肺气肿、肺动脉高压和慢性肺源性心脏病**　加强哮喘患者的教育,指导早期规律用药,避免气道发生不可逆的阻塞。

(郭桂雯)

第三十四章 心血管系统的康复护理

第一节 原发性高血压的康复护理

一、概述

原发性高血压是指由于动脉血管硬化以及血管运动中枢调节异常所造成的动脉血压持续升高的一种疾病,又称为高血压病,继发于其他疾病的血压升高不包括在内。原发性高血压是常见的心血管疾病之一,我国成人高血压患病率为18.8%,原发性高血压为多因素疾病,但确切的病因至今尚未明了,目前认为本病是在遗传易感性的基础上经多种后天因素相互作用所致。康复治疗可以有效地辅助降低血压,减少药物使用量,提高机体活动能力和生活质量,因此是原发性高血压治疗的必要组成部分。

【高血压的分类与分层】

根据《中国高血压防治指南(2010年修订版)》,高血压的分类与分层如下:

1.按血压水平分类 高血压诊断标准:在未使用降压药物的情况下,非同日3次测量血压,收缩压≥140mmHg和(或)舒张压>90mmHg。患者既往有高血压史,目前正服抗高血压药物,血压虽低于140/90mmHg,也应诊断为高血压。

2.按心血管风险分层 脑卒中、心肌梗死等严重心脑血管事件是否发生、何时发生难以预测,但发生心脑血管事件的风险水平可以评估。高血压及血压水平是影响心血管事件发生和预后的独立危险因素,但是并非唯一决定因素。大部分高血压患者还有血压升高以外的心血管危险因素。因此,高血压患者的诊断和治疗不能只根据血压水平,必须对患者进行心血管风险的评估并分层。

二、主要功能障碍及评定

根据高血压患者的个体情况进行相应的功能评定,包括血压测量、心肺功能测定、动态心电图测定、生存质量相关的评定。

1.血压测量 血压测量是评估血压水平、诊断高血压以及观察降压疗效的主要手段。目前,在临床和人群防治工作中,主要采用诊室血压、动态血压以及家庭血压三种方法。

诊室血压与动态血压相比更易实现,与家庭血压相比更易控制质量,因此,仍是目前评估血压水平的主要方法。但如果能够进行24小时动态血压监测,可以24小时动态血压为诊治依据。

2.循环功能障碍 高血压患者心血管系统适应性下降,循环功能障碍。

3.呼吸功能障碍　　长期心血管功能障碍可导致肺循环功能障碍,肺泡内血管和气体交换效率降低,吸氧能力下降,诱发和加重缺氧。

4.代谢功能和运动耐力障碍　　脂质代谢和糖代谢障碍,表现为血胆固醇和三酰甘油增高,高密度脂蛋白胆固醇降低。机体吸氧能力减退和肌肉萎缩,限制全身运动耐力。男性性功能减退。

5.行为障碍　　高血压患者往往伴有不良的生活习惯、心理障碍、情绪易激动等,也是影响患者日常生活和治疗的重要因素。

三、康复护理措施

高血压康复治疗的目标主要是有效的协助降低血压、减少药物使用量及对靶器官的损害;干预高血压的危险因素,最大限度降低心血管发病和死亡的总危险;提高机体活动能力和生活质量。康复护理措施包括运动疗法、药物使用、危险因素控制。

(一)康复适应证与禁忌证

1.适应证　　康复护理主要适用于临界性高血压、1～2级原发性高血压以及部分病情稳定的3级高血压病患者。对于目前血压属于正常偏高者,也有助于预防高血压的发生,可达到一级预防的目的。运动锻炼对于以舒张期血压增高为主的患者作用更为显著。

2.禁忌证　　任何临床情况不稳定者均应属于禁忌证,包括急进性高血压、重症高血压或高血压危象,病情不稳定的3级原发性高血压,并发其他严重并发症,如严重心律失常、心动过速、脑血管痉挛、心力衰竭、不稳定型心绞痛、出现明显降压药的不良反应而未能控制、运动中血压过度增高220/110mmHg。高血压并发心衰时血压可以下降,这要与治疗所造成的血压下降相鉴别,以免发生心血管意外。年龄一般不列为禁忌证的范畴。

(二)运动疗法

国内外的经验证明,运动疗法是防治原发性高血压的有效辅助方法。①运动训练可降低交感神经兴奋性;②运动训练可作用于大脑皮质和皮质下血管运动中枢,重新调整人体的血压控制水平,使血压稳定在正常的水平;③运动训练时活动肌群内的血管扩张,总外周阻力降低,从而降低舒张压;④运动可提高尿钠的排泄,相对降低血容量;⑤运动训练可促进体内脂质的消耗,而有利于延缓血管硬化过程;⑥运动训练有助于改善患者的情绪,从而有利于减轻血管应激水平,以降低血压。

高血压患者运动治疗侧重于降低外周血管阻力,主张进行低至中等强度、较长时间、大肌群的动力性运动(有氧训练)以及各类放松性活动,包括医疗步行、降压体操、气功、太极拳、放松疗法等。因为低至中等强度的运动更容易被患者接受和坚持,同时出现骨骼肌损伤和心血管并发症的可能性更小。运动强度过大对患者无益,所以高血压患者不提倡高强度运动。对轻症患者可以运动治疗为主,对于2级以上的患者则应在降压药物的基础上进行运动治疗。活动前,护理人员在全面了解患者病史、病情和心功能状态后,制定运动处方。运动量以心率为依据,同时参考血压情况,指导逐步实施。

1.有氧训练　　常用方式为步行、踏车、游泳、慢节奏韵交谊舞等,强度一般为50%～70%HR_{max}或40%～60% VO_{2max},RPE一般为11～13。停止活动后心率应在3～5分钟内恢复正常。运动的目标是达到靶心率,而不是最大心率,即220－年龄＝最大心率。最大心率乘以70%就靶心率。步行速度一般不超过110步/分,一般为50～80m/min,每次锻炼30～40分钟,其间可穿插休息或医疗体操、太极拳等中国民族形式的拳操。50岁以上患者活动时的心率一般不超过120次/分。活动强度越大,越要注重准备活动和结束活动。一段时间训练后,收缩压一般可降低10mmHg,舒张压一般降低8mmHg左右。

2.循环抗阻运动　在一定范围内,中、小强度的抗阻运动可产生良好的降压作用,而并不引起血压的过分升高。一般采用循环抗阻训练,即采用相当于 40% 最大一次收缩力作为运动强度,作大肌群(如肱二头肌、腰背肌、胸大肌、股四头肌等)的抗阻收缩,每节运动重复 10~30 秒,10~15 节为一个循环,每次训练 1~2 个循环,每周 3 次,8~12 周为 1 个疗程。逐步适应后可按每周 5% 的增量逐渐增加运动量,注意在用力时呼气可减轻对心血管的反应性。

3.传统体育疗法　传统体育是高血压康复的有效手段,既可起到一定的降压效果又能调整机体对运动的反应性,从而促使患者康复。

(1)医疗体操:常用降压舒心操、太极拳等。要求锻炼时动作柔和、舒展、有节律、注意力集中、肌肉放松、思绪宁静、动作与呼吸相结合。头低位时,不宜低于心脏水平位置。

(2)放松训练:包括拳操、生物反馈以及其他放松技术。常用的生物反馈有心率反馈、皮肤电位反馈以及血压反馈。即将患者的心率、血压以及自主神经功能状态通过声、光、颜色或数字的方式反馈给患者,促使患者能理解和控制自己的血压反应。其他有放松性按摩或穴位按摩、音乐疗法等。

(三)改变生活方式

对高血压患者应去除不利于身体和心理健康的行为和习惯,不仅可以预防或延迟高血压的发生,还可以降低血压,提高降压药物的疗效,从而降低心血管风险。

1.减少钠盐摄入,增加钾盐摄入　高血压发病最危险的因素是高钠、低钾饮食。钠盐可显著升高血压以及高血压的发病风险,而钾盐则可对抗钠盐升高血压的作用。降低饮食钠盐的方式,可以使收缩压降低 5~10mmHg 左右。每天钠盐摄入量不超过 2.4g(相当于氯化钠 6g)。在限盐的同时,适当增加食物中钙和钾盐的摄入量(如蔬菜与水果)。高钾饮食有助于防止高血压发生,钾不足可以诱发高血压,并导致心室异位节律。饮食中的钙与血压呈负相关,每日喝牛奶 500ml,可以补充钙 400mg。

2.控制体重　超重和肥胖是导致血压升高的重要原因之一,而以腹部脂肪堆积为典型特征的中心性肥胖还会进一步增加高血压等心血管与代谢性疾病的风险。最有效的减重措施是控制能量摄入和增加体力活动,减少饮食中胆固醇和饱和脂肪酸的摄取:每日胆固醇摄入应小于 300mg,脂肪占总热量的 30% 以下,饱和脂肪酸占总热量的 10% 以下,逐渐使体重指数控制在 25 以下,从而达到降压效果。

3.戒烟限酒　吸烟可以增加血管张力,升高血压,显著增加发生动脉粥样硬化性疾病的风险。每日酒精摄入量男性不应超过 25g;女性不应超过 15g。

4.增加体育运动　运动可以使收缩压和舒张压降低约 6~7mmHg,规律地有氧运动,如快步走或慢跑,每周 3~5 天,每次 30 分钟,除使血压能有所下降外,尚可使血压水平稳定。

5.减轻精神压力　精神压力增加的主要原因包括过度的工作和生活压力以及病态心理,包括抑郁症、焦虑症、A 型性格(一种以敌意、好胜和妒忌心理及时间紧迫感为特征的性格)、社会孤立和缺乏社会支持等。应采取各种措施,帮助患者预防和缓解精神压力以及纠正和治疗病态心理,必要时建议患者寻求专业心理辅导或治疗。

6.慎用避孕药物　口服避孕药和激素的替代疗法所采用的雌激素和孕酮均可能升高血压,故对高血压患者应该避免使用。

(四)多种危险因素的综合干预

高血压患者往往同时存在多个心血管病危险组分,包括危险因素,并存靶器官损害,伴发临床疾患。通过控制多种危险因素(包括降压、调脂、抗栓治疗、控制血糖等),保护靶器官,治疗已确诊的糖尿病等疾患,来达到预防心脑血管病发生的目标。

(五)药物治疗

对高血压患者实施降压药物治疗的目的是通过降低血压,有效预防或延迟脑卒中、心肌梗死、心力衰竭、肾功能不全等心脑血管并发症发生;有效控制高血压的疾病进程,预防高血压急症、亚急症等重症高血压发生。当前用于降压的药物主要有以下 5 类,即利尿剂、β 受体阻滞剂、钙拮抗剂、血管紧张素转换酶抑制剂(ACEI)、血管紧张素受体拮抗剂(ARB)。通常起始时采用较小剂量单药治疗,若血压不能达标,可逐渐增加剂量至足量或换用低剂量的另一种药物,在低剂量单药治疗疗效不满意时,可以采用两种或多种降压药物联合治疗。

(六)中医康复疗法

1.中药治疗　除观察血压变化外,中医辨证主要是对眩晕、头痛等予以辨析。针对本病阴阳失调,本虚标实,本虚为主的主要病因病机,中药治疗当以调和阴阳,扶助正气为原则,采用综合方法,以达到身心康复的目的。

2.针灸疗法　体针可选三组穴位如:印堂、人迎、内关,风池、曲池、太冲,曲泽、丰隆、合谷。每日针一组穴位,留针半小时,交替进行,10~12 次为 1 个疗程。耳针可取降压沟、交感、神门、耳尖穴,左右耳交替行针,每次留针半小时,10~12 次为 1 个疗程。

3.推拿疗法　研究表明对高血压相关穴位进行针对性按摩,可以达到调和阴阳、调节外周微血管的收缩舒张、促进血液循环及降低血压的作用。一般以自我推拿为主,常用方法和穴位如擦鼻、鸣天鼓、手梳头、揉太阳、抹额、按揉脑后、揉腰眼、擦涌泉等,并辅以拳掌拍打。

四、康复护理指导

高血压康复应用社区资源实施是最基本和最重要的途径。在社区中既有利于观察、指导、监督其康复治疗情况,并有利于对不良生活习惯的纠正。

1.按时服药,联合用药。定期监测,根据血压及病情变化,调整用药。

2.合理安排生活和工作,注意劳逸结合。坚持体育锻炼,如医疗步行、太极拳、降压体操、太极剑、气功等,因地制宜,持之以恒。

3.改变不良生活习惯,低盐饮食,每日摄入盐量控制在 5g 以下,避免食用鱼肉罐头及腌制、熏烤的肉和鱼产品,肥胖者将体重控制在标准体重的 10％上下范围:低热量、低脂饮食。保持平衡心态,改善行为方式。

4.戒烟限酒。

5.定期复查,注意心、脑、肾功能状况。有并发症,按并发症要求做好针对性保健指导,定期到医院复查。

(郭桂雯)

第二节　冠心病的康复护理

冠状动脉粥样硬化性心脏病,指冠状动脉粥样硬化使血管狭窄或阻塞和(或)因冠状动脉功能性改变(痉挛)导致心肌缺血缺氧或坏死而引起的心脏病,统称冠状动脉性心脏病,简称冠心病,也称缺血性心脏病。

一、主要功能障碍及评估

(一)主要功能障碍

冠心病患者的主要功能障碍是心脏功能障碍,直接原因为冠状动脉狭窄或阻塞导致心肌缺血缺氧。此外,还有一系列继发性躯体和心理障碍,包括:

1.心血管功能障碍　冠心病患者因长期体力活动的减少,使心血管系统的适应性降低,通过适当的运动训练,能改善患者的心血管功能。

2.呼吸功能障碍　冠心病直接的全身表现是缺氧的症状,即胸闷、气短,与循环功能不良有关。而长期心血管功能障碍可导致肺循环功能障碍,使肺血管和肺泡气体交换的效率降低,吸氧能力下降诱发或加重缺氧症状。

3.全身运动耐力减退　冠心病和缺乏运动均导致机体吸氧能力减退、肌肉萎缩和氧化代谢能力降低,从而限制了全身运动耐力。

4.代谢功能障碍　缺乏运动可导致胰岛素抵抗、高胰岛素血症、血脂及糖代谢的障碍。表现为血胆固醇和三酰甘油增高,高密度脂蛋白胆固醇降低。

5.行为障碍　冠心病患者往往伴有不良生活习惯、心理障碍等;也是影响患者日常生活和治疗的重要因素。

(二)评估

1.健康状态评估

(1)评估患者的一般情况:包括姓名、性别、年龄、体重、职业、工作环境、家庭情况等。

(2)是否有冠心病、心血管疾病及糖尿病家族史;是否有高血压、高血脂病史。

(3)是否吸烟,包括吸烟的量及持续的时间。

(4)评估心绞痛、心肌梗死的情况:如心绞痛的诱因、部位、性质、强度、持续时间、缓解方式、近期服用的药物等。

(5)评估以前治疗心绞痛的药物的疗效和副作用。

(6)运动状况。

2.心电运动试验　心电运动试验(ECG)是指通过逐步增加运动负荷,以心电图为主要检测手段,并通过试验前、中、后心电和症状以及体征的反应来判断心肺功能的试验方式。制订运动处方一般采用分级症状限制型心电运动试验。出院前评估则采用6min步行,或低水平运动试验。

3.超声心动图运动试验　超声心动图可以直接反映心肌活动的情况,从而揭示心肌收缩和舒张功能,还可以反映心脏内血流变化情况,所以有利于提供运动心电图所不能显示的重要信息。

4.行为类型评估　Friedman 和 Rosenman(1974)提出行为类型,其特征是:

(1)A类型:工作主动、有进取心和雄心、有强烈的时间紧迫感(同一时间总是想做两件以上的事),但是往往缺乏耐心、易激惹、情绪易波动。此行为类型的应激反应较强烈,因此需要将应激处理作为康复的基本内容。

(2)B类型:平易近人、耐心、充分利用业余时间放松自己、不受时间驱使、无过强的竞争性。

二、康复护理措施

(一)临床分期

根据冠心病康复治疗的特征,国际上将康复治疗分为三期:

Ⅰ期:指急性心肌梗死或急性冠脉综合征住院期康复,冠状动脉分流术(CABG)或经皮穿刺冠状动脉内成形术(PTCA)术后早期康复也属于此列。发达国家此期已经缩短到3～7d。

Ⅱ期:指患者出院开始,至病情稳定性完全建立为止。时间5～6周。由于急性阶段缩短,Ⅱ期的时间也趋向于逐渐缩短。

Ⅲ期:指病情处于较长期稳定状态,或Ⅱ期过程结束的冠心病患者,包括陈旧性心肌梗死、稳定性心绞痛及隐性冠心病。PTCA或CABG后的康复也属于此期。康复程序一般为2～3个月,自我锻炼应该持续终生。有人将终生维持的锻炼列为第Ⅳ期。

(二)适应证

Ⅰ期:患者生命体征稳定,无明显心绞痛,安静心率<110次/min,无心力衰竭、严重心律失常和心源性休克,血压基本正常,体温正常。

Ⅱ期:与Ⅰ期相似,患者病情稳定,运动能力达到3METs以上,家庭活动时无显著症状和体征。

Ⅲ期:临床病情稳定者,包括陈旧性心肌梗死、稳定型劳力性心绞痛、隐性冠心病、冠状动脉分流术和腔内成形术后、心脏移植术后、安装起搏器后。过去被列为禁忌证的一些情况如病情稳定的心功能减退、室壁瘤等现正在被逐步列入适应证的范畴。

(三)禁忌证

凡是康复训练过程中可诱发临床病情恶化的情况都列为禁忌证,包括原发病临床病情不稳定或合并新的临床病症。

(四)康复护理措施

1.Ⅰ、Ⅱ期康复 主要是通过适当活动,减少或消除绝对卧床休息所带来的不利影响。逐步恢复一般日常生活活动能力。运动能力达到Ⅰ期康复为2～3METs、Ⅱ期康复为4～6METs。

(1)活动:大约200年前,Heberden报告,冠心病患者做锯木劳动,每天1.5h,6个月后冠心病痊愈。此后,有更多的有关运动能减轻和治愈冠心病的报道。

活动一般从床上的肢体活动开始,先活动远端肢体的小关节;做抗阻活动可以采用捏气球、皮球,或拉皮筋等,一般不需要专用器械;吃饭、穿衣等日常生活活动也可以早期进行。训练时要注意保持一定的活动量,但日常生活和工作时应采用能量节约策略,比如制定合理的工作或日常活动程序,减少不必要的动作和体力消耗等,以尽可能提高工作和体能效率。避免剧烈活动及各种比赛以及竞技性活动;避免长时间活动。

(2)呼吸训练:呼吸训练主要指腹式呼吸。腹式呼吸的要点是在吸气时腹部隆起,让膈肌尽量下降;呼气时腹部收缩,把肺的气体尽量排出。呼气与吸气之间要均匀连贯,可以比较缓慢,但不可憋气。

(3)坐位训练:坐位是重要的康复起始点,应该从第1天就开始。开始时可将床头抬高,把枕头或被子放在背后,这样有依托坐的能量消耗与卧位相同,但心脏负荷实际上低于卧位,因上身直立体位使回心血量减少,同时射血阻力降低。应让患者逐步过渡到无依托独坐。

(4)步行训练:步行训练从床边站立开始,先克服直立性低血压。在站立无问题之后,开始床边步行(1.5～2.0 METs),以便在疲劳或不适时能够及时上床休息。此阶段患者的活动范围明显增大,因此监护需要加强。避免高强度运动,有上肢超过心脏平面的活动均为高强度运动,应该避免或减少。例如患者自己手举盐水瓶上厕所。此类活动的心脏负荷增加很大,常是诱发意外的原因。

(5)大便:患者务必保持大便通畅,如果出现便秘,应该使用通便剂;患者有腹泻时也需要注意严密观察,因为过分的肠道活动可以诱发迷走神经反射,导致心律失常或心电不稳。提倡坐位大便,禁忌蹲位大便或在大便时过分用力。因为卧位大便时由于臀部位置提高,回心血量增加,使心脏负荷增加,同时由于排便时必须克服体位所造成的重力,所以需要额外用力(4METs)。

(6)上下楼:可以缓慢上下楼,下楼的运动负荷不大,而上楼的运动负荷主要取决于上楼的速度;必须保持非常缓慢的上楼速度,一般每上一级台阶可以稍事休息,以保证没有任何症状。可以自己洗澡,但要避免过热、过冷的环境和洗澡水;可以做一些家务劳动及外出购物,但要循序渐进。活动强度为 $40\%\sim50\%$ HR_{max};为确保安全性,应在进行较大强度活动时采用远程心电图监护系统监测,或在有经验的康复治疗人员的指导下进行。

(7)娱乐:可以进行有轻微体力活动的娱乐,但要避免气喘和疲劳。如室内外散步,医疗体操,气功,园艺活动。

(8)康复方案调整与监护:如果患者在训练过程中没有不良反应,运动或活动时心率增加<10 次/min,次日训练可以进入下一阶段。运动中心率增加在 20 次/min 左右,则需要继续同一级别的运动。心率增加超过 20 次/min,或出现任何不良反应,则应该退回到前一阶段运动,甚至暂时停止运动训练。为了保证活动的安全性,可以在医学或心电监护下开始所有的新活动。在无任何异常的情况下,重复性的活动不一定要连续监护。

(9)一般患者主张 3～5d 天出院,但要确保患者可连续步行 200m 无症状和无心电图异常。出院后每周需要门诊随访一次。任何不适均应暂停运动,及时就诊。

2.Ⅲ期康复　巩固Ⅰ、Ⅱ期康复成果,控制危险因素,改善或提高体力活动能力和心血管功能,恢复发病前的生活和工作。

(1)基本原则

1)个体化:因人而异地制定康复方案。

2)循序渐进:遵循学习适应和训练适应机制。学习适应指掌握某一运动技能时由熟悉至熟练的过程,是一个由兴奋、扩散、泛化,至抑制、集中、分化的过程,是任何技能的学习和掌握都必须经历的规律。训练适应是指人体运动效应提高由小到大,由不明显到明显,由低级到高级的积累发展过程。

3)持之以恒:训练效应是量变到质变的过程,训练效果的维持同样需要长期锻炼。一般认为额定训练时间产生的训练效应将在停止训练类似的时间后消失。运动训练没有一劳永逸的效果。

4)兴趣性:兴趣可以提高患者参与并坚持康复治疗的主动性和顺应性。如果康复运动治疗方法单一,又不注意定时定期改变方法,或采取群体竞赛的形式,穿插一些活动性游戏,则患者常感到参加运动治疗枯燥无味,成为负担,导致不少患者中途退出的现象。

5)全面性:冠心病患者往往合并有其他脏器疾病和功能障碍,同时患者也常有心理障碍和工作(娱乐)、家庭(社会)等诸方面的问题,因此,冠心病的康复绝不仅仅是心血管系统问题。对患者要从整体看待,进行全面康复。

(2)康复

1)有氧运动:机体通过有氧代谢途径提供能量的运动称为有氧运动,这种运动通常为低、中等强度且持续较长的耐力运动,运动形式常为肢体大肌群参与且具有节律性、反复重复性质的运动,如步行、登山、游泳、骑车、中国传统形式的拳操等。慢跑曾经是推荐的运动,但是其运动强度较大,下肢关节承受的冲击力较显著,运动损伤较常见,因此近年来已经不主张使用。

2)运动方式:分为间断性和连续性运动。间断性运动指基本训练期有若干次高峰靶强度,高峰强度之间强度降低。其优点是可以获得较强的运动刺激,同时时间较短,不至于引起不可逆的病理性改变。主要缺点是需要不断调节运动强度,操作比较麻烦。连续性运动指训练的靶强度持续不变,这是传统的操作方式,主要优点是简便,患者相对比较容易适应。

3)运动量:运动量是康复治疗的核心,要达到一定阈值才能产生训练效应。合理的每周总运动量为700～2000cal(相当于步行 10～32km)。运动量＜700 卡/周只能维持身体活动水平,而不能提高运动能力。运动量＞2000 卡/周则不增加训练效应。运动总量无明显性别差异。运动量的基本要素为:

①运动强度:运动训练所必须达到的基本训练强度称之为靶强度,可用最大心率(HR_{max})、心率储备、最大吸氧量(VO_{2max})、METs 等方式表达。靶强度与最大强度的差值是训练的安全系数。靶强度一般为40％～85％VO_{2max} 或 METs,或 60％～80％HR 储备,或 70％～85％HR_{max}。

②运动时间:指每次运动锻炼的时间。靶强度运动一般持续 10～60min。在额定运动总量的前提下,训练时间与强度成反比。准备活动和结束活动的时间另外计算。

③训练频率:训练频率指每周训练的次数。国际上多数采用每周 3～5d 的频率。合适运动量的主要标志:运动时稍出汗,轻度呼吸加快但不影响对话,早晨起床时感觉舒适,无持续的疲劳感和其他不适感。

4)训练实施:每次训练都必须包括:

①准备活动:主要目的是预热,即让肌肉、关节、韧带和心血管系统逐步适应训练期的运动应激。运动强度较小,运动方式包括牵伸运动及大肌群活动,要确保全身主要关节和肌肉都有所活动,一般采用医疗体操、太极拳等,也可附加小强度步行。

②训练活动:指达到靶训练强度的活动,中低强度训练的主要机制是外周适应作用,高强度训练的机制是中心训练效应。

③结束活动:主要目的是冷却,即让高度兴奋的心血管应激逐步降低,适应运动停止后血流动力学改变。运动方式可以与训练方式相同,但强度逐步减小。

充分的准备与结束活动是防止训练意外的重要环节(训练中心血管意外 75％均发生在这两个时期),对预防运动损伤也有积极的作用。

5)性功能障碍及康复:Ⅲ期康复应该将恢复性生活作为目标(除非患者没有需求)。判断患者是否可以进行性生活的简易试验有:

①上二层楼试验(同时做心电监测):通常性生活心脏射血量约比安静时高 50％,这和快速上二层楼的心血管反应相似。

②观察患者能否完成 5～6METs 的活动:因为采用放松体位的性生活最高能耗 4～5METs。日常生活中看精彩球赛时的心率可能会超过性生活。在恢复性生活前应该经过充分的康复训练,并得到经治医师的认可。应该教育患者采用放松姿势和方式,避免大量进食后进行。必要时在开始恢复性生活时采用心电监测。

三、康复教育

康复教育的内容包括:

1.向患者及家属介绍心脏结构、功能、冠状动脉病变,药物治疗的作用及运动的重要性;避免竞技性运动。

2.向患者及家属介绍冠心病的危险因素,生活行为与冠心病的影响关系。需要理解个人能力的限制,应定期检查和修正运动处方,避免过度训练。

3.估测每天热量摄入,给予低脂、易消化饮食,避免摄入酸、辣、刺激性食物;勿食或少食脂肪、胆固醇含量高的食物;戒烟酒,多吃水果、蔬菜,避免饱餐,防止短时间心脏负荷过重。定时监测空腹血脂水平如胆固醇、三酰甘油、低密度和高密度脂蛋白,以及近期降脂药物治疗情况。测定体重指数,防治高血压、糖尿病、高脂血症和肥胖。

4.了解心理障碍程度,如压抑、焦虑、孤独、生气、情绪易激动等。通过个人或小组形式进行咨询和教育,使患者改变不正确的生活方式和树立健康行为的自信心,教会患者处理应激的技巧和放松方法等。

5.注意周围环境因素对运动反应的影响,包括:寒冷和炎热气候要相对降低运动量和运动强度,避免在阳光下和炎热气温时剧烈运动;穿戴宽松、舒适、透气的衣服和鞋;上坡时要减慢速度;饭后不做剧烈运动;感冒或发热症状和体征消失 2d 以上再恢复运动。训练必须持之以恒,如间隔 4~7d 以上,再开始运动时宜稍减低强度。

6.识别心绞痛、心肌梗死临床表现,知道硝酸甘油的使用注意事项:应随身携带,保证药物有效,避光保存;如发生心绞痛立即舌下含服,如无效可连服 3 次;服用后应取坐位或卧位;若服用 3 次仍无效则高度怀疑心肌梗死,应立即送医院诊治;硝酸甘油不要与酒精、咖啡、浓茶同时服用。

7.提供给冠心病患者有关性生活方面的指导。

(郭桂雯)

第三十五章　神经系统疾病的康复护理

第一节　脑卒中的康复护理

一、概述

脑卒中又称脑血管意外(CVA),由于急性脑血管破裂或闭塞,导致局部或全脑神经功能障碍所引起的神经功能缺损综合征,持续时间>24 小时或死亡。脑卒中后一周的患者 73%～86%有偏瘫,71%～77%有行动困难,47%不能独坐,75%左右不同程度地丧失劳动能力,40%重度致残。在我国目前需要和正在进行康复的患者中,脑卒中患者占有相当大的比例。随着科学技术和医疗服务水平的不断提高,脑卒中的致死率呈现逐渐下降的趋势,同时,由于发病率的逐年增高,导致脑卒中的致残率亦呈现逐年增高的趋势,这样造成了大量的需要进行康复的残疾人。脑卒中的康复开展最早,也是目前研究最多的领域,早期康复介入已成为共识。

早期康复的意义:早期康复运动功能恢复 1 个月可提高 92.11%;2 个月可提高 56.67%;3 个月可提高 18.18%;3 个月后 96%手功能恢复可能性较小。

(一)流行病学

脑血管疾病的发病率、死亡率和致残率很高,它与恶性肿瘤、心脏疾病是导致全球人口死亡的三大疾病。根据新近的流行病学资料,我国脑血管疾病在人口死因中居第二位,仅次于恶性肿瘤,在不少城市中已占首位。我国脑卒中年发病率为 120/10 万～180/10 万,局部地区有逐渐上升的趋势,死亡率为 60/10 万～120/10 万,据此估计我国脑卒中新发病例 150 万/年,死亡约 100 万/年,病后存活的 600 万患者中,残障率高达 75%。发病率、患病率和死亡率随年龄增长,45 岁后增长明显,65 岁以上人群增长更显著,75 岁以上发病率是 45～54 岁组的 5～8 倍。此外,脑卒中发病率与环境、饮食习惯和气候(纬度)等因素有关,我国脑卒中总体分布呈北高南低、西高东低,纬度每增高 5 度,脑卒中发病率增加 64.0/10 万,死亡率增加 6.6/10 万。

(二)病因

1.血管病变　动脉粥样硬化和高血压性动脉硬化最常见,其次为结核性、梅毒性、结缔组织病和钩端螺旋体等所致的动脉炎,先天性脑血管病如动脉瘤、血管畸形和先天性血管狭窄、外伤、颅脑手术、插入导管和穿刺所致的血管损伤,以及药物、毒物和恶性肿瘤等导致的血管病损。

2.心脏病和血流动力学改变　如高血压、低血压或血压急骤波动,心功能障碍、传导阻滞、风湿性或非风湿性瓣膜病、心肌病等,以及心律失常特别是心房纤颤。

3.血液成分和血液流变学改变　如高黏血症(见于脱水、红细胞增多症、高纤维蛋白血症和白血病等)、凝血机制异常(应用抗凝剂、口服避孕药和弥散性血管内凝血等)、血液病及血液流变学异常可导致血黏度增加和血栓前状态

4.其他病因　包括空气、脂肪、癌细胞和寄生虫等栓塞,脑血管痉挛,受压和外伤等。部分脑卒中原因不明。

(三)促发因素

1.血流动力学因素

(1)血压过高或过低:瞬时高血压是出血性脑卒中重要诱发因素,一过性低血压可诱发缺血性脑卒中。

(2)血容量改变:血容量不足,血液浓缩可诱发缺血性脑血管病。

(3)心脏病:心功能不全,心律失常可诱发脑梗死。

2.血液成分异常

(1)血黏度改变:红细胞增多症、异常球蛋白血症等引起异常高血黏度,可诱发脑梗死。

(2)血小板数量或功能异常:血小板减少常引起出血性脑卒中;增多时可引起脑梗死,但是由于此时血小板功能低下,也可致出血性脑卒中。

(3)凝血或纤溶系统功能障碍:如血友病、白血病可引起出血性或缺血性脑卒中。

(四)危险因素

危险因素是当前脑血管病研究的一个重大课题。脑卒中的危险因素可分为可干预和不可干预两类,其中可干预的有高血压、糖尿病、高脂血症、(冠心病)心脏病、高同型半胱氨酸血症、短暂性脑缺血性发作(TIA)或脑卒中史、肥胖、无症状性颈动脉狭窄、酗酒、吸烟、抗凝治疗、脑动脉炎等;不可干预的有年龄、性别、遗传、种族等因素。其中高血压是各类型脑卒中最重要的独立危险因素。

(五)分类

脑卒中分为三大类:蛛网膜下腔出血、脑出血和脑梗死。其中脑梗死又分为 7 类:动脉粥样硬化性血栓性脑梗死、脑栓塞、腔隙性梗死、出血性梗死、无症状性梗死、其他梗死和原因未明的脑梗死。

二、临床表现

(一)主要症状和体征

1.起病突然　立即出现相应的症状和体征,是脑卒中的主要特点。

2.全脑症状　头痛、恶心、呕吐和不同程度的意识障碍。这些症状可轻重不等或不出现,主要与脑卒中类型和严重程度有关。

3.局灶症状和体征　根据损害的部位不同而异。

(1)颈内动脉系统损害表现:主要由大脑半球深部或额、颞、顶叶病变所致,可表现为:①病灶对侧中枢性面、舌下神经瘫痪和肢体瘫痪;②对侧偏身感觉障碍;③优势半球损害时可有失语;④对侧同向偏盲。

(2)椎-基底动脉系统损害表现:主要由脑干、小脑或枕叶病变所致,可表现为:①眩晕伴恶心、呕吐;②复视;③构音、吞咽困难;④交叉性瘫痪或感觉障碍;⑤小脑共济失调;⑥皮质盲。

(3)脑膜刺激征:颅内压增高或病变波及脑膜时发生。表现为颈项强直、Kernig 征和 Brudzinski 征阳性。

(二)常见并发症

压疮、关节挛缩、肩关节半脱位、肩-手综合征、失用综合征、误用综合征、骨折、肺炎等。

三、主要功能障碍

由于病变性质、部位、病变严重程度等的不同,患者可能单独发生某一种障碍或同时发生几种障碍。其中以运动功能和感觉功能障碍最为常见。

(一)运动功能障碍

运动功能障碍是最常见的功能障碍之一,多表现为一侧肢体瘫痪,即偏瘫。脑卒中患者运动功能的恢复,一般经过弛缓期、痉挛期和恢复期 3 个阶段。

(二)感觉功能障碍

偏瘫侧感觉受损但很少缺失。据报道,65％的脑卒中患者有不同程度和不同类型的感觉障碍。主要表现为痛觉、温度觉、触觉、本体觉和视觉的减退或丧失。44％的脑卒中患者有明显的本体感觉障碍,并可影响整体残疾水平。

(三)共济障碍

共济障碍是指四肢协调动作和行走时的身体平衡发生障碍,又称共济失调。脑卒中患者常见的共济失调障碍有大脑性共济障碍、小脑性共济障碍。肢体或躯干的共济失调在小脑损害的患者较常见。常因小脑、基底核、反射异常、本体感觉丧失或运动无力、反射异常、肌张力过高、视野缺损等所致。

(四)言语障碍

脑卒中患者常发生言语障碍,发生率高达 40％～50％。包括失语症和构音障碍。失语症是由于大脑半球优势侧(通常为左半球)语言区损伤所致,表现为听、说、读、写的能力障碍。构音障碍是由于脑损害引起发音器官的肌力减退、协调性不良或肌张力改变而导致语音形成的障碍。

(五)认知障碍

认知障碍主要包括意识障碍、智力障碍、失认症和失用症等高级神经功能障碍。

1.意识障碍　是指大脑皮质的意识功能处于抑制状态,认识活动的完整性降低。脑卒中患者的意识障碍的发生率约 40％。

2.智力障碍　智力是个人行动有目的、思维合理、应付环境有效聚集的较全面的才能。思维能力(包括推理、分析、综合、比较、抽象、概括等),特别是创造性思维是智力的核心。脑卒中可引起记忆力、计算力、定向力、注意力、思维能力等障碍。

3.失认症　常因非优势侧半球(通常为右半球)损害,尤其是顶叶损害而导致的认知障碍。其病变部位多位于顶叶、枕叶.颞叶交界区。如视觉失认、听觉失认、触觉失认、躯体忽略、体像障碍等。

4.失用症　是指在没有感觉和运动损害的情况下不能进行以前所学过的、有目的的运动。脑卒中常见的失用症有:意念性失用、结构性失用、意念运动性失用、步行失用等。

(六)ADL 能力障碍

日常生活活动是指一个人为独立生活每天必须反复进行的、最基本的、一系列的身体动作或活动,即衣、食、住、行、个人卫生等基本动作和技巧。脑卒中患者,由于运动功能、感觉功能、认知功能等多种功能障碍并存,导致 ADL 能力障碍。

(七)继发性功能障碍

1.心理障碍　是指人的内心、思想、精神和感情等心理活动发生障碍。患者的行为也可因认知障碍而受影响,表现为易怒、顽固、挑剔、不耐心、冲动、任性、淡漠或过于依赖他人。这种行为使患者的社会适应性较差,甚至环境也可增加其孤独感和压力。

2.膀胱与直肠功能障碍　表现为尿失禁、二便潴留等。

3.肩部功能障碍　多因肩痛、半脱位和肩手综合征所致。肩关节疼痛多在脑卒中很长时间后发生,发生率约为72%;肩关节半脱位在偏瘫患者很常见,发生率为81%。肩手综合征在脑卒中发病后1~3个月很常见,表现为肩痛、手肿、皮肤温度上升、关节畸形。

4.关节活动障碍　因运动丧失与制动导致关节活动度降低、痉挛与变形,相关组织弹性消失,肌肉失用性萎缩进而导致关节活动障碍。

5.面神经功能障碍　主要表现为额纹消失、口角歪斜及鼻唇沟变浅等表情肌运动障碍。核上性面瘫表现为眼裂以下表情肌运动障碍,可影响发音和饮食。

6.疼痛　丘脑腹后外侧核受损的患者最初可表现为对侧偏身感觉丧失,数周或数月后感觉丧失将可能被一种严重的烧灼样疼痛所代替,称为丘脑综合征。疼痛可因刺激或触摸肢体而加重。疼痛的后果常使患者功能降低,注意力难以集中,发生抑郁并影响康复疗效。

7.骨质疏松　脑卒中后继发性骨质疏松是影响患者运动功能恢复和日常生活能力的一个重要因素。

8.失用综合征　长期卧床,活动量明显不足,可引起压疮、肺感染、尿路感染、直立性低血压、心肺功能下降、异位骨化等失用综合征。

9.误用综合征　病后治疗或护理方法不当可引起关节肌肉损伤、骨折、肩髋疼痛、痉挛加重、异常痉挛模式和异常步态、足内翻等。

10.吞咽功能障碍　吞咽困难是脑卒中后的常见并发症,脑卒中患者为29%~60.4%伴有吞咽功能障碍。临床表现为进食呛咳、食物摄取困难、哽咽、喘鸣、食物通过受阻而鼻腔反流;体征为口臭、流涎、声嘶、吸入性肺炎、营养不良、脱水和面部表情肌的不对称等。部分患者可能需要长期通过鼻饲管进食。

11.深静脉血栓形成　主要症状包括小腿疼痛或触痛、肿胀和变色。约50%的患者可不出现典型的临床症状,但可通过静脉造影或其他一些非侵入性技术进行诊断。

四、康复评定

(一)脑损伤严重程度的评定

1.格拉斯哥昏迷量表(GCS)　GCS是根据睁眼情况(1~4分)、肢体运动(1~6分)和语言表达(1~5分)来判定患者脑损伤的严重程度。GCS≤8分为重度脑损伤,呈昏迷状态;9~12分为中度脑损伤;13~15分为轻度脑损伤。

2.脑卒中患者临床神经功能缺损程度评分标准　评分为0~45分,0~15分为轻度神经功能缺损;16~30分为中度神经功能缺损;31~45分为重度神经功能缺损。

3.美国卫生研究院脑卒中评分表(NIHSS)　NIHSS是国际上使用频率最高的脑卒中评分量表,有11项检测内容,得分低说明神经功能损害程度轻,得分高说明程度重。

(二)运动功能的评定

脑卒中后运动功能障碍多表现为偏侧肢体瘫痪,是致残的重要原因。评定常采Bobath、上田敏、Fugl-Meyer评定等方法。运动功能评估主要是对运动模式、肌张力、肌肉协调能力进行评估。

肢体的运动功能障碍按照脑卒中后各期(软瘫期、痉挛期、相对恢复和后遗症期)的状况,采用Brunnstrom6阶段评估法)可以简单分为:Ⅰ期——迟缓阶段;Ⅱ期——出现痉挛和联合反应阶段;Ⅲ期——连带运动达到高峰阶段;Ⅳ期——异常运动模式阶段;Ⅴ期——出现分离运动阶段;Ⅵ期——正常运动状态。

（三）感觉功能评估

感觉功能评估包括浅感觉、深感觉和复合感觉。评估患者的痛温觉、触觉、运动觉、位置觉、实体觉和图形觉是否减退或丧失。脑卒中感觉功能评定的目的在于了解感觉障碍的程度和部位，指导患者正确选用辅助用具及避免在日常生活活动中发生伤害事故。

（四）平衡功能评定

1.三级平衡检测法　三级平衡检测法在临床经常使用。

Ⅰ级平衡是指在静态下不借助外力，患者可以保持坐位或站立位平衡；Ⅱ级平衡是指在支撑面不动（坐位或站立位）身体某个或几个部位运动时可以保持平衡；Ⅲ级平衡是指患者在外力作用或外来干扰下仍可以保持坐位或站立平衡。

2.Berg平衡评定量表　是脑卒中康复临床与研究中最常用的量表，一共14项检测内容，包括：坐→站；无支撑站立；足着地，无支撑坐位；站→坐；床→椅转移；无支撑闭眼站立；双足并拢，无支撑站立；上肢向前伸；从地面拾物；转身向后看；转体360°；用足交替踏台阶；双足前后位，无支撑站立；单腿站立。每项评分0～4分，满分56分，得分高表明平衡功能好，得分低表明平衡功能差。

（五）认知功能评估

评估患者对事物的注意、识别、记忆，理解和思维有无出现障碍。例如：

1.意识障碍是对外界环境刺激缺乏反应的一种精神状态。根据临床表现可分为嗜睡、昏睡、浅昏迷、深昏迷4个程度。临床上通过患者的语音反应，对针刺的痛觉反射、瞳孔对光反射、吞咽反射、角膜反射等来判断意识障碍的程度。

2.智力障碍主要表现为定向力、计算力、观察力等思维能力的减退。

3.记忆障碍可表现为短期记忆障碍或长期记忆障碍。

4.失用症常见的有结构性失用、意念运动性失用、运动性失用和步行失用。

5.失认症可表现为视觉失认、听觉失认、触觉失认、躯体忽略和体像障碍。

（六）言语功能评估

评估患者的发音情况及各种语言形式的表达能力，包括说、听、读、写和手势表达。脑卒中患者常有以下言语障碍表现：

1.构音障碍　是由于中枢神经系统损害引起言语运动控制障碍（无力、缓慢或不协调），主要表现为发音含糊不清，语调及速率、节奏异常，鼻音过重等言语听觉特性的改变。

2.失语症　是由于大脑皮质与语言功能有关的区域受损害所致，是优势大脑半球损害的重要症状之一。常见的失语类型有运动型失语、感觉性失语、传导性失语、命名性失语、经皮质运动性失语、经皮质感觉性失语、完全性失语等。

（七）摄食和吞咽功能评估

1.临床评估　对患者吞咽障碍的描述：吞咽障碍发生的时间、频率；在吞咽过程发生的阶段；症状加重的因素（食物的性状，一口量等）；吞咽时的伴随症状（梗阻感、咽喉痛、鼻腔、反流、误吸等而不同）。

2.实验室评定　视频荧光造影检查（VFG）：即吞钡试验，它可以精确地显示吞咽速度和误吸的存在，以了解吞咽过程中是否存在食物残留或误吸，并找出与误吸有关的潜在危险因素，帮助设计治疗饮食，确定安全进食体位。

3.咽部敏感试验　用柔软纤维导管中的空气流刺激喉上神经支配区的黏膜，根据感受到的气流压力来确定感觉障碍的阈值和程度。脑卒中患者咽部感觉障碍程度与误吸有关。

（八）日常生活活动能力（ADL）评估

脑卒中患者由于运动功能、认知功能、感觉功能、言语功能等多种功能障碍并存，常导致衣、食、住、行、个人卫生等基本动作和技巧能力的下降或丧失。常采用改良 Barthel 指数或功能独立性评估法（FIM）。MBI 见评定章节。

（九）心理评估

评估患者的心理状态，人际关系与环境适应能力，了解有无抑郁、焦虑、恐惧等心理障碍，评估患者的社会支持系统是否健全有效。

（十）社会活动参与能力评估

采用社会活动与参与量表评定。该量表分为理解与交流、身体移动、生活自理、与人相处、生活活动、社会参与 6 个方面，共 30 个问题，每个问题的功能障碍程度分为"无、轻、中、重、极重度"，相应分值为 1、2、3、4、5 分。

五、康复治疗

（一）康复目标

采用一切有效的措施，预防脑卒中后可能发生的残疾和并发症（如压疮、坠积性肺炎或吸入性肺炎、泌尿系感染、深静脉血栓形成等）改善受损的功能（如感觉、运动、语言、认知和心理等），提高患者的日常生活活动能力和适应社会生活的能力，即提高脑卒中患者的生活质量，重返家庭和工作岗位，最终成为独立的社会的人。

（二）康复治疗

脑卒中的康复应从急性期开始，只要不妨碍治疗，康复训练开始的越早，功能恢复到可能性越大，预后越好。一般认为康复治疗开始的时间应为患者生命体征稳定，神经病学症状不再发展后 48 小时可开始，应尽可能地减轻失用（包括健侧）。脑卒中康复治疗包括偏瘫肢体综合训练、平衡功能训练、手功能训练、言语功能训练、吞咽功能训练、作业治疗、理疗等。

（三）康复训练的原则

1.选择合适的早期康复时机。

2.康复治疗计划是建立在康复评定的基础上，由康复治疗小组共同制订，并在治疗方案实施过程中逐步加以修正和完善。

3.康复治疗始终贯穿于脑卒中治疗的全过程，做到循序渐进。

4.康复治疗要有患者的主动参与和家属的积极配合，并与日常生活和健康教育相结合。

5.采用综合康复治疗，包括物理治疗、作业治疗、言语治疗、心理治疗、传统康复治疗和康复工程等方法。

（四）软瘫期的康复训练

软瘫期是指发病 1～3 周内（脑出血 2～3 周，脑梗死 1 周左右），患者意识清楚或有轻度意识障碍，生命体征平稳，但患肢肌力、肌张力均很低，腱反射也低。康复护理措施应早期介入，以不影响临床抢救，不造成病情恶化为前提。目的是预防并发症以及继发性损害，同时为下一步功能训练做准备。一般每天 2 小时更换一次体位，保持抗痉挛体位，以预防压疮、肺部感染及痉挛模式的发生。

1.卧床期各种体位训练。

2.桥式运动　在床上进行翻身训练的同时，必须加强患侧伸髋屈膝肌的练习，这对避免患者今后行走时出现偏瘫步态十分重要。

（1）双侧桥式运动：帮助患者将两腿屈曲，双足在臀下平踏床面，让患者伸髋将臀抬离床面。如患髋外旋外展不能支持,则帮助将患膝稳定。

(2)单侧桥式运动:当患者能完成双侧桥式运动后,可让患者伸展健腿,患腿完成屈膝、伸髋、抬臀的动作。

(3)动态桥式运动:为了获得下肢内收、外展的控制能力,患者仰卧屈膝,双足踏住床面,双膝平行并拢,健腿保持不动,患腿做交替的幅度较小的内收和外展动作,并学会控制动作的幅度和速度。然后患腿保持中立位,健腿做内收、外展练习。

3.软瘫期的被动活动 如病情较稳定,在病后第 3～4 日起患肢所有的关节都应做全范围的关节被动活动,以防关节挛缩。每日 2～3 次,活动顺序从大关节到小关节循序渐进,缓慢进行,切忌粗暴。直到主动运动恢复。

(1)软瘫期的按摩:对患肢进行按摩可促进血液、淋巴回流,防止和减轻水肿,同时又是一种运动感觉刺激,有利于运动功能恢复。按摩要轻柔、缓慢、有节律的进行,不可用强刺激性手法。对肌张力高的肌群用安抚性质的推摩,对肌张力低的肌群则予以摩擦和揉捏。

(2)软瘫期的主动活动:软瘫期的所有主动训练都是在床上进行的。主要原则是利用躯干肌的活动以及各种手段,促使肩胛带和骨盆带的功能恢复。

(3)翻身训练:尽早使患者学会向两侧翻身,以免长期固定于一种姿势,出现继发压疮及肺部感染等并发症。

1)向健侧翻身:患者仰卧位,双手交叉,患侧拇指置于健侧拇指之上(式握手)屈膝,健腿插入患腿下方。交叉的双手伸直举向上方,做左右侧方摆动,借助摆动的惯性,让双上肢和躯干一起翻向健侧。康复护理人员可协助或帮助其转动骨盆或肩胛。

2)向患侧翻身:患者仰卧位,双手呈 Bobath 式握手,向上伸展上肢,健侧下肢屈曲。双上肢左右侧方摆动,当摆向患侧时,顺势将身体翻向患侧。

(五)痉挛期的康复训练

一般在软瘫期 2～3 周开始,肢体开始出现痉挛并逐渐加重。这是疾病发展的规律,一般持续 3 个月左右。此期的康复目标是通过抗痉挛的姿势体位来预防痉挛模式和控制异常的运动模式,促进分离运动的出现。

1.抗痉挛训练 大部分患者患侧上肢以屈肌痉挛占优势,下肢以伸肌痉挛占优势。表现为肩胛骨后缩,肩带下垂,肩内收、内旋,肘屈曲,前臂旋前,腕屈曲伴一定的尺侧偏,手指屈曲内收;骨盆旋后并上提,髋伸、内收、内旋,膝伸,足趾屈内翻。

(1)卧位抗痉挛训练:采用 Bobath 式握手上举上肢,使患侧肩胛骨向前,患肘伸直。仰卧位时双腿屈曲,Bobath 式握手抱住双膝,将头抬起,前后摆动使下肢更加屈曲。此外,还可以进行桥式运动,也有利于抑制下肢伸肌痉挛。

(2)被动活动肩关节和肩胛带:患者仰卧,以 Bobath 式握手用健手带动患手上举,伸直和加压患臂。可帮助上肢运动功能的恢复,也可预防肩痛和肩关节挛缩。

(3)下肢控制能力训练:卧床期间进行下肢训练可以改善下肢控制能力,为以后行走训练做准备。

1)髋、膝屈曲训练:患者仰卧位,治疗师用手握住其患足,使之背屈旋外,腿屈曲,并保持髋关节不外展、外旋。待对此动作阻力消失后再指导患者缓慢地伸展下肢,伸腿时应防止内收、内旋。在下肢完全伸展的过程中,患足始终不离开床面,保持屈膝而髋关节适度微屈。以后可将患肢摆放成屈髋、屈膝、足支撑在床上,并让患者保持这一体位。随着控制能力的改善,指导患者将患肢从健侧膝旁移开,并保持稳定。

2)踝背屈训练:当患者可以控制一定角度的屈膝动作后,以脚踏住支撑面,进行踝背屈训练。治疗师握住患者的踝部,自足跟向、向下加压,另一只手抬起脚趾使之背屈且保持足外翻位,当被动踝背屈抵抗逐渐消失后,要求患者主动保持该姿势。随后指导患者进行主动踝背屈练习。

3)下肢内收、外展控制训练:方法见动态桥式运动。

2.坐位及坐位平衡训练　尽早让患者坐起,能防止肺部感染、静脉血栓形成、压疮等并发症,开阔视野,减少不良情绪。

(1)坐位耐力训练:对部分长期卧床患者为避免其突然坐起引起直立性低血压,首先应进行坐位耐力训练。先从半坐位(约30°)开始,如患者能坚持30分钟并且无明显直立性低血压,则可逐渐增大角度(45°、60°、90°)、延长时间和增加次数。如患者能在90°坐位坐30分钟,则可进行从床边坐起训练。

(2)卧位到从床边坐起训练:患者先侧移至床边,将健腿插入患腿下,用健腿将患腿移于床边外,患膝自然屈曲。然后头向上抬,躯干向患侧旋转,健手横过身体,在患侧用手推床,把自己推至坐位,同时摆动健腿下床。必要时治疗师可以一手放在患者健侧肩部,另一手放于其臀部帮助坐起,注意千万不能拉患肩。

(六)恢复期康复训练

恢复期早期患侧肢体和躯干肌还没有足够的平衡能力,因此,坐起后常不能保持良好的稳定状态。帮助患者坐稳的关键是先进行坐位耐力训练。

1.平衡训练　静态平衡为一级平衡;自动动态平衡为二级平衡;他动动态平衡为三级平衡。平衡训练包括左右和前后平衡训练。一般静态平衡完成后,进行自动动态平衡训练,即要求患者的躯干能做前后、左右、上下各方向不同摆幅的摆动运动。最后进行他动动态平衡训练,即在他人一定的外力推动下仍能保持平衡。

(1)坐位左右平衡训练:让患者取坐位,治疗师坐于其患侧,嘱其头部保持正直,将重心移向患侧,再逐渐将掌心移向健侧,反复进行。

(2)坐位前后平衡训练:患者在治疗师的协助下身体向前或后倾斜,然后慢慢恢复中立位,反复训练。静态平衡(一级平衡)完成后,进行自动动态平衡(二级平衡)训练,即要求患者的躯干能做前后、左右、上下各方向不同摆幅的摆动运动。最后进行他动动态平衡(三级平衡)训练,即在他人一定的外力推动下仍能保持平衡。

(3)坐到站起平衡训练:指导患者双手交叉,让患者屈髋、身体前倾,重心移至双腿,然后做抬臀站起动作。患者负重能力加强后,可让患者独立做双手交叉、屈髋、身体前倾,然后自行站立。

(4)站立平衡训练:完成坐到站起动作后,可对患者依次进行扶站、平衡杠内站立、独自站立以及单足交替站立的三级平衡训练。尤其作好迈步向前向后和向左向右的重心转移的平衡训练。

2.步行训练　学习平行杠内患腿向前迈步时,要求患者躯干伸直,用健手扶栏杆;重心移至健腿,膝关节轻度屈曲。治疗师扶住其骨盆,帮助患侧骨盆向前下方运动,防止患腿在迈步时外旋。当健腿向前迈步时,患者躯干伸直,健手扶栏杆,重心前移,治疗师站在患者侧后方,一手放置于患腿膝部,防止患者健腿迈步时膝关节突然屈曲以及发生膝反张;另一手放置于患侧骨盆部,以防其后缩。健腿开始只迈至与患腿平齐位,随着患腿负重能力的提高,健腿可适当超过患腿。指导患者利用助行器和手杖等帮助练习。

3.上下楼梯训练　原则为上楼时健足先上,患足后上;下楼时患足先下,健足后下。上楼时,健足先放在上级台阶,伸直健腿,把患腿抬到同一台阶;下楼时,患足先下到下一级台阶,然后健足迈下到同一级台阶。在进行训练前应给予充分的说明和示范,以消除患者的恐惧感。步态逐渐稳定后,指导患者用双手扶楼梯栏杆独自上下楼梯。

4.上肢控制能力训练　包括臂、肘、腕、手的训练。

(1)前臂的旋前、旋后训练:指导患者坐于桌前,用患手翻动桌上的扑克牌。亦可在任何体位让患者转动手中的一件小物。

(2)肘的控制训练:重点在于再伸展动作上。患者仰卧,患臂上举,尽量伸直肘关节,然后缓慢屈肘,用手触摸自己的口、对侧耳和肩。

(3)腕指伸展训练:双手交叉,手掌朝前,手背朝胸,然后伸肘,举手过头,掌面向上,返回胸前,再向左、右各方向伸肘。

5.改善手功能训练　患手反复进行放开、抓物和取物品训练。纠正错误运动模式。

(1)作业性手功能训练:通过编织、绘画、陶瓷工艺、橡皮泥塑等训练两手协同操作能力。

(2)手的精细动作训练:通过打字、搭积木、拧螺丝、拾小钢珠等以及进行与日常生活动作有关的训练,加强和提高患者手的综合能力。

(七)认知功能障碍的康复训练

1.认知功能障碍常常给患者的生活和治疗带来许多困难,所以认知训练对患者的全面康复起着极其重要的作用。训练要与患者的功能活动和解决实际问题的能力紧密配合。

2.认知行为干预:根据认知过程影响情绪和行为的理论,通过认知和行为来改变患者不良认知和功能失调性态度。首先评估患者认知能力及其与自我放松技巧的关系以及接受新事物的能力,鼓励患者练习自我活动技巧,增加成就感;模仿正面形象,自我校正错误行为,提高患者对现实的认知能力。

(1)放松技巧:康复护理人员根据"代偿"和"升华"心理防御机制,符合患者心理的赞赏、鼓励和美好的语言劝导,巧妙转移患者不良心境。教会其自我行为疗法,如转移注意力、想象、重构、自我鼓励、放松训练等减压技巧,有助于减轻患者抑郁程度。

(2)音乐疗法:对脑卒中后抑郁患者有较好的疗效,其中感受式音乐疗法因其简便易行而常被作为首选方法。通过欣赏旋律优美、节奏舒适的轻音乐可引起患者的注意和兴趣,达到心理上的自我调整。

六、康复护理

早期康复护理能够显著改善脑卒中患者的神经功能和日常生活活动能力,有利于提高患者生活质量。早期康复护理是脑卒中早期康复治疗的重要组成部分。早期康复是指脑卒中患者生命体征平稳、神经系统症状不再发展后即可开始康复治疗。只要不影响治疗,早期康复护理介入越早越好,早期康复护理可促进大脑的可塑性,调动脑组织内残余细胞发挥其代偿作用,促进损伤区域组织的重构和细胞的再生,有效地预防脑神经萎缩,从而使患者各种功能尽早恢复和改善,降低致残率。

(一)康复护理目标

1.改善患侧肢体的运动、感觉功能,改善患者的平衡功能。最大限度发挥患者的残余功能。

2.改善患者言语功能障碍,调整心态、建立有效沟通方式。

3.预防潜在并发症及护理不良事件的发生。

4.提高患者的 ADL 能力,学习使用辅助器具,指导家庭生活自理。

5.提高患者生活质量以及社会参与的能力。

6.实施教育学习的原则:强调残疾者和家属掌握康复知识、技能。

(二)康复护理

1.软瘫期抗痉挛体位的摆放　是早期抗痉挛治疗的重要措施之一。抗痉挛体位能预防和减轻上肢屈肌、下肢伸肌的典型痉挛模式,是预防预后出现病理性运动模式思维方法之一。

(1)健侧卧位:患侧下肢髋、膝关节自然屈曲向前,放在身体前面另一枕上。健侧肢体自然放置。

(2)患侧卧位:患侧卧位可增加对患侧的知觉刺激输入,并使整个患侧被拉长,从而减少痉挛。

(3)仰卧位:该体位易引起压疮及增强异常反射活动,应尽量少用。

2.恢复期康复护理　日常生活活动能力(ADL)训练:早期即可开始,通过持之以恒的 ADL 训练,争取患者能自理生活,从而提高生活质量。训练内容包括进食方法、个人卫生、穿脱衣裤鞋袜、床椅转移、洗澡等。为完成 ADL 训练,可选用一些适用的装置,如便于进食饲喂的特殊器皿、改装的牙刷、各种形式的器具及便于穿脱的衣服。

3.后遗症期的康复护理　一般病程经过大约 1 年左右,患者经过治疗或未经积极康复,患者可以留有不同程度的后遗症,主要表现为肢体痉挛、关节挛缩变形、运动姿势异常等。此期康复护理目的是指导患者继续训练和利用残余功能,此外,训练患者使用健侧肢体代偿部分患侧的功能,同时指导家属尽可能改善患者的周围环境,以便于争取最大限度的生活自理。

(1)进行维持功能的各项训练。

(2)加强健侧的训练,以增强其代偿能力。

(3)指导正确使用辅助器,如手杖、步行器、轮椅、支具,以补偿患者的功能。

(4)改善步态训练,主要是加强站立平衡、屈膝和踝背屈训练,同时进一步完善下肢的负重能力,提高步行效率。

(5)对家庭环境做必要的改造,如门槛和台阶改成斜坡,蹲式便器改成坐式便器,厕所、浴室、走廊加扶手等。

4.言语功能障碍的康复护理　语音为了交流沟通,发病后应尽早开始语音训练。虽然失语,但仍需与患者进行言语或非语言交流,通过交谈和观察,全面评价语言障碍的程度,列举语言功能恢复良好者进行实例宣教,同时还应注意心理疏导,增强其语言训练的信心。

5.摄食和吞咽功能障碍的康复护理　吞咽障碍是急性脑卒中常见的症状,患者可因舌和喉头等运动控制障碍导致吞咽障碍;患者引起误吸、误咽和窒息,甚至引起坠积性肺炎和呼吸困难等;也可因进食困难而引起营养物质摄入不足,水、电解质及酸碱平衡失调等,从而影响患者整体康复。

6.心理和情感障碍的康复护理　心理和情感障碍产生的原因:

(1)对疾病的认识异常:患者往往在脑卒中早期表现出对疾病的否认和不理解,尤其是在患者有半身忽略障碍时,患者自觉四肢仍能活动,完全否认有偏瘫。在护理肢体障碍和半身忽略患者时,要不断给予言语信息,口头述说患侧是患者的一部分,同时以各种方式提醒患者,不能操之过急,以免使患者产生抑郁、失望等严重心理障碍。

(2)抑郁状态:脑卒中急性期过后,由于躯体残疾的挫折,对其后果的担心,不甘成为残疾者和依赖他人,工作和地位的丧失等都可造成患者的抑郁反应,表现为对异性兴趣减退容易哭泣,经常责怪自己,感到孤独,前途无望等。对抑郁患者应利用各种方式促使患者诉及宣泄,具体的帮助患者解决实际问题,如争取家人探望、协调关系,多安排一些他们愿意做的事情,充分发挥他们的生活能力,如安排看电视、报纸、听音乐等,摆脱疾病带来的困扰帮助他们从心理上树立战胜疾病的信心。

(3)情感失控:由于感觉输入的异常和大部分皮质功能紊乱,伴有假性延髓性麻痹的卒中患者,情绪释放不受高级神经系统控制,造成患者情感失控,容易产生强制性哭笑。在此基础上进行上述各种功能障碍的康复护理。

(4)心理康复护理:要鼓励患者积极治疗,对功能障碍要早期康复,防止误用综合征;还要教育患者认识到后遗症的康复是一个长期的过程,需进行维持性训练以防功能退步。长期卧床的患者,要教会家属正确的护理方法,以防压疮、感染等合并症及失用综合征。

1)疾病早期表现出对疾病的不理解和否认的患者,在护理中我们处处给予尊重和照顾,先将治疗的目的、意义、疗效和注意事项等告诉患者,并征求其意见,尊重和保护他们的自尊心,取得合作。使患者感受到在医院有安全感,有信心,避免使患者产生忧郁、失望等严重问题。

2)对性情急躁,情绪易波动的患者要积极的引导。这类患者情绪易受客观因素的影响,易产生波动,急躁不利于控制病情。讲解脑血管病的发病机制,哪些人易于发病,危险因子是什么,应如何预防等知识告诉患者,用科学的方法保护好自己的身体,引导其扩大自己的爱好面,陶冶情操,增添乐趣;消除心理压抑和急躁情绪,避免诱发本病的因素。

3)对于缺乏信心,疑虑重重的患者,应给予真诚的安慰和鼓励、这类患者对自己的病情缺乏了解,信心不足,又怕病后残疾无人照料,过度焦虑,破坏了心理平衡,使病情多次出现反复;通过康复健康教育,帮助患者认识和了解疾病发生、发展的因素,消除其紧张、焦虑。情绪,运用医学知识,启发和指导其主动配合康复治疗。

4)对于抑郁型患者,应主动、热情地与他们接近,每天增加与患者的沟通时间。耐心地倾听他们讲述自己的生活挫折和精神创伤,并给予必要的安慰、开导和照顾,使患者感受到大家庭的温暖。

5)注意患者在不同时期的心理变化,有针对性地做好心理护理。偏瘫患者在发病初期由于偏瘫突然发生,坚持否认病情,情绪激动,急躁阶段康复的欲望极为强烈、对此期间的患者要给予安慰疏导,消除其急躁情绪,使其正视病情,积极配合训练。面对较长时间的康复治疗,肢体功能障碍仍未得到完全恢复,患者常感到悲观、失望、情绪低落,对预后缺乏信心,甚至不愿进行康复训练,对此期患者要因势利导,并让康复成功者现身说教,促使患者变悲观失望为主观努力,树立战胜疾病的信心和勇气。

（三）常见并发症的康复护理

1.肩关节半脱位　治疗上应注意矫正肩胛骨的姿势,早期良好的体位摆放,同时鼓励患者经常用健手帮助患臂做充分的上举活动。在活动中禁忌牵拉患肩,肩关节及周围结构不应有任何疼痛,如有疼痛表明某些结构受到累及,必须立即改变治疗方法或手法强度。

(1)预防:坐位时,患侧上肢可放在轮椅的扶手或支撑台上,或采取其他良好的肢位;站立时可用肩托(Bobath肩托),防止重力作用对肩部的不利影响。

(2)手法纠正肩胛骨位置:护理人员站在患者前方,向前抬起患侧上肢,然后用手掌沿患肢到手掌方向快速反复地加压,并要求患者保持掌心向前,不使肩关节后缩。

(3)物理因子治疗:用冰快速按摩有关肌肉,可刺激肌肉的活动,对三角肌及冈上肌进行功能性电刺激或肌电生物反馈疗。

(4)针灸、电针:可能对肌张力提高有一定作用。

(5)被动活动:在不损伤肩关节及周围组织的情况下,维持全关节无痛性被动活动,应避免牵拉患肢,而引起肩痛和半脱位。

2.肩-手综合征　多见于脑卒中发病后1～2个月内,偏瘫性肩痛是成年脑卒中患者最常见的并发症之一。表现为突然发生的手部肿痛,下垂时更明显,皮温增高,掌指关节、腕关节活动受限等症状。

肩-手综合征应以预防为主,早发现,早治疗,特别是发病的前3个月内是治疗的最佳时期。

(1)预防措施:避免上肢手外伤(即是小损伤)、疼痛、过度牵张、长时间垂悬,已有水肿者应尽量避免患手静脉输液。对严重的肩痛,应停止肩部和患侧上肢的运动治疗,适当选用一些理疗,如高频电疗、光疗等。

（2）正确的肢体摆放：早期应保持正确的坐卧姿势，避免长时间手下垂。卧位时患肢抬高，坐位时把患侧上肢放在前面的小桌上或扶手椅的扶手上。在没有上述支撑物时，则应在患者双腿上放一枕头，将患侧上肢置于枕头上。

3）患侧手水肿：护理人员可采用手指或末梢向心加压缠绕：用 1～2mm 的长线，从远端到近端，先拇指，后其他四指，最后手掌手背，直至腕关节上。此方法简单，安全，有效。

（4）冷疗：用湿润的毛巾包绕整个肩、肩胛、和手指的掌面，每次 10～15 分钟，每天 2 次；也可以用 9.4～11.1℃ 的冷水浸泡患手 30 分钟，每天 1 次，有解痉、消肿的效果。

（5）主被动运动：加强患臂被动和主动运动，以免发生手的挛缩和功能丧失。早期在上肢上举的情况下进行适度的关节活动；在软瘫期，护理人员可对患者做无痛范围内的肩关节被动运动。

（6）药物治疗：星状神经节阻滞对早期肩手综合征有效，但对后期患者效果欠佳。可口服或肩关节腔及手部腱鞘注射类固醇制剂，对肩痛、手痛有较好的效果。对水肿明显者可短时间口服利尿剂。消炎镇痛药物多无效。

（7）手术：对其他治疗无效的剧烈手痛患者可行掌指关节掌侧的腱鞘切开或切除术，有利于缓解手指痛和肩关节痛。

3.压疮的预防及康复护理　　防止压疮或减少其加重，对压疮易发生部位积极采取以下措施：

（1）让患者躺在气垫床上，同时保持床单干燥、无皱褶，避免擦伤皮肤。

（2）保护骨头凸起部、脚跟、臀部等易发生压疮的部位，避免受压。

（3）麻痹的一侧不要压在下面，经常更换体位。

（4）对身体不能活动的老人，每 2 小时要变换体位，搬动时要把其身体完全抬起来。

（5）早期进行下肢、足踝部被动运动，预防下肢深静脉血栓形成。过去对长期卧床的脑卒中患者，凡受压部位变红，都采用按摩方法来防止压疮的发生。近年来认为此法不可取，因软组织受压变化是正常的保护反应称反应性充血，由于氧供应不足引起。解除压力后即可在 30～40 分钟内褪色，不会使软组织损伤形成压疮，所以不需按摩。如果持续发红，则提示组织损失，此时按摩将更致严重的创伤。

4.失用综合征和误用综合征

（1）"失用综合征"：在急性期时担心早期活动有危险而长期卧床，限制主动性活动的结果。限制活动使肌肉萎缩、骨质疏松、神经肌肉的反应性降低、心肺功能减退等，加之各种并发症的存在和反复，时间一久，形成严重的"失用状态"。正确的康复护理和训练，尽早应用各种方法促进患侧肢体功能的恢复，利用健侧肢体带动患侧肢体进行自我康复训练，可防止或减缓健侧失用性肌萎缩的发生，还能促进患侧肢体康复。随着病情的改善，逐渐增大活动量，同时加强营养，可使肌萎缩逐渐减轻。

（2）"误用综合征"：相当多的患者虽然认识到应该较早的进行主动性训练，但由于缺乏正确的康复知识，一味地进行上肢的拉力、握力和下肢的直腿抬高训练，早早地架着患者下地"行走"，或进行踏车训练下肢肌力，结果是加重了抗重力肌的痉挛，严重地影响了主动性运动向随意运动的发展，而使联合反应、共同运动、痉挛的运动模式强化和固定下来，于是形成了"误用状态"，它是一种不正确的训练和护理所造成的医源性综合征。从脑卒中运动功能的恢复来看，康复训练应该循序渐进，以纠正错误的预防模式为主导。早期应以抗痉挛体位及抗痉挛模式进行康复护理和训练，促进分离运动（即支配能力）的恢复，而不是盲目的进行肌力增强训练，才能早期预防误用综合征。

（四）护理不良事件的预防

1.跌倒的预防　　进行跌倒的危险因素评估，高危患者提前与患者及家属沟通。

（1）对意识不清、躁动不安的患者应使用约束带进行保护性约束，并向家属强调保护性约束的重要性。

不可私自解开约束带,约束肢体应处于功能位,定时轮流松放。做好交接班,加强巡视,观察约束肢体的血液循环并记录。

(2)向患者及家属强调 24 小时留陪伴的重要性,强调患者不能单独活动和如厕。指导患者服用降压药、安眠药或感头晕时,应暂时卧床休息,避免下床活动致跌倒。

(3)改变体位动作应缓慢;告知患者穿防滑鞋,切勿打赤脚、穿硬底鞋,慎穿拖鞋。

2.环境安全

(1)病房大小要考虑到轮椅活动的空间,不设门槛,地面防滑;浴室应有洗澡凳,墙上安置扶手,淋浴旁安装单手拧毛巾器;便器以坐式为宜,坐便器周围或坐便器上有扶手以方便和保护患者。

(2)病床应低于普通病床,并使用活动床栏,防止患者坠床。

(3)房间的布置应尽可能使患者能接受更多的刺激。床档位置要便于使所有活动(如护理、医生查房、探视等)都发生在患侧;重视患侧功能恢复,床头柜、电视机等应安置在患侧。

3.走失的预防 对于意识障碍、认知功能障碍的患者要提前与家属做好沟通,强调 24 小时留陪伴的重要性,患者不能离开陪伴的视线。外出检查时应专人陪同,尽量避免到人员杂乱的地方,快去快回。

(五)脑卒中患者饮食指导

饮食治疗是一个长久的过程,许多患者及家属对饮食治疗的重要性缺乏正确的认识,要做到合理的控制饮食,改变长久形成的饮食习惯对患者来说并不容易,只有通过专业人员对患者及家属进行健康教育,帮助患者制订个性化的饮食治疗方案,让他们认识到饮食治疗的重要性,才能有效地提高饮食控制的依从性。通过有效的健康教育可以使患者学会自我管理,纠正生活中的误区,树立战胜疾病的信心。

指导患者戒烟戒酒。因为酒精不含任何营养素,只提供热量,直接干扰机体的能量代谢,长期饮酒对肝脏不利,易引起血清甘油三酯的升高。吸烟有百害而无一利,可诱发血糖升高,导致周围血管收缩,促使动脉粥样硬化形成和心脑血管疾病发生。

(六)康复健康教育

1.教育患者主动参与康复训练,并持之以恒。

2.积极配合治疗原发疾病,如高血压、糖尿病、高脂血症、心血管疾病等。

3.指导有规律的生活,合理饮食,睡眠充足,适当运动,劳逸结合,保持大便通畅,鼓励患者日常生活活动自理。

4.指导患者修身养性,保持情绪稳定,避免不良情绪的刺激。学会辨别和调节自身不良习惯,培养兴趣爱好,如下棋、写字、绘画、晨晚锻炼、打太极拳等,唤起他们对生活的乐趣。增强个体耐受、应付和摆脱紧张处境的能力,有助于整体水平的提高。

5.争取获得有效的社会支持系统,包括家庭、朋友、同事、单位等社会支持。通过健康教育,使患者对疾病康复有进一步认识,增强康复治疗信心,调动患者及家属的积极性,使患者在良好的精神状态下积极、主动接受治疗,并指导患者将 ADL 贯穿生活中,使替代护理转为自我护理,提高患者的运动功能及 ADL 日常生活能力。使患者最大限度地恢复生活自理能力,降低致残率和复发率,提高生活质量,最大限度的回归家庭,重返社会。

七、社区家庭康复指导

社区康复护理常用的方法有:观察与沟通;纠正残疾者的姿势;帮助患者和家属学习和掌握相关康复技术和训练要点;长期协助患者进行日常生活能力训练以及职业技能的训练。

1.指导自我护理技术　贯穿"代替护理"为"自我护理"的理念,训练患者和家属自我护理技术和能力;按时吃药,坚持训练,定期到医院检查,让其获得最大的康复机会和效果。

2.ADL 训练指导　指导教会患者家属能协助患者进行生活自理能力的训练(ADL),并将 ADL 训练贯穿到

日常生活中,鼓励患者独立完成穿脱衣服、洗脸、刷牙、进食、体位变换及手功能训练等,教会患者如何利用残存功能学会翻身、起床、从床移到轮椅、从轮椅到厕所的移动动作。将替代护理变为自我护理。

3.家庭环境改造　理想的环境有利于实现康复目标。必要时协助患者家属进行家庭环境的评估,帮助进行家庭环境的康复功能型改造,尽量做到无障碍,减低家庭意外损伤的发生机率。

4.定期随访　深入家庭指导与家属建立良好的联络体系,随时关注患者的心理及情绪情况,要做到有问题随时解决,将患者的不良心理情绪消灭的萌芽中。协助家属为患者营造一个宽松、自由、温暖的家庭气氛,使患者全身心地投入到康复训练及自我重建当中去。

(王　蓓)

第二节　颅脑损伤的康复护理

一、概述

颅脑损伤也称脑外伤,是指脑部受各种外力作用后,引起脑部组织结构及功能改变,导致较严重的神经功能缺损。颅脑损伤按损伤程度分为轻型、中型、重型颅脑损伤。颅脑损伤是一种常见的创伤性疾病,其发生率居于各类创伤的第二位,占 22%～42%,而死亡率居于首位,占创伤总死亡的 72.2%～92.5%。在中国每年新增颅脑损伤患者约 60 万人,其中 47% 为 30 岁左右的年轻人。男/女发病率之比约为 2∶1。颅脑损伤后极易遗留严重残疾,表现为不同程度的意识、运动、感觉功能障碍,同时伴有认知、言语交流、行为、心理、日常生活及社会交往等功能障碍,其中记忆障碍发病率近 100%。颅脑损伤给社会及家庭带来了巨大的经济负担和生活压力,因此,利用各种康复护理手段,对脑损伤患者造成的身体上、精神上、职业上的功能障碍进行训练,使其消除或减轻功能缺陷,最大限度地恢复正常或较正常的生活和劳动能力并参加社会活动,具有很重要的意义。

二、主要功能障碍及评定

颅脑损伤后主要的功能障碍表现为:意识障碍、运动功能障碍、记忆和认知障碍、言语与吞咽障碍、心理精神障碍等,其中意识障碍的严重程度对预后有着较大的影响。

(一)意识功能障碍及评定

1.格拉斯哥昏迷评分量表　见本章相关内容。

需特别注意,有两种情况不进行评分:颅脑损伤 6 小时之内死亡;颅脑火器伤。颅脑损伤程度的判断:GCS 计分 3～5 分为特重型损伤;6～8 分为重型损伤;9～12 分为中度损伤;13～15 分为轻度损伤。

2.连续记忆恢复以后的评估方法　可以采用伤后遗忘时间来进行评估颅脑损伤的严重程度。PTA 是指受伤后记忆丧失到连续记忆恢复所需的时间。其分级标准是:

(二)运动功能障碍及评定

颅脑损伤后可因脑器质性损害造成的原发性运动功能障碍和由并发症造成的继发性运动功能障碍。颅脑损伤患者可因锥体束损害表现为偏瘫、单瘫、双侧瘫,也可出现帕金森综合征、共济失调、舞蹈样动作等锥体外系表现。

颅脑损伤运动障碍的评定:一般先用 Bnmnstrom 评测法作快速筛查,再进行肌张力、平衡协调能力评定。

(三)认知功能障碍及评定

颅脑损伤认知功能障碍可表现为注意集中能力障碍、记忆学习能力障碍、思维能力障碍、执行能力障碍、听力理解异常、失用症、失认症、忽略症、体象障碍、皮质盲、智能障碍等情况。其临床表现可随损伤部位不同而有所差别,因此,正确评估患者的认知状况对促进患者康复有重要的意义。

1.记忆障碍 是颅脑损伤后的常见症状,表现为近记忆障碍,评定可采用记忆障碍的筛选:让患者大声念 12 个单词,尽量记住后挪开表,让他按任何顺序复述,记下正确的,提醒其遗漏的,然后重试,直到一次能完全记住为止。正常人 6 次时应能记住。如不能在 6 次记住,即可考虑为有记忆障碍。

2.注意力障碍 是指做一项工作时,不能持续注意,是颅脑损伤的常见后遗症。注意力代表了基本的思维水平,这个过程的破坏对其他认知领域有负面影响。评定方法:视觉注意、听觉注意和声觉注意测试,他们不是成套测验,可根据临床需要选用。

3.执行功能障碍 指有目标的活动时,有多个认知成分,但不能正常选择和执行。例如:要完成如厕,不能解开腰带或裤扣便坐在马桶上。执行功能可通过综合评价量表进行全面评估,常用的包括简易智能状态量表(MMSE)、日常生活活动能力(ADL)等。

(四)性格、情绪和器质性精神障碍及评定

1.性格障碍 在颅脑损伤后如果出现持续性的性格紊乱,临床的病史、体检和实验室检查都认定颅脑损伤与所表现的症状相关,则可以判定患者存在器质性的性格障碍。颅脑损伤后常见的性格障碍包括以下几个方面:反应性问题、神经心理性问题、性格方式问题。

2.情绪障碍 颅脑损伤后可以出现淡漠、易冲动、抑郁、焦虑、情绪不稳、神经过敏、攻击性、呆傻等情绪障碍。

3.精神障碍 颅脑损伤后可以出现谵妄、妄想和幻觉、痴呆等多种精神障碍,临床须依据相应的精神心理评定作出诊断。精神心理功能评估可应用包括智力测验、人格测验、神经心理测试以及精神症状评定等进行评测。

三、康复护理措施

(一)康复护理原则与目标

1.康复护理原则 个体化方案、长期康复、全面康复、家属参与。

2.康复护理目标 短期目标:挽救生命,稳定病情,防止各种并发症。长期目标:针对患者存在的问题,有计划地进行康复,最大限度地促进患者功能的恢复,提高生活质量,重返家庭和社会。

(二)轻型颅脑损伤的康复护理措施

轻型颅脑损伤(MHI)是指格拉斯哥昏迷量表得分在 13~15 分,伤后遗忘(PTA)时间小于 1 小时的患者,轻型颅脑损伤(MHI)的患者通常会表现出体征轻、主诉重的特点,这与大部分患者合并严重的心理、情绪障碍有密切关系。

1.维持营养　为患者提供含营养成分丰富、清淡易消化的食物,保持水电解质平衡。避免同一时间吞咽固体和液体食物,患者会倾向于把食物吞下而不加以咀嚼,可能因此导致窒息;对于不知进食或不知饥饱,不断索取食物的痴呆患者,给患者创造良好的进食环境,安排患者定时与他人一起进餐,以增加食欲,保证其摄入量;对贪食患者可安置单独用餐,避免暴饮暴食,并为患者提供规律的生活和适当的活动来转移其注意力。

2.睡眠障碍　脑器质性损伤所致精神障碍的患者,常常出现睡眠障碍,同时伴有焦虑情绪和躯体不适。护理措施包括:评估导致患者睡眠形态紊乱的具体原因和睡眠形态;为患者提供良好的睡眠环境;为患者建立有规律的生活;教会患者一些有利于睡眠的方法,如温水泡脚;遵医嘱给予药物辅助入眠。

3.安全护理　对有意识障碍、智能障碍和癫痫发作的患者及年老体弱、动作迟缓、步态不稳的患者设专人护理;对长期卧床的患者应安装床栏适当保护防止坠床;癫痫患者有症状发作时应立即平卧,避免摔伤,切勿用力按压肢体以防止骨折或脱臼;对受幻觉、妄想支配而产生伤人、毁物、自伤等异常行为的患者做好病房内的安全管理工作,清除所有危险物品,减少不良刺激,护理人员应全面掌握患者的思想动态和行为,正确识别暴力行为及自杀行为的前兆表现,及时采取有效的防范措施,必要时给予药物抑制,保护性约束。

4.头痛　患者可以通过增加自信,自我松弛,自我反省,自我刺激,自我催眠等方法进行自我心理治疗;严重者必须接受支持疗法、行为疗法(放松训练)、催眠暗示疗法等专门的心理治疗。

5.疲劳感　单纯休息不但不能缓解患者的疲劳感,反有加重的可能;因此要鼓励患者适当活动,有规律地安排生活。对一些疲劳感强烈的患者可以应用一些小剂量的抗抑郁药物,患者也可以通过冥想、缓慢、有节奏的运动等方式来缓解疲劳。

6.记忆障碍　轻型颅脑损伤患者的记忆障碍主要表现为易于遗忘,因此除了应用一些促进记忆恢复的药物,应鼓励患者应用记事本、备忘录等辅助记忆,不但可以加强记忆,还可以减轻遗忘带来的焦虑;还要进行一些加强记忆的训练,如 PQRST 训练:给患者一段文章,篇幅由短到长,内容由易到难,P(preview)浏览要记住的内容;Q(question)向自己提问与内容有关的问题;R(read)为了回答问题而仔细阅读;S(state)反复陈述阅读过的资料;T(test)通过回答问题检验自己的记忆。

(三)中、重型颅脑损伤的康复护理措施

中、重型颅脑损伤伴随极高的残疾率,是颅脑外伤康复的重点。其康复目标除改善各种功能状况外,更重要的是让患者及其家属能逐步适应残疾的状态,以积极的心态面对未来,回归社会。

1.急性期康复护理　康复目标:稳定病情,提高其觉醒能力,促进记忆能力恢复,促进运动功能康复,预防并发症。

(1)必要的药物和手术治疗:对中、重型患者除保持呼吸道通畅外尚可用:脱水疗法、冬眠低温疗法、酌情用肾上腺皮质激素、使用三磷腺苷、辅酶 A、细胞色素 C 等改善脑代谢的药物;闭合性脑损伤者如伤后再昏迷或昏迷逐步加重须尽早探查,开放性颅脑外伤要及时清创及修复。

(2)支持疗法:给予高蛋白、高热量饮食,避免低蛋白血症,提高机体免疫力,促进创伤的恢复及神经组织修复和功能重建。

(3)保持良姿位、尽早全关节范围被动活动:患者卧位时头的位置不宜过低,以利于颅内静脉回流。患侧的肩部要用枕头或毛巾垫高,使其保持肩胛骨向前,肩前伸,肘、手伸展的体位,下肢在髋外侧用三角枕支持,避免髋关节外旋。每天至少 2 次要给患者进行全身关节的被动活动,动作要轻柔。要定时翻身、变化体位,预防压疮、肿胀和挛缩。有条件则可使用电动起立床,逐日递增起立床的倾斜角度,使患者逐步适应。在直立练习中应注意患者心率、血压与呼吸的变化。

(4)高压氧治疗:颅脑损伤后及时改善脑循环,保持脑血流相对稳定,防止灌注不足或过多,将有利于

减轻继发性损害,促进脑功能恢复。

(5)促醒治疗:昏迷是一种丧失意识的状态,既不能被唤醒也没有注意力。患者眼睛闭合,因而缺乏睡眠/清醒周期。也有长期昏迷患者能睁眼,也有睡眠/清醒周期,但对外界刺激没有有意识的反应,称为"睁眼昏迷"。常用的促醒方法包括:家属叙说、音乐疗法、视觉刺激、味觉和嗅觉刺激、按摩和针灸治疗、生活护理刺激、直流电刺激、高压氧治疗等。

2.恢复期康复护理　康复目标:减少患者的定向障碍和言语错乱,提高记忆、注意、思维、组织和学习能力;最大限度地恢复感觉、运动、认知、语言功能和生活自理能力,提高生存质量。

(1)运动功能康复:在恢复期,除继续前期的被动关节活动,站立床站立练习等治疗外,还必须强调患者的主动运动,康复方法要因人而异。对偏瘫为主的患者以恢复和建立运动的序列为主,可以根据神经发育、神经促通技术等进行治疗。对共济失调的患者应以通过强化反馈,重新建立对动作的精确控制。此外,还要注意减轻痉挛、挛缩等情况对运动的影响。

(2)记忆能力康复:训练过程必须遵循由简到难、由少到多、反复进行、多种感觉输入的原则,记忆训练的时间不宜过长,要趁患者注意力能集中的时候进行,要多给正面鼓励,切忌简单粗暴的批评。具体的记忆训练方法:①保持和复述:训练时可以让患者先朗读要记忆的内容,然后默读,再自我复习,最后将要记忆的内容复述出来。或者让患者先看常见的动物或物品的图片,回想记忆后复述出来。②内部策略:是指患者利用自身内部完好或损害较轻的功能来代替或帮助有明显缺陷的功能来记住新的信息。训练时要注意:训练内容要由少到多,进度要慢;要给患者思考的时间,要患者自我提醒和自我指导,如自问"我知道了吗?""我下一步该干什么?"等;要及时与患者一起澄清误解、纠正错乱;最后对患者的进步一定要及时予以肯定。对于右大脑半球损伤或者形象记忆比较差的患者,主要应用言语记忆法进行训练。训练方法包括首词记忆法、组块联想法、时空顺序法、自身参照法、编写故事法以及 PQRST 法等。对于左脑损伤为主或者言语记忆能力较差的患者,可利用视形象记忆法来帮助记忆,包括地点记忆法、图形联想法等。③外部策略:是利用人体外部的辅助物来帮助提示记忆的方法。外部策略所用的辅助物主要有两大类,一类是用来辅助存贮信息;另一类是外部环境改变的提示。④综合训练:随着人们对记忆研究的深入和计算机技术的发展,越来越多的记忆训练软件涌现出来,训练方法也不是单一的某一方法而是多种方法的综合,这也使得综合训练越来越成为记忆训练的主流。

(3)注意力障碍的训练:注意是一种对一定事物指向和集中的心理活动。注意包括:选择性注意、持续性注意、分离性注意。注意障碍的评价方法也可以作为训练方法。除此以外常用的注意力训练方法还有:猜测游戏、删除作业、时间感觉、数字阅读。

(4)思维能力的训练:思维是一个寻求答案的过程,它包括推理、分析、综合、比较、抽象、概括等多种过程;颅脑损伤后由于上述的一个或几个能力障碍,会使患者在日常生活中解决问题的能力下降,生活质量受到影响。因此在思维的训练过程中我们既要加强患者缺损的功能进行专项练习,更要重视整体的思维过程练习。简单的推理和解决问题能力的训练方法有:指出报纸中的消息、排列数字、物品分类练习等。

3.后遗症期康复护理措施　中、重型颅脑损伤患者经过临床处理和正规的早期和恢复期的康复治疗后,各种功能已有不同程度改善,大多可回到社区或家庭。但部分患者仍遗留有不同程度的功能障碍。康复内容包括:①日常生活活动能力的训练;②职业训练;③矫形器和辅助器具的应用。

四、康复护理指导

1.早期康复介入　早期康复不仅可以促使受损的中枢神经系统得到进一步恢复,而且可避免二次残疾。因此,只要病情稳定,应尽早康复治疗。

2.全面康复护理　既要选择适当治疗进行反复功能训练,又必须进行认知、心理等其他康复训练,并持之以恒、积极治疗、预防并发症。对存在神经源性膀胱问题的患者,早期要做好患者膀胱管理,病情稳定后、不需要大量输液治疗时即早开始膀胱功能训练,适时拔出留置尿管进行间歇性导尿,以减少长期留置尿管引起的并发症。存在神经源性肠道问题的患者,要进行饮食指导、建立患者规律排便的习惯,必要时予以手法训练,协助患者排便和恢复患者自主排便。

3.社区家庭共同参与　对颅脑损伤后患者应把康复训练贯穿于家庭日常生活中去,保证患者在家庭中得到长期、系统、合理的训练。家庭或陪护人员要掌握基本的训练方法和原则,了解训练的长期性、艰巨性及家庭康复的优点和意义。

4.防止意外损伤　在训练过程中,陪护人员必须在旁指导,防止意外损伤,训练必须量力而行,防止运动量过大导致虚脱。训练计划因人而异,定期门诊随访。加强安全生产和交通安全教育对减少颅脑操作的发生是十分重要的。

5.心理康复　指导患者保持情绪稳定,避免不良情绪刺激;指导家属了解患者心理动态,给予心理支持,最大限度 发挥患者的潜能,提高功能训练水平,改善生活质量。

(龙　燕)

第三节　脊髓损伤的康复护理

一、概述

脊髓损伤(SCI)是因各种致病因素(外伤、炎症、肿瘤等)引起脊髓的结构与功能的损害,造成损害平面以下的脊髓神经功能(运动、感觉、括约肌及自主神经功能)的障碍。脊髓损伤分为外伤性脊髓损伤和非外伤性脊髓损伤。外伤性脊髓损伤常见于交通、工业、高空作业、体育事故或自然灾害、战争创伤等,通常和脊柱的骨折或错位有关。非外伤性脊髓损伤见于血管性(动脉炎、脊髓血栓性静脉炎、动静脉畸形等)、感染性(格林巴利综合征、横贯性脊髓炎、脊髓前角灰质炎等)、退行性(脊柱肌肉萎缩、肌萎缩性侧索硬化、脊髓空洞征等)、肿瘤[原发性——脑(脊)膜瘤、神经胶质瘤、神经纤维瘤、多发性骨髓瘤等]。占脊髓损伤总人数的30%。

脊髓损伤是一种严重的致残疾性损伤,往往造成患者不同程度的瘫痪,严重影响患者生活自理能力和参与社会活动的能力。近年来,随着医疗水平的不断提高,更多的脊髓损伤患者不仅从初次损伤中存活下来,而且生活充实并能活到老年。因此,脊髓损伤患者急性期康复护理介入并延续到患者终身已成为必需的工作。

二、主要功能障碍及评定

(一)运动、感觉功能障碍及评定

1.运动、感觉功能障碍

(1)按损伤的程度分:①完全性脊髓损伤:为损伤平面以下的感觉运动功能完全丧失。包括:颈髓损伤

($C_1 \sim C_8$)造成四肢瘫,胸髓损伤(T_1以下)造成截瘫。②不完全性损伤:脊髓损伤后,损伤平面以下的最低位骶段($S_{3 \sim 5}$)仍有运动或(和)感觉功能存留。不完全性脊髓损伤有不同程度的恢复可能。

(2)按损伤的部位分:①四肢瘫:指由于脊髓腔内神经组织的损伤造成颈段运动、感觉功能的损害和丧失。四肢瘫引起上肢、躯干、大腿及盆腔脏器的功能损害,不包括臂丛病变或椎管外周围神经的损伤。如颈椎损伤($C_1 \sim T_1$)造成四肢瘫。②截瘫:指椎管内神经组织的损伤造成脊髓胸、腰或骶段的运动、感觉功能损害或丧失,其上肢功能完好,不包括腰骶丛病变或椎管外周围神经的损伤。

(3)脊髓损伤综合征:①中央束综合征:脊髓中央部分损害,其主要表现为上肢运动障碍比下肢运动障碍重,运动障碍比感觉障碍重,鞍区感觉有残留等。②半切综合征:脊髓半侧损害,主要表现为受损平面以下同侧的运动及本体感觉障碍,对侧的温痛觉障碍。③前脊髓损伤综合征:脊髓前柱和侧柱损害为主,主要表现为损伤平面以下不同程度的运动和温痛觉障碍,而本体感觉存在。④脊髓圆锥综合征:脊髓圆锥和椎管内腰段脊神经损害,表现除运动、感觉障碍外,通常为无反射性膀胱和肠道运动障碍,下肢反射消失。骶段神经反射如球海绵体反射和排尿反射、肛门反射有时仍可保留。⑤马尾综合征:椎管内腰骶神经损害,临床表现除相应的运动或感觉障碍外,无反射性膀胱及肠道运动障碍,下肢功能包括反射活动的丧失。

2.运动、感觉功能障碍评定

(1)神经损伤平面评定:神经平面是指脊髓具有身体双侧正常感觉、运动功能的最低节段。脊髓损伤平面与功能预后直接相关。对于完全性脊髓损伤患者来说,损伤平面一旦确定,功能预后就已确定。不完全性脊髓损伤患者,应积极采取康复措施,以达到最佳的康复水平。神经平面的综合判断以运动平面为主要依据,但在 $T_2 \sim L_1$ 因无法评定运动平面,故主要依赖感觉平面来确定。运动平面采用关键肌和感觉平面关键点的方式,采用积分方式使不同平面及损伤分类的患者严重程度可以横向比较。

1)感觉平面的确定:脊髓损伤后,保持正常感觉功能(痛、温、触、压及本体感觉)的最低脊髓节段(皮节)。关键点是标志感觉神经平面的皮肤标志性部位。感觉检查包括身体两侧 28 对皮区关键点。

2)运动损伤平面的确定:运动水平左、右可以不同。运动水平的确定有赖于人体标志性肌肉即关键肌。C_4 损伤可以采用膈肌作为运动平面的主要参考依据。根据神经节段与肌肉的关系,将肌力≥3 级的关键肌作为运动神经平面,但该平面以上的关键肌的肌力必须≥4 级。运动积分是将肌力(0~5 级)作为分值,把各关键肌的分值相加。正常者两侧运动功能总积分为 100 分。评分越高肌肉功能越佳。NT 表示无法检查,如果任何因素妨碍了检查,如疼痛、体位和失用等,则该肌肉被认定是 NT(表 35-1)。

表 35-1　运动评分法

右侧的评分	平面	代表性肌肉	左侧的评分
5	C_5	肱二头肌	5
5	C_6	桡侧腕伸肌	5
5	C_7	肱三头肌	5
5	C_8	中指指深屈肌	5
5	T_1	小指外展肌	5
5	L_2	髂腰肌	5
5	L_3	股四头肌	5
5	L_4	胫前肌	5
5	L_5	拇长伸肌	5
5	S_1	腓肠肌	5

（2）骶部感觉和运动残留判断：即骶部有触觉、痛觉、肛门指诊时有感觉或肛门外括约肌的收缩等四者之一者为骶部残留。有骶部残留者为不完全损伤，没有骶部残留为完全损伤。检查需在脊髓休克期后进行。

（3）脊髓损伤程度评定：ASIA 损伤程度量表将损伤程度分为 5 级（表 35-2）。

表 35-2　ASIA 损伤程度分级

级别	指标
A.完全性损害	骶段无任何运动、感觉功能保留
B.不完全损伤	神经平面以下包括骶段（$S_{4\sim5}$），有感觉的功能，但无运动功能
C.不完全损伤	神经平面以下有运动功能，大部分关键肌的肌力在 3 级以下
D.不完全损伤	神经损伤平面以下有运动功能，大部分关键肌的肌力≥3 级
E.正常	运动、感觉功能正常

（二）循环系统障碍及评定

由于迷走神经从脑干发出，而交感神经的发出水平在 T_6 以下，因此 T_6 以上的 SCI 失去了对交感神经元的兴奋与抑制的控制。这一改变直接影响到心血管系统的调节机制，产生一系列可能的并发症：心动过缓、直立性低血压、水肿、深静脉血栓形成或栓塞。

（三）呼吸系统障碍及评定

SCI 损伤患者长期卧床，肺循环不畅，支气管及喉内的分泌物不易排出，容易发生上呼吸道感染，特别是高位颈髓损伤的患者，由于肺功能和咳嗽功能的降低，容易发生肺炎或肺不张。可以根据临床表现、化验检查及 X 线检查可作出判断。

（四）神经源性皮肤及评定

SCI 后，损伤平面以下的皮肤失去了正常的神经支配，对压力的耐受性降低，以及不能根据所受的压力情况调节姿势，一旦使某处的皮肤受压过久，皮肤的血供障碍时间过长容易发生压疮，压疮危险评估量表可根据 Norton 和 Waterlow 量表进行评测。

（五）疼痛及评定

在 SCI 的患者中非常常见，约有 40％的 SCI 患者的疼痛可影响 ADL，疼痛的类型有：①运动系统疼痛：对骨骼、肌肉、肌腱和筋膜的外伤、牵拉或使用过度以及异位骨化和关节炎等均可导致运动系统的疼痛；②神经痛：对神经的牵拉、刺激或压迫。如椎间盘突出对颈脊神经根以及腕管综合征压迫正中神经；③脊髓痛：是一种中枢性疼痛，常表现为损伤水平以下的感觉过敏或烧灼感，疼痛较难完全缓解；④内脏痛：胃、肠和膀胱等内脏受到牵拉可导致疼痛，如便秘或尿潴留等，内脏缺血也可致疼痛，如心绞痛；⑤自主神经过反射（AD）引起的头痛：损伤平面高于 T6 的完全性损伤患者可由于尿潴留而发生 AD，血压升高而致头痛。

三、康复护理措施

（一）脊髓损伤早期康复护理

内容包括：生命体征的观察、正确的体位和体位的变换、呼吸系统的管理、神经源性膀胱和肠道功能的训练、预防压疮、防止关节挛缩和痉挛、防止深静脉血栓、调节患者及家属的心理、补充机体所需的营养等。

1.正确体位和体位的变化　卧床时的正确体位和体位变化对预防压疮，预防肢体挛缩和畸形，减少痉挛和保持关节活动度,预防脊髓神经的进一步损伤有重要的意义。

(1)正确的体位:①仰卧位:颈椎骨折的患者用颈托或围领固定与制动,呈中立位,防止颈部过仰,也可在颈两侧放置沙袋或小圆枕,以防颈部转动而加重脊髓神经损伤。四肢瘫痪患者上肢体位摆放时肩关节外展90°,肘关节伸直,手前臂旋后位。腕关节背屈30°～45°以保持功能位,手指自然屈曲,手掌可握毛巾卷,以防形成功能丧失的"猿手"。截瘫患者上肢采用自然摆放,下肢体位截瘫与四肢瘫相同,可选择髋关节伸直位(可轻度外展),膝关节伸直位(膝下不得垫枕,以免影响静脉回流),两腿之间放置一枕头,以保持髋关节轻度外展,踝关节背伸位(应用垫枕)及足趾伸展位。②侧卧位时下侧肩关节前屈90°,肘关节屈曲90°,上侧肢体的肩、肘关节伸直位,手及前臂中立位。下肢选择髋关节20°轻度屈曲,膝关节屈曲60°左右,踝关节背伸和足趾伸直位,腿之间放枕头,与下侧腿分开,防止肢体受压。背部放枕垫来支撑。

(2)体位变换:颈椎术后患者,除有手术内固定和颈部围领固定外,翻身时一定要注意"轴向翻身",需2～3人同时进行,避免扭曲、旋转和拖拉。应每2小时更换体位一次,每次体位变换时,应检查患者骨突处的皮肤情况,保持床单平整、清洁。有条件者可使用气垫床,但任何高级的翻身床也代替不了人力的翻身。

(3)控制危险源对预防皮肤损伤:如远离火炉、热水器和暖水管等;在转移或活动时,注意不要碰到障碍物而受伤;使用轮椅转身时,足部是身体最突出的部位,需注意防止受伤,而且应穿鞋以保护足部。

2.饮食护理 脊髓损伤早期因交感神经功能下降,肠蠕动减慢,消化液分泌减少,食欲缺乏,腹胀,应静脉补充营养。待2～3周患者肠蠕动恢复后,给以足够营养和维生素的摄入,多吃富含纤维素的食物,有利于大便的排出。

3.心理护理 几乎所有脊髓损伤患者在伤后均有严重的心理障碍,一般心理状态演变:震惊、否定、抑郁、对抗、承认、独立、适应。护士应根据患者不同时期的心理状态采取不同的护理措施,如震惊期要给以心理安慰,否定期要让患者接受事实,抑郁期要耐心规劝并预防患者自杀,对于患者的问题给予鼓励性的回答,帮助患者建立信心。承认期应积极协助患者安排新的生活,多予以鼓励,帮助他们重新生活,积极配合各种康复治疗。

4.呼吸障碍的训练 尤其是高位颈髓损伤的患者,其受损平面以下所支配的呼吸肌发生麻痹,由于呼吸肌麻痹导致胸廓的扩张和咳嗽能力的下降,容易发生肺炎和肺不张。指导患者呼吸功能训练:呼吸训练、辅助咳嗽、体位引流等,具体内容见第五章第三节。

5.关节活动度训练(ROM) 关节活动度训练有利于保持关节活动度,防止关节畸形,促进肢体血液循环,防止肌肉短缩和挛缩。同时可预防因挛缩引起的关节疼痛、异常体位、压疮和生活自理困难等。进行ROM时应注意:在脊柱仍不稳定时,对影响脊柱稳定的肩、髋关节应适当限制活动;对颈椎不稳定者,肩关节外展不应超过90°;对胸腰椎不稳定者,髋关节屈曲不宜超过90°;由于患者没有感觉,应避免过度过猛的关节活动,以防关节软组织的过度牵张损伤而导致异位骨化的发生。

6.体位适应训练 脊髓损伤患者病情稳定后应尽早开始体位适应性训练,逐步将患者从卧位转向半卧位或坐位,床头每日逐渐抬高10°～15°,以无头晕等低血压不适症状为度。患者坐位下无明显不适,可逐步过渡到斜床上直立训练,训练时间每日累计在半小时以上。高位截瘫患者要固定好上胸、髋和膝关节;截瘫患者下肢可使用弹力绷带或阶梯弹力袜,弹力袜必须长至大腿上部,同时可使用腹带,通过对腹部和腿部的加压,减少体位变化时血液在下肢和腹部的积聚,从而改善低血压的症状。斜床的斜度要由小到大逐渐增加,直至完全直立。截瘫患者在斜床直立训练时亦可利用双上肢玩球游戏,训练躯干平衡和调节能力。从平卧位到直立需1～3周的适应时间。适应时间长短与损伤平面相关。直立适应性训练的优点:①调节血管紧张性,预防直立性低血压。②刺激内脏功能如肠蠕动和膀胱排空,防止泌尿系统感染。③使身体负重,防止骨质疏松及骨折的发生。④改善通气,预防肺感染。⑤截瘫患者有助于训练躯干平衡和调节能力。⑥牵拉易于缩短的软组织如髋屈肌、膝屈肌和跟腱,保持髋、膝、踝关节有正常活动度。⑦调节患者心理,增强患者康复的信心。

7.早期床上训练　主要是卧床训练及坐位功能锻炼,达到能提高日常生活活动的目的。主要锻炼内容:①床垫上移动身体和翻身;②加强上肢和背部肌肉锻炼,尽快增强残存肌肉的力量,达到双上肢可将躯干撑起,为上下轮椅做好准备。充分锻炼未瘫痪的屈肘及伸肘等上肢各肌力,进而练习依靠自己的臂力弯曲下肢及翻身、上下轮椅等日常活动。

(二)脊髓损伤中、后期护理

脊髓损伤中、后期系指受伤后2～6个月内。这个时期属于病情稳定、脊柱骨折已愈合,康复训练进入全面进行阶段(即PT、OT、心理、社会、文体、辅助具训练及家属配合康复训练教育等),也是为配合回归家庭和社会做好准备。

1.运动功能康复

(1)肌力训练:目标是使肌力达到3级以上,以恢复实用肌肉功能。脊髓损伤者为了应用轮椅、拐或助行器,在卧位、坐位时均要重视锻炼肩带肌力、上肢支撑力训练,肱三头肌和肱二头肌训练和握力训练。对于采用低靠背轮椅者,还需要进行腰背肌的训练。步行训练的基础是腹肌、髂腰肌、腰背肌、股四头肌、内收肌、臀肌等训练,具体内容见第二章第一节。

(2)肌肉与关节牵张:包括腘绳肌牵张、内收肌牵张和跟腱牵张。腘绳肌牵张是为了使患者直腿抬高大于90°,以实现独立坐。内收肌牵张是为了避免患者因内收肌痉挛而造成会阴部清洁困难。跟腱牵张是为了保证跟腱不发生挛缩,以进行步行训练。牵张训练还可以帮助降低肌肉张力,从而对痉挛有一定的治疗作用。

(3)坐位训练:正确的独立坐位是进行转移、轮椅和步行训练的前提。床上坐位可分为长坐位(膝关节伸直)和短坐位(膝关节屈曲)。实现长坐位后才能进行床上转移训练和穿裤、袜和鞋的训练,其前提是腘绳肌必须牵张度良好,髋关节屈曲活动范围超过90°。

(4)步行训练:完全性脊髓损伤患者步行的基本条件是上肢有足够的支撑力和控制力。患者恢复社区功能性步行能力,则神经平面一般在L_4以下水平。步行训练的目标是:①社区功能性行走:终日穿戴矫形器并能耐受,能上下楼,能独立进行日常生活活动,能连续走900m。②家庭功能性行走:能完成上述活动,但行走距离不能达到900m。③治疗性步行:上述要求均不能达到,但可借助矫形器进行短暂步行。

2.自助具和双下肢矫形器使用护理　患者在中、后期,将在PT师、OT师的指导下开始佩戴自助具和下肢矫形器并使用拐杖(腋拐、肘拐)。护士应在PT师、OT师指导下,监督、保护患者完成特定动作,发现完成动作时出现的问题,及时反映给康复师、PT师、OT师,并且在评价会上讲述护理中出现的各种问题,以便在住院期间及时修正康复方案,不遗留任何问题。

(三)脊髓损伤并发症的护理

1.自主神经过反射　是一种脊髓损伤特有、威胁患者生命的严重并发症。自主神经过反射在脊髓休克结束后发生,见于T_6以上的脊髓损伤患者,但不排除个别病例发生在T_6以下的脊髓损伤。

(1)自主神经过反射发生原因:自主神经过反射是由于脊髓损伤后,自主神经中交感与副交感的平衡失衡所引起,是因脊髓损伤水平以下的刺激引起交感神经肾上腺素能的介质突然释放而引起。由于此并发症是一个严重需紧急处理的并发症,可能导致脑出血和死亡,因此应使每个医务人员及其患者家属了解和掌握这一并发症的特点和基本处理方法。

(2)临床表现:主要表现为头痛,有时是剧烈的跳痛,患者可能出现视物不清、恶心、胸痛和呼吸困难。主要体征是突发高血压,其次是脉搏缓慢或变快,伴有面色潮红、多汗,有时出现皮疹。

（3）诱因：脊髓损伤水平以下的刺激是自主神经过反射的主要诱因，特别是盆腔内脏器（膀胱、直肠等）扩张，如尿道内插入导尿管时可引起这一反射。其他诱因如压疮、膀胱结石、泌尿系感染、性交和生育甚至穿衣过紧或嵌甲等。

（4）预防：最重要是防止自主神经过反射的诱因。对于 T_6 以上的高位脊髓损伤患者，不要长期留置导尿管形成挛缩膀胱，而诱发自主神经过反射。从急性期开始就要充分排尿、排便。在导尿操作是使用利多卡因凝胶，减少导尿时的刺激。

（5）紧急处理：立即给患者取头高脚低位以减少颅内压，立即监测血压脉搏。立即检查和排除一切可能的排空自主神经过反射诱因，如排空膀胱、肠道等。应用硝苯地平（心痛定）10mg 舌下含服，必要时 10～20 分钟重复应用。

2.深静脉血栓的护理　应在脊柱稳定的情况下鼓励患者活动，每次翻身时将双侧踝关节被动背伸 5 次；抬高下肢，预防重力性水肿，鼓励患者戒烟，因尼古丁可引起血管收缩易诱发血栓形成；尽量避免在瘫痪的下肢进行静脉穿刺；及时处理下肢的其他损伤和病变；积极治疗脱水，防止血液浓缩；每天观察双下肢，比较测量双侧的周径以及有无局部红、肿、热现象；伤后 6 周内需密切观察体温变化，无其他感染症状的低热可提示血栓形成；对疑有深静脉血栓的患者，在确诊前要嘱其休息，减少肢体活动以待确诊。一旦确诊应嘱患者卧床抬高患肢，2 周内患肢减少活动，以防止血栓脱落。按医嘱使用溶栓和抗凝剂时，要加强巡视和护理，发现异常及时通知医生，防止突发肺栓塞的出现。鼓励患者适当增加饮水，防止脱水或其他原因引起血液浓缩。患肢肿胀程度和变化要测量和记录，要做详细护理交班记录。

3.骨质疏松的护理　指导患者在饮食和药物中适当补充钙，并鼓励患者多进行运动，尤其是站立训练，每日应不少于 2 小时。在体位变化、被动活动、穿脱衣裤时都应动作轻柔，否则会引起病理性骨折，更应避免坠床和跌伤。

4.体温调节障碍的护理　脊髓损伤可以出现变温血症，即体温随环境温度而变化。要注意调节好室内温度，维持室温在 20℃ 左右，使用冰袋和热水袋来调节温度时，一定要指导正确的使用方法，防止冻伤和烫伤。高位脊髓损伤患者测量体温时需测量口温为准，以免耽误病情观察和治疗。

四、康复护理指导

1.教育患者培养良好的心理素质，正确对待目前的残疾状态，充分利用残存功能去代偿致残部分功能，尽最大努力去完成各种生活动作，成为一个身残志不残、对社会有用的人。

2.养成良好的卫生习惯，搞好大、小环境卫生。预防肺部和泌尿系感染的发生。定期到医院做体格检查，防止主要脏器受到并发症侵袭。

3.做到有规律的生活，保持良好的精神状态，利用当地条件、因地制宜地坚持进行康复训练，以充分巩固医院集中康复训练的成果，保持旺盛的体能。

4.帮助患者掌握职业技能，培养患者顽强意志及适应社会生存能力，能真正做到自食其力，残而不废。

5.合理膳食，均衡营养，注意每日补充维生素、蛋白质、钙的食物，是增加患者体能、抗病能力和身体免疫力的重要环节。

6.加强二便管理教育，一定要使患者学会自己处理大、小便，高位截瘫患者指导患者的家属学会协助患者处理大小便，同时注意手卫生。

7.给患者以性教育，并指导患者和家属使用药物和性工具。

（郭桂雯）

第三十六章　内分泌与代谢性疾病的康复护理

第一节　肥胖症的康复护理

一、概述

肥胖症是由于机体生化和生理过程改变而导致脂肪组织积聚。一般认为体重在正常标准之内为正常体重,超过 10%～20%为超重,超过 20%以上为肥胖。肥胖者体态臃肿,对自身健康也产生一系列的危害及不良影响,常导致二氧化碳潴留和缺氧、糖尿病、高血压、心肌梗死、肝胆结石等疾病。WHO 指出肥胖症是当今全球侵蚀人类健康的流行病之一,是一个主要的公共卫生问题。肥胖症已成为现代社会的文明病,与艾滋病、吸毒、酗酒并列为世界性四大医学社会问题。医学界已把肥胖症所伴有的高血压、冠心病、糖尿病、脑卒中、血脂异常症称之为死亡五重奏,目前已成为 21 世纪威胁人类健康与生命安全的头号杀手。

肥胖症不仅是一种单一疾病,肥胖更会带来一些相关疾病的发生率增加,影响其生活质量,缩短患者的寿命,并且会给社会带来很重的负担,因此全社会应该加强对肥胖症这一公害的认识,讲求疾病科学的生活方式,积极干预肥胖症发生,这已成为 21 世纪一个急不可待的长期任务。

一项涉及 75 万人大规模前瞻性研究发现,肥胖患者由于各种原因引起的总死亡率升高。在体重超出平均水平 40%人群中,死亡危险性增加了 1.9 倍。在美国肥胖病为仅次于吸烟的第二位致死原因,每年约有 30 万人死于肥胖相关疾病。美国统计证实,如果按标准死亡率为 100%,如超重 25%者的死亡率为 128%,超重 35%～40%者的死亡率为 150%。大量证据说明,体重增加程度和死亡率之间存在密切相关的关系。

(一)病因

肥胖症的发病因素可分为遗传及环境两类因素,大多数肥胖症是遗传因素及环境因素共同参与且相互作用引起的复杂疾病。肥胖症的病因可能与遗传、饮食、生活习惯、运动量、中枢神经系统、内分泌系统等因素有关。

肥胖症的根本原因在于机体热能摄入大于消耗,多余的热能转化为脂肪储存于体内。下丘脑是机体食欲调节中枢,通过复杂的"食欲调节网络"(ARN),接受和传递各种食欲调节因子(包括食欲促进因子和食欲抑制因子)的信号,对食欲进行综合的调节。继发性肥胖症与致病因素有关,单纯性肥胖可能与以下因素有关:

1.遗传因素　肥胖与遗传因素有一定关系。有研究提示:父母体重正常者,子女肥胖的发生率为

10%;父母中一人肥胖者,子女肥胖发生率为50%;父母均肥胖,其子女肥胖发生率为70%。

2.热量摄入过多或消耗过少 人体体重的维持与热量的摄入和消耗之间的平衡有关,当摄入量超过消耗量时可引起肥胖。一般情况下,摄入过多与食欲亢进有关,消耗过少与运动减少有关。

3.饮食习惯 以食肉、多油脂饮食为主的人容易肥胖,以清淡饮食为主的人不易发生肥胖。

4.情绪因素 心理因素对食欲有很大的影响,各种消极情绪变化如焦虑、抑郁都可能会使患者产生无饥饱感,控制不好饮食,导致肥胖。

(二)流行趋势

肥胖症是一个基因高感者在环境因素作用下引起体脂调控网络的神经内分泌调节紊乱所致的疾病。目前全世界体重指数(BMI)>30的成人肥胖约有2.5个亿,加上超重人群,共有近10亿人口。随着经济的发展,生活水平的提高,饮食结构上的改变以及体力劳动的减少,肥胖症患病率与日俱增,发达国家尤其是北美洲以及某些富裕生活西方化的太平洋岛国,肥胖症的患病率居世界之首。许多发展中国家也随着生活水平的提高而逐年上升。我国改革开放以来,肥胖症的发病率呈明显上升趋势,至20世纪90年代末,我国成人超重率已超过50%,肥胖率接近10%,在少数省市高达14%,个别发达城市已超过20%;而且肥胖症有低龄化趋势,儿童及青少年的超重和肥胖均呈不断上升的势头。我国1992年统计在校儿童肥胖症高达10%,近几年将会有与肥胖症相关的心血管疾病及糖尿病呈再暴发流行。

(三)分类

肥胖症通常分为单纯性肥胖、继发性肥胖和药物引起的肥胖。

1.单纯性肥胖 单纯性肥胖是各类肥胖中最常见的一种。约占肥胖症的95%左右,这类患者全身脂肪分布较为均匀,没有内分泌紊乱现象,也无代谢障碍性疾病,但其家族往往有肥胖病史,这种肥胖主要由遗传因素及营养过度引起。

2.继发性肥胖 是由内分泌紊乱或代谢障碍引起的一种疾病,约占肥胖症的2%~5%。肥胖只是患者的重要症状之一,同时还会有其他临床表现,多表现为:

(1)皮质醇增多症。

(2)甲状腺功能减退症。

(3)胰岛细胞瘤。

(4)性腺功能减退。

(5)多囊卵巢综合征。

(6)颅骨内板增生等。

3.药物引起的肥胖 有些药物在有效治疗某种疾病的同时,还有使患者身体肥胖的不良反应,如应用肾上腺皮质激素类药物治疗过敏性疾病、风湿病、类风湿病、哮喘病等,可使患者身体发胖,治疗精神病类药物也可使患者产生性功能障碍及肥胖。这类肥胖患者约占肥胖症的2%左右,一般情况下,只要停用这些药物后,肥胖可自行改善,但有些患者从此成为顽固性肥胖。

二、临床表现

肥胖患者主要表现为体内脂肪含量过多,体态臃肿,行动迟缓。由于体重过重,患者稍活动或体力劳动后易感疲劳乏力、换气困难、气促,有时呈疲倦、嗜睡状。重度肥胖患者加重心脏负担,引起左心肥大,高血压;多食、食欲亢进易造成消化系、内分泌系统紊乱,易患胆结石、脂肪肝、糖尿病、痛风等疾病。

1.脂肪堆积 男性和女性脂肪堆积的部位有所不同,男性多在头面部、腹部,女性在臀部、大腿及下腹部。

2.心血管系统　肥胖加重可引起动脉硬化、高血压、心脏病、心力衰竭等,出现心悸、气短、胸闷、头晕、乏力等症状。

3.呼吸系统　胸腹部脂肪堆积,腹壁增厚,膈肌抬高,可使呼吸运动受限,吸气困难,二氧化碳潴留,可有呼吸睡眠暂停综合征的表现。

4.消化系统　表现为食欲亢进、便秘、腹胀、易饥饿等,可伴有不同程度脂肪肝、胆结石等。

5.运动系统　由于体重增加,运动速度和运动耐力下降,可造成关节损伤,产生关节疼痛、腰痛等。

6.心理变化　肥胖症可产生焦虑、抑郁、悲观等心理变化,这些心理变化可产生临床症状,如失眠、头痛等。

7.其他表现　肥胖症抗感染能力差,易发生各种感染。嘌呤代谢障碍可引起尿酸增高,发生痛风。另外,肥胖症会引起病死率增高。

三、主要功能障碍

1.行动障碍　肥胖导致上呼吸道狭窄,阻塞气流,换气困难、体态臃肿,行动迟缓障碍。

2.日常生活自理障碍　体重过增,稍活动或体力劳动后易感疲劳乏力、气促,有时呈疲倦、嗜睡状。

3.心血管功能障碍　重度肥胖患者加重心脏负担,引起左心肥大、高血压。循环功能降低,心血管功能减退。

4.代谢功能障碍　多食,食欲亢进,易造成消化系、内分泌系统紊乱,血脂升高,骨关节炎,高尿酸血症,痛风等疾病,并伴有一些内分泌的异常。

5.生殖系统　男性性功能障碍,可能与男性患者雄激素水平较低有关,同时肥胖可能是通过引起血管损害而导致性功能障碍的。女性肥胖患者性功能障碍与胰岛素抵抗及高胰岛素血症有关。

6.伴随心理障碍　体重增加,体型改变等可产生焦虑、抑郁、悲观等心理变化。

四、康复评定

(一)脂含量的测定及肥胖的判定

全身及局部体脂含量测定及评估方法很多。较精确的方法有双光子吸收、磁共振或计算机断层影像诊断。适于流行病学调查,估测方法较多用的是由测量体重、身高、腰围、臀围所得的体重指数(BMI)、腰围及腰臀围比值。

1.体重测定　根据标准体重值及脂肪层所占的百分比,可将肥胖分为轻度、中度和重度。

正常成人标准体重:标准体重(k)=身高(cm)-100(身高在155cm以下者)

标准体重(b)=[身高(cm)-100]×0.9(身高在155cm以上者)

2.WHO成年人体重指数(BMI)分级标准

正常范围:18.5～24.9　　　　　超重:≥25

增高——肥胖前期:25～29.9　　中等——Ⅰ度肥胖:30～34.9

严重——Ⅱ度肥胖:35～39.9　　严重——Ⅲ度肥胖:≥40

3.腰围与臀围比　腰围可以反映脂肪总量和脂肪分布的指标。腰围的测量力法是被测者直立,两脚分开25～30cm,从肋下缘与髂前上棘连线中点的水平位置进行测量,皮尺要贴附在皮肤表面,在正常呼气末测量,读数精确到 0.1cm。男性腰围 85cm,女性腰围 80cm 可定为腹型肥胖。腰臀比男性超过 0.9,女性超过 0.85 可考虑为腹型肥胖。

4.目前评定内脏型肥胖的金标准是 CT 和 MRI 检测。对脐水平横断面图,以扫描仪对其皮下(S)和内脏(V)的脂肪进行扫描,再求出两者之比(V/S),一般认为 V/S>0.4 提示为内脏型肥胖;V/S<0.4 则为皮下型肥胖。

除了单纯性肥胖症以外,有些内分泌疾病也可伴肥胖,如甲状腺功能减退症、下丘脑性肥胖、多囊卵巢综合征、胰岛素瘤、生长激素缺乏、妊娠及绝经等。

(二)心理及心肺功能评定

1.对肥胖症患者进行生理、精神心理、ADL、皮肤、营养、社区环境等方面的康复护理评定。临床上采用标准体重、体重指数、体脂测定、脂肪细胞的大小及数量的测定,还可进行肌力检查、心血管运动试验、肺功能检查等康复评定。

2.日常生活活动能力评定:日常生活活动能力评定可选用 Barthel 指数、RNADL 量表。

3.心功能评定:运动试验可作为评定肥胖者心肺功能和体力活动能力的指标,是肥胖患者运动处方和疗效评定的依据。可用功率自行车、运动平板等方法进行。

4.肺功能评定:测试肺活量、潮气量、最大自主通气量等指标,判断肺功能及运动能力。

5.平衡能力评定:常用的方法有目测评分法、重心平衡测定法、步态分析法。

五、康复治疗

对于肥胖症的康复治疗,主要方法就是减少体内脂肪的储备,以防过多的脂肪在体内堆积,对人体造成不便,还可能引发某些疾病。目前,主要的减肥方法有药物减肥、中医针灸减肥、饮食减肥和运动减肥等。药物减肥对人体的伤害是不可估计的,针灸减肥虽有一定效果,但容易反弹,而且作用机制也不清楚。饮食减肥容易使人的基础代谢率下降,减肥不当的话,容易造成营养不良或引发一些疾病。运动减肥是从能量消耗的角度去减肥的,没有不良反应,而且运动减肥还可以提高人的基础代谢率,增强人的体质,减少的主要是脂肪含量,同时还可以增加瘦体重,但要持之以恒。目前,专家最推崇的减肥方法是:饮食控制加有氧运动。既然是有氧运动,就要有个性化的运动处方,指导自己的减肥过程,以便把伤害降低到最小。

(一)康复治疗原则

1.控制饮食与运动疗法相结合的原则　控制饮食和运动疗法是肥胖症治疗的根本方法,两者应该结合应用,否则难以取得良好效果。

2.进行健康教育,争取患者积极进行康复治疗　通过健康教育让患者了解肥胖症的发生机制、危害性及康复治疗的基本方法,调动患者的积极性,自觉参与康复治疗,争取良好疗效。

3.早期康复治疗　肥胖症的康复应从早期开始,才能提高治疗效果,避免合并症的发生。

4.全面康复的原则　对肥胖症者要进行躯体、心理、社会等全方位的康复治疗,解决其躯体、心理、社会等方面的问题。

(二)康复治疗

1.饮食疗法　是肥胖症的基础疗法,是指通过减少能量的摄入,使患者体内储存的能量释放,减少体内脂肪的蓄积量,最终达到减轻体重的目的。饮食疗法的基本原则是控制总热量,达到营养平衡。控制总热量应对原有不良饮食习惯和日常生活习惯进行改进,根据患者的年龄、体重、活动量等因素决定摄入的总热量,消耗掉多余的能量,直到体重达到正常水平。

能量的控制要循序渐进,减轻体重要逐步进行,否则易发生不良反应。一般情况下,轻度肥胖者,每月减轻体重以 0.5～1.0kg 为宜,中度肥胖者每周减轻体重 0.5～1.0kg。营养平衡是指合理分配碳水化合物、脂肪、蛋白质的摄入量,保证微量元素和无机盐的供给。

2.康复运动疗法　运动疗法是通过运动消耗体内多余的热量,减少脂肪的储存量,减轻体重,是预防和治疗肥胖症的重要手段。运动疗法可以提高心肺功能,减少心脑血管危险因素,纠正由于饮食控制所引起的不良反应。康复运动的作用:①可以调整大脑皮质的活动状态,恢复机体对新陈代谢的调节,增强患者战胜疾病信心;②可以加快心率,强壮心肌,改善心功能,增加心肌细胞摄取血糖能力;③增加呼吸系统功能,改善肥胖患者通气、换气功能;④增加血循环及肠蠕动,消耗体内脂肪。

(1)运动频率:肥胖者的运动应该持之以恒。运动频率最好是每周 5～7 次,不少于每周 3 次。如果患者情况许可,增加到每天 2 次。每次运动锻炼的内容分准备、运动和结束三个部分:运动时间为 30～60 分钟,准备活动时间 5～10 分钟,运动时间 20～40 分钟,放松时间 5～10 分钟。

(2)运动强度:运动强度由低到高,逐渐增加运动量。一般以 60%～80% 的最大心率、最大耗氧量的50%～70% 或 3～6MET 为宜。

(3)运动方式:选择大肌群参与的节律性、动力性有氧运动,如散步、慢跑、广播体操、功率自行车、游泳等,有助于维持能量平衡,长期保持肥胖者体重不反弹,提高心肺功能达到减肥的目的。其中,自行车和游泳尤适合肥胖者减肥之用。

(4)运动时间:每次靶强度运动时间应持续 40～60 分钟。根据不同年龄和体质,配合运动强度调节运动量,中老年、体质较差的肥胖者可进行运动强度较低、持续时间相对较长的运动项目;年轻体质较好的肥胖者可进行强度较大、时间相对较短的运动。由于机体存在生物节律周期,参加同样的运动,下午与晚上比上午多消耗 20% 的能量,因此,运动减肥活动易安排在下午或晚上,以增加热量的消耗,提高减肥效果。

(5)运动疗法的禁忌证:控制不良的高血压、糖尿病、肝损害、肾损害等,有明显症状的心脑血管疾病,急性感染等。

3.药物治疗　药物治疗可以作为饮食和运动疗法效果不良的辅助治疗手段,不宜单独使用。原因是药物的疗效不稳定,不良反应大,停药后有反弹现象。常用的药物有食欲抑制剂、营养吸收抑制剂、脂肪合成阻滞剂、代谢刺激剂、胰岛素分泌制剂、脂肪细胞增殖抑制剂等。

六、康复护理

肥胖症的治疗总目标是减轻体重,长期保持降低的体重,预防体重的进一步增加,减少各种肥胖相关的并发症。肥胖症的治疗原则是强调以个人行为治疗为主导,坚持饮食和运动疗法这两种最主要基本治疗措施,必要时辅以药物治疗以及万不得已的手术疗法。防治的重点是全社会的重视和预防超体重。

(一)康复护理目标

1.患者自觉控制饮食,调整饮食结构,减轻体重。

2.防治合并症,调整全身状态。

3.调整心理状态,减轻躯体症状。

4.提高日常生活活动能力,回归家庭和社会。

(二)饮食疗法护理

1.饮食限制疗法　适用于超重和轻度肥胖者,可采取高蛋白、低脂肪、低糖饮食,其所占比例分别是40%~50%、20%、20%~25%,总热量在每天1200~1800kcal。这一方法可使机体脱水,造成体重下降的假象。指导患者食用水果、蔬菜、谷类、低蛋白、低脂肪的饮食方法。

2.低热量饮食疗法　适用于重度肥胖的患者,总热量控制在600~1200kcal,蛋白质、脂肪的比例分别是26%、50%、24%。指导患者将所进食物按三餐合理分配,掌握早餐吃饱、午餐不过饱、晚餐宜少的原则。

3.超低热量饮食疗法　是一种快速减肥的饮食控制方法,适用于重度肥胖和低热量饮食法及运动疗法无效的肥胖患者。选择蛋白质25%~100%,糖30%~80%,脂肪39%,以每天总热量控制在600kcal以下。此方法初期疗效好,以后效果逐渐缓慢。严重心脑血管病变、造血功能障碍、肝肾功能障碍等不能使用本方法。

4.绝食疗法　仅适用于重度肥胖,采取超低热量饮食疗法无效的肥胖患者,可分间歇绝食法和完全绝食疗法。前者是在低热量饮食疗法基础上每周完全禁食24~48小时,或是连续绝食1~2周,禁食期间饮水不限。这种方法可造成失水和蛋白质丢失,实际上很少应用。

(三)运动减肥的康复护理

运动减肥是一个长期的过程,需要有目的、有计划地进行。在具体设计运动处方时应参考肥胖者每天日常生活活动的能量消耗,将其总量的10%作为日运动量,再转换成具体运动种类及时间,实施后再根据疗效及反应进行调整。在实施运动减肥计划的过程中,应注意饮食调整,在满足机体营养需要的基础上,应尽量减少热量的过多摄入。减肥的运动方式以有氧运动为主,结合抗阻力量练习,即在增加能量消耗的基础上,增加瘦体重。康复护理指导,督促患者应长期坚持运动才能维持减肥效果。

(四)康复健康教育

1.教育患者认识饮食治疗的重要性　饮食治疗是肥胖症康复的重要措施;合理安排饮食,要求总热量满足人体的需要量;各营养素之间要有合理的比例;必须含有无机盐类、人体必需的微量元素和维生素等辅助营养的物质。根据营养学的要求,按照每个人的生活习惯和生活水平,合理安排每日所需能量的食谱。

2.掌握肥胖者的饮食调整　膳食要全面、合理,一日三餐要有主食,肉禽、鱼、奶制品、蔬菜、水果相搭配;减少热量供应,少糖、油腻食物,多活动;严格控制进餐时间,三餐外不吃零食;有良好的饮食方案,要与营养师协同制订符合个体生活习惯的进食菜谱。

3.心理康复治疗　通过心理治疗使患者正确认识疾病,消除不良心理状况,积极投入到康复治疗过程中去。肥胖者与体重正常者一起生活、工作时在对待事物的心理反应是一致的,但有些肥胖者在大庭广众的情况下,会出现害羞、畏惧、心情急躁等。这种改变大多是自主神经功能失调的表现。如强烈精神刺激超出其忍耐程度,没有及时发泄,患者会出现暂时性的心理变态。因比,对于每一位肥胖者来说都应该给予理解,鼓励他们战胜疾病的信心,克服恐惧心理。

4.肥胖的预防教育　肥胖的病因与遗传、饮食、生活习惯、运动量、中枢神经系统、内分泌等因素有关。一方面通过开展健康教育,使人们对肥胖症有正确的认识,改变不良的生活方式、饮食习惯及不合理膳食结构,鼓励人们多进行运动,坚持体育锻炼。在妇女怀孕期应避免过度营养,小儿出生1岁至青春期避免过度喂养或过量进食;另一方面是提高对危险因素、危险人群的识别,给予医疗监督,采取各种有效的防治措施,减少肥胖症的发生。

(五)行为减肥疗法指导

行为疗法又称"行为矫正疗法",是运用条件反射的原理,通过错误行为的矫正达到减肥的方法。

1.对肥胖者进行减肥动机的教育　　了解患者要求治疗减肥的动机,并针对其动机进行康复教育,告知肥胖者,治疗是长期、艰苦的,不能半途而废。了解自己进食行为的活动过程,控制自己的进食行为,详细记录每日所吃的食物,正确分配三餐。

2.观察患者的减肥行为　　患者的行为能否符合减肥要求,是否认真执行减肥计划规定的各种疗法,可通过体重日记、饮食日记来密切观察。

3.矫正不良的饮食行为　　改变不合理的进食制度,改变餐间吃零食的不良习惯,注意隔离食物;矫正狼吞虎咽的习惯,注重专心进食。

强化减肥行为,重视宣传教育,加强人们对肥胖症特别是儿童肥胖危害性的认识,提高对肥胖的识别能力,使防止及消除肥胖成为社会普遍重视的问题。

（六）减肥中的注意事项

1.不能盲目减肥　　防治肥胖要做到科学减肥,做好减肥宣传,要使人们消除"肥胖是福"的旧观念,加强运动,保持适中的体重,才是长寿的基本条件。

2.长期减肥易导致营养不良　　长期不加调整地节食,对某些食品一味地忌口,使营养物摄入不足,会导致营养不良,出现明显的消瘦、乏力、肌肉萎缩等症状。

3.快速减肥有害身体健康　　要想保持减肥效果,必须顺应机体自身的特点,要做到既要减肥又不伤身体。减轻体重不可操之过急,有些肥胖者为了减肥不吃主食,饿着肚子坚持运动,这样不但不利于减轻体重,还可损害健康。

4.调整生活方式　　使肥胖症康复治疗能长期坚持下去,如安排适当的作息时间,以利于运动治疗的进行。因人、因地制宜选择运动方式和方法,利于长期坚持。

七、社区家庭康复指导

（一）指导标准体重的计算
正常成人标准体重为:

标准体重(kg)＝身高(cm)－100(身高 155cm 以下者)

标准体重(kg)＝[身高(cm)－100]×0.9(身高 155cm 以上者)

体重在正常标准±10%之内为正常体重,超过 10%～20%为超重,超过 20%以上为肥胖,减少 10%～20%偏瘦,减少 20%以上为消瘦。

（二）强调不能盲目减肥
要做到科学减肥,保持适当体重才是长寿的基本条件。长期减肥易致营养不良。必须顺应机体自身特点,要做到既减肥又不伤身。要因人因地制宜,选择运动方式和方法。

（三）饮食控制注意事项
实施饮食控制疗法时应注意进食量的减少,要逐步进行,进食的速度要尽量慢,不能采用饥一餐、饱一餐的方法减肥,尽量少食甜食,控制热量和脂肪的摄入。

（四）运动中注意事项
1.在实施减肥运动处方前,应进行一般的常规检查,了解心功能及有无心血管系综合征。

2.运动强度可在几天内逐渐达到,不要在一开始运动就达到既定的运动强度。

3.进行减肥运动时,要穿宽松衣服,合适鞋袜,运动前后多喝水,如出现头晕、气急、胸部压痛感等应减少或暂停运动,并去医院就诊,制订新的运动计划。

(五)指导患者认识到运动减肥的重要性

减肥应持之以恒,肥胖患者对治疗效果的期望和现状常有冲突,减重效果不能达到"理想身材",告知患者康复治疗后,体重减轻 5%～15% 是减重合理目标。对肥胖的治疗、研究的方法和种类很多,目前认为,只要科学运动与合理的饮食控制相结合,坚持不懈,一定能达到强身健体,去脂减重的效果。

(郭桂雯)

第二节 骨质疏松症的康复护理

一、概述

骨质疏松症(OP)是在骨的一个单位容积内骨组织总量的减少。骨的微结构破损导致全身性骨组织总量减少,骨的脆性增加,是易于发生骨折的一种全身性骨骼疾病。其形态学的特点是骨小梁变细,皮质变薄和髓腔增宽,骨的化学成分正常。以骨痛、易发生骨折为主要临床表现代谢疾病。骨质疏松涉及内分泌、老年医学、骨科学、妇产科学、放射学、药学、营养学和康复医学科,是一个跨学科性疾病,也是当前国际上研究最活跃的话题之一。

2003 年美国国立卫生院专家会议强调骨质疏松是骨强度减弱、骨折危险增加为特点的骨骼疾病。主要表现为老年人不明原因的疼痛、脊柱弯曲、驼背、四肢长骨及肌肉无规律的酸痛、钙沉积、骨质退行性病变、肌肉萎缩、骨折以及骨折后并发症。目前全世界约有 2 亿人患骨质疏松症,其发病率已跃居常见病的第六位。我国 60 岁以上患病率女性约为 40%～60%,男性约为 20%,已成为公共健康的严重问题之一。骨质疏松症作为一种隐匿进展的流行病,正慢慢威胁着人们的生存质量和寿命,并被称为"无声杀手","静悄悄的流行病"。在其较轻时无任何明显症状,它无声无息地发生、发展,常常在拍 X 线片时偶然被发现,或直到出现明显的驼背、骨折才被发现,严重危害中老年人群的健康。

(一)流行病学

骨质疏松症在世界多发病中列第 6 位,据流行病学调查估计,欧美和日本约有 7500 万人患骨质疏松症。绝经后白人女性分别有 54% 和 30% 患者骨量减少和骨质疏松,大于 50 岁的男性有 3%～6% 患骨质疏松,28%～47% 为骨量减少。2004 年我国女性潜在骨质疏松症危险人群占女性人口总数的 11.31%,占总人口数的 5.41%。男性骨量减少人群(64～72 岁)3201 万人,占男性人口总数的 4.89%,占总人口数的 2.48%。男女合计骨量减少人群 6381 万人,占总人口数的 4.94%。据调查数据显示,我国已成为世界上拥有骨质疏松症患者最多的国家,男女性骨质疏松患者 9054 万人,占总人口数的 7.01%。并且呈上升趋势。

(二)危险因素

1.原发性骨质疏松症的危险因素

(1)骨密度峰值:指人的一生中所获得的最高骨密度值。人体骨密度随年龄而不断变化。通常 20～30 岁时骨密度值达到最高。低骨密度峰值者由于骨量低,会较早达到骨质疏松的低骨量水平而发生骨质疏松,而高骨密度峰值者较晚甚至不出现骨质疏松的低骨量水平。骨量峰值的个体差异 80% 是由多基因共同决定的,20% 由环境因素、锻炼、饮食和青春期决定的。到目前为止还没有发现直接调节骨密度或骨量峰值的基因。

(2)性别:男性患病较女性低,女性骨密度峰值较男性低 10%～20%,是 I 型骨质疏松症发生的主要危险因素。骨质疏松常发生在老年女性,而无症状的脊柱压缩性骨折较常见。女性年过45岁每增加5岁,股骨颈骨折发生率增加近一倍。

(3)年龄:年龄是影响骨量的重要因素,一般20～40岁骨量达峰值,此后开始下降。女性绝经后加速下降,较男性快2～3倍,70岁峰值骨量减少约1/3。

(4)体型、体重:个高肥胖者骨量高于个低、瘦弱者,所以身体瘦小者更容易发生骨质疏松症。

(5)家族史:骨质疏松症阳性家族史者患病率明显增高。原发性骨质疏松症的发生与发展很大程度取决于遗传因素,与多种基因有关,遗传因素占80%,后天因素的影响仅占20%～30%。白种人相比于黑种人和黄种人更易发生骨质疏松症。

(6)缺乏运动:研究发现,在诸多因素中,运动对骨质疏松的影响极大,它对骨强度的影响比重占40%,远远超过了骨代谢相关激素、钙及维生素D对骨强度的影响(3%～10%)。

2.继发性骨质疏松症的危险因素

(1)药物:长期使用糖皮质激素、免疫抑制剂、肝素等抗凝剂或利尿剂等都已被证实是骨质疏松的危险因素。临床上应用最广泛的糖皮质激素,如泼尼松、氢化可的松和地塞米松等是诱发骨质疏松的常见药物。

(2)内分泌疾病:如原发性甲状旁腺功能亢进、甲亢、库欣病及糖尿病等。

(3)慢性肾病:由于磷排泄障碍,多伴有低钙血症,发生继发性甲状旁腺功能障碍,同时活性维生素D产生减少,因此导致肾性骨营养不良。

(4)肿瘤:恶性肿瘤的骨转移、骨髓瘤均可引起骨代谢活动增加,肿瘤细胞可以转移至骨骼直接浸润破坏骨组织。

3.骨质疏松性骨折的危险因素　如既往有易跌跤史、全身衰弱、肌力差、平衡功能差等都是导致骨质疏松骨折的危险因素。

(三)分类

骨质疏松症可分为三大类:

1.原发性骨质疏松症　它是随年龄增大逐渐发生的一种骨的退行性改变,又分为绝经后骨质疏松症(Ⅰ型)和老年性骨质疏松症(Ⅱ型)。

2.继发性骨质疏松症　是由于其他疾病或药物和不良嗜好等诱发的骨质疏松症。

3.特发性骨质疏松　症多发生于8～14岁青少年或成年人,原发性妊娠及哺乳期妇女所发生的骨质疏松。

二、临床表现

疼痛是原发性骨质疏松症的最常见症状,以腰背痛多见,可沿脊柱向两侧扩散,仰卧或坐位时疼痛稍微减轻,但直立时后伸或久立、久坐后疼痛加剧。身长缩短,驼背。骨折是退行性骨质疏松症最常见和最严重的并发症。呼吸功能降低,肺功能随年龄增加而下降,若再加骨质疏松症所致胸廓畸形,可出现胸闷、气短、呼吸困难等表现。

(一)骨痛

骨痛是骨质疏松患者的主要临床表现,约60%骨质疏松患者存在不同程度骨痛。骨痛可发生在不同部位、不同程度。以不明原因的脊柱酸痛为主。疼痛多呈胀痛、酸痛、持续性疼痛,有突发性加剧。

(二)肌痉挛

部分患者可出现腓肠肌阵发性痉挛,俗称"小腿抽筋"。

（三）骨折

多数骨质疏松患者无明显特征性或自觉性症状和体征，骨折往往是骨质疏松症的首发症状或就医原因。骨质疏松症患者发生骨折的概率为20%左右。最常见的是椎体压缩性骨折、髋部骨折、桡骨远端及少数肱骨近端骨折。

（四）体征

1.压痛　在胸腰椎棘突、骨关节外侧和髂骨及骶骨部有压痛。绝经后骨质疏松症常引起全身性骨压痛。

2.脊柱变形　如驼背，呈弧形。又称老年圆背，并渐进性加重。身体变矮等。

3.体位　呈前倾状态，以缓解腰背疼痛，并使其负重力减弱。

以上症状体征，不同程度的影响患者的生活质量，如步行能力与其他生活自理能力的障碍。

三、主要功能障碍

（一）负重能力下降

多数骨质疏松患者表现为负重能力下降（约2/3），甚至不能负担自己的体重。因此，骨质疏松症患者躯干活动时，腰背肌必须进行超常的活动，经常处于紧张状态，逐渐导致肌肉疲劳，出现肌痉挛，从而产生肌肉及肌膜性腰背疼痛。

（二）关节活动范围受限，腰背肌活动障碍

骨质疏松性骨折特别是椎体骨折、髋部骨折、桡骨远端和肱骨近端骨折患者，其骨折部位的关节活动范围常常严重受限，而关节活动的受限又进一步加重了患者的日常活动、社交活动和职业活动障碍的程度。腰背肌活动障碍表现为腰椎屈、伸、侧屈、旋转等能力下降。

（三）站立与行走受限

久坐或久站后腰背部和下肢负重关节疼痛而导致站立与行走受限。主要表现为坐、站立、行走和个人护理功能障碍。

（四）日常生活活动或职业活动能力受限

由于骨质疏松症患者常有全身乏力、体力下降、精力不足等从而导致其持续进行日常生活活动或职业活动的能力下降。腰背肌活动障碍主要表现为不能翻身、侧转及仰卧位、从床上坐起。髋部骨折的病人中，有1/4需要长期卧床，其日常功能活动受到严重影响。其骨质疏松的程度不同对活动能力的影响不同。

（五）心理障碍

由于长期的骨痛和反复的就医治疗可能导致心理的改变。如沮丧感、抑郁甚至怀疑自己患了癌症。骨折后，患者的日常生活活动能力受到严重限制，同时面对自己能力的下降给家庭带来经济和生活上的沉重负担，患者常常产生痛苦、脾气暴躁、悲观，甚至绝望等情绪。

四、康复评定

1.骨密度测定　对骨质疏松患者进行骨密度测定，确诊骨质疏松程度；双能X线吸收法（DXA）；双光子骨密度仪（DPA），是目前诊断OP的重要标准，能明确诊断轻、中、重骨质疏松。能测量全身任何部位的骨密度和脂肪的百分比，测量速度快、精确度高、空间分辨率高、散射线。

世界卫生组织对于骨质疏松症的定义基于骨密度水平,具体如下:

(1)正常:骨密度在年轻人平均值的 1 个标准差(SD)内。

(2)低骨密度:骨密度低于年轻人平均值 1～2.5SD。

(3)骨质疏松症:骨密度低于年轻人平均值 2.5SD。

(4)严重骨质疏松症:骨密度低于年轻人平均值 2.5SD,伴有一处或多处骨质疏松性骨折。

2.生化指标检测

(1)骨代谢指标:主要检测血清钙、磷。原发性骨质疏松血清钙、磷一般在正常范围。

(2)骨形成指标:碱性磷酸酶(CKP)、骨钙素(BGP)与Ⅰ型胶原羧基末端(CTX)。

(3)骨的吸收指标:主要是检测抗酒石酸酸性磷酸酶 TRAP、尿羟脯氨酸(HOP)。但 OP 受诸多因素的影响,其敏感性和特异性较低。近年来把尿中吡啶啉(PYD)和脱氧吡啶啉(DPD)作为骨中吸收敏感性和特异性生化标志物,有条件可检测 PDY 和 DPD。

(4)钙调节激素:活性维生素 D、甲状旁腺激素(PTH)、降钙素(CT)等。

3.骨痛、腰背痛评定

(1)VAS 法(目测类比定级法):无痛为 0 分,剧痛为 10 分,估计疼痛的程度。

(2)腰部活动的评定(肌力、耐力的评定)。

4.平衡功能的评定　方法包括仪器评定、非仪器评定,内容包括对平衡的功能、能力及心理状况全面的评定。需特别指出的是,通过平衡的评定预测被试者跌倒风险。

5.日常功能及生活质量的评定。

五、康复治疗

康复治疗对骨质疏松症的治疗作用在于发挥肌肉质量对骨质代谢所起的调节促进作用;纠正这类患者常见的驼背畸形;通过康复治疗,防止或减少由于肌力不足而导致的容易跌倒;对已经发生的骨折进行及时的康复治疗;改善症状,增强全身体力,提高生活质量等。

(一)药物治疗

1.钙制剂　如果饮食摄入钙量不足,可补充钙剂。中国营养学会推荐成人每日钙摄入量为 800mg,绝经后女性和老人可增至 1000mg。通常在维生素 D 的参与下,钙在小肠前端被吸收,直接进入血液。目前临床常用的药物种类繁多,但多数临床观察者认为,防治骨质疏松的药物主要有:

(1)骨吸收抑制剂:替勃龙,由雌、孕、雄激素合成。孕激素与雌激素有协同作用,可抑制骨的吸收,增强骨形成和骨重建。

(2)雷洛昔芬:是选择性雌激素受体调节剂(SERM)。SERM 是人工合成的类似雌激素的化合物,它们共同的特点是不引起子宫内膜和乳腺细胞增生,不增加致癌的危险表现出雌性激素的拮抗作用;而对骨骼肌和心血管系统则表现出雌激素的激动效应。有资料证明,绝经后 OP 后妇女服用雷洛昔芬可使诱发乳腺癌的危险下降了 76%。还有资料显示,服用雷洛昔芬组骨密度明显增加,且随剂量加大而增加,且未出现子宫内膜增厚。

(3)降钙素:是瑞士生产的常用的降钙素。降钙素是由甲状腺 C 细胞分泌,现已能人工合成。降钙素与受体结合后,抑制破骨细胞的活性和增殖,降低骨转换率,减少骨吸收,促进成骨细胞增生,增加骨密度。并有抗炎、抗应激的功能,发挥外周性止痛作用。

2.维生素 D　维生素 D 不足在我国普遍存在,作为一种补充疗法,常需较长时间应用。

（二）物理治疗

1.日光浴　太阳中含有大量的中、长波紫外线，其穿透深度为 0.1～1mm，可以达到表皮深层，毛细血管，神经末梢和部分真皮毛细血管层。

2.紫外线照射法　紫外线照射治疗骨质疏松症是一种病因治疗，贵在长期坚持，治疗不但对骨密度增加，同时也缓解了骨质疏松症的疼痛症状。

3.物理因子治疗　磁疗、高频、蜡疗、水疗。具有较好的止痛效果。此外，物理治疗还能减少组织粘连、改善肢体功能活动、改善局部血液循环、促进骨折愈合、预防深静血栓形成、增加局部应力负荷、促进钙磷沉积、增强肌力、防止肌肉萎缩、促进神经功能修复、防止继发性骨质疏松症。

（三）运动疗法

运动疗法是一项骨质疏松症主要的预防和治疗措施，能增强肌肉力量，预防骨量丢失。运动时可引起体内激素分泌改变，可促进物质和能量代谢，同时骨钙的代谢同样也受运动的影响。

1.增强肌力练习　提高肌肉质量的最佳康复治疗方法为增强骨力练习。肌力增强后，不仅骨的强度提高，而且同时坚强的肌力可以保护关节免受损伤，而过分的负荷又可通过骨周围肌群的收缩得以缓解，从而避免骨折的发生。

2.纠正畸形的练习　骨质疏松症患者常出现驼背畸形，在无脊椎骨折时，主要由于疼痛而出现的保护性体位所致，即在直立位下以弯曲腰背部来减轻重力的影响以减轻疼痛，在卧位下常以体屈位来减背伸肌的张力，缓解腰背部疼痛，时间久后即会出现驼背畸形。驼背畸形身材明显变矮者，上腹部可见横跨的水平褶皱，下部肋骨低降至骨盆边缘，可引起明显不适，包括进食后饱胀等症状。

纠正方法：作背伸肌肌力练习，以增强背伸肌对脊椎的保护并分散脊椎所承受过多的应力，而且可以牵伸挛缩，缓解部分症状。同时还应该对屈肌群进行牵张练习，包括扩胸，牵张上肢、腹肌和下肢肌群，宜注意循序渐进，一次不应牵张次数过多，时间过长，以免发生损伤。除此之外，还应在日常生活中注意保持正确的姿势，对疼痛明显者应适当应用止痛。另外，水中的练习可以利用水的浮力消除部分重力的影响，同时还有利于松弛挛缩的肌群，对纠正畸形有很好的帮助。

3.骨折的康复治疗　对于脊椎骨折的患者首先应卧床休息并给予必要的止痛药物，卧床休息两周后做翻身和背肌增强练习。

对骨质疏松患者的脊椎骨折治疗没有必要用石膏腰围固定，以免加重骨质疏松。可短期应用围腰支具，但不长期应用。几乎所有的骨质疏松脊椎压缩性骨折的患者，即使不加用其他治疗，也能得到恢复。对于桡骨远端骨折的患者宜立即进行复位，石膏固定，然后即可作肩部大幅度主动运动，以及屈肘伸握拳，拇指对指等练习，逐步增加用力程度。骨折愈合后即可进行腕屈伸和前臂旋转活动练习，1～2周后增加腕掌支撑练习。

（四）支具、矫形器技术

骨质疏松最常出现的问题是椎体压缩性骨折、脊柱畸形、股骨颈骨折、桡骨骨折、桡骨远端骨折和肱骨近端骨折。因此在治疗中应用康复工程原理，为患者制作适合的支具、矫形器和保护器是固定制动、减重助行、缓解疼痛、矫正畸形、预防骨折发生、配合治疗顺利进行的重要措施之一。

六、康复护理

对骨质疏松症患者，康复护理可以在病房、门诊、家庭和社区等地实施，以减轻疼痛、增强肌力、促进协调功能、改善上肢活动、增进转移和职业技能等。针对骨折后骨质疏松症患者，康复护理包括生理、心理和社会功能多方面,健康教育包括疾病症状、危险因素、先兆、预防和治疗等疾病相关知识,实施时间应在骨质疏松症确诊后或骨折手术后 24～48 小时内参与,直到患者生活基本自理。

骨质疏松症是骨骼发育、成长、衰老的基本规律,但受着激素的调控、营养状况、物理因素、免疫状况、遗传基因、生活方式、经济文化水平、医疗保障 8 个方面的影响,早期康复治疗、康复护理,及早期加强自我保健意识的教育,提高自我保健水平,积极进行科学干预,骨质疏松症是可能延缓和预防的,这对提高中老年人的身心健康及生活质量具有重要的现实的社会和经济效益。

（一）疼痛的康复护理

疼痛是原发性骨质疏松症最常见的症状之一。可以通过将注意力集中到其他的事件活动上,这些活动包括手工艺品的制作,分步骤、分阶段的让患者通过个体和集体的康复护理完成所选的手工业品的制作。成功的康复护理可以使患者获得满足感,降低疼痛对他们的困扰。同时由于骨质疏松症后患者疼痛导致的活动减少,均可以导致患者的运动功能障碍。

1.鼓励患者参加户外的活动　户外的活动可以接受充分的阳光照射,有助于皮肤合成更多的维生素 D,提高人体对钙的吸收能力;经常参加活动可以提高人体内分泌系统的功能状态,促进钙在体内的转化。

2.活动可以改善人体骨骼的强度,有助于承受较大的外力作用,可以预防骨折,减轻疼痛。

（二）安全预防康复护理

1.预防骨折　骨质疏松症患者由于容易导致肌肉负重能力的低下和容易诱发骨折,故如何在日常生活活动中加强自我保护,对患者而言成为一个治疗中的医患双方应该注重的问题。骨折同肌肉负重能力减弱一样,是骨质疏松症严重的并发症之一。不仅为患者带来巨大的痛苦,而且极大地限制了患者的活动,可以加重骨质疏松症病情的发展,缩短患者的寿命。临床研究发现,骨质疏松症患者的骨折可以在轻微外力,或者无明显外力的情况下发生。临床上尚无对骨质疏松症骨折治疗满意的解决方案,而日常生活活动中对自身的保护则显得越发重要。

2.防止跌倒　跌倒是引起骨折的最常见原因。防止跌倒的方法。

（1）多作增强下肢肌力的练习,指导患者进行脊椎灵活性练习和增强平衡协调性的练习。脊椎灵活性练习对防止跌倒有很好的预防作用,由于中轴线灵活性的增强,常使四肢的活动也得以改善,从而使姿势反射完成的更为及时,可以避免很多可能发生的跌倒。

（2）增强平稳协调性练习通常是从重心较低位,支持基底较大（如坐位）,活动幅度较小,支持基底较平整稳定开始练习,逐步达到重心较高位,缩小支持基底面积,增加活动幅度和复杂程度。开始时要求视力协调调节平衡,其后则要求无需在视力协调下保持平衡。

（3）按预防跌倒风险评估,做好预防跌倒护理。应定期进行平衡训练,包括:单腿站立、正走、倒走、下蹲起立、在限定宽度的区域内直线行走练习等。避免过度肥胖,改善功能,冬季户外活动应穿防滑鞋,防止跌倒,降低骨折的发生率。

3.安全预防教育

（1）日常生活中正确的姿势。

（2）适当的使用护理自助器具。

（3）家庭环境的适当改造。

（4）正确的防止跌倒方式。

（5）家人的配合方式。

（6）工作性质和环境的调整。

（三）指导患者正确的功能训练

1.骨质疏松症患者进行运动疗法时,应注意合理的运动量,运动强度以低、中等强度为宜,即靶心率从

(150一年龄数)至(170一年龄数),循序渐进,逐步增大运动强度,运动时间以 20～40 分钟不等,频度为每周 4～6 天,贵在坚持。

2.根据个体情况,制订出合适强度和时间的训练方案,选择合适的运动方式,运动可分为两种:一种是少量高强度的运动,可增加瞬时的肌力和肌肉量,给骨施加更大的负荷力,以保持骨强度区域维持高于正常水平以上。另一种是反复低强度的肌肉收缩,直至肌力耗尽。这种运动可增加耐力,减少或停止骨的吸收,但不增加瞬间的肌力和肌肉量。如慢跑、太极拳、登山、快走、游泳、举哑铃等。

改善症状和增强全身健康状态的练习通常采取有氧训练法,鼓励多作医疗步行,提倡每天步行半小时,和做"健骨操"、"太极拳"、"八段锦"等简单易行的运动方式增进骨骼的健康。同时进行呼吸练习和各种文娱活动,以提高整体健康水平。

(四)良好生活习惯及合理饮食的指导

1.改变生活方式　养成不挑食的习惯,经常摄入含钙高的食物,如骨头汤、海产品、豆类、动物肝脏、牛奶、鸡蛋等。同时补充维生素 D,以促进吸收。避免过度饮酒,吸烟,浓茶、咖啡。控制骨质疏松危险因素,缓解症状。

2.选择合适的娱乐活动　由于骨质疏松症患者疼痛、活动能力下降及容易在外力作用下导致骨折等因素的存在,在选择娱乐活动时应该更加注重安全性原则。娱乐活动是集参与性、运动性、趣味性和艺术性于一体的治疗方式、不仅可以提高患者的运动功能,达到强筋壮骨的作用,还有调节情绪、舒畅心情、减少孤独空虚、陶冶情操和养生益寿等功效。

(五)ADL 康复护理

日常生活能力训练　患者由于肌力、耐力、心肺功能的下降,特别是骨折后均可以导致患者日常生活能力的下降。日常生活能力训练项目包括:大便控制、小便控制、修饰、如厕、进餐、转移(床←→椅)、活动(步行,在家庭及其周围社区)、穿衣、上下楼梯、洗澡等。

(六)心理康复护理

骨质疏松症患者,因常表现为关节不明原因的疼痛,骨骼变形、骨折等,患者易出现焦虑,紧张,郁闷等心理反应。加之女性绝经后由于激素水平的变化,其本身也易出现精神、情绪方面的改变,易怒、抑郁等。应及时了解患者的心理问题,正确引导,给患者讲解疾病相关的知识,指导其预防与治疗的方法。减轻患者思想负担,增强信心,积极配合治疗。心理护理在关注患者疼痛的同时,还注重通过护理的小组活动缓解患者由于骨质疏松症所致的焦虑、抑郁等不利的情绪。鼓励患者去想象那些与快乐回忆有关的地方和活动,把自己过去快乐的经历和时间通过故事的形式编排出来,或者准备成诗歌的形式朗读出来供大家分享。让患者将对疼痛、焦虑、抑郁等感觉和情绪中的注意力转移开来,从而帮助全身放松。

七、社区家庭康复指导

骨质疏松症一旦发生,目前尚无有效的方法使之恢复到病前的状态,因此预防重于治疗。

(一)掌握相关知识

预防骨质疏松,向患者讲解引起骨质疏松症的因素,如身材瘦小,运动少(卧床或制动)、肌肉不发达、有骨质疏松家族史、骨量分值较小、摄入钙量少、绝经提前或曾施行卵巢切除术者、吸烟、酗酒、素食、服用过量咖啡等。为此,应减少卧床或制动时间,有规律而积极的锻炼,避免过度吸烟饮酒。

(二)鼓励患者加强户外运动

多晒太阳。老年人宜选择太极拳健身法,运动强度可大可小,动作较为舒缓,又有平衡动作,既能锻炼肌力,也可提高下肢本体感受能力,对于预防跌倒也有较好的作用。补充钙剂时注意最好在饭后 1~1.5 小时服用,并同时宜食用含蛋白丰富的食物,宜多食食醋,可使肠道软化,有利于钙电离被人体吸收。

(三)骨折发生后的正确处理

骨质疏松症患者跌倒造成骨折的可能性较大,严重威胁患者的生活质量。对于股骨颈骨折的患者立即进行骨科急诊治疗,因为其发生股骨头无菌性坏死的机会极高。可作股骨头置换,争取早日下床,以此来减少失健的影响。对于桡骨远端骨折的患者宜立即进行复位,石膏固定,然后即可作肩部大幅度主动运动,以及屈肘伸握拳,拇指对指等练习,逐步增加用力程度。骨折愈合后即可进行腕屈伸和前臂旋转活动练习,1~2 周后增加腕掌支撑练习。

(四)家庭环境的改进

为了减少及预防骨质疏松症患者发生骨折,患者的家庭环境可以做一定的调整。其原则是减少活动场所中容易导致患者摔倒的障碍物。同时可以增加一定的防护设备,减少发生意外的可能,如扶手的安装、门槛的改进、厕所及浴室地面的改进、便器的改进、照明的改进和家具的摆放等。

（郭桂雯）

第三十七章　运动系统疾病的康复护理

第一节　颈椎病的康复护理

一、概述

颈椎病是颈椎椎间盘组织退行性改变及其继发病理改变累及周围组织结构(神经根、脊髓、椎动脉、交感神经等),并出现相应的临床表现。颈椎病可诱发多种疾病,所侵害的部位可涉及脊髓、神经、血管等多种重要组织,进而诱发多种特异性表现。如颈交感神经受刺激损伤会出现胃肠功能异常,表现为食欲不振、恶心、呕吐、便稀或便秘等,此时,极易与浅表性胃炎、胃溃疡等相混淆。又如第4颈椎压迫神经根,会出现心动过速、冠脉供血不足、心绞痛等症状,若仅给予心脏病药治疗而不治疗颈椎,虽能暂时缓解症状,但易反复发作。另外,颈椎病还能引起呼吸或吞咽困难、血压异常等许多似乎与颈椎病无关的症状。

(一)发病概况

颈、肩、腰腿痛以往是中老年人的常见病、多发病。临床统计表明,年龄大于50岁者40％以上颈、腰椎有活动受限情况;其中60％会产生颈、腰椎病变,严重者压迫神经系统出现各种症状,甚至造成截瘫。近年来,颈、肩、腰腿痛的发病有年轻化趋势,有统计表明,青少年颈椎病患者所占比例由1996年的8.7％上升到2004年年底的12％。

(二)病因

颈椎位于活动的头颅与相对固定的胸廓之间,由于处于特殊的位置,既要求有高度的灵活性,又要求有一定的稳定性。故病因多样,病理过程复杂。

1.机体的衰老、颈椎慢性劳损。

2.外力伤害、不适当的运动。

3.先天性椎管狭窄、先天性颈椎畸形。

4.日常生活中,不良的生活习惯、工作姿势不当、睡眠体位欠佳等都是引发颈椎病的最直接原因,应引起足够的重视。

二、临床表现

(一)临床症状

颈椎病的典型症状表现为颈、肩、背、上肢疼痛,甚至四肢麻木,可伴有头痛、头晕、耳鸣、耳聋、视物不清等。依据病变的节段不同,表现各异。

(二)分型及表现

按照临床表现的不同,通常可将颈椎病分为以下类型:

1.神经根型　常有外伤、长时间从事伏案工作和睡眠姿势不当的病史。主要表现为颈部活动受限,颈、肩部疼痛。上颈椎病变,以颈椎疼痛,向枕部放射,枕部感觉障碍或皮肤麻木。下颈椎病变,颈肩部疼痛可向前臂放射,手指呈神经根性分布的麻木和疼痛。并可伴有头痛、头晕、视物模糊、耳鸣等表现。检查可见颈部活动受限,棘突、棘突旁或沿肩胛骨内缘有压痛点。

2.脊髓型　是由颈椎间盘的突出物刺激或压迫交感神经纤维,反射性地引起脊髓血管痉挛,缺血而产生脊髓损害的症状。表现为颈肩痛伴有四肢麻木、肌力减弱或步态异常。严重者发展至四肢瘫痪、尿潴留、卧床不起。体检可见颈部活动受限不明显,肢体远端常有不规则的感觉障碍、腱反射亢进、肌张力增高和病理反射。

3.椎动脉型　主要是头痛、头晕、眩晕,甚至猝倒。有时可有恶心、耳鸣、耳聋和视物不清。

4.交感型　多数有轻微的颈肩痛等交感神经的刺激症状。表现为头晕、头痛、头沉重感、偏头痛、视物模糊、耳鸣、耳聋、心律失常、肢体或面部区域性麻木、出汗异常等。

5.混合型　兼有上述两种以上类型的症状和体征。

6.颈型　仅有颈部酸困不适、疼痛、板滞甚至僵硬等症状。

三、主要功能障碍

(一)功能障碍

1.神经根型主要功能障碍为上肢、手的麻木、无力等上肢功能障碍,ADL 活动能力障碍,活动受限。

2.脊髓型主要功能障碍为四肢麻木、无力、步态异常,影响上、下肢功能,严重者可能截瘫。

3.椎动脉型头晕严重者亦可影响 ADL 能力。交感型及颈型不影响四肢功能。

(二)对正常生活的影响

疼痛、头晕影响正常的生活、工作。

四、康复治疗

(一)电、光、声、磁等物理疗法

1.作用机制　物理治疗的主要作用是扩张血管,改善局部血液循环,解除肌肉功能,促进神经和肌肉功能恢复。

2.治疗方法

(1)超短波疗法中号电极板两块,分别置于颈后与患肢前臂伸侧,无热量,每日一次,每次 12 分钟或 15 分钟,10～15 次为一疗程。适用于神经根型和脊髓型急性期。

(2)低频调制的中频电疗法

1)6cm×12cm 电极两块,分别置于颈后两侧,用感觉阈下,以调节交感神经。用于治疗椎动脉型与交感神经型颈椎病。

2)10cm×15cm 的电极两块,分别置于颈后与患肢前臂伸侧,用感觉阈。用于治疗以疼痛为主的神经根型颈椎病。

（3）超声波疗法

1）频率 800kHz 或 1000kHz 的超声波治疗机，声头与颈部皮肤密切接触，沿椎间隙与椎旁移动，强度用 $0.8\sim1.0W/cm^2$，可用氢化可的松霜做接触剂，每日一次，每次 8 分钟，20 次一疗程。用于治疗脊髓型颈椎病。

2）超声：频率同上，声头沿颈两侧与两冈上窝移动，强度 $0.8\sim1.5W/cm^2$，每次 $8\sim12$ 分钟，余同上，用于治疗神经根型颈椎病。

（4）低频脉冲磁疗法：脉冲频率 1Hz，内径 9.5cm 的圆形磁环，中心感应磁强度 $5\sim7mT$，输出强度 100%。将 3 组磁环（每组 2 个）分别放置于颈后及颈两侧，颈后磁环的 N 极面近皮肤，颈两侧磁环的 S 极面近皮肤，每日一次，每次 $20\sim30$ 分钟，$15\sim20$ 次为一疗程。用于治疗椎动脉型与交感神经型颈椎病。

（5）光疗

1）紫外线疗法：颈后上平发际下至胸椎 2，红斑量（3～4 生物量），隔日一次，3 次一疗程，配合超短波治疗神经根型急性期。

2）红外线疗法：各种红外线仪器均可，颈后照射，$20\sim30$ 分钟/次。用于颈型颈椎病，或配合颈椎牵引治疗（颈椎牵引前先做红外线治疗）。

（6）其他疗法：蜡疗、激光穴位照射、毫米波、微波等治疗也有一定效果。

（二）颈椎牵引疗法

主要作用是解除颈肩肌痉挛，增大椎间隙与椎间孔，减轻骨赘或突出椎间盘对神经根的压迫，减少椎间盘内压力，牵开被嵌顿的关节滑膜。通常用枕颌布带法，患者多取坐位（也可卧位），牵引角度按病变部位而定，上颈椎用 $0°\sim10°$，颈椎 5～6 用 15°；颈 6 至胸 1 用 $25°\sim30°$。治疗时间 15～30 分钟。牵引重量由 6kg 开始，每 1～2 次增加 1～12kg 或 15kg。年老体弱、颈椎不稳、脊髓型的患者要慎用。治疗过程中要经常了解患者感觉，如出现头晕、心悸、胸闷或原有症状加重者应立即停止治疗。

（三）手法治疗

手法治疗适用于颈型和神经根型颈椎病。手法治疗方法很多，有 NAGS、Cyiriax、McKenjie 手法等。目前国内常用的是 Maitland 手法（即澳氏手法）。这种手法是通过操作者的手推压棘突、椎体的横突，加上牵拉旋转等手法达到改善椎间关节的活动功能、改善椎间盘的营养，拉开椎间隙，扩大椎间孔，减轻骨刺和突出椎间盘对神经根的刺激和压迫，改善血液循环。主要方法有：

1.自后向前推压棘突，使椎体自后向前水平滑动。

2.自前向后推压椎体一侧，使椎体该侧自前向后旋转。

3.推压椎体一侧的后关节突，使椎体自左向右旋转。

4.推压椎体棘突侧面，使椎体自推压侧向对侧移动。

5.用双手牵拉患者头部，使椎体向纵轴方向活动。

（四）运动疗法

各型颈椎病症状缓解期或术后均可应用。主要作用是增强颈部与肩胛带肌力，增加颈部各韧带弹性，改善颈椎各关节功能，达到巩固疗效、防止复发的目的。运动可借助各种器械，但最简便易行的是徒手操。脊髓型或术后卧床不起的患者应每日做四肢被动运动，下肢痉挛重者可借助拐杖练习行走，手无力者可捏圆形橡皮圈或用两个圆球在手心旋转练习手的功能。

（五）中医疗法

1.针灸　有调节神经功能，解除肌肉和血管痉挛，改善血液循环舒筋活血的作用。按不同类型、临床症状循经辨证取穴或局部对症取穴。

（1）颈型：取风府、大椎、百会、后溪、外关、列缺、昆仑等穴。

（2）神经根型：取风池、风府、大椎、翳风、曲池、外关、阳溪、合谷、后溪、天宗、天井。

（3）脊髓型：取承浆、悬钟、手三里、肩髎、支沟、太冲、风府、环跳、委阳、绝骨等穴。

（4）椎动脉型：取至阳、中渚、太阳、风池、头维、玉枕、合谷、关冲等穴。

（5）交感神经型：取风府、风池、曲池、足三里、三阴交、百会、内关、劳宫等穴。

一般留针 12～20 分钟，每日一次，12～15 次为一疗程。

2.按摩、推拿治疗　有舒筋活血、解痉镇痛、松解粘连、调节神经、去除关节嵌顿的作用。对于脊髓型肢体不全瘫痪的患者，按摩可防止关节僵直减轻肌肉张力，防止肌肉萎缩的作用。常用的手法有推、拿、按、摩、擦、揉、滚、捏、提、搓、摇、颤、弹拨等。

按摩手法很多，应按病情选择，禁用暴力扳、旋、拉颈部，以免肌肉拉伤，小血管破裂，甚至椎间盘脱出，使症状加重。

（六）药物疗法

1.镇痛药　疼痛重者可口服布洛芬、双氯芬酸、阿司匹林等。镇痛药对胃肠系统有一定刺激作用，老年人慎用。吲哚美辛栓 50mg 每晚塞入肛门，同时口服艾司唑仑 1mg，镇痛效果好，尤其适用于因痛影响睡眠的患者。

2.营养神经系统的药物　常用维生素 B_1 和维生素 B_{12} 肌内注射，也可口服，一般 20 天一疗程。

3.扩张血管药　常用地巴唑、烟草酸、尼莫地平等。

（七）手术治疗

1.适应证

（1）各型颈椎病，经 2～3 个疗程的非手术治疗确实无效或症状加重者。

（2）脊髓型脊髓受压的症状明显或渐进性加重者。

（3）椎动脉型出现多次猝倒或频繁晕厥者。

（4）神经根型症状进行性加重、严重影响工作生活者。

2.术后康复　提倡早期功能训练，早期离床活动。一般术后次日即可戴石膏托下地活动，先以四肢远端活动为主。去石膏托后可做颈部活动。为防止肌肉、神经粘连，可做颈部直流电碘离子导入、音频、超音波和各种热疗。对重症或手术失败肢体功能障碍的患者，应做好心理治疗，加强患者生活信心，同时加紧肢体训练和日常生活活动的训练，防止关节僵直、挛缩，发挥残存功能，最终达到生活自理。

五、康复护理

颈椎病虽然是中老年人群十分常见的多发病之一，但病情不一，原因不同，症状体征亦较为多样化。针对不同的诊断，不同的病程，常选用不同的康复措施。

颈椎病的发病主要是由长期劳损、局部生物力学失衡所致。因而其治疗应着眼于恢复其正常的生物力学关系。非手术或手术疗法均能达此目的。由于颈椎病的病理改变既有骨组织（如颈椎退行性变：椎体及小关节骨质增生等）也有软组织（如韧带、肌腱损伤，痉挛等），因而治疗既要有"治硬"（骨关节：纠正骨关节错缝失稳，如牵引、手法等）还应同时"治软"（软组织：解除痉挛、松解粘连、改善局部血液循环、消除无菌性炎症等，如药物、理疗、推拿、针刀、针灸等）。非手术疗法强调综合疗法，其中牵引是主要手段。

（一）指导患者使用颈椎病患者的睡枕

颈部姿势对颈椎病症状有明显影响，其中睡眠姿势的影响最大。枕头是颈椎的保护工具，一个成年人,每天有 1/4～1/3 的时间是在睡眠(枕头上)中度过的,所以枕头一定要适合颈部的生理要求。人在熟睡后,颈肩部肌肉完全放松,只靠椎间韧带和关节囊的弹性来维护椎间结构的正常关系,如果长期用高度不合适的枕头,使颈椎某处屈曲过度,就会将此处的韧带、关节囊牵长并损伤,进而造成颈椎失稳,发生小关节错位,以后可发展成颈椎病。这类患者常常表现为睡眠中或睡醒后晨起时颈项不适、落枕、头昏、头痛或顽固性失眠等症状。

1.选择合理的枕头　合理的枕头对治疗和预防颈椎病十分重要,是药物治疗所不能替代的,但应长期坚持应用。合理的枕头必须具备两项:科学的高度和舒适的硬度。对枕头的高度有多种数据,不宜过高,亦不宜过低。少数人需适当高枕,如棘突发育畸形等,此时枕头过低则可使症状加重。

由于人体的颈椎有正常的生理弯曲,从侧面看颈椎有轻度前凸,从正面看,颈椎排列是一直线,既不向左也不向右弯曲,只有保持这种状态时,颈部的肌肉、韧带、椎间盘及颈部其他器官,如气管、颈动、静脉和神经组织才能处于正常生理状态,而高枕时无论是左还是右侧卧,都会使颈椎根处于非生理弯曲状态,这就使颈部肌肉、颈椎骨和韧带等都处于紧张状态,得不到真正放松和休息,甚至使一些神经和血管受压,使颈椎病症状在睡后加重。同样,如果采用低枕或不用枕睡觉,也会使颈椎处于非生理弯曲状态,继之发生高枕一样的弊病,故枕高应结合个体体型,一般以仰卧时头枕于枕上,枕中央在受压状态下高度 8～15cm为宜,而在枕的两端,应比中央高出 10cm 左右,因为侧卧时,肩部在下垫起,会使颈椎弯曲,增加枕两端高度则可消除这一不良影响,保证颈椎的生理弯曲。总之,枕头的高度以醒后颈部无任何不适为宜。

2.保持良好的睡姿　良好的睡姿对脊柱的保健十分重要。睡眠应以仰卧为主,头应放于枕头中央,侧卧为辅,要左、右交替,侧卧时左、右膝关节微屈对置。俯卧、半俯卧、半仰卧或上、下段身体扭转而睡,都属不良睡姿,应及时纠正。过高、过硬、过短、过窄、充填物不合适的枕头都是不合适的。合乎人体生理状况的枕头应该具有以下特点:曲线造型符合颈椎生理弯曲;枕芯可以承托颈椎全段,使颈肌得到充分的松弛和休息;枕芯透气性良好,避免因潮湿而加重颈部不适。

(二)康复健康教育

1.日常生活指导,纠正颈姿　颈椎病的起病与头部长期所处位置有密切关系。统计表明本病发病与职业有高度相关性,通常伏案或低头位工作者多见。由于颈肩部软组织慢性劳损是发生颈椎病的病理基础,故纠正生活、工作中的不良姿势,防止慢性损伤,对颈椎病的防治显得尤为重要。长期伏案工作者,应定时改变头部体位,合理调整头与工作面的关系,不宜长期低头伏案看书或工作,也不宜长期仰头工作,因为两者都可破坏颈椎的生理平衡,造成颈椎周围的软组织劳损或肌肉、韧带和关节囊的松弛而影响颈椎的稳定。工作中注意端正头、颈、肩、背的姿势,不要偏头耸肩。谈话、看书时要正面注视,不要过度扭曲颈部。总之,要保持脊柱的正常生理曲度,防止因姿势不良而诱发颈椎病。

2.指导办公室工作人员颈部运动　首先保持自然的坐姿,头部略微前倾,保持头、颈、胸的正常生理曲线,应按照自身体型调整桌面与椅子的高度比例,以避免头颈部过度后仰或过度前屈。对于长期伏案工作者,应在 1～2 小时左右,有目的地让头颈部向左、右转动数次,转动时应轻柔、缓慢,以达到该方向的最大运动范围为准;或行夹肩运动,两肩慢慢紧缩 3～5 秒,然后双肩向上坚持 3～5 秒,重复 6～8 次。或者利用两张办公桌,两手撑于桌面,两足腾空,头往后仰,坚持 5 秒,重复 3～5 次。慢慢地做 4 次重复运动,在回到中立位置的时候停止。然后快速做 8 次重复运动,呼气的时候摺起颈部,吸气的时候弓起颈部。

调整颈椎姿势的同时,还应加强颈肩部肌肉的锻炼,在工间或工余时,做头及双上肢的前屈、后伸及旋转运动,既可缓解疲劳,又能使肌肉发达,韧带增强,从而有利于颈段脊柱的稳定性,增强颈肩顺应颈部变化的能力。

（三）指导医疗体操

1.医疗体操的目的与作用

（1）通过颈部各个方向的放松性运动,活跃颈椎区域血液循环,消除淤血水肿,同时牵伸颈部韧带,放松痉挛肌肉,从而减轻症状。

（2）增强颈部肌肉对疲劳的耐受性,改善颈椎的稳定性,从而巩固治疗效果,防止反复发作。

2.医疗体操的常用方法

（1）左、右旋转:可取站立式或坐位,双手叉腰,头轮流向左、右各旋转10次。动作要缓慢,转间可休息3～5秒。

（2）伸颈拔背:体位同左、右旋转,双肩放松下垂,同时颈部上升,似用头顶球,持续3～5秒,重复10次。

（3）颈项争力:取站式或坐位,两手交叉置于枕部,颈部尽量向后伸,双手用力使肌肉组织后伸,呈对抗相持状态,持续5～10秒,重复10次。

（4）环绕颈项:体位同上,颈放松,呼吸自然,缓慢转动头部,顺时针或逆时针方向交替进行,重复10次。

（5）擦颈按摩:取站式或坐位,两手轮流擦颈部各20～30次,并用两手拇指或中指点按有关穴位,如太阳穴、合谷穴等。

（6）教会颈椎操:一般以每天坚持做1～2次为宜。要加强对颈部肌肉的强化练习,增强其功能运动,以保持颈椎具有较好的稳定性。

3.介绍一组颈椎操,本组操与麦氏操以及Pilates技术之颈椎操有着异曲同工之妙,都有相同的原理与相近的操练方法。具体做法是:

（1）仙鹤点头(类似于麦氏的颈项牵拉):先做预备姿势(立正姿势,两脚稍分开,两手撑腰)。练习时:低头看地,以下颌能触及胸骨柄为佳;还原至预备姿势;动作宜缓慢进行,以呼吸一次做一个动作为宜。

（2）犀牛望月(类似于麦氏抬头拉颈):预备姿势同上,练习时:缓慢抬头,双目仰望天空;还原至预备姿势;呼吸一次做一个动作。

（3）金龟摆头(类似于麦氏侧弯颈椎):预备姿势同上,练习时:头颈向左侧弯,左耳尽力靠向左肩,还原至预备姿势;头颈向右侧弯,右耳尽力靠向右肩,还原。动作要配合呼吸,缓慢进行。

（4）金龙回首:预备姿势同上,练习时,头左、右旋转,先用头部旋转,再以颏部尽力接触肩峰,还原。

以上四个动作按节律反复进行,主要是练习颈部的伸屈与侧弯功能。每动作可做两个八拍(按做操口令)。每日可进行1～2次。

（四）手法按摩与足底按摩

1.手法按摩简便易行,有很好疗效,但按摩前必须明确诊断,手法切忌粗暴。按摩的主要作用是缓解肌肉和血管痉挛,改善局部血液循环,可以活血化瘀,消肿止痛,分解粘连,整复移位的椎体,从而使症状消失或减轻。通常在颈椎牵引后进行按摩较合适,按摩一般在患者坐位下进行,按摩范围应包括整个颈部及病侧肩背部,神经根型还应包括患侧上肢。

2.足底集合了身体全部器官的反射区,通过治疗足底反射区相对应的颈椎反射区即可产生较好的疗效:双足踇趾趾腹根部横纹处,双足外侧第五趾骨中部(足外侧最突出点中部);颈部肌肉反射区是:双足底踇趾后方的2cm宽区域。按摩方法是:用拇指指尖或指腹,也可用第二指或第三指的关节,以数毫米幅度移动。力度最初较轻,渐渐增强,以稍有痛感为宜,按摩时间可自选抽空进行。最好是每天早、晚各一次,每次10～30分钟,坚持两周以后对一般颈椎病患者即可出现效果。

（五）饮食调理

颈椎病不像冠心病、高血压、糖尿病等与饮食有密切的关系。因此,颈椎病患者在饮食上没有特殊的禁忌,但也应注意摄取营养价值高的食品,如豆制品、瘦肉、谷物、海带、紫菜、木耳、水果、蔬菜等,以达到增强体质、延缓衰老的目的。颈椎病患者尤其应多食富含维生素 C 的食品,如新鲜的水果、蔬菜等。测试研究表明,维生素 C 具有增强人体免疫力和抗衰老的作用,对防止颈椎病进一步发展有益。另外,中医认为胡桃、山萸肉、生地、黑芝麻等具有补肾髓之功,合理地少量服用可起到强壮筋骨、推迟关节退变的作用。

(六)指导佩戴颈围

可按需选用颈围领或颈托,均可起制动和保护作用。有助于组织的修复和症状的缓解,配合其他治疗方法同时进行,可巩固疗效,防止复发,但长期应用颈托可引起颈背部肌肉萎缩,关节僵硬,不利于颈椎病的康复,故仅在颈椎病急性发作时使用。颈围和颈托对症状的减轻有一定帮助,但颈领的高度必须合适,以保持颈椎处于中立位为宜。若由于颈部损伤所致则可应用前面宽,后面窄的颈托使颈部处于轻度后伸位,以利于颈部损伤组织的修复。

(七)矫形器使用护理

颈托和颈围对颈椎有固定和制动作用,可保持正常力线,避免外伤,减轻头部负荷,有助于缓解症状和组织修复。但注意不可长期使用,以免肌肉萎缩,关节粘连僵直,影响颈部活动功能。

(八)康复运动中的注意事项

1.医疗体操应由医生确定动作的姿势和运动量,要坚持长期做操,以保证疗效。

2.运动应缓慢进行,幅度由小逐步加大,避免一开始即进行快速、过猛的运动。

3.有头晕症状或颈椎骨刺增生明显则应慎重进行。

4.康复训练中的禁忌证:颈椎病术后 3 个月内者;血压不稳,舒张压>90mmHg 或收缩压<90mmHg,并有自觉症状者;心功能不全伴心源性哮喘,呼吸困难者;发热,体温高于 38℃;静息状态下,脉搏>120次/分或有心绞痛发作者;体质特别虚弱者;近期曾发心肌梗死者。

六、社区家庭康复指导

(一)避免诱发因素

颈椎病是一种慢性病,在短期内难以根除,故平时应加强颈椎病的预防。颈椎病的致病因素是复杂的,但总的可以分为内因(体内因素)和外因(急慢性外伤),两者可以互为因果。内因是致病的基础,而外因是可以预防的。应从两方面采取措施,以有效地降低发病率和防止已治愈患者的复发。诱发因素除外伤外,常见的还有落枕、受凉、过度疲劳、强迫体位工作、姿势不良及其他疾病(如咽喉部炎症、高血压、内分泌紊乱等)。

(二)防止外伤

设法避免各种生活意外及运动损伤,如乘车中睡眠,急刹车时,极易造成颈椎损伤,故应尽量防止,坐车时尽量不要打瞌睡。劳动或走路时要防止挫伤。在头颈部发生外伤后,应及时去医院,早期诊断,早期治疗。

(三)矫正不良姿势

要注意防止外伤和纠正工作与生活中的不良姿势。由于工作需要,有些工种需要特殊姿势或在强迫体位中工作较长时间,如果不予重视,久之容易发生颈、肩部的软组织疲劳性损伤,进而导致颈椎失稳,发生颈椎病。预防慢性损伤,除工间或业余时间作平衡运动外,还可根据不同的年龄和体质条件,选择一定的运动项目,进行增强肌力和增强体质的锻炼。另外一些规律性的长期运动项目,如散步、慢跑等亦有助于预防颈椎病的再发。

（四）日常生活活动的指导

1.睡眠 枕头高度以 12～15cm 为宜；最好宽及肩下，枕芯要求细碎、柔软、富有弹性，荞麦皮、绿豆皮为佳。平卧时枕头置于颈后而不是头后，使颈部保持轻度后仰过伸的姿势，以符合颈椎前凸的生理曲度。侧卧时枕头与肩宽等高，保持颈椎中立位。睡眠时不要将双臂上举手放在头部，以免影响手臂的血液循环。

2.看书 看书、写字不要驼背、过分低头，桌宜高，凳宜低，坐位、站立、行走要保持躯干挺直，要挺胸收腹，不要低头、弯腰。

3.洗漱 洗脸、修面、漱口、喝水等动作不要过分低头或仰头。

4.指导工作体位及工间活动 任何工作都不应当长时间固定于某一姿势，至少每 2 小时能够全身活动 5 分钟。对长期伏案工作者，应 1～2 小时左右有目的地让头部向左、右转动数次，转动时应轻柔缓慢，以达到该方向的最大运动范围为准。或行夹肩运动，两肩慢慢紧缩 3～5 分钟，而后双肩向上坚持 3～5 分钟，重复 6～8 次；也可利用两张办公桌面，两足腾空，头往后仰，坚持 5 秒，重复 3～5 次。操作计算机、写作、看电视不要持续固定一种体位，1 小时左右做一次头颈部活动或体位改变。

5.暂停某些活动 各型急性发作期应暂停骑自行车、编织、缝纫等动作。

（龙 燕）

第二节 腰椎间盘突出症的康复护理

一、概述

（一）概念及病因

腰椎间盘突出症（LDH）是由于椎间盘退变、纤维环破裂、髓核组织突出压迫和刺激神经根所表现的一种综合征。腰椎间盘突出症是骨伤科的常见病、多发病，也是腰腿痛最常见原因之一。在腰椎间盘突出的患者中，$L_{4～5}$、$L_5～S_1$ 突出占 90％以上，好发于青壮年，男女比例约为(4～6)：1。随着年龄的增长，$L_{2～3}$、$L_{3～4}$ 发生突出的危险性增加。导致腰椎间盘突出症的主要原因是腰椎间盘退行性改变，由于年龄增长，纤维环和髓核含水量逐渐减少，使髓核张力下降，椎间盘变薄，在此基础上，腰部急性扭伤、受凉、妊娠、肥胖可成为诱发因素。其发病还与遗传、吸烟、工作生活中不良的姿势有关。

（二）分类

腰椎间盘突出症以病理变化为基础，根据临床表现特点可分为以下四型：

1.膨隆型 纤维环有部分破裂，而表层完整，此时髓核因压力而向椎管局限性隆起，但表面光滑。临床上此种类型也称腰椎间盘膨出，是椎间盘突出的早期改变。

2.突出型 纤维环完全破裂，髓核突向椎管，仅有后纵韧带或一层纤维膜覆盖，表面高低不平或呈菜花状。此型临床上称为腰椎间盘突出症，是临床上最常见的一种。

3.脱垂游离型 破裂突出的椎间组织或碎块脱入椎管内或完全游离。此型不但可引起神经根症状，还易压迫马尾神经，此型临床上称为腰椎间盘脱出，该型保守治疗不佳，故临床上多选用手术治疗。

4.Schmorl 结节及经骨突出型 前者是指髓核经上、下软骨板的发育性或后天性裂隙突入椎体松质骨内，后者是髓核沿椎体软骨终板和椎体之间的血管通道向前纵韧带方向突出，形成椎体前缘的游离骨块。

这两型临床上仅出现腰痛，而无神经根症状，无须手术治疗。

（三）临床表现

患者主要表现为：腰痛，95％以上的腰椎间盘突（脱）出症患者有此症状。下肢放射痛，坐骨神经痛（约97％的患者有坐骨神经痛），马尾神经症状，腰部活动受限，感觉异常，肌力下降，反射异常，直腿抬高试验及加强试验阳性。辅助检查：X线正、侧位片可见腰椎侧弯、椎体偏歪、旋转、小关节对合不良，椎间隙左右不等宽。CT检查可见椎间盘层面上椎间盘的后缘有半弧形后突软组织密度影，硬膜囊受压变形、移位、消失。MRI检查能清楚显示椎间隙变窄及椎间盘退变。

二、主要功能障碍及评定

（一）功能评定

1. 脊柱形态　包括外观形态、生理弧度测量，脊柱侧弯的测量，腰骶角度的测量，两侧肩、骨盆高低倾斜的测量等内容。

2. 脊椎活动度测定　主要通过评估胸腰椎的前屈、后伸、侧屈及旋转来了解腰椎间盘突出活动受限情况。可用脊椎活动度的简易评价或方盘量角器作脊柱屈伸、左右侧弯及旋转的活动度检查，也可用三轴位运动测量器，置于两侧肩胛之间的背部，紧贴胸椎棘突，让患者配合做尽可能大的前屈、后伸、左右侧屈和旋转，记录其活动幅度。

3. 步行功能障碍及评定　症状较重的患者可出现步态拘谨、步行缓慢、常伴有间歇性跛行。可通过目测及定量分析确定步态类型，了解腰椎间盘突出症患者步行功能以及有无使用助行器等。

4. 肌力测定　运用徒手肌力检查法，了解肌肉的力量。腰椎间盘突出症患者主要表现下肢肌力受影响，当出现 $L_{3\sim4}$ 椎间盘突出时，可影响 L_4 神经根，而导致股四头肌肌力减弱。当出现 $L_{4\sim5}$ 椎间盘突出时，可影响 L_5 神经根，而导致背伸趾力量减弱、足背伸无力甚至足下垂等病症。当出现 $L_5\sim S_1$ 椎间盘突出时，可影响 S_1 神经根，而导致跖屈踝关节及跖屈足趾无力，并可经常见到小腿肌肉萎缩变细等症状。

5. 肢体感觉和腱反射改变　患者可出现肢体感觉和腱反射改变，主要表现为下肢麻木、疼痛敏感及感觉减退。神经反射功能出现亢进、减弱或消失。可通过评估下肢感觉改变状况，评估神经根受压情况，从而了解椎间盘突出的部位。

（二）日常生活及活动能力评定

腰椎间盘突出症患者日常生活活动能力会受到不同程度的影响，可采用 Barthel 指数评定量表进行评定。

（三）疼痛评定

临床上常用日本骨科协会下腰痛评价表法（JOAscore），对腰椎间盘突出症患者进行疼痛评估。评估内容包括主观症状 9 分、体征 6 分、ADL 受限 14 分、膀胱功能 6 分（表 37-1）。

表 37-1　JOA 下腰痛评价表

项目	分类	评分
下腰痛	无	3
	偶有轻痛	2
	频发静止痛或偶发严重痛	1
	频发或持续性严重痛	0

项目	分类	评分		
腿痛或麻	无	3		
	偶有	2		
	频发轻度腿痛或偶有重度腿痛	1		
	频发或持续性严重腿痛	0		
步行能力	正常	3		
	能步行 500m 以上,可有痛、麻、肌弱	2		
	步行<500m,有痛、麻、肌弱	1		
	步行<100m,有痛、麻、肌弱	0		
直腿抬高(包括加强试验)	正常	2		
	30°~70°	1		
	<30°	0		
感觉障碍	无	2		
	轻度	1		
	明显	0		
运动障碍	正常	2		
	稍弱	1		
	明显弱	0		
ADL 受限		重	轻	无
	卧位翻身	0	1	2
	站立	0	1	2
	洗漱	0	1	2
	身体前倾	0	1	2
	坐(1 小时)	0	1	2
	举物、持物	0	1	2
	步行	0	1	2
	需轮椅	0	1	2
膀胱功能	正常	2		
	轻度失控	1		
	严重失控	0		

注:评定结果:总分<10 分,差;10 分<总分<15 分,中度;15 分<总分<24 分,良好;24 分<总分≤29 分,优

(四)心理功能评定

腰椎间盘突出的患者因为疼痛、日常生活活动能力下降,部分患者会产生焦虑、紧张和压抑等心理症状。可用抑郁评估量表(Beck 抑郁问卷、自评抑郁量表、抑郁状态问卷及汉密尔顿抑郁量表)及焦虑评估量表(焦虑自评量表、汉密尔顿抑郁量表)进行评估。

三、康复护理措施

(一)休息

卧床休息,患者卧位时可消除腰椎间盘的压力,使疼痛的症状明显缓解或逐步消失;腰椎间盘压力坐位时最高,站位时居中,平卧位时最低。急性期制动,绝对卧床,可以减轻肌肉收缩力与椎间诸韧带紧张力对椎间盘造成的挤压,有利于损伤的纤维环修复,突出的髓核回纳,避免走路和运动时对神经根的刺激,促进椎间盘周围静脉回流,消除水肿和炎症。卧床休息采用木板床,取自由体位,一般以3周左右为宜。

急性期绝对卧床患者切忌在床上坐起大小便,因为这时腰部过度前屈,腰椎间盘容易后突。卧床3周症状缓解后,可佩戴腰围下床活动,3个月内不宜进行弯腰持物活动。

(二)正确的姿势

正确的姿势是使膝、髋保持一定的屈曲,以免腰部过后伸,同时可使肌肉充分放松,以降低腰椎间隙压力,减轻腰椎间盘后突。

1.正确的站立姿势 两眼平视、下颌稍内收、腰背平直、膝关节微屈、两足距离与双肩宽度相等,或一足踏在小凳上。

2.正确的坐姿 坐在有靠背椅上,腰部紧贴靠背,上身挺直,双下肢并拢,用矮凳垫起双足使膝略高于髋。坐下时,上身微前倾,缓缓坐下;站起时,上半身微向前倾,一足放在另一足的后面,轻轻用力蹬地,使上身离位而起。

3.正确的提物姿势 搬提放置于地面的重物时,先将身体向重物尽量靠拢,然后屈膝、屈髋,再用双手持物,伸膝伸髋,重物即可被搬起。搬提放置于低处的重物时,身体尽量向重物靠拢,上半身挺直、屈膝,然后双手持物,伸膝搬起重物。

4.正确取、抱物的姿势 高处取物时,脚下垫一个较宽、稳定的矮凳,髋、膝关节微屈,然后伸手取物;抱物时,膝关节微屈,双臂抱紧物体,贴于胸腹部,以减少腰背肌负担。

5.正确的睡眠姿势 枕头的高度以压缩后和自己的拳头高度相当或略低为宜。仰卧位时,可在膝部加一薄垫,使膝、髋保持一定的屈曲,以使肌肉充分放松,降低腰椎间隙压力,是腰椎间盘突出症患者的最佳体位;侧卧位时以右侧卧位为好,屈膝屈髋并将一软枕垫于两腿之间,在其后背放置硬枕,以解除椎间盘和神经根压力,增强脊柱稳定性,同时右侧卧位不会压迫心脏,而且不会影响胃肠蠕动。

6.正确的劳动姿势 正确的劳动姿势就是尽量避免腰部过度弯曲,减少腰部的负担,如淘米、洗菜时,应将盆放置于齐腰的高度;长时间劳作时,将物品放在一个高度适当的台子上或坐在一个高低合适的椅子上进行;切菜、切肉时,应该将物品放在一个高度适当的台子上,保持脊柱正直,尽可能不弯曲腰部;扫地、拖地时,应加长扫帚或拖布的把,避免腰部过度弯曲。

(三)腰围的选用

腰围是腰椎间盘突出症患者常用支具,腰围有普通腰围、药物腰围、磁疗腰围等,它们具有制动与保护功能,药物腰围、磁疗腰围还具有中药、磁疗等治疗作用。腰围的选用应该

注意:

1.在康复医师指导下选择腰围的类型和大小,规格应与患者体型相适应。

2.患者经牵引或长期卧床治疗后,应严格遵医嘱佩戴腰围下地活动,以巩固治疗效果。

3.当病情缓解,症状消失,应及时取下腰围,加强自身腰背肌功能锻炼。

(四)牵引

牵引是治疗腰椎间盘突出症有效的方法,牵引可增加腰椎间隙,降低腰椎间盘内压促进碰触的椎间盘

回纳;减轻对神经的压迫,改善局部血液循环,缓解肌痉挛,使疼痛减轻或消失。牵引时一般令患者取仰卧位,垫高双下肢,使髋关节与膝关节分别屈曲 60°,用牵引带分别固定患者胸部及骨盆部对抗牵拉。牵引重量可由自身体重的 60%起,然后逐渐增至相当于自身体重,最大不超过,自身体重的 10%。每天牵引 1~2次,每次 20~30 分钟。重度腰椎间盘突出、后纵韧带骨化和突出椎间盘骨化以及髓核摘除术后的患者应慎用牵引,有较严重的高血压、心脏病、孕妇禁用牵引。

(五)针灸、推拿疗法

针灸推拿治疗,是治疗腰椎间盘突出症常用的方法。推拿按摩可以改善局部血液循环、疏通经络、活血止痛、整骨复位。每次推拿 15~20 分钟,每日或隔日进行 1 次。推拿治疗时手法切忌粗暴。针灸治疗能起到行气活血、痛经止痛的作用。常用的穴位有肾俞、大肠俞、委中、昆仑等。每日或隔日 1 次,10 次为一个疗程。对寒湿较重的患者可加用灸法。

(六)物理因子治疗

物理因子疗法治疗腰椎间盘突出症,可解痉、镇痛,消除神经根炎症、水肿,松解粘连,促进组织再生,从而达到缓解症状的目的。常用的方法有:石蜡疗法、红外线、磁疗、直流电离子导入、超短波、超声波、中药电熨疗法及局部热敷等。在急性椎间盘突出压迫椎间孔的神经根时,禁用较强烈的热疗,因过高的温度会使血液供应增加,出现水肿,使症状加重;较温和的热疗,能在不改变神经根病理条件下缓解继发性的肌痉挛。接受高频治疗的患者,注意检查患者身上是否有金属物,腰椎手术有内固定钢钉和戴有人工心脏起搏器的患者禁用高频治疗。

(七)药物治疗

药物可以缓解腰椎间盘突出症患者的疼痛症状,消除炎症,临床上主要用非甾体类消炎止痛药、扩张血管药、营养神经药以及中药活血化瘀药等。

(八)运动疗法

运动锻炼可以增强腰背部肌力,保持腰椎的稳定性,增强腰部韧带的弹性,改善腰椎各关节功能,恢复及增进腰椎的活动功能,维持脊柱正常形态。当患者症状有所缓解后,应开始进行循序渐进,持之以恒的腰背肌和腹肌的锻炼,常用的腰背肌锻炼方法有:

1.抬腿练习 仰卧床上,脚尖往回勾,腿向上抬 5 秒钟,然后慢慢放下,重复 10 次,左右腿交换做。

2.拱桥运动 有五点支撑法、四点支撑法及三点支撑法。五点支撑法:仰卧,双肘双脚撑床,臀部向上抬。四点支撑法:患者仰卧,双手后伸着地,抬起头部,双脚撑床,同时胸腹臀部向前挺。三点支撑法:头着床后伸,双手放于胸前,双脚撑床,胸腹臀部向前挺。训练时由五点支撑逐渐向三点支撑过渡。每种姿势坚持 5~10 秒,重复 10 次。

3.燕飞 俯卧,双臂向后伸起,双腿向上翘起 5~10 秒,重复 10 次。

4.昂胸 俯卧,双手支撑于床上,抬头,将手缓慢撑起上半身,并将头尽量后伸使胸昂起 5~10 秒,重复 10 次。

5.悬腰练习 两手悬扶在门框或横杠上,高度以足尖刚能触地为宜,使身体呈半悬垂状,然后身体用力,使臀部左右绕环交替进行,重复 5 次。

(九)心理护理

腰椎间盘突出症患者由于疾病的折磨,会有焦虑、紧张、烦躁等不良情绪,护理人员应耐心倾听患者的诉说,同情患者的感受,及时告诉患者症状体征缓解情况,鼓励患者增强战胜疾病的信心,减少对疾病的担忧及顾虑,使患者主动配合治疗。

四、康复护理指导

1.注意正确的姿势 日常生活工作中,应注意维持正确的坐、立姿势及睡姿,保持正常腰椎生理前凸。

2.避免受凉 腰部应注意保暖,平时注意避免腰部受凉,即使在夏季,也要少穿露腰露脐服装,空调温度不能开得过低。

3.防止腰部损伤

(1)弯腰:尽量避免弯腰,应尽量采取屈髋、屈膝下蹲姿势捡拾地上物体,避免双腿伸直站立时弯腰拾物。

(2)提举重物:应尽量使物体贴近胸腹部,减少躯干的重力矩。

(3)避免腰部用力:工作生活中尤其在重复性的动作中避免突然的腰部动作或突然的用力,体育锻炼时,避免错误的运动损伤腰部。

(4)鞋的选择:应选择舒适的平跟鞋,鞋跟高度约 3cm 最为理想,因为超过 4cm 的高跟鞋会使身体的重心相应提高前移,腰椎后伸可使连接椎间关节之间的关节囊处于紧张状态,长期持续,就会造成腰背肌的过度收缩而导致腰痛。

4.饮食指导 腰椎间盘突出症患者应注意膳食平衡,以富含钙、蛋白质、维生素 B、维生素 C 和维生素 E 的饮食为主。教育患者戒烟,吸烟过多会加重腰痛,同时吸烟引起咳嗽,会使患者椎间盘压力增高,导致椎间盘突出。

(龙　燕)

第三节　骨折的康复护理

一、概述

(一)基本概念

骨折是指由于各种原因导致骨的完整性遭到破坏和骨的连续性发生部分和完全中断。引起骨折的直接原因是直接暴力、间接暴力、肌肉拉伤、积累性损伤、骨骼疾病等,间接原因与年龄、性别、职业及全身或局部的疾病有关。根据骨折处是否与外界沟通,可分为闭合性骨折和开放性骨折。根据骨折的程度、形态,可分为不完全骨折和完全骨折。根据复位、经外固定后是否容易发生再移位,可分为稳定性骨折和不稳定性骨折。由于各种外伤引起的骨折称为外伤性骨折,由于骨骼本身的疾病(骨肿瘤、骨髓炎、骨质疏松等)在骨骼遭受轻微外力时发生骨折,称为病理性骨折。

(二)临床表现

1.局部表现 骨折处疼痛、肿胀、出血、功能障碍,查体有骨折部位畸形、异常活动、骨擦音或骨擦感等特有体征。

2.全身表现 骨折可因大量出血、剧烈疼痛导致休克,开放性骨折合并感染时,会出现发热。

（三）骨折的愈合

1.骨折愈合过程

（1）血肿机化期：这一过程约需 2～3 周，骨断裂、髓腔、骨膜下和周围软组织出血，形成血肿并凝结成块，以后逐渐机化，肉芽形成并逐渐纤维化形成纤维连接，即纤维性骨痂。

（2）原始骨痂期：伤后 24 小时以后，断裂的外骨膜的成骨细胞和成软骨细胞开始发生，产生骨化组织，形成新骨，称骨膜内骨化。新骨的不断增多，紧贴在骨皮质的表面，填充在骨折断端之间，呈斜坡样，称为外骨痂。在外骨痂形成的同时，断裂的内骨膜也以同样的方式产生新骨，充填在骨折断端的髓腔内，称内骨痂。内、外骨痂沿着骨皮质的髓腔侧和骨膜侧向骨折线生长，彼此会合，不断钙化，两种骨痂愈合后即为原始骨痂。一般需要 4～8 周。

（3）骨痂改造期：原始骨痂中新生骨小梁逐渐增加，且排列逐渐规则和致密，骨折断端经死骨清除和新骨形成的爬行代替而复活，骨折部位形成骨性连接。这一过程一般约需 8～12 周。

（4）塑型期：随着肢体活动和负重，原始骨痂逐渐被改造成永久骨痂，骨小梁适应力学要求重新排列，骨髓腔重新沟通，最终恢复骨的正常结构。这个过程称为塑形，一般约需 2～4 年才能完成。

2.骨折的临床愈合标准　局部无压痛，无纵向叩击痛，局部无异常活动；X 线摄片显示骨折线模糊，有连续性骨痂通过骨折线；功能测定，在解除外固定情况下，上肢能平举 1kg 重物达 1 分钟，下肢能连续徒步步行 3 分钟，并不少于 30 步。连续观察 1 周骨折处不变形，则观察的第 1 天即为临床愈合日期。

3.骨折愈合的时间　骨折的部位和类型的不同，其愈合所需时间不同，成人常见骨折临床愈合时间见表 37-2。

表 37-2　成人常见骨折临床愈合时间参考表

部位	平均时间（周）	部位	平均时间（周）
掌骨骨折	2	肱骨外科颈骨折	7
肋骨骨折	3	胫骨骨折	7
锁骨骨折	4	胫腓骨骨折	8
尺、桡骨骨折	5	股骨干骨折	8
肱骨干骨折	6	股骨颈骨折	12

二、主要功能障碍及评定

（一）功能评定

1.关节活动范围测定　关节活动度测定包括受累关节和非受累关节，当骨折累及关节面时，需重点了解关节活动有无受限和受限程度，可用量角器测量，与健侧关节进行对比。

2.肌力测定　主要运用徒手肌力检查法，了解肌肉的力量。需重点了解受累关节周围肌肉的肌力。

3.肢体长度及周径测定　进行两侧肢体长度对比，了解骨折后有无肢体缩短或延长，肢体的围度有无改变，有助于判断肢体水肿或肌肉萎缩的程度。

4.步态分析　通过步态分析可了解下肢功能障碍程度，下肢骨折会影响下肢的步行功能。

（二）日常生活及活动能力

可采用 Barthel 指数评定量表或 FIM 评定法，对骨折患者进行 ADL 能力评定。

（三）感觉评定

通过深感觉及浅感觉的评定，了解有无神经损伤及损伤的程度。

（四）心理功能评定

骨折患者由于各种功能障碍不会在短期内改善，同时患者的 ADL 能力下降，可出现心理问题，如焦虑、抑郁、悲观等，可用抑郁评估量表（Beck 抑郁问卷、自评抑郁量表、抑郁状态问卷及汉密尔顿抑郁量表）及焦虑评估量表（焦虑自评量表、汉密尔顿抑郁量表）进行评估。

三、康复护理措施

治疗骨折的基本作用是促进骨折愈合、肿胀消退，防止关节粘连僵硬，减轻肌肉萎缩的程度。所以骨折患者康复治疗原则是：在不影响骨折固定的前提下，尽早进行康复训练，进行软组织的舒缩活动。骨折的康复护理可分为三个阶段进行。

（一）骨折初期康复护理

康复护理早期一般指伤后 1～2 周内。此期患肢肿胀、疼痛、骨折断端不稳定容易再移位。应在有效固定保持骨折对位良好的基础上，进行康复训练，改善血液循环，促进血肿吸收和炎症渗出吸收，缓解疼痛，并保持软组织活动预防其纤维化。

1.局部处理　可用冰冻疗法减轻局部炎症反应，减轻水肿，缓解疼痛。患肢抬高，适当制动，可用弹力带或弹力袜轻轻地包扎患肢，促进静脉回流。还可用充气压力治疗，减轻肿胀，预防深静脉血栓形成。

2.肌力训练　一般在骨折复位固定后，即可开始缓慢、有节奏的等长收缩运动，尽量大力收缩，然后放松反复训练每日训练 3 次，每次 5～10 分钟，不引起疲劳为宜。注意运动时骨折部位邻近的上下关节应固定不动。并注意对健侧肢体及躯干各肌群的肌力训练，尽可能维持其正常活动。

3.正常活动和呼吸训练　训练可改善全身情况，对绝对卧床的患者，应每天做床上保健操及呼吸训练。除骨折部位及其上下关节制动外，身体各部位均应进行正常活动，防止因长期制动和卧床引起的失用综合征，以及由于长期卧床引起的坠积性肺炎、压疮等发生。

4.物理因子治疗　在骨外科处理 48 小时后可用物理因子疗法，方法有光疗法、温热疗法、低频磁疗、超声波疗法、超短波疗法、冲击波等。

（二）骨折中期康复护理

中期康复是指骨伤后 2 周至骨折的临床愈合。此时患肢肿胀逐渐消退，疼痛减轻，骨折断端有纤维连接，骨痂逐步形成。此期康复训练应逐渐增加关节活动范围，并由被动活动逐渐变为主动活动。逐步增加肌肉训练强度，提高肢体活动能力，改善日常生活活动能力。

1.关节活动度训练　帮助鼓励患者进行患肢近端和远端未被固定关节各个轴位上的主动运动，并逐渐由被动活动变为主动活动。伤后 5～6 周可由一个关节增加到多个关节的主动屈伸活动。上肢应注意肩关节的外展、外旋及手掌指关节、指间关节的屈伸练习，下肢应注意踝关节的背屈运动。每日训练 3 次，每次 5～10 分钟。

2.肌力训练　此时可逐步加大肌肉训练强度，使肌肉有适度的疲劳感。在外固定解除后，可由等长练习过渡到等张收缩练习，并可加抗阻等张收缩练习。当肌力 0～1 级时，可选用神经肌肉点刺激、被动运动、助力运动等；当肌力为 2～3 级时，训练以主动运动为主，辅以助力运动或水中运动；当肌力为 4 级时，进行渐进抗阻运动训练，但需保护骨折处，避免再次骨折。

3.物理因子治疗　可采用红外线、蜡疗等热效应治疗作为手法前的辅助治疗，能够改善血液循环，促进瘢痕软化。运用超声波、音频电疗软化瘢痕、松解粘连；还可用紫外线照射达到镇痛和促进钙盐沉积的目的。

4.日常生活活动能力训练　应尽早进行作业训练,上肢骨折可选择相应的作业治疗,增进上肢功能,改善动作技能技巧及熟练程度。尽可能让患者早期下床活动,必须卧床者每日做床上保健操以防压疮、呼吸和循环等系统并发症。下肢主要进行行走和步态训练,促进运动功能恢复正常,从而提高患者日常生活活动及工作能力。

(三)骨折后期康复护理

骨折愈合后期康复是指临床愈合或已除去外固定后的康复,此期为骨折后 8~12 周,训练的目的是恢复受累关节的活动度,增强肌肉力量,进一步减轻瘢痕挛缩、粘连,恢复患者的肢体功能及日常生活活动能力。

1.关节活动度训练　运动疗法是恢复关节活动范围的基本治疗方法,本期可以主动运动为主,辅以助力运动和被动运动。主动运动时应循序渐进,以不引起疼痛为原则,对刚去除外固定,关节自主活动困难的患者,可先采用助力运动,以后随着关节活动范围的增大,可逐渐减少助力。对有组织挛缩或粘连严重,不能进行主动运动和助力运动者,可采用被动运动牵拉挛缩关节,动作宜平缓,不应引起明显疼痛,避免因暴力引起新的损伤。

2.肌力训练　本阶段可据肌力评定情况,选择肌力训练方式,逐步进行等张抗阻训练,有条件可进行等速肌力训练。

3.关节松动术及功能牵引　对僵硬的关节可配合热疗进行手法松动术。治疗时一手固定关节近端,另一手握住关节远端,在轻度牵引下,按其远端需要的运动方向松动,使组成关节的骨端能在关节囊和韧带等软组织的弹性范围内发生移动。僵硬的关节可在进行手法松动的同时,将受累关节近端固定,远端沿正常关节活动方向加以适当力量进行牵引,牵引重量以患者感到可耐受的酸痛,而不产生肌肉痉挛为度。每次 10~15 分钟,每日 2~3 次。对于关节中度和重度挛缩者,为减少纤维组织的回缩,保持治疗效果,在运动和牵引的间歇期,配合使用夹板、石膏托或矫形器固定患肢,随着关节活动范围的增大,夹板、石膏或矫形器等也应做相应的更换或调整。

4.日常生活活动能力及工作能力训练　随着关节活动度和肌力的恢复,可进行肢体复杂性和精确性的作业练习,改善动作技能技巧,增强体能,以恢复患者伤前的日常生活活动及工作能力,争取重返家庭或工作岗位。上肢可着重于完成各种精细动作的训练,下肢着重于正常负重和行走的训练。

(四)常见骨折的康复护理措施

1.锁骨骨折　幼儿青枝骨折或成人无移位骨折常采用三角巾或颈腕带悬吊,有移位的骨折常需手法复位后再用 8 字形绷带、石膏绷带或黏胶固定,固定后即可开始功能锻炼。伤后 1~3 周,主要实施如下康复措施:①姿势治疗,宜采用仰卧姿势睡木板床,两肩之间垫高,保持肩外展后伸位。②进行肘、腕、手的屈伸及前臂的内外旋功能练习,可逐渐进行抗阻训练。③可选用超声波、超短波和红外线治疗。伤后 4~7 周,可配合一些器械进行训练,进行肩部的全方位的主动功能练习,并可逐渐进行抗阻训练。8 周后,去除外固定进入恢复期。可开始做肩关节各个方向和各个轴位的主动运动,助力运动及抗阻运动,同时增大关节活动的幅度。如前屈后伸弯腰画圈,手拉滑轮、爬墙摸高抱头扩胸、后拉下蹲等。

2.肱骨外科颈骨折　伤后 1~2 周,对无移位的骨折用三角巾悬吊固定,以休息、制动为主,可进行腕关节背伸、屈曲及上臂肌群等长收缩练习。同时可配合红外线光、超短波等物理因子治疗。有移位的骨折经手术复位后,通常采用悬吊固定 4 周,限制肩关节活动。固定除去后积极进行肩关节及肩胛带的各个方向活动度练习及肌力练习。3~4 周,以上肢主动运动为主,辅助肌力被动训练和关节活动度训练,防止过度外展、外旋及内收。5~8 周,以肩关节功能训练为主,主动运动训练,辅以手法辅助练习。如前屈后伸、弯腰画圈、手拉滑轮、爬墙摸高、抱头扩胸、后拉下蹲等。

3.肱骨干骨折　复位固定后,患肢悬吊于胸前,肘屈曲 90°。1 周内主要是休息、制动,可以进行上臂、前臂肌群的等长收缩练习,握拳及腕关节屈曲活动。2～3 周后,在上臂扶持下行肩、肘关节的主动和被动运动,不增加阻力,以患者感觉疲劳为度。4～6 周,在以上练习的基础上增加肩、肘、腕的抗阻运动训练,加强前臂的内外旋练习。6～8 周,可借助高吊滑轮、墙拉力器、肋木等器械进行功能训练。注意在去除外固定前禁止做上臂的旋转运动。可配合红外线及紫外线进行光疗。

4.肱骨髁上骨折　常发生于儿童,骨折外固定后 3～4 天即可进行肩部摆动练习和指、掌、腕的主动运动。3～4 周可加大肩关节活动,以主动运动为主,辅以部分抗阻训练。可配合光疗及作业治疗。8 周后,有手术内固定的小儿骨折可去除外固定,进行必要的关节活动及功能训练。由于肱骨髁上骨折易合并血管神经损伤,在训练及护理中需严密观察患肢远端有无血运障碍及感觉异常,及时处理。

5.尺桡骨干双骨折　复位固定后早期,手、腕可做主动屈伸活动训练,上臂和前臂肌肉作等长收缩练习。2～3 周后开始肘关节屈伸运动,禁止前臂旋转运动。4～6 周增加肩、腕、手关节的抗阻训练,可适当进行作业治疗。8 周后除去外固定,开始全面进行肩、肘、腕关节的屈伸训练,着重训练前臂的内外旋功能,可辅以器械和抗阻训练。如"反转手"练习:手指伸直,肘关节屈曲,前臂旋前位,由腋下向前伸出,然后外展并旋后,继而旋前从背后收回腋下,再由腋下伸出,如此反复进行。

6.桡骨远端骨折　复位固定后,即指导患者进行用力握拳、充分伸展五指等手指、掌指关节的主动屈伸运动,肩肘关节无阻力主动运动。2～4 周,增加肩肘关节抗阻训练,局部配合物理因子治疗。4～6 周,除去外固定,加强肩肘关节抗阻练习,做腕关节的屈伸、尺侧偏斜和桡侧偏斜以及前臂旋转的活动和肌力训练。

7.股骨颈骨折　多见于老年人,无移位骨折,采用卧床休息辅以患肢牵引。有移位骨折,多采用加压螺钉内固定术。牵引患者的康复主要利用床上吊环,抬高上身及做扩胸运动,保持患肢在牵引下,做抬高臀部运动。伤后 4 周解除牵引,练习床边坐,患肢不负重步行,伤后 3 个月逐步增加患肢内收、外展、直腿抬高等肌力及关节活动度练习并逐步练习负重行走。行加压螺钉内固定手术患者,术后第 1 天开始行肺部深呼吸及咳嗽训练,每次 3～5 分钟,每日 2～3 次。做患肢各肌群的等长收缩练习。术后 2 周鼓励患者使用助行器,不负重行走。术后 4 周进行髋关节周围肌群的肌力训练,关节活动度训练,步态练习及日常生活能力训练。3 个月至半年后,视骨折愈合情况,从用双杖日后单杖作部分负重步行训练,至大部分负重行走。在 X 线摄片提示骨折愈合,无股骨头坏死时,方可弃杖行走。

8.胫腓骨骨干　骨折术后当天开始足、踝、髋的主动活动度练习,股四头肌、胫前肌、腓肠肌的等长练习。骨折 2 周至骨折临床愈合期间,可开始做抬腿练习,在固定稳妥的情况下扶拐下床适当负重训练。6 周后解除外固定,充分进行各关节活动练习,并练习行走。

9.脊柱骨折　单纯性脊柱骨折无须固定患者仰卧硬板床,骨折处垫软枕头,使脊柱过伸。3～5 天后开始仰卧位躯干肌肌力训练,练习中应避免脊柱前屈与旋转。当急性症状缓解后约 2 周,患者可做仰卧位腰部过伸和翻身练习。6 周后可起床活动,进行脊柱后伸、侧弯和旋转练习,避免背部前屈的动作与姿势。待骨折愈合后加强脊柱活动度和腰背肌肌力的练习强度。行手术内固定的患者,早期帮助患者开始做床上保健体操,进行躯干肌等长收缩练习。伴有脊髓损伤的脊柱骨折,应以有利于脊髓功能的恢复与重建为出发点,伤后及时手术,消除脊柱致压物,给予牢固的内固定。

四、康复护理指导

1.心理调适　帮助患者解除因意外受伤所产生的焦虑、恐惧不良情绪,耐心介绍骨折的治疗和康复训练方法,鼓励患者调适好心态,积极主动进行康复训练。

2.正确的功能锻炼方法　指导患者循序渐进、持之以恒地进行功能锻炼,根据骨折愈合情况及稳定程度,活动次数由少到多,运动范围由小到大,负重由轻到重,避免因不恰当的锻炼引起意外发生。

3.教会患者自我观察病情　指导患者自我观察病情,特别是观察远端皮肤有无发绀、发凉,有无疼痛和感觉异常等,及早发现潜在的并发症,尽早就医。

4.合理饮食　骨折患者由于长期卧床,易出现便秘,应给予易消化食物,鼓励患者多吃蔬菜和水果。加强营养,多食含钙较高的食物。适量的高蛋白、高热量饮食有助于骨折后骨折愈合和软组织修复。

5.防止外伤　注意劳动保护和交通安全,预防骨折的发生。

(龙　燕)

第八篇　临床其他常见疾病护理

第三十八章　精神疾病

第一节　躯体疾病所致精神障碍患者的护理

一、护理评估

（一）生理状况评估

1.一般状况　接触是否良好,有无精神萎靡、头晕、头痛、心悸、疲乏无力等表现。

2.生命体征　是否平稳,有无出血、缺血症状,瞳孔是否等大、等圆,对光反射情况。

3.营养状况　目前进食情况,有无吞咽困难、体重变化,是否有营养缺乏及摄入不足。

4.皮肤情况　颜色、弹性,有无损伤及破溃。

5.排泄情况　有无尿潴留、便秘等问题。

6.自理能力　仪表是否与身份相符。

（二）精神症状评估

1.意识状况　意识清晰度、意识范围、意识内容。

2.认知功能　幻觉、妄想、注意力、智能、自知力。

3.情绪状况　稳定、低落、焦虑不安、悲观绝望、自杀观念。

（三）心理社会状况评估

1.患者的主要生活经历,性格特点,职业,受教育程度、发病与社会心理因素的相关性。

2.患者家庭支持系统及经济状况。

3.实验室及其他辅助检查。

二、护理问题

1.急性意识障碍的相关因素　①与高热有关;②与心脑供氧不足有关。

2.有暴力行为危险的相关因素　①与谵妄状态有关;②与幻觉妄想有关。

3.部分自理能力缺陷的相关因素　①与活动受限有关;②与意识清晰度下降有关。

4.睡眠形态紊乱的相关因素　①与高热或躯体不适有关;②与环境改变有关。

5.保持健康能力的改变的相关因素　①与认知障碍有关;②与自我照顾能力不足有关。

三、护理目标

1.患者营养需求维持在均衡状态。
2.患者自理能力得以增进。
3.患者活动安全。

四、护理措施

(一)基础护理

1.生活护理 做好晨晚间护理,定期沐浴、更衣,保持个人卫生,防止并发症的发生。

2.皮肤早期干预 保持皮肤清洁,床单位整齐、干燥,避免发生皮肤组织损伤。

3.满足患者营养需求 饮食要给予有利于消化吸收的高热量软食或流质饮食。对有吞咽困难的患者可通过静脉输液或鼻饲保证患者的摄入量。必要时可采取鼻饲、静脉点滴高营养液等方法保证营养的摄入。

4.排泄护理 保持二便通畅,防止尿潴留及肠梗阻,患者可多饮水,多食粗纤维食品,必要时给予导尿和灌肠。

5.创造良好的睡眠环境 减少不必要的护理操作及干扰患者的外界因素。建议患者入睡前不做剧烈活动,观察患者睡眠质量,记录睡眠时间。

6.病室环境 安全,温度适宜,光线柔和,避免噪声、强光的刺激,保持室内空气清新,减少呼吸道感染机会。

(二)安全护理

1.安置患者于相关病室,密切观察病情变化,监测精神症状的出现,必要时设专人护理。

2.加强危险物品管理,保证患者的安全。

(三)症状护理

1.密切观察患者生命体征的改变 监测患者体温变化,积极采取降温措施,保护脑细胞,防止脑水肿。除降温措施外,防止过度消耗体能或出现躯体衰竭。降温过程中要严密观察其病情变化、精神症状及意识状态。大多数意识障碍发生于高热期并与体温的升降相平行,高热期患者精神症状明显,有片段幻觉,引起患者情绪改变,如紧张、恐惧、焦虑等。发现病情变化时要及时与医生取得联系。

2.监测患者呼吸节律及心率 保证患者呼吸道通畅,根据患者血氧饱和度指标及患者缺氧情况及时维持患者的氧供。如发现患者心动过速或过缓应与医生取得联系后配合处理。

3.监测患者血压波动 每隔4h测量患者血压1次,认真观察血压变化时引起的精神症状,如血压持续异常,应与医生取得联系。

4.监测意识改变 急性期最多见的症状是意识的改变,意识障碍有昼轻夜重的特点,患者在谵妄状态下会出现危险性行为,可限制其活动范围,避免单独活动,给予积极的干预,防止摔伤及意外。

5.幻觉、妄想 遵医嘱给予适量的抗精神病药,加强观察患者原发躯体病的变化,以免用药过程中加重患者原有病情;因冲动兴奋有伤害自己及他人行为的患者可给予适当的约束。

6.焦虑情绪 加强患者情绪变化的监护,对焦虑症状明显的患者,护士要重视与患者的沟通,耐心倾听患者的主诉,满足患者的合理要求,及时解决问题,缓解焦虑情绪。

7.抑郁状态   避免患者单独居住,加强巡视,密切观察患者情绪的改变,关注患者的睡眠质量,严防患者在抑郁情绪影响下出现自伤、自杀行为。

8.兴奋状态   将患者安置于单间,设专人护理,房间内物品简化、安全、规范,减少不良刺激和环境中的危险因素。注意保护性医疗制度,不在患者床前窃窃私语,避免引起患者疑虑不安而导致的冲动行为。加强巡视,密切观察病情变化,必要时可采取保护性约束措施,防止患者自伤或伤害他人及周围环境。

(四)心理护理

1.建立良好的护患关系,尊重理解患者。

2.应用支持性心理护理技巧,帮助患者正确认识和接纳疾病带来的影响,鼓励患者积极配合治疗。

3.运用言语或非言语护理技巧,表达对患者的关心和支持。鼓励患者表达自己的想法,调动患者积极情绪,阻断患者负向的思考。

(五)家庭康复指导

1.指导家庭成员掌握疾病发展特征,识别症状的变化及治疗原发病的重要性。

2.指导家庭成员帮助患者建立健康生活模式,保持生活规律,减少诱发因素。

3.指导家庭成员了解患者所服药物的名称、剂量、服药方法及药物常见不良反应的简单处理。

五、护理评价

1.患者无意外事件及躯体并发症发生。

2.患者能以有效的方式表达自己的需求,维持其最佳的功能状态。

3.家属获得科学的家庭护理知识。

(由玉晓)

第二节   精神分裂症患者的护理

一、护理评估

精神分裂症患者在症状严重时,一般不暴露自己的思维内容,护理人员要积极从医生、家属及其朋友等多方面了解患者的情况,并利用交流沟通、主动观察技巧,从生理、心理、社会、文化等方面收集患者目前的健康状况及精神状况,恰当地评价患者的主、客观资料。

(一)生理状况评估

1.生命体征   评估患者的体温、脉搏、呼吸、血压等情况。

2.营养状况   患者体重是否在正常范围,饮食习惯、营养摄入量是否正常等。

3.睡眠状况   评估患者每天睡眠总量,是否出现早醒、入睡困难、睡眠缺失、睡眠觉醒周期紊乱等情况。

4.排泄状况   评估患者有无排尿困难、尿潴留、尿失禁、便秘、大便失禁等情况。

5.自理状况   评估其自我照顾及个人卫生,如衣服、毛发、指甲是否整洁;有无不洗澡、不刷牙,致使体味难闻;能否自行如厕等情况。

6.意识状况   意识是否清晰;有无意识清晰度下降(嗜睡、意识混沌、昏睡、昏迷);意识范围改变(朦胧状态、漫游自动症)或意识内容改变(谵妄状态、梦样状态);有无人格解体、交替人格、双重人格现象。

7.实验室及其他辅助检查　评估患者血、尿、大便常规及血液生化、心电图、脑电图检查等是否异常。

(二)精神症状评估

1.阳性症状　主要症状为幻觉、妄想、思维紊乱等。

(1)评估患者是否言语零乱,思维内容离奇古怪让人难以理解。

(2)评估患者是否答不对题,言语内容无中心主题,语言支离破碎。

(3)评估患者是否出现自言自语、言语松散且不连贯,或持续言语。

(4)评估患者是否坚信有人利用各种手段要陷害自己,自己所想的事情已经被别人知晓,并且议论纷纷,患者为此感到气愤和苦恼。

(5)评估患者是否认为有人议论自己,用言行举止暗示自己周围人的动作行为对自己有特殊意义。

(6)评估患者是否经常感到有仪器跟踪监视自己,或在各个方面控制自己,如监视自己的行为,控制自己的呼吸等。

(7)评估患者是否认为妻子或丈夫有外遇,并跟踪监视,或者认为某个异性爱上自己,即使遭到对方拒绝也认为是对方在考验自己。

(8)评估患者是否认为自己的父母不是亲生的,或认为自己是名人之后,或者认为自己有突出的才能,拥有巨大的财富,能进行发明创造等。

(9)评估患者是否经常听到一些不愉快的声音,如议论、讽刺、打击、批评、威胁、命令等语言。

(10)评估患者是否受幻觉妄想的支配拒食或暴饮暴食、冲动伤人等。

2.阴性症状　主要症状为情感淡漠、思维贫乏、意志缺乏、社会退缩。

(1)评估患者是否逐渐出现不能坚持学习、工作,正常生活能力下降。

(2)评估患者是否行为孤僻、退缩、独处,不与人接触。

(3)评估患者是否生活懒散,经常不洗漱,不注意个人卫生。

(4)评估患者是否主动进食。

3.情感症状　主要症状为抑郁、焦虑、绝望或有自杀倾向。

(1)评估患者情感活动是否存在精神活动与思维内容不协调,与环境不协调(自笑)等。

(2)评估患者情感活动是否受幻觉、妄想的影响,表现出紧张、易激惹、恐惧不安、抑郁、愤怒。

(3)评估患者情感活动是否不协调,变得肤浅,好扮鬼脸,表情做作。

(4)评估患者是否喜怒无常,常傻笑或无故哭泣。

(5)评估患者是否表情呆板,缺乏相应的情感反应。

(6)评估患者在交谈中是否有眼神接触,是否有情感交流。

(7)评估患者是否存在抑郁、焦虑、恐怖情绪。

(8)评估患者是否存在自杀企图和有自杀行为。

4.行为症状　主要症状为兴奋、攻击、敌对、激越、不合作、紧张症。

(1)评估患者是否受幻觉、妄想的支配,对配偶进行跟踪监视,外出寻找自己的亲生父母,追逐异性等。

(2)评估患者是否行为杂乱无章,缺乏目的性,幼稚愚蠢,兴奋冲突,伤人毁物。

(3)评估患者是否出现本能意向增强,性欲增强,不知饥饱。

(4)评估患者是否捡拾脏物,并出现异食现象(如吃排泄物)。

(5)评估患者是否缄默不语,对周围环境刺激物无反应。

(6)评估患者是否精神运动紊乱且受到抑制,运动缓慢,少语少动。

（7）评估患者是否不语不动,唾液留在口中不咽不吐。

（8）评估患者是否突然出现不可理解的冲动、伤人、毁物的行为,然后卧床不动。

5.认知功能障碍　主要症状为注意障碍、记忆障碍、执行功能障碍。

（1）评估患者是否感到近期的学习、工作状态、生活环境与以前相比有所变化。

（2）评估患者是否记忆下降,刚刚发生的事情也不能回忆。

（3）评估患者是否有注意力集中困难,注意力转移缓慢。

（三）心理社会状况评估

1.评估患者的个人成长史、成长环境、性格特点、受教育情况及工作环境,患者能否坚持正常工作,与同事、家人的人际关系是否正常,患者遇到悲伤或压力的应对方式。

2.评估患者的情绪状态,有无抑郁、焦虑、兴奋、易激惹、情感淡漠等。

3.评估患者发病的环境状况及有关的心理社会因素。

4.评估患者自身的经济状况如何,是否能够胜任社会及婚姻角色功能。

5.评估患者对疾病的认识有无自知力,是否存在不承认自己有病,拒绝就医服药的情况。

6.评估患者家庭环境、家庭气氛、家庭经济状况,家庭各成员之间关系是否融洽,患者在家中的地位及社会支持系统。

7.评估患者家属对疾病知识的掌握程度、对待患者患病的态度、对患者的监护水平等。

（四）其他方面的评估

1.评估患者既往健康状况:家族精神病史、既往躯体患病史、药物过敏史及物质滥用史。

2.评估治疗状况:院外的用药情况,包括药物剂量、用药方法及不良反应,以及服药依从性等。

二、常见的护理问题

1.暴力行为危险(对自己或他人)的相关因素　①与情绪不稳定、易激惹有关;②与幻觉或妄想有关;③与冲动控制能力下降有关。

2.思维过程改变的相关因素　①与各种妄想有关;②与自知力缺乏有关。

3.营养失调(低于或高于机体需要量)的相关因素　①与幻觉妄想有关;②与食欲亢进或木僵状态有关。

4.部分生活自理缺陷(进食/沐浴/穿衣/如厕)的相关因素　①与精神状态异常,行为紊乱兴奋不合作有关;②与行为退缩,意志活动减退有关。

5.不合作的相关因素　①与自知力缺乏,否认与病有关;②与环境改变有关。

三、护理目标

1.患者在住院期间能学会控制情绪的方法,控制暴力行为,不发生冲动伤人、毁物的行为。

2.患者能不受思维改变的影响,表现出符合自身的社会角色特点,最大限度地完成社会功能。

3.患者在住院期间能定时、定量进餐,保证营养供给,不因抢食发生意外。

4.患者住院期间在护理人员的帮助下能保持个人卫生整洁,并最大限度地形成良好的生活自理模式。

5.患者能对疾病有正确的认识,自知力部分或全部恢复,能主动服药,正确理解疾病与治疗的关系。

四、护理措施

(一)基础护理

1.做好入院评估 护理人员细致周到的评估可以很好地把握患者的病情,为治疗提供可靠的依据。

(1)广泛了解患者的人格特点、兴趣爱好、生活习惯、对待问题的处理方式等。通过对收集到的资料进行分析,确定目前患者存在的首要护理问题,有的放矢地开展护理工作。

(2)在入院体检中要认真检查患者的骨骼和皮肤情况,发现肢体活动受限或皮肤受损应及时与医生及家属沟通,以便患者能够得到及时的诊治,同时预防纠纷的发生。

2.提供安全和安静的环境 对不同的患者要采取不同的处理方式,加强巡回是病房安全的重要保障。

(1)护理人员要密切观察新入院患者的病情,及早发现有自杀念头或行为的患者。对有严重自杀观念的患者应在护士视线的范围内活动,防止意外的发生。

(2)对有兴奋冲动的患者应根据其严重程度分室居住,限制患者的活动范围,病室物品以满足基本需要为宜,防止患者损坏或伤人。

(3)木僵患者应设专人护理,防止患者卧床期间在失去自我保护能力的情况下被其他患者伤害。如有条件最好住单人房间,预防护理人员为其他患者开展护理工作时木僵患者突然兴奋造成其他人员的损伤。

3.维持正常的营养代谢

(1)保证患者每天的营养摄入量。

(2)因被害妄想拒食的患者可让其自行选择食物,对有自罪妄想拒食的患者要耐心劝说其进食,并可将饭菜混合后让患者食用;对食欲亢进而抢食的患者可给予一份食物让其单独进食,并专人看护,防止进食过快造成噎食的发生。

(3)有异食症的患者应在护士看护下进食,并尽量限制患者的活动范围,随时观察患者的异常行为。

(4)老年患者因药物不良反应引起吞咽困难的,应以流质饮食或半流质饮食为主,进食速度要慢,以防止噎食的发生。

(5)根据木僵患者在环境无刺激时可自行活动、进食、排便的特点,将饭菜放置于患者伸手可及之处,同时准备好便器,放置于患者视线范围之内,在不引起患者注意的情况下观察患者进食和排便情况。如果患者出现蜡样屈曲症状,护理人员要随时保证患者肢体处于功能位状态。

4.帮助患者建立自理模式

(1)根据患者自理能力保持程度、症状严重程度及治疗不同阶段,有的放矢地为患者制订相应的生活护理计划。对有生活自理能力的患者(如阳性症状控制的康复期患者)重点是督促检查,对有部分生活自理能力的患者(阳性症状消失后出现阴性症状)要协助指导,对于生活完全不能自理的患者(如紧张性木僵)要帮助患者保持良好的个人卫生状况。

(2)对于兴奋不合作的患者,护理人员要帮助患者完成晨晚间护理。

(3)对于生活懒散、行为退缩的患者,护理人员要和患者一起制订生活计划,督促检查患者的完成情况,必要时进行协助。

(4)对于木僵患者,护理人员要定时为患者更衣、沐浴,做好口腔护理和皮肤护理。

5.创造良好的睡眠环境

(1)安排合理的作息制度:患者睡前不喝浓茶、咖啡等饮料,不做剧烈的运动,减少交一谈,用热水泡脚,保证环境安静及安全。

(2)护理人员坚持巡视,随时通过呼吸节律观察患者睡眠状态,对蒙头睡觉的患者尤其要提高警惕,防止意外的发生。

6.做好排泄的护理

(1)每天观察,必要时记录患者大小便情况,对生活自理能力差的患者要制订计划,定时督促患者排便。

(2)对于12h未排尿的患者可采取热敷或流水诱导等方法刺激排尿,必要时可请示医生行导尿术。

(3)对于便秘的患者,要鼓励患者多活动、多饮水、多吃水果和含粗纤维的蔬菜,如3天无大便,可遵医嘱灌肠或给予缓泻药。

(4)对应用抗精神病药治疗的患者蹲位如厕时,要注意直立性低血压的发生。

(二)症状护理

1.阳性症状　患者多在幻觉、妄想的支配下出现暴力行为,可出现冲动伤人、自杀、自伤等行为。治疗护理不合作,不安心住院的患者可出现外走行为。在护理过程中,护理人员首先要运用沟通交流技巧取得患者的信任,与患者建立良好的治疗性护患关系,以不批判的态度了解患者存在的异常思维内容。在交谈中要耐心倾听,不主动引导患者重复病理体验,尤其要注意那些不暴露思维内容的患者,要主动观察患者的非语言行为所传递的信息。通过表情、动作姿势了解患者是否受幻听、妄想的支配,对于那些制造假象,伺机采取异常行为的患者,护理人员要通过观察患者的言语、表情、动作发现患者的异常,做好防范。

2.阴性症状　此类患者生活懒散,不注意个人卫生,多独自一处,对任何事情都无情感反应。护理人员可针对患者情况,为患者制订近期生活自理能力训练计划、远期社交技能训练计划、社会功能恢复计划及相应的护理目标。不断督促患者按计划完成训练,并给予一定的奖励,通过正性强化,使患者逐渐恢复生活自理能力,提高社会适应能力,延缓精神衰退进程。

3.情感症状　患者出现的抑郁情绪应引起护理人员的高度关注。由于患者对自己思维内容的不暴露,在计划实施自杀行为时一般都采取坚决、隐蔽的方法。特别是在缓解期的患者,会制造各种假象蒙蔽护理人员,从而达到自杀成功的目的。护理人员要从细节处发现患者的变化,如突然和护理人员接近,帮助其他患者活动,谈话渐多等,所以要密切观察,防止意外的发生。对于情感变化减少,对周围人和自己漠不关心,对刺激反应减轻的患者,护理人员可根据患者病前的个人爱好和兴趣,安排患者参加工娱治疗,促进患者的情感表达。

4.行为障碍

(1)冲动攻击行为:患者表现为无目的的冲动、伤人毁物,行为幼稚愚蠢。护理人员要掌握病情变化,提高防范意识,阻止患者冲动伤人和破坏性的行为发生。必要时给予患者保护性约束,帮助患者控制行为,同时做好患者约束期间的各项护理工作。

(2)紧张综合征:紧张性木僵和紧张性兴奋交替出现。以紧张性木僵为主要临床表现,患者精神运动性高度抑制,缄默、生活不能自理,可出现蜡样屈曲。护理人员要掌握患者意识清楚,对外界事物能正确感知的特点,在为患者做好基础护理,提供各种治疗护理工作的同时,态度和蔼,语言亲切,给予良性暗示。注意保护性医疗制度,不在患者面前谈论病情及无关的事情,保持患者肢体处于舒适功能位。注意患者周围物品的放置,防止患者出现短暂的紧张性兴奋造成对其他人员的损伤。要掌握患者夜深人静时自行活动的特点,并给予相应的护理。

5.认知功能障碍　此类患者主要表现为记忆力、学习能力下降,注意力不集中。在护理过程中,要耐心对待患者的询问,指导患者在病房中的日常活动,建立良好的生活自理模式。可采用认知功能训练、社会技能训练等方法,为患者提供系统的、强化的康复计划,提供社会支持,促进患者认知功能的康复。

（三）安全护理

1.掌握病情　护理人员要做到重点患者心中有数,尤其要注意那些受幻觉、妄想支配,但思维内容不暴露的患者,要严密观察患者的情感反应,通过患者的外显行为,发现患者的异常表现,并及时阻止,防止意外的发生。

2.加强巡视　根据病房的大小,每10~30min巡视1次,定时清点患者人数,确保患者安全。对自伤、自杀、伤人、兴奋冲动的患者应安置在重点病室。对严重自杀的患者设专人护理,使其24h在护理人员视线范围内活动。对极度兴奋,有可能造成意外的患者必要时要进行保护性约束。对不合作的患者要适当限制其活动范围,防止患者出现逃离医院的行为。

3.安全管理　加强病房设施的检查,发现问题要及时处理解决。办公室、治疗室、饭厅、浴室、杂物间要随时锁门。患者入院、探视、返院后,要认真做好安全检查(包括患者带入的打开包装的液体物品),防止患者将危险物品带入病房。患者需要使用危险物品如刀剪、针时,要在护理人员的协助下完成,防止意外的发生。在每天扫床时做好床单位的检查,对有危险物品要及时清除。

（四）药物护理

1.服药依从性管理　对口服用药的患者,要注意在服药后检查患者口腔,防止患者出现藏药的行为。对注射用药的患者,要按时准确执行,并对不合作的患者做好耐心解释劝说工作,尽量取得患者的配合,使治疗工作得以顺利进行。对严重不配合治疗的重症患者,必要时要采取强制性治疗方法,保证在劝说解释无效的情况下给予患者有效的治疗。

2.观察药物的不良反应　精神分裂症患者在治疗过程中,由于药物的作用,常常会出现各种不良反应,给患者带来痛苦,从而影响患者服药的依从性。护理人员要针对患者服药的不同反应进行针对性的观察,并采取相应的护理措施。

(1)体位性低血压:指导患者在起床时坚持做到3个3分钟(醒来躺3分钟;坐起3分钟;站立3分钟后再活动)。注意体位的变化,蹲位如厕站起时要缓慢,最好抓牢扶手,减少大运动,避免摔倒。

(2)锥体外系反应:对吞咽困难的患者要在进餐时给予协助,缓慢进半流质饮食。对于反应严重且出现角弓反张、喉部肌肉痉挛、呼吸困难的患者,护理人员要及时报告医生给予相应的处理。

(3)步态不稳:要多加注意,避免患者到人多的地方活动。

(4)粒细胞缺乏症:定期了解患者的白细胞变化,每天检测体温、脉搏、血压,必要时报告医生,实施保护性隔离,停药并对症处理。

(5)其他:对有嗜睡的患者要尽量限制患者白天过多睡眠,对流涎的患者要每天为其更换枕套、内衣,保持个人卫生整洁。对便秘患者要鼓励其多饮水,多吃粗纤维,对于腹泻者则要进食易消化的食物。对坐立不安伴焦虑情绪的患者要耐心劝导,提高患者的适应能力。

（五）心理护理

1.新入院患者的心理护理　新入院的患者多数无自知力,因此要持不批判的接受态度,不与患者争辩病态表现是否是疾病,要以劝导患者安心住院为主要目的,使患者感到护理人员可亲、可信,从而使患者感到安全。在入院阶段,患者因对病房环境感到陌生,会产生焦虑、紧张、恐惧情绪。此时护理人员应对安静合作的患者主动热情地介绍病房环境、作息制度、探视制度和安全制度,安排床位、餐位,介绍患者与其他病友相识等,使患者感到温暖、关心和帮助。要善于利用开放式问题引导患者谈话,从中了解患者的病情特点,客观评估患者情况。对不合作的患者,要掌握其病情特点,找到适当的接触方法。对于不能进行有效交流的患者,可采用非言语性交流方法,如诚恳友善的点头,鼓励性地拍拍患者的肩等;对于可以交流但不愿暴露思维内容的患者,在接触时可以先从患者的生活、工作或兴趣爱好着手,与患者交谈,建立良好的治疗性护患关系后,再谈及病情。

2.住院期间患者的心理护理　经常深入接触患者,了解病情的动态变化和心理活动,采取不同的心理护理方法。如对关系妄想者给予同情和安慰,采取目光接触,简单发问的方法,既把护理人员所理解的内容反馈给患者,又了解患者对谈话进行的兴趣程度。对罪恶妄想、消极观念和嫉妒妄想者要加强心理疏导,进行安慰。逐步启发患者对疾病的认识能力,达到自我批判的目的。对夸大妄想者要静静聆听,不去争辩。对钟情妄想者要举止稳重,护理过程中保持有效的交流距离,保持一定的严肃性。对幻觉丰富的患者应注意观察其突发行为,并给予对症处理。不可与缺乏自知力的患者争辩有病和无病。对严重兴奋躁动的患者,护士态度要镇定,语言要诚恳,动作要机敏,迅速组织人力将患者隔离保护,同时要向患者说明,隔离保护是为了他的安全。

3.出院前患者的心理护理　面对竞争激烈的社会环境,出院前患者的心理活动是复杂的,护理人员应使用针对性强的个性心理护理方法。可从患者熟悉的病友中寻找康复效果较好的案例,帮助患者树立战胜疾病的信心。与患者一起制订合理的休养计划,根据病房情况进行实施,使患者逐步缩小回归社会和家庭的距离。此外,还要做好社区、工作单位有关人员及家属的健康教育,包括对症状的早期识别、服药的注意事项、巩固治疗等方面的知识,使他们接纳患者,协助患者进行维持治疗,使患者获得社会和家庭的支持,增强治病的信心,达到预防复发,保持身心健康的目的。

(六)康复护理

1.入院阶段　此期应根据患者具体情况合理制订康复计划。对于生活基本能够自理的患者,在完成新入院各项检查的同时,可酌情安排患者参加病房内一般性活动,如看电视、听音乐等,以达到患者安心住院的目的。对于生活部分或完全不能自理的患者,则要督促患者完成每天的生活料理,同时进行日常生活自理能力的康复训练。

2.治疗阶段　此期患者康复护理的目的主要是转移患者的病态思维,纠正其病态行为。可根据病情指导患者参加各种工娱治疗、行为矫正治疗、音乐治疗,如折纸、编织、养花、体疗等。在治疗过程中要鼓励患者多与其他病友进行交流,从而增强治疗信心。

3.康复阶段　此期患者主要以技能训练为主,为回归社会打下基础,可安排患者参加职业技能训练、社交技能训练、家居技能训练等。如进行角色扮演、厨艺比赛、手工制作、文艺表演等,从而延缓精神衰退的进程。

五、护理评价

1.患者在住院期间是否发生伤害他人、破坏环境或被他人伤害的情况。

2.患者妄想内容是否消失,妄想内容对患者影响降低的程度。

3.患者自主进食情况是否正常,饮食是否能够保障其身体需要,是否因进食异常而发生噎食等意外情况。

4.患者在护理人员的协助下维持基本生活自理能力,保证个人卫生清洁整齐。

5.患者能配合医护人员按时参加各项治疗活动,按时服药,完成各项护理工作。

(由玉晓)

第三节　精神活性物质所致精神障碍患者的护理

一、酒依赖患者的护理

对于酒依赖的患者护理主要分为戒断症状的护理及康复期的护理两部分。

对于戒断症状的护理：重点观察患者的生命体征及戒断症状，做好患者的基础护理。在戒断症状的观察中除一般戒断症状外，还要观察患者有无幻觉、妄想等精神病性症状，观察患者的情绪状态，有无焦虑抑郁的情绪。防止在精神症状的支配下发生冲动、自伤、自杀等暴力行为。

康复期的护理重点：加强对患者进行酒依赖疾病的相关知识的教育，以及给自己和家庭等方面造成影响的讲解宣教，鼓励患者参加小组治疗，参加戒酒互助会（AA）的活动，使患者看到康复的过程与希望。教会患者规避各种触发成瘾的环境、场所。学会利用周围的正性环境进行长期康复。

（一）护理评估

1.生理状况评估

（1）生命体征：体温、呼吸、脉搏、血压。

（2）患者的饮食情况、营养状况：如果患者明显消瘦，必要时计算患者的体重指数。

（3）排泄情况：排尿困难、尿潴留、尿失禁、便秘、腹泻及大便失禁。

（4）评估患者有无各种躯体并发症及各种躯体疾病。

（5）评估患者有无神经系统受损的情况，是否存在末梢神经炎，末梢神经感觉减退等症状。

（6）评估患者的睡眠状况。

（7）自理情况：生活是否能自理或需他人协助。

（8）各项实验室检查结果有无异常。

2.精神症状评估

（1）认知活动

1）评估患者有无幻觉、妄想等精神病性症状。酒依赖的患者在中毒及戒断症状时部分患者可出现幻觉、妄想等精神病性症状，患者在幻觉、妄想症状支配下的应对方式及具体行为。既往是否有在症状的支配下出现冲动、伤人、自伤的行为，严重程度如何。

2）评估患者的意识状况，有无意识障碍（时间、地点、人物），既往有无走失、摔伤的经历。

3）初步评估患者的理解力、注意力、记忆力、智能受损的程度。

（2）情绪状态

1）评估患者有无抑郁、焦虑、易激惹和情绪不稳等情绪问题。如患者存在抑郁情绪，尤其是患者合并焦虑抑郁情绪时，要具体详细地评估患者的抑郁程度，既往有无自杀的观念、行为。目前情绪状态如何，对既往的自杀观念、行为的态度如何。

2）评估患者既往有无酒后或戒断症状时出现兴奋、冲动的行为，具体的表现如何，对自己及周围环境的影响程度如何，患者对既往的行为有无感到羞愧、悲伤，甚至自责的情绪。

（3）意志行为

1）评估患者长期饮酒的目的、饮酒模式、种类及每天的饮酒量。

2)评估患者的日常生活模式、生活方式,目前生活是否能自理。

3)评估患者戒酒的动机(主动、家人朋友劝说、强制)、目的及几次住院戒酒。

4)评估患者有无人格的改变,除观察患者与周围人互动和关系外,还可做 MMPI 人格测查,以帮助评估患者的人格特征。

5)评估患者是否愿意接受住院戒酒治疗。

(4)戒断综合征评估

1)评估患者最后一次饮酒的时间及饮酒量,初步判断戒断症状的发生时间。一般戒断反应开始出现在停酒、减酒的 6～8h。

2)评估患者既往戒酒时的戒断表现及严重程度。

3)临床上除观察患者的戒断症状以外,还要结合酒依赖戒断综合征量表对患者的戒断症状进行量化评估。

(5)对疾病认知的评估

1)评估患者如何看待自己的饮酒行为,是否需要住院戒酒。

2)评估患者是否认为自己的饮酒行为是一种疾病,是自己不能控制的。

3)评估患者对戒酒的治疗是否了解。

3.心理社会的评估

(1)评估患者的家庭环境,家庭成员的关系如何,与谁住在一起,经济收入如何。

(2)评估患者的社会功能的情况,工作、学习、人际交往是否受到影响,影响的程度如何。

患者入院后详细全面的护理评估是分析患者护理问题和制订护理措施的第一步,评估从躯体、精神症状、心理社会 3 个方面的内容进行,护士应利用沟通技巧根据患者的具体情况灵活运用。概括来讲,评估的主要内容包括患者的一般资料;戒酒的动机(以判断患者对治疗的依从性);患者的外观(相貌与年龄是否相符、衣着是否整洁得体);生命体征的测量;目前出现的躯体不适症状。询问饮酒的病程及饮酒的最大量,末次饮酒时间、饮酒的量,以判断戒断症状出现的时间及严重程度。另外还有躯体状态的评估(营养状态、有无外伤及躯体合并症);评估认知活动(幻觉、妄想等精神病性症状,注意力、记忆力、智能、定向力等方面的障碍);情绪状态(有无兴奋、冲动、焦虑、抑郁、自责等情绪反应)以及目前的生活自理程度,社会功能的影响程度。

(二)常见的护理问题

1.急性意识障碍的相关因素　与戒断症状有关。

2.有暴力行为的相关因素　与戒断症状有关。

3.有摔伤危险的相关因素　与戒断症状、药物的不良反应有关。

4.有认知改变和思维过程的改变的相关因素　①与戒断症状有关;②与慢性酒精中毒有关。

5.个人应对无效的相关因素　①与戒断症状有关;②与人际关系及渴求酒时不知如何应对有关。

(三)护理目标

对于酒依赖患者在制订护理目标时,应采用共同参与型的护患模式,在制订护理目标及护理措施时与患者共同讨论制订,建立个性化的具体可行的护理目标,才容易提高患者的认识,使其参与到护理活动中。

1.短期目标　不发生因酒依赖戒断所造成的并发症。

2.长期目标

(1)患者能表达自己的内心感受。

(2)患者不饮酒的行为在医护人员的支持下坚定持续。

(3)患者的人际关系及社交技巧得以增强,能拒绝成瘾物质的吸引。

(4)患者的自尊及自信心获得增强。

(5)患者能描述并具备应对压力的能力。

(四)护理措施

1.基础护理

(1)饮食护理:患者出现有胃肠道症状,如厌食、进食少,甚至恶心、呕吐等症状时,给予清淡、易消化、高营养的饮食。严重呕吐无法自行进食者,护理人员要鼓励并看护、协助患者进食,或给予静脉补液,以维持水、电解质的平衡。对于胃肠功能紊乱腹泻的患者,应调整饮食形态,必要时可给予无菌饮食,并遵医嘱给予调整胃肠功能的药物。

(2)皮肤护理:由于长期饮酒造成神经系统不同程度的损害,对双下肢麻木、感觉减退的患者,给患者沐浴或洗漱时要注意水温,防止烫伤。对于卧床的患者,要注意皮肤的观察,防止压疮的发生。

(3)生活护理:患者停酒后出现不同程度的戒断反应,如手指颤抖、出汗、心慌、脉搏增快、头昏、走路不稳等症状,护士应协助患者完成洗漱、进食、沐浴、如厕等基本生活自理。加强陪护宣教,以免发生安全意外。

(4)睡眠护理:部分患者伴有失眠、睡眠质量差或昼夜节律颠倒的现象,在药物调整的基础上,鼓励患者白天尽量不卧床。

2.安全护理

(1)密切观察戒断症状,如意识障碍、认知障碍、人格改变以及躯体症状的表现形式,判断意识障碍程度,如出现震颤、谵妄状态时,及时向医生汇报并给予相应的处理,同时采取恰当的护理措施,将患者隔离于单人房间,设专人护理,必要时加床档。限制患者的活动空间,必要时给予保护性约束。

(2)密切观察躯体及生命体征的变化。有无幻觉、妄想症状的出现,观察出现的时间及内容,患者的应对方式,并遵医嘱给予对症处理,保证患者的安全,同时做好交班记录。患者合并抑郁情绪伴睡眠障碍时,及时给予心理疏导,向其宣教疾病知识,鼓励患者树立对治疗的信心。遵医嘱给予药物治疗,并观察药物的不良反应。

(3)提供安全的治疗环境,严格执行安全管理,加强患者及家属的宣教工作,杜绝安全隐患,防止患者的复饮行为。

(4)此类患者在戒断过程中常合并焦虑抑郁情绪,并且部分患者长期饮酒伴有不同程度的人格问题,如激惹性增高、冲动、违反规章制度等,接触患者时要注意方式、方法,理解患者的情绪状态,鼓励患者采取正确的行为处理自己的情绪,在处理患者的冲动行为时要避免直接冲突,应注意保护自身及患者的安全。

(5)躯体合并症的护理:部分患者合并不同程度的躯体疾病,如心血管系统疾病,消化系统疾病和神经系统的损害等,除做好基础护理外,对心血管系统疾病的患者,要密切观察躯体症状并监测生命体征。对肝功能异常及消化系统疾患的患者,要从饮食上注意,避免食用刺激性的食物。

3.心理护理

(1)与患者建立良好的、可信赖的、治疗性的护患关系,根据患者的年龄、文化、社会背景以及人格的特点,制订心理护理策略,并将心理护理的措施贯穿于患者治疗护理的全过程中。

(2)尊重患者的人格,理解患者目前的成瘾行为是精神疾病的一种,尤其对反复复饮、多次住院戒酒治疗的患者,一定要采取接纳、理解的态度,对患者的就医行为给予积极的肯定,并鼓励患者树立治疗的信心。

(3)指导并教会患者呼吸放松或肌肉放松的方法,当患者情绪不稳、渴求酒时能运用此方法缓解其焦虑情绪或转移患者对酒的渴求。

(4)认知性干预有助于患者重新获得对生活的控制力,采用小组的模式指导患者认识酒给自己、家庭及工作带来的危害。停饮后自己生活状态有哪些改善,使患者增强戒酒的信心,调动其主观能动性。

(5)鼓励患者参加戒酒互助会(AA)的活动,并帮助患者逐步建立健康的生活方式和行为习惯,培养兴趣爱好,以转移对酒的渴望心理。

(6)帮助患者进行有效的情绪调控,克服焦虑、抑郁等情绪,调动其心理动力。

(7)鼓励患者参加集体活动及各种康复治疗,并给予支持与肯定。

(8)指导患者认识自己性格上的弱点,协助患者正确处理心理问题。

(9)帮助患者寻找自己的支持系统,取得家庭、亲友及社会的支持。

4.药物护理　酒依赖住院患者治疗主要分为戒断症状的处理及康复期的心理康复治疗。戒断症状的处理临床上主要采用苯二氮䓬类药物进行替代递减治疗。精神症状采用对症抗精神病药治疗。

(1)观察患者服用或注射苯二氮䓬类药物后有无头昏、双腿无力等不适症状,嘱患者起床、活动缓慢,不做剧烈的活动。

(2)对服用抗精神病药物的患者,要根据服用药物的种类及剂量观察有无不适症状,若出现不适症状要及时评估患者的生命体征、不适程度,遵医嘱给予相应的处理,处理后观察是否缓解。

(五)健康指导

1.对患者的健康指导

(1)利用每周固定的时间系统地向患者讲解酒依赖的疾病知识。

(2)利用小组讨论的形式,深入讨论酒依赖对患者身体和心理的危害,以及对家庭和社会带来的严重后果。

(3)指导患者认识复饮的高危因素及应对的有效方法。

(4)指导患者有效地回避即往常一起饮酒的人、地点、事情,最大限度地降低那些触发渴求进而有可能导致复饮的环境刺激。

(5)指导患者使用建设性方法缓解工作、生活带来的压力,不使用酒来暂时麻痹自己。

(6)指导患者建立新的价值观和社会关系。

(7)指导患者建立健康的生活方式和行为习惯,培养兴趣爱好,以代替饮酒。

2.对家属的教育

(1)利用家属小组的方式对家属进行疾病知识的宣教,使家属能了解酒依赖是一种疾病,不是患者的道德品质问题,增加家属对患者的理解,给患者鼓励和支持。

(2)和家属一起讨论哪些方法能有效地帮助患者建立良好的人际关系。

(3)和家属一起讨论在和患者的互动中哪些方面能促进患者的康复。

(4)注意发生饮酒的环境,及时给予正面干预。

(六)护理评价

1.患者在停止饮酒行为后身体无任何并发症的发生。

2.患者是否可以改善人际关系和正常地与人交往。

3.患者是否能主动行使社会功能和承担社会责任。

4.患者是否能对社会工作、生活有妥善的考虑和安排。

二、阿片类物质、镇静催眠药及抗焦虑药所致精神障碍患者的护理

药物依赖的护理评估、问题及措施有许多相同之处,以下重点介绍不同点及重点,其他参考"酒依赖护理"的相关内容。

(一)护理评估

1.评估患者停用或减服药物时有无焦虑抑郁、紧张、恐惧不安等情绪变化。如患者存在抑郁情绪问题,尤其是合并焦虑抑郁情绪时,要具体详细地评估患者的抑郁程度,既往有无自杀的观念、行为。目前情绪状态如何,对既往的自杀观念、行为的态度如何。

2.评估患者的用药动机,是否有对药物的好奇心、追求快感以及因生活、工作及人际关系等压力因素,想用药物麻痹自己。

3.评估患者生活规律有无改变,原有的生活方式是否被打乱,并且患者是否无力满足基本生活需求。

4.评估患者长期服用药物对身体的损害程度。

5.评估患者在脱瘾治疗中有无自己觅取药物的行为,如自己藏药、自行增减药物的行为。

6.评估患者有无恶心、呕吐,感觉过敏,心慌,出汗等戒断症状。

7.评估患者对疾病治疗过程有无相应的认知。

(二)护理问题

1.焦虑的相关因素　　与戒断症状有关。

2.个人应对无效的相关因素　　与焦虑不安、渴求药物时不知如何应对有关。

3.睡眠形态紊乱的相关因素　　与戒断症状有关。

(三)护理目标

1.患者了解戒断症状的主要表现,焦虑是常见的症状之一,教会患者面对与处理焦虑情绪的能力。

2.治疗性人际关系的建立,患者获得安全感。

(四)护理措施

1.运用沟通技巧,倾听患者的情绪表达,告知此时的焦虑不安情绪是药物戒断症状的表现,大部分患者在药物戒断中都会出现,以消除患者的不安全感。协助患者了解焦虑时的感觉及其需求,并寻找可能的解决方法。

2.接纳患者戒断时的表现,不限制也不批评其行为。

3.帮助患者寻求过去成功调适的方法。

4.指导患者肌肉放松和呼吸放松,直到患者焦虑情绪时能自如解除。

5.运用陪伴技巧或非语言的沟通技巧传达护士的关心,让患者感觉护士愿意与他共同面对焦虑,增强患者应对的信心。

6.对于患者自己觅取药物的行为以亲切、坚定的语言表示理解,但对此行为必须设限,并说明违反设限的后果,以协助其自我控制。

7.告知治疗的过程及目标,取得患者的主动配合。

8.建议参加小组治疗,使其小组成员彼此分享治疗的心得,并互相支持与鼓励。

(五)护理评价

1.患者停用药物后无任何并发症的发生。

2.掌握应对焦虑情绪的方法。

(由玉晓)

第四节 心境障碍患者的护理

一、概述

心境障碍,又称情感障碍、情感性精神病,是以情感或心境改变为主要特征的一组精神障碍。通常伴有相应的认知、行为、心理生理学以及人际关系方面的改变或紊乱,躯体症状也是重要的临床表现。心境障碍虽然有反复发作的倾向,但在缓解期,患者的社会适应基本正常,预后相对良好。但是情感障碍的表现具有很大的变异,较轻的可以是对某种负性生活事件的反应,重的则可成为一种严重的复发性甚至慢性致残性障碍。

情感障碍在临床上表现为抑郁和躁狂两种截然相反的临床表现形式。因此,既往又称为躁狂抑郁性障碍。仅有抑郁发作者称为抑郁障碍,既有抑郁发作、又有躁狂发作的称为双相障碍。

西方国家的流行病学调查发现情感障碍的终身患病率一般在 $2\%\sim25\%$ 之间。导致情感障碍患病率不一致的原因是多方面的,其中主要原因可能出自诊断标准和文化因素的不同。

抑郁症的患病率女性高于男性 1 倍以上,而双相情感障碍患病率男女之比为 $1:1.2$。这一趋势在各种文化和各种族人群中是一致的,其原因尚不十分清楚。但研究显示,这种差异的原因来自激素水平的差异,以及妊娠、分娩和哺乳及心理社会应激事件的差异等。双相情感障碍的起病年龄平均为 30 岁,而抑郁症平均为 40 岁,但其起病年龄有趋于年轻的趋势。

【病因及发病机制】

(一)生物化学

1.生物胺与情感障碍的关系 生物胺与情感障碍关系是迄今为止研究最多,了解较深的领域之一。去甲肾上腺素(NE)和 5-羟色胺(5-HT)被认为与情感障碍的发生关系最密切。NE 和(或)5-HT 再摄取抑制药是抗抑郁药物的主体。活体试验中发现,几乎所有的抗抑郁药以及有效的躯体治疗(如电抽搐治疗)在长期应用时都会降低突触后膜—肾上腺素能和 $5\text{-}HT_2$ 受体的敏感性。

(1)情感障碍的单胺学说:最初发现的两类抗抑郁药,即单胺氧化酶抑制药(MAOIs)和三环类抗抑郁药(TCAs)均作用于单胺在突触部位的清除过程。SchildkrautJ J(1965 年)首先提出情感障碍发病的儿茶酚胺学说。Prange A 等根据有关 NE 和 5-HT 系统的研究提出了综合这两种递质系统的学说,认为 5-HT 系统的低下为 NE 功能改变所致的情感障碍提供了基础。在 5-HT 功能低下的基础上,NE 功能低下可出现抑郁,而 NE 功能亢进则表现为躁狂。

(2)多巴胺(DA)学说:尽管有关抑郁症的生物化学研究主要集中在 NE 和 5-HT 两种神经递质系统,但也有不少研究认为 DA 在情感障碍发病中也可能扮演重要角色。有研究发现,脑脊液中多巴胺代谢产物高香草酸(HVA)含量下降。

2.氨基酸、肽类 γ-氨基丁酸(GABA)以及神经活性肽类,如血管紧张素和内源性阿片样物质在情感障碍发病中也有一定作用。中枢谷氨酸系统作为主要的兴奋性氨基酸与 GABA 功能具有相互制约作用。

3.第二信使系统 第二信使系统 Rolipram 是磷酸二酯酶的选择性抑制剂,在临床试验中显示有抗抑郁作用。据此认为 cAMP 第二信使系统功能的高低与情感障碍的发病有关。抑郁症患者存在 cAMP 功能的低下。

（二）神经内分泌

某种特定的神经内分泌功能改变有可能是情感障碍的病因,但这种改变可能是更深层的基础脑功能异常的一种表现。

1.下丘脑-垂体-肾上腺(HPA)轴在抑郁症患者中可以发现的下丘脑-垂体-肾上腺轴功能异常如高皮质激素血症、地塞米松脱抑制(地塞米松抑制试验,DST)。大约50%的抑郁症患者口服地塞米松后内源性皮质激素的分泌未被抑制,即地塞米松抑制试验阳性。

2.下丘脑-垂体-甲状腺(HPT)轴抑郁症患者可以出现甲状腺素分泌昼夜节律的消失或平坦,其TSH和T_3血清浓度也可下降,而TRH对TSH分泌的激动作用也消失或减弱,即TRH兴奋试验阳性。

（三）神经免疫学

情感障碍伴随的免疫功能改变既可能是果,进而影响患者的生理功能,也可能是因,由此导致情感障碍的形成或迁延。最初的证据来自各种细胞因子水平升高状态中所出现的行为症状,包括抑郁情绪。这些表现被称为患病行为。它是由于趋炎细胞因子的应用所造成的,这些因子包括白细胞介素(IL_2、IL_3)及肿瘤坏死因子等。

（四）睡眠与脑电生理异常

睡眠节律改变在情感障碍发病中具有重要意义。主要发现有:睡眠出现延迟、快眼动(REM)睡眠潜伏期(从入睡到REM睡眠开始的时间)缩短、首次REM睡眠时程延长、8波睡眠异常等。

（五）遗传因素

在情感障碍的发病中遗传学因素具有重要作用,但遗传学影响的作用方式则十分复杂,只用遗传学一种因素解释情感障碍很困难。心理社会因素不但在情感障碍发病中起重要作用,对某些患者则可能起决定作用,直接导致障碍的发生。遗传因素对双相障碍的影响较抑郁症为强。

1.家系调查　双相障碍患者先证者的一级亲属中双相障碍的发生率较正常人的一级亲属高8～18倍,而抑郁障碍的发生率较之高2～10倍。双相障碍的遗传度也较高,表现在50%的双相障碍患者的双亲至少有一位患有情感障碍。

2.双生子调查　双卵双生子的同病率显著高于异卵双生子。单卵双生子间双相情感障碍同病率为33%～90%,重性抑郁症同病率约50%。而异卵双生子间双相障碍同病率为5%～25%,重性抑郁症同病率10%～25%。

3.寄养子调查　发现患病父母的亲生子女即使寄养到基本正常的环境中仍具有较高的情感障碍发生率。而患病父母寄养到别处的亲生子女情感障碍的发生率与未寄养的子女接近,显示环境因素在其中所起的作用不如遗传因素来得直接和重要。

4.基因连锁研究　双相障碍相关联的遗传标记包括第4、第11、第18和X染色体。

（六）心理社会因素

即使遗传因素在其发病中起重要作用,环境因素的诱发和致病作用依然不容忽视。一般认为,遗传因素在情感障碍的发生中可能导致一种易感素质。遗传因素对双相障碍影响较大,而环境因素对抑郁症的发生作用更重要。

二、情感障碍的临床表现及治疗

【临床表现】

情感障碍的基本表现为抑郁发作和躁狂发作两种完全相反的临床状态。而抑郁发作和躁狂发作的状态学诊断构成情感障碍的分类学诊断的主要依据。

(一)抑郁发作

抑郁发作的表现可分为核心症状、心理症候群与躯体症候群3个方面。

1.核心症状　核心症状包括心境或情绪低落、兴趣缺乏以及乐趣丧失3个主症。这是抑郁的关键症状,诊断抑郁状态时至少应包括这3种症状中的1个。

(1)情绪低落:患者体验到情绪低落,甚至悲伤,情绪的基调是低沉、灰暗的。患者常常诉说自己心情不好,高兴不起来。在抑郁发作的基础上患者会感到绝望、无助与无用。绝望:对前途感到失望,认为自己无出路。此症状与自杀观念密切相关,在临床上应注意鉴别。无助:是与绝望密切相关的症状,对自己的现状缺乏改变的信心和决心。常见的叙述是感到自己的现状如疾病状态无法好转,对治疗失去信心。无用:认为自己生活得毫无价值,充满了失败,一无是处。认为自己对别人带来的只有麻烦,不会对任何人有用,别人也不会在乎自己。部分病例的抑郁心境具有晨重夕轻的节律特点。

(2)兴趣缺乏:是指患者对各种以前喜爱的活动缺乏兴趣,如文娱、体育活动和业余爱好等。典型者对任何事物无论好坏都缺乏兴趣,离群索居,不愿见人。

(3)乐趣丧失:是指患者无法从生活中体验到乐趣。或称快感缺失。

(4)以上3个主症是相互联系的,可以在一个患者身上同时出现,互为因果。

2.心理症候群

(1)焦虑与抑郁:常常伴发,经常是抑郁症的主要症状之一。主观的焦虑症状可以伴发一些躯体症状,如胸闷、心跳加快、尿频、出汗等,有时躯体症状可以掩盖主观的焦虑体验而成为临床主诉。

(2)自责自罪:患者对自己既往的一些轻微过失或错误痛加责备,认为自己的一些作为让别人感到失望。认为自己患病给家庭、社会带来巨大的负担,严重时达到妄想程度。

(3)精神病性症状:主要是妄想或幻觉。内容与抑郁状态和谐的称为与心境相和谐的妄想,如罪恶妄想、无价值妄想、躯体疾病或灾难妄想、嘲弄性或谴责性的听幻觉等;而内容与抑郁状态不和谐的称为与心境不和谐的妄想,如被害或自我援引妄想,没有情感色彩的幻听等。这些妄想一般不具有精神分裂症妄想的特征,如原发性、荒谬性等。

(4)认知症状:主要是注意力和记忆力的下降。这类症状属于可逆性,随治疗的有效而缓解。认知扭曲也是重要特征之一,如对各种事物均做出悲观的解释,将周围一切都看成灰色的。

(5)自杀观念和行为:抑郁症患者约半数会出现自杀观念。轻者常常会想到与死亡有关的内容,或感到活着没意思、没劲;重者会有生不如死之感,希望毫无痛苦地死去或者主动寻找自杀的方法,并反复寻求自杀。抑郁症患者最终会有10%～15%死于自杀。偶尔患者会出现所谓"扩大性自杀",患者可在杀死数人后再自杀,导致极严重的后果。

(6)精神运动性迟滞或激越:多见于所谓"内源性抑郁"患者。精神运动性迟滞患者在心理上表现为思维发动的迟缓和思流的缓慢。患者将之表述为"脑子像是没有上润滑油"。同时会伴有注意力和记忆力的下降。在行为上表现为运动迟缓,工作效率下降。严重者可以达到木僵的程度。激越患者则与之相反,脑中反复思考一些没有目的的事情,思维内容无条理,大脑持续处于紧张状态。但由于无法集中注意来思考一个中心议题,因此思维效率下降,无法进行创造性思考。在行为上则表现为烦躁不安,紧张激越,有时不能控制自己的动作,但又不知道自己因何烦躁。

(7)自知力:大部分抑郁症患者自知力完整,主动求治。存在明显自杀倾向者自知力可能有所扭曲,甚至缺乏对自己当前状态的清醒认识,而完全失去求治愿望。伴有精神病性症状者自知力不完整,甚至完全丧失自知力的比例增高。双相障碍抑郁发作患者自知力保持完整的程度不如单相抑郁症患者。

3.躯体症候群　躯体症候群如睡眠紊乱、食欲紊乱、性功能减退、精力丧失,非特异性躯体症状如疼痛、周身不适、自主神经功能紊乱等。

(1)睡眠紊乱:是抑郁状态最常伴随的症状之一,也是不少患者的主诉。表现为早段失眠、中段失眠、末段失眠、睡眠感缺失等。其中以早段失眠最为多见,而以末段失眠(早醒)最具有特征性。与这些典型表现不同的是,不典型抑郁症患者可以出现贪睡的情况。

(2)食欲紊乱:主要表现为食欲下降和体重减轻。食欲减退的发生率约为70%。轻者表现为食不甘味,但进食量不一定出现明显减少,此时患者体重改变在一段时间内可能不明显;重者则完全丧失进食的欲望,体重明显下降,甚至导致营养不良。非典型抑郁症患者则可有食欲亢进和体重增加。

(3)性功能减退:可以是性欲的减退乃至完全丧失。有些患者勉强维持有性行为,但无法从中体验到乐趣。

(4)精力丧失:表现为无精打采,疲乏无力,懒惰,不愿见人。有时与精神运动性迟滞相伴随。

(5)晨重夜轻:即情绪在晨间加重。患者清晨一睁眼,就在为新的一天担忧,不能自已。在下午和晚间则有所减轻。此症状是"内源性抑郁症"的典型表现之一。有些心因性抑郁患者的症状则可能在下午或晚间加重,与之恰恰相反。

(6)非特异性躯体症状:抑郁症患者有时以此类症状作为主诉,因而长期在综合医院门诊游荡。

(二)躁狂发作

一般存在所谓"三高"症状,即情感高涨、思维奔逸和意志行为增强。

1.情感高涨　是躁狂状态的主要原发症状。患者表现为轻松、愉快、热情、乐观、兴高采烈、无忧无虑。这种情感是愉快的,并具有相当的感染力。症状轻时可能不被视为异常,但了解他(她)的人则可以看出这种表现的异常性。有时患者也可以以易激惹的情绪为主,尤其当有人指责他的狂妄自大或不切实际的想法时。表现为听不得一点反对意见,因细小琐事而大发雷霆,严重者可出现破坏或攻击性行为。患者常常在患病早期表现为愉快,而在后期则转换为易激惹。

2.思维奔逸　指思维联想速度的加快。患者言语增多,高谈阔论,滔滔不绝,感到说话的速度远远跟不上思想。有时可出现音韵联想,随境转移。在心境高涨的基础上可以出现自我感觉良好,言辞夸大,说话漫无边际,认为自己才华出众,出身名门,权位显赫,腰缠万贯,神通广大等,并可达到妄想的程度。可在夸大的基础上产生被害体验或妄想,但其内容一般并不荒谬,持续时间也较短暂。幻觉较少见。

3.意志行为增强　即协调性精神运动性兴奋。其内心体验与行为,行为反应与外在环境均较为统一。与精神运动性迟滞恰恰相反,患者活动增多,喜交往,爱凑热闹。与人一见如故,好开玩笑或搞恶作剧,好管闲事,整日忙碌。但做事虎头蛇尾,一事无成。尽管自己感觉什么都能干成,脑子灵光至极,但由于不能专心于某一事物之上,因而成事不足甚至败事有余。办事缺乏深思熟虑,有时到处惹事。

4.伴随症状

(1)常伴有睡眠需要减少,终日奔波而不知疲倦。

(2)患者性欲亢进,偶可出现兴之所至的性行为,有时则可在不适当的场合出现与人过分亲热、拥抱、接吻而不顾别人的感受。

(3)由于活动过度,入量不足,可能会导致虚脱、衰竭,尤其是老年或体弱患者。

(4)轻躁狂患者可能保持一定自知力,而躁狂患者一般自知力不全。

(三)双相情感障碍

反复(至少两次)出现心境和活动水平明显紊乱的发作,紊乱有时表现为心境高涨、精力和活动增加(躁狂或轻躁狂),有时表现为心境低落、精力降低和活动减少(抑郁)。发作间期通常以完全缓解为特征。

与其他心境障碍相比,本病在两性的发病率更为接近。

1.躁狂发作。

2.轻躁狂发作　轻躁狂不伴幻觉和妄想。存在持续的(至少连续几天)心境高涨、精力和活动增高,常有显著的感觉良好,并觉身体和精神活动富有效率。社交活动增多,说话滔滔不绝,与人过分熟悉,性欲望增强,睡眠需要减少等表现也常见,但其程度不致造成工作严重受损或引起社会拒绝。有时,易激惹、自负自傲、行为莽撞的表现替代了较多见的欣快的交往。

3.抑郁发作。

4.混合性发作　表现为躁狂和抑郁症状混合存在,在大部分时间里都很突出且发作持续至少两周,则应做出混合性双相情感障碍的诊断。

5.双相情感障碍,目前为缓解状态　患者过去至少有过一次躁狂、轻躁狂或混合性情感发作,并且至少另有一次轻躁狂、躁狂、抑郁或混合性情感发作,但患者目前无明显的心境紊乱,并已处于这种状态数月。然而,不排除患者为减少复发危险而正在继续治疗之中。

【诊断要点】

情感障碍的诊断标准可以分为抑郁、躁狂发作的诊断标准以及各种类型情感障碍的分类标准。定义抑郁发作需首先考察病史中是否出现过躁狂发作。如果曾经出现躁狂发作,则纳入双相障碍之中,否则列入抑郁发作中。现以 ICD-10 为例加以叙述。

(一)抑郁发作

主要依据病史和精神检查,必要时应作人格、智能等心理测验、脑 CT 或磁共振、脑电图或脑地形图等检查,以排除器质性精神障碍、精神活性物质和非成瘾物质所致抑郁。不包括发生于双相情感障碍中的抑郁状态,只包括首次发作抑郁症或复发性抑郁症。

抑郁发作的一般标准:

1.临床上以持久的心境低落为主,主要表现思维缓慢、言语和动作减少;病程至少已持续 2 周;伴有社会功能受损,或给本人造成痛苦或不良后果。

2.部分病例可有生物学特征性症状,如食欲降低、体重下降、性欲减退、早醒,以及心境低落呈晨重夕轻的节律改变。

3.反复出现想死的念头或有自杀、自伤行为。

4.可存在某些精神病性症状,但不符合精神分裂症的诊断。若同时符合精神分裂症的症状标准,在精神病性症状缓解后,满足抑郁发作标准至少 2 周。

5.抑郁症的病程特点大多都具有发作性病程,而在发作间歇期精神状态可恢复病前水平。既往有类似的发作,或家族中有抑郁症遗传史,对诊断均有帮助。

6.老年抑郁症除有抑郁心境外,多数患者有明显的焦虑烦躁情绪,也可表现为易激惹和敌意。精神运动性迟缓和躯体不适主诉较年轻患者更为明显。

7.地塞米松抑制试验(DST)、促甲状腺素激发试验和睡眠脑电图检查等,有时也有助于诊断。

(二)复发性抑郁障碍

复发性抑郁障碍所使用的症状学诊断标准与抑郁发作相同。

既往曾有至少一次抑郁发作,可为轻度、中度或重度,持续至少 2 周,与本次发作之间至少有 2 个月的时间无任何明显的情感障碍;既往从来没有符合轻躁狂或躁狂发作标准的发作;不是由于精神活性物质或器质性精神障碍所致。

(三)躁狂发作

1.轻躁狂　①情感高涨或易激惹,对个体来讲已达到肯定异常的程度,并且持续至少 4 天。②必须具备伴随症状至少3条,并对日常的个人功能有一定影响。③不符合躁狂发作(伴有或不伴有精神病性症状)、双相情感障碍、抑郁发作、环性心境或神经性厌食的标准。④不是由于精神活性物质使用所致。

2.躁狂　①情感明显高涨,兴高采烈,易激惹,对个体来讲已属肯定的异常。此种情感变化必须突出且至少持续1周(若严重到需要住院则不受此限)。②至少具有伴随症状3条(如果情感仅表现为易激惹,则需有4条),导致对日常个人功能的严重影响。③除外由于酒或药物滥用、内分泌障碍、药物治疗或任何器质性精神障碍所致的躁狂发作。

(四)双相情感障碍

双相情感障碍的诊断标准:

1.必须符合躁狂或轻躁狂发作、混合性发作及抑郁发作的症状标准。

2.严重程度特点:躁狂、抑郁发作及混合性发作均可能使患者感到痛苦,或使患者社会功能明显损害,但轻躁狂发作时社会功能无明显损害或程度很轻。

3.病程特点:躁狂发作持续一周以上。抑郁发作或混合性发作至少持续存在2周以上。

部分患者在病程中可自发或由抗抑郁剂诱发快速循环病程,表现为在12个月内有4次以上发作。

(五)持续性心境(情感)障碍

1.恶劣心境(类似于传统分类系统中的抑郁性神经症)。至少2年内抑郁心境持续存在或反复出现,其正常心境很少持续几周,同时没有轻躁狂发作期。在此2年期间的每次抑郁发作,没有或极少在严重度或持续时间上足以符合复发性轻度抑郁障碍的标准。

2.环性心境(类似于传统分类中的情感性人格障碍)。至少有2年的心境不稳定,期间有若干抑郁和轻躁狂的周期,伴有或不伴正常心境间歇期。在上述2年之间,没有任何一种抑郁或躁狂表现的严重度或持续时间足以符合躁狂或抑郁发作(中度或重度)的标准;然而在此种持续的心境不稳定期之前可能曾经发生过躁狂或抑郁发作,或在此之后也可能出现。

【鉴别诊断】

情感障碍的诊断应主要建筑在对症状学(横断面)与病程(纵向)的分析之上。既往躁狂或抑郁发作对于本次发作的诊断具有重要参考意义,也是进行进一步分型的依据,应注意收集。

(一)躁狂(轻躁狂)发作的鉴别诊断

1.精神分裂症　患者的精神运动性兴奋被称为"不协调"的,是指患者所表现出的兴奋症状与环境格格不入,与患者自身的情绪和思维也不协调。情绪基调不是高涨而是表现为愚蠢地傻乐,无法让他人产生共鸣。情感障碍家族史,急性起病,情绪的愉快、高涨、感染力更多见于躁狂发作。

2.躯体疾病可能的疾病　有锥体外系疾病(亨廷顿病、脑炎后帕金森病);中枢感染(麻痹性痴呆、病毒性脑炎);尿毒症;甲状腺功能亢进等。由躯体病所致的躁狂发作一般并不表现为典型的情感高涨,没有"愉快"的临床特点,而是以情绪不稳、焦虑紧张等体验为主。其发生与原发疾病密切相关。发生于脑器质性疾病的躁狂以"欣快"体验为主,不具有鲜明性和感染力,患者并不主动参与。详细的躯体及实验室检查可资鉴别。

3.药物　某些药物可导致类似躁狂的表现(各种抗抑郁药、皮质醇、异烟肼、左旋多巴、哌醋甲酯等)。这种发作与用药有密切的关系,患者常常伴有程度不等的意识障碍。

(二)抑郁发作的鉴别诊断

1.躯体疾病(甲状腺病、系统性红斑狼疮、风湿性关节炎等)　出于安全考虑,医生均会首先考虑除外明显的躯体疾病。完善的病史追问,详细的躯体、神经系统检查,辅以常规的血、尿化验可提供重要证据。

2.神经系统疾病　最常导致抑郁的神经系统疾病包括帕金森病、痴呆、癫痫、脑血管病和肿瘤。其中帕金森病患者中抑郁症状出现率达 50%～75%,其抑郁症状多不与躯体病的所致残疾程度、患者年龄或病程呈比例,但与神经心理学评估结果相关。这类患者采用抗抑郁药物或电抽搐治疗有效。颞叶癫痫所表现的病理性心境恶劣也常可类似抑郁发作,尤其当癫痫病灶位于右侧大脑时,应注意鉴别。

3.痴呆抑郁症　尤其是发生于老年的抑郁症有时可能会伴随有明显的认知功能改变,类似于痴呆,称为假性痴呆。此时发病较急,而非阿尔茨海默病者的缓慢起病,临床表现有一定的求治要求和自知力。在进行心理测验时,抑郁症患者多不愿回答问题,而痴呆患者则会尽可能地编造。抗抑郁治疗会在短期内缓解抑郁情绪,并改善认知功能可资鉴别。

4.其他精神障碍　不少精神障碍均可伴有抑郁症状,包括其他情感障碍(双相情感障碍、心境恶劣障碍、环性心境障碍等),其他精神障碍(物质依赖、精神病性障碍、进食障碍、适应障碍、躯体形式障碍、焦虑障碍、神经衰弱等)。对于其他情感障碍鉴别主要应根据各自的诊断标准,按照现状、病史和病程特点进行归类。

(1)精神分裂症及其相关障碍:情感是平淡而非抑郁,有精神分裂症的症状特点,如妄想的荒谬离奇,多种妄想同时存在而相互矛盾,评论性、争论性的幻觉内容等。

(2)广泛性焦虑障碍:若只能作一个诊断,抑郁应作首先考虑。焦虑的诊断需有肯定的自主神经功能紊乱。若只有烦恼或过度担心,而没有自主神经症状,.不应考虑焦虑症的诊断。

【病程与预后】

情感障碍具有明显的复发倾向或趋于慢性化。首次情感障碍发作之前常常可以发现有明显的生活事件发生,而在以后的复发之前却常常找不到这种"诱因"。

1.抑郁障碍　首发抑郁后约半数以上患者会在未来 5 年以内出现再次复发。在抗抑郁药物出现之前,这一数字高达 75%～80%。未经治疗的抑郁发作病程一般持续 6～13 个月,一次发作病程超过 2 年的患者不足 20%(不包括心境恶劣)。而通过药物治疗可将此病程缩短到 3 个月左右,治疗开始越早,病程缩短越显著。随着抑郁发作次数的增加和病程的延长,抑郁发作次数越来越频繁,而发作的持续时间也越来越长。抑郁症的自杀率为 10%～15%,首次发作后的 5 年间自杀率最高。因此,早期发现和早期治疗具有重要意义。抑郁障碍预后绝非良好,预防性应用抗抑郁药物是改善预后的关键。

2.双相障碍　双相情感障碍中约 3/4(女性)或 2/3(男性)以抑郁发作开始,呈发作性病程。而 Goodwin(1984)总结早期研究发现有 34%～79% 的患者首次发作为躁狂。躁狂发作一般呈急性起病,在数小时至数日内达到高峰。未经治疗的躁狂发作一般持续 3 个月左右,因此抗躁狂治疗应至少持续 3 个月。随着病程的延长,发作间期缩短,在经过 6～9 次发作后可稳定在 6～9 个月之间。双相情感障碍的预后较抑郁性障碍更差。首次发作后有 40%～50% 的患者在 2 年内复发。即使采用锂盐进行维持治疗也只能使 50%～60% 的患者获得较满意的治疗和预防效果。长期随访发现,只有约 7% 的患者此后不再复发,而 45% 的患者会出现 1 次以上的复发。

【治疗】

情感障碍的治疗主要包括躯体治疗(含药物治疗和其他躯体治疗方法,如电抽搐)和心理治疗两大类。将两种方法合并使用可以获得更好的效果。

治疗原则:①高度的安全意识,严防自杀;②充分的药物治疗,足够的剂量和疗程;③积极的社会心理干预。

【抑郁发作的治疗方案及原则】

1.抗抑郁药物治疗　倡导全程治疗,应保证足量、足疗程,包括急性治疗、巩固治疗和维持治疗三期。急性期治疗 6～8 周、巩固期治疗 4～6 个月,维持治疗时间因人而异,第一次发作主张维持治疗 6～12 个月,第二次发作3~5年,第三次发作,应长期维持治疗。

(1)5-羟色胺再摄取抑制剂(SSRIs):目前在临床应用的有氟西汀、帕罗西汀、舍曲林、氟伏沙明、西酞普兰。适用于不同严重程度的抑郁症、非典型抑郁,三环类抗抑郁剂(TCAs)无效或不能耐受TCAs不良反应的老年人或伴躯体疾病的抑郁患者。有效治疗剂量氟西汀20~60mg/d、帕罗西汀20~60mg/d、舍曲林50~200mg/d、氟伏沙明100~250mg/d、西酞普兰20~60mg/d。个别患者的剂量可更高些。由于SSRIs的半衰期都较长,一般每日服药一次。其抗胆碱能及对心血管等脏器的不良反应均显著少于TCAs。常见的不良反应有恶心、厌食、腹泻、头疼、失眠、皮疹和性功能障碍。禁忌证为对药物过敏者。有严重肝、肾疾病者及孕妇慎用。不能与MAOI合用。

(2)去甲肾上腺素(NE)和5-HT双重摄取抑制剂(SNRIs):有明显的抗抑郁及抗焦虑作用。对难治性病例亦有效。主要有文拉法辛,有效治疗剂量为75~300mg/d,一般为150~200mg/d,速释剂分2~3次服,缓释剂为胶囊,日服1次。常见不良反应有恶心、口干、出汗、乏力、焦虑、震颤、阳痿和射精障碍。大剂量时部分患者血压可能轻度升高。无特殊禁忌证,但严重肝、肾疾病、高血压、癫痫患者应慎用。不能与MAOIs联用。

(3)NE和特异性5-HT抗抑郁药(NaSSAs):米氮平是代表药,有良好的抗抑郁、抗焦虑及改善睡眠作用,口服吸收快,起效快,抗胆碱能作用小,有镇静作用,对性功能几乎没有影响。起始剂量30mg/d,必要时可增至45mg/d,晚上顿服。常见不良反应为镇静、嗜睡、头晕、疲乏、食欲和体重增加。

(4)TCAs:主要有阿米替林、氯米帕明(氯丙咪嗪)、多塞平(多虑平)等。临床用药应从小剂量开始,逐渐增加。常用剂量为50~250mg/d,分2次服用,也可以睡前一次服用。TCAs疗效确定、但不良反应较多,尤其是过度镇静、抗胆碱能作用和心血管反应。常见的有口干、便秘、视物模糊、排尿困难、心动过速、体位性低血压和心律改变等。过量易引起中毒,甚至导致死亡。禁忌证有闭角型青光眼、急性心肌梗死、前列腺肥大、心律失常。严重心、肝、肾病患者,低血压患者及孕妇慎用。年老体弱患者用药剂量要减小。

(5)其他抗抑郁药物:主要有曲唑酮、氟哌噻屯美利曲辛等。曲唑酮适用于伴焦虑、激越、失眠的抑郁症患者,以及有性功能障碍的抑郁症患者。宜逐渐增量,常用剂量150~300mg/d,分2~3次服用。常见不良反应有头痛、镇静、体位性低血压、口干、恶心、呕吐、乏力、阴茎异常勃起等。氟哌噻屯美利曲辛适用于轻型抑郁患者。

2.电抽搐治疗　对于有严重消极自杀言行或拒食、紧张性木僵的患者,无抽搐电休克治疗(MECT)应是首选的治疗;对使用抗抑郁药治疗无效的抑郁症患者也可采用MECT治疗。MECT适用范围较广,安全有效,6~10次为一疗程。MECT治疗后仍需用药物维持治疗。

3.心理治疗　对有明显心理社会因素的抑郁症患者,在药物治疗的同时常需合并心理治疗。通过支持性心理治疗、认知治疗、行为治疗、人际心理治疗、婚姻及家庭治疗等心理治疗技术的运用,可减轻和缓解患者的抑郁症状;提高正在接受抗抑郁药治疗患者对服药的依从性;改善患者人际交往能力和心理适应功能,提高患者家庭和婚姻生活的满意度;纠正其不良人格,提高解决问题的能力和应对处理应激的能力,最大限度地使者达到心理社会功能和职业功能的康复;并可协同抗抑郁药维持治疗,节省患者的医疗费用,促进康复,预防复发。心理治疗和社会支持系统对预防抑郁症的复发有非常重要的作用。

【双相情感障碍治疗原则及方案】

1.治疗原则

(1)总体治疗观念:双相情感障碍的自然病程多变,而治疗干预不当又会发生转相、促使发作变频及转为快速循环病程,使疾病恶化,增加治疗的复杂性及影响预后。因此,要克服在躁狂发作时只考虑控制躁狂、抑郁发作时只着眼控制抑郁的孤立治疗行为，树立把双相情感障碍视为一总体来制订治疗策略。

（2）综合治疗原则：双相情感障碍应采用以药物治疗为主，辅以电抽搐治疗、心理治疗及危机干预等综合治疗措施。

（3）全程治疗原则：双相情感障碍可终生反复交替或循环发作，治疗的目标除缓解急性期症状外，还必须坚持长期治疗，以阻断其反复发作。长期治疗包括急性治疗期、巩固治疗期及维持治疗期。

（4）患者、家属共同参与治疗的原则：长期治疗需得到患者和家属的合作。为此，应向他们说明疾病本质、特点及预后，特别是全病程治疗的需要，解答婚育及遗传倾向等问题，以提高其依从性，提高他们对引致复发的可能因素及早期表现的认识，以便自我监测，增强预防复发的效果。

2.治疗方案　双相情感障碍，不论是何种发作形式，均应以心境稳定剂为基础治疗药物。由于不同种类的心境稳定剂的适应证有差别，以及不同发作中临床症状的复杂性，单药治疗常难以达到理想效果，常需合并其他药物。因此，双相情感障碍中不同发作或不同时期的同一类发作形式的治疗方案也有差别。

（1）躁狂、轻躁狂及混合性发作的治疗：它们的共同着眼点在于控制躁狂症状。心境稳定剂均适用于躁狂及轻躁狂症状的控制，但首选为碳酸锂；而混合性发作时，应选用丙戊酸盐或卡马西平。当兴奋突出或有行为障碍时可临时加用苯二氮䓬类口服或用氯硝西泮肌内注射，或加用镇静作用较强的第一代抗精神病药物。当伴有精神病性症状时，可加用第一代或第二代抗精神病药物。第二代抗精神病药同样具有良好抗躁狂作用，可根据情况保留其与心境稳定剂合用于维持治疗期，以提高防复发效果。

如单一心境稳定剂疗效欠佳时，可以用两种以上心境稳定剂联合治疗。对难治患者或严重兴奋和行为障碍者，也可于早期进行电抽搐治疗。

（2）双相障碍抑郁发作的治疗：原则上慎用抗抑郁剂。必要时可在足够治疗剂量的心境稳定剂基础上，加用合适的抗抑郁剂治疗。一旦抑郁得到控制，即应逐渐酌情停用抗抑郁剂，并继续原心境稳定剂维持治疗。对伴有拒食或严重自杀观念或企图者，或难治患者，可以给电抽搐治疗。对抗抑郁剂效果不好者可加用增效剂。抑郁缓解后继续用原心境稳定剂治疗。

（3）快速循环发作的治疗：除控制急性发作外，最主要的是阻断其反复频繁发作。锂盐疗效欠佳，以选用丙戊酸盐或卡马西平为宜。常需两种以上的心境稳定剂的联合治疗。对快速循环病程中的抑郁发作，原则上不宜使用抗抑郁剂，可以选用具有抗抑郁作用的拉莫三嗪或第二代抗精神病药物，如奥氮平等。

以上虽然按不同发作形式分别介绍其治疗方案，但必须认识到，它们是共同组成双相障碍的总体临床表现。因此，在治疗时必须从纵向病程，以一个疾病的整体来全面考虑治疗方案，注意治疗的连贯性。

上述各种发作形式的治疗措施，如在足剂量、足疗程的情况下效果仍不好时，则需调整方案。

3.药物治疗

（1）心境稳定剂：常用者有碳酸锂、丙戊酸盐和卡马西平等。另外，有证据显示第二代抗精神病药物（如奥氮平、喹硫平、利培酮）也具有心境稳定作用。

（2）抗抑郁药：常用者有 SSRls、SNRIs、去甲肾上腺素和选择性 5-HT 抗抑郁剂（NaSSA）、三环类等。双相情感障碍抑郁发作时使用抗抑郁剂应谨慎。首先选用转躁较少的 SSRIs 及 NaSSA，其次为三环类；当伴有焦虑时选用 SNRIs 及 NaSSA。不论使用何种抗抑郁剂，都必须同时服用足够治疗剂量心境稳定剂，以防转躁或促使发作变频。一旦抑郁发作缓解，即应酌情逐渐停用。对快速循环发作者原则上不宜用抗抑郁剂，以选用拉莫三嗪或第二代抗精神病药物为宜。

（3）抗精神病药物：不论第一代或第二代抗精神病药物，均可用于躁狂发作及伴有精神病性症状或有兴奋、行为紊乱者，一般用低、中等治疗剂量即可。对严重运动兴奋患者可短期使用注射剂。用第一代药物时，注意诱发转抑郁或锥体外系不良反应。症状控制后即应逐渐停用。如条件许可，可选用第二代药物，它除可控制精神病性症状和运动性兴奋外，还具有心境稳定增效作用。

（4）苯二氮䓬类：为抗焦虑剂，在双相情感障碍中为辅助用药。口服适用于抑郁发作伴有焦虑和失眠者。常用者有艾司唑仑、阿普唑仑、劳拉西泮、氯硝西泮等。但不宜长期大量服用，免致药物依赖。当躁狂发作有过分兴奋或行为紊乱时，可给氯硝西泮注射剂，每次 1～2mg，肌注，每日可 1～2 次至症状控制。

4.无抽搐电抽搐治疗　适用于抑郁发作时出现严重自杀意念和企图者，及拒食、木僵状态者，也用于严重躁狂，或双相情感障碍经药物治疗效果不好者，或快速循环反复发作不能控制的患者。

5.心理治疗　有助于提高药物治疗的依从性和疗效，防止复发和改善患者生活质量。对患者均应给予支持性心理治疗，有条件时可给予认知行为治疗及人际关系治疗。心理治疗应根据情况贯穿于长期治疗的不同阶段。在维持治疗期应重视家庭心理治疗。

三、心境障碍患者的护理

（一）躁狂发作患者的护理

【护理评估】

1.生理状况　评估食欲、营养状态，体重改变情况，睡眠状况，排泄情况，活动情况，生活自理程度，以及一般外观和有无躯体疾病。要特别注意躁狂发作患者有无脱水、外伤。

2.精神症状

（1）情感方面：判断患者的情绪状态，评估患者自我评价、情绪变化情况。

（2）认知方面：着重判断患者的思维过程及内容改变情况，有无幻觉、妄想，幻觉妄想的种类、内容以及对患者的影响和患者对疾病有无自知力，重点评估患者对住院的态度和对治疗的合作程度。

（3）意志行为方面：重点观察判断患者有无兴奋、冲动、伤人、毁物行为。

3.心理社会状况　评估患者的人际关系、社交能力、家庭环境、经济状况、工作环境、受教育情况以及社会支持系统等。

【护理问题】

1.营养失调（低于机体需要量）的相关因素　与精神运动性兴奋、体力过度消耗、自我护理能力受影响有关。

2.睡眠形态紊乱的相关因素　与入睡困难、易醒、睡眠需求减少及精神运动性兴奋有关。

3.有暴力行为危险的相关因素　与情绪不稳、易激惹、失去正常控制能力有关。

4.思维过程改变的相关因素　与思维联想加快、夸大妄想等有关。

5.社交障碍的相关因素　与自我评价过高、易激惹、爱管闲事有关。

【护理目标】

1.患者能获得足够的营养、水分、休息和睡眠。

2.患者能以适当的方式发泄过盛的体力与精力。

3.患者不发生伤害自己和他人的行为。

4.患者能接受持续的药物治疗和定期的血液检查。

【护理措施】

1.一般护理

(1)保证足够的营养、休息和卫生。

(2)减少外界刺激因素,保护患者避免破坏性的行为伤害自己或他人。

(3)有效控制患者的冲动行为。

(4)维持患者的身心完整。

(5)提高患者的社会支持。

(6)指导患者学习有关药物知识。

2.生理护理

(1)提供一个安静的病室环境,室内物品力求简单,注意室内物品颜色淡雅、整洁,可帮助患者安定情绪。

(2)保证足够营养和水分,患者精神活动增加,体力消耗大,容易造成水分和营养的不足,因此补充水和营养,加强个人卫生,保证充分休息是非常必要的。为患者提供高热量、高营养、易消化的食物,定时、定量督促患者饮水。集体环境无法安心用餐时应考虑安排患者单独进餐,以防止周围环境对患者的影响。

(3)保证休息与睡眠,患者活动过度,睡眠需要减少,对环境又很敏感,常常入睡困难。因此护士须为患者提供安静的环境,适当陪伴患者,遵医嘱给予适当的药物。

(4)协助完成个人卫生引导鼓励患者按时料理个人卫生及参与整理个人居室卫生。对患者异常的打扮和修饰给予婉转的指正,教会其更好地体现个人修养和身份。

3.治疗护理　患者常不承认有病,拒绝服药。有的过度兴奋,对治疗不合作,护士需督促和保证药物治疗的顺利完成,并观察药物疗效及不良反应。对采用碳酸锂治疗的患者因药物的治疗剂量和中毒剂量接近,所以护士必须了解锂盐的作用及不良反应,并熟悉锂盐中毒的症状和处理方法。

4.心理护理

(1)建立良好的护患关系:尊重、关心患者是建立良好关系的基础。护理人员面对这样的患者,应以平静、温和、诚恳、稳重以及坚定的态度来接纳他。

(2)分析患者的合理与不合理要求,适当满足合理要求。不采取强制性语言和措施,对其过激言行不辩论,但不轻易迁就,应因势利导,鼓励患者按可控制和可接受的方式表达与宣泄激动和愤怒。引导患者参与他喜爱的活动,如简单的手工操作、文体活动、整理居室等,并配合恰当的肯定和鼓励,既增强患者的自尊,又使患者过盛的精力得以自然疏泄。一旦发生冲动,应实施有效的医疗护理措施,尽快终止和预防再度发生冲动行为。当难以制止冲动时,可隔离或保护约束患者,并及时报告医生采取进一步措施。

5.社会方面的护理　鼓励家属的参与患者治疗的全过程,向患者家属说明疾病的病因、临床表现及药物治疗、不良反应等问题,增进躁狂症患者家属对疾病的认识和了解应对措施,加强对患者的支持。

(二)抑郁发作患者的护理

【护理评估】

护士利用观察和会谈技巧,从身体、心理、社会文化等多层面去评估患者。

1.生理状况　评估患者的营养状态、睡眠状况、排泄情况、卫生习惯、身体特征等。

评估方法有:观察患者有无拒食所致的营养不良及水、电解质、酸碱平衡紊乱,体重有无改变;患者发病后睡眠状况与发病前有何异常;评估每天大小便的次数、时间;出汗情况,以及生活自理程度,患者衣着是否脏乱,身上有无异味等;有无躯体疾病和自杀、自伤所致躯体损伤。

2.精神症状

(1)认知方面:评估患者的思维过程及内容改变情况。患者说话的速度是否过于缓慢,能否有效沟通;注意力是否集中,以及患者对疾病有无自知力(包括患者对住院的态度和对治疗的合作程度)和应对压力的能力和所使用的防御机制。

(2)情感方面:评估患者的情绪状态,是否悲观厌世、愁眉不展、自我评价过低;情感表达是否合适,情绪波动有无规律。

(3)意志行为方面:重点评估患者有无强烈的自杀企图和自杀行为,特别要注意评估患者有无自杀先兆症状(焦虑不安、失眠、沉默少语、忧郁烦躁、拒食、卧床不起或情绪、行为的一反常态等)。

3.心理社会状况 评估患者的人际关系、社交能力、家庭环境、经济状况、工作环境、受教育情况以及社会支持系统等。

【护理问题】

1.营养失调的相关因素 与精神压力所致厌食有关。

2.有暴力行为的危险的相关因素 与情感低落、悲观绝望、自我评价过低、自罪妄想等有关。

3.睡眠紊乱的相关因素 与严重抑郁造成入睡困难或早醒有关。

4.穿着/修饰自理缺陷的相关因素 与对身体外表兴趣降低或无主见或自觉没价值等有关。

5.社会交往障碍的相关因素 与沟通障碍、自我概念紊乱有关。

【护理目标】

1.患者的自我价值感增强。

2.患者能以正向积极的方式宣泄内心的愤怒和抑郁情绪。

3.患者在出现自伤念头时能主动向医护人员或亲人表达。

4.患者自我照顾能力增强。

5.患者对未来有正性的期望。

【护理措施】

1.一般护理

(1)保护患者避免自我伤害行为的发生。

(2)维持足够的营养、休息和卫生。

(3)提供适宜的环境,以保证睡眠。

(4)增加患者参与活动的积极性。

(5)增进及充分利用支持系统。

(6)指导患者正确认识心理社会压力。

(7)重建或学习适应性应对方法。

(8)指导患者学习有关药物知识。

2.生理护理 为患者提供适宜的治疗环境,维持适当的营养、睡眠、排泄、生活自理。

3.心理护理

(1)建立良好的治疗性护患关系,沟通过程中要以真诚、支持、理解的态度听取患者的述说,使其体会到自己是被接受的。对病情严重、思维迟缓者应给予简单明确的信息及非语言方式表达对患者的关心,并注意尊重患者的隐私权。

(2)帮助患者增加治愈的信心,与患者讨论并接纳其抑郁体验,鼓励其诉说自己痛苦的感受和想法,帮助其分析、认识精神症状。适时运用沟通技巧帮助患者确认非正常的思维、情感和行为表现,减少患者因模糊观念而出现的焦虑、抑郁。反复向患者传达其症状是可以治愈或缓解的。

4.社会方面的护理

(1)了解患者的兴趣爱好,鼓励其参与易完成、有趣味的活动,引导患者关注周围及外界的事情,帮助患者与病友交往,酌情参与病室的活动,如工娱治疗、小组治疗等,关注患者的细微进步并给予鼓励和表扬。

(2)充分利用家庭资源,增进家属对疾病的认识,引导家属共同面对患者问题,调整家庭的适应能力。

5.对有自伤、自杀患者的护理　掌握患者病情以及既往自杀、自伤行为的形式、程度等。患者在病情严重时没有动力去执行自杀行为,但在恢复期抑郁开始减轻时却最有可能出现自杀行动。护士要随时注意环境的安全检查,如经常与患者在一起交谈,敢于针对其自杀、自伤问题,鼓励和引导患者倾诉内心感受,表达其不良心境、自杀、自伤的冲动和想法。通过观察患者的情感变化、行为、语言和书写的内容等,早期辨认自杀的意图及可能采取的方式,及时采取有效地阻止措施,防止意外发生。对有强烈自杀企图的患者要有专人看护,同时要鼓励患者参加集体活动,而不是单纯限制其活动环境,让患者感受到被关心及被尊重。

6.治疗护理　精神科治疗包括药物治疗、心理治疗、团体治疗等,在患者病情严重时,药物或物理治疗(如电休克治疗)是唯一的选择。

(邓开琴)

第五节　心理因素相关的生理障碍患者的护理

一、进食障碍

本病是以进食行为异常为显著特征的一组综合征,主要由神经性厌食症和神经性贪食症组成。一般不包括拒食、偏食、异嗜症。发病年龄主要在15~30岁,女性患者的数量高出男性10~20倍,其中50%~75%的患者同时患有抑郁症。在美国有500万~1000万女性经受着进食障碍的折磨。我国近年来的发病率呈现明显上升的趋势,尤其在经济文化发展较快地区的城市里,患者数明显增加。

(一)神经性厌食症

神经性厌食症是以患者自己有意识地严格限制进食,使体重下降至明显低于正常标准或造成严重的营养不良,此时仍恐惧发胖或拒绝正常进食为主要特征的一种进食障碍,有显著的体像障碍,即病理性低体重及减轻体重的行为。神经性厌食症主要发生于青少年女性,男女比例约为1:10;平均发病年龄在12~25岁,14~18岁为患病率最高期,25岁以后发病者仅为5%(30岁以上起病罕见)。因为许多患者否认她们的症状,所以神经性厌食症的真实患病率很难确定。国外对在校女大学生和高中生的调查结果显示患病率为0.5%~1%。致死率为5%~15%(其中2/3死于躯体并发症,1/3死于自杀)。

【病因】

1.遗传因素　有抑郁症、酒依赖、肥胖或进食障碍家族史的人群进食障碍发生的危险性明显升高。单卵双生共病率为65%,双卵双生共病率为32%,女性占6%~10%。

2.下丘脑功能异常　有1/4左右的患者闭经出现在体重下降之前,提示患者存在下丘脑功能失调。但更多的研究认为内分泌和代谢的异常是继发于体重的下降,即营养不良。目前两者的因果关系尚不明确。

3.社会心理因素

(1)社会文化因素:在发病中起着很重要的作用。现代社会文化观念中,把女性的身材苗条作为自信、自我约束、成功的代表。大量的媒体宣传也把大力宣传减肥、追求苗条作为社会时尚,受到公众的推崇,这无疑给予女性极大的压力。而在某些职业中患病率明显高于普通人群的现象也支持这一观点,如芭蕾舞演员、时装模特患病率高于普通人群 4～5 倍。

(2)负性生活事件:有研究认为儿童期的躯体或性虐待造成的心理创伤与厌食症的发病相关,但与其他精神障碍相比并未发现更高的虐待史。

(3)家庭心理因素:有研究指出进食障碍患者家庭中存在的病理现象,如母女情感的缠结和父亲的疏离,父母对孩子的过度保护、过度控制,家庭冲突得不到解决,家庭成员之间界限过于模糊等,认为患者以进食行为代表对父母过度控制,过度保护的反抗;或以节食为手段达到对父母的反控制,以此作为解决家庭内冲突的一种方法;以自我控制进食作为自己与家人分离和独立的象征。

(4)个性特征:有关研究表明多数患者有追求完美性、不成熟性、依赖性强、追求与众不同、自我估价能力差等特点。

【临床表现】

1.对"肥胖"的强烈恐惧和对体型体重的过度关注　是本病临床症状的核心。与此相关的症状表现为:①体像障碍,虽然明显消瘦,仍认为自己太胖或身体的某个部位太胖,强迫性地给自己设定一个过低的体重标准,进食的同时感到身体的某个部位在变胖等。②对进食持有特殊的态度和行为,严格限制进食量或(和)种类,把食物分成"好"和"坏"两种,进食速度过慢,喜欢看别人吃东西,逼迫母亲过量进食等。③常采用过度运动,以避免体重增加。

2.体重过低　是本病必备的症状表现,源于营养不良。同时由于饥饿或呕吐导致躯体各个系统出现的问题:①口腔龋齿。②心血管系统的血压过低、心动过缓、心电图显示 Q-T 间期延长、心律失常、心肌病等。心血管系统并发症是本病致死的主要原因(致死率约 10%)。③消化系统的胃排空延迟、胃萎缩、肠蠕动减弱、便秘。④内分泌和代谢紊乱所致的低钾血症、低血糖症、体温过低、甲状腺功能低下、高皮质醇血症、闭经、青春期延迟(第二性征消失)、生长抑制及在雌激素治疗的情况下仍然持续存在的骨质疏松。⑤肾脏系统的肾结石。⑥生殖系统的不孕症。⑦皮肤的干鱼鳞样变、毛发变脆(毛发脱落)、长出胎毛样(细柔的)体毛。⑧神经系统的周围神经病、脑体积变小、脑室扩大、脑沟变宽、皮质萎缩("假性脑萎缩"可随体重回升而纠正)。⑨血液系统的贫血、白细胞减少、血小板减少;当患者体重低于正常体重的 60% 以下时,病死率较高。

3.抑郁情绪　在临床中很常见,相应的注意力不集中、记忆减退、易激惹、失眠、社交退缩、性欲减退等均可出现。

【诊断】

1.诊断标准

(1)患者自己采取有意识地减轻体重的行为,如控制进食量、种类、禁食"增肥"食品、采取过度运动、自我诱吐、导泻、服用食欲抑制剂等。

(2)体重显著下降,低于标准体重的 15% 或更低,BMI≤17.5。

(3)"对肥胖恐惧"的超价观念、强迫性的低体重标准:担心自己会发胖,甚至明显消瘦仍认为自己太胖。

(4)女性闭经(至少持续 3 个月未来潮),性欲减退;男性性功能低下,青春期前的患者性器官呈幼稚型。

(5)本病不是任何一种躯体疾病所致,也不是任何一种精神症状的继发症状。

在"不典型"病例中上述标准中的一项或多项可能缺如,或者每项都有,但程度较轻。

2.鉴别诊断 由于本病患者常否认患病的事实,否认怕胖和主动减轻体重的行为,故临床上常首先以不明原因的体重下降和闭经、胃肠不适等症状就诊,须注意与一些躯体及精神性疾病鉴别。

(1)躯体疾病:慢性消耗性躯体病如结核、脑部肿瘤导致的食欲丧失、下丘脑综合征或消化系统障碍,如克罗恩病、吸收不良综合征。

(2)其他精神障碍:抑郁症的食欲下降和体重减轻;强迫症患者继发于强迫观念的进食缓慢和挑食、偏食;精神分裂症患者继发于幻觉和被害妄想的拒绝进食等。

(3)继发于使用某种药物,如 SSRIs、安非他明等的食欲丧失。

【治疗原则】

1.一般原则

(1)多数患者可在门诊接受治疗。住院治疗一般仅在出现严重躯体并发症或有严重的自伤、自杀行为时考虑。

(2)综合治疗效果更佳,主要包括恢复进食和营养重建、药物治疗、心理治疗。药物治疗可选用氟西汀(尤其针对有对食物的强迫观念者);心理治疗包括家庭治疗(起病早期效果更好)、个别治疗(认知行为治疗可能改善远期结局);心理教育包括营养学方面的教育(挑战超价观念)和采用自助手册进行"读书治疗"。

2.住院治疗的标准 住院治疗对于出现严重的躯体或精神问题的患者可能是必要的:①极其迅速或过分的体重减轻,门诊治疗无效者;②有严重的电解质失衡(因低钾或低钠而有生命危险);③生命体征的显著改变,如体温<36℃,因心动过缓出现晕厥(脉搏<45 次/min)和(或)出现显著的体位性低血压;④有心血管并发症或其他急症;⑤因重度营养不良导致的精神状态的显著改变;⑥出现精神病状态或突出的自杀风险;⑦门诊治疗失败(如不能打破病态进食模式的循环或不能融入有效的门诊心理治疗)。

3.住院治疗的目的 住院不应被视为对患者的惩罚,关于住院治疗的目的应与患者及其家属进行充分的讨论。其治疗包括以下几项内容:

(1)处理躯体和(或)精神方面的并发症。

(2)制订健康饮食计划,恢复健康饮食模式。

(3)通过强化的心理治疗处理潜在的冲突,如自尊感低下,应制订新的应对策略等。

(4)建立良好的治疗关系,便于门诊延续治疗。

4.恢复进食的风险 随着进食的恢复,患者可能会出现躯体适应的困难,尤其是在恢复进食的头 2 周内,如心肌负担不了突然增加的代谢压力而出现的胃过度膨胀、水肿,以致出现少见的充血性心力衰竭(CCF)。控制上述问题的出现需注意:①在恢复营养供给之前检查肾功能和电解质水平,纠正失衡状态;②恢复进食的头 7 天内每 3 天复查 1 次肾功能和电解质,之后的进食恢复期内每周复查 1 次;③缓慢增加每天的营养摄入量,每 3～5 天增加 200～300cal(837～1255J),直至能够使体重维持每周稳定增长 1～2kg为宜;④规律监测是否出现心动过缓或水肿。

【预后】

1.不经治疗的话,本病是所有精神障碍中致死率最高的(10%～15%)。

2.经过治疗,预后呈"三分规则"(1/3 完全康复;1/3 部分缓解;1/3 迁延不愈)。

3.预后不良的影响因素包括患有慢性病、起病晚、有贪食特征(呕吐/导泻)、过分严重的体重减轻、儿童期社会适应差、父母关系不良、男性。

（二）神经性贪食症

神经性贪食症是以反复发作性地、不可控制地、冲动性地暴食，继之采用自我诱吐、使用泻药或利尿药、禁食、过度锻炼等方法避免体重增加为主要特征的一组进食障碍。本病以反复发作性的暴食为特征，伴有补偿性的行为和关于"理想"体型的超价观念。患者常有神经性厌食史（30％～50％），体重可在正常范围内。女性中发病率1％～1.5％，青少年中期起病，多于20岁出头就诊。

【病因】

与神经性厌食相似，还证实与肥胖的个人/家族史相关，与情感障碍和（或）物质滥用家族史相关。进食的"失控"可能与5-羟色胺（5-HT）能机制有关。

【临床表现】

1.不可抗拒的进食欲望和频繁的暴食发作是本病的特征性临床表现。患者的暴食具有发作性失去控制的特征，常常在不愉快的心情下发生，存在与进食有关的、持续的先占观念（满脑子是食物）。同时存在对肥胖的病态的恐惧，有强迫性的"低体重阈值"，伴有对抗食物"增肥"效应的努力（诱吐、滥用泻药、阶段性的节食，使用诸如食欲抑制药、甲状腺素、利尿药之类的药物）。

2.神经性贪食症的患者体重可以是正常的。在美国DSM-Ⅳ中甚至把体重指数是否低于17.5作为区分厌食症和贪食症的主要依据。躯体体征与厌食症类似，但通常较轻。营养不良不是主要问题，但与"清除行为"有关的临床表现比较突出，如心律失常，心力衰竭（可导致猝死），电解质紊乱[K^+↓、Na^+↓、Cl^-↓、代谢性酸中毒（缓泻剂）或碱中毒（呕吐）]，反流性食管炎，食管（胃）穿孔，胃（十二指肠）溃疡，胰腺炎，便秘/脂肪泻，牙侵蚀症，白细胞减少症/淋巴细胞增多症等。

3.贪食症患者的情绪障碍往往比厌食症患者更突出，他们对自己进食行为的失控感到羞愧和自责，强烈希望改变的同时又难以摆脱对"发胖"的恐惧。自伤、自杀等冲动性行为在本症中更多见。

【诊断】

1.诊断标准　①发作性不可抗拒的进食欲望和行为，短时间内进食大量的食物。每周至少发作2次，持续至少3个月。②有担心发胖的恐惧心理。③常采取诱吐、导泻、间断禁食等方法，以抵消暴食引起的发胖。④不是神经系统器质性病变所致的暴食，也不是癫痫、精神分裂症等继发的暴食。在"不典型"病例中，上述特征中的一个或多个可缺如。

2.鉴别诊断　因为贪食症患者的异常进食行为多隐蔽地进行，被发现后也常常隐瞒行为背后的动机，故常因表面现象就诊，如不明原因的呕吐、食欲亢进、情绪低落、自伤自杀等。本病需与下列疾病鉴别：

（1）上消化道疾病（与呕吐相关的），脑肿瘤，其他原因导致的反复过量进食（月经相关综合征、Kleine-Ievln综合征）以及药物相关的食欲增加。

（2）边缘性人格障碍、抑郁障碍、强迫障碍等所致的进食障碍。

【评估】

与神经性厌食症相似，尤其要注意探查神经性厌食的病史，往往两者是连续的病程，有相互转换的可能。另外要注意共病的评估，包括焦虑障碍、抑郁障碍、双相情感障碍、自伤自杀行为、酒药滥用、性乱交及其他冲动行为。

【治疗】

1.一般原则

（1）患者通常在门诊治疗。住院治疗只适用于存在电解质紊乱，或有强烈自杀观念和行为的患者。

（2）综合治疗效果更佳，包括药物治疗、心理治疗、营养咨询。药物治疗证据多支持使用高剂量的SSRIs，如氟西汀60mg，并需要长期用药（＞1年）；心理治疗主要包括个别治疗、团体治疗和家庭治疗。

2.心理治疗

(1)有证据表明认知行为治疗效果肯定,打断暴食-清除的恶性循环是治疗的直接目标,通常以个别治疗的形式在门诊开始进行,初见成效后开始结合团体治疗,一般为期1~2年。

(2)团体治疗包括认知行为治疗和人际心理治疗两类,其中认知行为治疗主要以控制症状为目标,而人际心理治疗则以促进个体发展和人格成熟为最终目标。

(3)指导下的自助(如"读书治疗")通常是在小组的环境下提供教育和支持,是迈出治疗第一步的有效方法。

【预后】

本病预后通常良好,除非有自尊感低下的突出问题或有严重人格障碍的问题。

二、睡眠障碍

人类的睡眠和觉醒是与自然界昼夜变化大致同步的一种生物节律。睡眠是大脑的一种高级功能。睡眠的发生和调节机制非常复杂,至今没有完全清楚。综合现有的研究发现,睡眠的发生很可能是一个主动过程,涉及中枢神经系统不同层次众多的神经网络、神经元和一系列神经递质、神经内分泌和神经调节物质,是由大脑皮质、前脑基底部和脑干各个层次之间的多种神经递质的神经元相互作用并维持动态平衡所完成的。睡眠的发生、维持或终止,无法依赖某一种物质的"单独"作用来完全实现,也没有哪种物质是不可或缺的。

人整夜的睡眠由非快速眼动(NREM)和快速眼动(REM)两种状态组成,NREM由浅入深又可分为1~4期。在健康成人,一般卧床5~10min进入NREM 1期睡眠,然后很快转入2期睡眠以及3~4期睡眠。NREM睡眠持续60min左右后,进入第一次REM睡眠,不久再进入第2次NREM睡眠。这种NREM-REM循环交替的周期,每60~90min 1次,整夜循环4~5次。

人类的睡眠分期主要是根据睡眠时脑电、肌电和眼电活动的状态进行的。不同的睡眠期可能具有不同的、有互补作用的生理意义。NREM睡眠3~4期习惯上被称为深睡眠,此时副交感神经活动占优势,睡眠者的心率减慢、血压降低、呼吸慢而规则,各种生命活动降到最低限度;同时垂体的生长激素分泌达到高峰,糖和蛋白质合成代谢增强,脂肪分解代谢加速,能量存储增加,耗能减至最少。3~4期睡眠对促进儿童生长发育、成年人精力、体力的恢复和维持良好的新陈代谢状态有着不可或缺的生理意义。REM睡眠时交感神经功能增强更为明显,睡眠者心率、血压和呼吸的频率和幅度有较大波动,大脑功能处于高度活跃的状态,全脑能量代谢等于甚至大于觉醒时,而肌张力却处于全天中的最低状态。REM睡眠的生理意义比较复杂,有许多问题还有待深入研究,目前认为至少在促进脑功能发育、发展和保持,以及记忆的巩固与保持等方面具有重要作用。

关于睡眠质量,可以根据睡眠者的感受进行主观评估,主要包括睡醒后是否感到精力恢复、疲劳缓解、头脑清晰,有无睡眠后的轻松、舒适感,以及日间是否保持良好的工作、生活状态;客观评估的主要手段是通过多导睡眠图(PSG)检查。

(一)失眠

失眠是指在有充分睡眠机会和良好睡眠环境的情况下,主诉睡眠始动、维持困难或醒得太早,或长期存在睡眠后不能恢复精力或质量令人不满意,并伴随明显的苦恼或影响到日间的社会、职业功能。失眠在一般人群中非常常见,有1/3以上的人一生可能会经历不同形式的失眠;可发生于任何年龄;成年(包括老年人)男女比例为1:1.41。

1.病因　失眠的原因复杂多样,概括起来大致有 3 个方面:①素质因素,如遗传、较高年龄、个性特点等;②诱发因素,如各种生活事件、生活或(和)工作环境改变、患某种躯体或精神疾病、药物治疗等;③维持因素,包括失眠焦虑、对卧室和床形成负性条件反射、不良睡眠卫生习惯、使用镇静催眠药和酒类、继发性获益等使失眠慢性化的心理和行为变化。

2.分类与临床表现　这里主要介绍非器质性失眠,即失眠不是继发于各种脑器质性或躯体疾病、药物或物质滥用、精神障碍,以及特殊睡眠障碍,如睡眠呼吸障碍、不安腿综合征、周期性肢体运动障碍等。临床较常见以下类型:

(1)适应性失眠(急性失眠):起病与明确的应激有关,病期相对短暂,从数天到数周,在脱离或适应了特定的应激源后失眠即缓解。

(2)心理生理性失眠:是较高的生理性唤醒水平和习得性阻睡联想引起的失眠,伴随清醒时的功能下降。起病形式可以是隐匿的,患者诉从小时候或成年早期即有失眠;也可以是急性的,由适应性失眠(急性失眠)没有及时缓解演变而来。在未治疗的情况下,心理生理性失眠可能持续数十年,并且是抑郁症等精神障碍发病的危险因素,也常有过量使用处方和非处方药来帮助睡眠的情况。

(3)矛盾性失眠:也称睡眠感缺失,主诉严重失眠,但没有客观睡眠异常的证据,日间功能受损的程度也和所诉的睡眠缺乏的程度不相符。

3.诊断　参照 ICD-10 诊断标准,为了确诊,下列临床特征是必须的:

(1)主诉或是入睡困难,或是难以维持睡眠,或是睡眠质量差。

(2)这种睡眠紊乱每周至少发生 3 次并持续一个月以上。

(3)日夜专注于失眠,过分担心失眠的后果。

(4)睡眠量和(或)质的不满意引起了明显的苦恼或影响了社会及职业功能。

只要是睡眠的质和(或)量的不满意是患者唯一的主诉,就应在此编码。如果失眠是基本症状或失眠的长期性及严重性使得患者把它看作是基本症状时,即使存在其他精神症状如抑郁、焦虑或强迫等,并不能否定失眠症的诊断。其他共存的障碍,如果症状显著、持续存在必须采取相应的治疗时,也应予以编码。应当指出,大多数失眠者通常过分关注自己的睡眠紊乱,而否认存在有情绪问题。因此,必须进行仔细的临床评定,然后才能排除失眠这一主诉的心理基础。失眠是其他精神障碍中常见的症状,如情感性、神经症性、器质性及进食障碍,精神活性物质所致精神障碍。精神分裂症及其他睡眠障碍如梦魇。失眠也可伴发于躯体障碍,有疼痛、不适或服用某些药物时。如果失眠仅仅是某一精神障碍或躯体状况的多种症状中的一种,即它在临床相中并不占主要地位,那么诊断就应限定于主要的精神或躯体障碍。此外,另外一些睡眠障碍如梦魇、睡眠-觉醒节律障碍、睡眠呼吸暂停及夜间肌阵挛,只有当它们导致了睡眠的量或质的下降时,才能确立诊断。然而,在上述各种情况中,如果失眠是主诉之一且失眠本身被看作是一种状况,那么在主要诊断之后应附加本编码。

睡眠障碍诊断的主要辅助检查是 PSG 检查。失眠患者常见的 PSG 表现是睡眠潜伏期延长、睡眠后觉醒增加、睡眠效率降低,以及 NREM 3~4 期睡眠百分比偏低或缺乏等睡眠结构异常。PSG 检查一般不作为诊断失眠的常规检查,但在怀疑失眠与睡眠呼吸障碍、周期性肢体运动障碍有关,或常规治疗效果不满意时,应进行本项检查。

4.治疗

(1)基本原则

1)明确失眠原因,同一患者可能有多种原因。

2)心理咨询和心理治疗的目的是缓解或减轻失眠问题,改善患者的生活质量。对长期失眠、多次复发者,还需结合更多的有关预防措施和行为治疗。

3)药物治疗:应注意药物对睡眠的影响,并作适当调整;催眠药有助于睡眠,但不宜长期持续使用,以防产生依赖性。

(2)失眠症的治疗

1)非药物治疗:心理治疗;行为干预;物反馈;其他治疗。

2)药物治疗:镇静-催眠药物;有镇静作用的抗抑郁剂;其他,如合并小剂量喹硫平、奥氮平、氯氮平等有治疗失眠的疗效。

(二)过度嗜睡

本病是指日间睡眠过度,或反复短暂睡眠发作,或觉醒维持困难的状况,并无法用睡眠时间不足来解释,且影响到职业和社会功能。

1.病因　过度嗜睡作为一种临床症状,常见于发作性睡病和病情较重的睡眠呼吸障碍,也可见于脑炎等躯体疾病和抑郁症、精神分裂症等精神障碍。有少部分患者找不到明确躯体、精神障碍证据,即所谓特发性过度嗜睡,其病因不清楚。

2.诊断　诊断特发性过度嗜睡要求病程持续1个月以上,或多次反复发作。

3.治疗　对特发性过度嗜睡尚无特效的治疗方法,但其预后尚好,除发作期间社会功能明显受损外,发作间期各方面功能基本正常,目前也未发现影响预期寿命的证据。一般性治疗包括向患者及家属讲解疾病性质,减轻其心理压力。发作期间可给予中枢兴奋药如哌甲酯,对部分患者可减轻嗜睡对社会功能的影响;近年问世的莫达芬尼的疗效与哌甲酯相同,而安全性和依赖性可能更有优势。

(三)睡中异常

睡中异常也称异态睡眠,包括一组在睡眠中发生的行为、情绪、认知、梦和自主神经系统的非预期性事件,这些事件可出现在入睡过程中、睡眠中或觉醒过程中。临床上常见的睡中异常障碍,在中老年期起病的是快速眼球运动睡眠期行为障碍(RBD),在儿童少年期起病的有睡行症、睡惊症和梦魇。

1.RBD　本病是在REM睡眠期出现的可导致患者受伤和(或)睡眠中断的异常行为,并多与睡眠梦境相关,表现丰富多样,包括讲话、大笑、喊叫、哭泣、咒骂、做手势、伸手、抓握、上肢连续打动、拍击、拳击、踢腿、坐起、跃下床、爬行和奔跑等。RBD发作时眼睛通常保持闭合状态,患者做出的是梦境中的动作而非对现实环境的动作反应,这些动作在具有暴力性时,可能导致患者发生受伤。睡眠中发生导致患者受伤或伤及睡伴的行为,常常是这类患者就诊的主诉。

(1)诊断:存在上述典型症状的病史,PSG检查有REM睡眠期肌张力缺失现象消失的表现,如下颌肌持续或间断地肌电紧张度增高,或时相性肌电活动,或上下肢肌肉抽动。

(2)治疗:对确诊RBD,尤其是已经发生暴力行为的患者,最基本的治疗是指导患者做好睡眠环境(卧室和床)的安全防范措施,包括移走卧室内材质比较坚硬的家具,选择软硬适度的床垫,降低床的高度,必要时还可在床周围铺软垫,加装比较柔软的护栏等。

在药物治疗方面,目前对缓解RBD症状疗效最佳的是氯硝西泮,每次0.5～2mg,睡前1h左右服用。多巴胺受体激动剂如普克拉索也有较好疗效。同时要积极治疗伴发躯体和精神方面的疾病。

2.梦魇　本病是以焦虑不安、恐惧为主要特征的梦境体验,事后个体能够详细地回忆,梦境通常涉及对生存、安全或自尊的威胁;如从恐怖性梦境中惊醒,个体能很快恢复定向及警觉。在典型的发作中,可有某种程度的自主神经兴奋,但没有明显的言语及躯体运动。因梦魇是一种发生于REM睡眠期的睡眠障碍,多发生于夜间睡眠的后半段,午睡中也可发生。

梦魇通常不必进行治疗。

3.睡行症和睡惊症(夜惊症)　睡行症是睡眠中出现起床、走动的复杂动作,患者呈现出低水平的注意力、反应性和运动技能。患者有时会走出卧室甚至家门,这种情况下患者可能会面临意外受伤的危险。不过,在大多数情况下,患者会自行或在他人轻柔引导下安静地回到床上。患者无论是在发作中还是第二天早晨醒来,通常都无法回忆发作的经过。

睡惊症则是夜间突然出现的极度恐惧和惊恐的发作,表现为突然坐起、尖叫、呼喊或哭闹,可有心动过速、呼吸急促、出汗、皮肤潮红等自主神经系统兴奋的症状,以及下床、冲向门口等行为。一次发作一般持续1～10min,醒后对发作通常不能回忆。

睡行症和睡惊症实质上都是发生于 NREM 睡眠期的一种觉醒障碍,因此通常是在夜间睡眠的前 1/3阶段发生。两者关系比较密切,均常起病于青春期前,以 4～7 岁儿童多见,青春期后渐趋停止。

(1)病因:这两种睡眠障碍的病因不明,遗传因素可在部分患者中起重要作用。日间经历过度兴奋或有精神压力的事件,以及劳累、前一天睡眠不足均可起到诱发作用。

(2)诊断:根据典型病史可做出诊断。

(3)治疗:一般不需特殊治疗。

睡眠障碍是精神科常见的一种障碍,它可以独立存在,也可以是其他精神躯体疾病的一种表现,表现为失眠症、觉醒不全综合征、嗜睡症、睡行症、睡惊症和梦魇等。睡眠障碍的情况十分复杂,其原因未完全了解,对睡眠障碍的观察护理十分重要。

三、心理因素相关的生理障碍患者的护理

(一)进食障碍患者的护理

进食障碍患者常见护理问题一般包括:营养失调、体液过多、有感染的危险、体温过低、有皮肤完整性受损的危险、不合作、饮食和行为习惯的改变、焦虑与恐惧、胃肠不适与便秘、知识缺乏等。

【护理评估】

1.生理评估　测量体重、身高,计算 BMI。确认饥饿或呕吐现象。确认各个系统是否出现以下问题:①口腔龋齿、腮腺和下颌下腺肿胀。②手足凉、头痛、晕厥或眩晕、倦怠无力、血压过低、心动过缓、Q-T 间期延长、心律失常、心肌病。③胃痛、胃胀、食欲不振、进食后不适感、胃排空延迟、胃萎缩、肠蠕动减弱、便秘,查体腹部柔软肿胀。④低钾血症、低血糖症、体温过低、甲状腺功能低下、高皮质醇血症、闭经、青春期延迟(第二性征消失)、生长抑制、持续存在的骨质疏松(疼痛)。⑤不孕症。⑥毛发和指甲变脆、指间关节处的皮肤硬化、皮肤和巩膜变黄、皮肤干燥、皮肤呈干鱼鳞样变、毛发变脆(毛发脱落)、长出胎毛样(细柔的)体毛。⑦神经系统的周围神经病变、脑体积变小、脑室扩大、脑沟变宽、皮质萎缩(假性脑萎缩)。⑧血液系统的贫血、白细胞减少、血小板减少。⑨水肿、感染、压疮形成。⑩外伤、骨折。

2.精神症状评估　①与对"肥胖"恐惧相关的症状,如焦虑、坐立不安、拒绝进食;关注体重、体形的方式(反复照镜子、称体重、检查或锻炼"肥胖"部位、与他人比较、关注他人评说、回避"瘦人"或"胖人"场所)。②体像障碍的具体表现;个人强迫性的、"低体重阈值"和"理想体型";对进食持有特殊的态度和行为,目前限制的进食量或(和)种类,进食速度快慢,喜欢赠送他人食品,逼迫他人过量进食,暴食发作等。③常采用过度运动方法。④与抑郁情绪相应的注意力不集中、记忆减退、易激惹、失眠、社交退缩、性欲减退等均可出现。⑤反复暴食、诱吐。⑥自虐、自杀、冲动、吞食异物。

3.心理社会评估　①病程及对身材、肥胖、减肥的观念变化。②对减肥药品、方法观念。③关注成功人士、公众人物关于身材、体形、体重的态度。④个人经历的负性生活事件。⑤家庭成员间的关系、矛盾状

况,以及父母的教育方式。⑥性格特征。⑦既往史和药物过敏史。

【护理问题】

1.自理能力缺陷(特定的,如沐浴、更衣、如厕)的相关因素 与进食障碍后躯体和(或)精神方面的并发症有关。

2.有外伤的危险的相关因素 与进食障碍所致的晕厥或眩晕、倦怠无力、血压过低、心动过缓、骨质疏松、过度运动及情绪抑郁、自责、恐惧和冲动控制障碍有关。

3.不合作的相关因素 ①与对抗食物"增肥"效应的"清除行为"有关。②与进食障碍(节食、拒食、过度运动、拒绝治疗、诱吐、滥用泻药、阶段性节食及使用诸如食欲抑制药、甲状腺素、利尿药之类的药物、偷窃、说谎)的人格改变有关。

4.有再喂养综合征的危险的相关因素 与充血性心力衰竭和电解质紊乱有关。

5.知识缺乏的相关因素 个人和家庭缺乏进食障碍的相关知识。

【护理目标】

护理人员要根据患者的护理问题拟定护理目标,护理目标可分长期和短期,制订原则应以患者为主,描述时以患者可达到且具体可行的行为来描述。

1.满足患者的基本生理心理需要,协助其日常生活。

2.保证患者的安全。

3.通过行为矫治,帮助患者逐渐建立健康的饮食运动模式。

通常在住院的2~3周纠正患者的严重营养不良,如低钾血症、低磷血症、低蛋白血症、粒细胞缺乏症。住院期间减少由于营养物质缺乏所致的各种并发症的发生。

4.及时监测必要的生理生化指标,预防和治疗营养不良和再喂养综合征。

5.共同参与治疗与康复

(1)维持体液平衡,恢复患者的正常生命指征,水肿逐渐消失,预防和控制压疮。

(2)实施保护性隔离制度,预防和控制感染。

(3)建立患者的正常饮食、行为模式,对不适当的行为进行矫治,完成饮食、运动计划。

(4)学习社会家庭所能接受的情绪的表达方式、态度,获得沟通的效果。

(5)学习处理焦虑、恐惧、怕胖的方法。

(6)学习进食障碍的相关知识。

【护理措施】

本病的护理主要包括恢复进食和营养重建;打断暴食-清除的恶性循环是护理的直接目标。拟定护理目标后,再依据护理目标拟出护理措施,以下即针对进食障碍患者常见的护理问题列出的护理措施。

1.一般护理

(1)规律一日三餐,保证营养的摄入量,缓慢增加每天的营养摄入量,每3~5天增加200~300cal(837~1255J),直至能够使体重维持每周稳定增长1~2kg为宜。

(2)每周空腹测量体重1次,并记录;必要时记录出入量。

(3)观察二便情况,发现患者的尿量过多、便秘、腹泻时及时记录并交班,并根据医嘱处理。

(4)观察患者的睡眠质量,发现拒绝睡眠者,及时做安慰处理。

(5)对身体衰弱,不能自理者要加强照顾,必要时设立陪护。

(6)安排家人探视和(或)通过书信、电话方式联系。

2.安全护理

(1)要求随时做好应急事件的处理准备。

(2)进食障碍患者常因身体严重虚弱无力出现摔伤。特别是体位改变时,例如如厕时晕倒,需要专人协助。

(3)要随时发现并制止进食障碍患者过度运动,避免因骨质疏松、剧烈运动造成跌伤、关节肌肉的拉伤。

(4)要关注进食障碍患者暴食中出现的急性胃扩张,抠喉诱吐时误吸与窒息,吞食异物时消化道的损伤与意外。

(5)做好安全检查工作,避免私藏减肥药、导泻与利尿药导致的意外事件。

(6)防范进食障碍患者为拒绝住院治疗采取的极端手段,如自伤、自虐、自残与情感暴发。

3.饮食护理

(1)讲解进食障碍患者饮食运动计划的相关规定。

(2)按照医嘱执行饮食、运动计划,观察记录执行情况,帮助患者矫正不良行为。

(3)鼓励肯定患者的良性行为,对不良行为给以建议和适当的矫治。

(4)及时干预因执行饮食和运动计划所产生的冲突与压力,如患者发脾气;和护理人员发生争执;与其他病友发生矛盾;拒绝接受治疗计划等。

(5)坚持契约式、渐进性、个性化的治疗方案,做到人性化关怀。

(6)努力帮助患者保持对治疗的希望与信心,有时需要耐心地等待和不断地鼓励与关怀。

(7)勇于面对患者的质疑,对在执行过程中出现的与目标相悖的情况需及时调整。

(8)饮食运动计划的调整依据是以健康体重为目标。

4.治疗护理

(1)动态监测体温、脉搏、呼吸、血压、意识状态及血常规、尿常规、电解质、血糖和各种生化指标变化情况。规律监测是否出现心动过缓或水肿。

(2)预防和控制感染,保持出入水量的平衡,观察记录补液后的反应和水肿变化趋势,根据需要随时调整补液的速度。

(3)补充液体时会出现稀释性血细胞数量和离子浓度的进一步降低,要高度重视。

(4)补充营养的顺序建议先盐后糖,先晶体后胶体。补液速度不宜过快,补液中要观察患者的心肺功能变化,预防并监测急性左心衰,特别是在初期补液阶段。

(5)提供可供选择的饮食种类包括普通饮食、高蛋白饮食,相对固定加餐的数量与品种。

(6)观察患者的胃肠功能情况,按照医嘱给予助胃肠蠕动和消化药物;渐进性增加主食量。

5.心理护理

(1)协助接受治疗。

(2)处理焦虑、恐惧和怕胖。

(3)与患者建立信任关系。

(4)及时处理消化道不适。

(5)协助患者出院后的安置与康复。

6.健康教育　促进患者与家属参与治疗与康复十分必要。

(1)做好患者的教育定期组织学习讨论营养学、美学、生理学、营养与健康方面的知识。宣传健康美丽的价值观,帮助其理解运动与健康的关系,认识疾病的严重性及其并发症、预后和防止复发的知识。引导患者学习进食障碍的心理学知识,促进认知讨论,应对当前情绪、行为障碍的方法,不断挑战超价观念。

(2)介绍健康的饮食方案、运动方案,讨论对食物的态度,让患者了解健康体重的标准和营养状况的判断。

(3)组织开展每周1次的小组辅导,了解患者个人与小组成员、医生、护士,特别是与家庭成员、同学、同事间的关系特点,促进和谐的人际关系。学习社会、家庭所能接受的情绪的表达方式、态度,获得沟通的效果。

(4)了解患者个人的性格特点,分析其产生烦恼、挫折的成因,鼓励患者从当前的挫折中站起来,走出去。协助认识家庭存在的问题,与父母的沟通方式,协调人际关系,帮助患者学习放松技术,以及处理心理冲突和处理焦虑、恐惧、怕胖的方法。

(5)组织每周1次的家属讲座,讲解进食障碍疾病与治疗康复知识。教育其正确看待疾病与家庭的关系。教育家长如何培养孩子的自信与独立。认识到夫妻关系和家庭关系对孩子心理健康的影响。

【护理评价】

1.患者的基本生理心理需要得到满足,日常生活得到照顾。

2.未发生摔伤、烫伤、压疮,安全得到保证。

3.逐渐建立了健康的饮食、运动模式。住院期间减少由于营养物质缺乏所致的各种并发症的发生。营养不良得到不同程度的纠正,体重指数恢复到17.5～24,女性患者的月经得以恢复。

4.必要的生理生化指标变化得到及时监测,营养不良得到纠正,再喂养综合征得到警报和及时处理。生命指标正常,生理生化指标逐步正常等。

5.家属和患者共同参与到治疗与康复中。

(二)睡眠障碍患者的护理

【护理评估】

1.生理评估

(1)评估4周来每天的睡眠时数,一般青年、成人为7.5h;追述患者儿时及成年早期的失眠情况。

(2)请患者主观评估睡眠质量,主要包括睡醒后是否感到精力恢复、疲劳缓解、头脑清晰,有无睡眠后的轻松、舒适感,以及日间是否保持良好的工作、生活状态。

(3)评估当前接受何种药物治疗。

(4)有无某种躯体、脑部器质性疾病。

2.精神症状评估

(1)素质因素:如遗传、较高年龄、个性特点等。

(2)诱发因素:如患某种精神疾病。

(3)维持因素:包括焦虑、对卧室和床形成负性条件反射。

(4)不良的睡眠卫生习惯。

(5)使用镇静催眠药和酒类。

(6)继发性获益等使失眠慢性化的心理和行为变化。

(7)睡眠中断的异常行为。

3.心理社会评估

(1)各种生活事件、生活或(和)工作环境改变。

(2)个人经历的负性生活事件。

(3)家庭中成员间的关系、矛盾状况。

（4）性格特征。

（5）既往史和药物过敏史。

【护理问题】

1.情绪焦虑的相关因素　与睡眠障碍导致的精神、躯体痛苦有关。

2.有外伤的危险的相关因素　①与睡眠障碍所致的危险行为有关；②与镇静安眠药使用意外有关。

3.特定知识缺乏的相关因素　与缺乏疾病知识有关。

【护理目标】

针对上面所列的护理问题拟出一些护理目标。

1.缓解焦虑。

2.保证安全。

3.健康教育。

【护理措施】

1.缓解焦虑

（1）对急性失眠者积极采取措施，执行药物治疗，观察用药后反应，焦虑与恐惧情绪是否缓解。

（2）消除环境中的不良刺激。

（3）倾听痛苦：护士要耐心倾听，理解患者的遭遇。特别是对矛盾性失眠的患者不可以否认其痛苦的感觉，使患者得到尊重和理解。

（4）日间和夜间均要观察患者的睡眠觉醒情况，做好交接记录，把观察的结果与患者适当讨论。

（5）安排规律的生活，帮助患者建立睡眠规律，及时处理异常睡眠情况。

2.安全护理

（1）掌握睡行病症发作的规律如患者在睡眠中出现起床、走动的复杂动作，并呈现出低水平的注意力、反应性和运动技能。患者有时会走出卧室甚至家门，这种情况下可能会面临意外受伤的危险。可以提前锁好家门，在大多数情况下，患者会自行或在他人轻柔引导下安静地回到床上。由于患者无论是在发作中还是第2天早晨醒来，通常都无法回忆发作的经过。因此可以在清醒时适当告知，目的是逐渐培养患者做好睡前准备。

（2）睡惊症：以4～7岁儿童多见。应把疾病的表现告知孩子的父母或照顾者，如夜间突然出现的极度恐惧和惊恐的发作，表现为突然坐起、尖叫、呼喊或哭闹，可有心动过速、呼吸急促、出汗、皮肤潮红等自主神经系统兴奋的症状，以及下床、冲向门口等行为表现。一次发作一般持续1～10min，醒后对发作通常不能回忆。日间减少经历过度兴奋或有精神压力的事件，以及劳累、睡眠充足，可避免其诱发。

（3）过度嗜睡：向患者及家属讲解疾病性质，减轻其心理压力。发作期间可给予中枢兴奋药如哌甲酯，对部分患者可减轻其嗜睡对社会功能的影响。嗜睡患者表现过度的白天或夜间的睡眠。清醒时达到完全觉醒状态的过渡时间延长，在不恰当的时间入睡，常与不愉快的经历联系在一起，与一定的心理因素有关。护理中要注意观察患者的睡眠情况，记录患者的入睡时间，追踪患者的心理反应。针对患者的心理反应做好心理护理，指导患者不要从事危险工作，避免发生意外。注意观察其意识状态、抑郁情绪的变化。

（4）掌握在REM睡眠期出现的可导致患者受伤和（或）睡眠中断的异常行为，以及与睡眠梦境相关的特征。对确诊RBD，尤其是已经发生暴力行为的患者，最基本的治疗是指导患者做好睡眠环境（卧室和床）的安全防范措施，包括移走卧室内材质比较坚硬的家具，选择软硬适度的床垫，降低床的高度，必要时还可在床周围铺软垫，加装比较柔软的护栏等。

（5）对于梦魇的患者和家属做好疾病知识的宣教，病情发作时即给患者以安慰，缓解患者的焦虑不安和恐惧。梦魇通常不必进行治疗。

3.健康教育　　不宜单纯强调失眠的"严重后果",不宜单纯依赖药物,尤其是镇静催眠药的疗效。

(1)帮助患者建立良好的睡眠习惯,日间除必须卧床的患者外,均须起床活动,提供娱乐或活动的机会,促进患者的集体活动和体育锻炼。防止白天睡觉,夜间不睡。

(2)入睡前避免过度兴奋,如阅读亲人来信,看惊险刺激的文学作品,过度运动与游戏、聊天,或者讨论重要问题。

(3)夜间患者入睡后,尽量避免医疗操作,可能的情况下可以等患者醒后进行。

(4)及时解除患者的疼痛不适,室内温度、湿度要适宜,空气要流通,有条件时可建议睡前用温水泡脚。

(5)失眠患者的生活注意事项:睡前可饮用热牛奶有助于改善睡眠,避免睡前接触酒精、咖啡、茶叶、烟草、毒品等精神活性物质等。

(6)对觉醒不全综合征患者的护理:安排其规律地生活,因为生活节律的改变,可引起白天觉醒不完全,可表现记忆力差、疏懒、不能很好地进行学习,对工作和生活都带来影响。

(7)对睡行症患者,要详细了解病情,并向家属交代此病可能发生的情况,嘱咐家属不要让患者独居一室。避免在患者面前讨论疾病的严重性,消除引起患者焦虑恐惧的精神因素,保护患者不受损害。随着年龄的增长,一旦大脑的抑制过程发展完善,睡行症自然会消失。一般情况不需处理,如果发作频繁可以遵医嘱给予睡眠药,以延长其生理睡眠时间。

(8)对睡惊症和梦魇患者,睡前要避免听紧张兴奋的故事,看惊险电影,不要用威胁的方式哄小孩睡觉。当孩子夜间突然惊醒哭喊、惊叫、手脚乱动,以及从床上坐起,以及跳到地上时,要防止孩子发生意外。

(9)梦魇是梦中患者见到可怕的情景和遇到可怕的事件,醒后有短暂的情绪紧张,心跳、面色苍白或出冷汗。要注意不要惊扰患者,要耐心等待患者的平静。

【护理评价】

1.患者及家属的焦虑减轻,并学会部分应对技巧。

2.患者未发生摔伤等意外,安全得到保证。

总之,睡眠障碍是常见的疾病,住院接受治疗的患者极少,患者基本上是在家中康复,因此,家庭健康教育很重要。

(邓开琴)

第六节　　应激相关障碍患者的护理

一、护理评估

人在一生当中,不可避免地要面对各种应激事件,但并非每个人面对事件时都会出现应激相关障碍。在评估当中,护理人员应当正确区分哪些表现是正常的,根据不同个体个性特点、既往经历、遭遇事件的强度、个体的应对方式等多方面进行分析评价,寻找出护理问题,为制订护理措施提供有效的依据。

(一)护理评估的特点

评估的目的是了解患者的个性特点,建立融洽的护患关系。

在应对应激事件过程中,不可避免地会伴随着情绪的变化,尤其是抑郁、焦虑、不安等消极情绪的体验。消极情绪体验可为个体变化提供动力,但如果消极情绪体验超出了个体忍受程度而达到极限时,就可能导致个体对问题解决失去控制,从而出现各种应激相关障碍。此时患者一般情绪波动较大,对环境有不确定感、不安全感和疏远感,护理人员在与患者接触时,首先要了解患者的个性特点,接纳患者自身的感受,并给予理解,对待患者态度要和蔼,耐心倾听,建立信任关系,了解患者的自控性,确定患者的应对能力,从而帮助患者寻找解决应激的各种资源。

(二)护理评估内容

1.生理状况评估

(1)生命体征:评估患者体温、脉搏、呼吸、血压等。

(2)躯体状况:躯体有无外伤,外伤的性质及严重程度等。

(3)营养状况:患者的进食规律有无改变,进食量及营养成分能否满足患者机体的需要。

(4)睡眠状况:评估患者每天睡眠的总量,是否出现睡眠表浅易醒或惊醒、睡而不实,梦境是否与发病因素有关。

(5)意识状况:评估患者是否存在意识障碍,意识障碍的程度如何,有无时间、人物、地点定向障碍。

(6)自理状况:评估患者生活需要帮助的程度。

(7)评估患者既往健康状况:包括家族精神病史、既往躯体患病史、药物过敏史,物质滥用史。

(8)实验室及其他辅助检查:评估患者血、尿、大便常规及血液生化、心电图检查等是否异常。

2.精神症状评估

(1)评估患者注意力和接触状况,能否进行有效的语言交流。

(2)评估患者恢复后对病情的回忆能力。

(3)评估患者是否出现精神运动性兴奋,如兴奋、激越、喊叫、过多活动,且无目的性。

(4)评估患者是否出现乐观,呼吸增快,言语增多,内容多与发病因素或个人经历有关。

(5)评估患者有无言语内容夸大,有无癔症样痉挛发作、情感暴发等症状。

(6)评估患者有无精神运动性抑制,缄默不语,长时间呆坐或卧床,对周围环境退缩。

(7)评估患者是否出现自主神经系统症状,如心慌、震颤等。

(8)评估患者是否存在反复重新体验创伤症状,有创伤性梦境出现,或出现错觉(幻觉)。

(9)评估患者是否存在易激惹或出现惊吓反应等高度警觉状态,是否存在失眠。

(10)评估患者是否出现回避行为,不愿与人接触。

(11)评估患者是否出现焦虑抑郁情绪,有无消极念头及自杀行为。

(12)评估患者是否出现攻击性行为,儿童是否出现退化现象,如尿床等。

(13)评估患者上述症状出现的时间,持续的时间。

3.社会心理评估

(1)评估患者的性格特征是内向或外向,孤僻或开朗。有无敏感、多疑、以自我为中心、胆怯等个性特征。

(2)评价本次应激事件的应激强度、持续时间、患者的暴露程度及对生命的威胁程度。

(3)评估患者既往经历,是否经历重大的人为或自然灾害发生,如火灾、地震、车祸等,对患者的影响如何。

(4)评估患者既往应激事件发生时采取何种方法应对,效果如何。

(5)评估患者对疾病的认识有无自知力,是否存在不承认自己有病,拒绝就医服药的情况。

(6)评估患者自身经济状况、工作学习情况如何,是否能够胜任社会及婚姻角色。

（7）评估患者家庭环境、家庭气氛、家庭经济状况，家庭各成员之间关系是否融洽，患者在家中的地位及社会支持系统。家庭对待应激事件的态度及对患者的影响。

（8）评估患者家属对疾病知识的掌握程度、对待患者患病的态度、对患者的监护水平等。

二、护理问题

1.有暴力行为危险（对自己或他人）的相关因素　①与精神运动性兴奋有关；②与焦虑、抑郁情绪导致自杀、自伤有关。

2.睡眠形态紊乱的相关因素　①与精神运动性兴奋或精神运动性抑制有关；②与应激事件有关。

3.急性意识障碍的相关因素　①与应激事件有关；②与精神运动性兴奋或精神运动性抑制有关。

4.生活自理部分缺陷的相关因素　①与意识障碍有关；②与精神运动性兴奋或抑制有关。

5.不合作的相关因素　①与自知力缺乏有关；②与悲观绝望有关。

三、护理目标

1.患者在住院期间能学会疏导情绪的方法，控制暴力行为，不发生自杀、自伤的行为。

2.患者在住院期间能够保证每天安静睡眠 6 小时以上。

3.患者在意识障碍时不发生自伤、伤人或外伤。能认识到引起自己出现意识障碍的原因，承受能力有所提高。

4.患者住院期间在护理人员的帮助下能保持个人卫生整洁，并逐步恢复良好的生活自理模式。

5.患者能对疾病有正确的认识，学会积极应对方法，并能灵活运用。

四、护理措施

（一）基础护理

1.提供安全的治疗环境　为患者提供设施安全、光线柔和、空气流通、整洁舒适、色泽明快的治疗环境，在患者安置过程中，要注意患者具有暗示性，不要将其与症状复杂的患者安排在同一病室，以免增加新的症状或使原有的症状更加严重。在护理过程中要认真观察患者的生命体征以及面色、四肢末梢循环情况，发现异常要及时报告医生进行处理。对于因外伤或其他原因引起的疼痛，在病因明确的前提下要及时采取镇痛治疗。保持患者床单位清洁整齐，及时为患者更衣、洗澡。保证患者头发、皮肤及会阴的清洁卫生。

2.饮食护理

（1）评估患者的营养、水、电解质情况，保证每天液体的人量在 2500mL 以上。根据患者的情况给予督促进食或协助进食。如病情需要，可遵医嘱给予静脉输液或鼻饲进食。

（2）在患者进食过程中要注意观察患者的进食情况，根据患者的不同表现采取有针对性的护理，如适应障碍发作期应耐心劝慰患者进食，或缓慢喂食；对有躯体化症状的患者应用暗示性言语引导患者缓慢进食。老年患者可少吃多餐，不吃过烫、过硬、辛辣刺激的食物。

3.睡眠护理

（1）为患者创造良好的睡眠环境，安排患者住小房间，保持病室空气清新，温度适宜。夜间为患者开暗灯，减少外部刺激，帮助患者消除焦虑和恐惧。

(2)安排合理的作息制度避免患者睡前兴奋,告知患者睡前不喝浓茶、咖啡等饮料,不做剧烈的运动,减少交谈,不看刺激紧张的电视,可用热水泡脚,还可以饮用热牛奶等促进睡眠。保证环境安静及安全。

(3)鼓励患者白天尽量参加各种文娱活动,减少白天卧床的时间,即使晚间睡眠不足,也鼓励患者按时起床,养成良好的睡眠习惯。

(4)记录患者的睡眠情况,必要时可遵医嘱给予药物辅助睡眠。

(二)安全护理

1.加强危险物品的管理,避免环境中存在对患者有影响的隐患。

2.对于有意识障碍的患者,要评估意识障碍的程度和变化,安排专人看护,必要时采取限制性措施,如安床档或采取保护性约束,防止患者发生自伤、伤人、外伤。

3.当患者出现情绪焦虑、抑郁或情感暴发时,护理人员要及时给予支持性心理治疗,鼓励患者采取适当的形式疏泄情感。对于有严重自杀观念的患者,要尽可能鼓励他们寻求帮助,并及早发现先兆,采取相应的护理措施。

4.对于处于兴奋状态,如冲动、伤人、自伤的患者,要限制他们的活动范围,必要时给予保护性约束。

(三)心理护理

1.建立良好的护患关系:护理人员对待患者要态度和蔼,要关爱患者,尊重患者,理解并适度迁就患者的各种不寻常的行为。在与患者交谈时要注意倾听,提问要简单扼要,针对当前的问题给予简明、及时、正确、合理的指导,鼓励患者表达自己焦虑、抑郁的感受,给予患者感情上的支持和心理上的安慰,进行积极正面的诱导,用支持性的语言或典型事例鼓励患者,帮助患者度过困境。

2.每天定时接触患者,鼓励患者回忆应激事件所致相关障碍发作时的感受及采取过的应对方法,还有哪些可能有效的应对方法,共同讨论并教会患者一些简单方法去面对应激。如应用认知应对策略,转换角度,从积极的一面看同一个问题。还可以运用行为应对策略,采取听音乐、散步、读书等减轻情绪的应激措施;运用自我暗示、静默术、瑜伽、呼吸训练等放松疗法,达到身心放松的目的。

3.和患者一起分析自身症状出现的原因和危害,使患者认识到对自身病症的过多关心和忧虑是无益于恢复健康的。帮助患者找出可能解决问题的各种方法,并针对患者的具体情况共同分析各种方法的优缺点,建议患者收集有关的资料,向有经验的朋友述说自己的问题,听取朋友的忠告等。

4.积极寻求社会支持是帮助患者走出困境的一个必不可少的心理治疗手段。要充分利用和发挥家庭及社会支持系统的功能,希望患者的家属、亲朋好友、单位同事主动支持,配合医院做好患者的心理治疗,使患者处于一个良好的社会和谐氛围,从不良心理状态中解脱出来,保持情绪稳定。

(四)康复护理

1.帮助患者认识和正确对待致病因素和疾病的性质,加强自身修养和对情感的控制,保持冷静的头脑,克服个性缺陷,理智处理问题,培养自己适应环境变化的能力,从而掌握疾病康复途径,提高自我康复能力。

2.帮助患者学习疾病知识,使家属理解患者的痛苦和困境,既要关心和尊重患者,又不要过分迁就或强制患者,协助患者安排合理的工作、生活。恰当地处理和患者的关系,教会家属正确帮助患者恢复社会功能。

五、护理评价

1.患者在住院期间是否发生伤害他人、破坏环境或被他人伤害的情况。

2.患者在住院期间意识障碍是否消除或减轻。

3.患者每天睡眠是否正常,是否掌握积极的应对方法。

4.患者是否个人卫生清洁整齐,主动进食、沐浴、如厕、服药是否恢复。

5.患者能配合医护人员按时参加各项治疗活动,按时服药,完成各项护理工作。

（由玉晓）

第七节　精神患儿的护理

儿童时期的生理、心理正处于逐渐成熟阶段,因此精神症状随年龄的增长,由单调、贫乏、简单形式,而逐渐地复杂、多样化,并具有其症状特点。儿童时期是学习知识,培养道德品质,锻炼性格的重要阶段。当患儿出现精神障碍时,正常的心理发育受到一定影响,因此护理工作不仅要着重于精神疾病的护理,还要根据儿童的特点,注意对儿童的教育、培养,要做到医疗、护理、教育相结合。

一、护理评估的特点

（一）护理评估的方法

1.根据不同年龄阶段的生理、心理及社会适应能力的特征进行评估　应掌握正常儿童在不同年龄阶段的心理、生理的特征,并根据各个发育时期儿童在生理上的特点、心理上的特征以及逐步发展的社会适应能力,以及患儿的具体精神症状情况,针对这3个方面进行评估、分析、鉴别,可以寻找出护理问题的所在,特别是可以作为制订护理干预措施的非常有价值的参考资料。

2.采取灵活的方式让患儿予以接纳,建立良好的护患关系　了解患儿的病情、思维内容以及使护理措施得以顺利实施是非常重要的前提。护理人员要根据患儿的认知水平、性格特征、与人接触的能力以及适应环境的能力,采取不同的接触方法。由于患儿年龄小,依赖性强,对陌生人和陌生的环境会产生紧张和恐惧,加之父母不在身边,患儿会失去安全感,更加感到惶恐不安。这就需要护理人员扮演父母亲的角色,去关心、爱护、照顾他们,态度要和蔼、温柔体贴,切不能呵斥、恐吓。要使用他们容易接受的语言和喜爱的方式,如在游戏、唱歌、讲故事等活动中去接触他们,使他们感到亲切,逐渐认同我们,消除陌生的感觉,取得患儿的信任,争取他们的合作。

3.重视患儿在游戏活动中的表现,通过游戏进行评估　由于患儿的语言发育还不很完善,不能确切地表达内心的感受,所以有许多问题可以在游戏中表现出来。因为游戏要按照严格的规则去做,因此也可以从中反映出患儿的接受能力、反应能力、忍耐性、依从性等。另外,这些也是护理人员制订护理措施计划时重要的参考资料。如可以通过评估了解患儿的兴趣和爱好,将其应用于游戏活动中,以转移患儿的注意力,从而达到缓解症状的目的。

（二）护理评估的内容

1.注意对患儿智力的评估　对于儿童少年精神障碍患者的评估,除了从健康史、心理社会、临床表现、辅助检查等方面进行评估外,还特别要注意对他们的智力进行评估。儿童在不同的智力水平上,认知方面、对事物的反应及应激行为相互作用方面都有所不同。因此我们要根据他们的智力水平来分析、评估他们的行为是否正常,或者考虑到可能会出现的问题,为护理问题的确定提供依据。同时通过智力的评估,了解到患儿的认知水平、理解能力,也为护理人员制订有针对性的护理措施提供依据。

2.对家庭环境的评估　家庭气氛、家长的素质及认知水平对于患儿的教育有着很大的影响,因为家庭的危机伴随着患儿抗争能力的改变,甚至破裂的家庭会使儿童持续处于警觉状态,产生紧张心理,导致注意力涣散,影响患儿适应环境和与人相处的态度。

3.教育方法的评估　不同的教育方式,对患儿疾病的恢复和健康成长有着不同的作用。因此对家庭及学校的评估是进行卫生宣教不可缺少的前提。

二、护理措施

在针对儿童特点评估基础上,既要将患儿看作患有精神障碍的患者,更要将其看作是处于生长发育过程中的儿童,因此护理上应处处体现出医疗、护理、教育相结合的原则,将学习、教育、训练等方式融合到护理措施当中,并且护理人员负有给予患儿真诚理解和帮助的责任,要与患儿做知心朋友,取得他们的信任,使患儿向你敞开心扉,倾诉一切。

(一)观察病情

由于儿童的语言能力不强,不善于表达和主动诉说,因此他们不能很清楚地描述自己的感受,这样就要求我们护理人员从患儿的各种活动,如学习、娱乐、与人的接触当中进行精心观察,要从中了解患儿的情绪、行为表现和整个精神活动,做到及时发现病情变化,并及时给予干预。

(二)基础护理

儿童自理生活的能力较差,对患儿的进食、睡眠、排泄及生活需求都要进行精心的护理。儿童不知危险的程度,对自己的保护能力较差,因此护理人员要细致观察和避免不安全因素,保证患儿的安全和躯体健康。患儿远离父母在医院治疗,护理人员要以父母的角色出现,对患儿要像对待自己的孩子一样,给予无微不至的关心、爱护,照顾他们的衣食住行,这样才能使患儿感到安慰、安全和有依靠感。

(三)训练

针对患儿不同的障碍和功能缺损进行生活自理能力训练、语言训练、注意力训练、反应力训练、记忆力训练、社会技能训练及形体训练等。护理人员只有在与患儿建立一个良好的护患关系和相互信任的基础上,才能很好地实施训练内容。以阳性强化为主,惩罚为辅的激励手段,鼓励患儿最终改善症状,提高患儿的各种技能,注意要持之以恒。

(四)教育

儿童精神障碍是发育过程中出现的障碍,此时儿童的性格及行为发展还不成熟,是可以通过教育、训练和治疗进行纠正的。病房中建立起类似学校中班的集体组织,按学校管理的方式进行管理,让患儿亲自参加自己管理自己的活动,学习和锻炼自己管理自己的能力,使他们不因疾病的治疗而脱离学校的环境,合理安排作息时间,组织文化课、音乐课、体育及娱乐课,应根据患儿的年龄,文化程度来安排不同程度的课程内容。护理人员要在思想道德上给以指导,教育患儿怎样做人,怎样去面对和适应社会,怎样面对困难和征服困难。

三、孤独症患儿的护理

(一)护理评估

1.躯体情况

(1)对体温、脉搏及呼吸进行监测。

(2)评估营养状况、皮肤弹性及皮肤的完整性。

(3)评估以往的健康状况,有无患过其他躯体疾病,有无过敏史。

2.社会心理

(1)患病前患儿的性格是否倔强、反抗性强。

(2)了解患儿的兴趣、爱好,对患儿喜欢的环境、游戏和愿意从事的活动进行评估。

(3)社会环境、家庭因素,了解家长对患儿疾病的认识及态度,了解家族史。

3.精神症状评估

(1)评估患儿的智力发育水平。

(2)评估患儿人际交往的障碍程度,从眼神、情感、语言交流内容进行评估。

(3)评估患儿进食有无特殊习惯。

(4)评估患儿的感觉障碍情况,有无感觉增强或感觉减弱等异常。

(5)评估患儿的生活自理能力情况。

(二)护理问题

1.**生活自理能力缺陷的相关因素** 与智力发展水平低下、认知障碍有关。

2.**语言障碍的相关因素** 与语言发育障碍和智力低下有关。

3.**社交障碍的相关因素** 与语言发育障碍、理解语言能力低下和兴趣范围狭窄有关。

4.**受伤的可能的相关因素** 与认知障碍、感觉异常有关。

5.**暴力行为危险的相关因素** 与患儿的情绪反应不能用语言表达出来、互动行为异常有关。

(三)护理措施

1.**满足患儿的生理需求** 由于患儿存在认知功能障碍和语言发育障碍,且患儿的发病年龄较小,不可能将自身的不适及生活需求主动提出,这就要求护理人员要密切观察患儿的进食情况、睡眠情况、大小便次数、性状及量是否正常,针对所出现的问题进行护理干预。其次,要保证患儿有一个良好的个人卫生状况,做好晨晚间护理。定期给患儿洗澡、更衣、理发、修剪指(趾)甲,保持患儿的清洁卫生。

2.**做好安全护理,避免患儿伤及他人和自身** 由于患儿的认知障碍及情绪不稳,可以出现暴力行为、自伤行为。针对这种不安全的行为,我们要密切观察患儿的活动内容及情绪变化,找出不安全的隐患,做到心中有数。必要时要有专人护理,控制患儿的活动区域,避免接触不安全的因素。减少对患儿的不良刺激,若患儿的情绪处于激动、兴奋时,要将其安置在安静的环境中,转移其注意力和所处的环境,鼓励患儿多参加有组织的活动,如出现不可避免的暴力行为和自伤的情况,要及时对患儿给予保护,避免伤害自身及他人,应及时了解引起兴奋冲动的原因,以便将来避免同样事情的发生。另外,在护理过程中,护理人员一定要耐心、态度和蔼,避免激惹患儿,减少对患儿的不良刺激。

3.**进行生活自理能力、情感交流、语言沟通的训练**

(1)生活技能训练:首先,要制订出一个内容具体明确,由简单到复杂,具有可行性、时间性的训练计划。每次实施后要对患儿接受训练的情况进行记录。训练中要有具体步骤,如穿衣一项,要分为披衣、穿袖、扣钮、翻衣领、整理等几个步骤进行。每天所训练内容的多少,要根据患儿接受和掌握的程度而定。其次,在训练的过程中,要进行强化,即对每一个小小的进步都要及时地给予言语、行动、表情及物质上的奖励。鼓励患儿持续不断地完成每一项训练内容,直到患儿学会,掌握并固定下来,切不能半途而废。

(2)情感交流训练:在情感交流的训练中,一定要使父母参与进来。他们不仅是患儿的教师和训练人员,更主要的是他们作为一个人,对患儿具有特殊意义,通过训练使患儿对父母,进而对人感兴趣,眼与眼对视的训练,与情感表现相应的行为方面进行训练。如父母见到患儿时,表现出非常的亲切、温柔,用最亲密的语言唤起患儿的注意。如"我亲爱的小宝宝,快来让妈妈/爸爸好好亲亲"等。给予患儿最亲密的拥抱及亲吻,进行感情方面刺激。最初患儿可能毫无反应,训练者不要放弃,要不断地强化,给予鼓励,患儿会逐渐出现反应的。除此之外,让患儿多参加工娱治疗的活动,让其多与其他小朋友接触,根据其不同爱好、兴趣使患儿参加到活动当中,体验伙伴的情感交流。

(3)语言沟通训练:由于患儿所处的家庭环境和社会的缺陷不同,所以患儿的个体差异较大,训练中应个体化。在言语训练中,应根据患儿现有的语言水平制订训练计划,从认物、命名到表述,从简单的音节到完整的句子,来锻炼患儿用语言表达自己的需要,当达到一定程度时,让其参加语言交流的游戏,逐渐扩大语言范围。

总之,无论什么内容的训练,要遵循及时发挥阳性强化作用和持之以恒的态度。在训练中要注重阳性强化作用,每当患儿达到要求,应及时给予物质奖励、赞扬的语言、行为鼓励等,并且要意识到任何训练的长期性和持久性,要让训练者和父母懂得不能期望在短时间的训练中使患儿有很大的改变,必须极为耐心和持之以恒地坚持教育和训练。

4.药物治疗的护理

(1)帮助患儿按时服药,如服药困难者可将药物放入患儿喜欢吃的食物或饮料中。

(2)做好药物监督和管理工作,绝不可让患儿自己拿到药物,以免发生意外。

(3)密切观察患儿的进食、皮肤和行为变化,若发现药物不良反应要及时停药,并上报医生。

5.健康宣教

(1)服药指导:指导家属按医嘱护理患儿服药,不能随意停药或更换其他精神科药物。并且要观察患儿的服药情况,避免藏药,以免发生严重的不良反应。教授家长有关药物不良反应的知识,使家长心中有数,及时发现问题并及时处理。

(2)训练指导:无论是什么训练内容都需要长期不懈地进行,父母及家长是最重要的训练员,因此护理人员要将训练方法、注意事项教授给家长,使家长能独立操作。同时要注意阳性强化作用。

(3)生活指导:日常生活中要保证患儿的基本生活需求,保证患儿的安全,注意避免激惹患儿,家长应掌握应急处理的方法。

(四)护理评价

1.评价患儿在语言、情感、生活自理能力及人际交往中的改善程度。

2.在护理干预实施的过程中进行动态评价、实施效果的评价,及时修订护理措施。

3.对家长是否能够正确掌握训练的方法及与患儿交往的技巧进行评价。

四、注意缺陷多动障碍患儿的护理

(一)护理评估

1.躯体评估

(1)生命体征的评估体温、脉搏、呼吸、血压等。

(2)营养状况和皮肤情况:皮肤弹性、面色,皮肤有无外伤。

(3)患儿的进食规律有无改变,进食量及营养成分是否能够满足患儿活动过多的需要。

(4)了解患儿的起居、生活自理等情况,有无特殊的生活习惯等。

(5)评估患儿的既往健康状况,有无药物过敏史等。

2.社会心理评估

(1)评估患儿的性格特征是内向,还是外向、孤僻还是开朗。

(2)评估患儿有何特殊的爱好和兴趣,喜欢做何种游戏。

(3)评估家庭环境、家庭及学校的教育方法对患儿的影响。

3.精神症状评估

(1)评估患儿注意力障碍的程度,以及干扰因素。

(2)评估患儿的人际交往情况,是否能遵循规则,与他人合作情况如何。

(3)评估患儿的安全情况,是否有冲动行为,做事是否唐突而不计后果。

(4)是否有自残行为和品行问题。

(二)护理问题

1.营养失调——低于集体需要量的相关因素　与患儿活动过多,体能消耗过大,进食不规律等有关。

2.有自伤的危险相关因素　与患儿易冲动,做事不顾及后果,有自残行为有关。

3.有暴力行为的危险相关因素　与患儿情绪不稳定,易激惹和冲动,与他人沟通不良有关。

4.社交障碍的相关因素　①与注意涣散,不能集中与他人的谈话有关;②与破坏活动规则,沟通不良有关。

(三)护理措施

满足患儿的生理需求:首先要观察患儿的进食、睡眠、大小便的自理情况,根据存在的问题进行护理干预。患有注意缺陷多动障碍的患儿,大多数由于不能自控地多动,生活没有规律,不能按时进食、休息,消耗较大,易出现营养失调。因此护理人员在控制患儿活动范围的基础上,要为患儿制订一个作息时间,保证其进食和充足的休息时间,避免活动过多。必要时要有专人照顾其进食,耐心劝慰,保证摄入量。注意饮食的营养结构,需要高蛋白、高维生素、高热量的食物,并且要保证每天水的人量达 2000mL 左右。营养缺失严重者,要记录出入量,监控体重变化,每周测体重 1 次。

一利用各种护理手段来稳定患儿的情绪,保证患儿的安全要专人护理,控制患儿的活动区域,避免其接触危险物品。密切观察其情绪的变化,有出现意外的征兆要及时给予控制。如患儿情绪激动时,要避免激惹,耐心说服,及时给予引导,使患儿的愤怒与不满以正当的方式去疏泄;待情绪稳定后,鼓励患儿多参加工娱治疗的活动,转移其注意力。但需避免患儿从事竞争性较强或冒险的游戏,并且向其讲解活动中存在的危险性。

1.进行社会交往技能的训练　首先,护理人员要与患儿建立一种良好的护患关系,这是十分重要的,要热情主动地去接触患儿,关心患儿的生活、情感以及娱乐活动,在与患儿一起做游戏的过程中进行交谈,取得患儿的信任。其次,要根据患儿在社会交往中所出现的障碍进行训导,通过评估,掌握患儿的特长、兴趣、爱好,发挥其积极性,分配一些患儿可以完成的,并且由其负责的任务,从中让患儿有一种责任感和自我约束感,让其带动其他患儿一起活动,使其树立自信心。第三,要进行社会技能的训练,使患儿学会如何与人交往,让其参与合作性的游戏.锻炼与其他人合作交往的能力,如讲故事,合作式的背诵诗歌,扮演游戏中的角色,锻炼其与人交往的技能,逐渐延长其与人交往的时间。在训练中要不断地鼓励、支持患儿完成每项训练内容。切忌采取简单粗暴,惩罚患儿的方法,这样会使患儿产生逆反心理,抗争对他的训练和指导,也会导致患儿感情冲动,妨碍训练效果。

2.进行注意力的训练　通过游戏比赛等形式对注意力进行训练,使集中注意力的时间逐渐延长,注意力涣散逐渐改善。如循环式的造句游戏、接球游戏;可配合特殊训练工具的使用,如在限定的时间内将不同的颜色、不同质地、不同形状的物品分开,安装玩具等,并且要求患儿每完成一个步骤要大声说出下一个步骤,不断强化自己,调节自己的行为。让患儿参加课堂的学习,若参加的时间逐渐延长,并且能够按照要求进行,遵守课堂纪律,应及时给予阳性强化和鼓励。

3.药物治疗护理　遵医嘱安排患儿按时服药,密切观察其服药情况,以及服药后的表现,提高患儿的依从性。服用利他林时,可能出现心悸、头痛、胃痛、食欲下降、入睡困难等,服用匹莫林的患儿,可以出现肝中毒的不良反应。护理人员要注意观察患儿,做到及时发现问题,及时汇报给医生处理。服用匹莫林的患儿,每月要检查肝功能1次。

4.健康宣教

(1)按医嘱安排患儿服药,告知患儿不可自行滥用药物或自行停药。

(2)使家长明确患儿所患疾病的性质,一方面不要歧视、粗暴对待、打骂、惩罚患儿。另一方面,可建立简单的规矩,培养其做事要有始有终的良好习惯,以正面阳性行为进行强化。

(3)要坚持不懈地训练患儿的注意力及自我控制能力。训练中要有耐心,不断给予强化鼓励。要加强家庭、学校的联系,共同教育。

(四)护理评价

1.患儿的营养是否达到正常标准,并且能有一定的生活规律。

2.注意力在原有的基础上有无提高,是否能够完成被指定的且适宜患儿的简单任务。

3.能否正常与人进行交谈(在原有的基础上有所提高),与小朋友的互动行为是否增加。活动量减少,至少在被控制下有克制自己的能力。

五、抽动症患儿的护理

(一)护理评估

1.躯体情况

(1)对体温、脉搏、呼吸要进行监测。

(2)了解和检查患儿的皮肤有无外伤。

(3)评估既往是否患过其他重大疾病,患儿有无过敏史,对何种药物过敏及过敏表现。

2.社会心理

(1)性格特征:评估患儿是内向或外向,孤僻或开朗。

(2)兴趣爱好:评估患儿所喜爱的环境、玩具、游戏、活动等。为制订护理措施提供依据。

(3)社会环境及家庭因素:评估患儿是否受到强烈精神创伤或其他重大生活事件等,且生活事件前后患儿的表现如何,以及家庭关系、学校生活如何等。还应评估家长和老师的教育方法对患儿的影响如何。

(4)评估家长对疾病的认识程度,对患儿疾病的治疗和护理态度。

(5)患儿的智力水平如何,学习成绩有无改变等。

3.精神症状

(1)抽动的频率及发作程度与之相关的因素。

(2)评估患儿有无强迫行为和伤害自己的行为。

(3)有无自我贬低的状况,与他人交往情况如何。

(二)护理问题

1.有自伤和伤人危险的相关因素　与患儿的抽动症状和强迫行为有关。

2.有感染的危险相关因素　与带有自伤性的抽动行为有关。

3.有暴力行为的危险相关因素　与患儿情绪障碍使得交往中与他人易出现矛盾,带有肢体抽动行为有时会引起矛盾有关。

4.自我形态紊乱的相关因素　与抽动行为与造成患儿外观及形体的改变有关。

(三)护理措施

1.生理需求的护理　患有此病的患儿大多数生活能自理,但由于有的患儿年龄小,自我照顾能力较差,不能自觉地学习和休息,因此护理人员要督促和帮助患儿料理生活,做好晨晚间护理。合理安排作息时间,要使患儿有一个充足的休息时间,以防止由于过度疲劳和紧张导致抽动症状加重。另外,要保证患儿的良好卫生状况,定期洗澡,剪指(趾)甲,注意冷暖。

由于患儿的主要症状为不能自控的、带有自伤行为的抽动,经常可出现皮肤外伤,易造成感染。护理人员应严密观察患儿有无外伤的情况,并且要严密注意体温的变化,如患儿的自身伤情需要,可遵医嘱检查血常规监控感染情况,并遵医嘱给予服用抗生素。

2.安全护理　护理人员首先要密切观察患儿的症状表现,必要时给予专人护理,控制其活动范围,并注意其活动的空间有无危险因素的存在。还要观察患儿的情绪变化,当患儿出现自伤或伤人的行为时,要及时给予制止。当患儿秽语伤人,他人不理解而与患儿发生冲突时,在制止的同时要向他人进行解释劝导,避免意外冲突的发生。转移患儿的注意力,改变环境,可以缓解患儿激越的情绪。

3.做好心理护理　患儿的抽动症状会不同程度地造成其面部、躯体的极度扭曲,各种怪样百出,会遭到周围人们的不理解,甚至讨厌、耻笑或指责,从而导致患儿的自卑心理。作为护理人员首先要对患儿表示同情和尊重,决不能嘲笑,更不能态度生硬,怒斥、指责患儿,要热情主动地与他们接触,取得患儿的信任,建立一种良好的护患关系。鼓励患儿多参加工娱治疗活动,特别是节奏感强的韵律性的体育活动,高度集中注意力的游戏,或者是患儿最感兴趣的活动,转移其注意力,减轻患儿的抽动症状,忘掉不愉快的事情。

4.服药的护理　首先要严格地遵照医嘱按剂量给药,口服时一定要检查口腔,避免藏药,或一次大剂量服用。其次,要密切观察患儿服药后的表现,如吞咽功能、说话吐字、四肢的协调运动,用眼视物是否正常。如出现药物的不良反应时,应及时报告医生,给予相应的对症处理;同时护理人员要安慰患儿,耐心解释,帮助患儿解除紧张情绪。

5.健康宣教

(1)遵医嘱严格按照剂量、按时服药,不能自行减药、加药或停药。教授有关药物知识,特别是药物的不良反应,使家长能及时发现,及时处理。

(2)药物不得让患儿保管,要讲明其后果的严重性,以免发生危险。服药后要检查口腔,以免患儿藏药而影响治疗效果。

(3)讲授有关疾病知识,使家庭以及患儿对疾病有正确的认识,能正确地对待疾病症状,家长要持一个正确的教育方法,禁止打骂,严厉惩罚患儿,以免强化症状,应给予患儿支持,鼓励其战胜疾病。

(4)合理安排患儿的作息时间,使其生活有规律性,避免过分地紧张疲劳,要劳逸结合。

(5)生活上多给予关注,注意营养和安全,增加抵抗力,避免自伤情况的发生。如有特殊情况,要及时就医。

(四)护理评价

1.首先评价每个护理问题是否得到解决,如有无感染的发生,有无出现自伤和伤人,有无自卑心理的表现等。

2.针对某一未解决的护理问题,动态地评价所制订护理措施是否有效,若措施效果不佳,应及时修改,并观察其治疗效果。

3.最后应评价护理问题是否有遗漏。

六、精神发育迟滞患儿的护理

（一）护理评估

1.躯体情况

（1）评估患儿的体温、脉搏、呼吸、血压等生命体征。

（2）评估皮肤有无外伤。

（3）患儿的生长发育如何，以及智商低下的严重程度、认知水平、学习情况。

（4）生活方式、饮食、睡眠情况，起居有无特殊习惯。

（5）有无药物过敏史，对何种药物过敏，过敏症状如何及有无患过其他躯体疾病，了解其治疗情况。

2.社会心理

（1）评估患儿的性格特征如何，兴趣爱好怎样。

（2）评估患儿家庭关系，父母对孩子的关心以及对疾病的态度、教育情况。

（3）评估患儿与人交往及适应社会的程度如何。

3.精神症状

（1）评估患儿有无焦虑、紧张、恐惧等。

（2）评估患儿有无易激惹、冲动、伤人和自伤等情况。

（3）评估患儿有无刻板、怪异行为和品行问题。

（二）护理问题

1.生活自理能力缺陷的相关因素　与智商低下、认知能力低下有关。

2.保持健康能力改变的相关因素　与智商低下、认知能力低下有关。

3.社交障碍的相关因素　与智商低下、语言发育障碍及环境适应能力低下有关。

4.有暴力行为的危险相关因素　与智商低下、情绪不稳定、易激惹、冲动有关。

5.自我防御能力低下（缺陷）的相关因素　与智商低下、认知能力低下，不能正确判别危险有关。

（三）护理措施

1.满足生理需求　由于患儿智力低下缺乏自我照顾、自我保护的意识和能力。因此生活需要人照顾，护理人员首先要保证其基本的生活需求，督促协助进食，且要注意患儿的饮食卫生，进食量的控制等，注意对其大小便的护理，严重者要进行大小便的训练。若大小便于裤中，要及时给予更换。注意患儿的冷暖，保证患儿有一个良好的卫生状况，定期洗澡，修剪指（趾）甲。注意观察患儿的活动空间及活动状况，保证安全。

2.安全护理　患儿的智力低下，认知、感知功能缺陷，言语发育缓慢，因此患儿有时不能用言语来正确地表达其内心的感受，如患儿躯体方面的不适，他不会自动与他人讲述，而是以击打自己的不适部位来表示；有时患儿心中不快，也是以伤害自己或他人或毁物来发泄，这样对患儿及他人都会造成不安全的因素。

（1）护理人员要密切观察患儿的表现，要细心、耐心地理解患儿所表达的意思，对患儿情绪改变及环境因素做到心中有数。一旦患儿出现冲动、伤人等行为，护理人员要在有心理准备的前提下，及时地把握事态的发展，改善环境因素，避免患儿因暴力行为伤人或伤及自身。

（2）严重者可以给予特殊监护，必要时遵医嘱给予药物治疗，使患儿安静下来。

（3）应根据患儿智力低下的程度和接受能力的程度不同，教导患儿怎样用正确的方式来表达自己的内心感受、躯体不适以及心中的气愤。

3.训练　患儿由于智力低下,无论是在言语发育、生活自理方面,还是在人际交往方面都存在着不同程度的缺陷。研究证明精神发育迟滞儿童也具有相当大的潜能,他们的心理发展和成熟的速度虽较缓慢,但是他们与正常儿童一样,随着年龄的增长,仍可有所发展。如果能做到早期训练可促进他们智力的发展,并使其掌握适应社会的基本生活能力。

(1)生活自理能力的训练:根据患儿的生活自理能力水平,参考其精神发育迟滞的程度,制订患儿能够接受的训练计划、训练的内容及难易程度,训练进展程度都要依其具体情况而定。训练内容以基本生活行为开始,如穿衣、洗漱、进食、各种生活卫生以及怎样表达自己需求的方式等。对于缺陷严重者,计划内容应具体、明确、细致,可将一个动作分成若干个步骤来教授,易于患者完成和记忆。

(2)适应社会能力的训练:首先要根据缺陷程度来制订计划,对于语言发育障碍者,在进行语言训练时,要注意由易到难,从简单命名到表达需求的对话,逐步发展到能参与适应集体生活。能与他人进行简单交流,循序渐进。安排患儿多参加集体性的娱乐活动,活动中有意识地使其参与需和他人协同完成的游戏,锻炼其与他人合作协调的能力。训练患儿注意自己的仪表及与人接触、交往的方式等。在活动中要善于发现患儿的兴趣、爱好及其改善程度,有的患儿会存在的一种正常儿童所不及的技能,应进一步给予支持和鼓励,这样也可以进一步发展智力。护理人员还应训练患儿怎样提高防御能力,避免危险,保证自身安全的能力。

4.药物治疗护理　观察患儿服药后的不良反应,如有无自主神经功能紊乱等症状,药物过敏症状,活动是否受限,有无低血糖的表现。服用抗精神病药如氟哌啶醇时要观察有无锥体外系等反应。出现不良反应时应立即停药,并要及时报告医生给予处理,安抚患儿,对症护理。

5.健康宣教

(1)注意家属的心理护理首先要使家属了解此病的性质、治疗及预后,特别是训练,对患儿疾病恢复有着重要的作用,要使他们了解自己的孩子是有潜力可挖的,是有治疗意义的,智力也是可以发展的,坚定他们对患儿治疗和训练的信心,不要放弃对患儿的关心和希望,这是非常重要的。

(2)传授一些各种训练的方法、技巧,特别是患儿回归社会,怎样适应社会的环境活动,社会中求生的技能。这对患儿的发展和生存有着很重要的意义。

(四)护理评价

评价患儿的几项训练效果是否达到预期目标,在原有基础上提高多少,训练中动态的评价护理措施及训练措施是否到位,是否奏效。

(由玉晓)

第八节　心理治疗

一、心理治疗一般规范

心理治疗是指治疗者借助心理学的方法(语言的和非语言的)帮助患者改变其心理活动,解决患者的情感、认知及行为等方面问题的一类治疗方法。

心理治疗的目的是减轻或消除患者的痛苦和症状,去掉不良的思维和行为方式,改善患者的人际关系,提高对环境的适应能力。

良好的医患关系(治疗者与被治疗者的关系)是心理治疗的基础,是各种治疗方法产生疗效的前提。治疗应遵循一定的理论和原则,在自愿的基础上进行,并对患者的隐私予以保密。

心理治疗是一门理论性、经验性和实践性较强的治疗技术,它不同于一般的"思想工作",不是简单的批评、教育及开导。治疗者与被治疗者之间应是一种职业性联系,生活中人们对求助者的安慰、劝解及帮助不能称为心理治疗。

【分类与形式】

心理治疗的分类方法很多,其形式多种多样,可根据不同的理论体系或学派进行分类,如精神分析学派的心理治疗、行为主义学派的心理治疗、人本主义学派的心理治疗,也可根据不同的治疗对象和参加人数来划分,如个别治疗、团体治疗、家庭治疗、婚姻治疗、儿童和青少年的心理治疗、老年期的心理治疗等。此外还有许多其他的分类方法与形式。

依据一定的理论、有一定方法学的专门的(或特殊的)心理治疗也被称为狭义的心理治疗,与之相对应的为广义的心理治疗。广义的心理治疗主要强调医生与患者接触时"心理治疗性"的基础的行为方式和态度(理解、接纳、支持),治疗者不一定是心理治疗的专业人员,而是涉及从事临床工作的各科医务人员。

【适应证】

凡是有交往能力的患者均可接受广义的心理治疗,如昏迷者不具有交往能力,则无法接受治疗。狭义的或专门的心理治疗主要适用于各类神经症,如焦虑障碍、恐怖障碍、强迫障碍、躯体形式障碍,以及癔症、人格障碍、进食障碍、性障碍、恶劣心境、适应障碍、物质滥用等。专门的心理治疗也适用于心身疾病以及某些非急性期或康复期的重性精神病患者。

各种治疗方法均有其各自的适用范围,同一类障碍也可采用不同的治疗方法。

【心理治疗的作用方式】

治疗者在与患者的交往中(治疗性人际互动),通过语言和非语言的形式来探索和影响患者的情感、体验及行为。心理治疗的作用方式主要涉及以下几方面:

1.支持与安慰　在感情上理解患者,认真对待他们的主诉或痛苦,肯定和鼓励积极的方面。

2.学习与教育　指导患者改变不良的思维方式、学习新的行为方式、缓解痛苦的情绪体验。

3.分析与自我探索　帮助患者分析和探索自我,搞清被压抑的愿望或要求,解决好心理冲突,去掉自卑及自责。

4.宣泄　促使患者把内心的痛苦和压抑的情感释放或排解出来,从而减轻内在的压力和负担。

5.暗示　利用暗示和自我暗示的心理过程使患者接受治疗者的意图,达到治疗目的。

【影响疗效的因素】

1.治疗方法　心理治疗的方法很多,它们来源于不同的理论体系,有不同的适用范围,较难相互比较。现有的研究并不能证明某种技术在方法学上占有绝对优势,即治疗方法本身对疗效的影响并不十分重要。

2.治疗关系　治疗者与被治疗者之间的治疗联盟关系对心理治疗的效果有着十分重要的意义,往往比治疗技术更重要,它是各种技术或方法产生作用的前提,是治疗的"催化剂"。

3.患者因素　患者的动机、求治欲、对病因(心理因素致病)的认识、压力或痛苦程度、继发疾病获益的程度、心理社会因素的可调节性(是否可以改变)、情感的体验能力、领悟能力、交往能力及智能状态等因素对心理治疗的效果均有影响。如治疗动机不明确、疾病获益明显,则可导致不良预后。

4.治疗者因素　对治疗有积极作用的治疗者的特性包括富有同情心、善解人意、乐于助人、能够倾听、有主见、有耐心、真诚、理智、灵活、宽容等;此外,治疗者的交往能力、耐受挫折的能力等对疗效也有影响。

【对专业人员的要求】

心理治疗的专业人员为医生和心理学工作者。有经验的或经过培训的护士也可组织患者进行某些集体形式的治疗,如森田治疗、放松训练、音乐治疗等。

从事心理治疗的专业人员应具有一定的学历,并经过相应的职业培训。作为专业人员,除具有扎实的专业理论知识及实践经验外,还应具有良好的职业道德、较强的责任感及健康的心理状态,应本着对患者负责的态度认真、谨慎地处理每一问题,要尊重患者或求助者的人格、保护他们的利益。

二、医患关系技术

心理治疗技术种类繁多,大致可以分为建立和维持治疗关系的技术与促进变化的技术两大类。任何一种临床治疗过程都是在治疗师与患者之间形成的互动关系情境之中发生的,良好的治疗关系使参与到治疗过程的各方能够设身处地进行相互沟通、交流,保障各种诊疗措施的有效实施。

关系技术是各种心理治疗所共有的,是各种促变技术得以发挥作用的基础,在处理精神科以外的问题时也成为重要的非特异性治疗因素。所以,医患关系不仅仅是伦理问题,而且也是一个重要的治疗技术范畴。

【适应证】

1.在精神卫生领域临床工作中作为特殊心理治疗的基础性技术。

2.临床医学各专业建立、维持医患关系时作为辅助技术。

【禁忌证】

1.无绝对禁忌证。

2.与低龄患者建立关系时不完全适用。

3.对有意识障碍、明显精神病性症状和中重度精神发育迟滞、痴呆的患者不完全适用。

【操作方法及程序】

1.摆正治疗师的位置与角色　医患关系应该以平等、理性、坦诚为基础,不是互相利用、操纵的关系。不同的患者对治疗师有不同的期望,不同的治疗师有相对稳定的治疗关系观念和个人风格。治疗师应自始至终注意调整与患者之间的价值观差异、期待差异,建立顺当和有效的互动关系,保证有适当的依从性。

2.开始医患会谈　迅速建立信任感,尽快与患者间建立和睦、亲善、默契的治疗关系。

(1)主动示好、问候、做自我介绍,避免不利的表情、姿势、体态。

(2)挑起话题,介绍环境,观察对方反应。随后,让对方有讲话机会。

(3)空间与设施安排要保护隐私,安静、整洁。

3.接纳与反映　神情专注,鼓励对方说话,显示对患者情感状态的理解。在患者陈述时,将其没有表达出来的情感、态度或思想点明或者映照出来,加强对方对隐蔽的体验的感知和理性化、言语化能力。

4.告知治疗规划(结构技巧)　对治疗过程的性质、条件、可能的努力方向、局限性和可能达到的目标作适当的定义和解释,使患者对自己的位置、权利和义务有较清晰的定向。简要说明所需时间、费用。对于重要的治疗措施、重大分歧、潜在危险,须请患者或其委托人、监护人做出"知情同意"与"知情选择"并在有效文书上签字,以提高依从性、分担风险。

5.倾听　倾听既是采集信息的过程,也是主动接纳、关切的过程;不仅要听说出来的,还要解析和评价静默或中断现象的原因和意义,把握自己介入的时机。

6.引导　自然、灵活地保持和转换话题,指引或影响患者思路,保障访谈效率和质量。涉及家庭、性问题及与其他人的关系问题时要谨慎。

7.宽慰和承诺　提供支持、保证,对其行为及有用的信念进行强化性的奖赏、鼓励,培植对于将来奖赏的期望,保持探讨问题、解决问题的兴趣,降低焦虑和不安全感。

8.一般性暗示 随着以上工作的推展,逐渐使对方情绪和身体放松,安静,对治疗师发出的信息接受性逐渐增高,批判性逐渐削弱,注意越来越集中,意识相对狭窄,与主题相关的想象增加,思流受到诱导,进入一种放松的警觉状态。

9.终止治疗 心理治疗有始有终,适当时候要考虑如何结束一次访谈、一个疗程,解除治疗关系。40～50min 是许多治疗流派用来计算治疗费的单位时间。家庭治疗常达到 90～120min。总疗程的长短变异很大。

为了强化访谈的效果,治疗师对会谈进行总结和评论,反映、交流访谈中的印象和感受,感谢对方的合作,指出其表现出的优点和长处。最后,预约下次访谈时间,并且布置间歇期要做的"家庭作业"。

【注意事项】

1.治疗关系贵在自然、坦诚、融洽,避免机械、刻板、做作。

2.使用支持、保证技术时,尊重患方自主性,注意自我保护,承诺适当。

3.治疗师应避免被患者依恋、崇拜、敬畏;避免在工作关系基础上发展朋友关系、商业关系、性关系。这些关系不利于促进治疗变化,容易导致越界行为。

4.保密原则

(1)尊重患者的个人隐私权。有关信息应专门保存,无关人员不得接触。

(2)为防止意外事件的发生,以下情况不能保密,并由治疗师及时向有关人员告知:其他人有生命危险;来访者自杀倾向明显;近亲乱伦;老年人、儿童被虐待。

三、常用的个体心理治疗方法

(一)暗示——催眠技术

本条限于专业人员针对特定临床问题,诱导意识状态改变而系统使用的暗示及催眠技术。

【适应证】

1.直接暗示 用于对症处理各科临床上常见的焦虑、急性心因性反应,转换性癔症患者的急性躯体功能性障碍、睡眠障碍。

2.系统的催眠治疗

(1)心身性障碍及躯体问题:慢性疼痛、偏头痛、紧张性头痛、急性疼痛;克罗恩病、消化性溃疡;哮喘、花粉热;原发性高血压;血管运动性疾病;性功能障碍;恶心、呕吐;继发性及医源性焦虑、恐惧、抑郁等情绪反应;外科术前准备、睡眠障碍。

(2)神经症性障碍:恐惧症、强迫症、抑郁反应、创伤后应激障碍、躯体形式障碍(如转换性障碍、躯体化障碍、疑病症、身体变形障碍及疼痛障碍)。

(3)行为障碍:咬指甲、遗尿症、吸烟、肥胖、学习困难及体育竞技压力。

【禁忌证】

1.对早期精神病、急性期精神病、边缘型及偏执性人格障碍、中重度抑郁症不做催眠治疗;对分离性障碍患者及癔症性人格障碍者慎用。

2.在滥用的情况下,群体性催眠可使具有依赖、社会不成熟、暗示性过高等人格特征的参与者发生明显的退化、幼稚化。

【操作方法及程序】

1.前期准备 通过预备性会谈、暗示性实验或量表检验受试的个体性反应方式,评测接受暗示的程度及负性情绪或态度。

2.直接暗示　利用医患关系及医师的权威角色,营造合适氛围,直接使用言语,或借助适当媒介,实施直接针对症状的暗示。

(1)告知诊断和解释。

(2)用坚定的口吻进行安慰、鼓励,做出有信心的承诺。

(3)针对突出症状或体征,将患者注意力集中于患部的运动、感觉,或某种心理体验,或治疗师声称能产生特殊躯体效应的媒介,并预示变化。

(4)让患者体验预期的躯体变化,用仪式性的操作强化变化体验,如:服用安慰剂;皮下注射能产生疼痛但对身体无害的注射用水($>$1ml)、静脉推注能产生短暂热感但对身体无显著影响的 20%葡萄糖酸钙10~20ml;进行某种器械或设备的操作等。操作过程中持续暗示变化,直至症状或体征消失或减轻。

3.催眠诱导

(1)关系:建立信任的关系,可以在坐位或卧位进行,多采用闭眼减少分心。

(2)注意集中:盯视墙面某点或距眼 20~40cm 的物体尖部;讲故事,诱导内向性注意集中。故意强调促进性的感知觉;预先整合一些不协调的感知觉。

(3)调整语音模式:同步——与患者呼吸达到节律性同步;重复——频繁重复词汇或整句话;标记——通过改变说话的方向、声音,强调、突出暗示内容;困惑——通过杂乱信息,使妨碍催眠的惯常思维模式失去效力;分离——将患者从一种意识状态引向另一种;批准——用肯定语式对显出个性特点的行为进行强化,或者可以把它们当作已经出现的催眠表现的标记加以肯定、默许,使之加深。

(4)判断催眠程度:催眠状态中经暗示出现的变化涉及感觉、认知、记忆、时间知觉、行为意志等方面,并伴有可观察、记录的生理现象。可以据此判断催眠深度。

4.治疗阶段　入静达到合适的深度后,接着进一步做催眠性治疗。

(1)催眠后暗示:把在治疗阶段已经由暗示而引起的变化与将来出现的诱发因素联系。

(2)遗忘:暗示患者对入静状态中加工过的内容发生遗忘。

(3)重新定向:重新收回所有使人静状态不同于日常意识状态的暗示,并将患者的注意力重新导向现实情境。最后让患者睁开眼,活动肢体。须与其交谈,休息 20min,确保已完全解除催眠。

【注意事项】

1.催眠术易被滥用　治疗师必须具相应资质,接受过规范、系统的催眠技术培训,且在督导师指导下治疗过患者。

2.不是对于器质性疾病的对因治疗方法　对于转换性癔症症状、体征,仅作为对症、缓解方法。

3.不推荐集体形式的催眠治疗　禁止非专业人员在医疗机构外以疗病健身术名义,使用群体性暗示技术有意或无意地诱导意识改变状态。

(二)解释性心理治疗

对心理、行为及人际情境中的关系或意义提出假设,使患者用新的参照系来看待、描述心理和行为现象,澄清自己的思想和情感,以新观点理解病理性问题与各种内外因素的关系,获得领悟,学习自己解决问题。

【适应证】

适用于各种疾病,用于增加患者对自身人格发展、当前临床病理问题及其处理策略的认识,改变功能不良的信念、态度和思维方式。

【禁忌证】

1.无绝对禁忌证　对有意识障碍、明显精神病性症状和中重度精神发育迟滞、痴呆的患者不适用。

2.对有偏执倾向者慎用对质、阐释。

【操作方法及程序】

1.直接解释 按引发感受、干预力度和发挥作用的时间不同,分为以下 4 个层次。

(1)反映:治疗师给患者的解释信息不超过公开表达出来的内容。

(2)澄清:稍微点明患者的表达中所暗含、暗示的,但自己未必意识到的内容,帮助患者将以往只是模糊感受到的心理体验言语化。

(3)对质:利用患者呈现出来的情感和思想作为材料,提醒患者注意暗含的,但没有意识到或不愿承认的情感和思想。

(4)主动阐释:直接导入全新的概念、意义联系或联想。

2.隐喻性阐释技术 通过类比语言、象征性思维进行的交流活动,利用比喻、象征的方法来促进患者形成自己对问题的理解。可用故事、阅读、看录像等传达治疗师自己的阐释,也可由此用间接的方式增加体验、促进领悟,促成患者产生自己的阐释。

【注意事项】

1.掌握好时机和内容,访谈早期多做反映和澄清,访谈深入后增加对质和阐释。接近访谈结束时,让患者有机会做出自己的阐释。

2.在"因果关系"阐释中包含可控制的原因,尽量不用不可控制原因,提供积极的阐释。

(三)精神分析及分析性心理治疗

以精神分析理论为基础的心理治疗,统称为分析性心理治疗。经典精神分析旨在对患者的人格结构进行改造、重建,已不太常用;而短程治疗重在通过处理无意识冲突来解决现实生活情境中的问题,尤其是当前的人际关系问题。

【适应证】

1.神经症 有高度完美主义特征的抑郁症;部分性功能障碍及性心理障碍;部分人格障碍,如强迫性、癔症性、回避性、自恋性、自我挫败性人格障碍,以及经选择的边缘性人格障碍、混合性人格障碍。

2.其他心理卫生问题 如难以与别人建立亲密关系;缺乏决断;回避倾向;自我挫败行为;与权威、上司的关系问题;害羞;迁延持久的悲伤;与分离或被拒绝有关的问题。

【禁忌证】

1.存在妨害建立稳定、有效的移情关系的因素。

2.病理性撒谎、罪犯,超我发展欠成熟者。

3.智力及言语能力不足以充分表达内心体验者。

【操作方法及程序】

1.经典精神分析

(1)设置:每周 3～4 次、每次 50～60min,历时 3～4 年;患者躺在沙发上,看不见治疗师,而治疗师可以观察到患者,让患者自由联想。

(2)建立治疗联盟:患者与治疗师之间构成非神经症性的、合理的、可以理解的和谐关系。

(3)治疗采取移情、反移情、阻抗处理、梦的解析、自由联想、解释和重建、修通等技术。

(4)修通:由领悟导致行为、态度和结构的改变。

2.分析性心理治疗 在不同程度上使用经典精神分析的基本概念和技术,但有以下特点:

(1)短程治疗每周 1～2 次,一般全程治疗不多于 50 次,每次 45～50min。

(2)方法较为灵活。处理移情不再是中心任务;不太强调治疗师保持中立;治疗过程中更关心现在、现实,鼓励、赞扬患者,减少挫折、幻想和对过去的关注;少用或不用自由联想;对问题的解释少用引向"不可改变"结论的说法。

【注意事项】

1.以追求领悟为主要目标的疗法,对患者智力、人格、动机要求高。要克服过度智力化在患者方面引起的失代偿,促进认知与情感、行为实践的整合。

2.防止治疗师过分操纵、以自我为中心。注意经典原则与现实性、灵活性的统一。

(四)行为治疗

环境中反复出现的刺激,包括人自己行为的结果,通过奖赏或惩罚的体验,分别"强化"或"弱化"某一种行为。行为治疗的任务是设计新的学习情景,使合适的行为得到强化、塑型,使不合适的行为得到弱化、消退。

【适应证】

1.各型神经症性障碍。

2.发育障碍。

3.康复治疗,慢性精神疾病患者的日常生活技能训练,社会行为的矫正。减少慢性疾病的消极影响。

【禁忌证】

1.存在复杂内心冲突的神经症,以及明显的人格障碍,属于相对禁忌证。

2.冲击疗法引起强烈的心理不适,厌恶疗法的负性痛苦刺激可能有严重不良反应,部分患者不能耐受,须在征得患者、家属的知情同意后慎用;尤其对于有心血管疾病的患者和心理适应能力脆弱者,要避免使用。

【操作方法及程序】

1.行为的观测与记录　定义目标行为:辨认并客观和明确地描述行为过度或行为不足的具体内容。

2.行为功能分析　对来自环境和行为者本身的,影响或控制问题行为的因素做系统分析。包括行为问题是否属于习得的;属于行为缺陷或不足,还是行为过剩;周围环境怎样影响问题行为,问题行为所导致的后果;与患者的动机及引起问题行为的先行刺激有何关系。

以分析为基础,确定靶行为——在整个治疗过程中或各个治疗阶段中需要加以改变的具体问题行为。

3.放松训练

(1)渐进性放松:采取舒适的坐位或卧位,从上到下,渐次对各部位的肌肉先收缩 5～10s,同时深吸气和体验紧张的感觉;再迅速地完全松弛 30～40s,同时深呼气和体验松弛的感觉,如此反复进行。练习时间从几分钟到 30min。

(2)自主训练:自主训练有 6 种标准程式,即沉重感(伴随肌肉放松);温暖感(伴随血管扩张);缓慢的呼吸;心脏慢而有规律的跳动;腹部温暖感;额部清凉舒适感。在指导语的暗示下,缓慢地呼吸,由头到足的逐部位体验沉重、温暖的感觉,即可达到全身放松。

4.系统脱敏疗法

(1)评定主观不适单位(SUD)。通常以 5 分、10 分或 100 分制评定。让患者学会按标准衡量自己的主观感觉。

(2)松弛训练:按前述方法训练 6～8 次训练,并且布置家庭作业。要求能在日常生活环境中可以随意放松,达到运用自如的程度。

(3)设计不适层次表:让患者根据自己的实际感受,对每一种刺激因素引起的主观不适进行评分(SUD),然后按其分数高低将各种刺激因素排列成表。

(4)系统脱敏:由最低层次(或合适的较低层次)开始脱敏,进行针对该层次刺激的松弛训练,直至暴露于刺激因素时不再产生紧张焦虑,然后转入针对上一个层次的松弛训练。在脱敏之间或脱敏之后,将新建立的反应迁移到现实生活中,即现场脱敏,不断练习,巩固疗效。脱敏过程需要 8～10 次,1/d 或隔日 1 次,每次 30～40min。

5.冲击疗法 冲击疗法又称为满灌疗法。让患者直接面对大量引起焦虑、恐惧的情况,甚至过分地与惧怕的情况接触,使恐怖反应逐渐减轻、消失。治疗前应向患者介绍原理与过程,告诉患者在治疗中须付出痛苦的代价。

6.厌恶疗法 通过轻微的惩罚来消除适应不良行为。当某种适应不良行为即将出现或正在出现时,当即给予一定的痛苦刺激,如轻微的电击、针刺或催吐药,使其产生厌恶的主观体验。对酒依赖的患者的治疗可使用阿扑吗啡(去水吗啡)催吐药。

7.自信训练 运用人际关系的情景,帮助患者正确地和适当地与他人交往,表达自己的情绪、情感。

(1)情景分析:了解来访者对某类事情的态度和看法。

(2)寻找适当行为:治疗师与患者共同找出问题领域中的适宜行为,观察他人有效的行为,使患者认识到同一种问题还可能有另一种解决或应对方法。

(3)实际练习:采用角色扮演的方法,使患者在这一过程中通过主动模仿而学习新的行为方式。

(4)迁移巩固:每次自信训练进行完后,给对方反馈,布置家庭作业或鼓励来访者把学习到的新的行为运用到实际生活中去。

8.模仿与角色扮演 帮助患者确定和分析所需的反应,提供榜样行为和随时给予指导、强化。

9.塑造法 用于培养一个人目前尚未做出的目标行为。步骤:

(1)定义目标行为。

(2)确认初始行为。

(3)选择塑造步骤,循序渐进。

(4)提供强化刺激。

(5)对各个连续的趋近行为实施差别强化。

【注意事项】

对于精神病理现象从条件化作用的角度做出过分简单化的理解和处理,可能对于存在复杂内心冲突的神经症患者产生"症状替代"的效应,在消除一些症状的同时导致出现新的症状。

(五)认知治疗

认知技术旨在冲击患者的非理性信念,让患者意识到当前困难与抱持非理性观念有关;教会他们更有逻辑性和自助性的信念,而且鼓励他们身体力行,验证这些新信念的有效性。与行为治疗联系紧密,是应用得最多的心理治疗方式之一。

【适应证】

用于治疗抑郁症、焦虑障碍(包括惊恐发作、恐惧症、广泛性焦虑症、创伤后应激障碍)、自杀及自杀企图、强迫症、成瘾行为、非急性期精神分裂症、睡眠障碍、心身疾病、进食障碍、人格障碍、婚姻冲突及家庭矛盾、儿童的品行及情绪障碍、性功能障碍及性变态等。

【禁忌证】

无绝对禁忌证。对存在精神病性思维障碍、偏执人格特征的对象慎用。

【操作方法及程序】

1.识别与临床问题相关的认知歪曲,如"全或无"认知模式;以偏概全,过度泛化;对积极事物视而不见;对事物做灾难性推想,或者过度缩小化;人格牵连,将事件往人(包括自己)的主观原因上联系;情绪化推理,宁可相信直觉,不愿接受事实。

2.识别各种心理障碍具有特征性的认知偏见或模式,为将要采用的特异性认知行为干预提供基本的努力方向。

3.建立求助动机。患者和治疗师对靶问题在认知解释上达成意见统一,对不良表现给予解释并且估计矫正所能达到的预期结果。

4.计划治疗步骤

(1)通过交谈和每天记录想法来确定其不恰当的思维方式。

(2)通过提问,使患者检查其不恰当思维的逻辑基础。

(3)让患者考虑换一种思考问题的方式。

(4)鼓励患者真实性检验,验证这些替代的新解释结果如何。

(5)指导自我监测思维、情感和行为,说明和示范替代性的认知内容和认知模式。

5.指导患者发展并应用新的认知和行为,代替适应不良性认知行为。

6.改变有关自我的认知。作为新认知和训练的结果,患者重新评价自我效能。治疗师通过指导性说明来强化患者自我处理问题的能力。

【注意事项】

使认知和行为两者达到"知行统一"最关键。应避免说教或清谈。在真实性检验的实施阶段,患者易出现畏难情绪和抵抗,要注意在治疗初期奠定好医患关系的基础。

(六)家庭治疗

家庭治疗是以家庭为干预单位,通过会谈、行为作业及其他非言语技术消除心理病理现象,促进个体和家庭系统功能的一类心理治疗方法。

【适应证】

适应证较广,适用于儿童、青少年期的各种心理障碍,各种心身障碍,夫妻与婚姻冲突,躯体疾病的调适,精神病性障碍恢复期等。

家庭治疗主要用于核心家庭中。符合下列方面的情况均可进行家庭治疗:

1.家庭成员有冲突,经过其他治疗无效。

2."症状"在某人身上,但反映家庭系统有问题。

3.在个别治疗中不能处理的个人的冲突。

4.家庭对于患病成员的忽视或过分焦虑。

5.家庭对个体治疗起到了阻碍作用。

6.家庭成员必须参与某个患者的治疗。

7.个别心理治疗没有达到预期在家庭中应有的效果。

8.家庭中某人与他人交往有问题。

9.家庭中有一个反复复发、慢性化的精神疾病患者。

【禁忌证】

禁忌证是相对的,重性精神病发作期、偏执性人格障碍、性虐待等患者,不首选家庭治疗。

【操作方法及程序】

1.一般治疗程序

(1)澄清家庭背景

1)观察、诊断家庭动力学特征,了解家庭的交互作用模式,如:相互交流的方式与倾向;等级结构及代际界限；子系统的结盟关系；与外部世界的关系。

2)家庭的社会文化背景。

3)家庭在其生活周期中的位置。

4)家庭的代际结构：夫妻原家庭的结构，在各自原来家庭中的地位与体验；目前家庭的结构与交流受源家庭代际关系影响的程度及其对子女的影响。

5)家庭对"问题"起到的作用。

6)家庭解决当前问题的方法和技术：家庭成员针对问题或矛盾冲突时采用的方法、策略及其效能；是否存在不适当的防御机制或投射过程。

7)绘制家谱图：常采用家庭中三代的关系系统的结构示意图，既可从生物、心理和社会几方面提供信息，也可用于建立治疗关系、规划治疗方法、评价效果等。

(2)规划治疗目标与任务：引起家庭系统的变化，创造新的交互作用方式，促进个人与家庭的成长。

1)打破不适当的、使问题或症状维持的动态平衡环路，建立适应良好的反馈联系，以使症状消除。

2)重建家庭结构系统，消除家庭中回避冲突的惯常机制，引入良好的应付方式，改善代际关系与家庭成员间的相互交流。

3)引发家庭中可见的行为变化，优先于对问题的领悟。

4)提高解决问题、应付挑战的能力。给"问题"家庭提供新的思路和选择，发掘和扩展家庭的内在资源。

(3)治疗的实施：治疗师每隔一段时间，与来诊家庭中的成员一起座谈。每次历时1～2h。两次座谈中间间隔时间开始较短，一般4～6天，以后可逐步延长至1个月或数月。总访谈次数一般在6～12次，亦有单次治疗后即好转而结束的情况。超过12次仍未见效时，应检查治疗计划并重新确定该家庭是否适合此种形式的治疗。

(4)终止治疗：通过一系列的家庭访谈和治疗性作业，如果家庭已经建立起合适的结构，成员间的交流已趋明晰而直接，发展了新的有效的应付机制或解决问题的技术，代际间的等级结构、家庭内的凝聚力、成员中独立自主的能力得到了完善和发展，或是维持问题(症状)的动态平衡已被打破，即可结束家庭治疗。

(5)疗程：家庭治疗的时间长度一般在6～8个月内。仅仅以解决症状为主，治疗需时较短；而希望重新塑造家庭系统，则需要加长疗程。

2.言语性干预技术　常取循环提问、差异性提问、前馈提问、假设提问和积极赋义和改释等。

3.非言语性干预技术　主要通过家庭作业如症状处方和角色互换练习等。

【注意事项】

1.治疗师须同时处理多重的人际关系，保持中立位置或多边结盟。

2.干预对象和靶问题不一定是被认定为患者的家庭成员及其症状。首次访谈时要在澄清来诊背景基础上，合理使用关系技术中的"结构"和"引导"。

3.部分干预技术有较强的扰动作用，应在治疗关系良好的基础上使用，否则易于激起阻抗，甚至导致治疗关系中断。

(七)危机干预

危机是个体面临严重、紧迫的处境时产生的伴随着强烈痛苦体验的应激反应状态。危机干预是对处于困境或遭受挫折的人予以关怀和短程帮助的一种治疗方式。

【适应证】

当事人新近处于有特定原因的紧急情况之下，伴有严重的焦虑、恐慌、悲哀、抑郁反应，心理功能失衡或受抑制。常用于个人和群体性灾难的受害者、重大事件目击者,尤其是自杀患者和自杀企图者。

【禁忌证】

精神病性障碍的兴奋躁动、激越,较显著的意识障碍。

【操作方法及程序】

1.危机干预的一般目标

(1)疏泄被压抑的情感。

(2)帮助认识和理解危机发展的过程及与诱因的关系。

(3)教会问题解决技巧和应对方式。

(4)帮助患者建立新的社交网络,鼓励人际交往。

(5)强化患者新习得的应对技巧及问题解决技术,鼓励患者积极面对现实和注意社会支持系统的作用。

2.危机干预的步骤

(1)第一阶段——评估问题或危机:初期,全面了解和评价危机的诱因或事件、寻求心理帮助的动机,建立起良好的治疗关系,取得对方的信任。尤其须评价自杀或自伤的危险性,如有严重的自杀倾向时,可考虑转至精神科门诊、急诊,必要时住院治疗。

(2)第二阶段——制订治疗性干预计划:针对即刻的具体问题,考虑社会文化背景、家庭环境等因素,制定适合当事者功能水平和心理需要的干预计划。

(3)第三阶段——治疗性干预:按干预计划实施,因人制宜地采用下述心理治疗技术,对有自杀危险的当事者首要任务为避免自杀的实施。

(4)第四阶段——危机的解决和随访:4~6周后多数危机当事人会渡过危机,情绪症状得以缓和,此时应及时中断干预性治疗,以减少依赖性。在结束阶段,应该注意强化新习得的应对技巧,鼓励当事者在今后面临或遭遇类似应激或挫折时,应用解决问题的方式和原理来自己处理危机,自己调整心理失衡状态,提高自我的心理适应和承受能力。

3.特殊心理治疗技术 根据患者情况和治疗师特长,采用相应的治疗技术,包括综合性地运用关系技术、短程心理动力性治疗、认知治疗、行为治疗、家庭治疗、催眠、放松训练;对有严重症状,心理反应强烈者,应配合使用抗焦虑、抗抑郁甚至抗精神病药物,建议休养,等等。主要分为3类技术:

(1)沟通和建立良好关系的技术。

(2)支持技术:主要是给予精神支持,而不是支持当事者的错误观点或行为。可以应用暗示、保证、疏泄、环境改变、镇静药物等方法。如果有必要,可考虑短期的住院治疗。

(3)解决问题技术:①解释危机的发展过程,使当事者理解目前的境遇、理解他人的情感,树立自信,循序渐进地引导设计有建设性的问题解决方案,用以替代目前破坏性的、"钻牛角尖"式的信念与行为;②注意社会支持系统的作用,培养兴趣、鼓励积极参与有关的社交活动,多与家人、亲友、同事接触和联系,减少孤独和隔离。

【注意事项】

在治疗初期注意保持较高的干预力度与频度,以保证干预效果逐步巩固。特别要防范已实施过自杀行为的人再次自杀;非精神科医师在处理自杀行为的躯体后果(如中毒、外伤、窒息等)情况后应酌情提供力所能及的心理性帮助,或申请精神科会诊。

(八)团体心理治疗

团体心理治疗是在团体情境中提供心理帮助的一种心理治疗的形式。通过团体内人际交互作用,促使个体在互动中通过观察、学习、体验,认识自我、探讨自我、接纳自我,调整和改善与他人的关系,学习新的态度与行为方式,以发展良好的生活适应的过程。

【适应证】

现代集体工作主要有 3 种:心理治疗、人际关系训练和成长小组。心理治疗的重点是补救性、康复性的,组员可以是患者,也可以是有心理问题的正常人。社交行为障碍明显者,以及治疗师担心个别治疗会加剧患者依恋的情况,比较适合集体治疗。后两种集体是成长和发展性的,参加者是普通人,目的是为了改善关系,发挥潜能,自我实现。

【禁忌证】

有以下情况者不宜纳入:有精神病性症状;有攻击行为;社交退缩但本人缺乏改善动机;自我中心倾向过分明显、操纵欲强烈者。

【操作方法及程序】

1.形式　由 1～2 名组长主持,通过共同商讨、训练、引导,解决组员共有的发展课题或相似的心理障碍。集体的规模 3～10 人,活动几次或十余次。间隔为每周 1～2 次,每次时间 1.5～2h。

2.治疗目标

(1)一般目标:减轻症状、培养与他人相处及合作的能力、加深自我了解、提高自信心、加强集体的归属感和凝聚力等。

(2)特定目标:每个治疗集体要达到的具体目标。

(3)每次会面目标:相识、增加信任、自我认识、价值探索、提供信息、问题解决等。

3.治疗过程　集体心理治疗经历起始、过渡、成熟、终结的发展过程。集体的互动过程会出现一些独特的治疗因素,产生积极的影响机制。

4.组长的职责　注意调动集体组员参与积极性;适度参与并引导;提供恰当的解释;创造融洽的气氛。

5.具体操作程序

(1)确定集体的性质。

(2)确定集体的规模。

(3)确定集体活动的时间、频率及场所。

(4)招募集体心理治疗的组员。

(5)协助组员投入集体。

(6)促进集体互动。

6.集体讨论的技术　集体讨论的技术:脑力激荡法,耳语聚会,菲力普六六讨论法,揭示法,其他常用技术,如媒体运用、身体表达、角色扮演、绘画运用。

【注意事项】

团体心理治疗对于人际关系适应不佳的人有特殊用途。但其局限性在于:

1.个人深层次的问题不易暴露。

2.个体差异难以照顾周全。

3.有的组员可能会受到伤害。

4.在集体过程中获得的关于某个人的隐私事后可能无意中泄露,给当事人带来不便。

5.不称职的组长带领集体会给组员带来负面影响。因此,集体心理治疗不适合于所有的人。

【森田疗法】

森田疗法是 20 世纪 20 年代日本的森田正马创立的一种心理治疗方法。主要适用于神经症患者。该理论认为,神经症的症状是患者因情绪的变化而将正常的心理、生理现象均视为病态所致。情绪难以自行控制,而行动可受个人的意志支配。森田疗法试图通过改变行为来促使情绪的恢复,并以"顺其自然"、"照健康人那样做,便成为健康人"等原则指导治疗。

此外,森田疗法也注重患者性格的修养,注重治疗者的身教或示范作用。森田疗法强调现实生活对人的影响,不追溯过去,启发患者"从现在开始",在现实生活中接受治疗,鼓励并指导患者像健康人一样生活,由此使患者从症状中解放出来。

1.基本理论

(1)神经质症:这是森田关于神经症的理论,简单地说是一种素质论,他认为神经质的倾向任何人都有,而这种倾向强烈者称为神经质。森田的神经质包括普遍神经质(神经衰弱)、强迫观念(恐怖症)、发作性神经症(焦虑症)。

(2)疑病性素质:森田把神经质发生的基础称为疑病性素质,具有这种素质的人对自己的身心过分地担心,在某种情况下,把任何人都常有的感受、情绪、想法过分地认为是病态,并将注意力集中于此种感觉上,使之对此感觉更加敏感,进一步导致注意力的更加集中。

(3)生的欲望和死的恐怖:森田认为神经质的人"生的欲望"过分强烈,他所指的生的欲望包括从自我保存、食欲等本能的,到想获得被人们承认、向上发展的那种社会心理的欲望。而死的恐怖中包含了在对欲望追求的同时,怕引起失败,对死及疾病的恐怖,怕种种具有心理价值的东西失去等。

(4)精神交互作用和思想矛盾:森田认为神经质发病最重要的是疑病性素质,对症状发展起重要作用的是精神交互作用,所谓精神交互作用是指在疑病基础上所产生的某种感觉,由于注意力的集中使此种感觉更加敏感,过敏的感觉进一步使注意力更加集中并逐渐固定,从而形成症状,形成疾病。而人的主观、客观、情感与理智、理解与体验之间常有矛盾,森田称之为思想矛盾,如试图用理智去解决这些矛盾就会导致精神交互作用。

2.森田疗法的主要技术　森田疗法可在住院条件下进行(住院式),也可在门诊中进行(门诊式)。治疗前要向患者说明治疗过程,告知患者要严格按要求去做。整个治疗过程以"接受症状、忍受痛苦、顺其自然、为所当为"十六字方针为指导原则。

(1)住院治疗的4期

1)卧床期:将患者独自隔离起来,绝对卧床,此期持续约1周,主要目的是解除患者的精神痛苦,消除烦恼和焦虑情绪,其次是使身心疲劳得到调整。

2)轻作业期:持续1周,仍禁止患者与他人交往,卧床时间缩短为7~8h,白天可到户外呼吸新鲜空气,自本期开始要求患者写日记。此期目的是激发患者自发活动的欲望。当患者出现比较强的参加体力劳动的愿望时,可转入第3期——重作业期。

3)重作业期:持续1~2周,患者可自行选择体力劳动,如庭院劳动、田间劳动等,同时让患者多读书。培养患者的毅力、自信,使患者体验到成功的喜悦,增加工作的兴趣。

4)社会实践期:为返回现实生活做准备,进行一些适应外界环境变化的训练。

(2)森田疗法的特点

1)不问过去:即不追溯过去,而是重视现实生活。通过现实生活去获得体验性认识,启发患者"从现在开始"、"让现实生活充满活力"、"像健康人一样生活就会变得健康",回到现实中去追求健康人的生活态度。

2)不问情绪只重视行动:森田理论认为人的情绪不可能由自己的力量所左右,而行为可由自己的意志所支配,强调通过改变患者的行动,促使情绪的恢复,用"顺其自然"、"事实唯真"以及"照健康人那样做,便成为健康人"等原则来指导治疗。

3)在现实生活中接受治疗:森田疗法不用特殊设施,在现实环境中,一方面让患者作为正常人过普通人的生活,另一方面给他们以生活指导似的治疗,通过现实生活中的活动,使患者从症状的束缚中解放出来。

4)森田日记:在治疗中要求患者记日记,对日记内容进行要求,要做到"不问症状",只记录每天生活内容和体验,鼓励患者在生活中发现意义。医生会以森田疗法的原则对日记进行批改,作为指导治疗的一部分。

四、心理咨询

心理咨询主要是指咨询者根据来访者的需求,针对他们存在的心理问题或困惑给予指导、建议或帮助。心理咨询可以看作是通过两人间的对话来缓解痛苦的一种方法。其目标在于通过支持及适当的建议指导,帮助来访者或患者自己发现解决问题的方法。心理咨询在技术上的要求一般低于某些专门的或特殊的心理治疗。心理咨询的适用范围较广,临床上对下列情况有效:适应障碍、轻度抑郁、正常的及病理性的悲伤、童年期性虐待的后遗症、强奸及意外等其他形式的创伤、产后抑郁、流产及死产、物质依赖等。同时,心理咨询还涉及健康人生活中遇到的各种问题,如人际关系、恋爱、婚姻、子女教育、求学、就业等问题。咨询技巧是医疗实践整体的一部分,尤其是在初级保健和精神病学中,咨询技巧对于采集病史,评估与确保依从性等方面非常有帮助。除了面对面的咨询外,还可有书信及电话等形式。

心理咨询中普遍应用的是 Rogers C R 的方法。Rogers(1961 年)认为最关键的是咨询人员和来询者之间建立一种所谓的情感协调的相互关系,建立这一咨询关系的方法包括以下内容:

(一)无条件地积极关注

积极关注是把被咨询者看作是一个完全独立的人,尊重被咨询者的感受和经验,不管被咨询者的态度是积极的还是消极的都一概加以尊重,对他们表达的思想和行为不加评判,而是鼓励他们自己判断个人的行为表现。

(二)共情

按照 Rogers 的意见,它是心理咨询的实质所在,指的是咨询者能敏锐地和设身处地地理解被咨询者的思想、感情,并让被咨询者体会到咨询者的理解。共情是心理咨询的基础,建立了共情的咨询关系即可解除咨询对象的顾虑和负担,加强感情协调关系的发展,加速心理咨询的顺利开展。

(三)表达

咨询者在咨询中的情感、言语、行为应该是坦诚的、一致的,以无条件的积极态度接受被咨询者,同时能理解被咨询者的心情和站在被咨询者的立场上看待事物。重要的是,咨询者不但要具有上述品质,还要能把它表达出来,能让被咨询者体验到这些品质。咨询者不只是通过他在咨询过程中的所作所为表现出他所应具有的上述品质,而且有意识地主动地应用语言以及解释、说明或讨论的各种机会,自然的、真诚、坦率地表达出来。

(四)广提选择

广提选择是指咨询者和被咨询者就咨询的问题开展积极讨论,通过各个方面来启发后者对他的问题解决方法的认识,从而加强他独立思考能力,增强自立能力。广提选择不同于给人直接提建议,它的目的在于强化被咨询者通过自觉的努力,以自己力量解决自己的咨询问题。咨询者要注意由被咨询者的客观实际出发,启发他着眼于多方面来考虑,力求改变自我认识,找出适应或应付环境或人际关系的最有效途径和方法。在讨论过程中多用"你可不可以",而不是"你应不应该"这样的句式。

(邓开琴)

第三十九章　肿瘤疾病

第一节　癌症患者的心理护理

一、癌症患者的心理变化特征及护理

癌症的发生除了与生理因素有关外,还与心理、社会因素明显相关。负性情绪如忧郁、悲观、忍耐、克制、压抑等造成中枢神经过度紧张,削弱了人体的免疫力,增加了机体对致病因素的敏感程度,成为癌症的活化剂;而情绪乐观、善于表达、积极配合,让身心处于良性功能状态,会增加全身的免疫功能,使疾病得以控制或向有利方向发展。因此,护理人员掌握患者的心理变化特点,并给予相应的指导和护理对策,在癌症的整体治疗中尤其重要。

当患者得知自己的病情后,其心理反应大多都会经过 6 个阶段,即体验期、怀疑期、恐惧期、幻想期、绝望期和平静期。

(一)体验期心理特征与护理

1.心理特征　当患者看了检查结果或是得知自己患了癌症,顿时惊呆不已,方寸大乱,甚至会昏厥,这种现象称为"诊断休克",很多患者回忆当时,可能都不知是怎样过来的。体验期较为短暂,根据患者的不同情况一般可以是数时或数日。

2.护理　重点是与患者建立相互信任关系,向患者表达情感上的安慰和关心。护士和家属则应以适度的行为为患者做出实际的帮助,如陪伴在患者身边,轻轻握住患者的手或者保持适当的身体接触,使患者有一定的安全感。让他们体会到并非独自面对不幸。不要在患者面前手忙脚乱,表情紧张,应该态度温和,行为得体,使患者受到积极的影响。

(二)怀疑期心理特征与护理

1.心理特征　患者对诊断的结果极力否认,有的患者会要求到几家医院去复查,有的患者则假充患者家属找医生护士咨询,以便得到不同方面的信息,此时患者既希望确诊,又希望不是癌症,此时患者的否定态度不能简单评价为负性心理状态,而是对创伤和应激状态的心理反应,是一种保护性心理反应,可以降低患者的恐惧程度和缓解痛苦的体验,逐渐适应意外打击。

2.护理　护士不要急于让患者接受现实,而是采取适合患者的策略,使他逐渐了解事实的真相,告诉他这种疾病目前的治疗水平和预后情况,尽可能使患者对遭受的打击减到最低,让患者充分表达自己的感受和想法,在说服的过程中应始终让患者感到自己是主人,最终决定接受治疗方案。更要注意维护患者的自尊,言辞要恳切适度,满足患者的心理和治疗方面的需求。

（三）恐惧期心理特征与护理

1.心理特征　当患者极力否认而不能改变诊断结果时,会对此产生恐惧,包括对疾病的恐惧,对疼痛的恐惧,对离开家人的恐惧,对死亡的恐惧。患者主要表现为恐慌、哭泣、警惕、挑衅性行为,以及一系列生理功能的改变,如颤抖、尿频、尿急、心悸、血压升高、呼吸急促、皮肤苍白、出汗,表情呆滞等。恐惧是一种适应性反应,可以让人对危险因素提高注意力和警惕性,采取逃避或进攻来降低对自身的危险性,只要将应激原除掉,患者的恐惧便可减少或消失。

2.护理　这时护士通过与患者的交谈,让患者将自己感到恐惧的前后经过讲出来,再通过一些相关知识的教育,纠正患者感知错误或让其他病友讲述自己的感受,讲述成功度过此期的经过,会使患者相对增加一些安全感,增加对医护人员的信任感。

（四）幻想期心理特征与护理

1.心理特征　当患者经历了得病后的痛苦体验并接受现实,但有的患者会出现幻想,如希望可以出现奇迹,希望发明一种新药可以根治自己的疾病,或是希望专家教授能研究出根治自身疾病的新方法等。

2.护理　支持患者与疾病抗争,帮助患者消除恐慌,提高患者的应对能力,此时护士应多去与患者交流,保护好患者的这种积极情绪,告诉患者医护人员会尽一切努力去帮助他们,但护患交谈应注意谨慎、适度,绝不可助长患者不切实际的想法。

（五）绝望期心理特征与护理

1.心理特征　当各种方法的治疗都未取得良好的治疗效果时,病情进一步恶化,或出现严重并发症以及难忍的疼痛时,患者会绝望,对治疗失去信心,不听医护人员、家人或朋友的劝说,表现出易怒、对立情绪,不服从、挑衅、不遵医嘱等。

2.护理　首先医护人员应同情和理解患者的痛苦,给予患者更多的抚慰,允许患者发怒,让患者亲密的家人陪伴在身边,更多地给予心理上的支持。

（六）平静期心理特征与护理

1.心理特征　患者已接受现实,承认患者角色,情绪稳定下来,表现出配合治疗,对死亡已不恐惧,处于消极被动的应付状态,不再考虑自己对家庭与社会的义务,专注于自己的症状,让自身处于无助、绝望状态。

2.护理　护士应多与患者交流,多陪伴患者,尽可能的减轻患者痛苦,满足患者的各种需求,多向患者提供充满希望的信息,与患者共同制定生存计划。

总之,大多数癌症患者基本符合以上心理变化过程,但不同心理特征的人在心理变化分期方面也存在着差异,各期持续时间也不尽相同,出现的顺序也有所不同,在护理过程中,医护人员应注意个体化差异。

二、癌症患者常见心理问题及护理

（一）角色紊乱

角色是指一个人在社会结构或社会制度中的一个特定位置,它具有特定的权利和义务。角色不是固定不变的,而是经常发生转换的,在转换的过程中容易发生角色紊乱。一个人患了病,就迫使他由一个常态社会角色转换成一个患者角色,他需要停止平时担任的工作,不能去照顾家庭,反而需要亲人照顾自己。多数患者不愿接受这样的角色。对事业的责任感和对家庭的眷恋,还有对所患疾病的担心和焦虑,使患者产生恐惧。

护士在患者角色转换过程中应起到积极作用,应该倾听患者诉说,不能表现出不耐烦、生硬的态度,要帮助患者接受现实的健康状况。鼓励患者正确认识自己的力量与能力,耐心探讨生活方式改变的应对方法。积极取得家庭支持系统的帮助,使患者能很快适应角色要求,并积极配合治疗。

(二)退化和依赖

出于对疾病的担心,患者在行为能力上会产生退化。自己能做的也要家属做,过分地依赖其家属。对医院环境不能很快适应,情感脆弱,意志衰退。而家人出于对患者的关心,往往愿意多为患者做事,以此表示对他的感情,这样就更助长了患者的依赖心理。

依赖是一种消极情绪,会大大降低患者自身的免疫功能,缺乏抵御疾病的信心和能力,不利于疾病的康复。还有一种情况,就是有的患者出现"返童"现象,像孩子一样寻求家人的保护,希望家人给予更多的照顾。特别是在夜间,常表现为害怕心理,希望家人守在自己身边。若家人不在,便感到难以入眠,会设法引起护士及家人的注意。

这时护士应采取积极的护理措施,让患者在力所能及的情况下做些事情,像刷牙、洗脸、穿衣等。护士及家属应适时积极鼓励患者自理,让他们在实践中恢复信心,找到自尊和自信。对出现"返童"现象的患者,护士不应认为是患者在故意找麻烦而表现出些厌烦和冷淡,相反,应主动解决患者的需要,请家人夜间陪护,耐心满足患者的需要,以使患者得到慰藉。

(三)焦虑

焦虑是对恐惧的自然反应,是多数患者在疾病过程中的体验。恐惧得不到及时有效地解除,就会发展为无法克制的焦虑和恐惧,如心悸、出汗、失眠、头痛、眩晕等。患者往往容易激动,缺乏耐心,发脾气、自责或谴责他人。焦虑的程度与个人的心理素质、受教育程度、生活体验以及应对能力相关。护士应及时有效地解除患者的焦虑情绪,同时做好患者家属的宣教工作,预防家属的各种不良情绪。例如患者疼痛时,家属的恐慌、不知所措,就会加重患者的疼痛程度及焦虑程度。

护理措施:①为患者提供安全舒适的环境,减少对患者的各种不良刺激。如病室的光线要柔和,减少噪声,护士的态度要温和、体贴。②尊重患者采取的各种解除焦虑的应对措施。③采取一些适宜的放松疗法,如热水浴、按摩、听音乐、深呼吸等。④进行卫生知识宣教,解除应激原对患者的刺激和困扰。总之,需要及时解答患者提出的问题,并通过语言与非语言解除患者因知识缺乏而带来的焦虑,以此使患者身心更加健康,更好地配合治疗。

(四)抑郁

抑郁是指情绪低落、心境悲观、自我评价降低、自身感觉不良,对日常生活的兴趣降低、消极厌世。抑郁可导致食欲降低,睡眠障碍,抑郁反应的强度与个人的心理素质和对外界事物反应的敏感性有关。尤其是对外界反应不敏感的个体比较容易发生抑郁。焦虑、恐惧得不到及时的解除,持续时间过长,易造成抑郁。家庭负担重、长时间得不到家人的关怀和缺乏良好的社会人际交往关系,负性情绪得不到及时的宣泄亦会加重抑郁程度。

护理措施:①了解患者的个性特征,找出抑郁的原因。②及时进行卫生知识宣教,在不同治疗阶段或特殊的检查治疗前向患者解释清楚,解除患者的疑虑。③与患者交流时应采取适宜的方式以使患者发泄其负性情绪。④更好地做好家属的知识宣教,使其帮助调动患者与疾病抗争的信心,让患者感受到家庭和社会对他的理解和支持。⑤必要时要应用药物治疗。⑥警惕意外事件的发生,密切观察患者心理变化及各项生理反应指标,及时向医生做出正确的反馈。

三、不同病程阶段癌症患者的心理变化与护理

（一）诊疗早期（肿瘤诊断阶段）

1.心理变化　此期患者的心理变化主要是围绕求医与诊断过程而产生的,谈癌色变是大多数人的反应。对有些患者而言,求医的决定在他们心中有许多顾虑、担忧,也充满了矛盾和冲突。在就医开始的阶段,患者在焦虑的心情下,怀着期望来到医院,希望医生能立即为自己做出诊断,马上为自己解除难以忍受的痛苦。在候诊期间,患者大都有焦虑和紧张感的情绪,希望自己能早些接受治疗,更希望能由技术高超、认真负责的专家为自己诊治。在医生诊治期间,患者希望医生能耐心倾听自己的诉说,仔细为自己进行体检,合理选择检查的项目,关心、体贴和尊重自己。许多患者也由此获得安慰和安全感,使焦虑和忧虑的心情暂时得到缓解。在等待检查结果期间,患者既期望听到消息,又害怕听到坏消息,如果确实是癌症,常常会引起患者恐惧、愤怒或抑郁的情绪反应。有些患者会怀疑医生的诊断,从而继续开始新的求医路程。如果做了大量的检查项目,却仍不能明确诊断,患者便会对医生失去信任,进一步认为自己的疾病难治,病情较重,恐惧和焦虑以及抑郁反应随之会增强,在接受一系列的检查中患者充满紧张感,心理复杂多变,情绪不稳定。此时,医护人员应及时给予正确而有效的心理护理和心理指导。

2.护理

（1）语言恰当,在未明确诊断前,不要因言语不当,而加重患者的心理负担。医务人员应切忌在患者面前交头接耳,议论病情。如果诊断已明确,应先通知其家属,与其家属共同商讨告知患者的方式及时间。如果患者的心理承受力还可以,一般不提倡隐瞒病情。因为患者在治疗过程中,一旦发现他的真实病情而又没有做好心理准备,容易产生受骗的感觉,由此引发愤怒、恐惧、委屈等一系列的消极心理。极大的落差感会加重患者的心理负担,甚至可能会出现意外。但应注意告知的方式,在充分了解患者的心理特征、文化程度以及社会背景的基础上,采取适当的方式告知患者。首先向患者讲清病情,同时要向患者讲解预后的情况,使患者及早摆脱恐惧,积极配合治疗。无论病情属早期还是晚期,都应将最好的疗效希望告诉患者。

（2）为了明确诊断,患者往往需要做各种检查,此时医护人员应及时做好卫生宣教,讲明各种检查的方法、注意事项以及可能出现的不良反应,以消除患者的顾虑心理。

（二）诊疗中期（肿瘤治疗阶段）

此期患者有着同医务人员合作的义务。依照传统的生物学模式,患者在医疗活动中是处于被动依赖地位的,一切要听从医生的安排。对此,不同患者的心理反应是不尽相同的。有些患者很满意这一依赖角色,他们不仅没有感到沮丧,反而感到有了依靠,产生安全感。另外一些患者则很难适应这种"任人摆布"的角色,他们一方面接受自己所受到的关心和照顾;另一方面又希望医生能允许自己尽可能多地去参与自己的医疗决策。如果医生不能做出积极的反应,他们有时会产生失望、沮丧、愤怒、甚至敌对的情绪和冲动行为,这对患者遵从医嘱、培养良好的医患关系带来负面影响。

1.与住院有关的心理反应　住院患者可因住院得到医护人员的照料而产生安全感,但焦虑、恐惧、忧虑、抑郁、愤怒和孤单等情绪也很常见。住院患者的不良心理反应主要与下述 3 个方面的因素有关。

（1）医院环境:初次住院的患者对医院环境陌生,充满紧张感和压力感。这里有各种医疗设备,空气中散发着各种特殊的气味,病房中住着各类患者,充斥于耳目的经常是痛苦和生死别离的景象,疼痛、呕吐、咳嗽、呻吟、呃逆、哭泣等,还有抢救与死亡。患者还必须求助于自己所不熟悉的医务人员,但有些医务人员并不理解患者的需要和愿望,缺乏对患者的尊重、耐心和同情心。此外,患者也必须改变自己的某些生

活习惯和沟通方式,如同亲人分离独自住院、离开心爱的工作岗位等,这些均有可能引起心理应激反应。

(2)疾病:癌症是当前人类三大死亡原因之一,是严重危害人体健康和预后不良的疾病。综合分析患者的心理过程,主要有以下几个阶段:①震惊,患者表现为惊呆、沉默、感情麻木和无反应;②否认,不能接受自己的病情,认为医生把自己的疾病严重化了,迫切希望医生能排除此诊断;③忧郁,变相压抑心情,无助,悲观失望,甚至产生自杀念头,此阶段持续时间较长;④对抗和孤立,对医院形成依赖,对治疗不积极,不愿意面对社会,产生孤立消极的心理;⑤适应,通过医务人员和家属的针对性护理,患者逐渐面对自己的病情,并在心理和行为上开始适应,情绪好转,积极配合治疗。

(3)特殊检查与治疗:为进一步明确诊断和观察治疗效果,患者往往需要做某些特殊的检查,在治疗方面,除了所熟悉的药物治疗外,还可能接受手术、介入、放射治疗等,这些都会使患者产生各种不同的心理变化。

2.与药物有关的心理变化　有些患者可能相信药物能够解决一切问题,而忽视了包括改变生活方式和心理调整在内的其他干预或治疗措施的作用,有些患者会迷信外国进口药物和价格昂贵的药,不相信国产价廉、有效的药,还有些患者总是要求输液或静脉给药,不相信口服用药。凡此种种都是患者的认知误区,须由医护人员帮助纠正。

3.护理　为减少住院患者的不良心理反应,医护人员应当帮助患者尽快熟悉医院的周边环境,鼓励患者采用适当的防御机制来面对所遇到的某些环境挑战,更要向患者提供所需要的信息与情绪支持,消除误解与错误信念,并帮助患者做检查与治疗的心理准备。由于肿瘤治疗手段很多,对接受药物治疗的患者,医护人员应向他们讲解药物的功效、不良反应和如何应对这些不良反应。手术和放、化疗等治疗前,应向患者讲解治疗计划,应将可能出现的不良反应和解决方法向患者讲清楚,同时帮助患者树立治愈疾病的希望,使患者和家属有思想准备,并且积极配合治疗。对于患者因知识缺乏而出现的不遵医嘱行为或事件,应检讨医护人员工作方面的不到位,而不应过分责怪患者。当出现严重并发症时,患者会表现急躁,缺乏信心,护士应及时给予患者情感方面的支持,积极地鼓励他们坚持治疗,讲解治疗的安全性、有效性,使他们能顺利地接受治疗。

(三)康复期

由于肿瘤患者治疗周期长,在放疗和化疗的间歇期或者是手术后患者身体器官功能受损或衰退,如放、化疗后引起的体力下降、全身乏力以及手术治疗后的身体缺陷等。在这些患者中常可见到不同程度的焦虑、忧虑、抑郁、愤怒、敌意、哀怨和自怜等情绪反应,他们的认知功能、意志及人格也可发生一些变化。

康复阶段,患者需要医护人员、家庭以及社会给予支持。康复阶段的患者大多是在家中度过的,现代医学模式要求护士不但护理住院患者,还要关心在家庭、社会范围内的患者,医护主要应做好以下几项工作。

1.做好出院指导,使患者出院后,仍能按照治疗计划进行康复训练。

2.与患者家属制定切实可行的康复计划。

3.适时鼓励患者参与社会活动,如鼓励癌症患者自发组织活动,在一起锻炼身体,交谈养病经验等。

4.向家属宣传护理中的心理护理知识,从房间布置、患者情绪的调整,到如何给患者心理支持,让家属充分起到对患者心理护理的积极作用。

5.与患者保持联系,及时询问患者康复情况,会增加患者的安全感与康复的信心。

(四)临终阶段

晚期肿瘤患者的身体极度衰竭,但神志尚清,患者已意识到死亡即将到来,一般来说,已能平静看待死亡。但不是没有剧烈的情感反应,这时更需要医护人员和家人的安慰和疏导。应积极主动解决患者的疼痛、厌食、躯体移动障碍、睡眠状态紊乱问题,不能对患者表现出厌烦、冷漠和不耐烦。应注意满足患者每一个微小的愿望,满足患者自尊的需要,帮他整理好个人卫生,尊重他的个人习惯,应注意向其家属做好有关患者死亡的知识教育,使他们对痛失亲人有充分的思想准备,能有效地应对危机。对于死亡的概念,由于信仰不同,其态度亦不同,护士应尊重患者的信仰,使患者及其家属能得到精神上的满足。

四、不同年龄癌症患者的心理变化与护理

(一)儿童

1.心理特点　年龄较小的儿童由于意识尚未充分形成,往往不会有复杂的心理活动,认知发展还比较低微,思维还属于直觉行动阶段,因此他们不可能了解疾病及其后果。他们对疾病的反应只是靠自身的不适感觉,有时也可能通过觉察父母的恐惧、焦虑、愤怒和悲伤才有所了解和反应。他们对死亡没有明确的概念,但会对失去一个重要的亲人而产生强烈情绪反应。他们会把死亡理解为与父母的分离,失去父母的关怀,因此也导致愤怒、担心和行为退化。进入成熟阶段的孩子,因为认知发展迅速,抽象思维也得到了迅速发展。他们认为个人的健康大部分是由其他人控制的,但是个人控制的意识也在不断发展。学龄儿童一般比年幼儿童面对疾病更有经验,也有更多应对技能。因此,他们会对疼痛的治疗程序或紧张的情景表现出更强的控制感和处理能力。然而,值得我们注意的是,虽然患儿对这一阶段的治疗更可能被看成是帮助而不是侵犯,但尚不清楚如果告诉患儿治疗程序是带伤害性的、痛苦的,这样是否对患儿有帮助、是否能提高患儿的耐痛感。但是,有一点可以肯定的,即若不告诉他们,患儿在感到痛苦之后,也会对医护人员及照料者不信任,将来在相似的情景中可能会出现更加严重的焦虑和不合作。这一阶段的儿童,开始把死亡了解成永久而不可逆转的,因而会对残障、身体伤害和死亡更加恐惧。他们认为死亡意味着与所爱的人永远分离,所以死亡与悲伤相联系,而当他们把死亡看作是对错误行为的惩罚时,死亡又与恐惧相联系。

2.护理　针对以上特点,对童年期患儿可以进行以下护理干预。

(1)促进患儿与同龄伙伴们的交往:无论是住院期间还是出院以后,医护人员、父母、老师都应尽量创造机会让患儿多与同龄伙伴们交往,可以使患儿减少孤独感,确保患儿社会技能和能力方面的持续性发展。

(2)维护患儿的自主性:患儿的很多活动受到疾病和治疗的限制无法进行,但是医护人员和父母都应该注重维护其自主性,尽可能让他们自己做决定,如让他们决定什么时候做治疗(是现在还是 30min 以后),让他们做力所能及的事,父母不需要去包办代替,这样有助于患儿增加自信和自尊。

(3)鼓励患儿像正常人一样生活、学习:患儿出院后,父母应当鼓励患儿重新像正常的健康儿童一样生活,并承担起相应的责任。此外,随着对学校经历在儿童健康发展中的重要性认识,现在越来越重视让癌症患儿尽快地返回课堂,像健康儿童一样地学习。一般认为,应尽可能通过某些措施的实施来减少患儿对重返课堂的恐惧,例如使用假发、头巾、假肢等,事先排练如何回答同伴的提问,如果需要,可以请家庭教师辅导,需要校方予以一定的配合。

(4)公开地讨论患儿疾病:那些很少有机会讨论疾病的癌症患儿,他的焦虑程度比较高;相反,当儿童有机会谈论到疾病时,他们的适应问题就会减轻。所以,医护人员应该以儿童能够理解的方式对疾病的原因、损害和治疗进行公开的、坦诚的讨论,并注意去倾听患儿的想法,让患儿了解患病不是他的过错,能够减轻患儿的内疚;让患儿了解在他身上正发生着什么,将发生什么,有助于去减少患儿对身体损害的焦虑。此外,还对同伴患者的死亡进行公开讨论,强调患儿目前的情况与死去的小伙伴是不同的,能够减轻患儿的恐惧和悲伤。

（5）采用各种心理行为干预：儿童一般愿意去接受各种心理行为干预，以减轻疼痛和心理困扰，如学习新的应对技能（做磁共振检查时想象自己躺在一个又大又多的呼啦圈里）、电影示范（观看电影中小患者的良好行为）、伙伴示范及伙伴咨询（以医院中的某一个或某几个有良好行为的儿童患者作为榜样，与之交谈）。注意力分散、松弛、冥想、积极的自我语言暗示（用言语鼓励自己完成某项治疗任务，如输液时鼓励自己"我很坚强、勇敢、我不哭"）、生物反馈训练等，都是癌症患儿经常可以用的有效的干预措施。催眠疗法也可用于癌症患儿，催眠干预有助于减少患儿预期的和化疗后的症状。此外，与患儿制订简单的行为契约，这对于促进这一年龄阶段癌症患儿的行为控制也是十分有益的。若母亲告诉患儿：如果你能安静地坐着做静脉穿刺，我就给你买一个你想要的变形金刚。这种方法除了能够使患儿忍受一个痛苦的治疗程序，成功地完成一个目标外，还能够促进他的控制感和应对能力，而这种经验对于他接受下一个挑战是很有价值的。当然，在每一种新的危机来临时，都需要给患儿进行具体的指导。其中特别重要的是使患儿认识到，要控制这个情境是在他的能力范围之内的，而且随时会有人使用各种技术帮助他。

（二）青年

有研究报道，曾对35岁以下患恶性肿瘤的患者做了观察和调查。虽然他们的年龄、职业、文化程度、社会地位各不同，各有其个性特点，但由于患同一种疾病，其心理活动、对于社会需求及生存的强烈愿望等具有一定共性。

1.心理状态与生活要求

（1）求生欲望强烈：表现为恐惧疑虑，当患者突然得知自己确诊患癌症时，会惊恐万分、烦恼不安。性格外向者，会悲伤痛哭，茶饭不思；性格内向者，沉寡言，表情淡漠，有些人悄悄留下遗言，认为年纪轻轻即要离开人世，往往最牵挂妻子的再婚和幼子的抚养、父母的照顾与债务的偿还等。患者为了弄清疾病真相，到处寻求名医会诊，要求做种种检查，少数患者往往把各种检查结果抄下，假称他人的病情去探问相关医护人员，有的病后乱投医，访名医、求偏方。疑心较严重的患者某处不适时就怀疑肿瘤转移，有的在接受化疗期间看到别人呕吐自己就感到恶心，别人痛苦，自己也感到不适，彻夜难眠，甚至服用安眠药也难以奏效。

（2）自我价值丧失：患者一旦证实自己患癌无疑时，便悲观失望。首先感到自己不能承担社会和家庭的重担而成为累赘，内心充满了悲凄和伤感。绝望之余不但惦念着印象最深刻而又最放心不下的问题，而且还常回忆过去美好的生活，规划以后有限的人生，具体安排自己的婚姻、家务、子女、经济、工作等方面问题，很少去考虑现实疾病应如何去处置，同时表现失望多于期望，死亡安置多于生还打算，心情不安，优柔寡断，终日抑郁不乐，事事均无兴趣，极少提出任何要求，感情大多用非语言的行为来表达，有人因为心理烦躁而行为粗暴。挫折后心理防卫反应更加强烈，癌症对青年人来说无疑是莫大的挫折，受了挫折的患者必然会在情绪和行为上产生压抑、否认、退行、转移、幻想、投射、补偿等防卫心理。有的患者的肿瘤是可以手术切除的，却迟迟不愿接受手术，因此延误了最佳的手术时机，导致病情发展，失去较好的治疗机会。有的患者病情缓解后仍心有余悸，成天卧床不起，吃饭、洗脸都要求家属帮助，并且出现饮食、睡眠不佳，精神委靡，消极等候生命终结等现象。有的则不顾体弱，而为家务操劳，用牺牲自己的代价来换取家人的幸福。

（3）营养需求：绝大多数患者对营养室供应的伙食感到不满意，其原因：①口味不合；②忌口，如鸡、鸡蛋、海鲜等；③认为自己抵抗力差，对饮食卫生不放心；④食物品种以及营养不够丰富，所以采取家中送菜方法，连住城郊者也天天送菜，外地者则由家属亲自到亲戚家中烧煮，无亲无戚者则感到很困难。

（4）关注医学发展：青年癌症患者关注癌症治疗的发展动态，偷偷借阅或购买有关癌症方面的书籍，与癌症患者互通信息，等待某天有新的突破。

2.心理护理

（1）公开性护理与保密性护理相结合青年癌症患者大多具有一定的文化素质,分析、解决问题的能力较强,可以通过多种渠道了解自己的病情,例如与医护人员交往、自己翻阅有关书。有的则偷看病历,了解病情,所以要长期保密几乎是不可能的。与其让患者长期猜测或从侧面了解病情,不如一开始就主动地、有分寸地把诊断以合理的方式告诉患者,即所谓的公开性护理。虽然这样做一开始对患者会有一定打击,但通过做细致的思想工作,主动介绍病情,讲解当前肿瘤研究的进展趋势,明确指出癌症已不是不治之症,无瘤生存或带瘤生存的病例也越来越多。同时结合本地本医院有些癌症治愈的实际例子或请治疗后病情缓解的患者介绍自己同癌症做斗争的切身体会,以激发他们的意志,建立自己战胜疾病的信心。加之医护人员多组织些文娱活动,绝大多数人是能够很好地面对现实,振作起精神,配合治疗的。

对于那些焦虑和恐惧反应强烈的患者,宜采取保密性的护理。因为此类患者性格内向,不稳定,暗示性强,有恐癌的心理,无论他们患任何疾病,都会马上意识到是患了"不治之症",尤其是他们对于癌症有着异常敏感性,他们害怕就诊,害怕医生检查出自己确实患了癌症,担心由于医生的粗心大意而延误诊断和治疗,他们表现的焦虑和恐惧反应严重,因此对这种患者就不宜采取公开性护理方式。临床上有许多这样的例子,有些人实际上是因为诊断和辅助检查的错误而误以为癌症,当患者得知自己是"癌症"时马上会产生一种与检查前截然不同的反应,甚至连诊断室也不能自行走出了。对于这类患者应采取审慎态度,有时因症状引起的心理反应如疼痛可以引起害怕、焦虑、易怒、压抑等,应首先做症状护理,另外还可以通过一些说服力强的实例来减轻他们的焦虑和恐怖反应。

（2）建立起良好的护患关系:做好青年癌症患者心理护理的前提条件是认真地做好生活护理,即护理人员在护理患者的过程中,要注意控制自己的情感并运用自己的情感指导和鼓励患者,使他们恢复失去的勇气和信心,用全心全意的努力,给患者以信心和希望,帮助他们摆脱不良困境,建立起有利于治疗和康复的最佳心理状态。由于青年癌症患者大多具有强烈的求生欲望,只要我们准确掌握患者的需求心理,应用心理护理知识,通过精心的护理,就能鼓起患者的勇气和信心,取得一定的效果。

（3）面向患者和社会的心理护理:心理护理除了面向患者,还应该面向社会,尤其是与患者密切交往的亲朋好友,医护人员应随时将患者的心理状态告知于他们,并指导他们争取相应对策。如有一位郊区的男患者,其妻子怕丈夫的病会传染给幼子,就与患者分食吃,还不让丈夫接触小孩,使患者感到很痛苦。医护人员了解情况后,告知患者是由于小孩抵抗力低,妻子怕把细菌带给孩子才这样做的,同时对其家属做了必要的家庭指导。对家属产生严重依赖性的患者,应和家属一起做好工作,鼓励患者振作起精神。对于即将出院的患者要做好卫生指导。对悲观失望者,要动员前来看望的朋友一起做好劝慰工作,增强其信心。

（4）建立良好的病房环境:在病房建立良好的休养环境,给患者增添美的感受,如在患者桌上放盆花等,美化病区环境,注意防止病房沉闷的气氛,特别是化疗和放疗期间,患者通常精神负担较重,应组织些文娱活动等活跃休养员生活。

（5）提供温馨的生活照顾和营养支持:加强营养与提高化疗效果、减少感染和降低死亡率密切有关,护士在医疗第一线,不仅责无旁贷而且有条件为癌症患者提供温馨的生活照顾和营养支持。

（6）提高护士自身的业务素质:青年癌症患者好问爱打听,经常要求解释病情,有时把医护人员问得无言以对,如果避而不答或答非所问都会使患者产生怀疑,因此不断提高护理人员的业务素质尤为重要。

（三）老年

老年是按生理年龄划分的最后一个阶段。世界各国基本都把大于65岁的人称为老年人。目前,人口老龄化已成为全球日益关注的问题。其一,社会上的老年人越来越多;其二,患癌的危险性随年龄的增长大大增加。老年人中常患的肿瘤有:皮肤癌、前列腺癌、肺癌、消化道癌、乳腺癌以及妇科肿瘤、白血病、恶性淋巴瘤等。老年人体各个系统、各器官功能减退,如视力、听力减退,身体力量和灵活性减退。随着年龄的增长,老年人的各类疾病的发病率急剧上升,如心血管疾病和代谢障碍等。由于年老,个体的认知能力退化,解决问题的能力、记忆能力也下降。其个性也发生了改变,如性情变得顽固、喋喋不休、爱发牢骚。个体所承受来自各方面生活事件的打击,如退休后权威和地位的丧失、控制感的缺失、丧偶、兄弟姐妹亲朋好友的亡故、经济收入的减少、社会支持网络的缩小。个体渐渐开始关注死亡,害怕死亡。因此老年癌症患者要面临年老和患癌的双重压力。

1.老年癌症患者常见的心理问题

(1)人际关系的不适应:由于老年人本身具有情绪低落以及适应新环境能力差的特点,因此一旦患癌症住院后,常有极强的孤独感,对不熟悉的环境和癌症治疗等紧张刺激常不容易适应,并且他们还对治疗没有信心,对医护人员心存怀疑,害怕被医护人员、配偶、朋友抛弃,担心失去生活自理能力等。

(2)依赖与独立矛盾:依赖与独立是一对矛盾,老年癌症患者一方面非常担心成为其他人,尤其是子女的负担,希望自己能尽量独立,羞于寻求帮助;另一方面,又具有强烈的依赖心理,他们很渴望得到别人尤其是子女的关心、孝心,这样能满足他们的生理需要。但是,也有些老年癌症患者可能出现屈服于疾病而有不必要的依赖和退化行为。

(3)心理发展受限:老年人心理发展受限表现为功勋方面的受损,大多数老年人都有功勋思想,认为自己为国家、家庭贡献了一辈子,虽然现在年老了,已经离开自身的工作、事业,但是仍然在为家庭尽职尽责,仍然在体现自我价值。可是一旦患了癌症,他们不仅无力去帮助家人,而且成为家人关心、照顾的对象,花费了家庭其他成员的精力、物力、财力,他们感觉到一辈子的功勋会因为患癌症而毁于一旦。同时,他们也为晚年生活丧失乐趣和享受而感到愤怒。

(4)躯体形象和功能受损:老年癌症患者因癌症治疗会在原本已出现的形体方面改变,如佝偻、脱落牙齿等的基础上雪上加霜,如脱发、颈部放、化疗所引起的皮肤纤维化等,造成更难看的外表;同时,癌症治疗也会在原来已退化的生理功能基础上导致严重的功能失调,例如老年癌症患者接受癌症治疗时有更为严重的胃肠道反应和更多的中枢神经受损的危险性。他们可能没有能力照顾自己的个人卫生,需要接受别人的帮助。他们常常会有其他伴随的老年性疾病,如失聪、失明、心脏病、慢性支气管炎等,这些令他们感到窘迫和难堪。他们还较难接受复杂的信息,如经常搞不清一天内何时服药,服哪几种药,多少剂量。

(5)对于死亡的恐惧和焦虑:老年患者忧虑的问题是"人会怎样死去"(很痛,或是很无奈),多种功能的丧失、丧偶、自我价值感的缺失加上疾病的影响,促使老年癌症患者突然迫切地需要回顾和评价自己的一生。还有些老年癌症患者急于建立起与宗教(基督教、佛教)的关系,以缓解自己对死亡的恐惧。

2.心理护理

(1)保持或发展社会支持网络:对于老年癌症患者而言,保持、重新建立或发展社会支持是十分必要的,这个社会支持网络可涉及家庭、社会。家人和朋友的聚会,共度美好的时光,共享活动和情感交流。对老年癌症患者实施治疗和护理的医护人员应该是老年人最可信任、最熟悉的人。因此,有关医护人员应定期与患者交流沟通,可增加老年患者的安全感。同时医护人员应就新环境和治疗程序对老年癌症患者进行指导。

(2)尝试合适的照料方式:老年患者因其年龄大的缘故比年轻者更需要他人的照料。首先,老年患者的住处有较多的选择方式,如自己家里、子女家里、医院、养老机构等;其次,无论是家人还是护理人员都应该尝试合适的照料方式,努力使老年患者得到合适的护理,且照料内容和照料水平不超过老年患者的需要,这样一方面能让老年人自己做一些力所能及的事情,以促使他们尽可能多活动多锻炼,同时可以减少他们的焦虑感和无助感,使他们不感到自己过分依赖与无能。最后,还可就依赖与独立问题与老年患者进行交流沟通,以减少其内疚感和羞愧感。

（3）培养有意义的爱好和进行有益的娱乐活动:老年癌症患者几乎都没有工作的牵挂,因而安排好闲暇生活,培养有意义的爱好和进行有益的娱乐活动,对于老年患者具有特别重要的意义。活动内容的安排及活动的时间和程度要根据老年患者的身体状况来确定,如身体状况良好、精力比较旺盛且经济状况比较好的患者可去野外垂钓、打高尔夫球、养植花卉等;而身体状况良好,精力比较好,但经济状况欠佳的患者可考虑在家中安排一些简单可行且有意义的爱好,如练书法、画画、弹奏乐器等。许多老年人认为,对于老年癌症患者要给予解释,告诉他们从事这些活动重在参与而非结果,重在娱乐而非评价,并从心理学角度谈兴趣爱好的培养和形成对其影响和意义。

（4）帮助老年癌症患者轻松应对日常生活:照料者应帮助老年癌症患者应对日常的生活安排,并主动询问其是否需要帮助。有时还应监督患者做好力所能及之事。对于感官功能退化的老年患者,应使用辅助装置,如老花镜、助听器等。此外,为了方便老年患者了解时间和地点定位,使其生活更有规律,可在墙上显眼处挂一个大钟,贴一张方位示意图;夜间使用一盏夜用照明灯,避免夜间如厕时造成不便及意外(如摔倒等)。

（5）尊重老年患者的信仰:罗伟虹调查了老年人的信教问题,发现信教可以使老年人去寻求死后"幸福"的归宿,以减轻死亡对他们的心理威胁。在新信教的老年人中,因病信教的占70%左右。因此,如果老年患者有信教的愿望,应尊重他们,因信教可减轻老年人对死亡的恐惧。

（6）允许讨论死亡和葬礼之事:如果需要,应允许老年癌症患者,尤其是终末期老年患者讨论死亡和葬礼,这样可以使他们面对死亡的态度更加豁达。同时,还应鼓励他们,对于他们过去的生活和成就应该做积极的满意的评价,可使他们感到死而无憾。

五、不同文化背景和不同人格癌症患者的心理与护理

(一)不同文化背景

由于患者生活在复杂的社会环境中,是有思想有感情的,是有千差万别的社会人,除基本属性以外,因其年龄、性别、职业、生活习惯、文化素养、社会环境不同因而会产生不同的行为和反应。护士应掌握丰富的社会心理学知识,全面深刻地了解患者的共性和个性,来制订合理有效的护理措施,帮助患者达到身心最佳的状态。例如,女性与男性相比更显得羞怯、懦弱、依赖、自控力差,应考虑到这种差异,并帮助患者去适应环境,强化自理能力、锻炼克服依赖性。

在文化教养不同的患者面前,护士在进行健康知识宣教的时候,应根据不同对象而采取不同的沟通方式与技巧。文化水平低的患者有可能会将自己的一切交给医护人员,而对有关疾病的信息不感兴趣,完全信赖所有关心他的人或给他诊治的医生,因而面对治疗出现的不良反应、后遗症却很难接受,他们要么把疾病的转归归结于医生的功劳,要么把疾病的恶化归罪于医生的责任或能力。对这样的患者不能进行复杂的知识宣教,宜用通俗的语言并配合一定的手势和动作让患者理解。文化水平高的患者,在接受自己患癌的事实后,可能会寻求更多与自己疾病有关的信息,更多地参与治疗方案的制订与实施中。对于这种患者,可以讲解一些理论知识或提供一些健康的知识宣教材料,供患者自己阅读,患者住院后常会因生活习惯不同,对医院的饮食、作息制度、病室环境感到不适应,此时护士不要简单且生硬地要患者执行制度,而应充分了解和尊重患者的习惯,在制度允许的情况下安排患者的生活。患者之间因存在各种差异也会产生一些矛盾,护士应做好协调工作,鼓励患者之间互相尊重,互相理解和互相帮助。

(二)不同人格特征

一个人在生理素质的基础上,往往通过社会实践活动形式展现患者独特的风格,主要表现在智力(能

力)、气质、性格等方面。性格是人格特征的核心,能力则是个性心理特征的综合表现。

不同的人格特征对于所患疾病的反应也不相同。大致可分为以下几种。

1.精神衰弱型　对疾病充满不安、恐惧和过于严重地估计病情,常被不愉快的心情所困扰。

2.疑病型　通过间接的了解或看书得知自己所患疾病并没有出现某种症状,但想象自己有此症状。

3.歇斯底里型　这类患者往往夸大病情,指责别人的关心不够,耐受性差。

4.漠不关心型　对于自己所患疾病采取无所谓的态度,对检查不积极,对治疗不主动,甚至否认自己有病。

总之,应根据不同的性格采取不同的应对策略,并鼓励患者,增强其斗争精神,使患者将癌症看作是对他们的一个挑战,采取积极的态度寻求关于疾病和治疗的信息,不断地调整自己的心态,主动与医护人员配合,争取早日康复。

六、癌症患者临终心理变化及关怀

临终关怀是指为生命即将结束的患者及其家属提供全面的心身照护。目前开展的终末期护理和安息护理均属于临终关怀的范围。其目的是尽可能地减轻临终患者生理、精神、心理上的痛苦,以增加患者的舒适程度,提高患者的生存质量,维护临终患者的尊严,使他们安详地、舒适地并有尊严而无遗憾地度过生命的最后一段旅程。

(一)临终患者的心理特征

临终患者的心理行为反应复杂。美国医学博士库伯勒罗斯把癌症患者从获知病情到临终时的心理反应分为 5 期:否认期、愤怒期、祈求期、抑郁期、接受期。这 5 期是大多数患者呈现的行为反应,在实际中也因患者年龄、性别、性格、文化程度的不同而不同。针对临终不同心理过程及反应,给予特殊的心理护理及照护,才能够使临终患者得到真正需求的心理安慰和心理疏导,以保持平静心态。

(二)临终患者的心理护理

临终护理是对人在生命即将结束时实施的护理。在护理过程中应该体现从生理、心理和生命伦理的角度对患者以及其眷属进行照护。要求医护人员运用良好的交流技巧与患者进行有效的沟通。以建立相互信任的护患关系,从而达到良好的心理支持的效果。

1.非语言性沟通　与临终患者接触过程中的热情、真诚的眼神,亲切的握手、抚摸和同情,查房会诊询问时和患者的空间距离等,通过医护人员用自己的良好情绪、态度、行为、动作去影响和改善患者的心境,并给予适当的心理满足和心理安慰。

2.交谈　交谈是应用语言信息给予患者合理支持的主要方法。通过与患者的交谈,了解患者心理需要,并鼓励患者倾诉自己的恐惧和忧虑的情绪,协同其家属及其他医护人员尽量多和患者接触,不断的关心和帮助他们,并与其讨论一些患者感兴趣的问题,耐心倾听患者的心声和要求,帮助患者摆脱不良的心境,并且鼓励患者的家属与其交谈,以达到对其心理支持的同时,要让其家属了解即使患者暴躁、易怒,也要努力和他交谈和沟通,以达到一种宣泄的治疗作用。

3.社会家庭的支持　家庭对于患者的情绪具有十分重要的影响和调节作用,临终患者都非常需要同情、支持和家庭的忍让,家庭的情感因素为调整患者心理状态提供了最佳的环境。因此,护士需要耐心的倾听患者家庭成员的情感表达并给予正确的指导,以防因为其家庭成员中本来不良的情感变化影响到患者的心理状态,如要求家属在患者面前表现出一种良好的精神状态,鼓励家属经常与患者相互交流和表达情感,建立稳定、和谐的良好气氛,这样有助于患者缓解紧张、焦虑、恐惧的心理,稳定情绪。

（三）护理伦理应用于临终患者

临终关怀的目的是尽可能地减轻临终患者生理及心理上的痛苦，认识生命的价值，维护患者的尊严，使他们安逸的度过人生最后一段时光，同时也使患者家属得到慰藉。这是一项符合人道主义和医学伦理道德的工作。

临终关怀追求的生命质量，是希望提供一个安静、舒适、有意义、有尊严、有希望的生活环境，让濒死患者在剩余的有限日子里，在可控制的病痛下与亲人平静地共度最后一段时光，接受关怀。因此，临终护理原则是除减轻患者痛苦、促进舒适外，其最重要的也最先考虑的是维系患者的尊严。在对其护理的过程中帮助患者了解死亡，进而接受死亡的事实，帮助患者认识弥留之际生存的价值，以避免临终患者任何功能的早期退化，鼓励协助患者实现自我价值。并可以根据患者身体状况组织旅游，满足患者的需求，让美好的希望和回忆充满最后阶段的生活，从而提高患者的生活质量。

（四）对临终患者家属的照顾

1.对家属的支持和关怀　护士需要与家属建立真实感情，使家属在每个时刻都能将其内心最真实思想及痛苦诉说出来。护士也要通过交谈对家属进行慰藉，同时还要随时透露病情变化，使之有思想准备，必要时可选择适当时机和场所让他们痛哭，以进一步宣泄他们心中的悲伤与痛苦。由于要照顾临终患者，满足其众多的需要，家属不仅要承受巨大的心理压力，同时还要付出许多艰辛的劳动，他们自身的生理需求难以得到满足，因此护士应给家属以适当的关怀和帮助，指导他们如何正确的保持自身健康，保存精力，并尽可能减少无谓的体力和精力的消耗。

2.指导家属参与患者护理　家属参与护理非常有助于患者症状缓解和减轻患者孤独无望的悲观情绪。指导家属学会一些基础护理技术，比如擦洗、喂饭、翻身、服药等。对家属提出的对患者有利的要求应该尽量予以满足，以求得其心理满足。尽量为患者与家属提供一个共度有限时光的安静环境，让家属与患者多一些相处时间，使其能为患者多做些事情，也可使家属得到心理满足。护士应事先向家属说明临终阶段患者的征象和症状，及家属力所能及之事，如握住患者的手，帮患者清洁、整理环境等，都能让家属了解他们能一起陪患者度过最后一刻，以减少其害怕和担忧。

3.患者死亡后的料理

（1）在患者抢救无效确诊死亡后，护士应尽快收拾好房间，擦干净患者身上的血迹，清理或覆盖床上的血迹，才能让家属进来，使家属能见到一个熟悉、安详的面容和形体，避免给家属留下痛苦的回忆。

（2）可以让家属参与尸体料理，与其一起进行认真整容、着装，并安排向遗体告别，这也是对家属的莫大的安慰。

4.居丧期的关怀　死亡对患者来说是痛苦的结束，但是对于家属是悲哀的高峰，且悲哀的过程将会持续很长时间，护士应帮助疏导悲痛，同时帮助家属认识其继续生存的社会价值，重新建立生活的信心。

（饶井芬）

第二节　肿瘤化疗护理

一、用药中的护理

1.介绍化疗药物的知识，帮助患者正确认识化疗药物的毒副作用，并鼓舞其克服化疗药物毒副作用的勇气,使之乐于接受化疗。

2.细致观察化疗药物的副作用,并采用相应措施减轻药物的副作用,增加患者的舒适感。

3.安全给药:癌症患者需要长期给药,并可能需要反复从静脉给药。而抗癌药物引起的血管内或血管外局部组织反应,是护理过程中要面对的棘手问题。局部不良反应发生的时间,从治疗后数小时到数周不等;反应强度不同,轻者皮肤变色,重者可导致真皮及皮下组织坏死。因此,保护血管、有计划地选择好穿刺部位十分重要。

常见外漏后引起严重局部组织坏死的药物有:阿霉素、丝裂霉素、长春新碱等,这类药物称为发疱性药物。还有一类外漏后仅引起局部烧灼或发炎、而不引起组织坏死的药物,有博来霉素、天门冬酰胺酶、卡氮芥等,这类药称为刺激性药物。为了尽可能减少注射抗癌药物的外漏,应注意:①配以溶剂使药物稀释,以降低静脉给药浓度。②穿刺部位应从手或足背远端至近端,由小静脉至大静脉,每次交换注射部位,以防止静脉阻塞后造成穿刺困难。③选择 20 或 21 号头皮针作静脉插入。④将连接头皮针的塑胶管用胶布固定,但不应将注射部位遮盖。⑤穿刺困难者,可用头皮针接生理盐水注射器,静脉穿刺成功后先试注生理盐水,证明在血管内,血管完整,血流通畅,并无外漏现象,即可改换已稀释好的化疗药物。⑥药物外漏,起疱性药物应立即停止注射,并从原注射部位抽出 3～5ml 血液,以除去一些药物;并立即抽取皮下水泡,尽量除去剩余的药液;局部滴以相应的解药(表 39-1),并滴以糖皮质激素。对刺激性强的药物则可用 0.25%普鲁卡因行局部环行封闭,疼痛剧烈者还可用 50%硫酸镁湿敷。⑦千万不可在发生外漏的原部位或其远端再次注射抗癌药物,应选择另一部位进行注射(另一手臂或原来注射部位的旁边或近端再注射),以防止上流性的外漏。⑧对发生静脉炎或皮肤及组织坏死者应予以相应处理。

表 39-1　抗癌化疗药物产生局部反应的治疗

外漏药物	解药	剂量
阿霉素	8.4%重碳酸钠地塞米松 4g/ml	1 ml
丝裂霉素	10% sodium thiosulfate(加 6 ml 蒸馏水)	4 ml
	(10%硫代硫酸钠、大苏打),维生素 C(50 mg/ml)	1 ml
放线菌素 D	同上	
普卡霉素	EDTA(50 mg/ml)(依地酸)	
卡氮芥(BCNU)	8.4%重碳酸钠	51 ml
长春新碱	8.4%重碳酸钠或 hyaluronidase＋热敷	5 ml
(透明质酸酶)	1 ml	
长春新碱	8.4%重碳酸钠	5 ml
hyaluronidose	1 ml	

二、化疗药物的准备及给药中的注意事项

抗癌化疗药既可用来治疗癌症,但也有一定的致癌毒性,反复持久地直接接触可能导致癌症,国内外已有文献报告指出其对人体可能造成的危险性。因此,负责调配药剂者应采取一定的防护措施,以将危险性降到最低。方法为:

1.防止药物经任何途径进入护理人员体内,包括皮肤接触和呼吸道吸入,因此,可采用垂直型无菌操作柜调配药物。

2.防止溅出的药物蒸发造成空气污染,可在操作柜台面上铺一张蜡纸或塑胶底的吸水纸。

3.配药时除按无菌技术操作外,还应戴上 PVC 制手套(用完即丢弃)、口罩(面罩)、护目镜、帽子,穿隔离衣。

4.养成用药前、后洗手的习惯,并小心不让针头刺破手套,以免造成自我接种。

5.注射器抽吸药量应准确,如抽吸过量应推注回原药瓶中,避免排出药液至瓶外污染空气。

6.混合化疗药物时应与他人保持一定距离,防止药瓶接触他人。

7.盛药瓶内压力过高时,应用 20 号针头插入瓶内,慢慢排出压力,避免使药形成气化污染空气。

8.为患者注射抗癌药时应小心仔细,并需戴上 PVC 制手套,防止药液不慎滴出与手部皮肤接触,手套用后应丢弃。

9.使用抗癌药物过程中所产生的垃圾,包括药瓶、针头、注射器、点滴药瓶、输液管、棉球、手套、口罩、帽子等,应放入特制的容器送特殊防污处理。

10.病房内患者注射抗癌药物时不得吃、喝及吸烟等,贮存药品的冰箱亦禁止存放任何食物。

11.眼睛及皮肤不慎溅上药物时,应用大量水和肥皂水冲洗。

三、观察化疗药物的毒副作用,并做好相应护理

抗癌化疗药物的毒副反应分为局部和全身性反应,已在治疗一节述及,在护理过程中应密切观察这些毒副作用。特别注意血象的变化,每周做 1 次血常规检查,定期作肝功能检查,大、小便检查,必要时作骨髓象检查。遵照医嘱,对已出现的毒副作用进行及时相应的处理。

(饶井芬)

第三节　肿瘤放疗护理

【放疗前护理】

1.放疗前评估患者的身体及营养状况,鼓励患者进食高蛋白质、高维生素、易消化的饮食。对一般情况较差的患者应遵医嘱给予支持对症治疗,情况好转方能接受放射治疗,如必须纠正贫血、脱水、电解质紊乱、血常规异常、肝肾功能差等情况。

2.放疗前应评估患者有无切口,如有应首先将切口妥善处理,尤其是接近软骨或骨组织的切口,必须在其愈合后方可进行放疗。

3.放疗前应评估患者全身或局部有无感染,必须控制感染后再行放疗。

4.放疗前嘱患者做好保护性护理,防止感冒及腹泻。

5.放疗前需在 CT 引导下做放射部位定位,护士应建议定位前清洁皮肤,最好放疗的前 1 日晚上洗澡,定位后提醒患者勿清洗标记点,防止标记点移位造成照射野偏移。

6.放疗前应向患者介绍放射治疗局部皮肤的干湿性反应特点,使患者做好心理准备,另外向患者介绍保护局部皮肤对预防皮肤反应的重要作用及方法,让患者穿全棉或白色真丝柔软衣服,避免粗糙衣物摩擦。

7.为提高放射敏感性并预防感染,应保持照射部位的清洁。对眼、耳、鼻可滴抗生素,必要时行眼或外耳道冲洗,切忌使用含金属眼药,以免增加眼结膜反应。

8.做好患者的心理护理。治疗前向患者及其家属简明扼要的介绍有关放疗知识、治疗中需要配合的注意事项。开始治疗前,陪同患者参观放疗科并向患者说明放疗时工作人员不能留在室内的原因,介绍医务人员可在操作台监测治疗的全过程,使患者消除恐惧心理,积极配合治疗。

【放疗期间护理】

1.照射野皮肤护理

(1)照射野皮肤可用温水或柔软毛巾轻轻蘸洗,禁止用肥皂水或热水浸浴。

(2)照射野皮肤禁用碘酊、乙醇等刺激性消毒剂,避免冷热刺激,如冷、热敷。

(3)照射野皮肤禁止剃毛发及注射,以防皮肤损伤造成感染。

(4)外出时照射野应给予遮挡,避免日光直接照射加重皮肤损伤。

(5)禁止抓挠局部皮肤和撕剥皮肤脱屑,以防感染。

(6)多汗区皮肤应保持清洁干燥。如有异常,请及时与医生联系进行处理。

2.饮食护理　加强营养对促进组织的修复、提高治疗效果、减轻毒性及不良反应有重要意义。鼓励患者进食高蛋白质、高热量、易消化、无辛辣刺激的软食或流食。

(1)为患者创造清洁舒适安静的进食环境。

(2)在食品的调配上注意色、香、味的搭配。

(3)饭前适当控制患者不适症状,如疼痛、恶心、呕吐等。

(4)对患者及家属加强饮食宣教,鼓励家属送一些患者可口的食品,为患者提供丰富的营养。

(5)对放射性肠炎的患者,嘱其进食少渣、低纤维饮食,避免吃易产气的糖类、豆类、卷心菜、碳酸类饮料,严重腹泻须暂停治疗并给予要素膳食或完全胃肠外营养。

(6)放疗期间鼓励患者多饮水,最少每日 3000ml,以增加尿量,减轻全身放疗反应。

3.密切观察血常规变化　放疗期间患者容易发生造血系统抑制。

(1)应密切观察血象变化和有无发热现象,体温>38℃应停止治疗并给予相应处理,预防继发性感染的发生。

(2)每周检查血常规 1～2 次,如发现血象降低应及时通知医生。

(3)在放疗期间应禁止应用易使血象下降的药物。

4.口腔黏膜反应的护理　放疗所致的口腔黏膜反应分为 3 度:轻、中、重度。护理时应准确观察判断口腔黏膜反应的程度:轻度反应表现为红、肿、红斑、充血、唾液腺减少、口感稍痛进食略少。中度反应表现为口咽部明显充血水肿,斑点状白膜、溃疡形成,有明显的疼痛和吞咽痛,进食困难。重度反应表现为黏膜极度充血、糜烂、出血、融合成片状白膜,溃疡加重并有脓性分泌物,剧痛不能进食、进水,并偶有发热。

(1)轻度黏膜反应护理措施:①保持口腔清洁,每次饭后用软毛牙刷刷牙。②每日用漱口水含漱至少 4 次,每次至少 2min。③放疗后黏膜脆性增加易受损伤出血,勿用硬物刺激。④应进食软食,避免过冷、过硬、过热食物,忌辛辣、刺激性食物及烟酒。

(2)中度黏膜反应护理措施:①根据口腔 pH 选择适宜的漱口液含漱,每日 8～10 次,每次含漱 2min。②口腔黏膜局部喷药保护口腔黏膜、消炎止痛、促进伤口愈合,如西瓜霜、双料喉风散、金黄散等。③进食前可用 2% 利多卡因生理盐水喷雾或含漱 2min,以缓解疼痛,减轻进食性口腔疼痛。④鼓励患者进食高蛋白质、高维生素、易消化软食,必要时可静脉补液。

(3)重度黏膜反应护理措施:①暂停放疗,加强口腔护理,每日 4 次;含漱漱口液,每日 8～10 次,清除脓性分泌物。②静脉输入抗生素。③静脉补充营养液。

5.头颈部照射的护理

(1)应事先摘掉义齿、金牙,减少口腔黏膜反应。口腔黏膜照射后,唾液分泌减少,以及化学成分的改变,致使龋齿的发生率增高,应嘱病人使用含氟牙膏。放疗后由于咀嚼肌和下颌关节纤维变,可导致张口困难,嘱病人坚持使用螺旋张口器练习张口。

(2)鼻咽癌病人每日使用生理盐水冲洗鼻腔1～2次。若鼻腔干燥可以滴无菌液状石蜡湿润,鼻堵可滴用麻黄碱。

(3)眼睑不能闭合时应用湿纱布遮盖,以防尘土落入。

(4)喉癌病人由于反射功能降低,嘱病人尽量将痰液及脱落的坏死组织吐出,预防误吸引起肺部并发症。密切观察病情变化及时报告医生,如因肿瘤压迫或放疗后喉头水肿引起呼吸不畅甚至窒息,需随时备好气管切开包、吸痰器、氧气以备急救。

(5)由于瘤组织坏死脱落,大出血常见于头颈部肿瘤,应随时准备各种止血物品、药物和鼻咽填塞止血包,嘱病人及时将血吐出,防止窒息。出血时注意血压、脉搏和呼吸的变化,让病人保持镇静,必要时建立静脉通路并配血。

【放疗后护理】

1.放疗后应做一次全面体格检查和肝肾功能检查。

2.照射野皮肤继续保护至少1个月。

3.随时观察患者局部及全身反应情况。

4.放疗后期反应护理:照射后数月或数年出现的不可恢复的慢性反应称之为后期反应。放射部位不同,后期反应不同,最常见的是放射性肺炎、肠炎、脑神经损伤、白内障以及局部组织纤维变,形成瘢痕狭窄,严重影响机体功能,甚至出血、窒息而危及生命。因其严重不可逆且无特殊治疗,故早发现、早预防、早治疗是非常重要的。

【健康教育】

1.向患者讲解放疗结束后局部或全身仍可出现的后期反应,提醒患者自我监测和消除患者的紧张和恐惧。

2.嘱患者按照出院指导定期复查。

3.告知患者适当进行锻炼,预防感冒,提高免疫功能。

4.告知病人注意饮食调理和中药调理,提高机体抵抗力。

(饶井芬)

参考文献

1.高小莲,胡慧.内科护理学.武汉:武汉大学出版社,2013

2.罗健.消化内科临床护理思维与实践.北京:人民卫生出版社,2013

3.刘伟先.常见消化道肿瘤的内科治疗.吉林:吉林科学技术出版社,2012

4.皮红英.内科疾病护理指南.北京:人民军医出版社,2016

5.化前珍.老年护理学.北京:人民卫生出版社,2012

6.李乐之.外科护理学.北京:人民卫生出版社,2012

7.崔焱.儿科护理学.北京:人民卫生出版社,2017

8.许虹.急救护理学.北京:人民卫生出版社,2016

9.李峥,王志英.精神科护理学.北京:中国协和医科大学出版社,2010

10.安力彬,陆虹.妇产科护理学.北京:人民卫生出版社,2017

11.燕铁斌,尹安春.康复护理学.北京:人民卫生出版社,2017

12.强万敏,姜永亲.肿瘤护理学.天津:天津科技翻译出版社,2016

13.蒋琪霞.压疮护理学.北京:人民卫生出版社,2015

14.刘保江,晁储璋.麻醉护理学.北京:人民卫生出版社,2013

15.李麟荪,徐阳,林汉英.介入护理学.北京:人民卫生出版社,2015

16.兰华,陈炼红,刘玲贞.护理学基础.北京:科学出版社,2017

17.谢庆环.外科常见病护理与风险防范.北京:科学技术文献出版社,2010

18.姚美英.常见病护理指要.北京:人民军医出版社,2015

19.于瑞英,杨晓蓉.内科常见病护理指导手册.北京:人民军医出版社,2008

20.刘叶荣,苗晓琦.外科常见病的护理与健康教育.广州:中山大学出版社,2013

21.李琰,苏惠琴.常见病的护理与健康教育概论.广州:中山大学出版社,2013

22.彭湘粤,赵斯君.五官科常见疾病护理.北京:世界图书出版社,2012

23.毛红云,李红波.临床常见疾病的护理常规与健康教育.湖北:华中科技大学出版社,2017

24.梁英梅,王慰,张德瑞.临床常见病诊疗与护理.北京:军事医学科学出版社,2011

25.王丽宏.小儿惊厥的常见病因、治疗及护理.吉林医学,2009,30(02):180

26.陈伟菊,王妤,周佩如,罗洪.30种内外科常见病整体护理路径的研究和应用.护理学报,2009,16(11):36-37

27.李凤萍,叶文琴,张美琴.上海市社区家庭病床常见病种护理项目实施者现状分析.上海护理,2013,13(05):46-48

28.陈跃萍,冼筱樱.某高校新生军训期间常见病的分析及护理对策.中国医学创新,2011,8(05):120-121

29.许冬炎.新生儿常见病护理.世界最新医学信息文摘,2017,17(24):209-210

30.陈淑辉.上消化道出血的常见病因及护理体会.基层医学论坛,2017,21(21):2772-2773

31.徐杰,刘洋,李玉璞.高校新生军训期间常见病分析与护理对策.吉林医药学院学报,2015,36(06):457-458

32.刘贵霞.浅谈妇产科常见病的护理.中国城乡企业卫生,2016,31(01):28-29+34

33.孔凡娟.基层医院内科几种常见病的特殊观察及护理.世界最新医学信息文摘,2016,16(07):236+238

34.万显英,白曦,艾浇,李万梅.内科几种常见病的特殊观察与护理.世界最新医学信息文摘,2016,16(06):238+240

35.胥玉萍,吴青,曹益萍.家庭医生责任制下社区护士的岗位职责需求研究.中国全科医学,2016,19(22):2640-2646

36.汪红霞.女性生殖系统常见病所致不孕症的护理及分析.当代医学,2016,22(27):109-110

37.姜忠华.探讨泌尿系统感染常见病因及护理措施.中国继续医学教育,2015,7(10):132-133

38.朱红艳,李立群.上消化道出血的常见病因及护理研究.世界最新医学信息文摘,2015,15(34):247-248

39.范春梅.某大学军训期间常见疾病的护理干预措施.中国校医,2012,26(06):474+476

40.马葳蕤.婴幼儿常见病的家庭护理.中国城乡企业卫生,2012,27(04):115-116

41.方锦霞.女性生殖系统常见病所致不孕症的护理及分析.吉林医学,2012,33(33):7359

42.陈佳萍,吴佳玲.上消化道出血的常见病因分析及护理体会.海军医学杂志,2008,(02):161-162

43.任士玟.内科几种常见病的特殊观察及护理.中国现代药物应用,2010,4(11):179-180

44.周晓艳,周云辉,文安笑.临床护士老年护理知识认知情况分析及对策.护理学报,2010,17(20):27-28

45.樊杰.上消化道出血的常见病因分析及护理体会.智慧健康,2017,3(09):14-16

46.张燕.循证护理路径在腹外科常见病护理中的应用.西部中医药,2014,27(10):158-159

47.阚秀珍.口腔颌面外科几种常见病术后口腔护理.实用护理杂志,1996,(03):129

48.金爱军,李宗花,张冰雪.消化性溃疡患者的心理护理研究进展.吉林医学,2013,34(13):2617-2619

49.刘燕玲,罗惠凤,焦伟华.影响肝胆外科护理质量的原因分析与应对效果.吉林医学,2013,34(21):4370-4371

50.吴燕.孕妇产后出血的临床护理分析.中外医学研究,2013,11(30):99-100